Teres minor, 162
Thyrohyoid, 288
Tibialis anterior, 394
Tibialis posterior, 410
Transversospinalis group, 252
Transversus abdominis, 268
Transversus thoracis, 264
Trapezius, 146
Triceps brachii, 174
Vastus intermedius, 372
Vastus lateralis, 372
Vastus medialis, 372
Zygomaticus major, 322
Zygomaticus minor, 322

目次の概要

Chapter 1：基本的な運動学用語	1
Chapter 2：骨格について	2
Chapter 3：筋の機能について	3
Chapter 4：どのように触診するか	4
Chapter 5：骨触診	5
Chapter 6：肩甲帯と上腕の筋	6
Chapter 7：前腕と手の筋	7
Chapter 8：脊柱および胸郭の筋	8
Chapter 9：頭部の筋	9
Chapter 10：骨盤と大腿の筋	10
Chapter 11：下腿および足部の筋	11
付録：筋の伸張図	
参考文献	
目次	

Dr. マスコリーノ

Know the Body

Muscle, Bone, and Palpation Essentials

筋・骨格の理解と触診のすべて

Joseph E. Muscolino 原著

日髙 正巳 監訳

〔監訳者〕

日髙正巳

〔訳者〕

日髙正巳（ひだかまさみ）	兵庫医療大学リハビリテーション学部理学療法学科（第1〜3章，付録）
坂口顕（さかぐちあきら）	兵庫医療大学リハビリテーション学部理学療法学科（第4，5章）
井貫博詞（いぬきひろし）	兵庫県立西宮病院リハビリテーション科（第6章）
北浜伸介（きたはましんすけ）	ハーベスト医療福祉専門学校理学療法学科（第7章）
古井透（ふるいとおる）	大阪河﨑リハビリテーション大学理学療法学専攻（第8章）
齋藤圭介（さいとうけいすけ）	吉備国際大学保健医療福祉学部理学療法学科（第9章）
武田貴好（たけだきよし）	山形医療技術専門学校教育部（第10章）
宮川孝芳（みやがわたかよし）	松江総合医療専門学校理学療法士科（第11章）

KNOW THE BODY

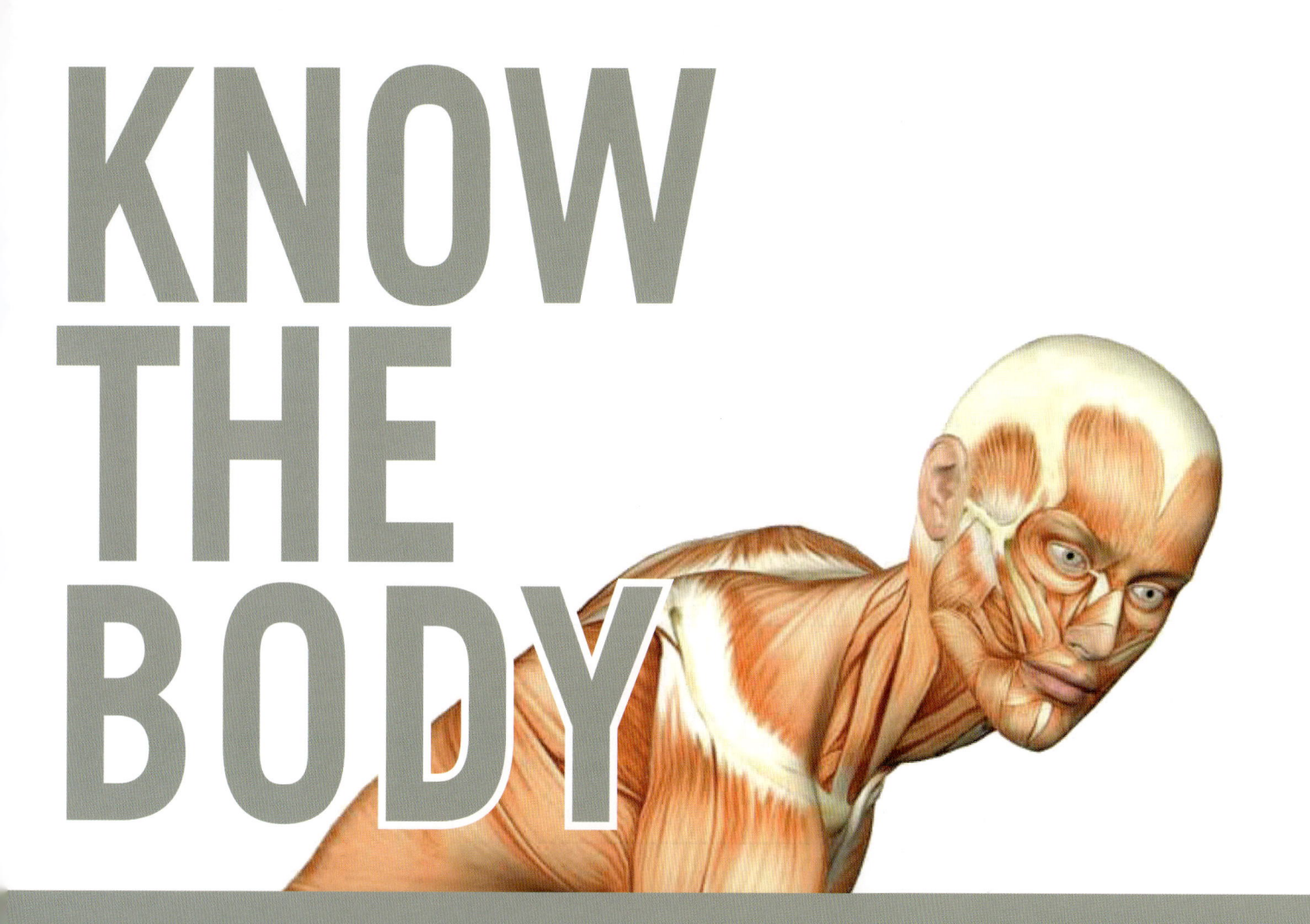

Muscle, Bone, and Palpation Essentials

JOSEPH E. MUSCOLINO

**Instructor, Purchase College
State University of New York
Purchase, New York**

**Owner, The Art and Science of Kinesiology
Stamford, Connecticut**

ELSEVIER

ELSEVIER
MOSBY

3251 Riverport Lane
Maryland Height, Missouri 63043

KNOW THE BODY: MUSCLE, BONE, AND PALPATION   ISBN 978-0-323-08684-4
ESSENTIALS, First Edition

Copyright © 2012 by Mosby, an Imprint of Elsevier, Inc.

All rights reserved. No part of this publication may be reproduced or transmitted in any form or by any means, electronic or mechanical, including photocopy, recording, or any information storage and retrieval system, without permission in writing from the publisher. Permissions may be sought directly from Elsevier's Rights Department: phone: (+1) 215 239 3804 (US) or (+44) 1865 843830 (UK); fax: (+44) 1865 843333; email: healthpermissions@elsevier.com. You may also complete your request on-line via the Elsevier website at http://www.elsevier.com/permissions.

Notice

Neither the Publisher nor the Author assume any responsibility for any loss or injury and/or damage to persons or property arising out of or related to any use of the material contained in this book. It is the responsibility of the treating practitioner, relying on independent expertise and knowledge of the patient, to determine the best treatment and method of application for the patient.

The Publisher

ISBN 978-0-323-08684-4

This edition of *Know the Body: Muscle, Bone, and Palpation Essentials, First Edition* by **Joseph E. Muscolino** is published by arrangement with Elsevier, Inc.

本書 **Dr. マスコリーノ Know the Body 筋・骨格の理解と触診のすべて**（**Joseph E. Musucolino** 著）はElsevier, Inc.の許諾を得て発行されたものである。

Working together to grow libraries in developing countries

www.elsevier.com | www.bookaid.org | www.sabre.org

ELSEVIER   BOOK AID International   Sabre Foundation

監訳者の序

　理学療法士をはじめとして，徒手的に患者と関わるセラピストにとって，触診は極めて基本的かつ重要な技術である．筋・骨の名称を覚えることはもちろんのことながら，体表から皮下に存在する筋や骨を透視するかのごとく観察し，実際に自らの手指にて触って確認することができるスキルの獲得は，高い臨床力を獲得するためには不可欠なものである．

　本書『Know the Body』は，大きく2部で構成されている．第1章から第5章までの総論と第6章から第11章までの各論である．総論の部分では，運動学的用語，筋の基本的機能，そして，触診の基本について解説されている．特に，触診の基本が20のガイドラインとしてまとめられており，このガイドラインをマスターするだけでもすべての筋を正確に触診するだけの力を付けることが可能ともいえよう．そして，第5章では骨ランドマークの触診が示されている．骨ランドマークの理解は，筋の触診を行う上でも目安となるものである．第6章以降は，筋の触診についての各論である．それぞれの筋について，筋の概要，筋名称の由来，筋の付着(起始と停止)，作用，支配神経，触診法，治療上の配慮という統一された記述によって分かりやすく解説されている．また各個別の筋について，写真とCG合成によって，体表から実際に透視するかのような図を多用し，初学者であってもイメージしやすいように工夫されており，本書の最大の特徴となっている．また，各章末には，その章での学習が出来ているかどうかを確認するための復習問題ならびに症例検討が設けられている．自らの学習の成果を試して，ぜひ確実な知識にして頂きたい．そして第11章の後には付録として各筋の伸張図が提示されているが，筋の伸張は起始と停止が理解されていれば実施可能であり，筋の付着部の再確認として伸張法との関係が理解できるようになっている．

　本書の著者は数多くの解剖学ならびに触診に関する書籍を示している第一人者であり，マッサージ，徒手療法，運動療法の専門家の養成に長年かかわっているJoseph Muscolino博士である．現在，彼はニューヨーク州立大学パーチェスカレッジで教鞭をとる傍ら，多くの専門職者の継続学習プログラムを主宰している．また，自身のFacebookページ(The Art and Science of Kinesiology)において，一つ一つの筋をより分かりやすく，そして，継続的に学習を進めるための情報を発信している．

　日本語翻訳にあたり，できるだけ語句や文体・語調の統一をはかり，さらに文意を損なわないように留意しながらも文章を簡潔にし，日本語として読みやすくなるよう心がけた．また，必要に応じて訳注を加え読者の勉学の便宜をはかった．なお，一部の訳語については，適切な日本語が見当たらず，監訳者なりの日本語訳を記載した点をお許し頂きたい．誤訳や不適切な語句があれば，広くご教示願えれば幸いである．本書が諸氏の解剖学知識の確認ならびに触診技術の獲得につながり，多くの対象者に貢献できることを願ってやまない．

　最後に本書出版に労をいとわなかった医歯薬出版株式会社編集担当者に深甚なる謝意を表する．また，故嶋田智明先生のもとで教育・研究の手ほどきを頂いた理学療法士8名にて本書の翻訳を行わせて頂いた．私達を育てて頂いた故嶋田智明先生に捧げ，監訳の序とする．

2014年2月
監訳者
日髙　正巳

総合的な医療保健分野において，
徒手療法ならびに運動療法に関する
専門的な資格を目指すすべての学生に，
本書を捧げる．

はじめに

『Know the Body』は，マッサージ師，徒手療法や運動療法を行うセラピストにとって必要な筋骨格系に関する基本的な知識を効果的に一冊に収めたものである．臨床への適用のために，筋の付着（起始と停止），作用（標準機能・固定として機能），そして触診法が，身体のすべての主要な筋や筋群について示されている．さらに，「基本的な運動学用語」「骨と骨ランドマーク」「筋の機能について」「どのように触診するか」「骨と骨ランドマークの触診」の5つの基本的な章が設けられている．

読者対象

本書は主として学生のために書かれており，マッサージ療法，理学療法，作業療法，カイロプラクティック療法，整骨療法，整形外科，アスレチックトレーニング，ヨガ，ピラテスおよびフェルデンクライスを含む徒手的かつ動作的治療法の実践家を対象にしている．さらに，身体の骨格筋を学習する必要のある人であれば誰でも，本書は貴重な学習教材として役立つだろう．身体の筋について初めて学習する時に，本書はきっと役立つものであり，その後の臨床活動においても，書棚の中で重要な一冊になるに違いない．

概念的アプローチ

『Know the Body』では，筋骨格系について学習する必要のある重要な情報をすべて明瞭かつ簡潔に示している．前半の章では，筋を学習する5段階法と同時に，筋の作用はどのようなものか，触診はどのようにすべきかという概念・枠組みを提供する．後半の章では，骨と筋についての知識の応用を提供している．本書の目的は，学生，セラピスト，トレーナー，あるいは医師が，臨床現場においてクライアントや患者と向き合うときに，筋の機能を介してしっかりと考えることができるようになることである．

構成

『Know the Body』は，大きく2部で構成されている．

第1部

第1章は，筋骨格系について理解し精通するセラピストにとって必要な運動学用語の基礎についてまとめている．

第2章は，すべての骨，骨ランドマーク，筋の付着部，関節を含んだ骨格系の解剖である．

第3章は，筋がどのように作用しているのかを明瞭かつ簡潔に解説している非常に重要な章である．さらに，身体の筋を学習できるための強固な基礎を提供するだけでなく，筋機能を詳細に捉え，読者が臨床場面に適用できるようにしている．

第4章は，触診法の原理原則を示すものであり，別の意味で非常に重要な章となっている．本章の知識を有することで，セラピストは単に覚えるだけでなく，筋の触診法を通して推論を展開していく方法を学習するであろう．

第5章は，身体の骨と骨ランドマークの触診のための解剖であり，明瞭で分かりやすい図で示している．

第2部

第6章から第11章は本書の主体である．身体を各部位に分け，各部位における主要な筋や筋群について記載している．各章では，実在の人物の写真の上に，骨格ならびに筋を美しく明瞭に描写している．機能的なガイドラインでは，筋・筋群の作用を通して推論する方法を示した．各筋や筋群については，筋の付着（起始と停止），作用，固定，神経支配，触診法，治療上の配慮が記述されている．復習問題や症例検討についても，各章の終わりで紹介している．

第6章は，肩甲帯と上腕の筋群である．
第7章は，前腕と手の筋群である．
第8章は，脊柱および胸郭の筋群である．
第9章は，頭部の筋群である．

ix

第10章は，骨盤と大腿の筋群である．
第11章は，下腿および足部の筋群である．
本書に掲載している解剖図は，すべての主要な筋を伸張した状態で分かりやすく示している．

特　色

『Know the Body』は次のような特徴を有している．
- 付着，作用，触診法について，簡潔ながらも詳細な筋の解剖図
- 骨と骨ランドマークの触診
- 筋の作用を理解し臨床的思考を向上させるための説明とガイドライン
- 実際の人物写真に重ね合わせた，骨と筋の美しいイラスト
- 機能的筋群ごとの大きなグループ別のイラスト
- 臨床現場における治療上の配慮の提供

補助教材

- 『Know the Body』は教科書としてだけでなく，教室内でのマニュアルとしても活用いただけるよう意図している．
- 筋の収縮方向を視覚的に理解できるように，矢印を個々の筋の上に書いて示した．
- 治療上の配慮の項目は，個々の筋についての興味を駆り立てるようにしている．臨床事例の多くは新鮮であり，筋について興味をもって学習することを手助けするであろう．
- 復習問題と症例検討は各章の最後に置かれており，各章の内容をどの程度理解しているのかを確認することができる．

関連出版物

筋骨格系についてのさらなる情報については，Joe Muscolino博士の他の書籍をご覧いただきたい．
- *The Muscular System Manual: The Skeletal Muscles of the Human Body, third edition*：市場における最も詳細な筋の解剖書
- *Kinesiology: The Skeletal System and Muscle Function, second edition*：徒手療法と動きに関する治療に関わる人を対象とした筋骨格系の機能について最も簡潔で完全な書籍
- *The Muscle and Bone Palpation Manual: With Trigger Points, Referral Patterns, and Stretching*：筋の触診法，トリガーポイント，伸張法について権威ある解説書
- *Musculoskeletal Anatomy Flashcards, second edition: The Muscular System Manual: The Skeletal Muscles of the Human Body, third edition*の補助
- *Flashcards for Bones, Joints, and Actions of the Human Body, second edition: Kinesiology: The Skeletal System and Muscle Function, second edition*の補助
- *Flashcards for Palpation, Trigger Points, and Referral Patterns: The Muscle and Bone Palpation Manual: With Trigger Points, Referral Patterns, and Stretching*の補助
- *Mosby's Trigger point Flip Chart, with Referral Patterns and Stretching*

学生の皆さんへ

筋骨格系の学習は多くの場合，最初は圧倒的に感じられるだろう．本書は，各項目を楽しく学習出来るように親しみやすい方法で項目を提供し，またそれらをよりよく理解し実践において患者に適用できるように，内容の示し方に工夫を凝らし，明瞭かつシンプルな形で提示するように努めた．このことは単に楽しく簡単に学習するだけでなく，よりよい学習に導くであろう．教室で使用するマニュアルとして，書棚に置いておく関連書籍として，本書が現在および将来において理想的かつ不可欠な一冊になることだろう．

謝　辞

　本書の表紙には1つの名前が記載されている．しかし，非常に多くの方々の貢献によってこの本の出版が可能となっており，これは非常にまぎらわしいことである．謝辞は，本書の出版に関わったすべての素晴らしい人々に対する著者からの感謝の意を示す場である．

　『Know the Body』は，私の他の書籍の「重要な」構成要素を学生のために一つのガイドとして織り交ぜている．したがって，それらの本すべてに貢献したあらゆる人に感謝することから始める必要がある．本当にありがとうございます！

　さらに，素晴らしい芸術チームによって本書のイラストが生み出された．コネチカット州のJean Luciano，ミズーリ州のJeanne Robertson，コロラド州のFrank ForneyとDavid Carlson，英国のPeter Bull，素晴らしい北側の隣国（カナダ）からLightbox VisualsのJodie BernardとGiovanni Rimasti．また，素晴らしい写真はカナダのYanik Chauvinによるものである．

　いつものようにElsevier社のMosbyのチームは，大変ながらも素晴らしい仕事をしてくれた．専属編集者であるKellie White，編集アシスタントのEmily Thomson，制作マネージャーのGayle MayとDana Peick，developmental editorであるJennifer Watrous，彼らのことは家族のように感じている．Jenniferとはいくつかのポイントで本書のプロジェクトを分担した．私は，当然のごとく彼女の名前を表紙に追加する必要があるであろう．Kenneth Hewes，Jeffery SimancekとWanda Reyesには，本書の最初のアウトラインを評価してもらい，形式を整えるのを助けて頂いた．さらにKenneth Hewesには，症例検討も提示して頂いたことにもお礼を申し上げたい．Chris JonesとSelena Anduzeには最終段階においてワークブックの項目の多くを構成することを手伝って頂き，特に感謝申し上げる．

　以前の学生であり，現在は教員仲間であるWilliam Courlandにも引き続きお礼を申し上げる．彼は何年も前のある日，私に対して「先生は本を書くべきです」と言った．その一言が私を執筆活動へ導いた．

　いつも，私を愛し支えてくれている家族，特に，私にとって天使であり，愛する生活のパートナーであるSimona Ciprianiに対してお礼を申し上げる．

著者について

　Joe Muscolino博士は，マッサージ，徒手療法，運動療法の教育者として25年の経験を有している．彼は，解剖学，生理学，運動学，病理学，評価学，治療学を，コアカリキュラムと生涯教育のなかで教育している．近年，ニューヨーク州立大学が買収した大学の助手となり，解剖学，生理学，栄養学を教授している．Muscolino博士は次の書籍をすでに発刊しておられる．

- *The Muscular System Manual：The Skeletal Muscles of the Human Body, third edition*
- *Kinesiology：The Skeletal System and Muscle Function, second edition*
- *The Muscle and Bone Palpation Manual, with Trigger Points, Referral Patterns, and Stretching*
- *Musculoskeletal Anatomy Coloring Book, second edition*
- *Musculoskeletal Anatomy Flashcards, second edition*
- *Flashcards for Bones, Joints, and Actions of the Human Body, second edition*
- *Flashcards for Palpation, Trigger Points, and Referral Patterns*
- *Mosby's Trigger Point Flip Chart with Referral Patterns and Stretching*

　彼の書籍は7ヶ国語に翻訳されている．

　Muscolino博士はThe Massage Therapy Journal（MTJ）において「身体機能」というコラムを書いている．また，Journal of Bodywork and Movement Therapies（JBMT），Massage Magazine，Massage Todayのほか，オーストラリアやニュージーランドのマッサージ関係の雑誌に原稿を書いている．

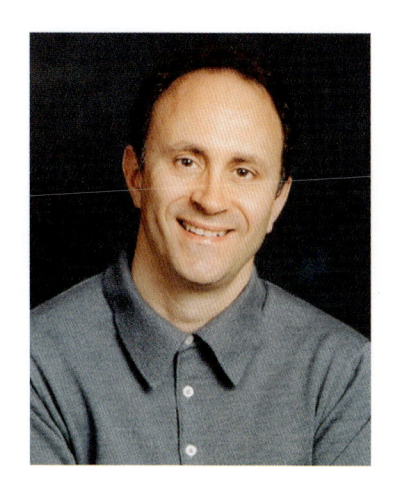

　Muscolino博士は，身体機能のトピックス，深部組織マッサージ，伸張運動と拡大的伸張運動，関節モビライゼーション，触診法，整形外科的評価，筋骨格系病態生理，解剖学，生理学，運動学，剖出ワークショップのような生涯教育のワークショップでも教育を担っている．

　臨床整形外科マッサージ療法（COMT）の認定プログラムや運動学指導者の指導者養成プログラムも提供している．彼は生涯教育（CE）の approved provider である．CEの単位は，マッサージ師や身体療法者の資格更新のためNCBTMBによって利用することが可能である．

　Muscolino博士は，Binghamton（ハーパー・カレッジ）にあるニューヨーク州立大学から生物学の学士号を取得している．彼はポートランド（オレゴン）のウェスタン州Chiropractic大学よりChiropracticの博士号を取得し，コネチカット州，ニューヨーク州とカリフォルニア州で免許を取得している．Muscolino博士は26年以上にわたりコネチカット州で独立開業しており，患者全員のために，カイロプラクティックの実践に軟部組織に対する研究が組み込まれている．

　Muscolino博士の講習会などについて関心がある場合や直接連絡をとりたい場合には，彼のWEBサイト（www.learnmuscles.com）を訪問して頂きたい．Facebookのページ（The Art and Science of Kinesiology）でフォローすることも可能である．

目　次

監訳者の序　v
はじめに　ix
謝　辞　xi
著者について　xiii

第1章　基本的な運動学用語　1

主な身体部位　2
解剖学的肢位　2
部位を示す用語　2
面　5
軸　7
運動を示す用語　7
関節運動像　11

第2章　骨格について　41

骨　格　41
関　節　41
骨ランドマークと筋付着部の解剖図　48

第3章　筋の機能について　87

筋は収縮力をもたらす　87
筋の収縮とは？　88
筋の付着名称：起始と停止か付着か　91
遠心性収縮　91
等尺性収縮　92

筋の役割　92
フィラメントの滑走説　92
筋線維構造　94
筋の学習　94

第4章　どのように触診するか　101

触診とは何か？　102
触診の目的：部位の同定と評価　102
いつ触診するのか？　102
どのように触診を学ぶか　103
触診ガイドライン　103

第5章　骨触診　117

上肢帯　117
体　軸　124
下肢帯　131

第6章　肩甲帯と上腕の筋　141

機能の概要：肩甲帯の筋　141
機能の概要：肩甲上腕関節の筋　142
機能の概要：肘関節および橈尺関節の筋　142
僧帽筋　146
大菱形筋；小菱形筋　148
肩甲挙筋　150
前鋸筋　152
胸筋グループ（大胸筋；小胸筋）　154

鎖骨下筋　157
広背筋；大円筋　158
回旋腱板グループ（棘上筋；棘下筋；小円筋；肩甲下筋）　162
三角筋　166
烏口腕筋　168
上腕二頭筋　170
上腕筋　172
上腕三頭筋　174
肘筋　176

第7章　前腕と手の筋　181

機能の概要：肘関節と橈尺関節の筋　182
機能の概要：手関節の筋　182
機能の概要：指の筋　182
手関節掌屈筋グループ（橈側手根屈筋；長掌筋；尺側手根屈筋）　198
回内筋グループ（円回内筋；方形回内筋）　202
腕橈骨筋　204
手指および母指の屈筋グループ（浅指屈筋；深指屈筋；長母指屈筋）　206
手関節伸展筋群（長橈側手根伸筋；短橈側手根伸筋；尺側手根伸筋）　210
手指および小指の伸筋グループ（総指伸筋；小指伸筋）　214
回外筋　216
遠位深部の4つの筋グループ（長母指外転筋；短母指伸筋；長母指伸筋；示指伸筋）　218
母指球筋（短母指外転筋；短母指屈筋；母指対立筋）　222
小指球筋（小指外転筋；小指屈筋；小指対立筋）　226
短掌筋　230
中央コンパートメントグループ（母指内転筋；虫様筋；掌側骨間筋；背側骨間筋）　232

第8章　脊柱および胸郭の筋　241

機能の概要：脊柱の筋群　241
機能の概要：下顎を動かす筋群　242
機能の概要：胸郭の筋群　242
脊柱起立筋群（腸肋筋；最長筋；棘筋）　250
横突棘筋群（半棘筋；多裂筋；回旋筋）　252
棘間筋；横突間筋　254
後鋸筋群（上後鋸筋；下後鋸筋）　256
腰方形筋　258
肋間筋群（外肋間筋；内肋間筋）　260
肋骨挙筋　262
肋下筋；胸横筋　264
横隔膜　266
腹壁前面の筋群（腹直筋；外腹斜筋；内腹斜筋；腹横筋）　268
板状筋群（頭板状筋；頸板状筋）　274
後頭下筋群（大後頭直筋；小後頭直筋；下頭斜筋；上頭斜筋）　276
胸鎖乳突筋　280
斜角筋群（前斜角筋；中斜角筋；後斜角筋）　282
舌骨上筋群（顎二腹筋；茎突舌骨筋；顎舌骨筋；オトガイ舌骨筋）　284
舌骨下筋群（胸骨舌骨筋；胸骨甲状筋；甲状舌骨筋；肩甲舌骨筋）　288
椎体前部筋群（頸長筋；頭長筋；前頭直筋；外側頭直筋）　292

第9章　頭部の筋　299

機能の概要　300
側頭筋；咬筋　304
翼突筋群（外側翼突筋；内側翼突筋）　306
頭皮の筋（後頭前頭筋；側頭頭頂筋；耳介筋群）　310
表情筋-眼（眼輪筋；上眼瞼挙筋；皺眉筋）　314

表情筋-鼻（鼻根筋；鼻筋；鼻中隔下制筋） 318

表情筋-口（上唇鼻翼挙筋；上唇挙筋；小頬骨筋；大頬骨筋；口角挙筋；笑筋；頬筋；口角下制筋；下唇下制筋；オトガイ筋；口輪筋；広頚筋） 322

第10章　骨盤と大腿の筋　339

機能の概要：股関節の筋　339

機能の概要：脊柱の筋　340

機能の概要：膝関節の筋　340

殿筋群（大殿筋；中殿筋；小殿筋）　346

深層外旋筋群（梨状筋；上双子筋；内閉鎖筋；下双子筋；外閉鎖筋；大腿方形筋）　350

大腿筋膜張筋　356

縫工筋　358

腸腰筋（腸骨筋；大腰筋）　360

小腰筋　364

内転筋群（長内転筋；短内転筋；大内転筋；恥骨筋；薄筋）　366

大腿四頭筋群（大腿直筋；外側広筋；内側広筋；中間広筋）　372

膝関節筋　376

ハムストリングス（大腿二頭筋；半腱様筋；半膜様筋）　378

第11章　下腿および足部の筋　385

機能の概要：距腿関節および距骨下関節の筋　385

機能の概要：足趾の筋　386

前脛骨筋　394

長母趾伸筋　396

長趾伸筋　398

腓骨筋群（長腓骨筋；短腓骨筋；第三腓骨筋）　400

下腿三頭筋群（腓腹筋；ヒラメ筋）　404

足底筋　408

Tom, Dick, Harry グループ（後脛骨筋；長趾屈筋；長母趾屈筋）　410

膝窩筋　414

足部の内在筋-背面（短趾伸筋；短母趾伸筋）　416

足部の内在筋-足底の第1層（母趾外転筋；小趾外転筋；短趾屈筋）　418

足部の内在筋-足底の第2層（足底方形筋；虫様筋）　422

足部の内在筋-足底の第3層（短母趾屈筋；小趾屈筋；母趾内転筋）　424

足部の内在筋-足底の第4層（底側骨間筋；背側骨間筋）　428

付録　筋の伸張図　435

参考文献　449

索　引　451

基本的な運動学用語

CHAPTER 1

章の概要

- 主な身体部位 2
- 解剖学的肢位 2
- 部位を示す用語 2
    - 対をなす用語 2
        - 前方/後方 2
        - 内側/外側 2
        - 上方/下方 2
        - 近位/遠位 2
        - 浅層/深層 4
        - 橈側/尺側 4
        - 脛骨側/腓骨側 4
        - 掌側/背側 4
        - 底面/背面 4
        - 頭側/尾側 4
    - 部位を示す複合的用語 4
- 面 5
    - 面上での身体の運動 7
- 軸 7
- 運動を示す用語 7
    - 対をなす用語 7
        - 屈曲/伸展 7
        - 外転/内転 7
        - 右側屈/左側屈 9
- 外旋/内旋 9
- 右回旋/左回旋 9
- 挙上/下制 9
- 前方突出/後退 9
- 右外側偏位/左外側偏位 9
- 回内/回外 9
- 内がえし/外がえし 10
- 背屈/底屈 10
- 対立/復位 10
- 上方回旋/下方回旋 10
- 外側傾斜/内側傾斜と上方傾斜/下方傾斜 10
- 水平屈曲/水平伸展 10
- 過伸展/分回し 10
- 関節運動像 11
- 上肢帯 11
    - 肩甲胸郭関節における肩甲骨 11
    - 胸鎖関節における鎖骨 13
    - 肩甲上腕関節における上腕骨 14
    - 肩甲上腕関節における肩甲骨と体幹の逆作用 15
    - 肘関節ならびに橈尺関節における前腕 17
- 手関節における手部 18
- 中手指節間関節ならびに指節間関節における第2〜5指 19
- 第1中手手根関節における母指 20
- 体軸 21
    - 環椎後頭関節における頭部 21
    - 頸椎椎間関節における頸部 23
    - 胸腰椎椎間関節における体幹 24
    - 腰仙椎関節における骨盤 26
    - 顎関節における下顎 29
- 下肢帯 30
    - 股関節における大腿 30
    - 股関節における骨盤 32
    - 膝関節における下腿 35
    - 足関節における足部 36
    - 距骨下関節における足部 36
    - 距骨下関節ならびに足関節における足部 37
    - 中足趾節間関節ならびに趾節間関節における足趾 38

1

運動学の用語を流暢に使うことなしに筋の機能について議論することは出来ない（BOX 1-1）．運動学特有の用語は，素人的な曖昧な表現を避けることを助ける．したがって，これらの用語を採用し使用していくことは，健康関連の分野において，人の健康について分かりやすいコミュニケーションを図っていくためにも非常に重要なことである．本章の目的は，運動学の基本的用語について説明することである（運動学的用語についてより詳細な記述は，Kinesiology：The Skeletal System and Muscle Function, 2nd edition, Elsevier, 2011 を参照）．

BOX 1-1

運動学という用語は，文字通り運動の学習を意味する．関節において骨が動くと身体の動きがもたらされ，筋は骨を動かす力を主として作り出す．運動学は骨関節系についての学習である．筋は神経系によって調整され支配されるため，神経筋骨格系についての学習によって，より正確に発展的な運動学について理解を深めることになるであろう．

主な身体部位

身体の動作は，身体部位の動きを包含したものである．身体部位の動きを表現するためには，それぞれの部位の正しい名前が必要である．図1-1には人体の主要な区分と身体部位を示している．体軸と四肢帯が2つの主要な区分である．四肢帯はさらに上肢帯と下肢帯に区別される．

ほとんどの身体部位の名称は，同一の名前が使用されている．しかしながら，運動学的用語が非常に特殊であり，注意を要する名称もある．例えば，上腕という用語は，肩関節から肘関節の間にある上肢帯の部位として用いられる．前腕は肘関節と手関節の間にある上肢帯の部位を示している．前腕は区別された身体部位であり，上腕の一部とは考えられていない．同様に，下腿は膝関節と足関節の間の下肢帯の部位を表現しており，大腿という用語が下腿と区別されて股関節と膝関節との間の身体部位を表現する．下腿と大腿の動作が互いに混同されないように，また，上腕と前腕とを混同しないように，これらの用語を正確に使用することが不可欠である．骨盤帯は注意すべき別の用語である．骨盤帯は体幹から区分された身体部位であり，体幹と大腿との間に位置している．

解剖学的肢位

解剖学的肢位は標準的な姿勢であり，身体構造の物理的位置関係と身体の部位を表現する標準的基本的な位置を定義する用語として使用される．解剖学的肢位では，人は直立し，前方を見て，腕は両側に垂らし，手掌は前方を向け，指は伸展させている（図1-2）．

> 【メモ】運動に関する用語は，部位を示す用語を基本としており，同様に，解剖学的肢位は，運動に関する用語の究極の基本である．

部位を示す用語

解剖学的肢位を定義することによって，それを基準とした身体の位置，身体の部分や構造の相対的位置関係について記述する部位を示す用語に使用することができる．部位を示す用語は，それぞれ反対の意味を示す用語と対をなす用語の組み合わせで構成される．

対をなす用語

前方/後方

前方とは前面を意味し，後方とは背面を意味する．これらの用語は全身，体軸，四肢帯において使用される．

> 【メモ】腹側という用語は時に前方の意味として，背側が後方の意味として使用される．腹側の正確な定義は柔らかい腹部の表面で覆われた身体の部位である．背側とは体の固い表面側を指す．下肢においては，前方/腹側と後方/背側は同じではない．大腿部での腹側は内側であり，下腿では後面，足部では足底面である．

内側/外側

内側は身体を左右半分に分けた時に身体の中央線を指す．外側は中央線より離れた方である．これらの用語は全身，体軸，四肢帯において使用される

上方/下方

上方とは上側（頭側）であり，下方とは下側（頭から離れた方向）である．これらの用語は体軸についてのみ用いられる．

近位/遠位

近位とは体軸につながっている（より近位な）方であり，

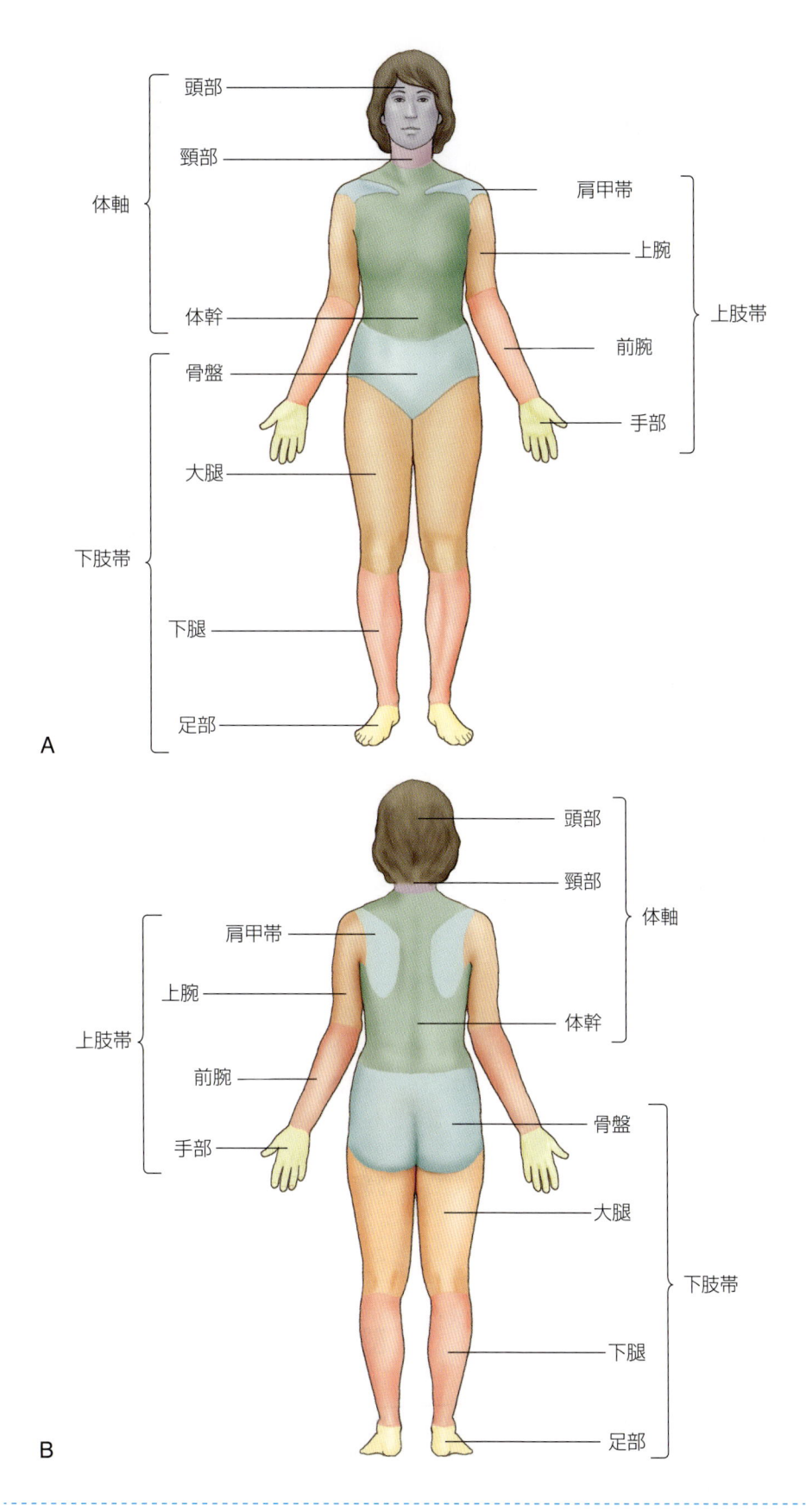

Chapter 1 基本的な運動学用語 **3**

図 1-1 身体の3つの大きな区分は，体軸と2つの肢体である．肢体は上肢帯と下肢帯とで構成される．これらの主要な身体の部位区分を示している．**A**，前面図．**B**，後面図．

つづく

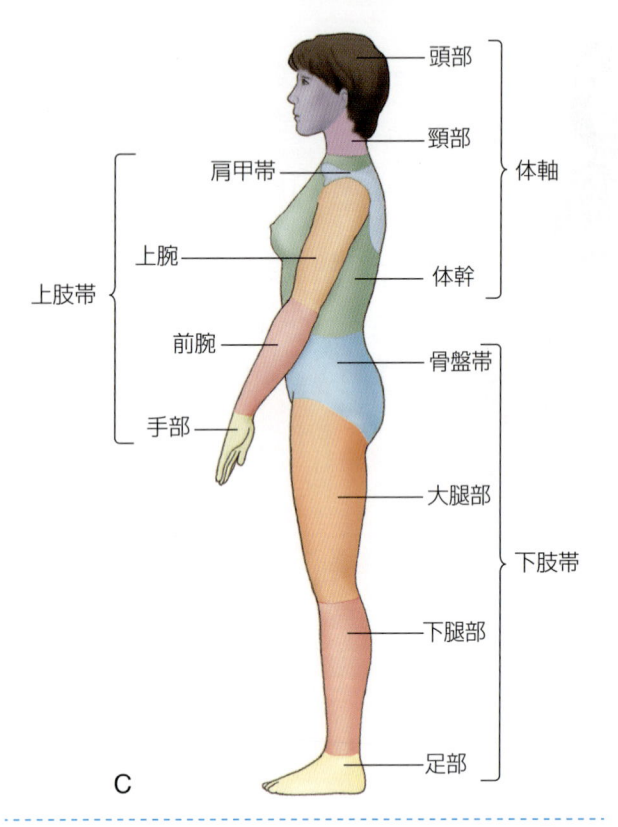

図 1-1，つづき　C，側面図．

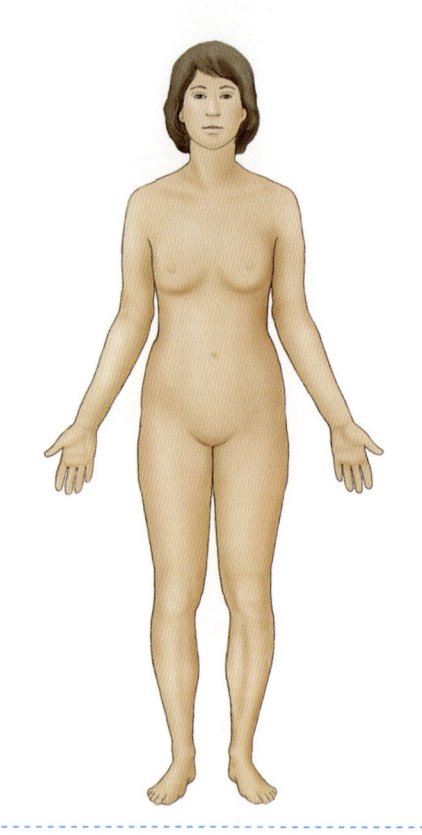

図 1-2　解剖学的肢位は，人が直立し，前方を見て，腕は身体の横に垂らし，手掌は前方に向ける．そして手指・足趾は伸展した身体の相互の位置関係である．

遠位とは体軸から離れた(より遠位な)方である．これらの用語は四肢帯についてのみ使用される．

浅層/深層

浅層とは身体の表面である．深層は体表から離れた方(より内部)を意味する．これらの用語は全身，体軸，四肢帯において使用される．

【メモ】浅層か深層かという用語を使用する時には，身体をどちらの方向からみているのかを明確にすることが常に推奨される．

橈側/尺側

橈側と尺側は前腕と手部の外側と内側を示す用語として使用される．橈骨は前腕の外側の骨であり，尺骨は内側の骨である．

脛骨側/腓骨側

脛骨側と腓骨側は，下腿と時には足部の内側と外側を意味する用語として使用される．脛骨は下腿の内側の骨であり，腓骨は下腿の外側の骨である．

掌側/背側

掌側と背側という用語は手部における前面と後面を示す用語として使用される．

底側/背側

底側と背側は足部で使用される．足部の底面は，下側の面であり地面に接している．背側は足部の上側や背側部である．

頭側/尾側

頭側は頭部の方であり，尾側は身体のしっぽ側を意味する．これらの用語は体軸でのみ使用する．

部位を示す複合的用語

北と西を組み合わせて北西とするように，位置を示す用語にも2つの語句を組み合わせたものがある．組み合わせる時には，通常，最後の一文字を省略し，2つの言葉の間に"o"を挿入してつなげる．例えば，前方(anterior)と外側(lateral)を組み合わせると前外側(anterolateral)となる．厳格なルールは存在しないが，前方と後方はたいてい組み

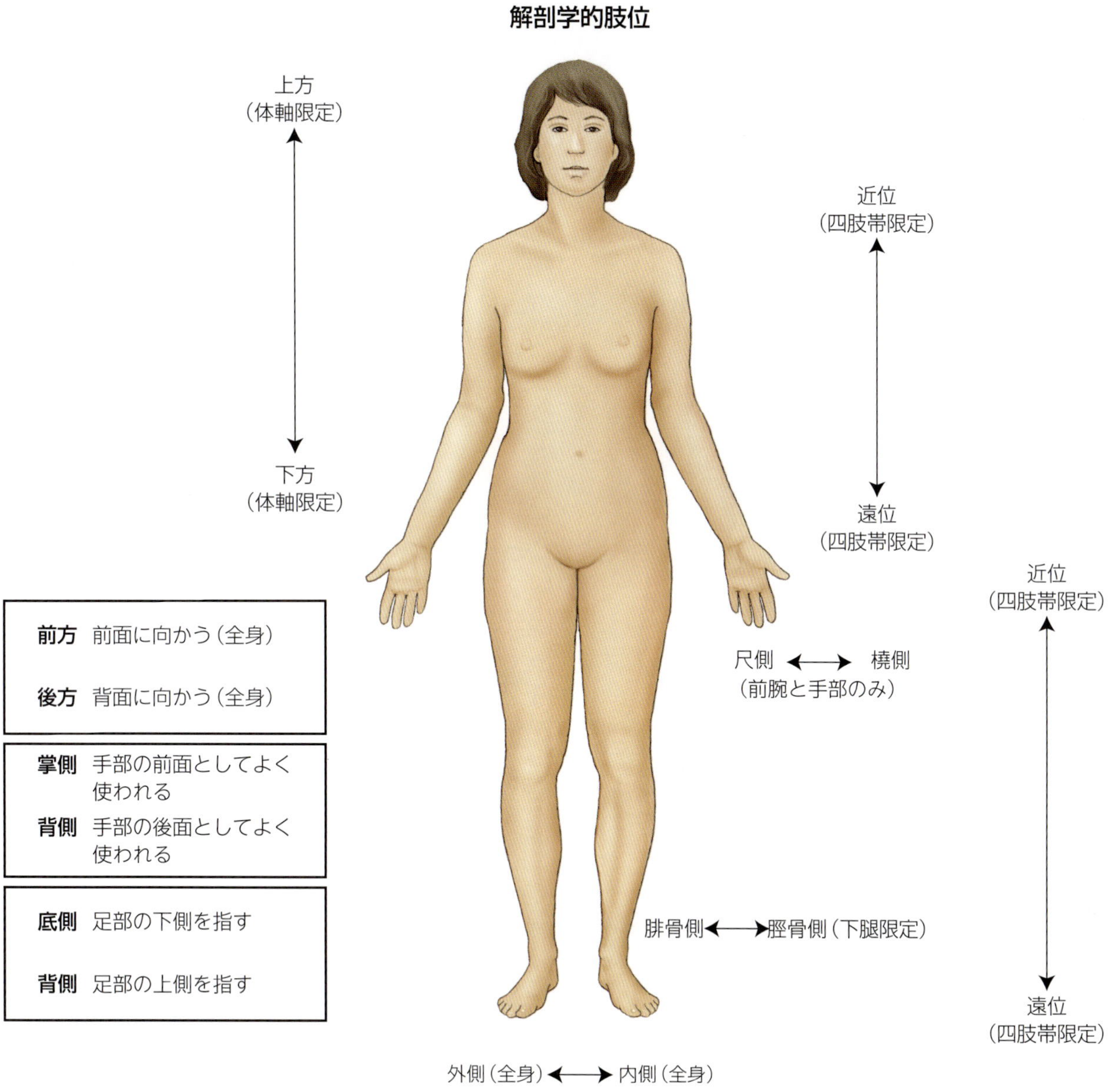
解剖学的肢位
上方
(体軸限定)
下方
(体軸限定)
近位
(四肢帯限定)
遠位
(四肢帯限定)
近位
(四肢帯限定)
遠位
(四肢帯限定)
前方 前面に向かう(全身)
後方 背面に向かう(全身)
掌側 手部の前面としてよく使われる
背側 手部の後面としてよく使われる
底側 足部の下側を指す
背側 足部の上側を指す
尺側 橈側
(前腕と手部のみ)
腓骨側 脛骨側(下腿限定)
外側(全身) 内側(全身)

図 1-3 解剖学的肢位と関連した位置を示すいろいろな用語.

合わさるときに他の用語の最初につく．**図 1-3** は人の前面図で，身体に関係している相互関係の用語を示している．

面

面とは平坦な面であり，区分したり，三次元空間で位置づけるために使用したりする．空間は三次元であることより，3つの面が基本的な面として知られている．基本的な面は(1)矢状面，(2)前額面，(3)横断面である(**BOX 1-2**)．矢状面は身体を左右に分ける．前額面は前面と背面(前方と後方)に分ける．横断面は身体を上と下(上方と下方，近位と遠位)に分ける．これらの3つの基本面は，他の2つの面と垂直に交わる．矢状面でも，前額面でも，横断面でもない面は斜面と表現する．したがって，斜面は2つもしくは3つの面での要素を有している．**図 1-4** は3つの基本面と斜面についてそれぞれ2つの例を描写している．

BOX 1-2

前額面は冠状面としても知られている．横断面は水平面としても知られている．

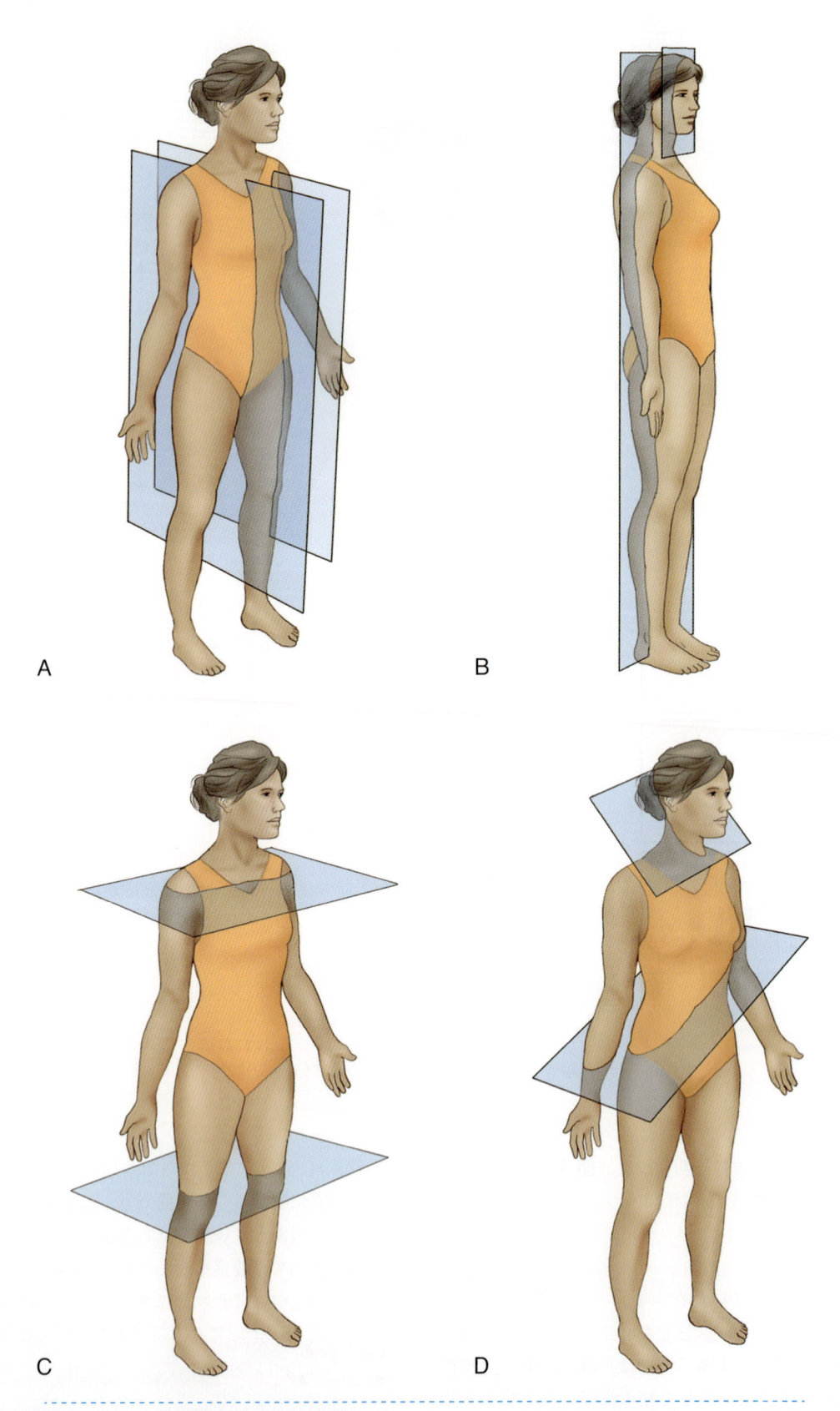

図 1-4 身体の前外側図における3つの基本面（矢状面，前額面，横断面）と斜面を示す．A，矢状面を2例．B，前額面を2例．C，横断面を2例．D，斜面を2例．上側の斜面は前額面と横断面の要素をもっており，下側の斜面は矢状面と横断面の要素をもっている．

面上での身体の運動

身体は面上で動くため，空間で身体の運動を表現しようとするとき，面が非常に重要となる．空間の面を定義することによって，動作時に身体の部分が動く軌跡を表現することができる．矢状面と前額面は垂直であり，横断面は水平である．したがって，矢状面と前額面での動きは垂直方向に上下に起き，横断面の動きは水平に起こる．図1-5は3つの基本面と斜面における運動の例を示している．

軸

軸は身体の部分がその周囲を動く仮想の線である．身体部位が軸のまわりで円を描いて動くなら，軸運動として表現される．もし身体部位が軸に沿って動くならば，それは，無軸運動として示される．身体の軸運動と無軸運動は面の中で動く．一方，軸運動は面上の運動であり，軸のまわりを動く．動きに対する軸の方向は常に運動が起きている面に対して垂直である．

それぞれの部位は対応した軸を有している．したがって3つの基本軸がある．矢状面での動きに対する軸は側方からもう片方へ向かうものであり，内外側軸として示される．前額面での動きに対する軸は前方から後方へ向かうものであり，前後軸として示される．横断面での動きに対する軸は上から下へ向かうものであり，上下軸あるいは簡潔に垂直軸と呼ばれる．斜面上においてもそれぞれに応じた垂直な軸を有している．図1-6は各面と対応した軸のまわりで起こる軸運動を示している．

運動を示す用語

解剖学的肢位を用いることによって，身体の静的な位置関係を示すことができるようになった．次は，身体の動的な動きを表現する用語を定義する必要がある．これらの運動の用語は関節運動と呼ばれている．部位を示す用語と同様に，それぞれ反対語となる対となった用語が用いられる（BOX 1-3）．一方，部位を示す用語と異なり，動きの用語は静的な位置を示すのではなく，運動の方向を示している．主だった関節運動の対をなす用語を定義する．

関節運動は通常，身体の基本面上における運動を表現している．例えば，上腕筋は肘関節において矢状面上で前腕を前方に動かす．したがって，この作用を肘関節における前腕の屈曲と表す．もし筋が斜面での動きを作り出したなら，基本面での動きの要素に分割することで表現する．例としては上腕を前方（矢状面）と内側（前額面）に動かす烏口腕筋である．この動きを表現するとき，烏口腕筋は肩関節（肩甲上腕関節）において上腕を屈曲し内転させると表現する．確かに1つの運動が起きているだけであるが，2つの基本面（矢状面と前額面）における運動の要素をもっているとして表現される（さらに詳細な説明は，Kinesiology; The Skeletal System and Muscle Function, 2nd edition, Elsevier, 2011 を参照）．

以下の関節運動の用語の定義を，身体のすべての関節での実例を描写するような関節運動図で示している．

> **BOX 1-3**
>
> 基本面における運動を表現し関節運動を示す用語を明確にしていくことは非常に重要である．例えば，肩関節（肩甲上腕関節）における上腕の屈曲と伸展は矢状面で発生し，外転と内転は前額面で発生する．そして，肩甲上腕関節における腕の右回旋と左回旋とは，横断面にて発生する．腕が斜面で動いた場合には，その上腕の動きを記述するため，基本面における運動の要素を説明しなければならない．例えば，腕が前方かつ正中線に向かって直線的に動いたとき，たとえそれが一方向の直線的な動きであったとしても，屈曲と内転として説明されるであろう．

対をなす用語

屈曲/伸展

屈曲は，矢状面において身体の部分が一般的に前方に動くものであり，伸展は，矢状面で一般的に後方に動くものである．

下腿，足部，足趾と母指は例外である．膝関節より遠位の関節では，屈曲は身体の部位が後方に動く（伸展の場合には前方に動く）．母指は屈曲するときには前額面で内側に動き，伸展時には前額面で外側に動く．屈曲と伸展という用語は，体軸と四肢帯の身体前面で使用される．

外転/内転

外転は，前額面において身体の部分が身体の中心線から離れて外側にいき，内転は中心線に向かうように動く．

母指を含む指と足趾は例外である．

足趾は第2指が解剖学的肢位にある時には，第2指の中央を通る仮想の線に向かう運動が内転であり，仮想の線から離れる運動が外転である．第2指は外転のみが可能であり，脛骨側外転と腓骨側外転となる．

第2～4の手指は，中指が解剖学的肢位にある時には，中指の中央を通る仮想の線に向かう運動が内転であり，仮想の線から離れるのが外転である．中指は外転のみが可能

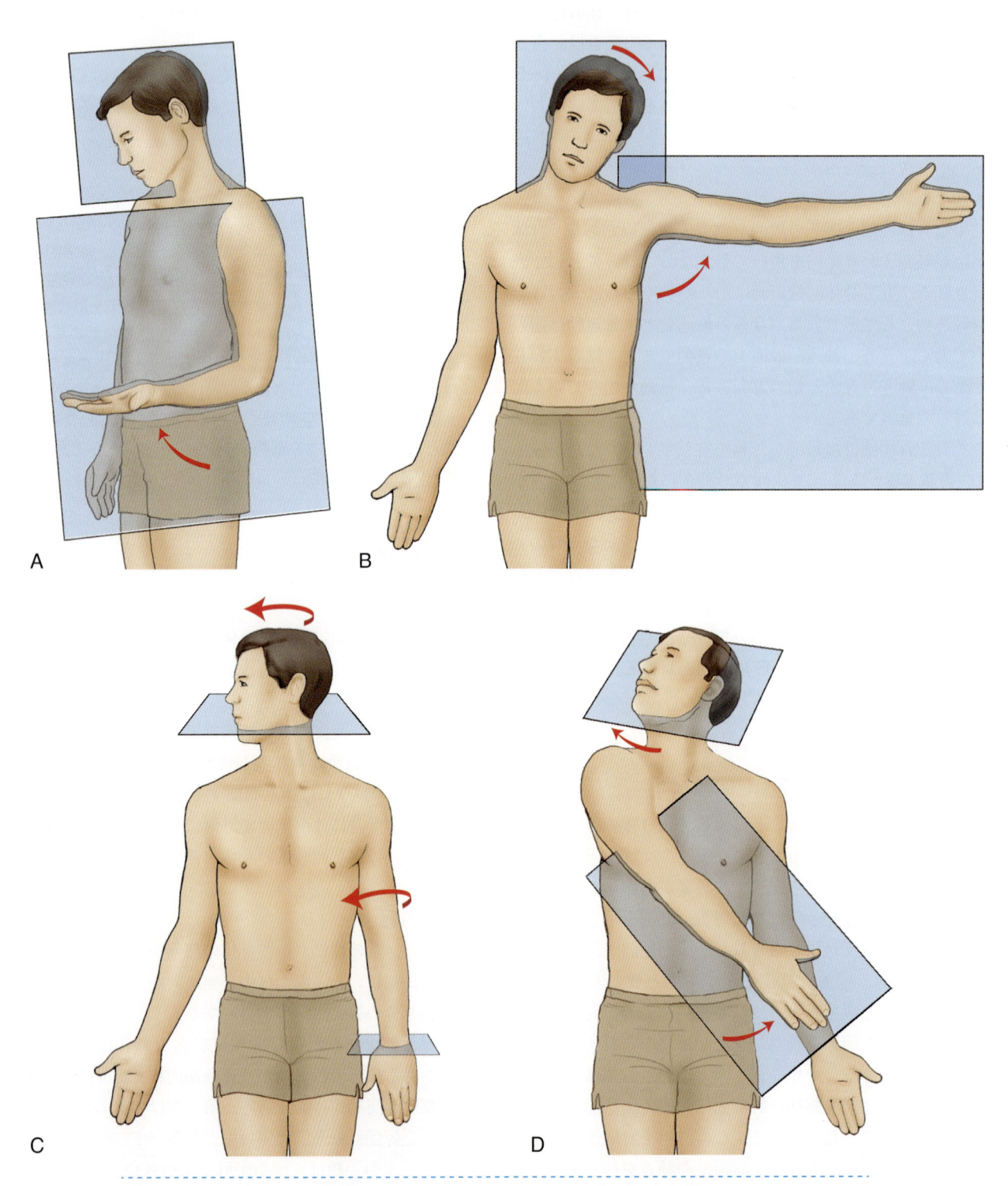

図1-5 各面における身体の動きの例．**A**, 矢状面における頭頸部と前腕の動き．**B**, 前額面における頭頸部と上腕の動き．**C**, 横断面における頭頸部と上腕の動き．**D**, 斜面における頭頸部と上腕の動き．

であり，橈側外転と尺側外転となる．
　母指は手部の掌側面から離れ矢状面の動きが入るのが外転であり，内転は矢状面で手掌面に戻る動きである．

右側屈/左側屈
　右側屈は頭部，頸部，そして体幹が前額面で右側に向かって側屈することであり，左側屈は，反対側に向かう．この用語は，体軸のみで使用される．

外旋/内旋
　外旋は横断面において，身体の前面がより外側（中心線から離れる）を向く動きであり，内旋は身体の前面がより内側（中心線に向かう）を向く動きである．外旋は外側回旋として，内旋は内側回旋としても知られている．これらの用語は四肢帯についてのみ用いられる．

右回旋/左回旋
　右回旋は横断面において，身体の前面が右側を向く運動であり，左回旋は身体の前面が左側を向く運動である．これらの用語は体軸のみで用いられる．

【メモ】同側回旋や対側回旋という用語は右回旋や左回旋の筋を表現するために用いられる．同側回旋や対側回旋は関節運動の用語ではない．筋活動によって同じ側の回旋（同側回旋）が起きるのか反対側（対側回旋）が起きるのかを表現している．

挙上/下制
　挙上とは身体の部分が上方へ動くことであり，下制とは下方への動きが起きたときに用いられる．

前方突出/後退
　前方突出は身体の部分の前方への動きであり，後退とは身体の部分の後方への動きである．

右外側偏位/左外側偏位
　外側偏位は左右方向へ起きる直線的な動きである．

回内/回外
　回内と回外という用語は，橈尺関節での前腕と距骨下関節での足部の動きで用いられる．

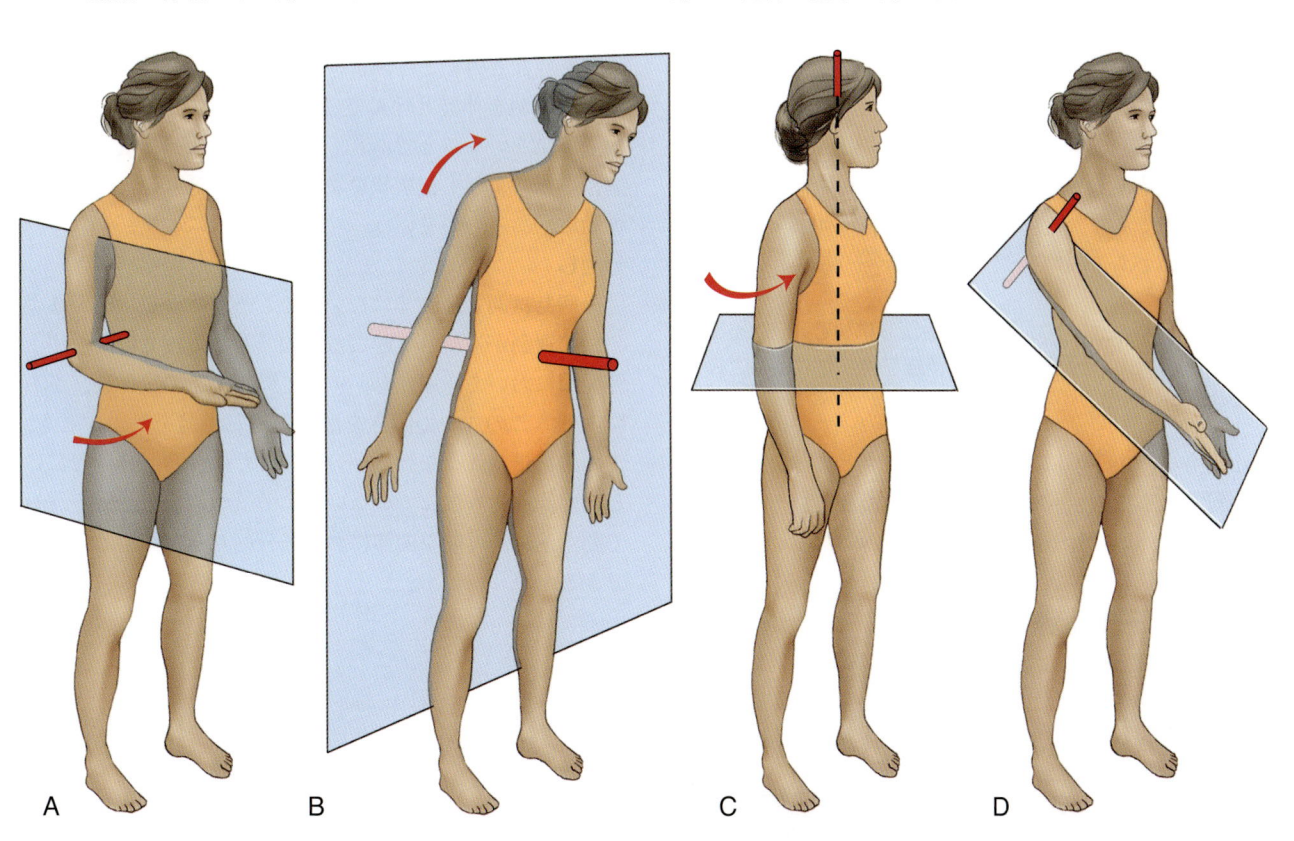

図 1-6　身体の外側面における3つの基本面と斜面に対応する軸を示す．軸は赤色の棒で示す．軸は常に運動が起きている面に対して垂直であることを理解すること．A，内外側軸のまわりで矢状面での動きが発生．B，前後軸のまわりで前額面での動きが発生．C，上下軸，単純に垂直軸のまわりで横断面での動きが発生．D，面に垂直に通る軸のまわりで斜面での動きは発生する（例：斜面に対する斜軸を示す）．

前腕の回内は解剖学的肢位にあるとき，橈側の後面が前方を向く運動であり，回外はその逆である．

【メモ】前腕の回内は肩甲上腕関節での上腕内旋と，回外は上腕外旋と混同されやすい．

足部の回内は，距骨下関節での背屈と外旋（外転として知られている）を含む外がえしを主体とする三軸での動きである．回外は，距骨下関節での底屈と内旋（内転として知られている）を含んだ内がえしを主体とする動きである．

内がえし/外がえし

距骨下関節での足部の内がえしは身体の中心線の方を足底が向くものであり，外がえしは足底が中心線から反対側を向くものである．内がえしは足部の回外の重要な要素であり，外がえしは足部の回内の重要な要素である．

背屈/底屈

足部が上方（背面方向）へ動くときを背屈といい，下方（底面方向）に動くときを底屈という．専門的には背屈は伸展であり，底屈は屈曲である．

対立/復位

母指の指腹が他の指の指腹と向き合うとき鞍関節（第1中手手根関節）において母指は対立し，解剖学的肢位に戻るときに復位する．対立は，母指の外転・屈曲・内旋が複合したものであり，復位は，母指の内転・伸展・外旋が複合したものである．

【メモ】横断面における内旋と外旋は単独で実施することはできない．それぞれ屈曲と伸展を伴なわなければならない．

小指もまた中手手根関節において対立と復位を行う．小指の対立は小指の屈曲・内転・外旋の複合運動であり，小指の復位は伸展・外転・内旋の複合運動である．

上方回旋/下方回旋

肩甲骨の関節窩が上方を向くときに肩甲骨が上方回旋し，反対の動きが下方回旋である．鎖骨の上方回旋は鎖骨の下面が前方を向き，下方回旋では反対方向を向く．

【メモ】肩甲骨や鎖骨のこれらの運動は，単独で実施できない．肩甲上腕関節での上腕の動きが組み合わされなければならない．

外側傾斜/内側傾斜と上方傾斜/下方傾斜

肩甲骨の内側縁が胸壁から離れて浮くときを外側傾斜といい，内側傾斜は内側縁が胸壁に戻っていく反対の動きをいう．

肩甲骨下角が胸壁から離れて行くとき肩甲骨の上方傾斜といい，下角が胸壁に戻っていく反対の動きを下方傾斜という．

水平屈曲/水平伸展

水平屈曲は水平位（90°外転位）から身体の中心線に向かって前方へ動く上腕と大腿の動きである．水平伸展は反対方向への動きである．

【メモ】水平屈曲は水平内転として，水平伸展は水平外転としても知られている．

過伸展/分回し

過伸展

過伸展という用語は解剖学的肢位を超えての伸展を表現する時に用いる．本文ではこの方法で過伸展を使用していない．ちょうど，解剖学的肢位を超えて屈曲や外転することを屈曲と外転と呼ぶように，解剖学的肢位を超えて伸展するものを伸展と呼んでいる．前に付く"過"というのは過度にということであり，したがって，過伸展という用語は，正常よりも健康状態よりも大きく通り越して伸展の可動域があるものをいう．

分回し

分回しは関節運動ではない．むしろ，次から次へと4つの関節運動が連続して起こるものである．例えば，肩甲上腕関節において，屈曲し，そして外転，その後伸展，さらに内転，この4つの動きを順に実施して腕を動かすとき，この円を描くような動きが分回しと呼ばれる．分回しにはどの回旋運動も含んでいない．2つか3つの面（二軸か三軸）で動く運動が可能な関節において分回しを実施することができる．

関節運動像

上肢帯

肩甲胸郭関節における肩甲骨

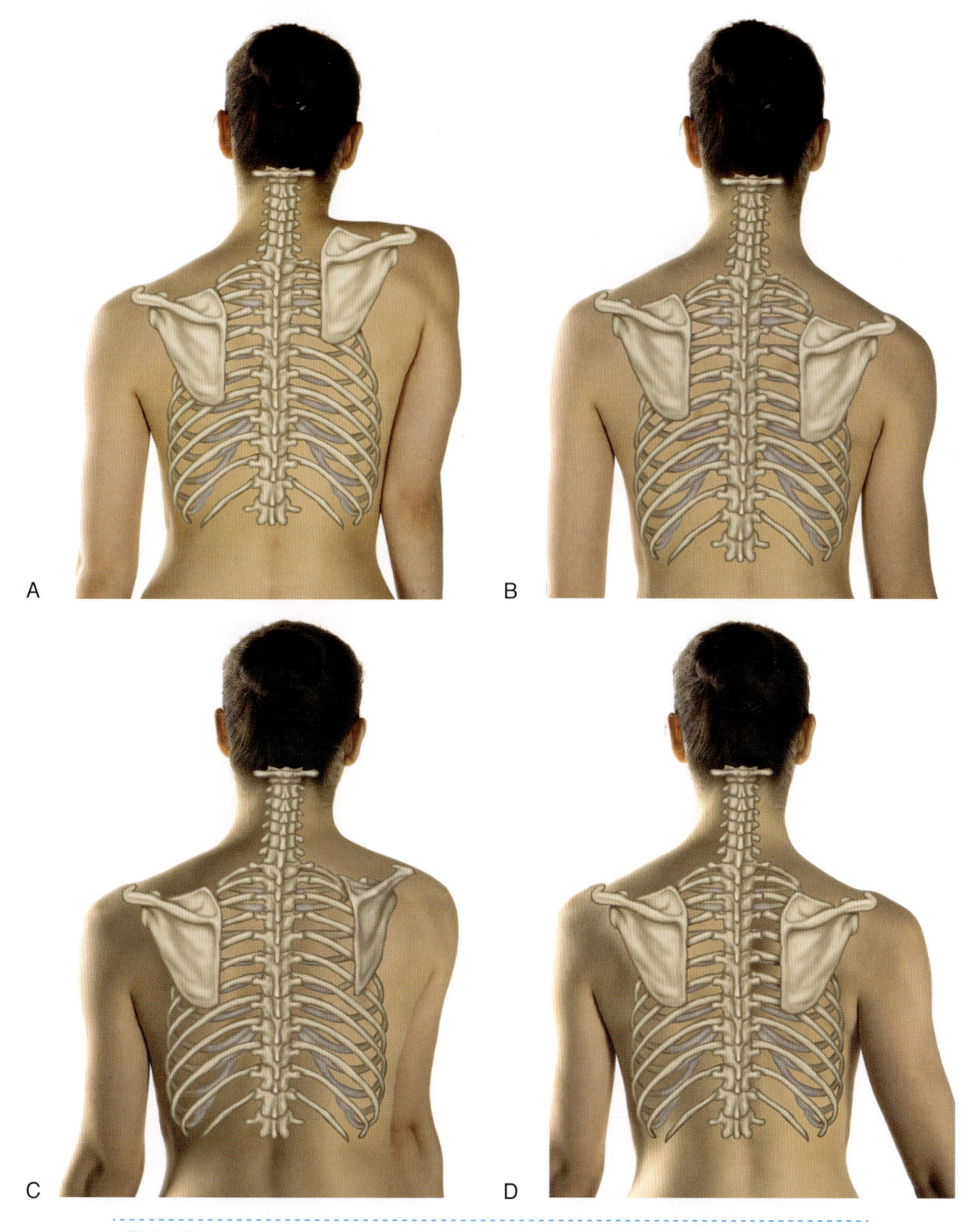

図1-7　肩甲胸郭関節における肩甲骨の挙上/下制と前方突出/後退の無軸性の動作．A，挙上．B，下制．C，前方突出．D，後退．すべての像で左肩甲骨は解剖学的肢位である（すべて後面像）．

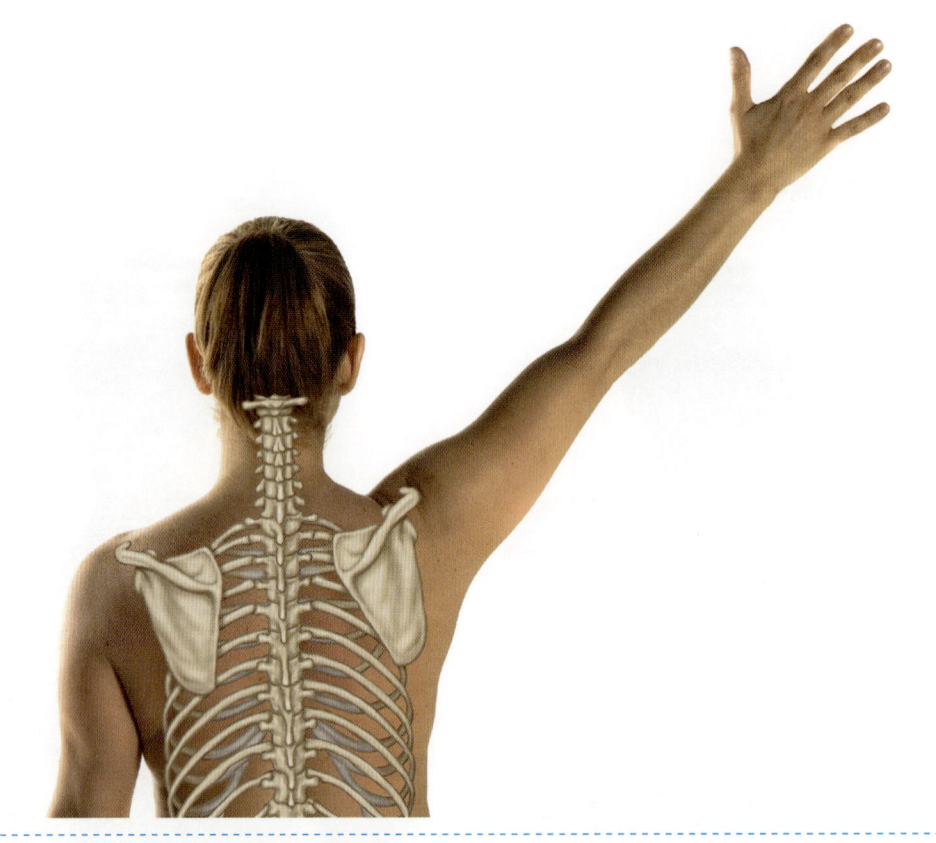

図 1-8 肩甲胸郭関節における右肩甲骨の上方回旋．左肩甲骨は解剖学的肢位で，完全に下方回旋している（肩甲骨の上方回旋と下方回旋は単独ではできない．上腕の運動を伴う．この例では，上腕骨が肩甲上腕関節において外転している）（後面像）．

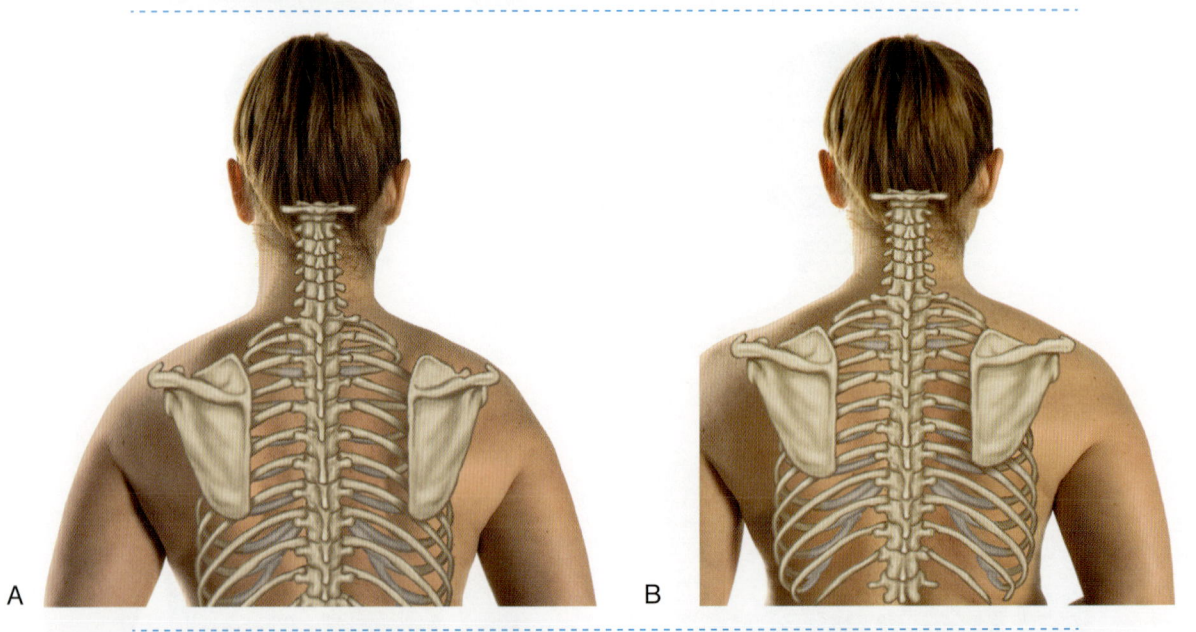

図 1-9 肩甲胸郭関節における右肩甲骨の傾斜動作．**A**，外側傾斜，左肩甲骨は内側傾斜している解剖学的肢位である．**B**，上方傾斜，左の肩甲骨は下方傾斜している解剖学的肢位である（どちらも後面像）．

胸鎖関節における鎖骨

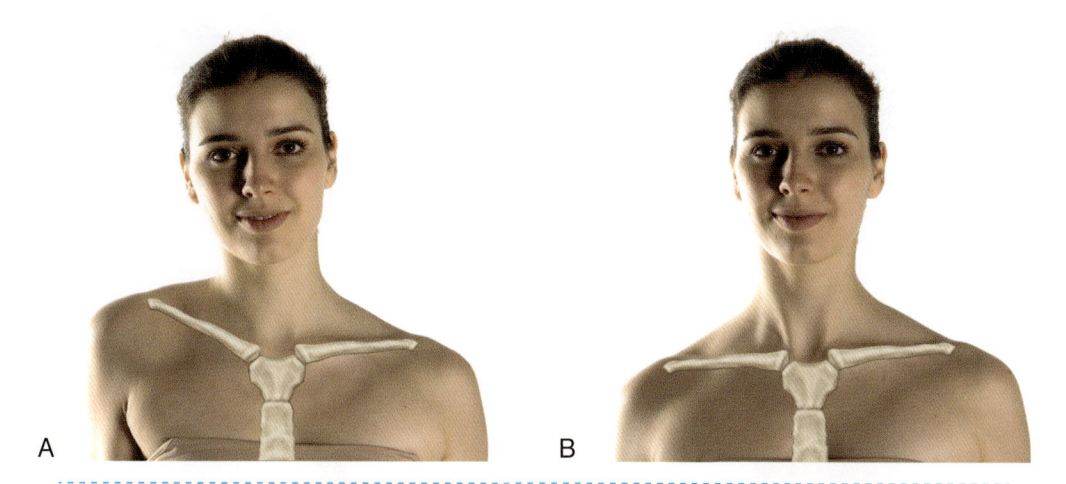

図1-10 A，胸鎖関節における右鎖骨の挙上．B，右鎖骨の下制（左鎖骨は解剖学的肢位である．どちらも前面像）．

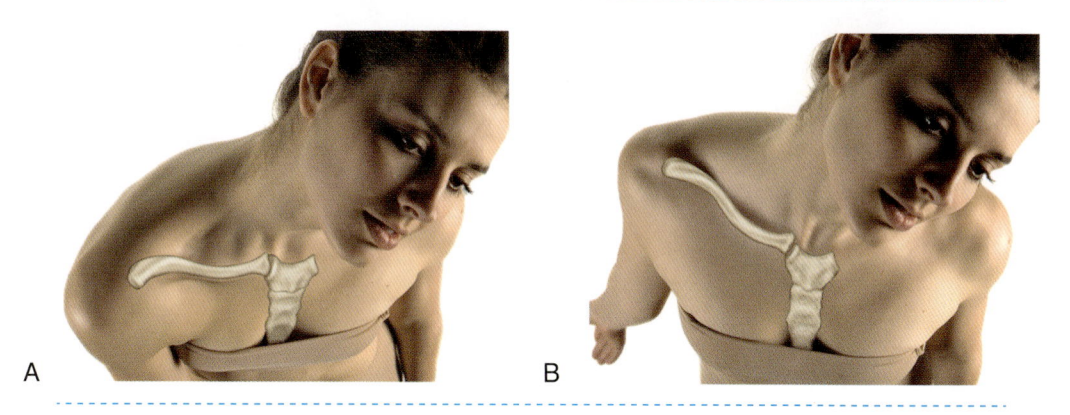

図1-11 A，胸鎖関節における右鎖骨の前方突出．B，右鎖骨の後退（どちらも前下面像）．

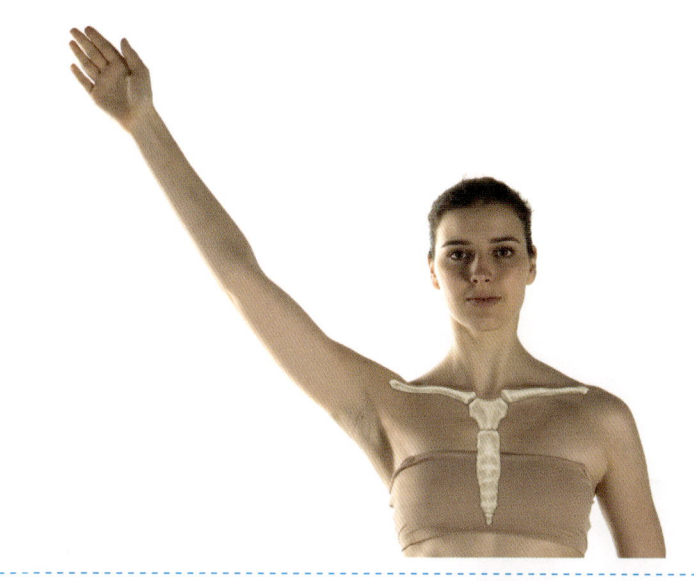

図1-12 胸鎖関節における右鎖骨の上方回旋の前面像．左鎖骨は完全に下方回旋している解剖学的肢位である（鎖骨の上方回旋は単独ではできない．この図では肩甲上腕関節における上腕が外転し，それに伴って肩甲骨が上方回旋した結果として鎖骨の上方回旋がもたらされている）．

肩甲上腕関節における上腕骨

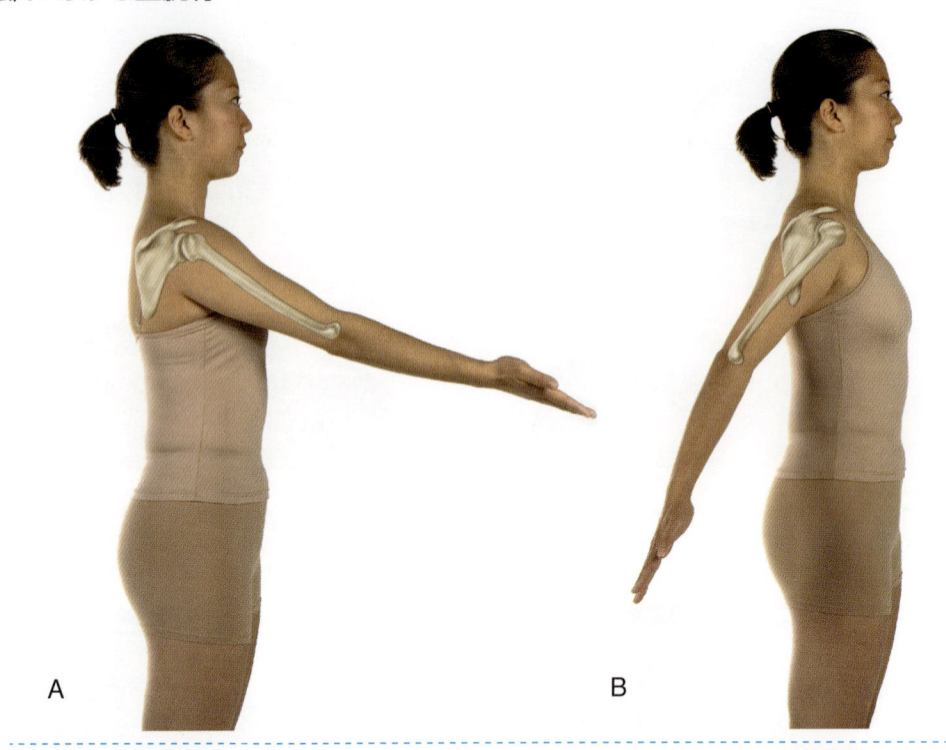

図 1-13　肩甲上腕関節における矢状面での上腕の動作．**A**，屈曲．**B**，伸展（どちらも側面像）．

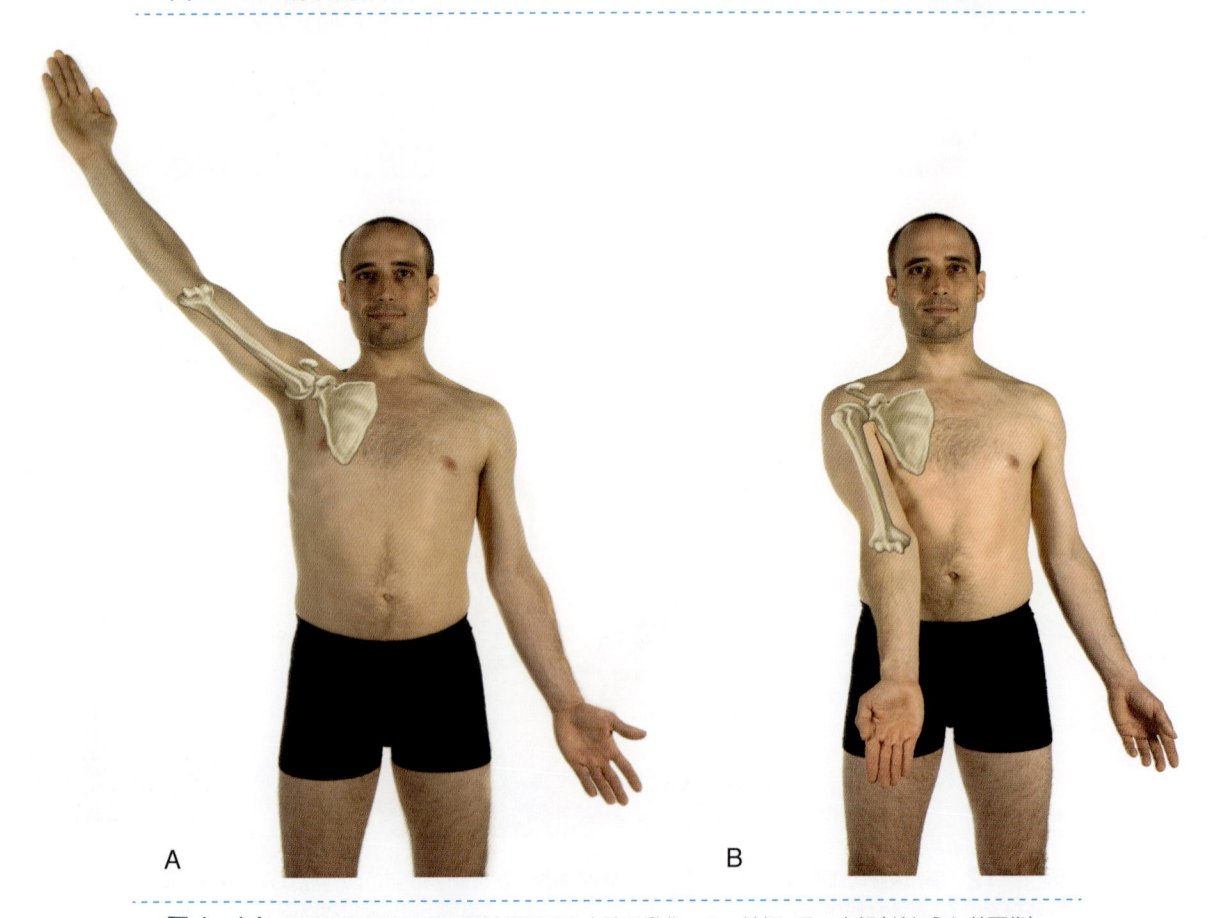

図 1-14　肩甲上腕関節における前額面での上腕の動作．**A**，外転．**B**，内転（どちらも前面像）．

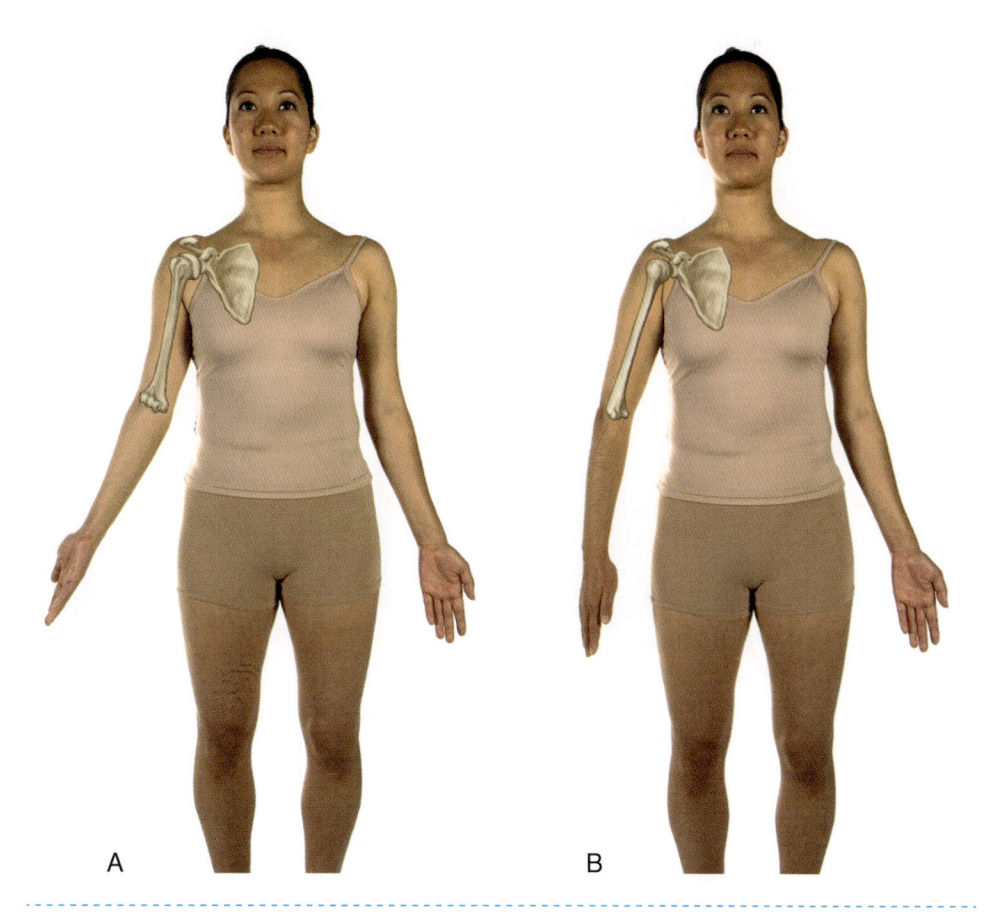

Chapter 1 基本的な運動学用語 **15**

図1-15 肩甲上腕関節における横断面での上腕の動作. **A**, 外旋. **B**, 内旋(どちらも前面像).

肩甲上腕関節における肩甲骨と体幹の逆作用

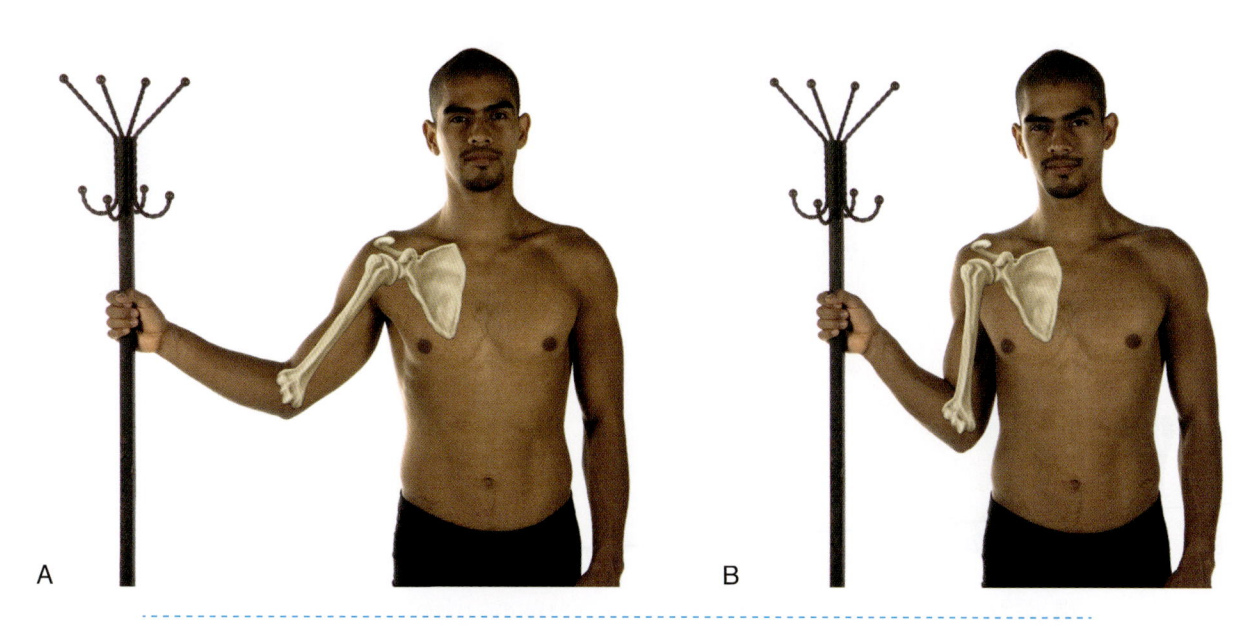

図1-16 肩甲上腕関節で可能な上腕に対して体幹が動く逆作用. この図においては, 肩甲上腕関節で上腕に向かって体幹が動いている. **A**と**B**は右肩甲上腕関節における体幹の自然肢位と右外側偏位をそれぞれ示している.

つづく

C   D

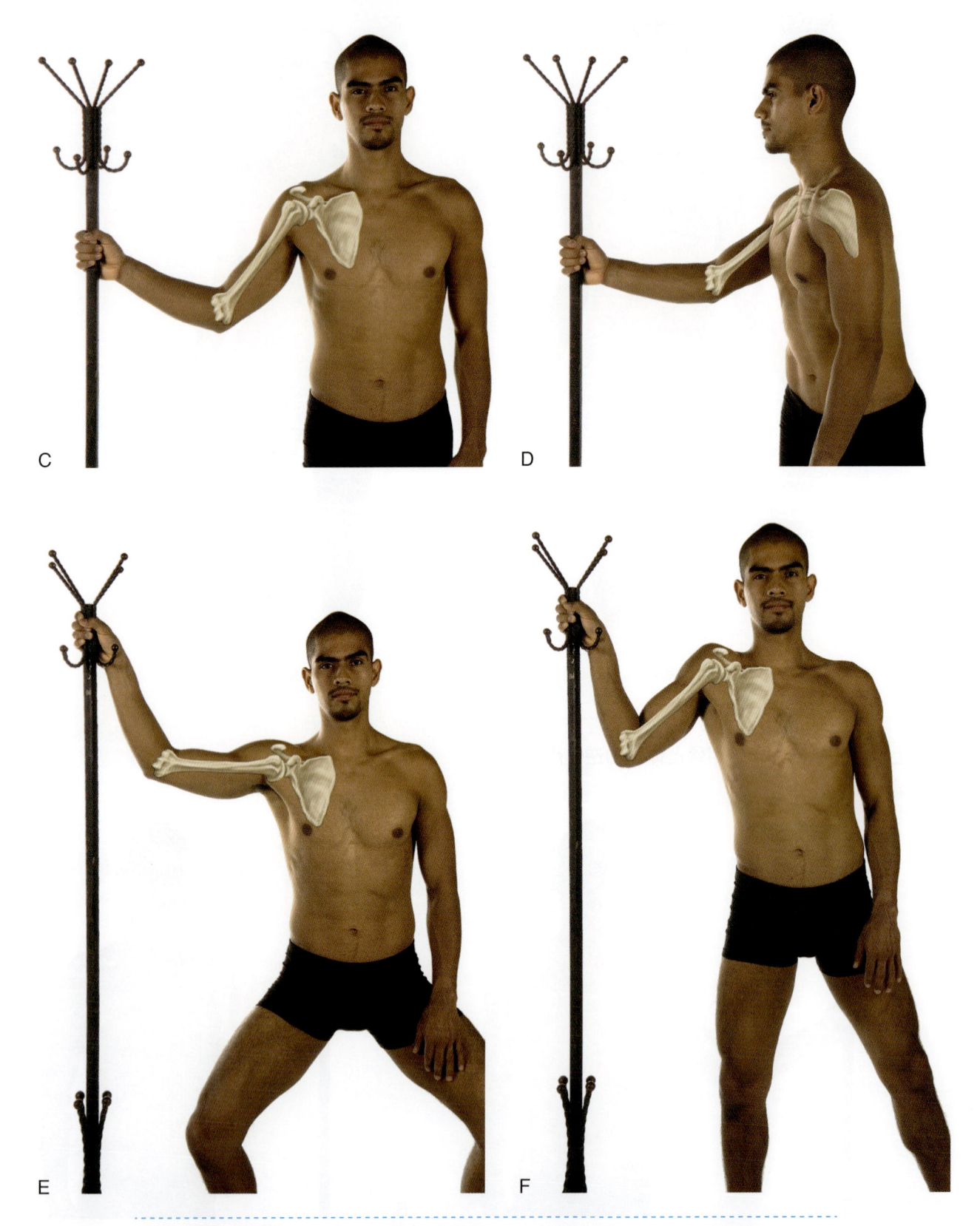

E   F

図1-16，つづき　CとDは右肩甲上腕関節における体幹の自然肢位と右回旋をそれぞれ示し，EとFは右肩甲上腕関節における体幹の自然肢位と挙上をそれぞれ示している．これらの場合，肩甲上腕関節において上腕と体幹の角度は変化している（Bでは外側偏位，Fでは挙上，肘関節もまた屈曲している）（すべて前面像）．

肘関節ならびに橈尺関節における前腕

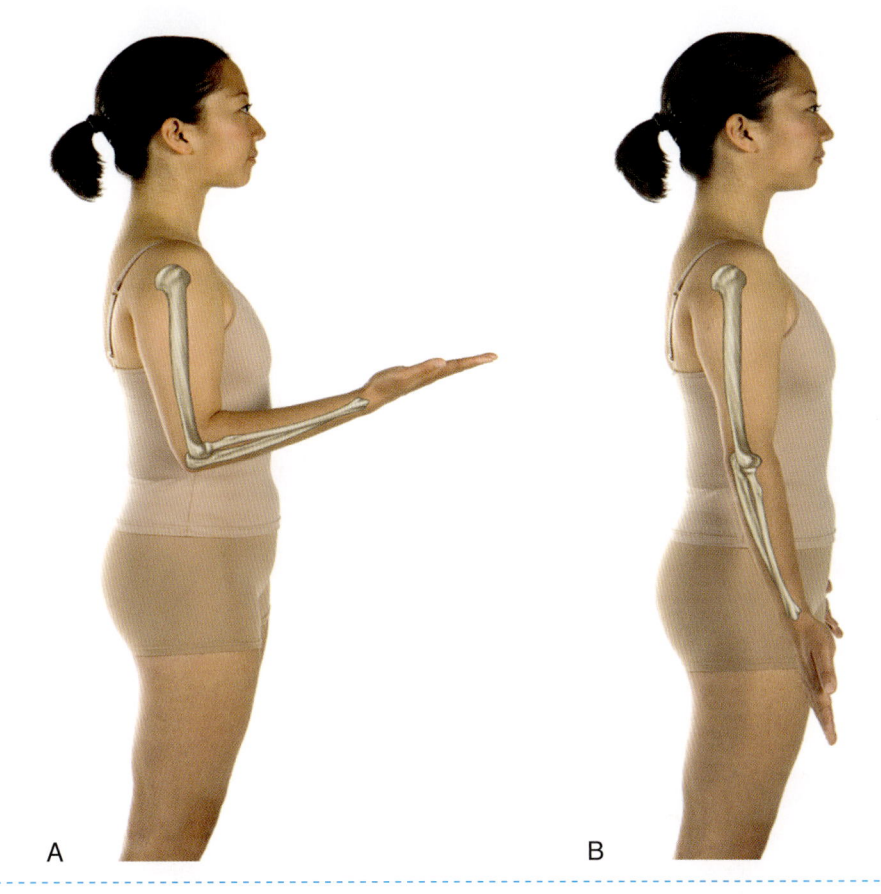

図1-17 肘関節における右前腕の動作．**A**，屈曲．**B**，伸展（どちらも側面像）．

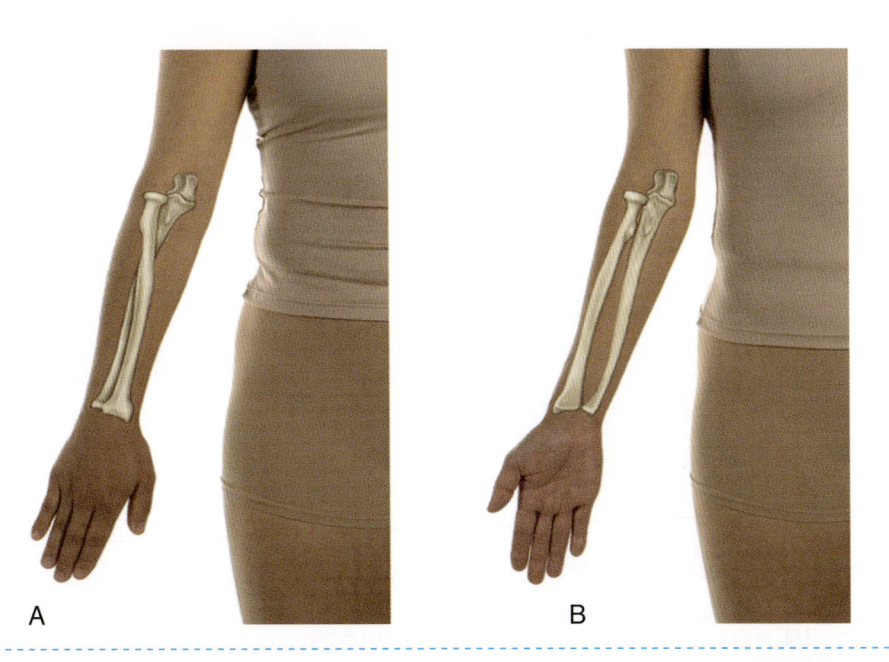

図1-18 橈尺関節における右前腕の回内と回外運動．**A**，回内．**B**，回外．どちらも前腕は解剖学的肢位である（どちらも前面像）．

手関節における手部

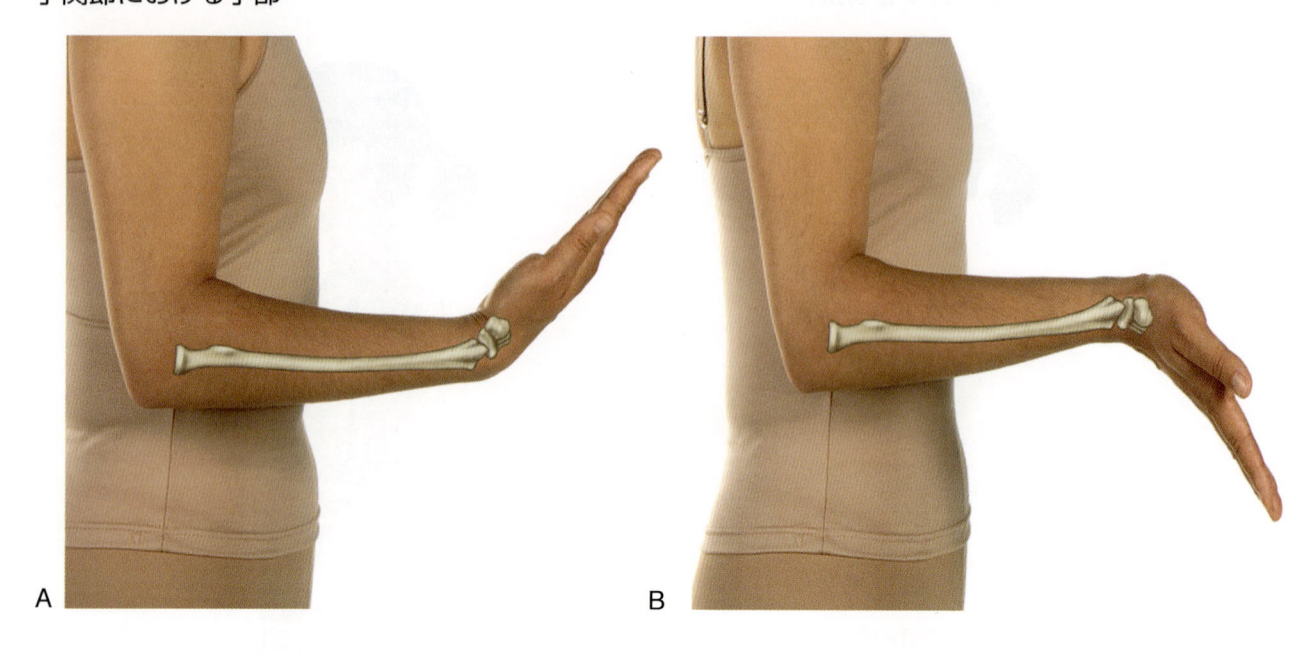

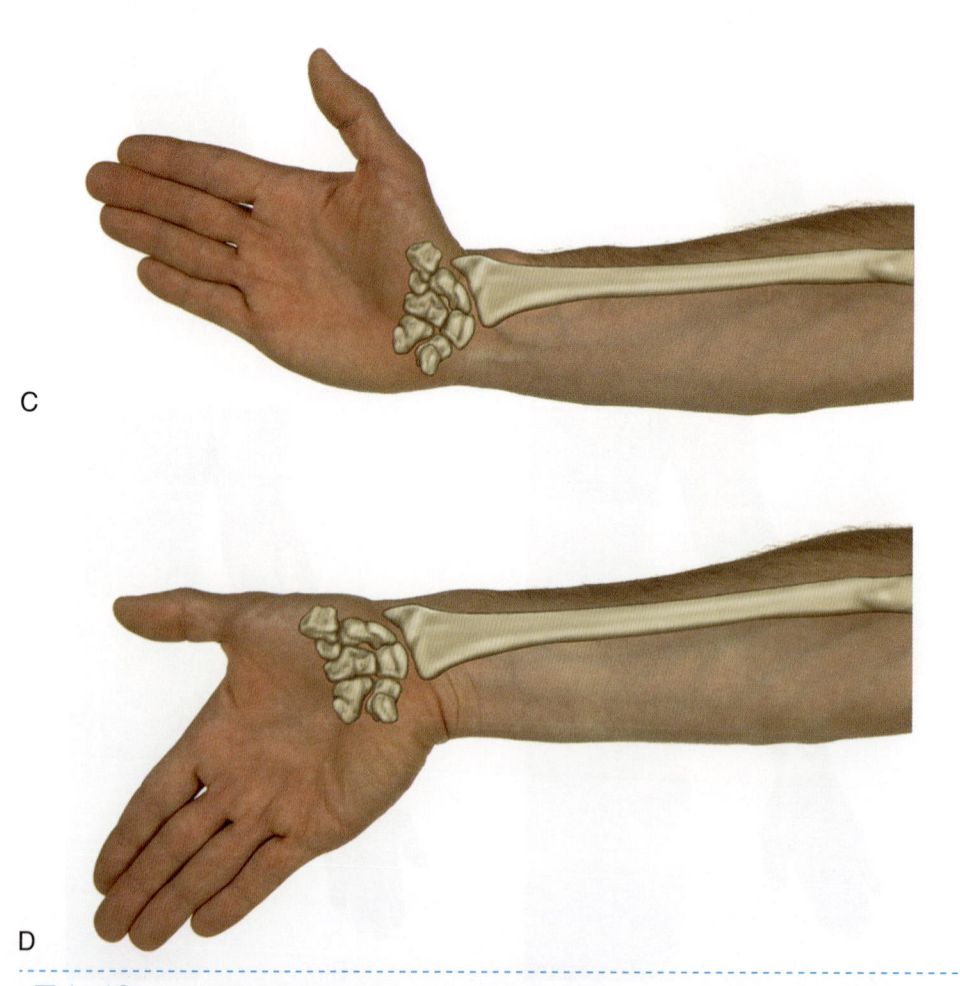

図 1-19 右手と手関節（橈骨手根関節と手根骨間関節）の運動．**A**と**B**はそれぞれ手の屈曲と伸展の側面像である．**C**と**D**はそれぞれ橈側偏位と尺側偏位の前面像である．手の橈側偏位は外転としても知られており，尺側偏位は内転としても知られている．

中手指節間関節ならびに指節間関節における第2〜5指

A

B

C

D

E

F

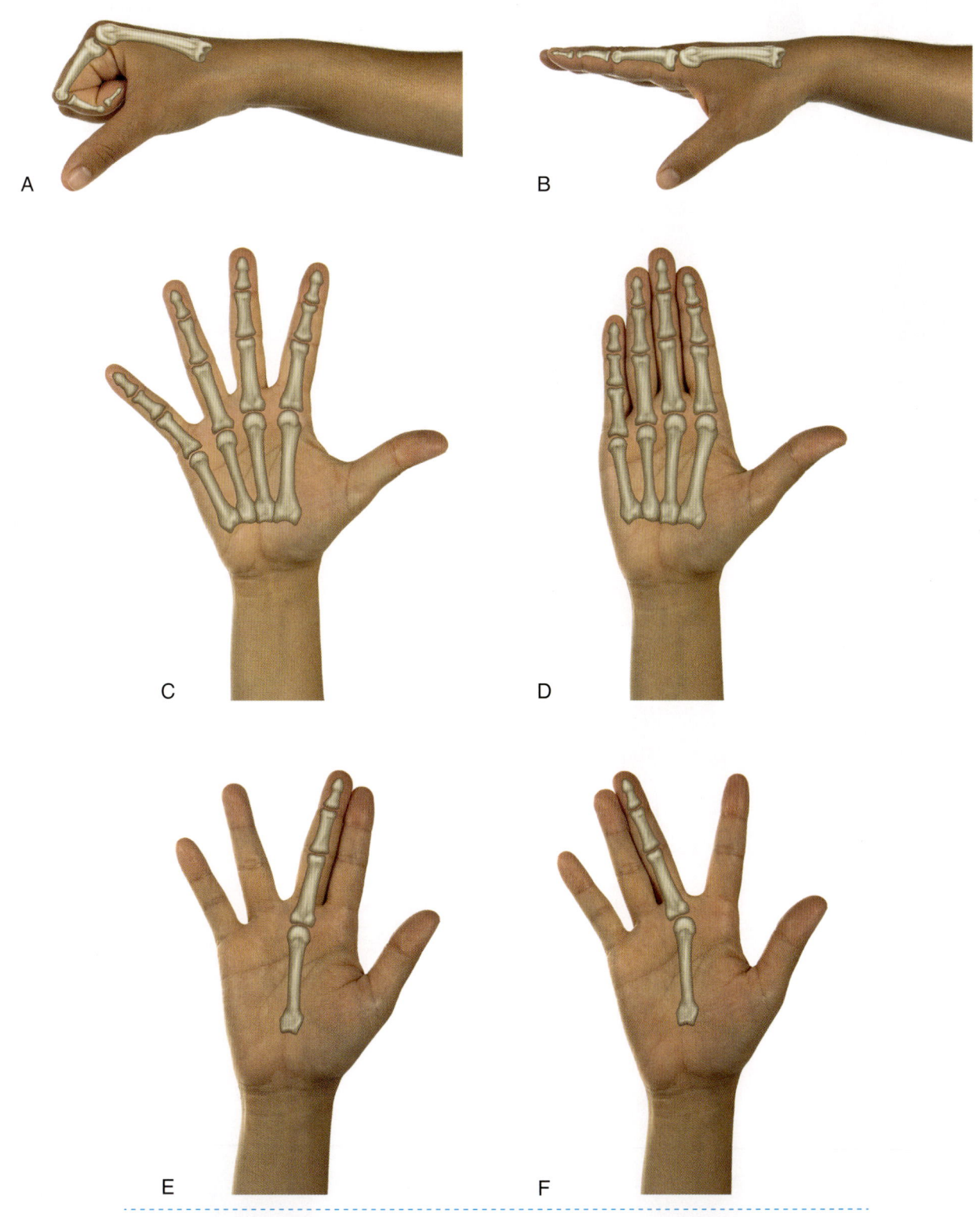

図1-20 手の中手指節間関節での指の運動．AとBは第2〜5指の中手指節間関節でのそれぞれ屈曲と伸展の橈側（側面）像を示し，Aは指節間関節の屈曲も示している．CとDは第2〜4指の中手指節間関節での内転と外転をそれぞれ示す前面像である．EとFは中指の中手指節間関節における橈側外転と尺側外転をそれぞれ示した前面像である．

第 1 中手手根関節における母指

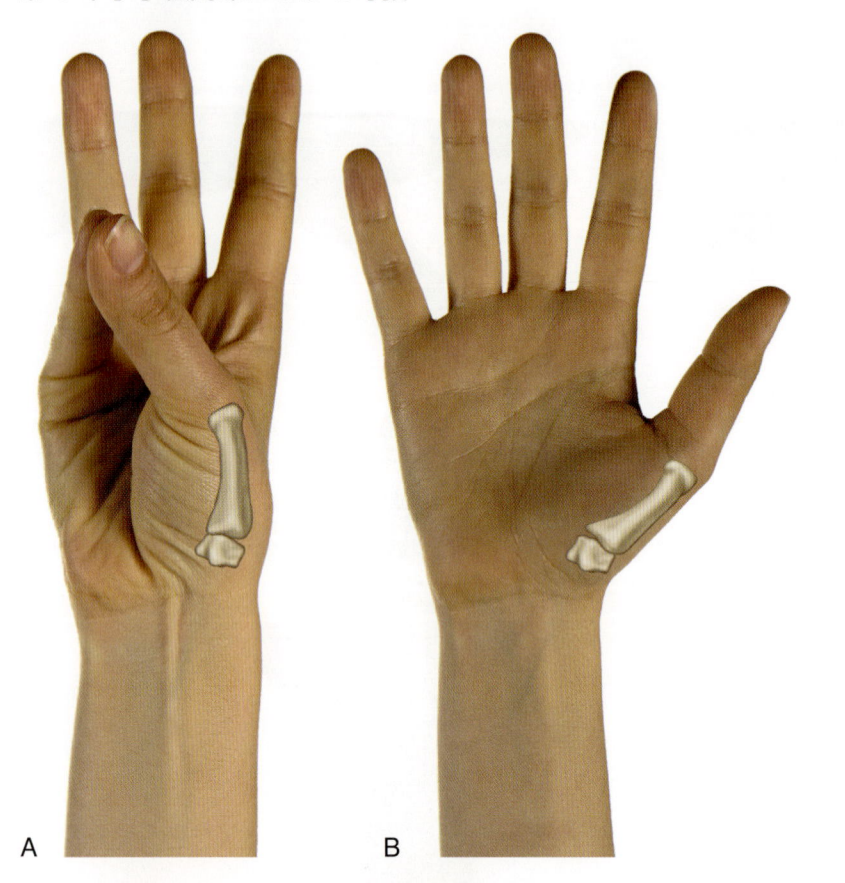

A B C D E F

図1-21 第1中手手根関節（母指の鞍関節として知られている）における母指の運動．AとBは母指の対立と復位をそれぞれ示す前面像．CとDは屈曲と伸展をそれぞれ示す前面像で，これらの動きは前額面で起きている．EとFは外転と内転をそれぞれ示す側面像で，これらの動きは矢状面で起きている（母指と小指の中手指節間関節での屈曲もAとCでは描かれており，Cでは指節間関節における母指屈曲も示している）．

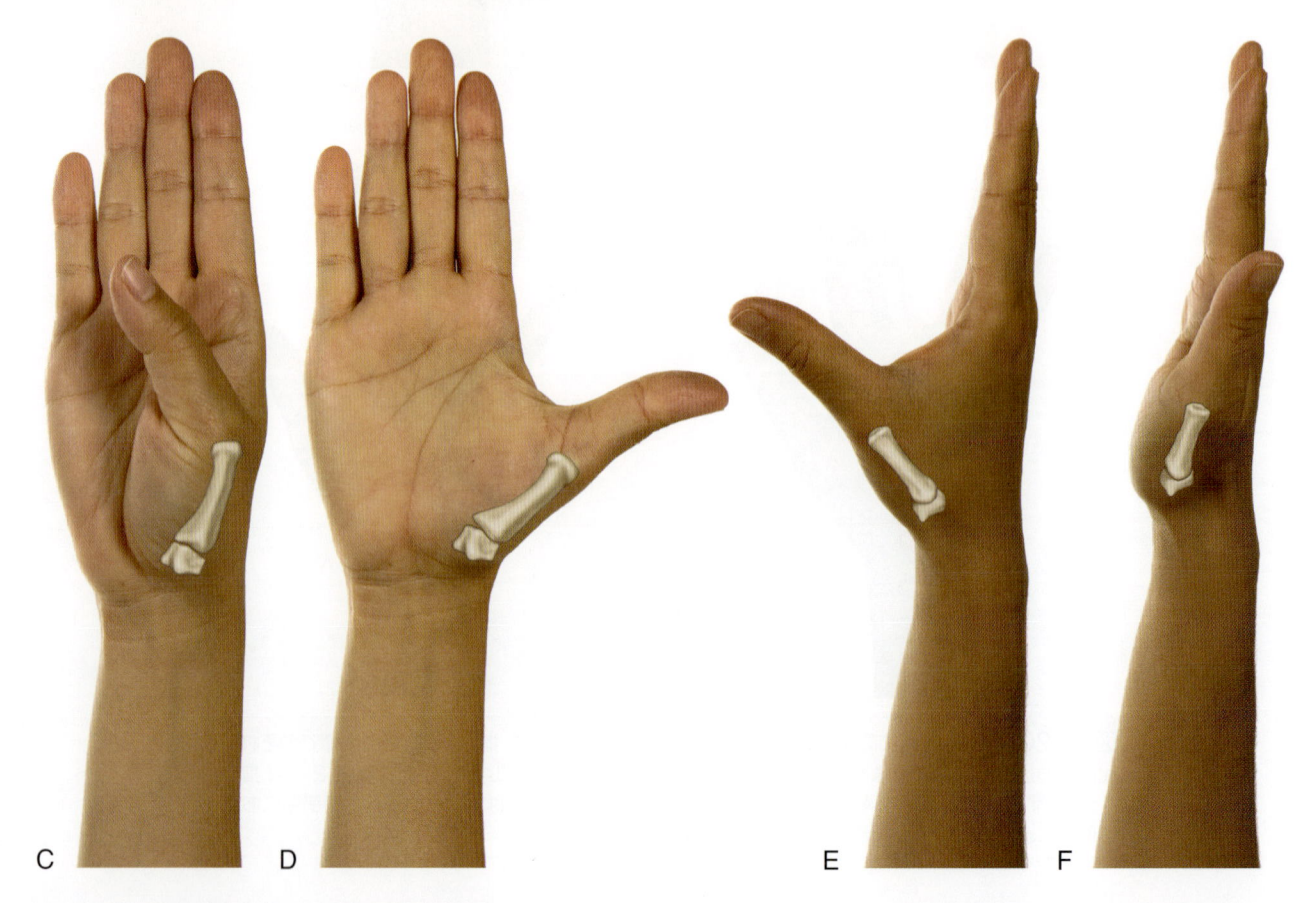

体軸
環椎後頭関節における頭部

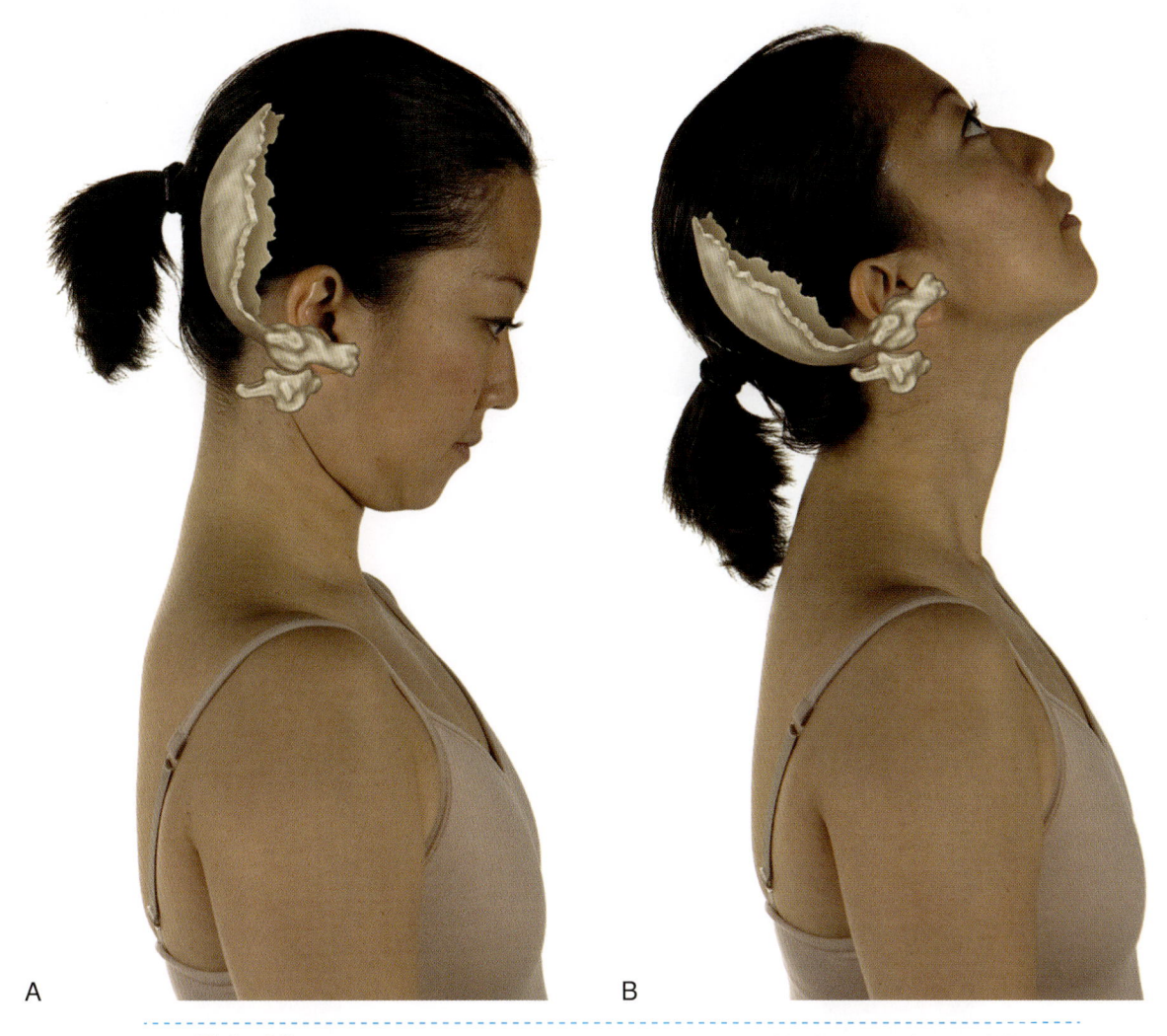

図 1-22 環椎後頭関節における矢状面での頭部の動作を示す側面像．A，屈曲．B，伸展．

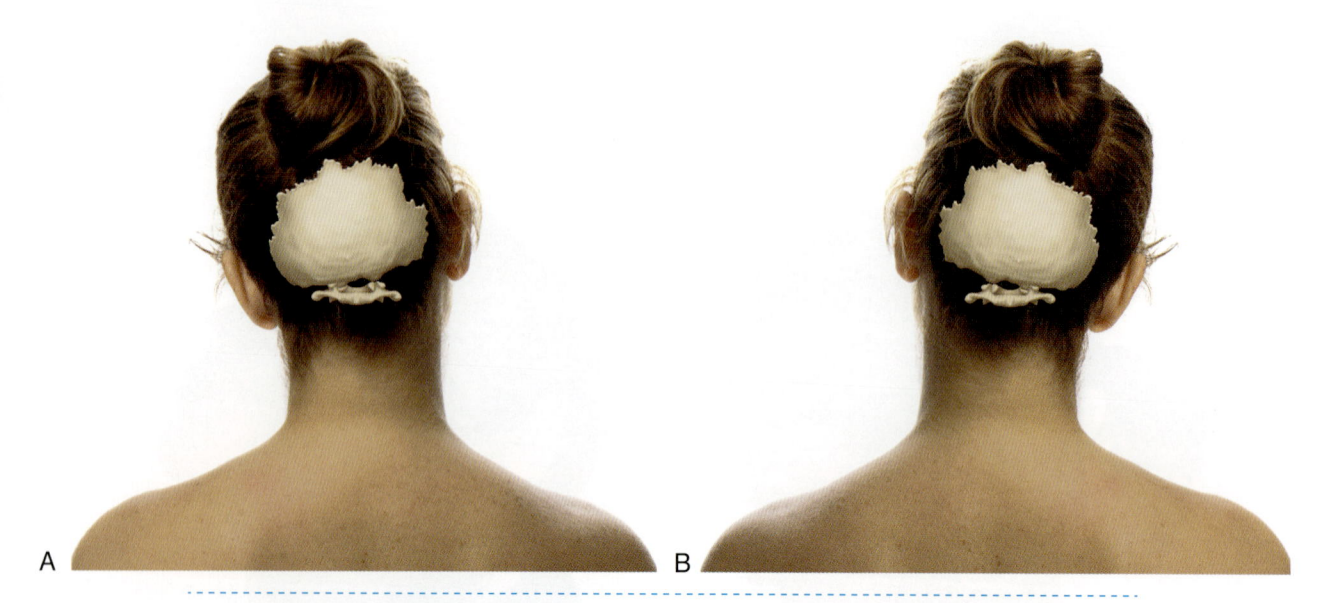

図1-23　環椎後頭関節における前額面での頭部の側屈を示す後方像．**A**，左側屈．**B**，右側屈．

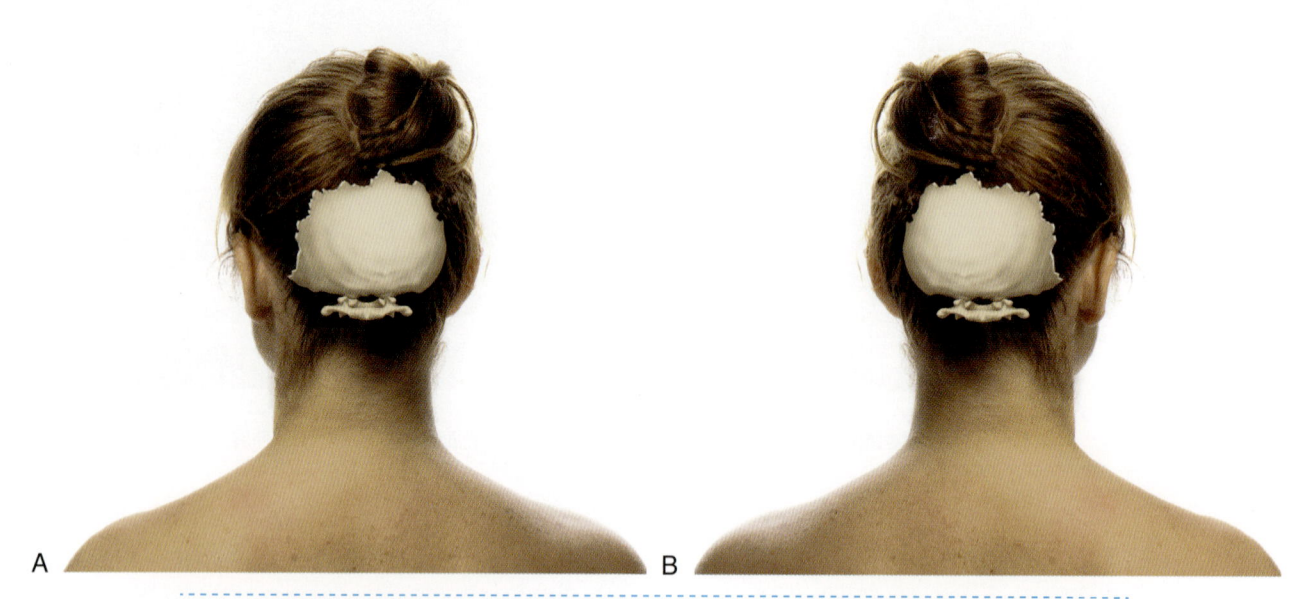

図1-24　環椎後頭関節における横断面での頭部の回旋動作を示す後方像．**A**，左回旋．**B**，右回旋．

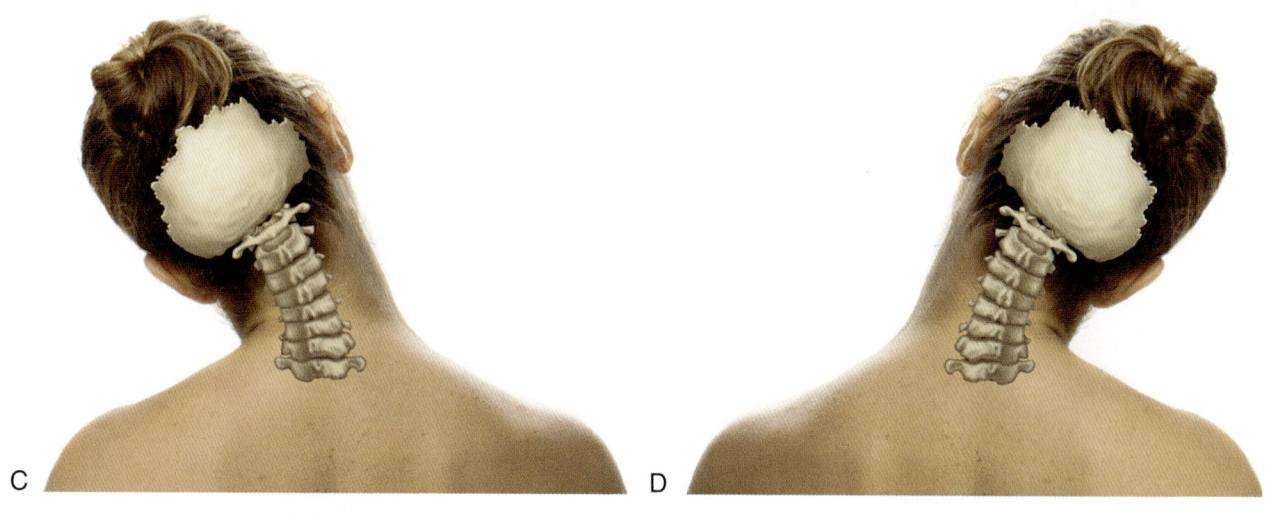

Chapter 1 基本的な運動学用語 23

頸椎椎間関節における頸部

図1-25 脊椎における頸部の動作．AとBは矢状面での屈曲と伸展をそれぞれ示す側面像である．CとDは前額面での左側屈と右側屈をそれぞれ示す後面像である．EとFは横断面での右回旋と左回旋をそれぞれ示す前面像である．AからFは頭頸部全体（すなわち，環椎後頭関節での頭部と脊椎関節での頸部）の動作を示している．

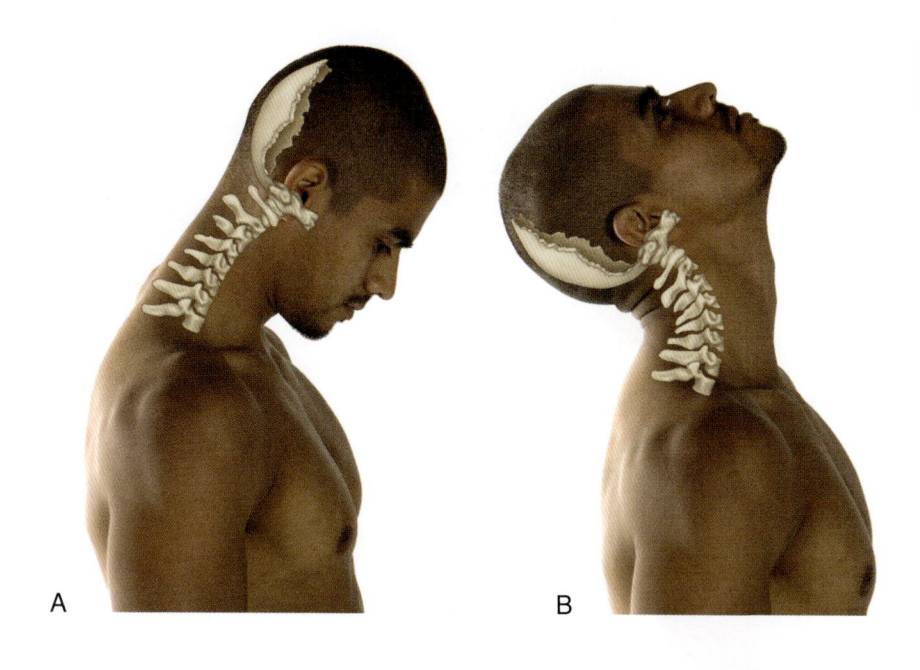

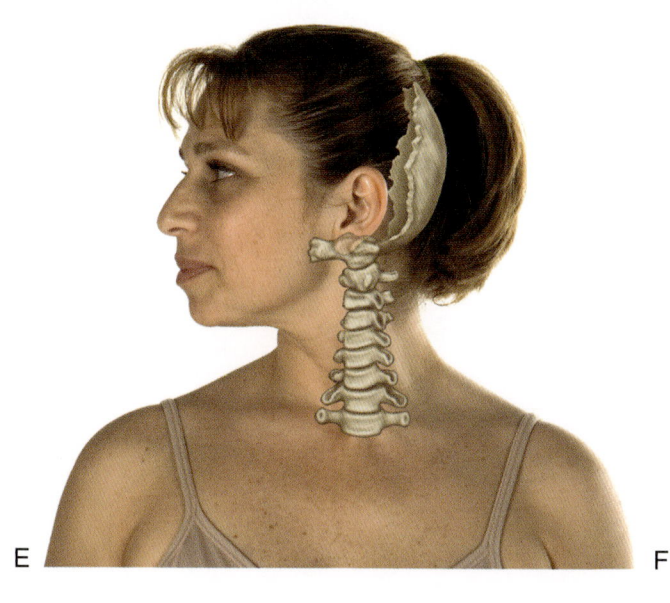

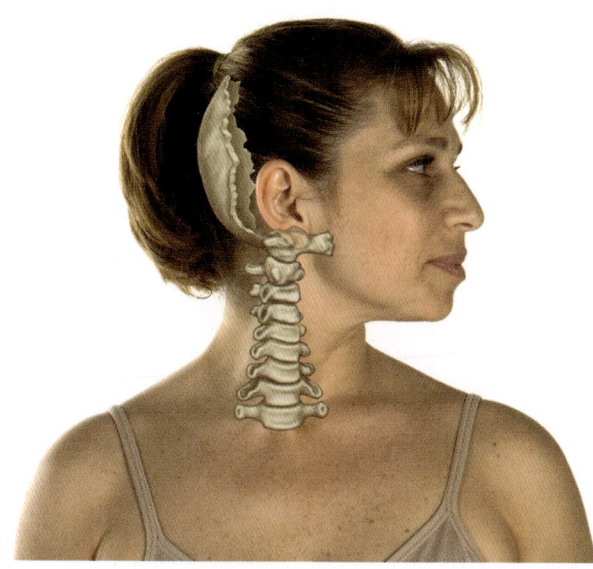

A

B

C

D

E

F

胸腰椎椎間関節における体幹

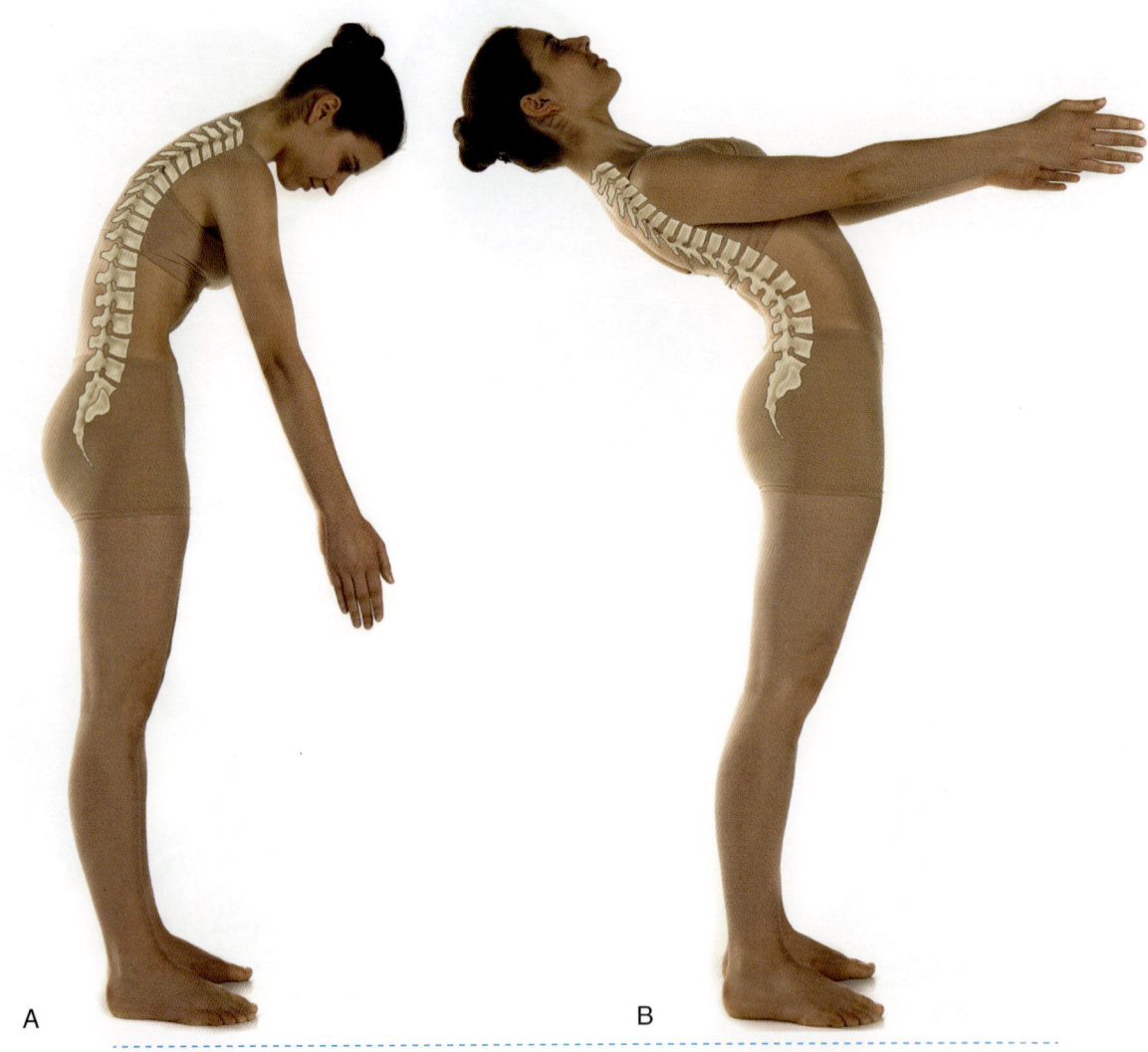

図 1-26　脊椎関節での胸腰椎椎間関節(体幹)の動作．A と B は矢状面での体幹の屈曲と伸展の動きをそれぞれ示す側面像．

C
D
E
F

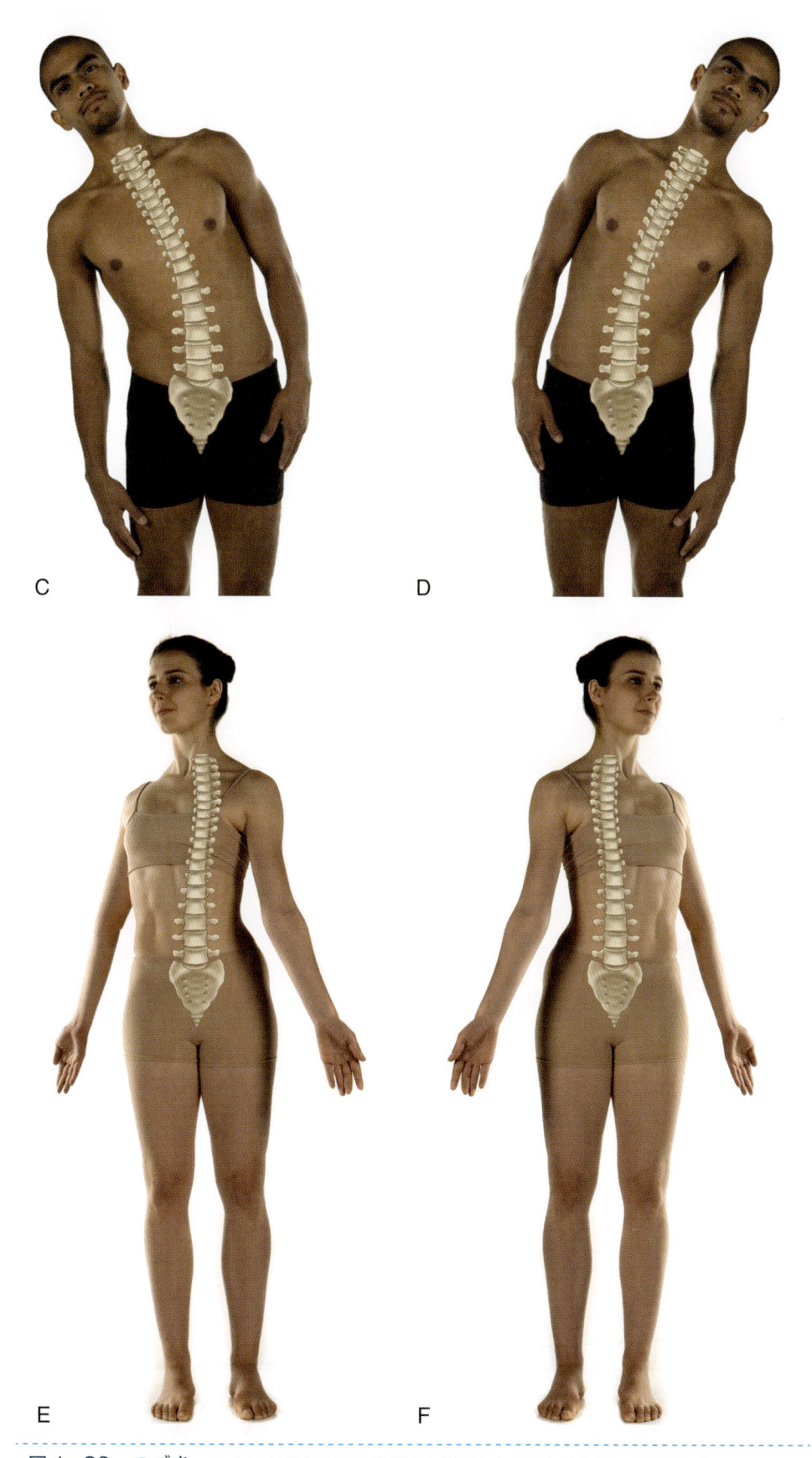

図1-26，つづき　CとDは前額面での体幹の右側屈と左側屈をそれぞれ示す前面像．EとFは横断面での体幹の右回旋と左回旋をそれぞれ示す前面像．

腰仙椎関節における骨盤

A

後傾

B

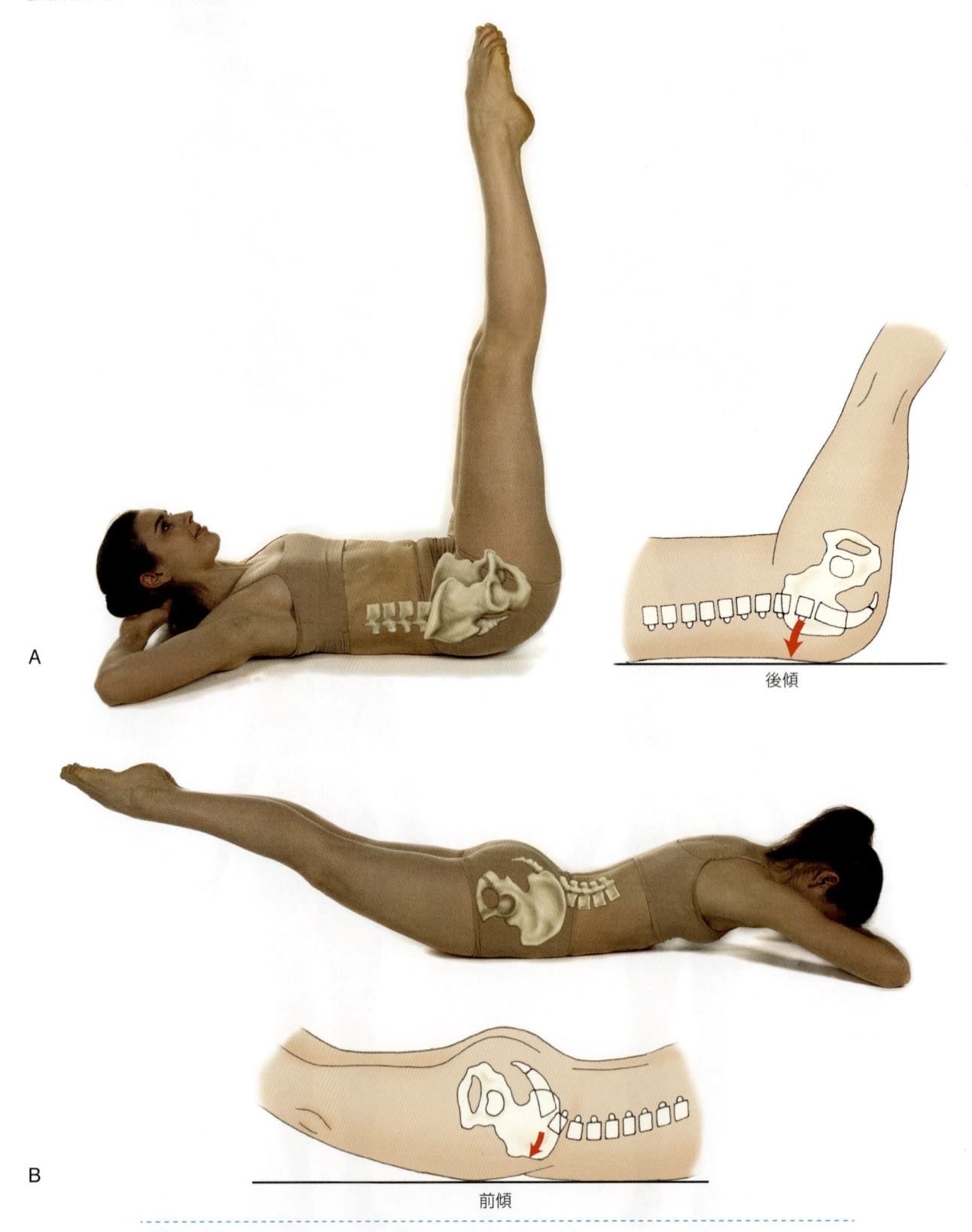

前傾

図1-27 腰仙椎関節での骨盤の動作．AとBは後傾と前傾をそれぞれ示す側面像（AとBでは，股関節の運動は生じていない．したがって，大腿部は一緒に動いているようにみえ，結果として下肢の位置が変化している）．

右骨盤の挙上

左骨盤の挙上

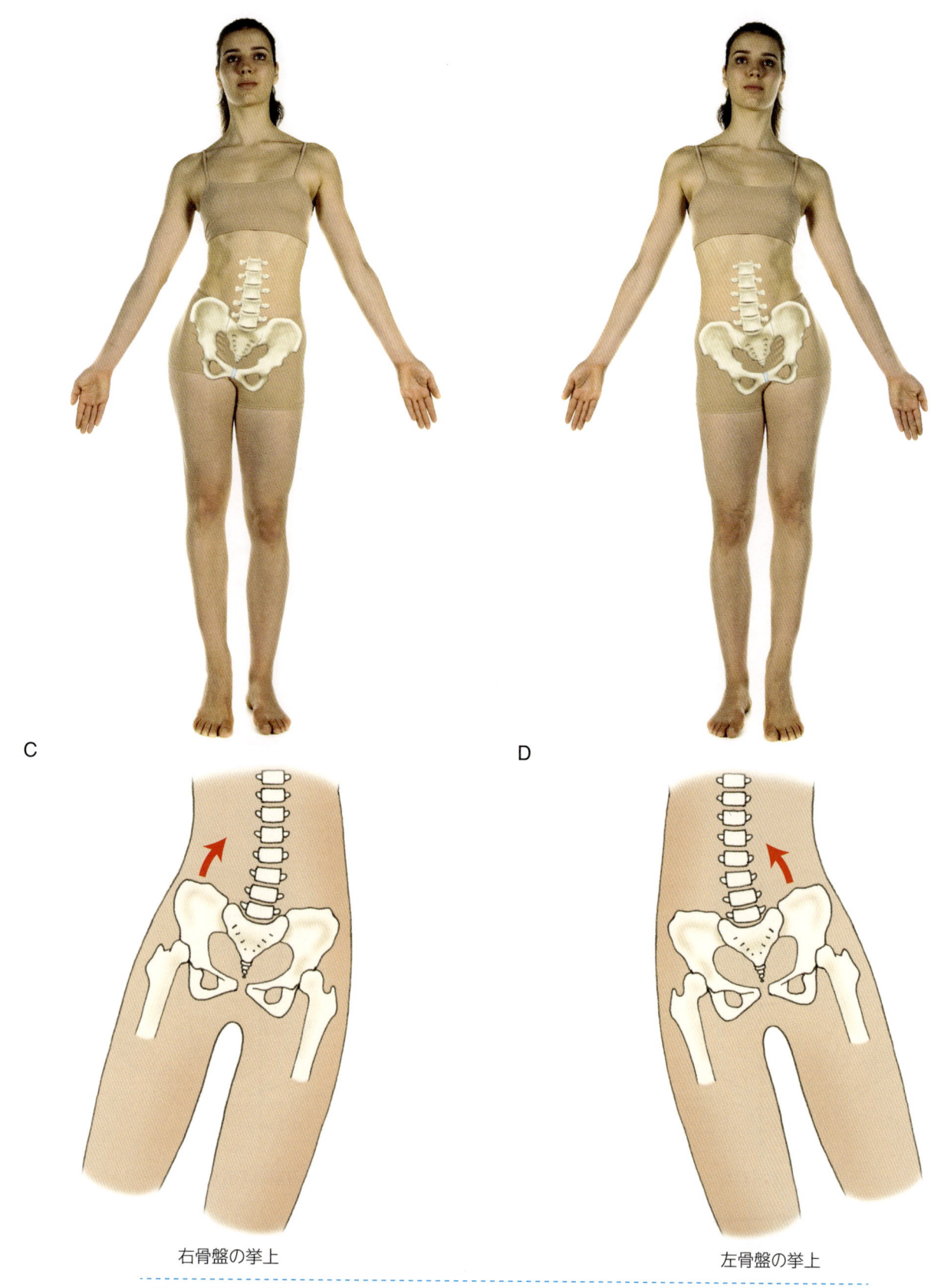

図1-27，つづき CとDは腰仙椎関節での右骨盤の挙上と左骨盤の挙上をそれぞれ示す前面像(CとDでは，股関節の運動は生じていない．したがって，大腿部は一緒に動いているようにみえ，結果として下肢の位置が変化している).

つづく

E   F

骨盤帯の右回旋   骨盤帯の左回旋

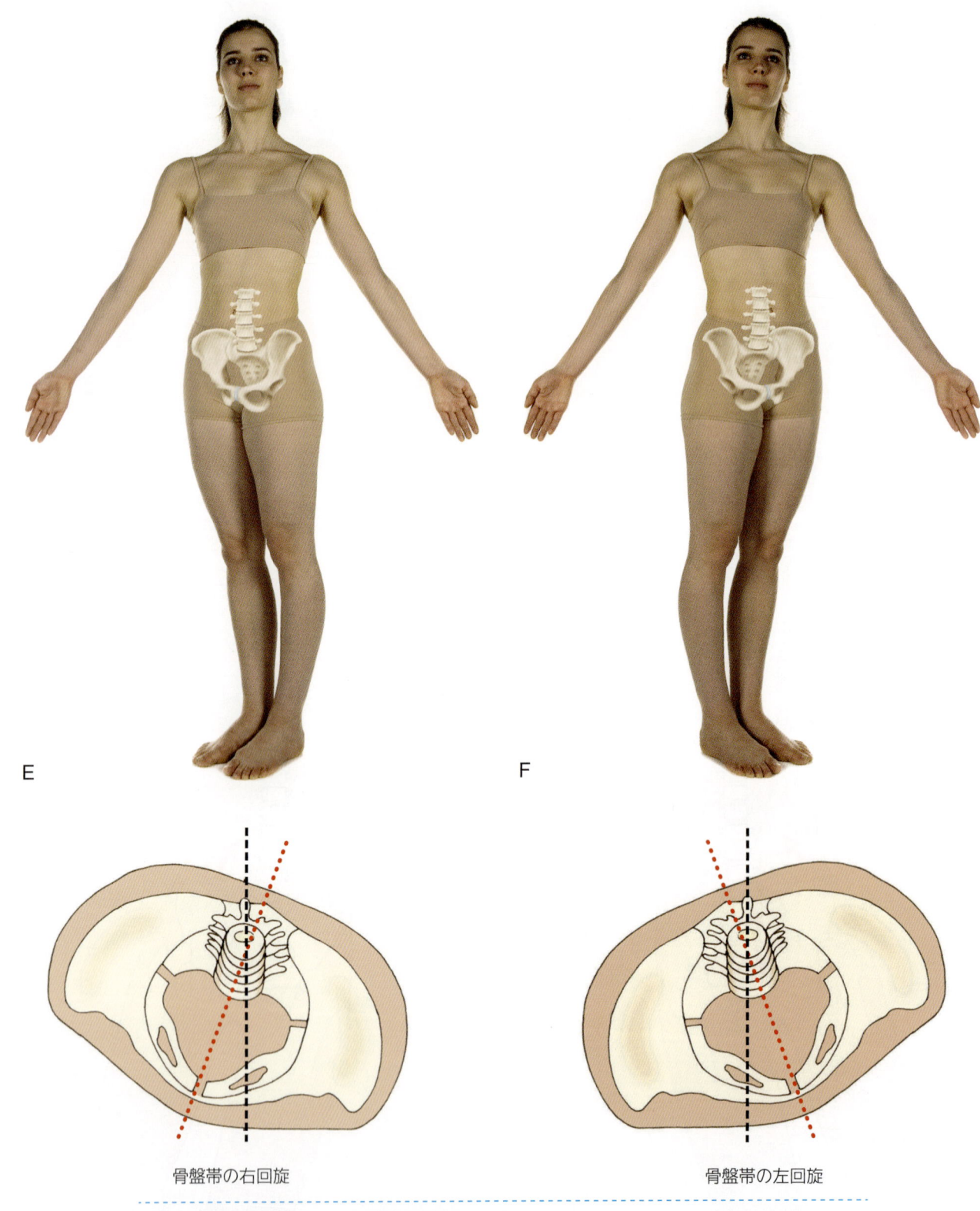

図1-27, つづき EとFは腰仙椎関節での骨盤帯の右回旋と左回旋を示す前面像と上面図である(EとFにおいて,黒い点線は脊椎の向きを示し,赤い点線は骨盤の向きを示す.これらの2つの線の方向の違いが骨盤の脊椎に対する回旋を示している.この運動は腰仙椎関節で生じている).

顎関節における下顎

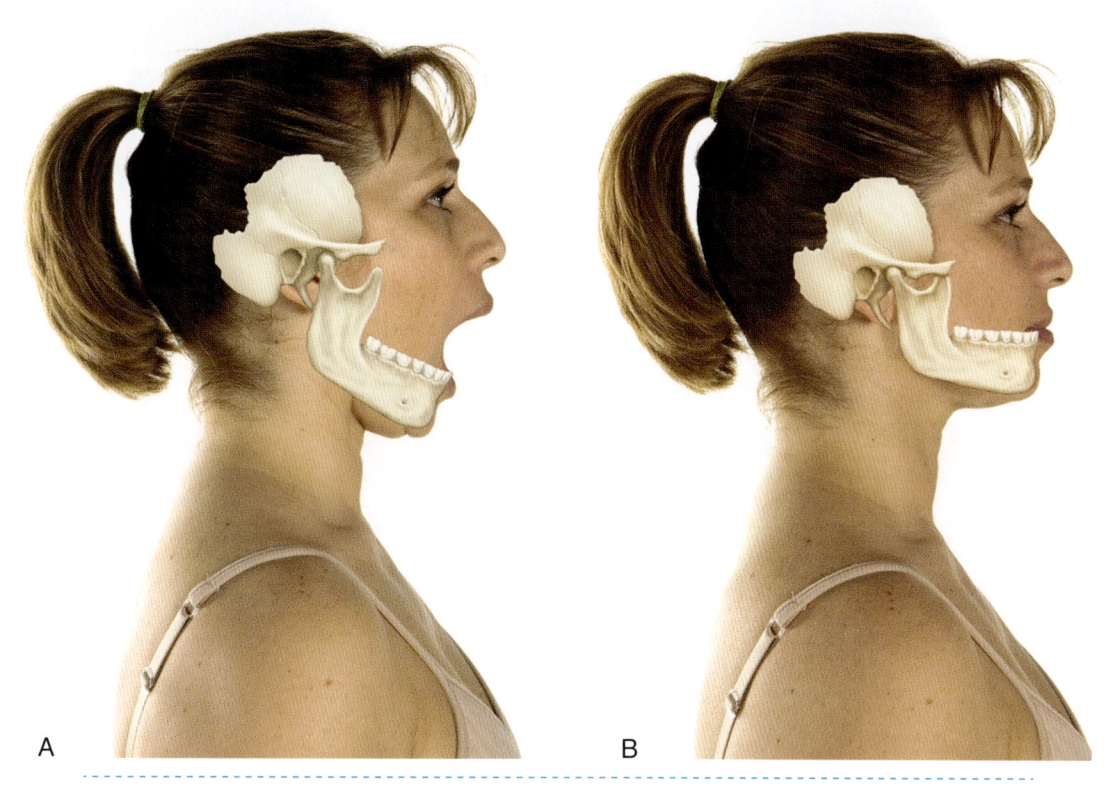

A B

図 1-28　AとBは顎関節における下顎の下制と挙上をそれぞれ示す側面像である．これらは軸運動である．

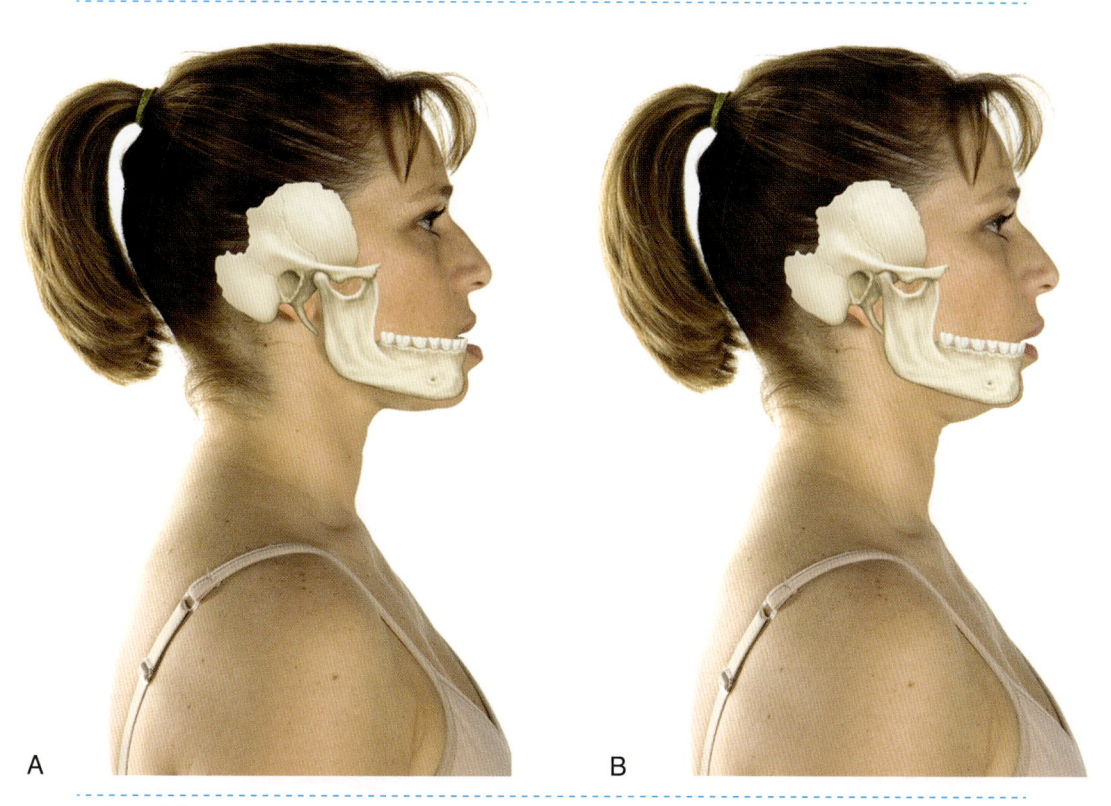

A B

図 1-29　AとBは顎関節における下顎の前方突出と後退をそれぞれ示す側面像である．これらは無軸性の滑り運動である．

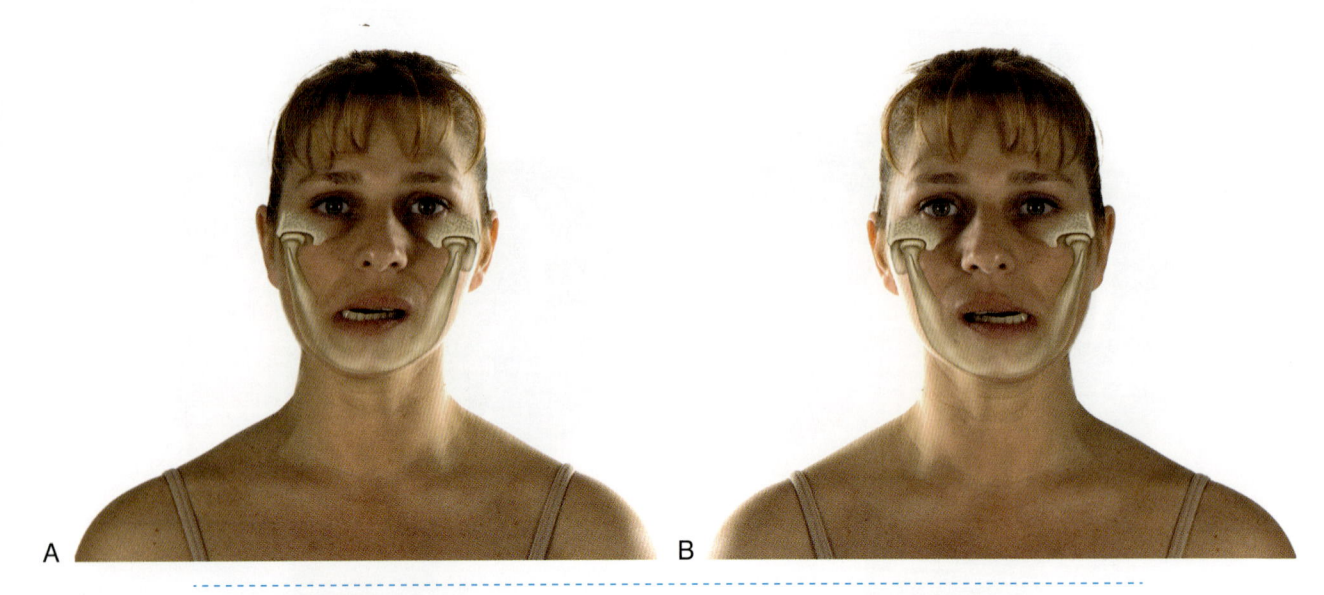

図1-30 　AとBは顎関節における下顎の右側方偏位と左側方偏位を示す前面像である．これらは無軸性の滑り運動である．

下肢帯

股関節における大腿

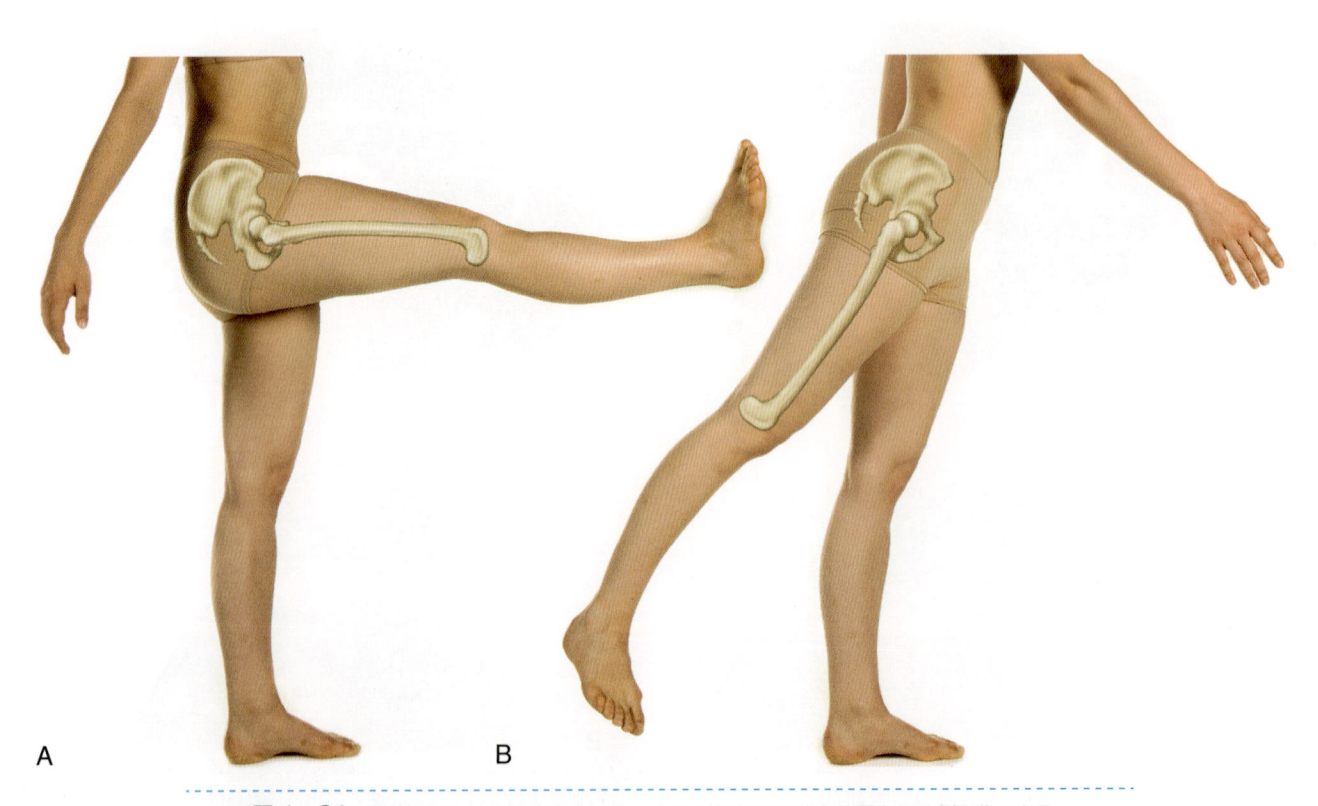

図1-31 　股関節での右大腿の動作．AとBはそれぞれ屈曲と伸展を示す側面像である．

Chapter 1 基本的な運動学用語 31

C

D

E

F

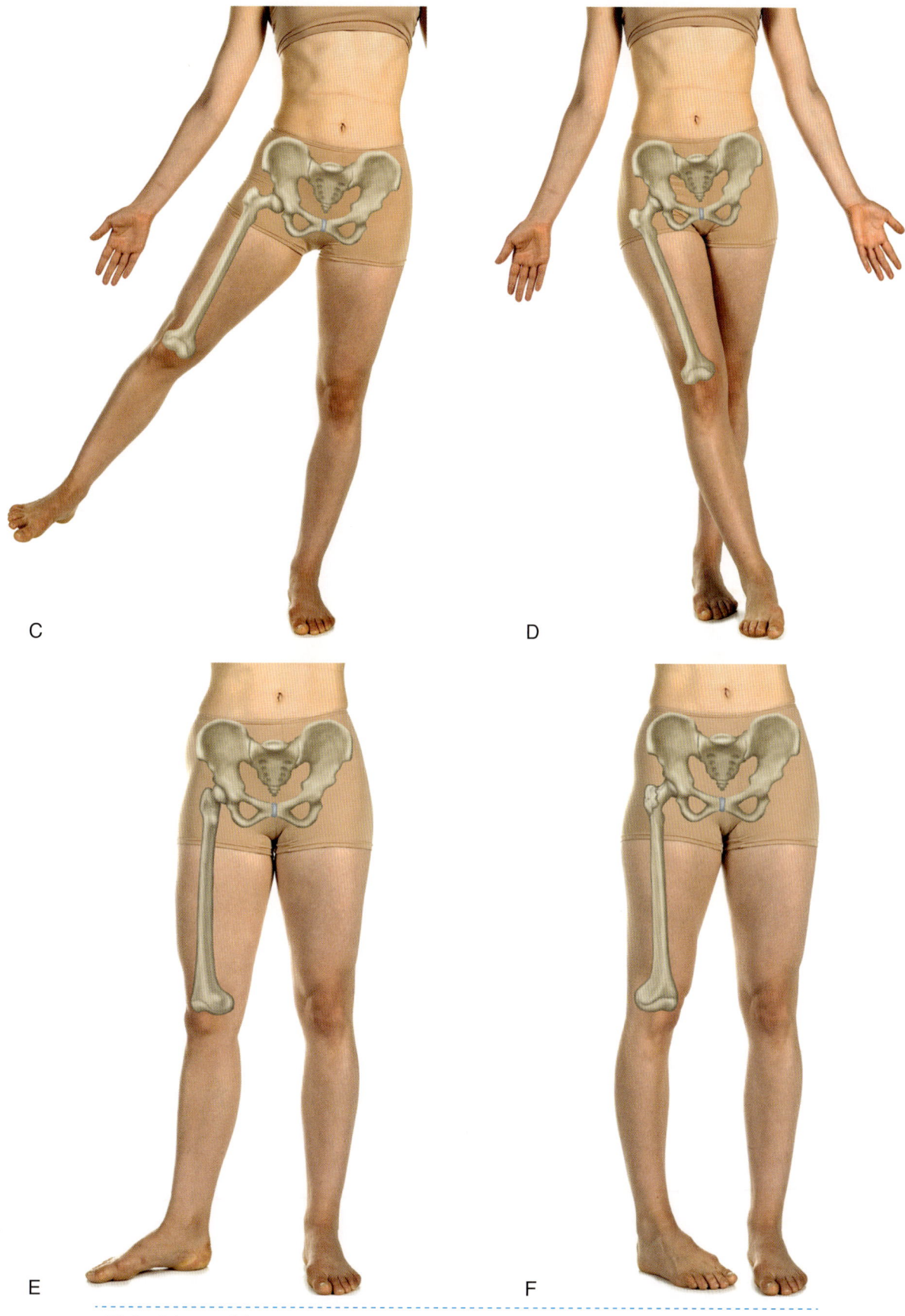

図1-31，つづき　CとDは外転と内転をそれぞれ示す前面像，EとFは外旋と内旋をそれぞれ示す前面像である．

股関節における骨盤

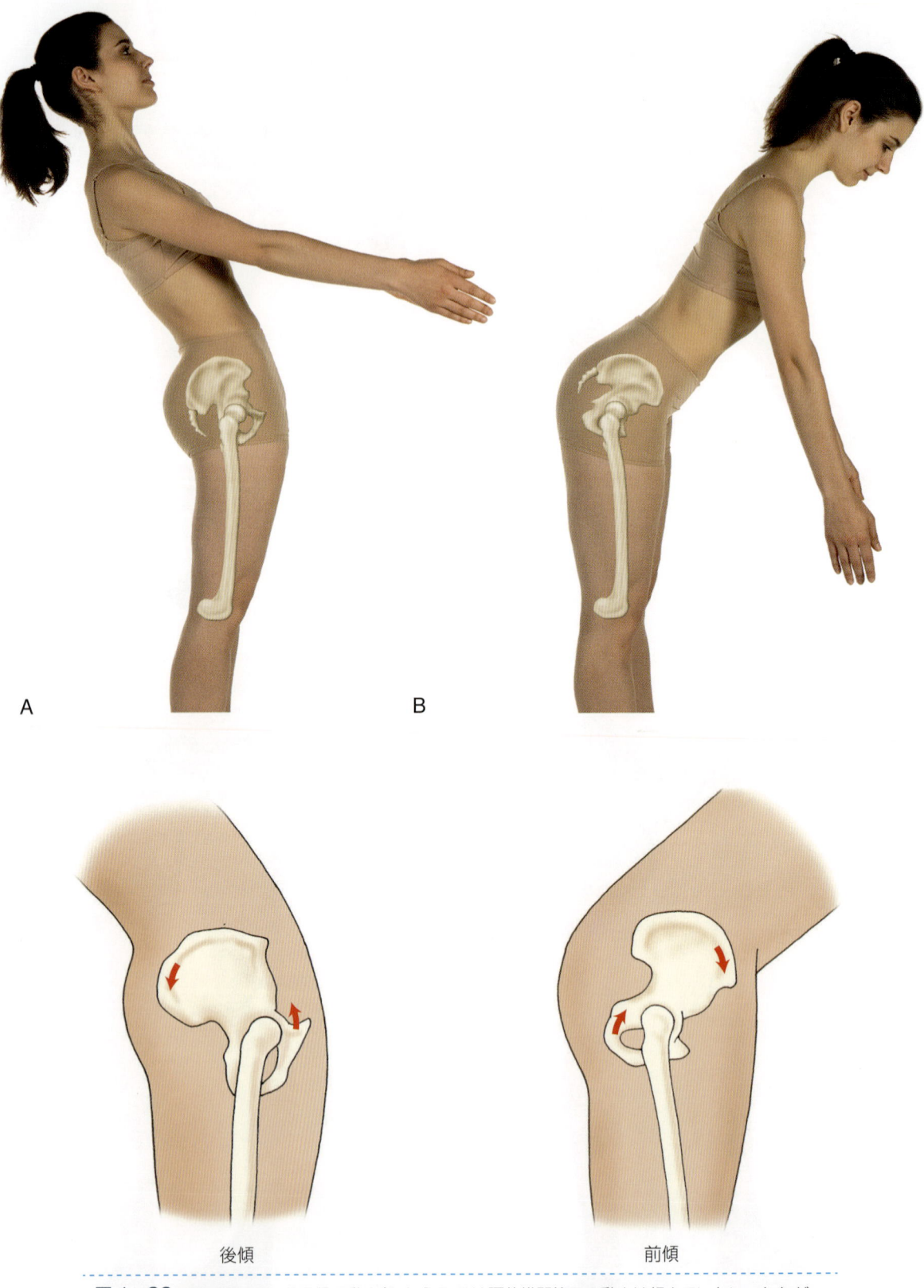

A   B

後傾   前傾

図1-32　股関節における骨盤の動き（AからDでは腰仙椎関節での動きは起きていない．したがって，体幹が連続して動いているようになり，上体の位置が変化している）．AとBは後傾と前傾をそれぞれ示す側面像である．

Chapter 1 基本的な運動学用語 **33**

C　　　　　　　　　　　　　　　D

右骨盤の下制　　　　　　　　　右骨盤の挙上

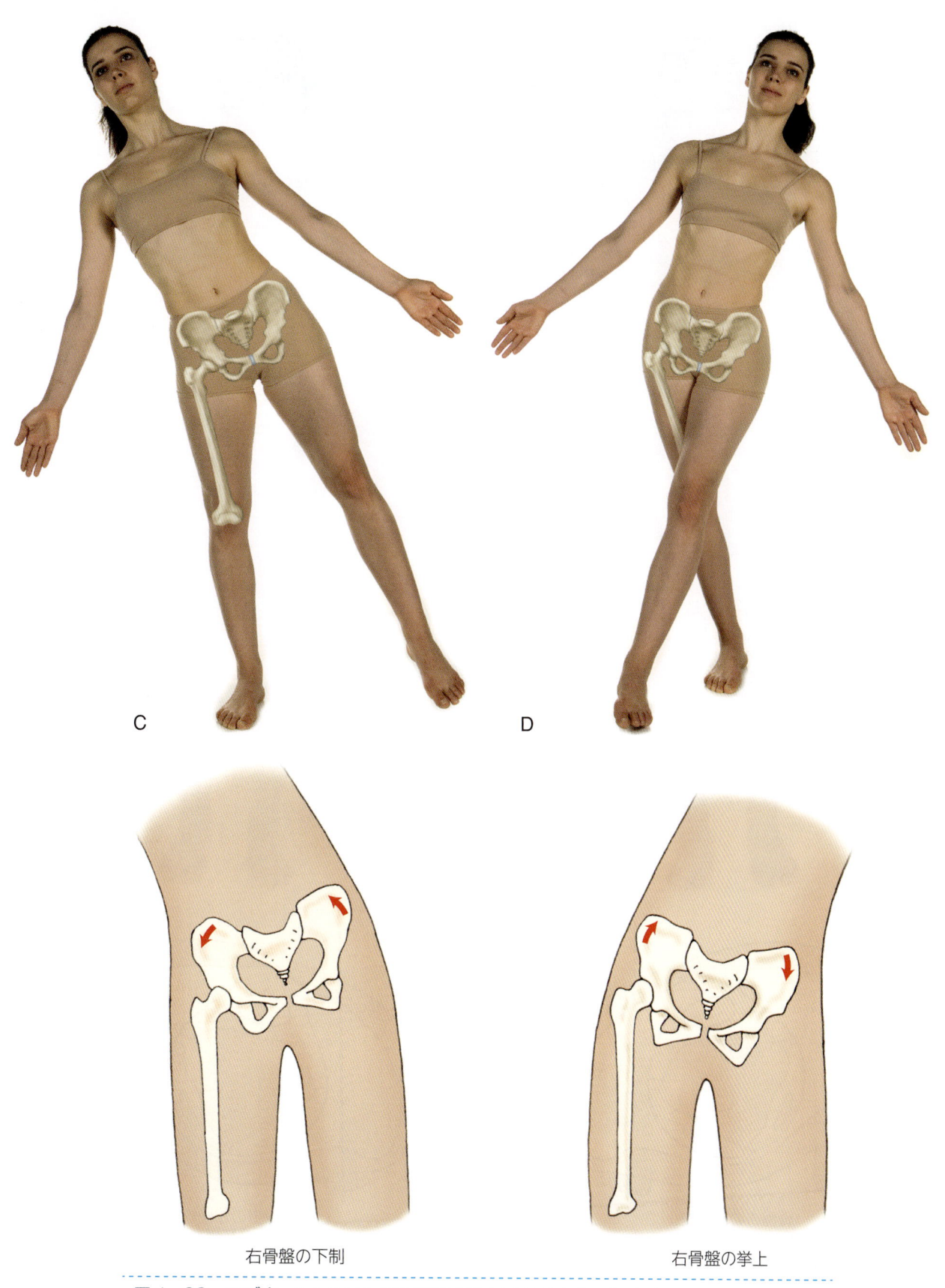

図1-32，つづき CとDは右骨盤の下制と挙上をそれぞれ示す前面像（骨盤の片側が挙上するときには，反対に反対側の骨盤は下制する）．

つづく

E F

骨盤帯の右回旋 骨盤帯の左回旋

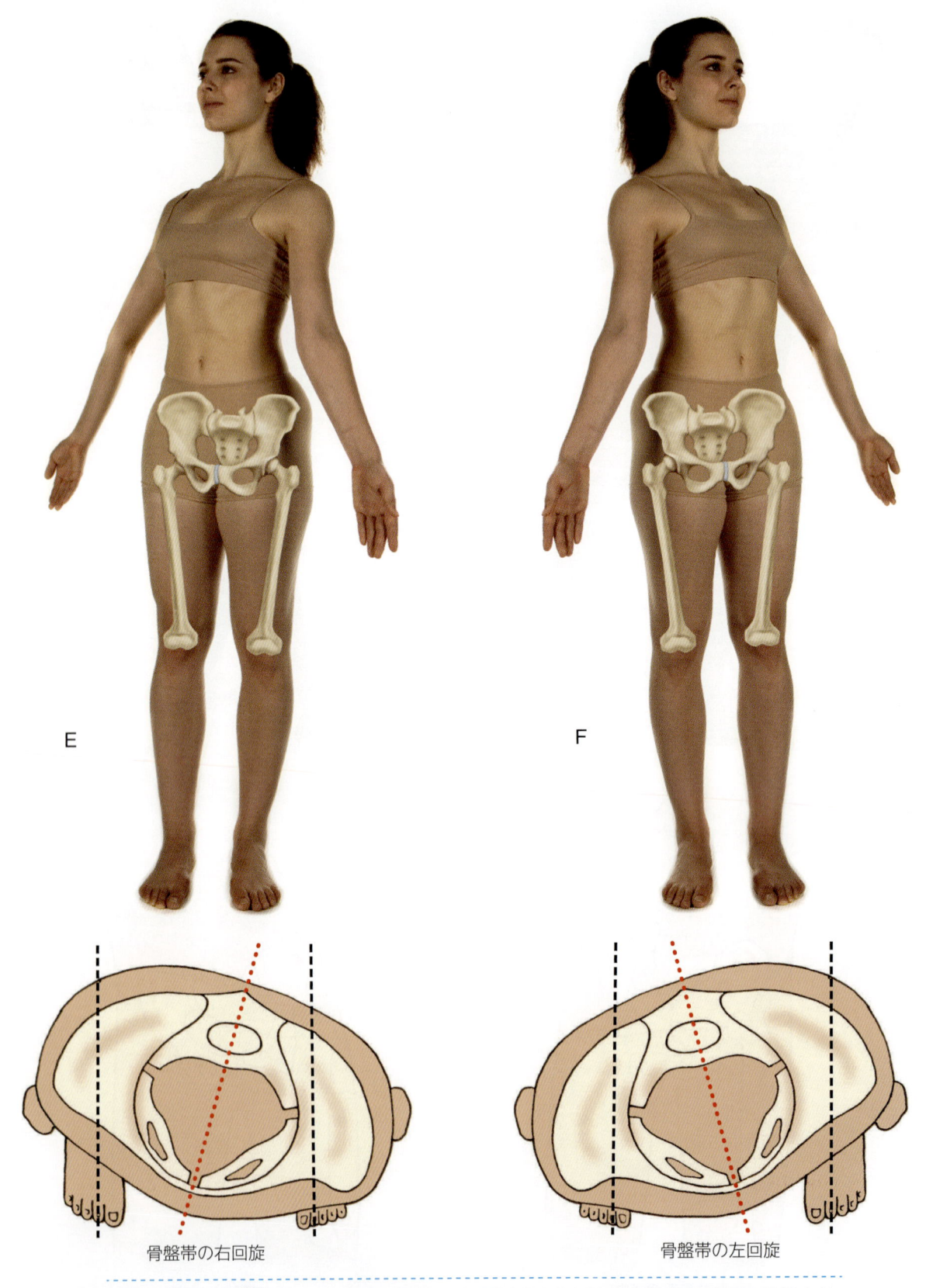

図1-32，つづき EとFは骨盤の右回旋と左回旋をそれぞれ示す前面像と上面図である（EとFの黒い点線は大腿部の向きを示し，赤い点線は骨盤の向きを示す．これらの線の向きが異なることで，大腿に対して骨盤が回旋する．この動きは股関節で発生している）．

Chapter 1 基本的な運動学用語 35

膝関節における下腿

A

B

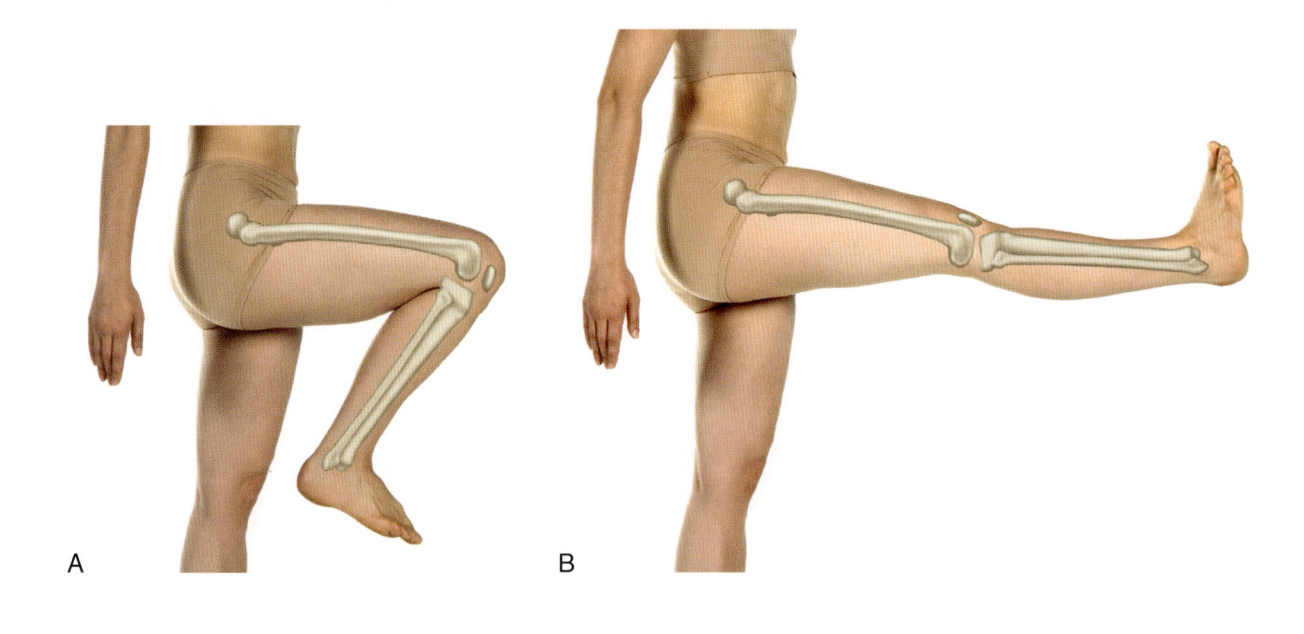

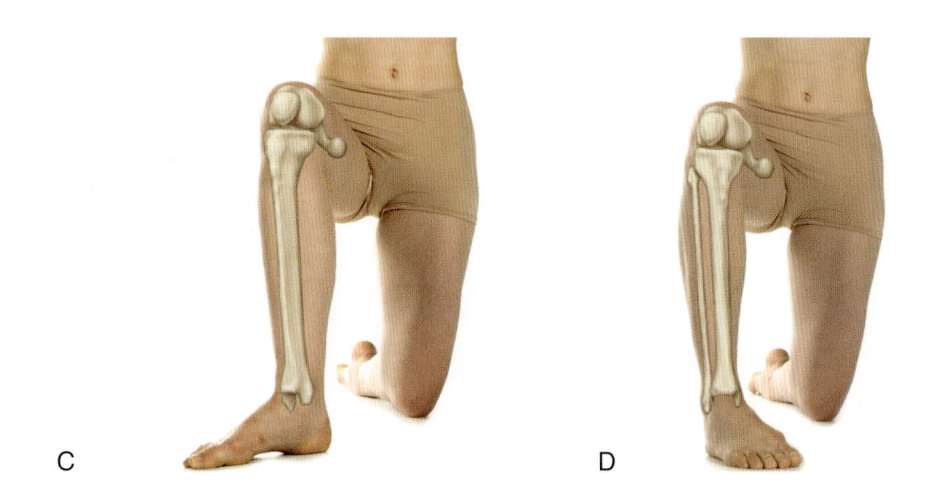

C

D

図1-33 右の大腿脛骨(膝)関節での動作である．AとBは膝関節における右下腿の屈曲と伸展をそれぞれ示す側面像．CとDは膝関節における右下腿の外旋と内旋をそれぞれ示す前面像(膝関節ではあらかじめ屈曲した時にのみ回旋することができる)．

足関節における足部

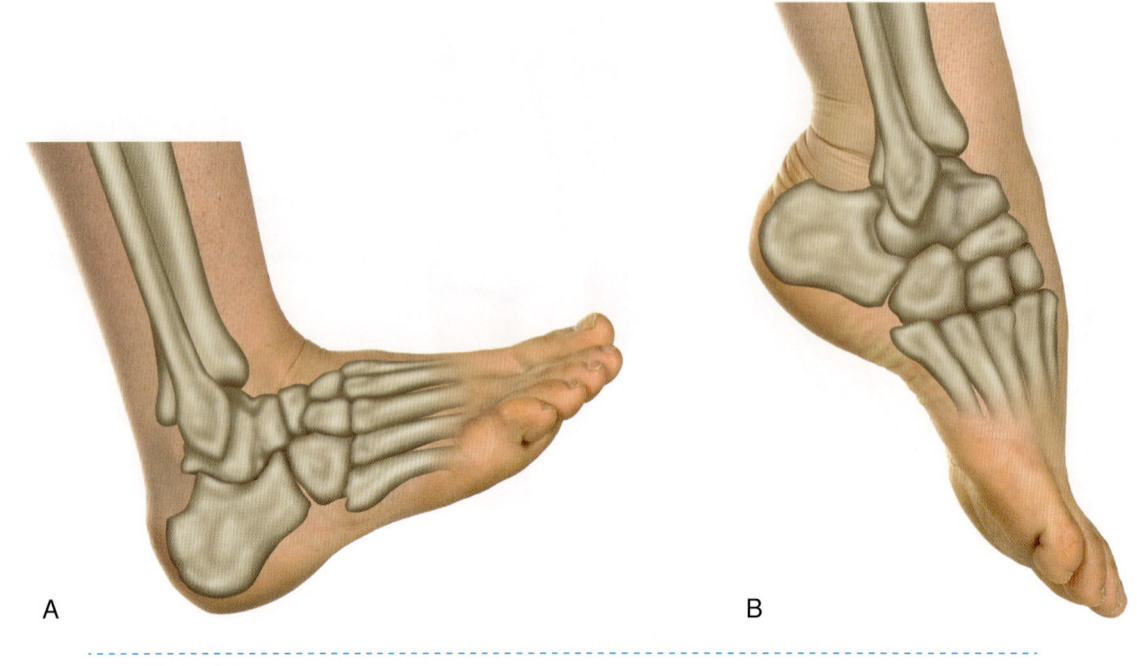

A B

図1-34 AとBは距腿関節(足関節)における右足部の背屈と底屈をそれぞれ示す側面像.

距骨下関節における足部

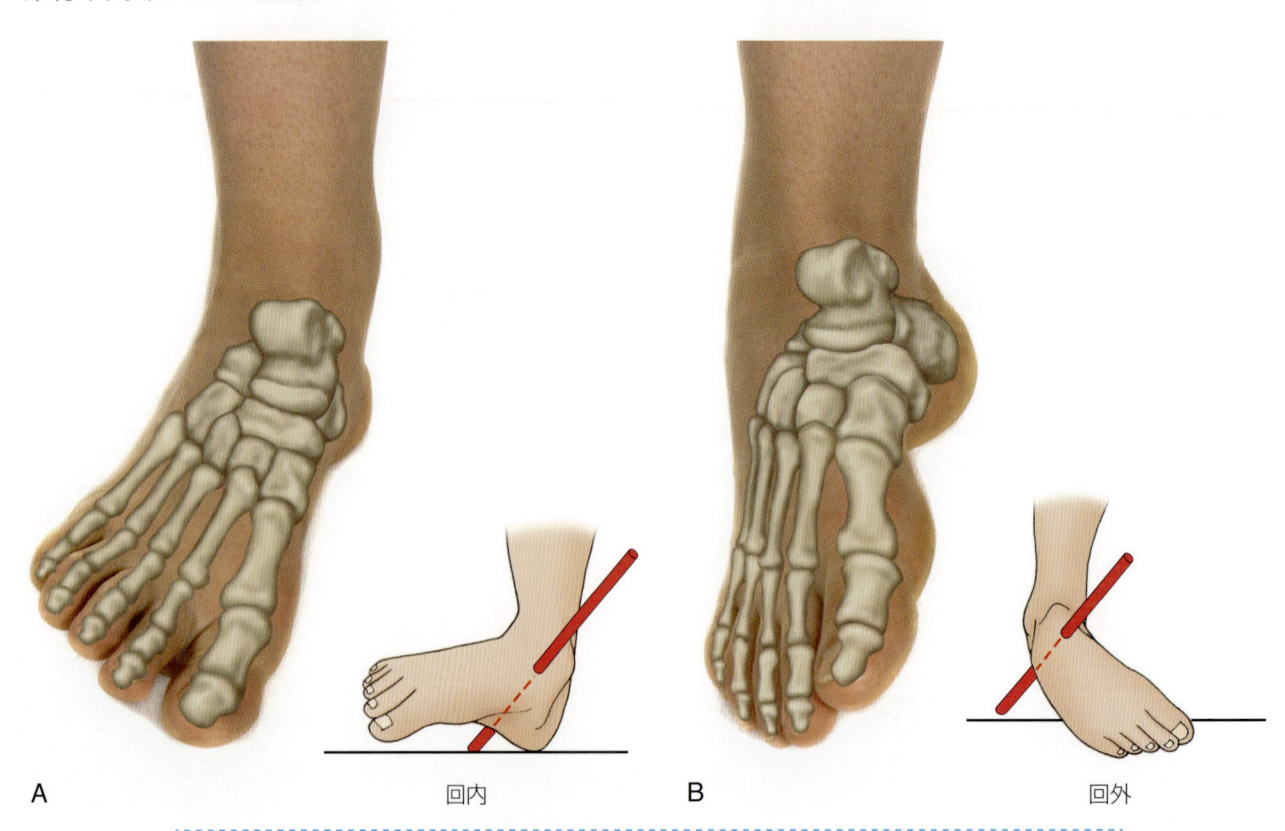

A　回内　B　回外

図1-35 AとBは距骨下関節での足部の運動である. A, 回内. 回内の主たる要素は外がえしである. B, 回外. 回外の主たる要素は内がえしである.

Chapter 1 基本的な運動学用語 37

距骨下関節ならびに足関節における足部

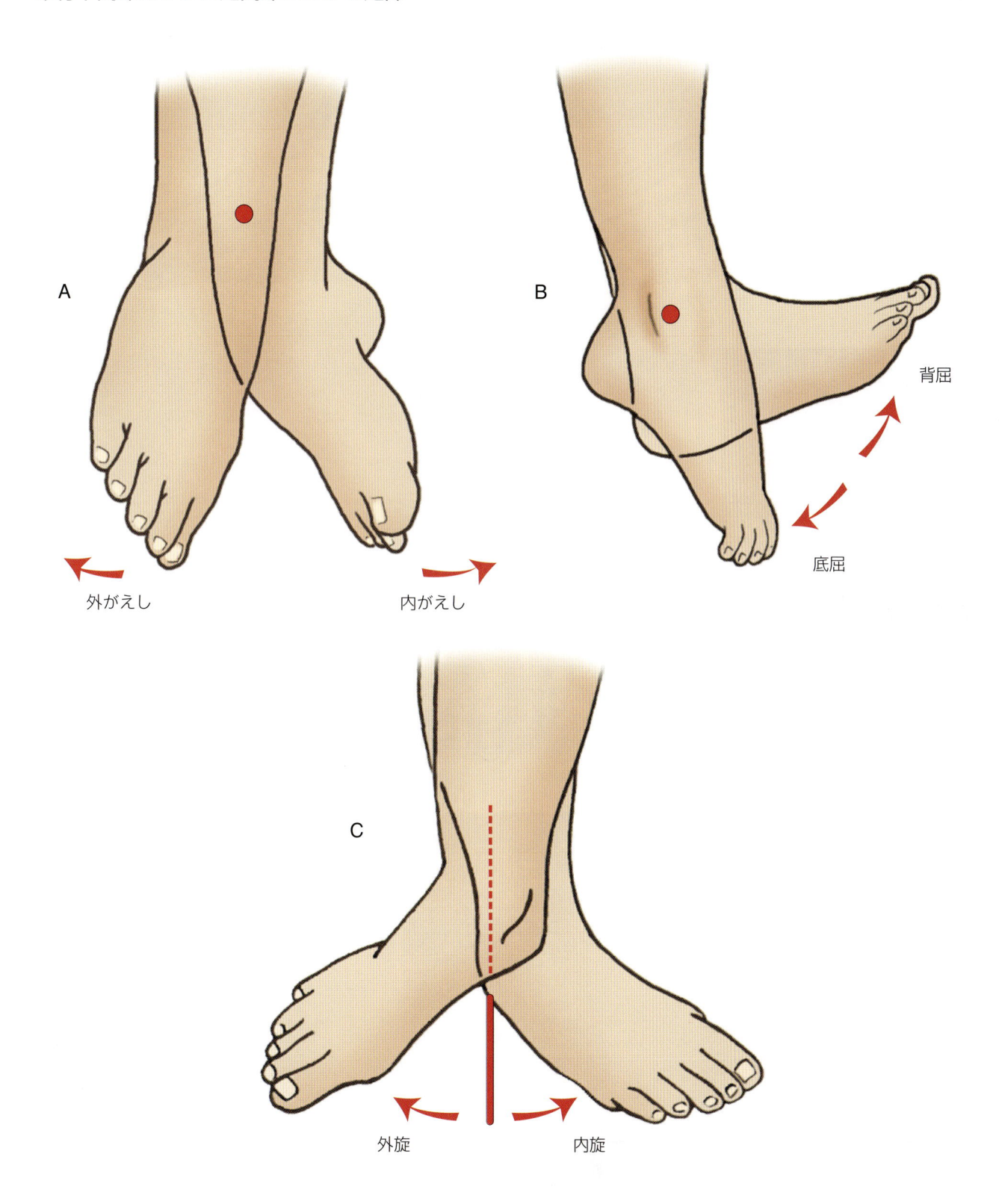

A 外がえし / 内がえし

B 背屈 / 底屈

C 外旋 / 内旋

図 1-36　距骨下関節と足関節における右足部の基本面上での動きの要素．**A**，前額面の要素で外がえし/内がえし．**B**，矢状面での要素で背屈/底屈．**C**，横断面の要素で外旋/内旋（外転/内転）（**A** と **B** の軸は赤い点で示している）．

中足趾節間関節ならびに趾節間関節における足趾

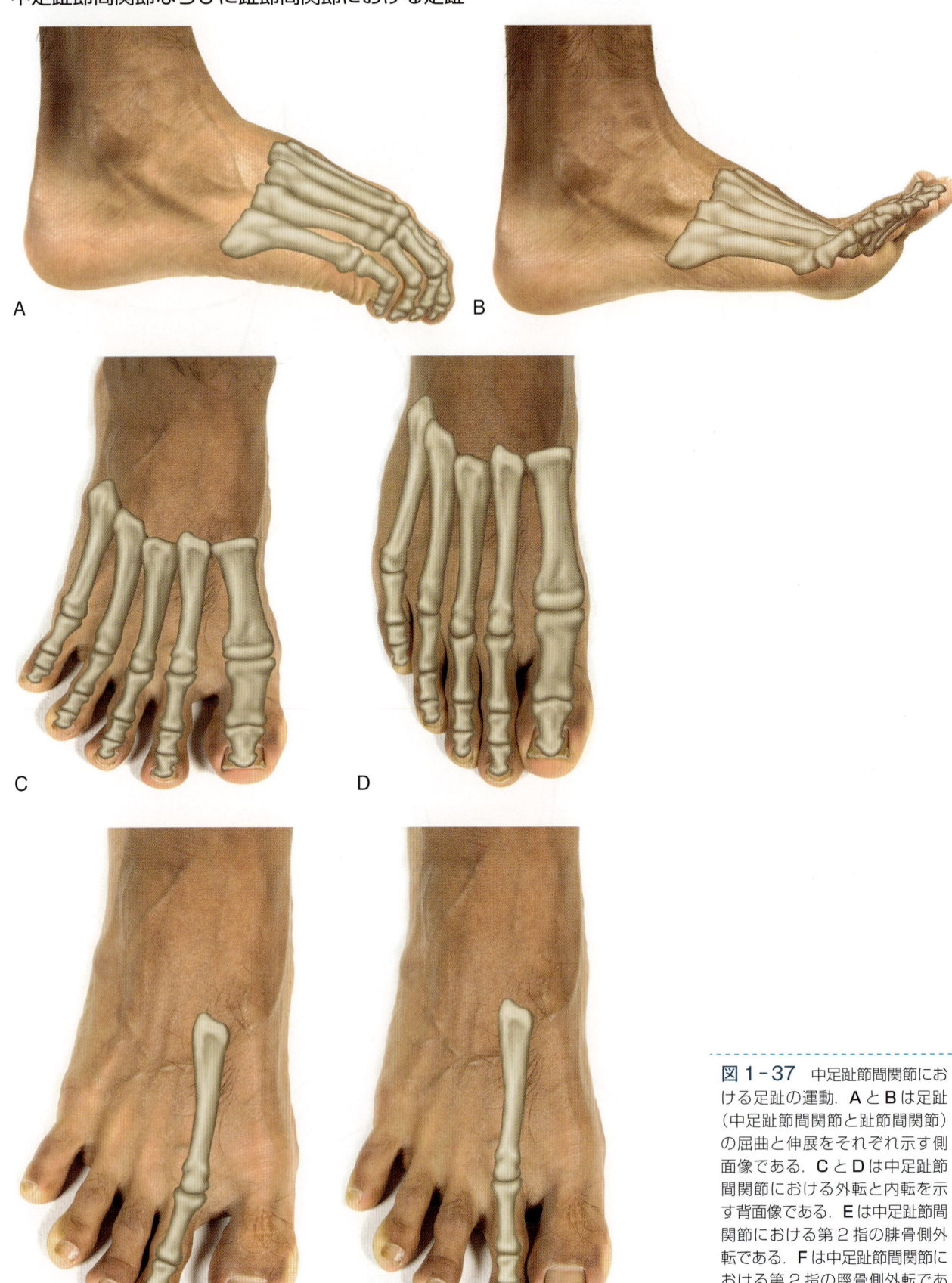

A B

C D

E F

図1-37 中足趾節間関節における足趾の運動．AとBは足趾（中足趾節間関節と趾節間関節）の屈曲と伸展をそれぞれ示す側面像である．CとDは中足趾節間関節における外転と内転を示す背面像である．Eは中足趾節間関節における第2指の腓骨側外転である．Fは中足趾節間関節における第2指の脛骨側外転である．

復習問題

次の問題について，○をつけるか正しい答えを書きなさい．

1. 上腕は（　　　）関節から（　　　）関節の間である．

2. 3つの基本面とは何か？
   _____
   _____
   _____

3. 3つの基本軸とは何か？
   _____
   _____
   _____

4. 下腿は（　　　）関節から（　　　）関節の間である．
   a. 股；足
   b. 股；足趾
   c. 股；膝
   d. 膝；足

5. 身体の正中線に近い方を示す用語は次のうちどれか？
   a. 前方
   b. 浅層
   c. 内側
   d. 近位

6. 肘関節に対する手関節の相対的な位置を示す用語は次のうちどれか？
   a. 下方
   b. 内側
   c. 近位
   d. 遠位

7. 股関節に対して胸骨の相対的な位置を示す用語は次のうちどれか？
   a. 上内側
   b. 前外側
   c. 内側
   d. 外側

8. 基本的な約束として，屈曲運動は身体がどの方向に動くことを意味するか？
   a. 後方
   b. 前方
   c. 内側
   d. 外側

9. 肩関節（肩甲上腕関節）で起こりえない関節運動は次のうちどれか？
   a. 右回旋
   b. 屈曲
   c. 外転
   d. 内旋

10. 分回し運動を正確に示しているのは次のうちどれか？
    a. 常に非健康的である
    b. 回旋と同じである
    c. 回旋を含んでいる
    d. 作用ではない

各問題の解答・解答例については，医歯薬出版（株）の本書のwebページ
http://www.ishiyaku.co.jp/corrigenda/details.aspx?bookcode=214420 をご参照ください．

骨格について

CHAPTER 2

章の概要

骨格　41
関節　41
　関節の構造的分類　41
　関節の機能的分類　41
　　滑膜性関節の種類　41
　　　単軸関節　41
　　　二軸関節　44
　　　三軸関節　45
　　　無軸関節　45
　骨ランドマークと筋付着部の解剖図　48
　　上肢帯　48
　　体軸　60
　　下肢帯　74

骨格

骨格はおおよそ206個の骨より構成されており，体軸の骨と四肢帯の骨とに区別される．図2-1は全骨格の前面図である．図2-2は後面図である．

関節

2つ以上の骨が一緒になったところ，言い換えれば，結合するところで，関節が形成される．

関節の構造的分類

関節は2つ以上の骨が軟部組織によって結合されたものと構造的に定義され，3種類の構造的分類がある．(1)線維性，(2)軟骨性，(3)滑膜性(44ページの図2-3)，である．線維性関節は緻密な線維性の結合組織によって結合され，軟骨性関節は線維性軟骨によって結合される．さらに，滑膜性関節は薄い線維性関節包によって結合され，滑膜によって内面がつくられ滑液が関節腔を満たしている．滑膜性関節のみ関節腔を有し，骨の関節表面を覆う関節軟骨を有する．

関節の機能的分類

関節は2つ以上の骨の間で運動が可能かによって機能的に定義され，3種類の機能的分類がある．(1)不動結合，(2)半関節，(3)可動性関節，である．不動結合は非常にわずかな動きのみであり，半関節は中等度の動きに制限される．可動性関節は大きな運動が可能である．

一般的に，関節の構造的分類と機能的分類との間には関連性がある．線維性関節は非常にわずかな動きのみであるため，たいてい不動結合に分類される．軟骨性関節は中等度の動きに制限されるため半関節に分類される．滑膜性関節は大きな運動ができることより可動性関節に分類される．

滑膜性関節の種類

可動性の滑膜性関節は，運動が可能な軸の数によって分類される．4種類の分類は，(1)単軸，(2)二軸，(3)三軸，(4)無軸である．これらの分類は関節の形状によってさらに細分される．

単軸関節

2種類の単軸の滑膜性関節がある．(1)蝶番関節と(2)車軸関節である．蝶番関節は，戸の蝶番と似たような動きをする．一方の表面が凹んでおり，他方は糸巻きに似た形状をしている．矢状面において内外側軸まわりで屈曲と伸展が可能である．腕尺関節(肘関節)は蝶番関節の典型的な例である(44ページの図2-4)．

車軸関節は，単軸性の滑膜性関節のもう1つの種類である．車軸関節は横断面において垂直軸まわりでの回旋運動のみが可能である．脊椎の環軸関節が単軸性車軸関節の典型的な例である(45ページの図2-5)．

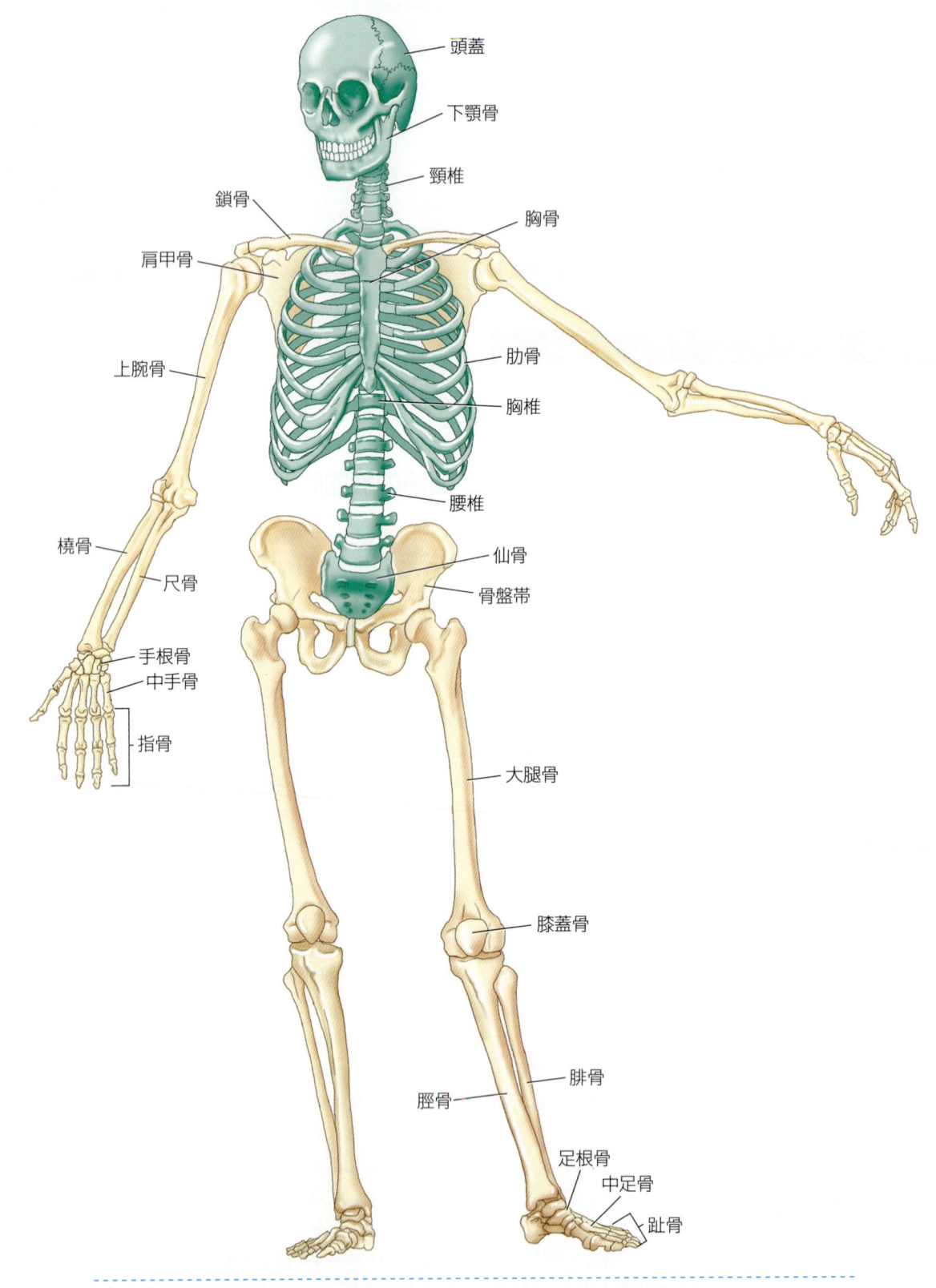

図 2-1　全身骨格図：前面図．緑は体軸骨格．クリーム色は四肢帯骨格．

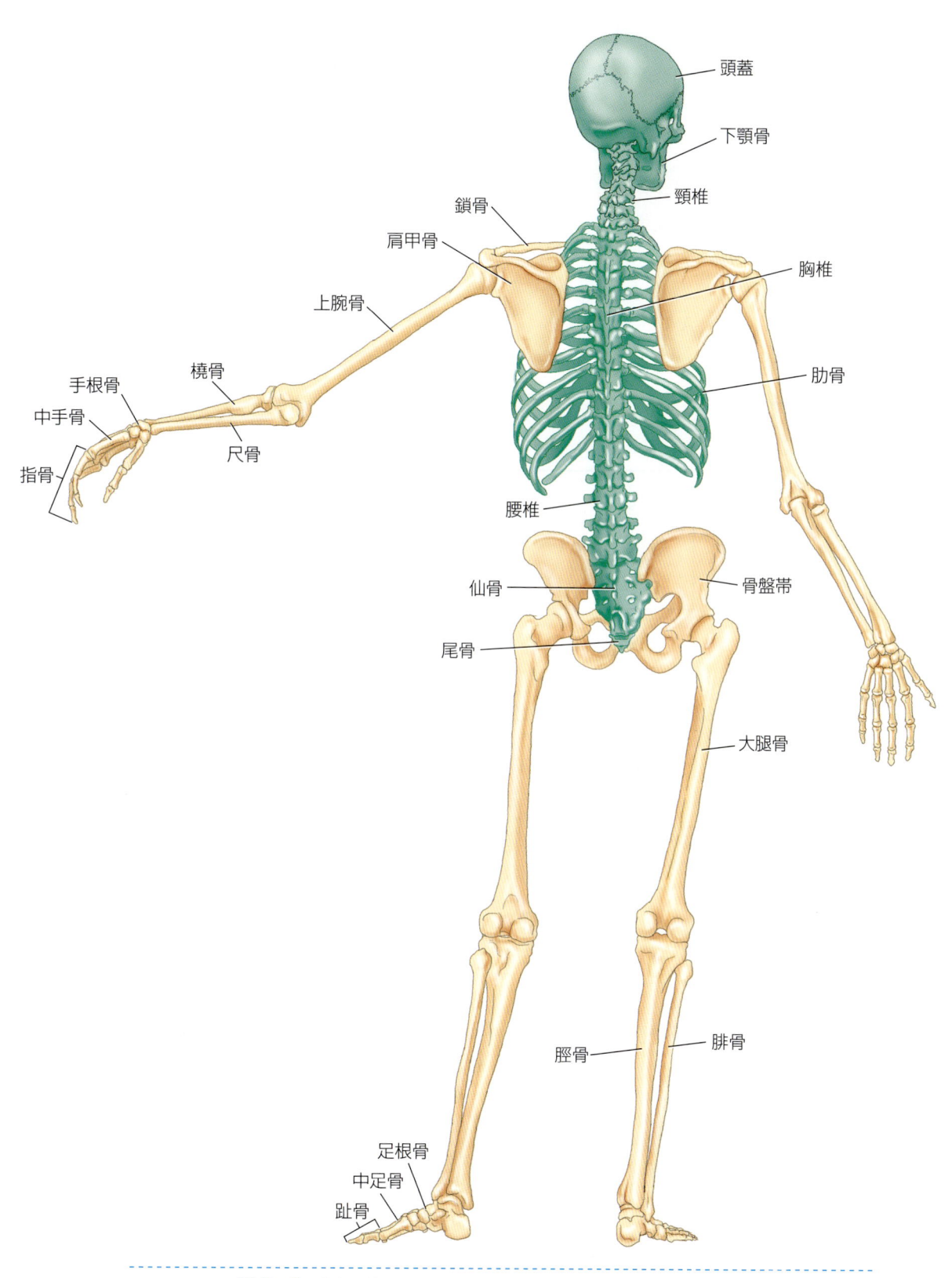

Chapter 2 骨格について 43

図2-2 全身骨格図：後面図．緑は体軸骨格．クリーム色は四肢帯骨格．

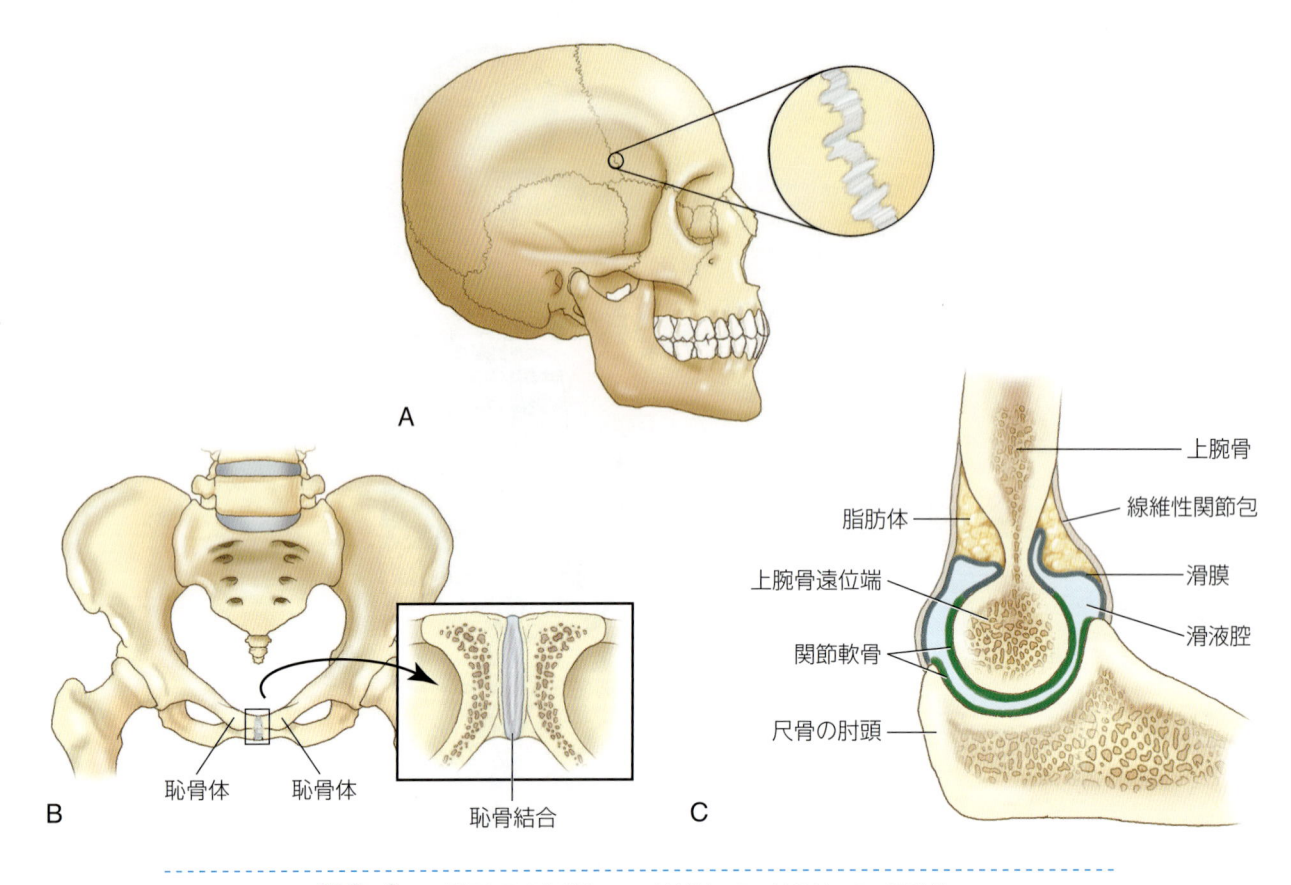

図2-3 3種類ある関節構造．A，線維性．B，軟骨性．C，滑膜性．

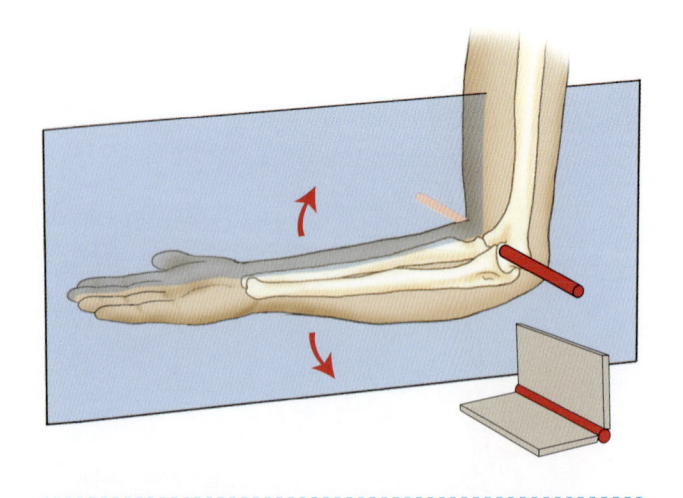

図2-4 肘の腕尺関節は滑膜性関節で，単軸性の蝶番関節の例である．矢状面において，内外側軸まわりでの屈曲と伸展が可能である．

二軸関節

二軸の滑膜性関節には2種類ある．(1) 顆状関節と(2) 鞍関節である．顆状関節は片方の骨の表面が凹型をしており，もう一方の骨の表面は凸型をしている．凸型の骨の表面は凹型の骨表面に適合している．矢状面において内外側軸まわりで屈曲と伸展が可能であり，前額面において前後軸まわりで内転と外転が可能である（図2-6）．

もう1つの二軸の滑膜性関節は鞍関節である．鞍関節を形成するそれぞれの骨が凸と凹の形状を有している．片方の凸型の面が他方の凹型の面に適合する．屈曲と伸展が1つの面で可能であり，2つ目の面では内転と外転が可能である．興味深いことに，鞍関節では3つ目の面で内旋と外旋も起きる．したがって，ときには三軸の関節と考えられることもある．しかしながら，この回旋運動は単独で行うことは不可能なため，鞍関節は二軸関節として考えられている．母指の中手手根関節が鞍関節の典型的な例とされる（図2-7）．

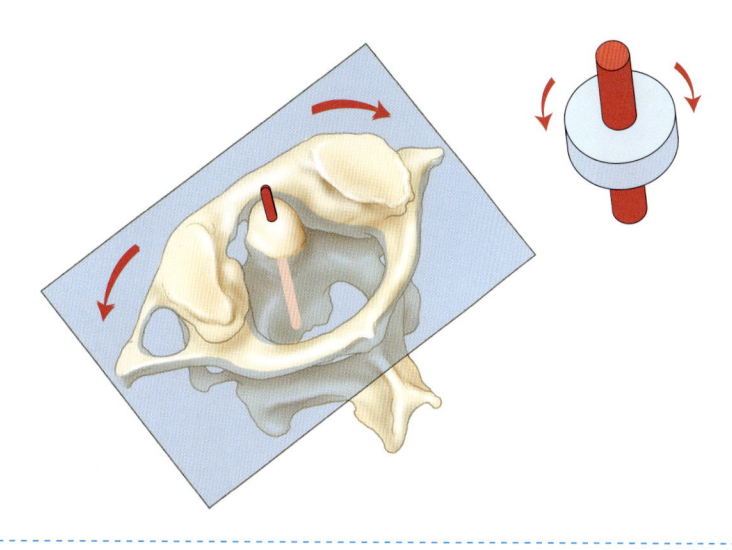

図2-5　環椎と軸椎との間で形成される環軸関節は，滑膜性関節で，単軸性の車軸関節の例である．垂直軸まわりで水平面での左右への回旋が可能である．

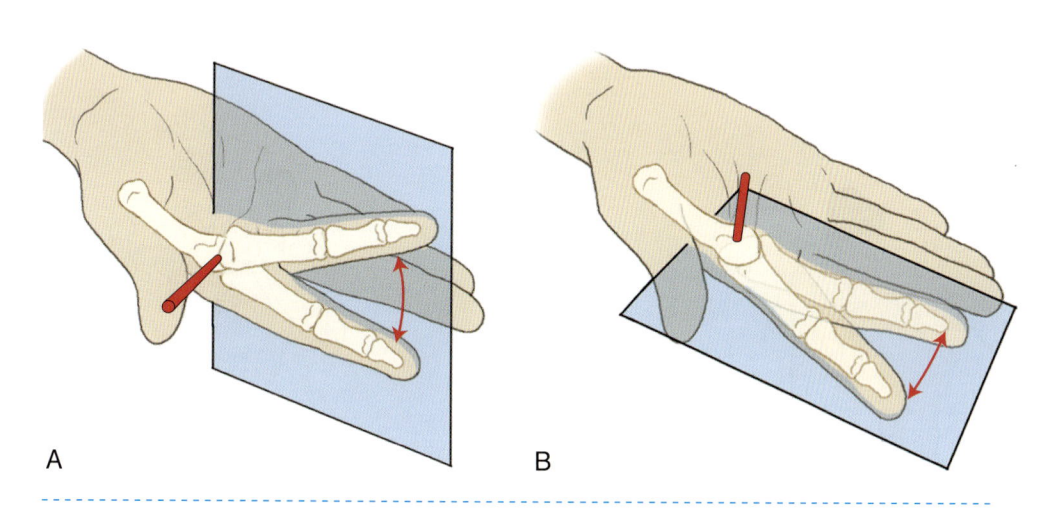

図2-6　手の中手指節間関節は滑膜性関節で，二軸の顆状関節の例である．矢状面において内外側軸まわりで屈曲と伸展(**A**)，前額面において前後軸まわりで内転と外転を行う(**B**)．

三軸関節

　滑膜性関節のなかで1種類しかない主要なタイプは球関節である．名前が意味するように，片方の骨が球型をしており，反対側の骨のソケット形の中に適合している．球関節は次の運動が可能である．矢状面において内外側軸まわりでの屈曲と伸展，前額面において前後軸まわりでの内転と外転，横断面において垂直軸まわりでの内旋と外旋である．股関節が球関節の典型的な例とされる(**図2-8**)．

無軸関節

　無軸性の滑膜性関節は面での運動が可能である．直線的な滑り運動は可能であるが，軸まわりでの回転運動はできない．無軸関節の関節面は，たいてい平面か曲面である．手根骨間関節が無軸関節の例である(**図2-9**)．

A

B

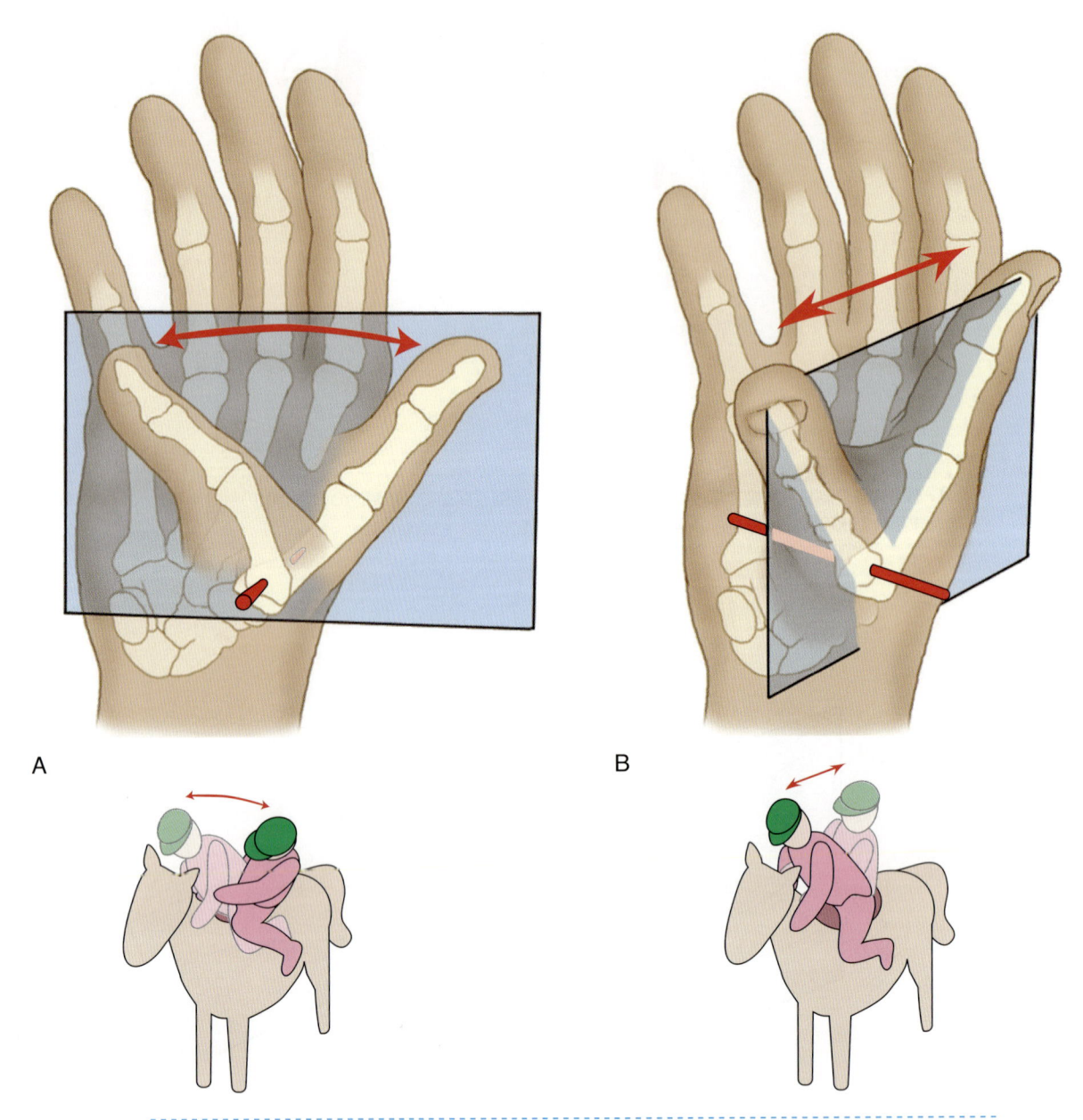

図 2-7　母指の中手手根関節は滑膜性関節で，二軸の鞍関節の例である．屈曲と伸展(**A**)，外転と内転(**B**)が可能である．さらに，3つ目の軸において内旋と外旋が可能である．しかしながらこれらの動きは，明確に区別することはできない．それらは屈曲か伸展を伴う(Neumann DA：Kinesiology of the musculoskeletal system：foundations for physical rehabilitation, ed 2. St Louis, 2010, Mosby を改変)．

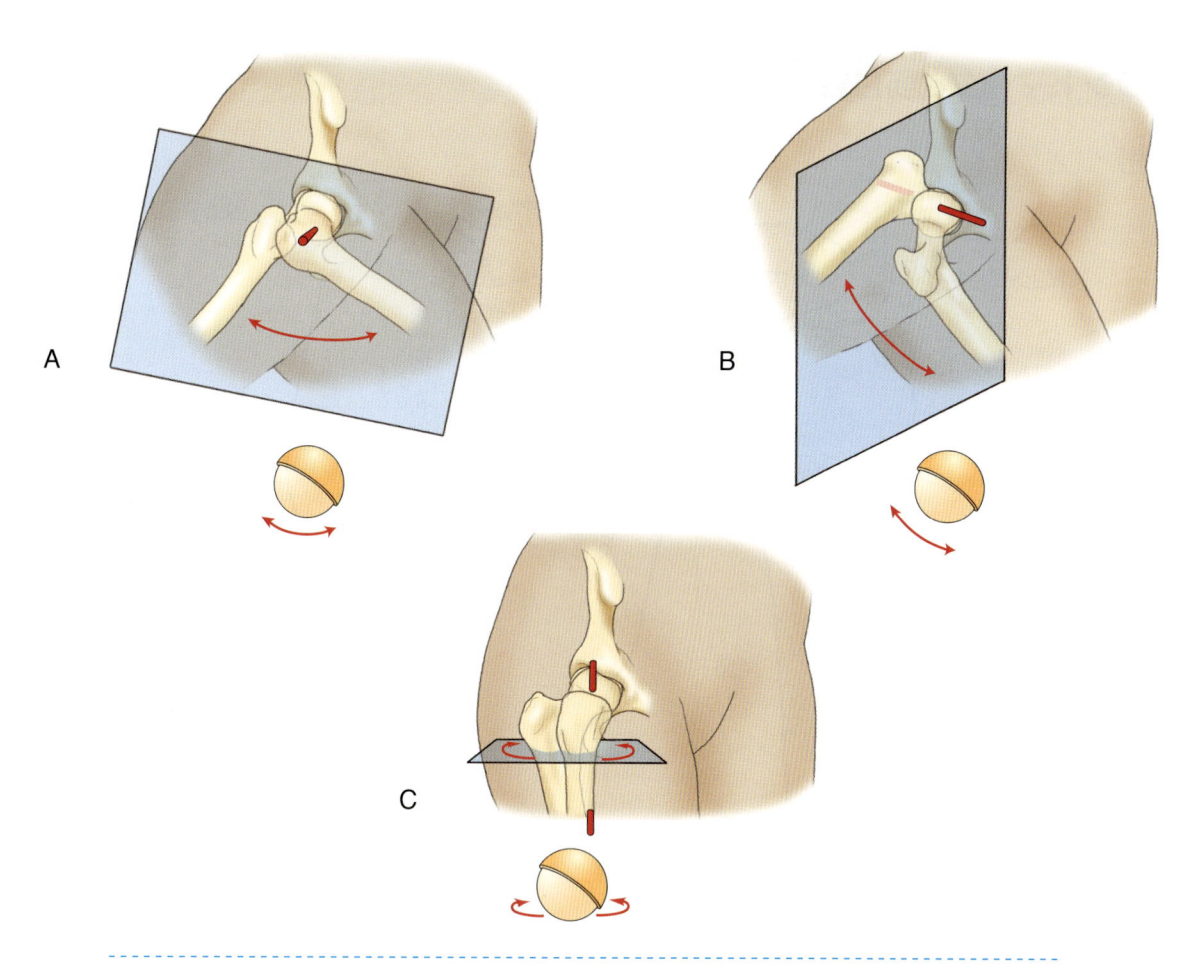

Chapter 2 骨格について 47

図 2-8 大腿骨頭と骨盤の寛骨窩の間で形成される股関節は滑膜性関節で，三軸の球関節である．矢状面における内外側軸まわりの屈曲と伸展(**A**)，前額面の前後軸まわりの外転と内転(**B**)，横断面のおける垂直軸まわりの内旋と外旋(**C**)が可能である．

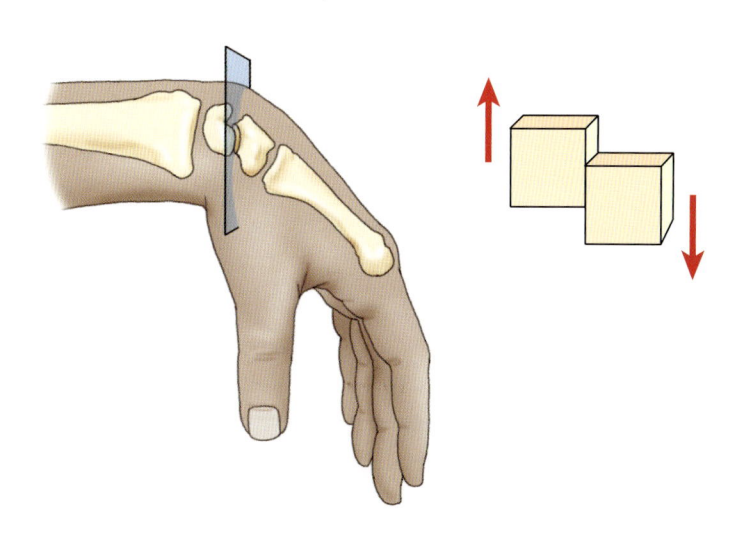

図 2-9 手関節の手根骨間関節は滑膜性関節で，軸をもたない関節である．面内での直線的な滑り運動が可能であるが，これは軸のまわりでは起きず，したがって無軸性である．

骨ランドマークと筋付着部の解剖図

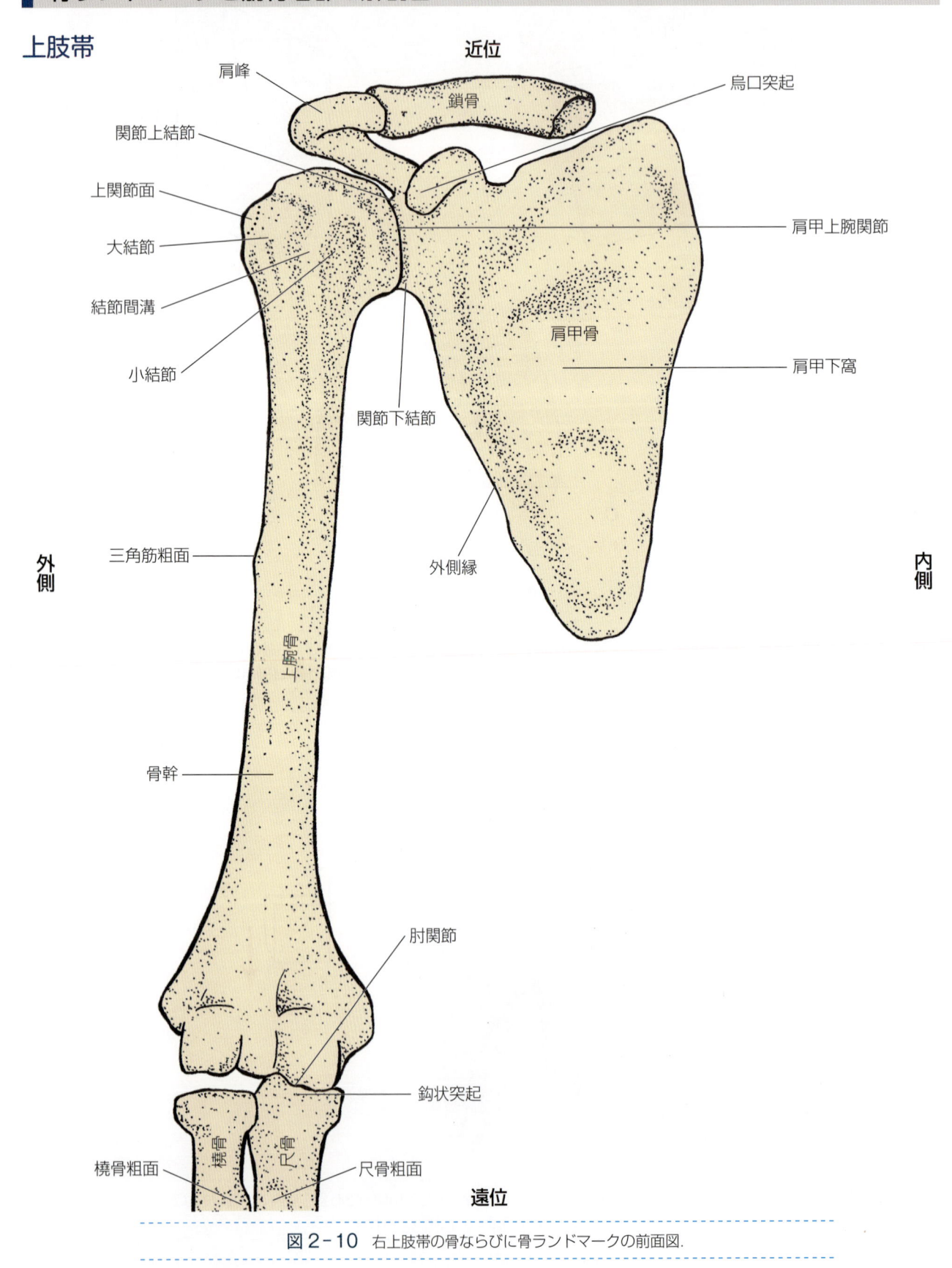

上肢帯

図2-10 右上肢帯の骨ならびに骨ランドマークの前面図.

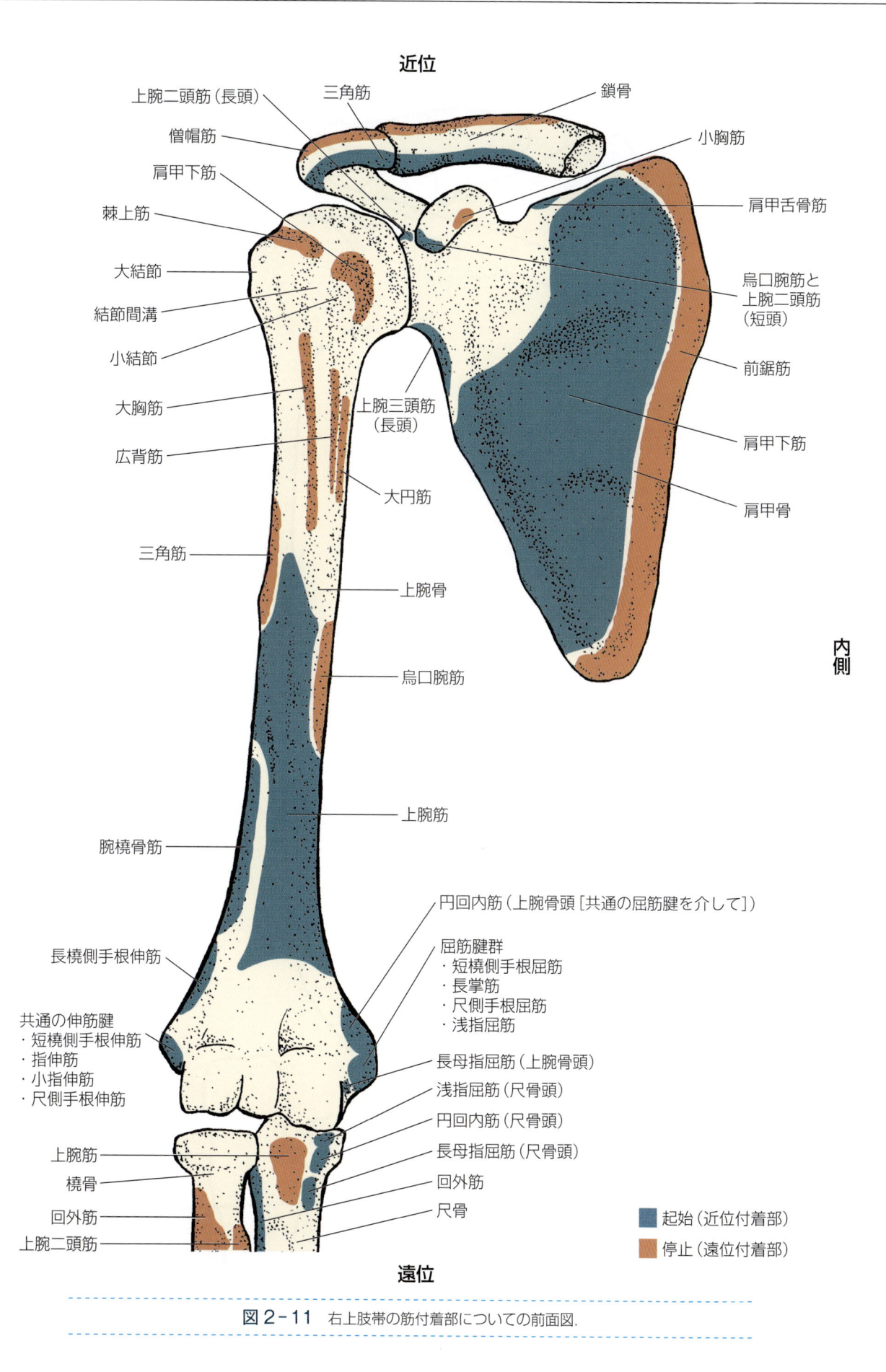

図2-11 右上肢帯の筋付着部についての前面図.

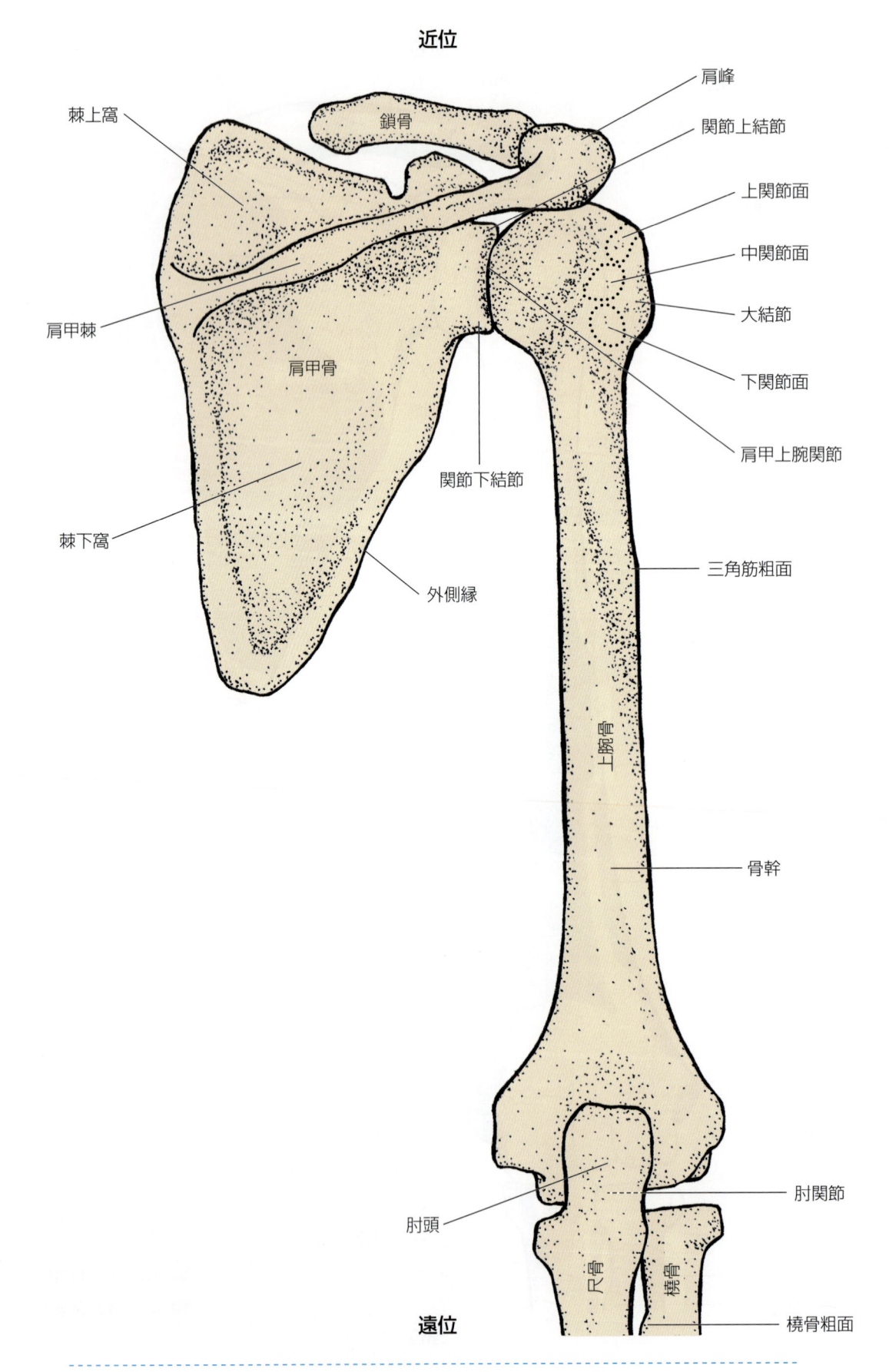

図 2-12　右上肢帯の骨ならびに骨ランドマークの後面図.

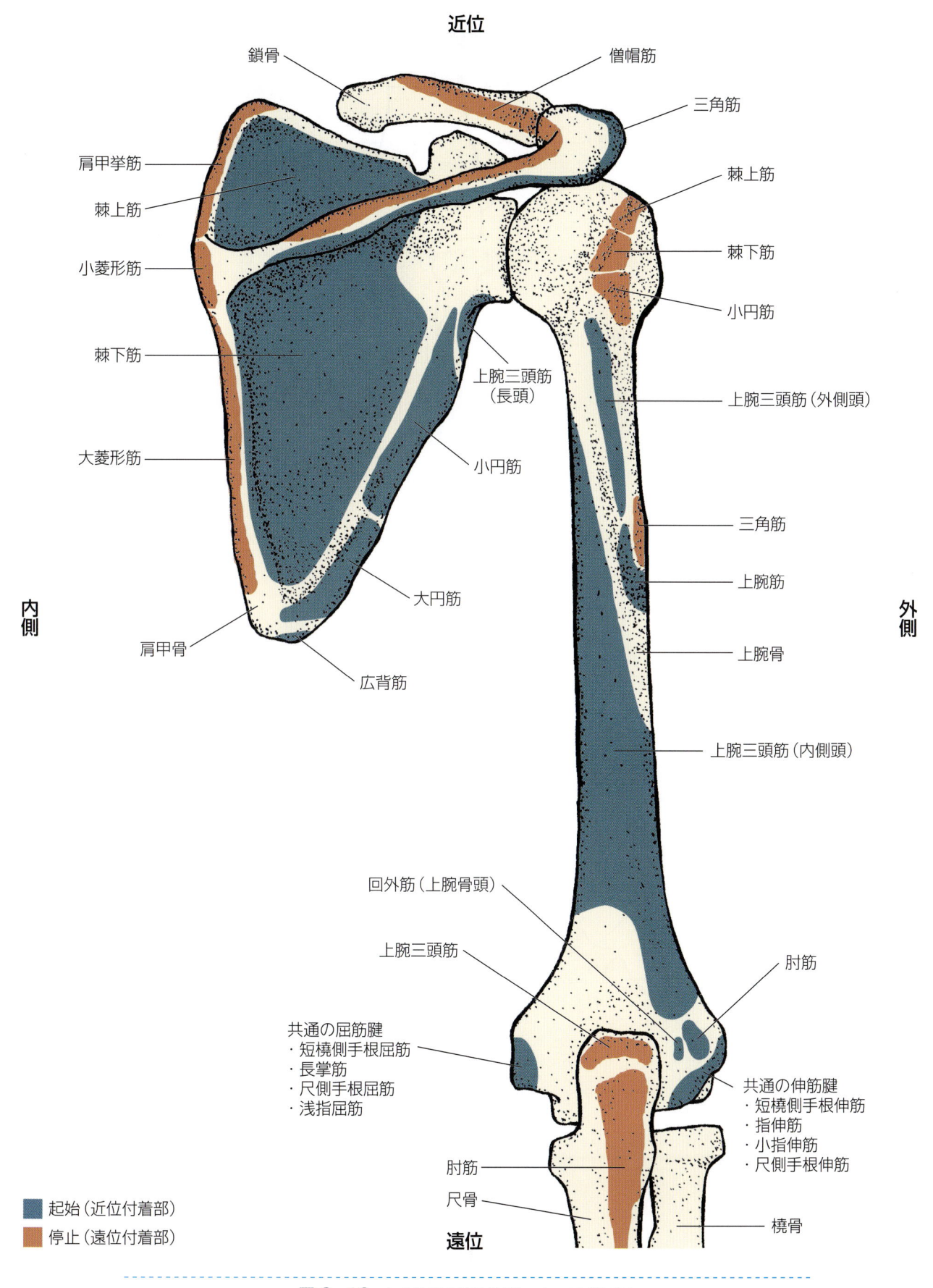

図 2-13 右上肢帯の筋付着部についての後面図．

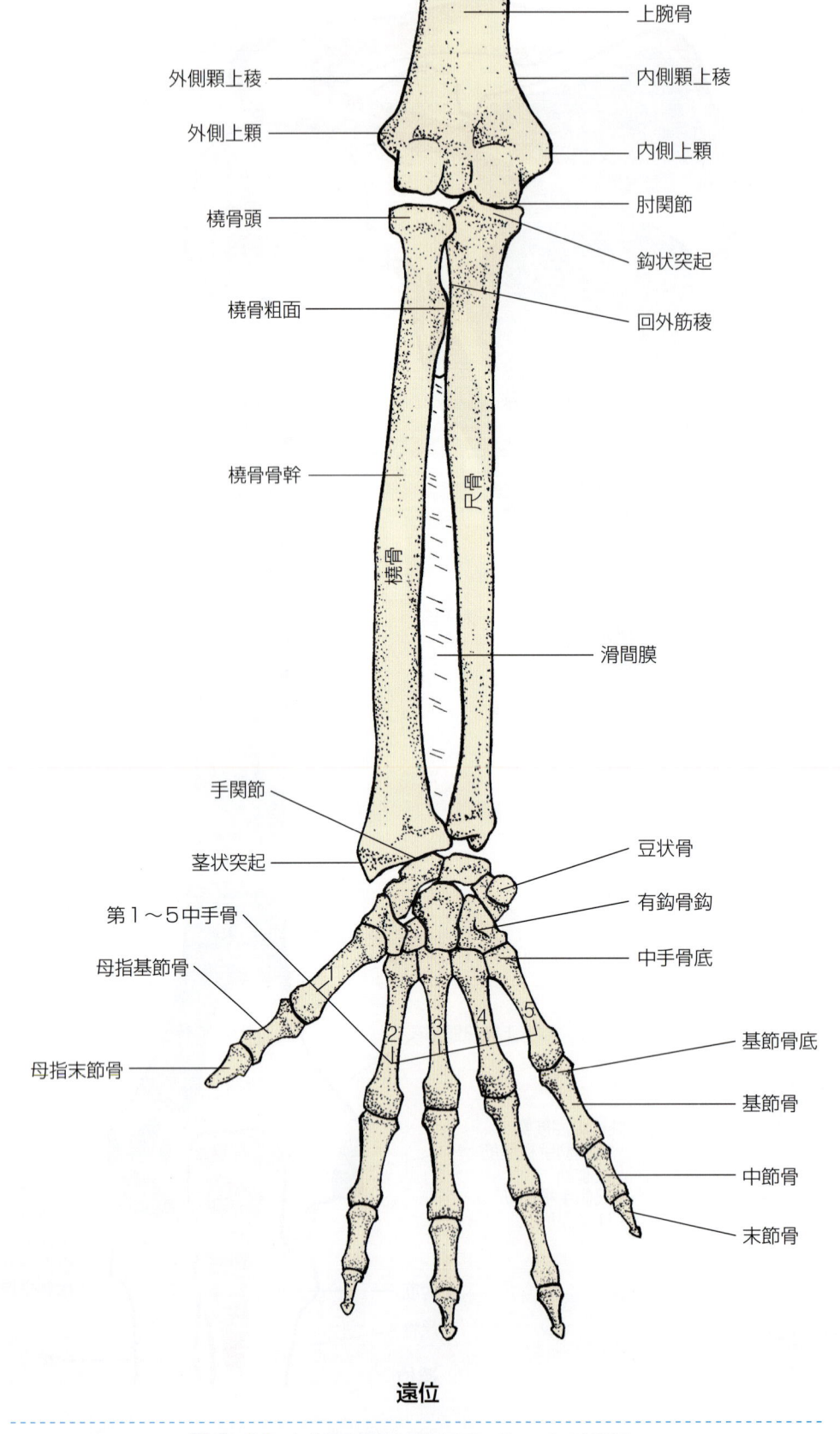

図2-14 右前腕の骨ならびに骨ランドマークの前面図.

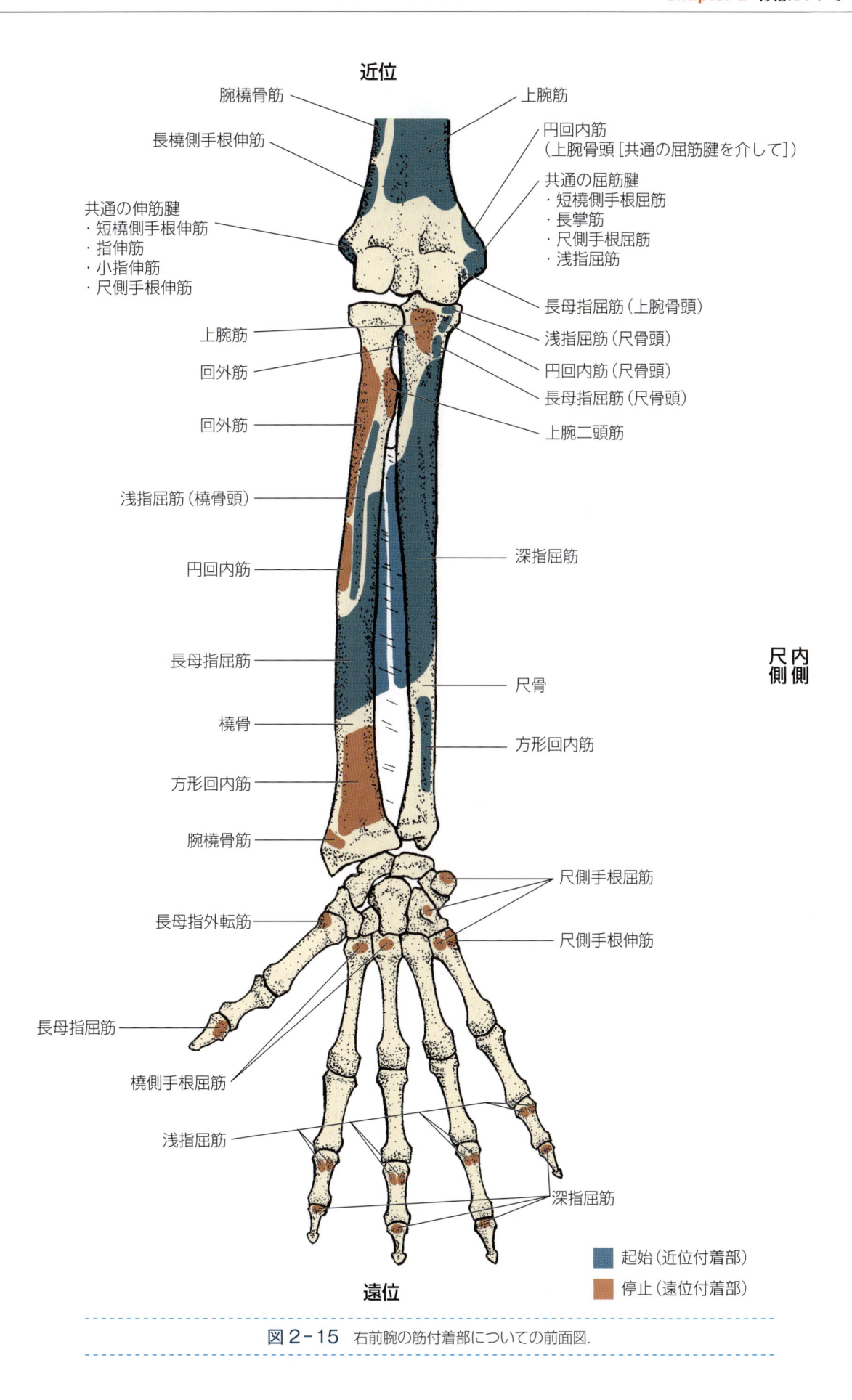

Chapter 2 骨格について 53

図2-15 右前腕の筋付着部についての前面図.

凡例:
- 起始(近位付着部)
- 停止(遠位付着部)

方向:
- 近位 / 遠位
- 外側(橈側) / 内側(尺側)

近位(上腕骨側)の付着:
- 腕橈骨筋
- 上腕筋
- 長橈側手根伸筋
- 円回内筋(上腕骨頭[共通の屈筋腱を介して])
- 共通の屈筋腱
  ・短橈側手根屈筋
  ・長掌筋
  ・尺側手根屈筋
  ・浅指屈筋
- 共通の伸筋腱
  ・短橈側手根伸筋
  ・指伸筋
  ・小指伸筋
  ・尺側手根伸筋

前腕骨での付着:
- 上腕筋
- 回外筋
- 回外筋
- 長母指屈筋(上腕骨頭)
- 浅指屈筋(尺骨頭)
- 円回内筋(尺骨頭)
- 長母指屈筋(尺骨頭)
- 上腕二頭筋
- 浅指屈筋(橈骨頭)
- 円回内筋
- 深指屈筋
- 長母指屈筋
- 尺骨
- 橈骨
- 方形回内筋
- 方形回内筋
- 腕橈骨筋

手部の付着:
- 尺側手根屈筋
- 長母指外転筋
- 尺側手根伸筋
- 長母指屈筋
- 橈側手根屈筋
- 浅指屈筋
- 深指屈筋

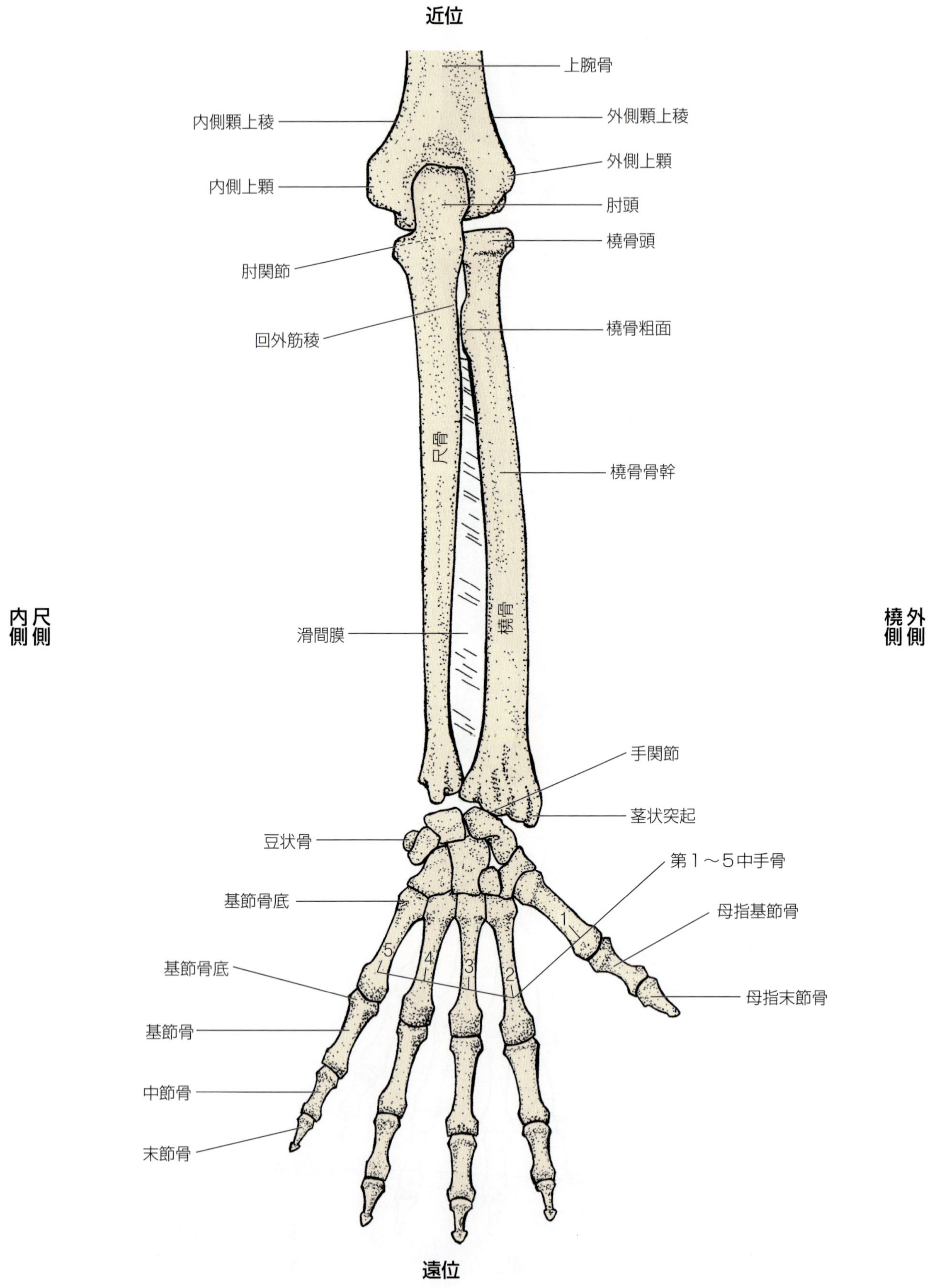

図2-16 右前腕の骨ならびに骨ランドマークの後面図.

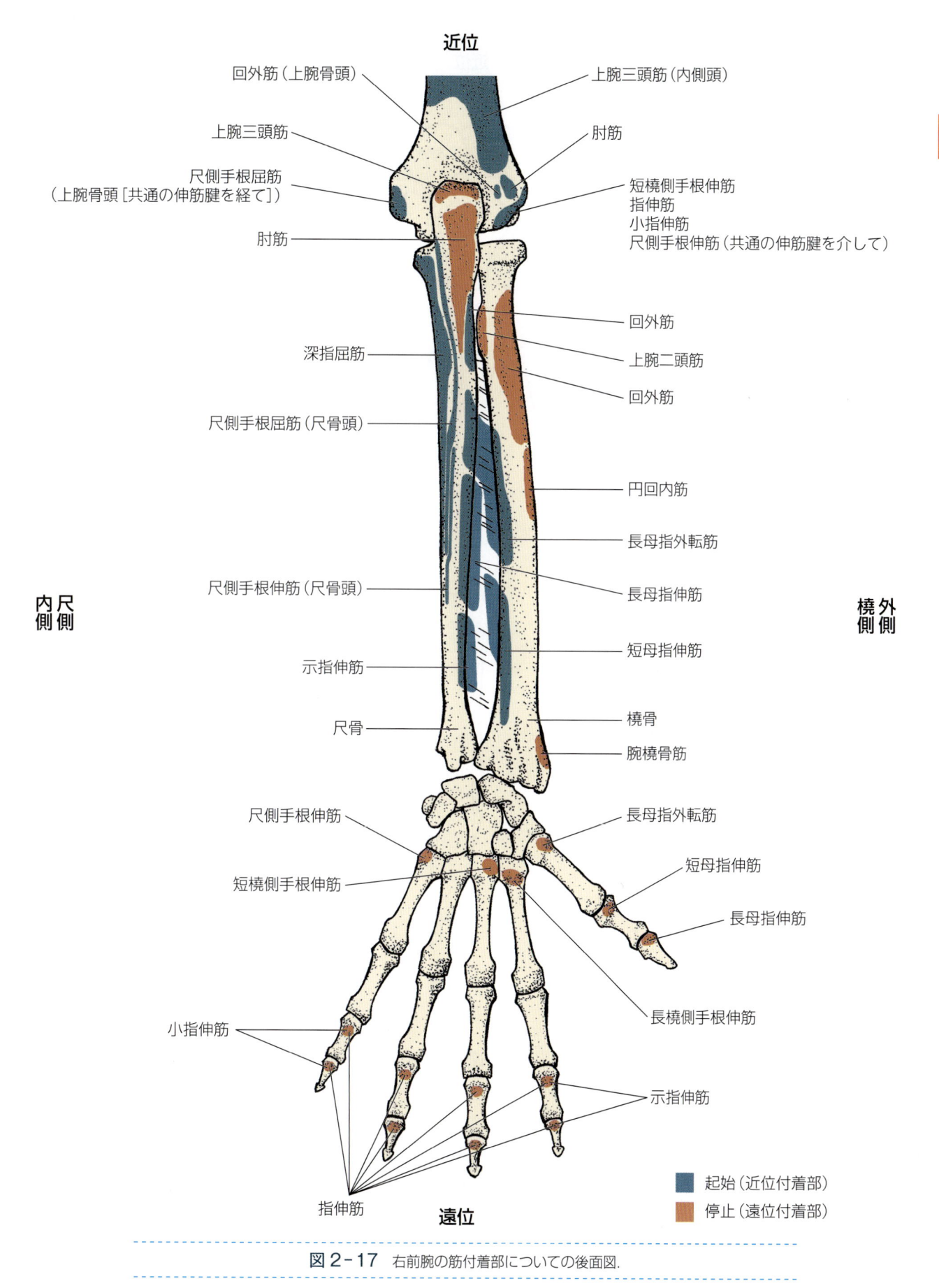

Chapter 2 骨格について 55

図2-17 右前腕の筋付着部についての後面図.

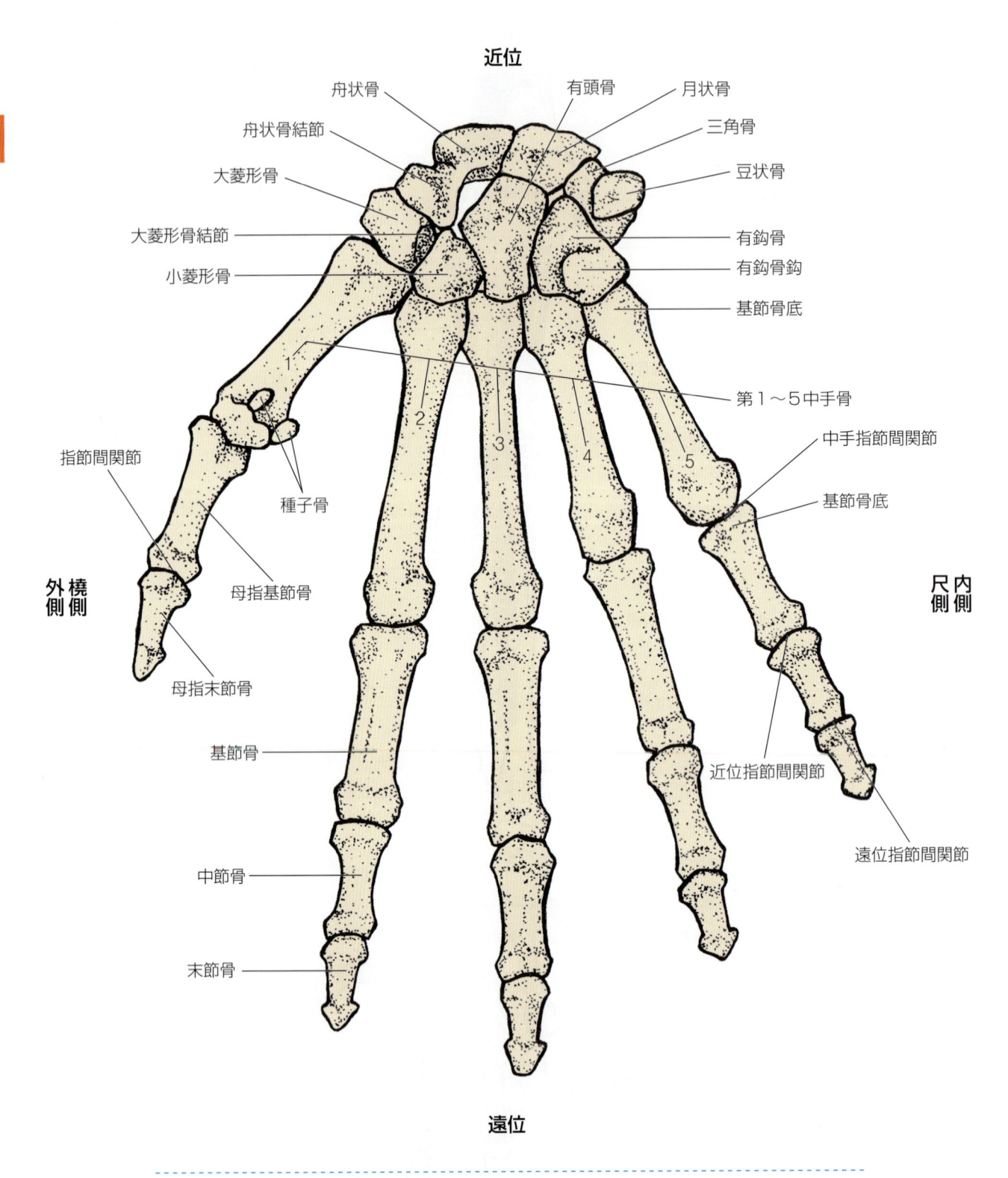

図 2-18 右手の骨ならびに骨ランドマークの掌側図.

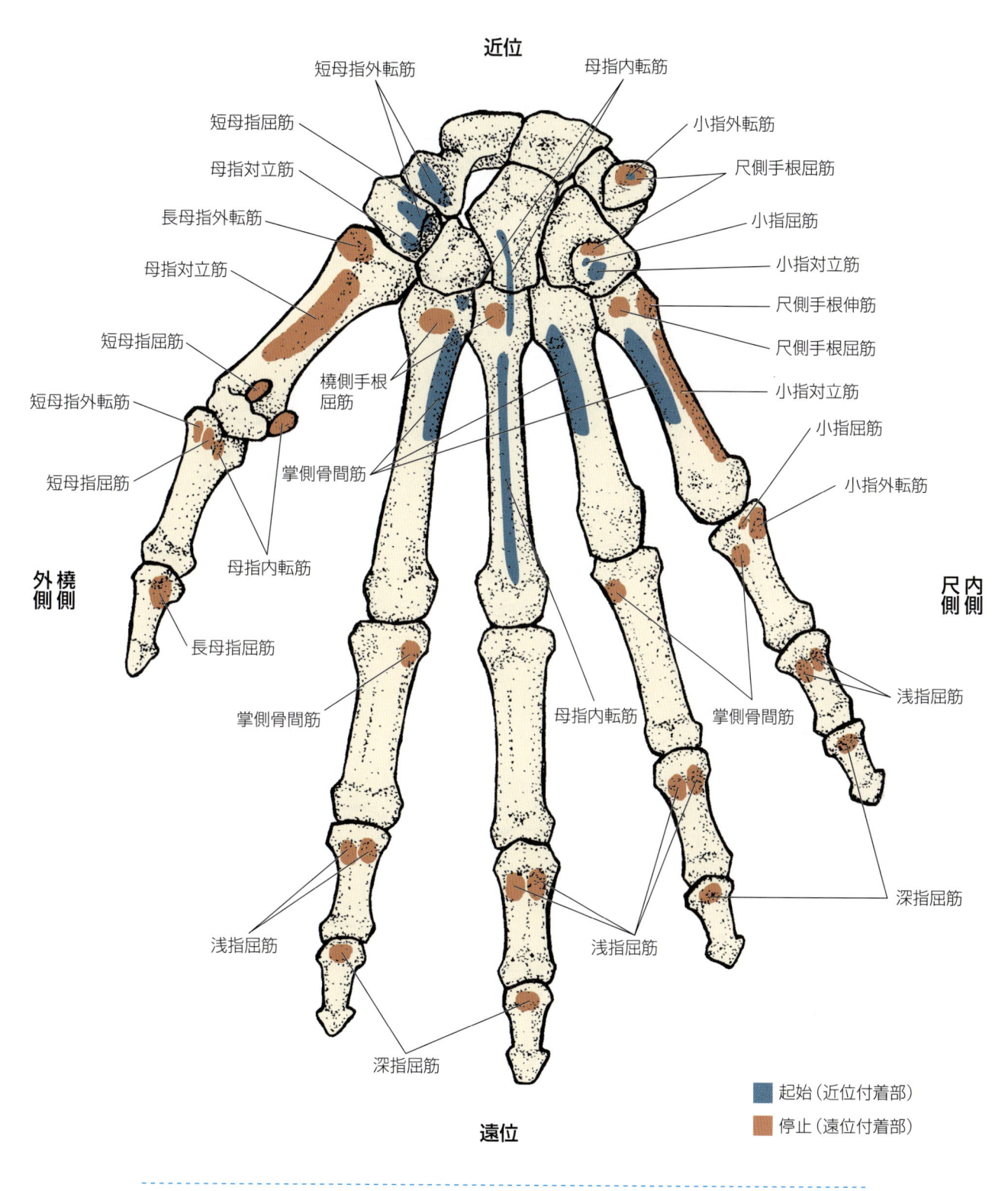

Chapter 2 骨格について　57

図2-19　右手の筋付着部についての掌側図.

■ 起始（近位付着部）
■ 停止（遠位付着部）

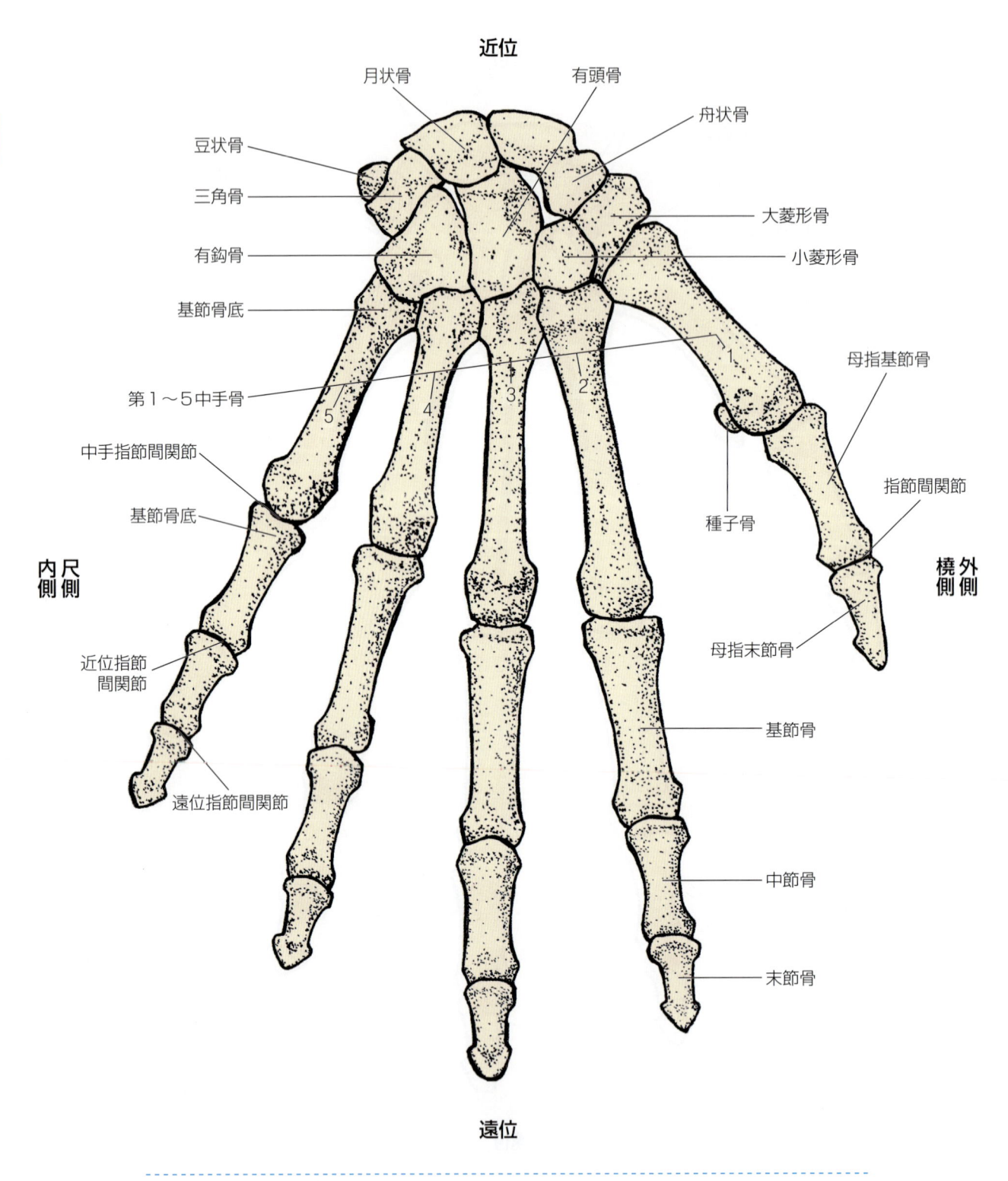

図 2-20 右手の骨ならびに骨ランドマークの背側面図.

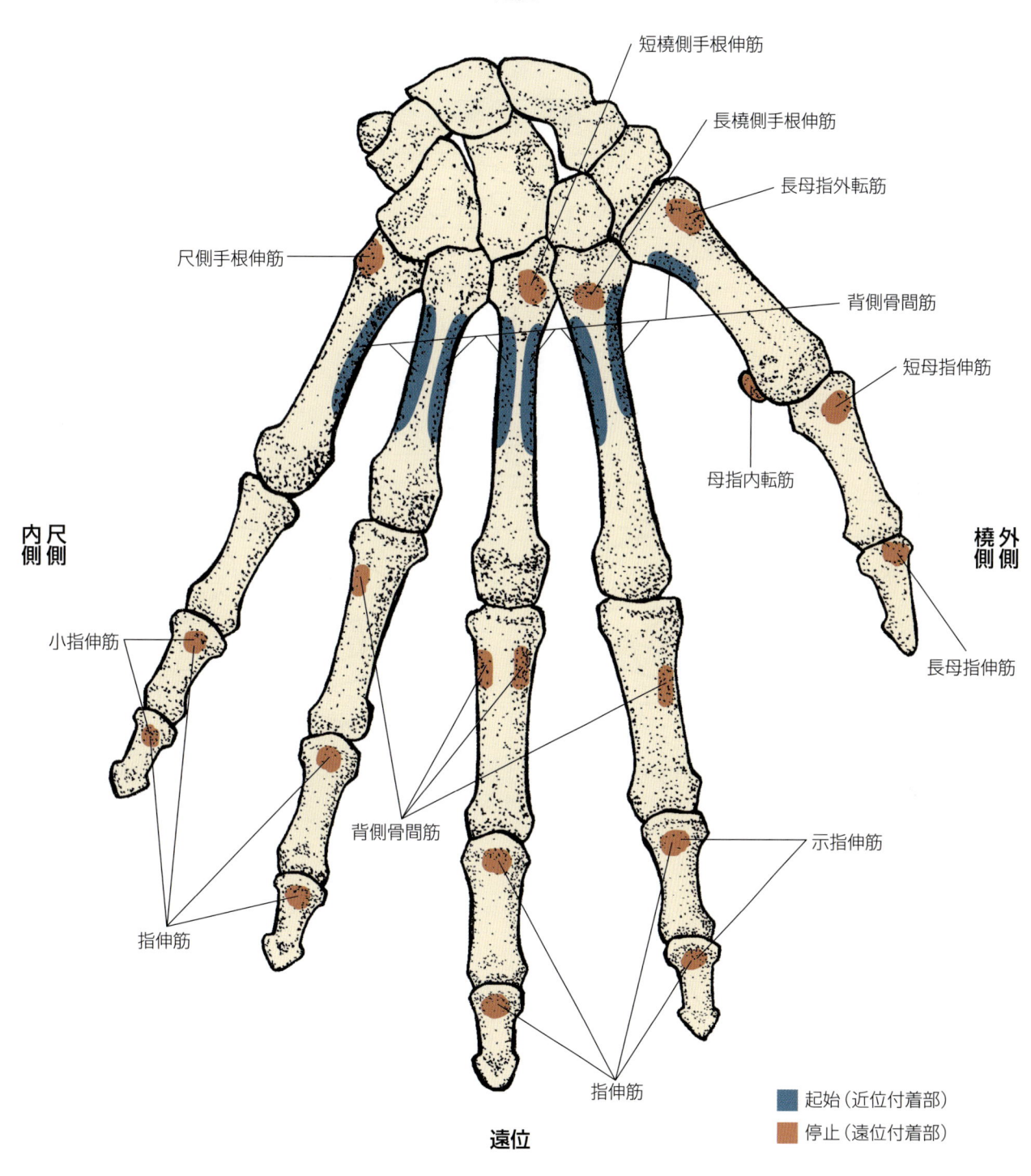

Chapter 2 骨格について 59

図 2-21 右手の筋付着部についての背側面図.

体軸

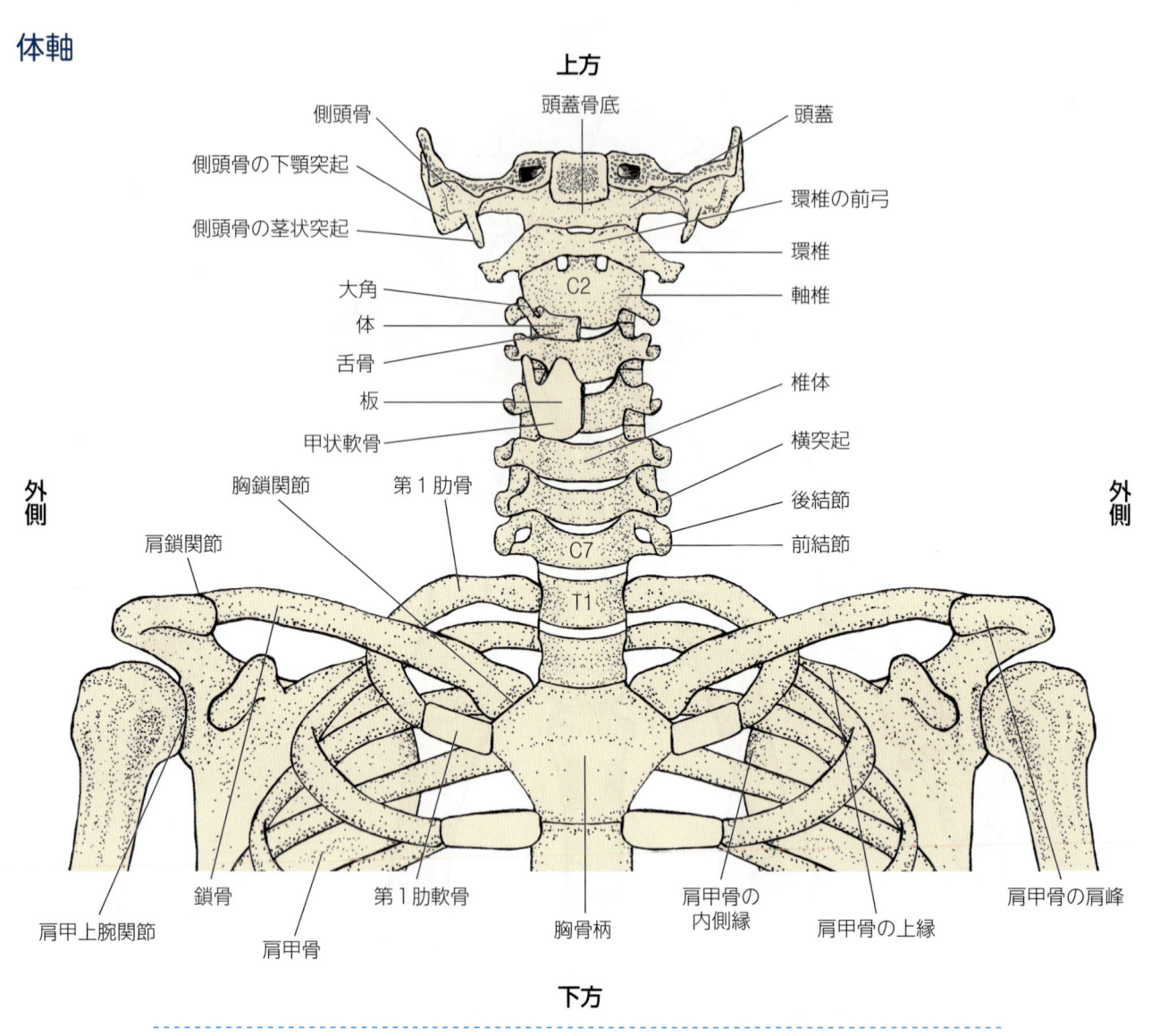

図 2-22 頸部の骨ならびに骨ランドマークの前面図.

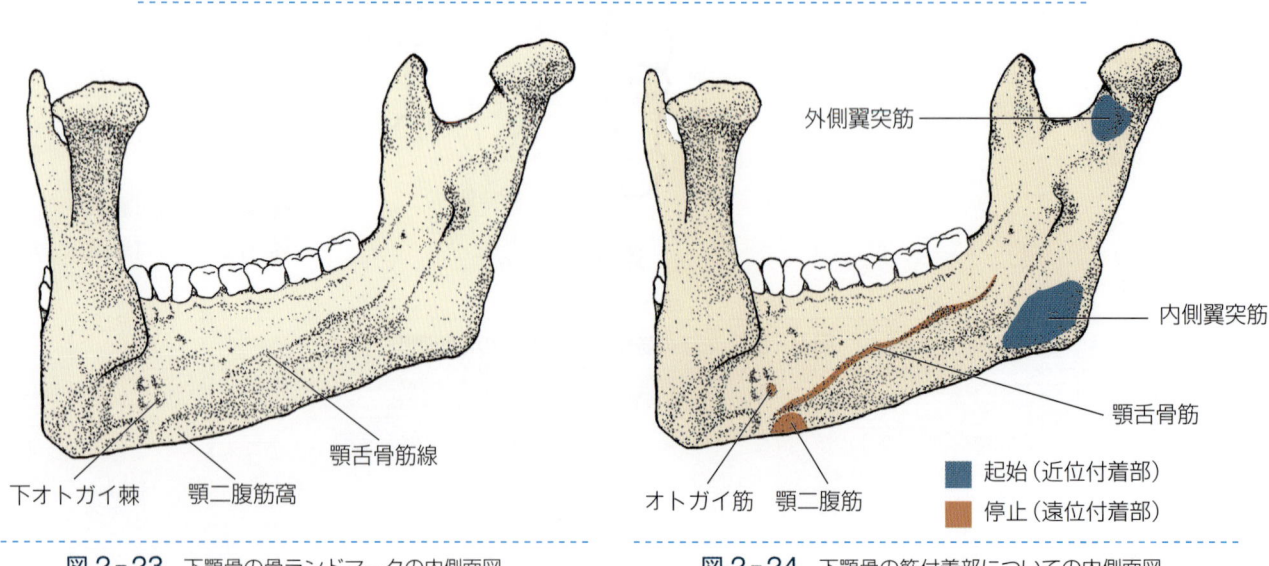

図 2-23 下顎骨の骨ランドマークの内側面図.

図 2-24 下顎骨の筋付着部についての内側面図.

■ 起始（近位付着部）
■ 停止（遠位付着部）

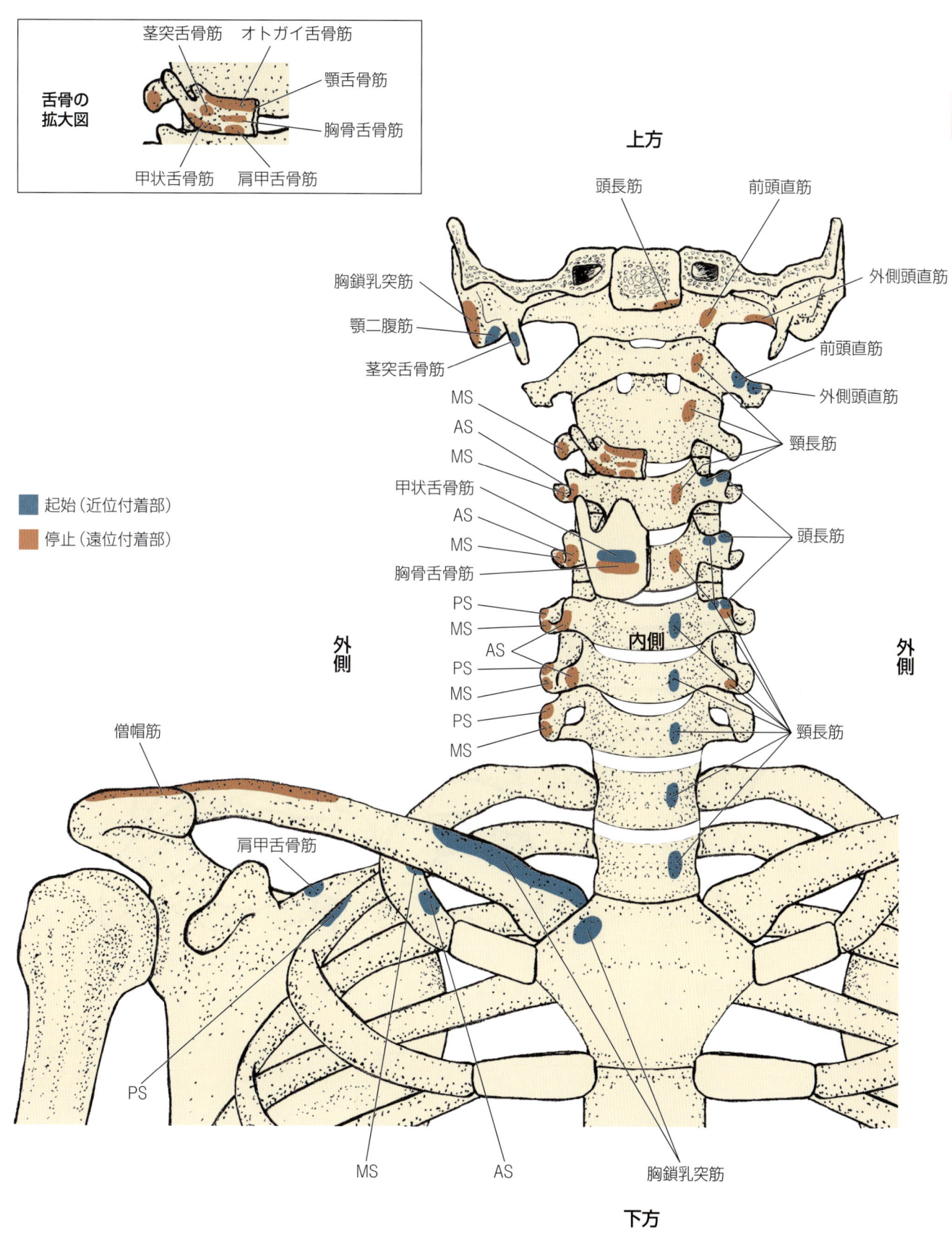

図 2-25　頸部の筋付着部についての前面図. **AS**, 前斜角筋. **MS**, 中斜角筋. **PS**, 後斜角筋.

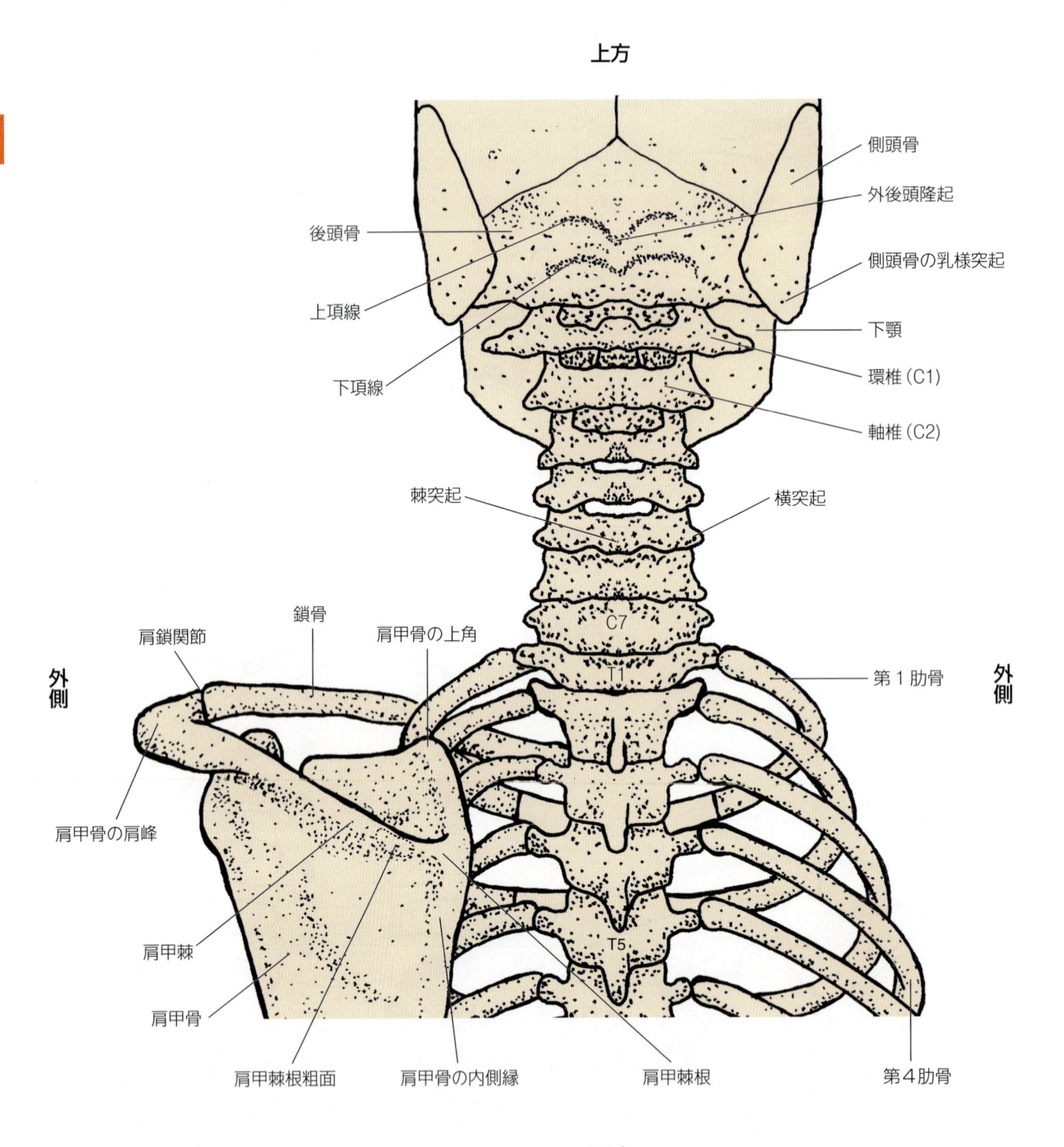

図 2-26　頸部の骨ならびに骨ランドマークの後面図.

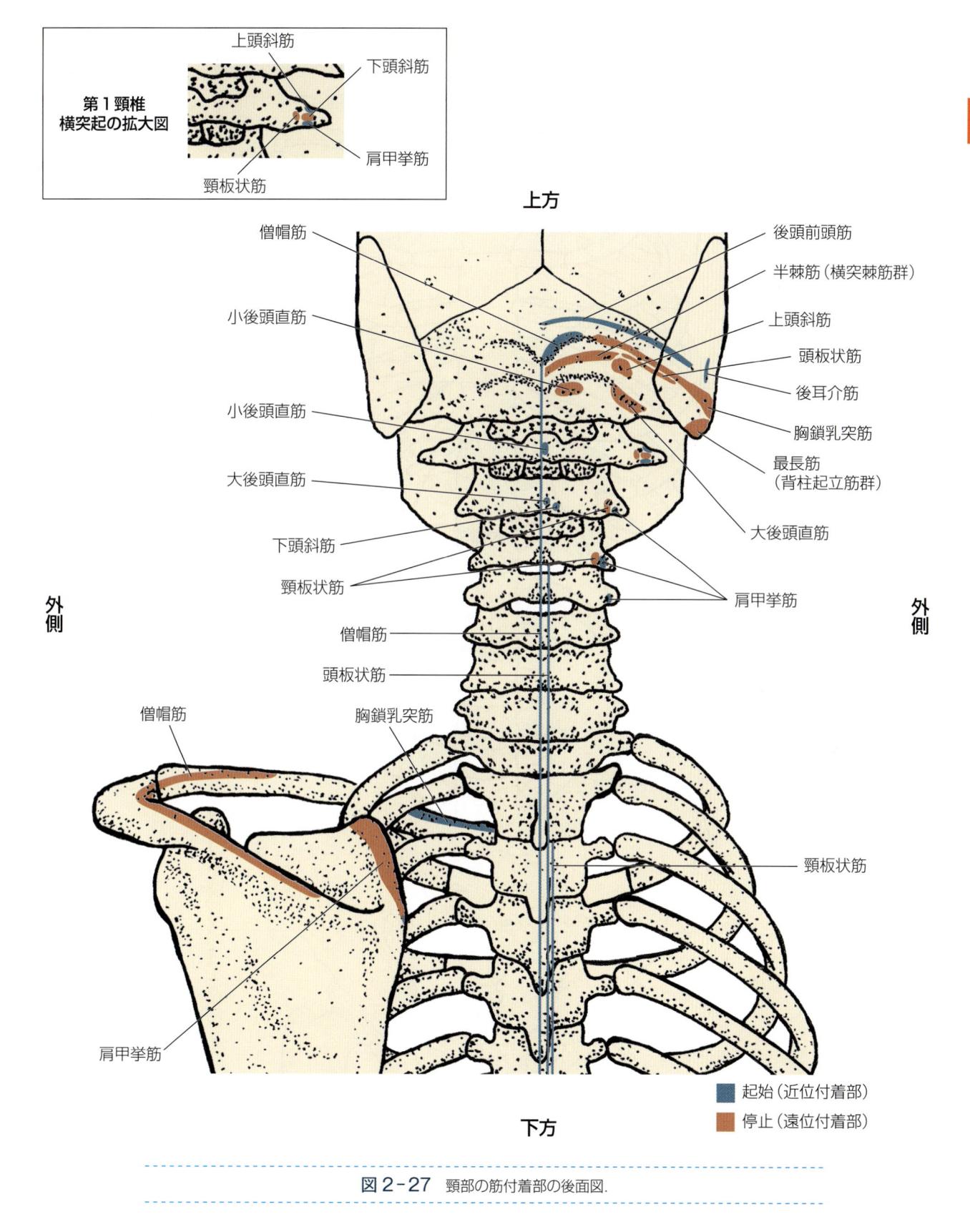

Chapter 2 骨格について 63

第1頸椎
横突起の拡大図

上頭斜筋
下頭斜筋
肩甲挙筋
頸板状筋

上方

僧帽筋
小後頭直筋
小後頭直筋
大後頭直筋
下頭斜筋
頸板状筋
僧帽筋
頭板状筋
僧帽筋
胸鎖乳突筋

後頭前頭筋
半棘筋（横突棘筋群）
上頭斜筋
頭板状筋
後耳介筋
胸鎖乳突筋
最長筋（背柱起立筋群）
大後頭直筋
肩甲挙筋

頸板状筋

外側
外側
下方

肩甲挙筋

■ 起始（近位付着部）
■ 停止（遠位付着部）

図2-27　頸部の筋付着部の後面図．

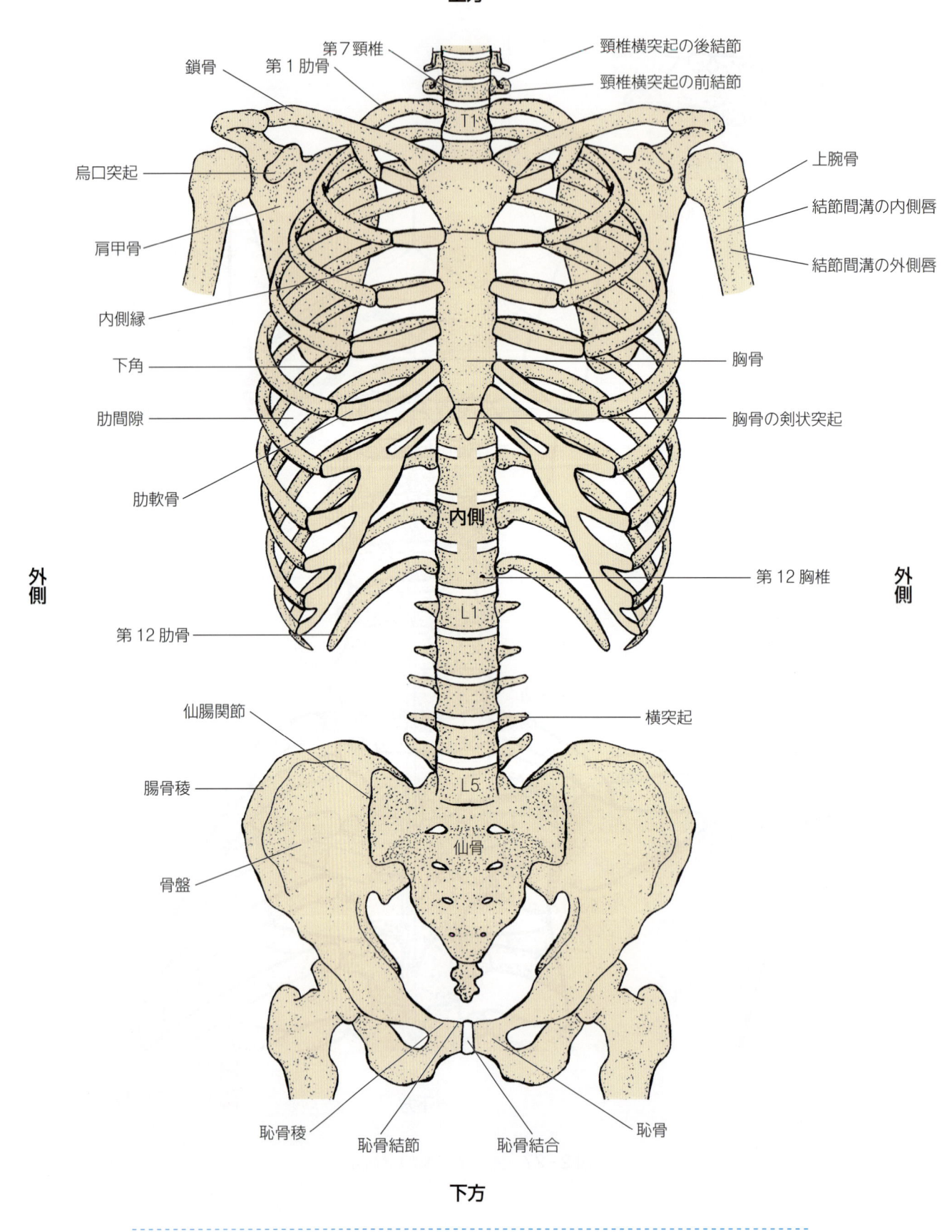

図 2-28 体幹の骨ならびに骨ランドマークの前面図.

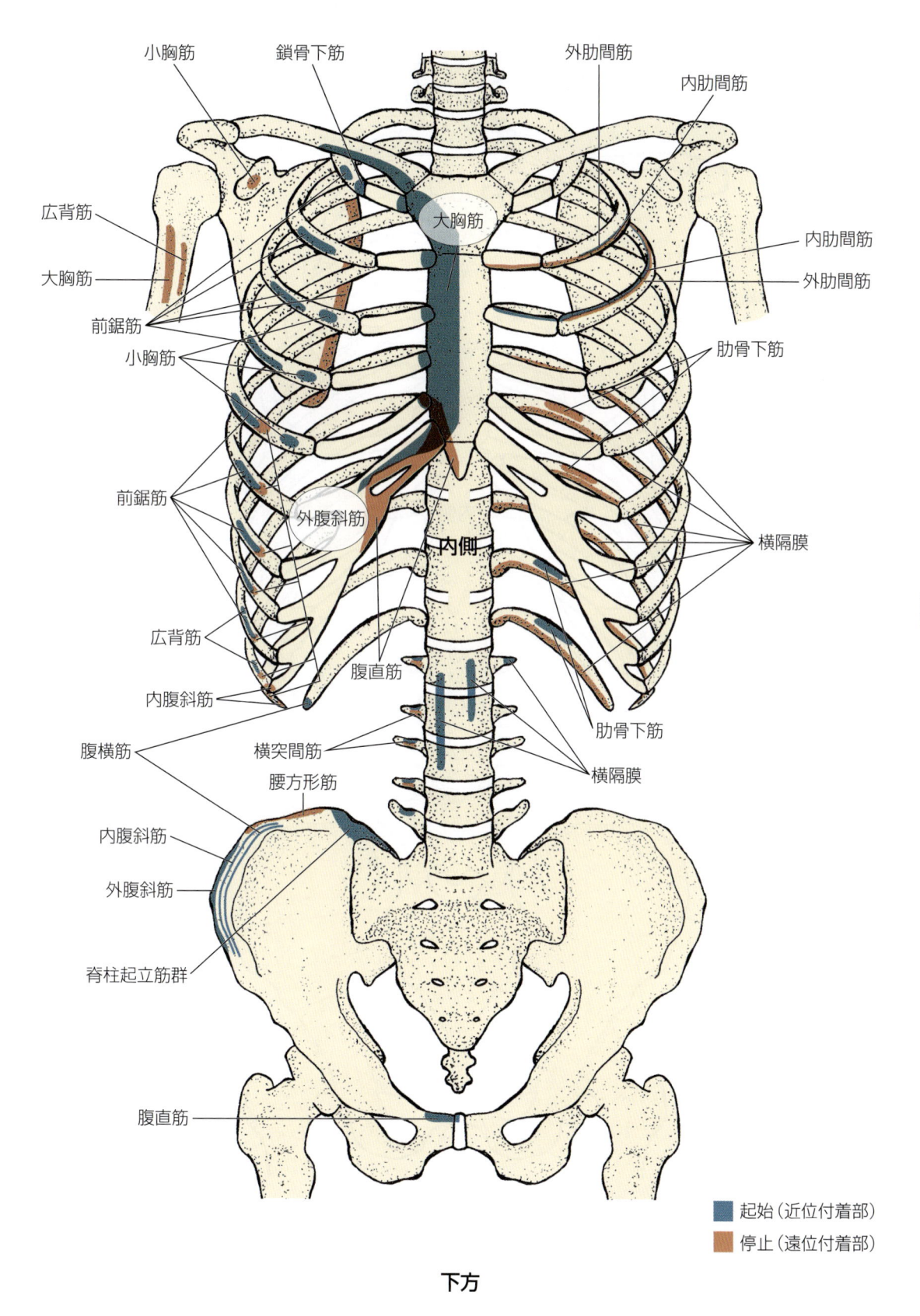

Chapter 2 骨格について 65

図 2-29 体幹の筋付着部の前面図.

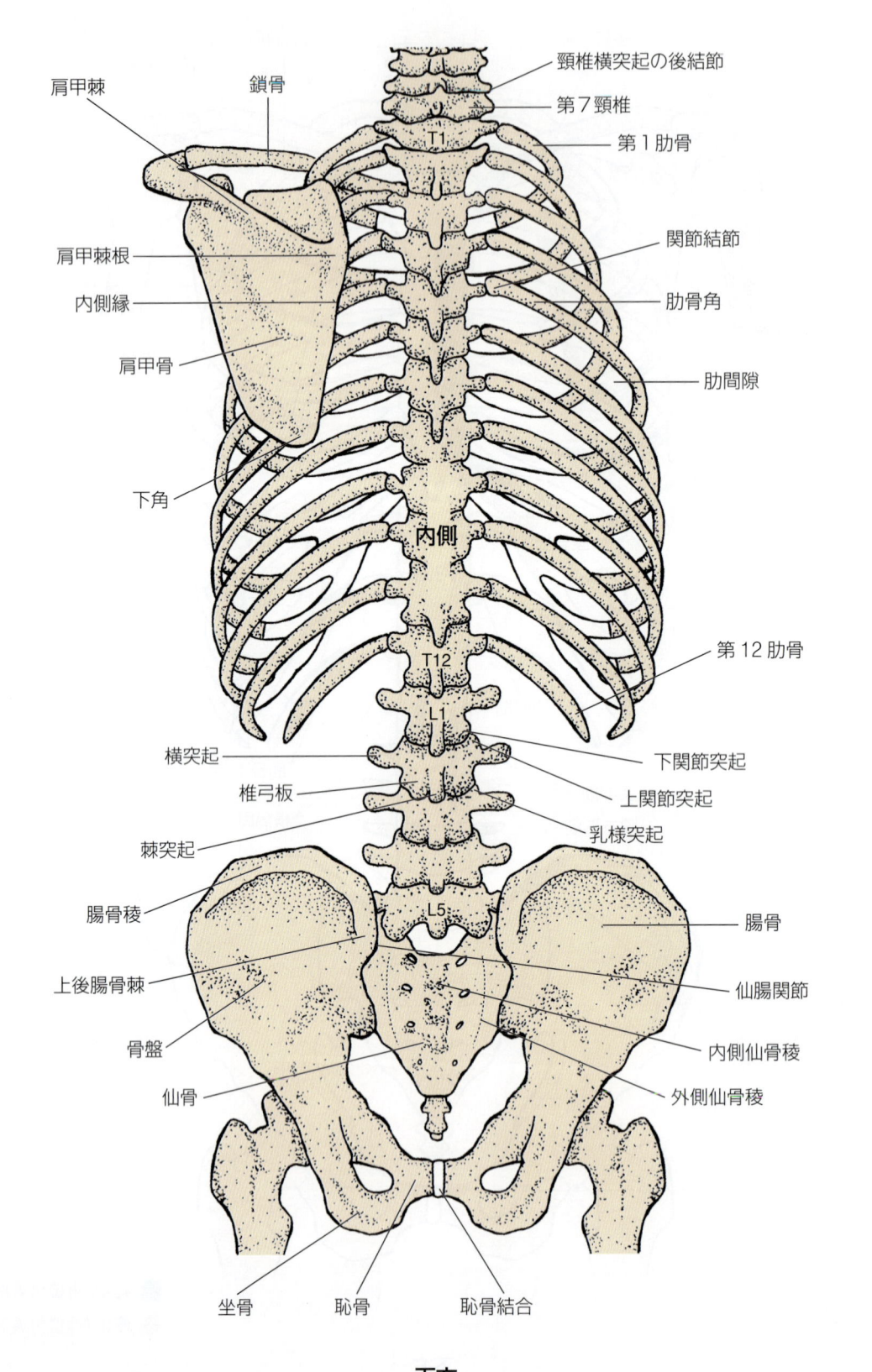

図2-30 体幹の骨ならびに骨ランドマークの後面図.

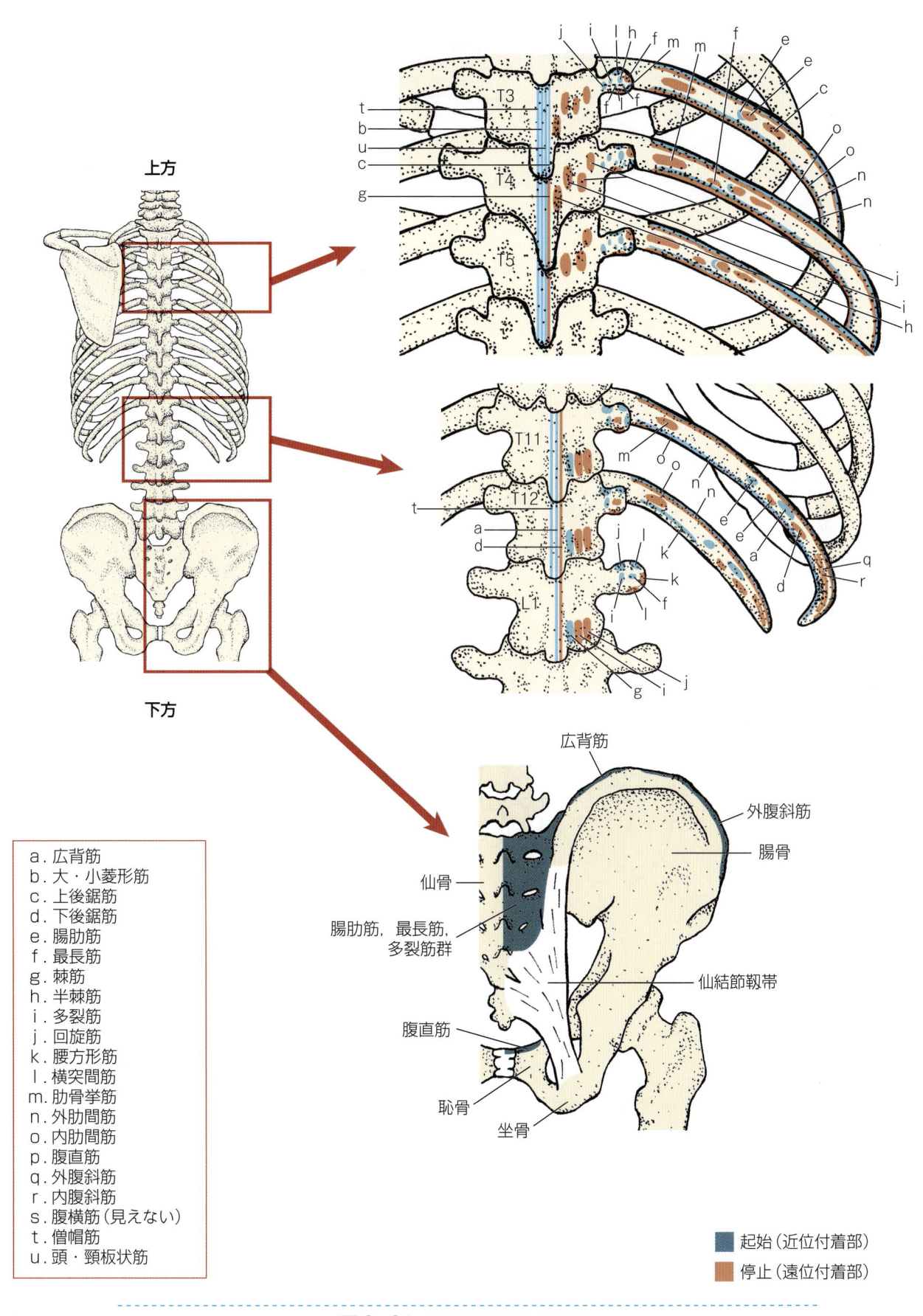

Chapter 2 骨格について 67

a. 広背筋
b. 大・小菱形筋
c. 上後鋸筋
d. 下後鋸筋
e. 腸肋筋
f. 最長筋
g. 棘筋
h. 半棘筋
i. 多裂筋
j. 回旋筋
k. 腰方形筋
l. 横突間筋
m. 肋骨挙筋
n. 外肋間筋
o. 内肋間筋
p. 腹直筋
q. 外腹斜筋
r. 内腹斜筋
s. 腹横筋（見えない）
t. 僧帽筋
u. 頭・頸板状筋

■ 起始（近位付着部）
■ 停止（遠位付着部）

図 2-31　体幹の筋付着部の後面図.

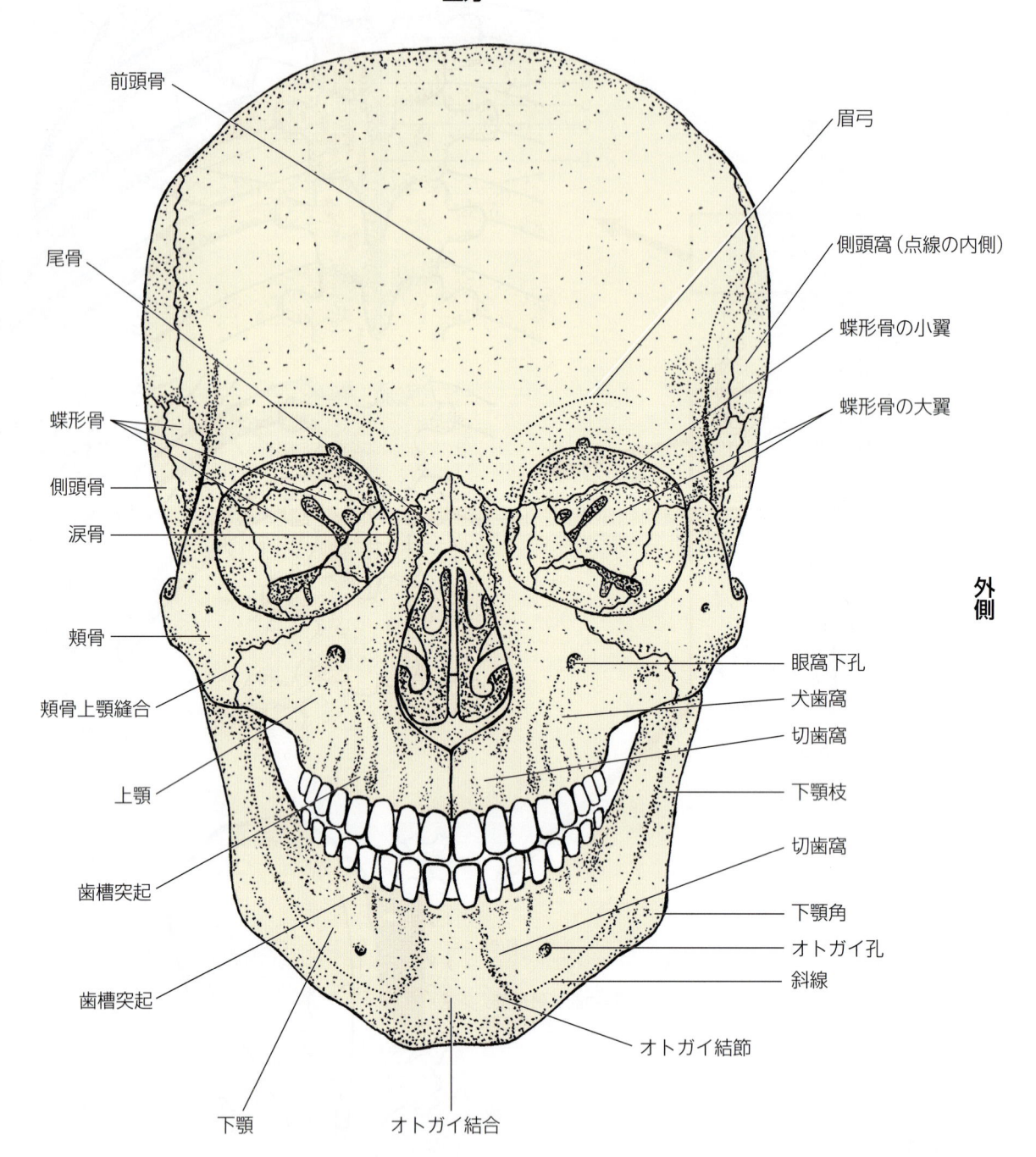

図 2-32　頭部の骨ならびに骨ランドマークの前面図.

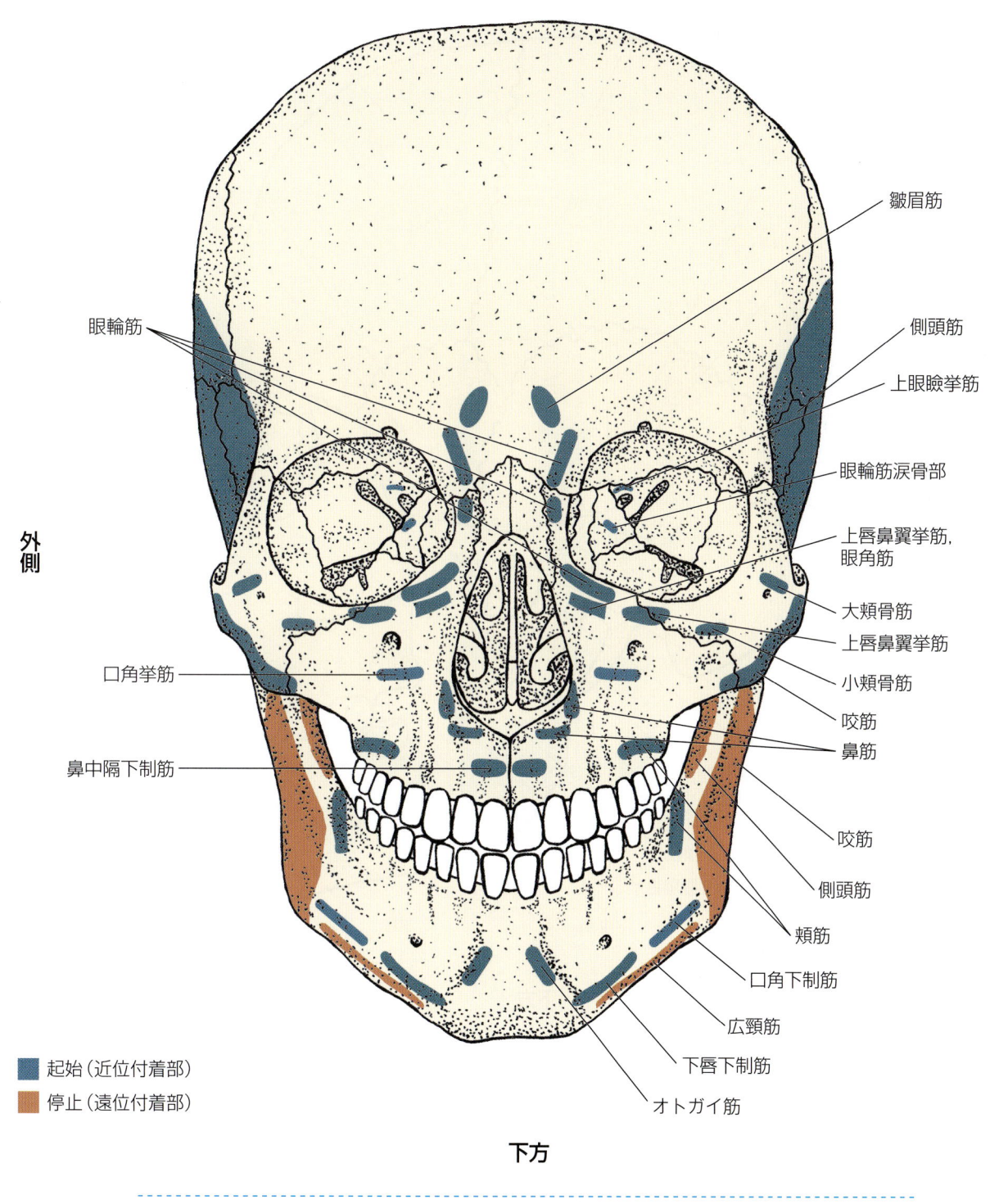

図 2-33 頭部の筋付着部の前面図.

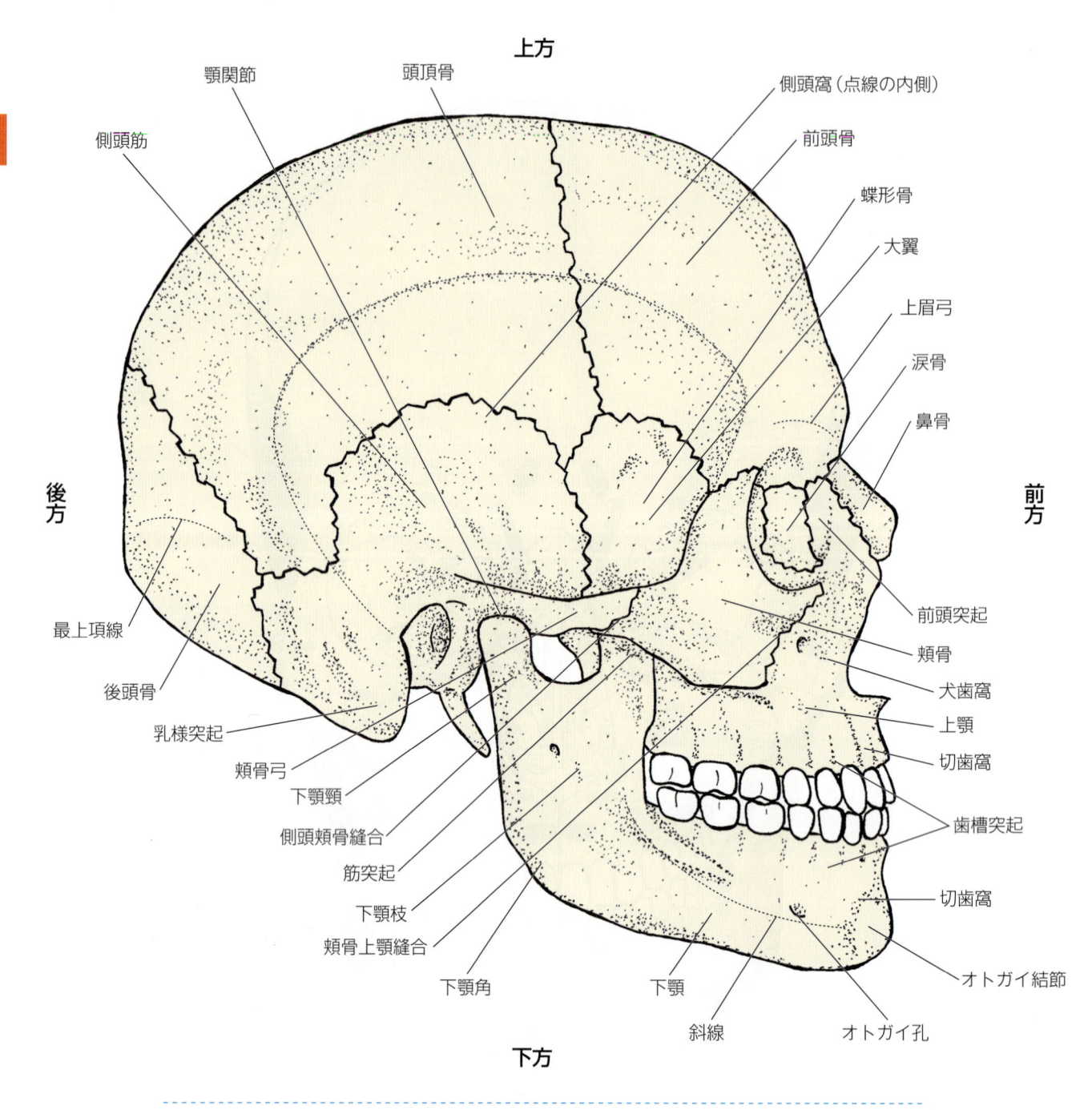

図 2-34 頭部の骨ならびに骨ランドマークの側面図.

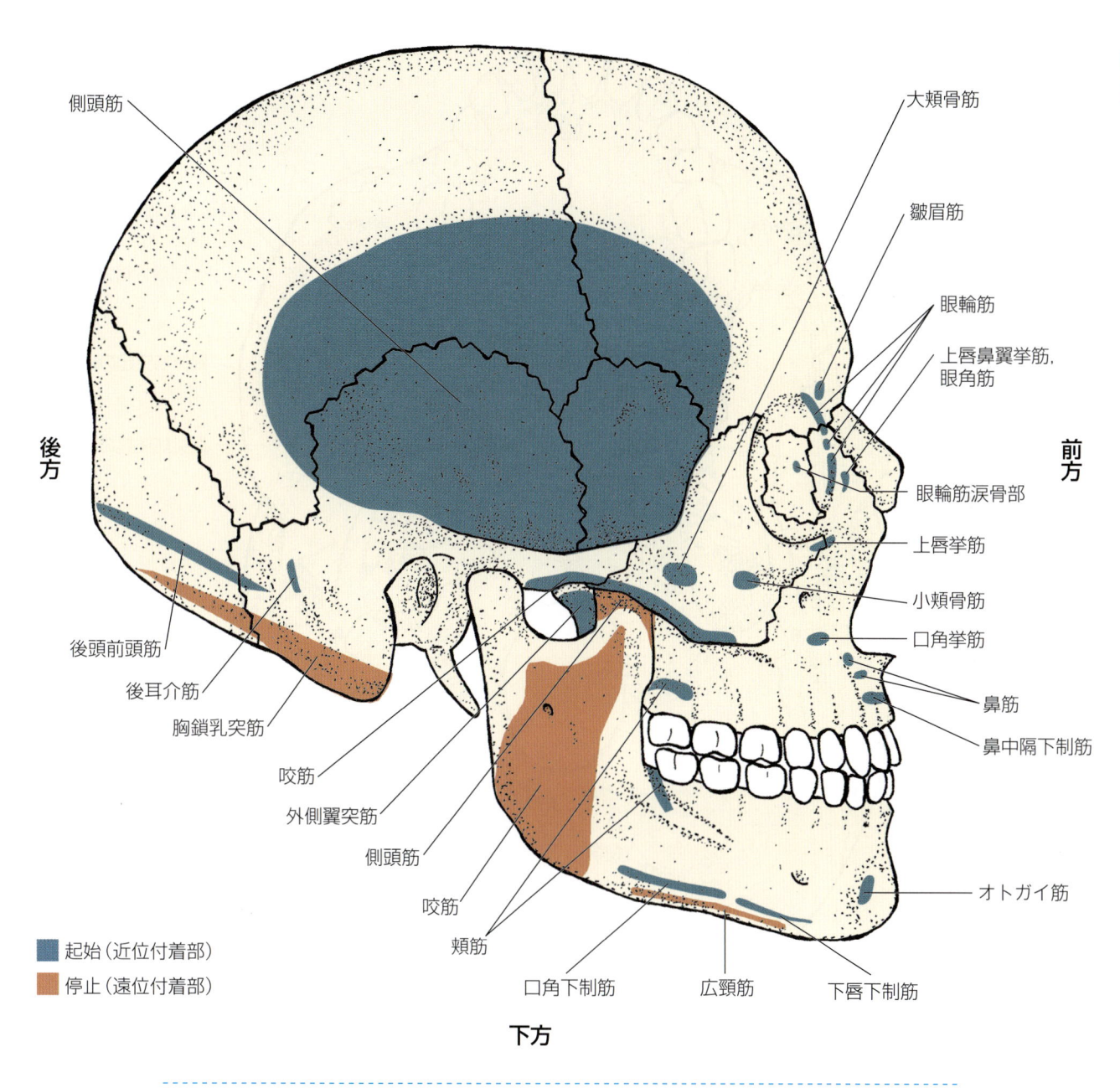

Chapter 2 骨格について 71

図 2-35 頭部の筋付着部の側面図.

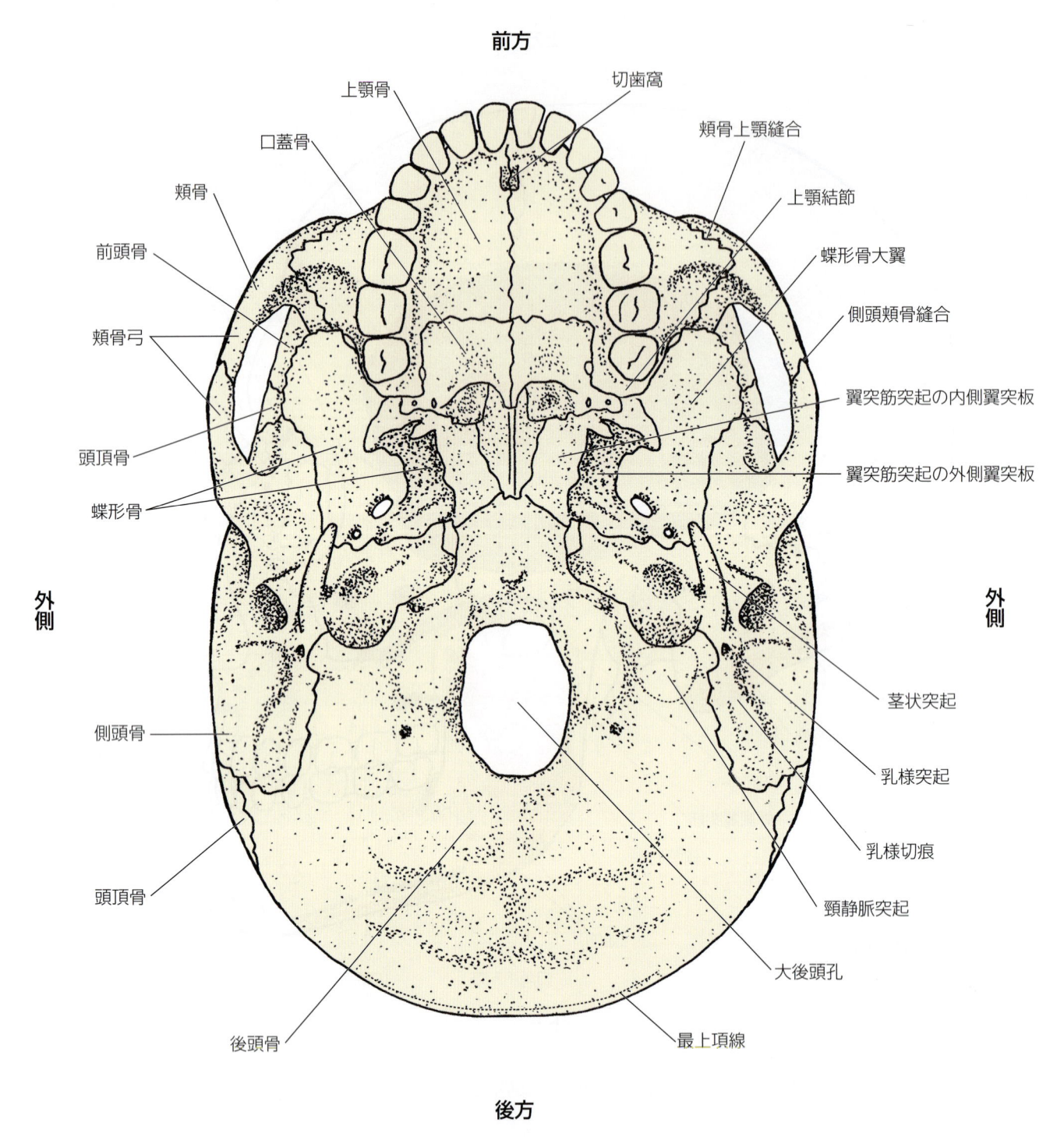

図 2-36 頭部の骨ならびに骨ランドマークの下面図.

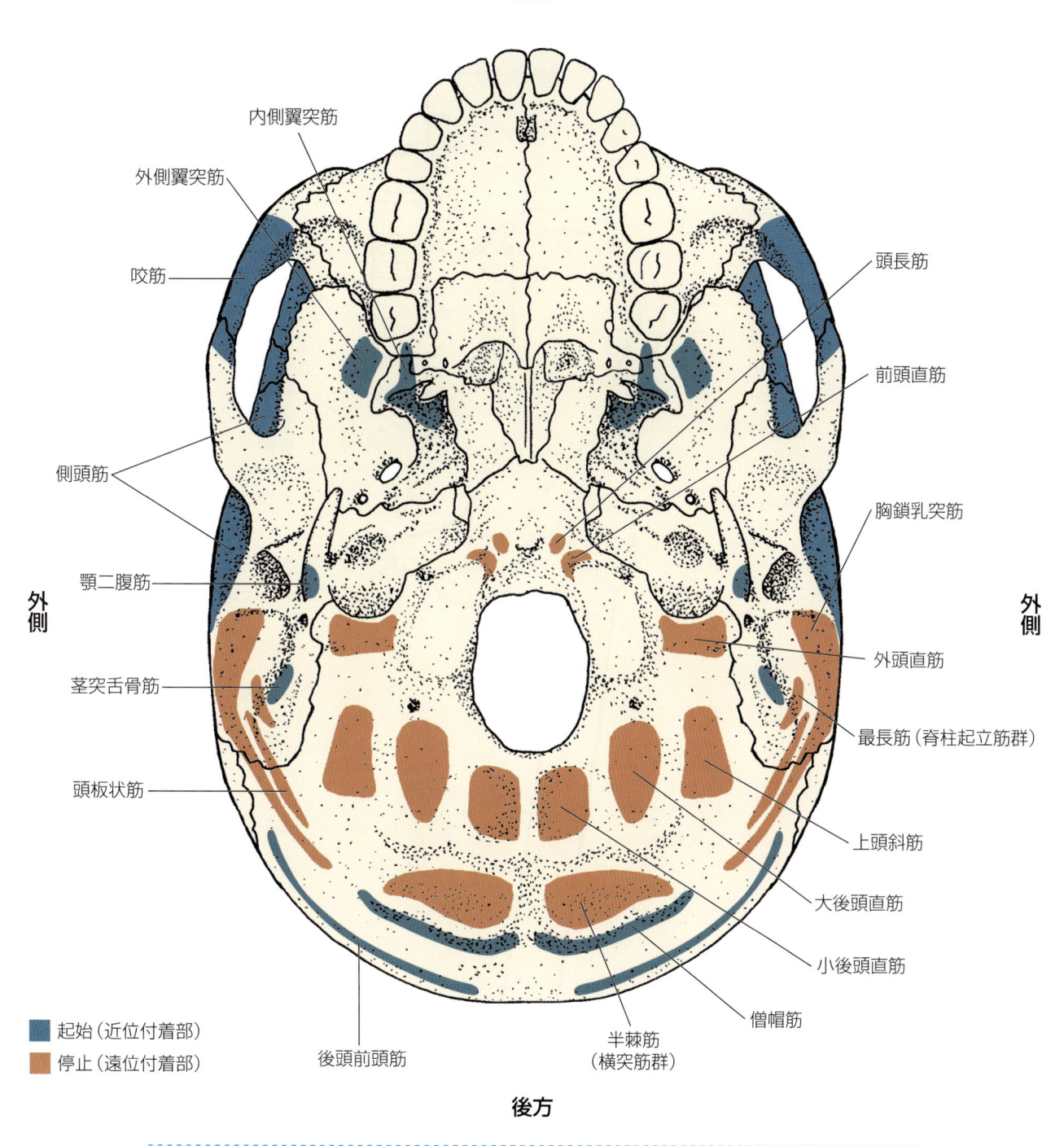

図2-37　頭部の筋付着部の下面図.

下肢帯

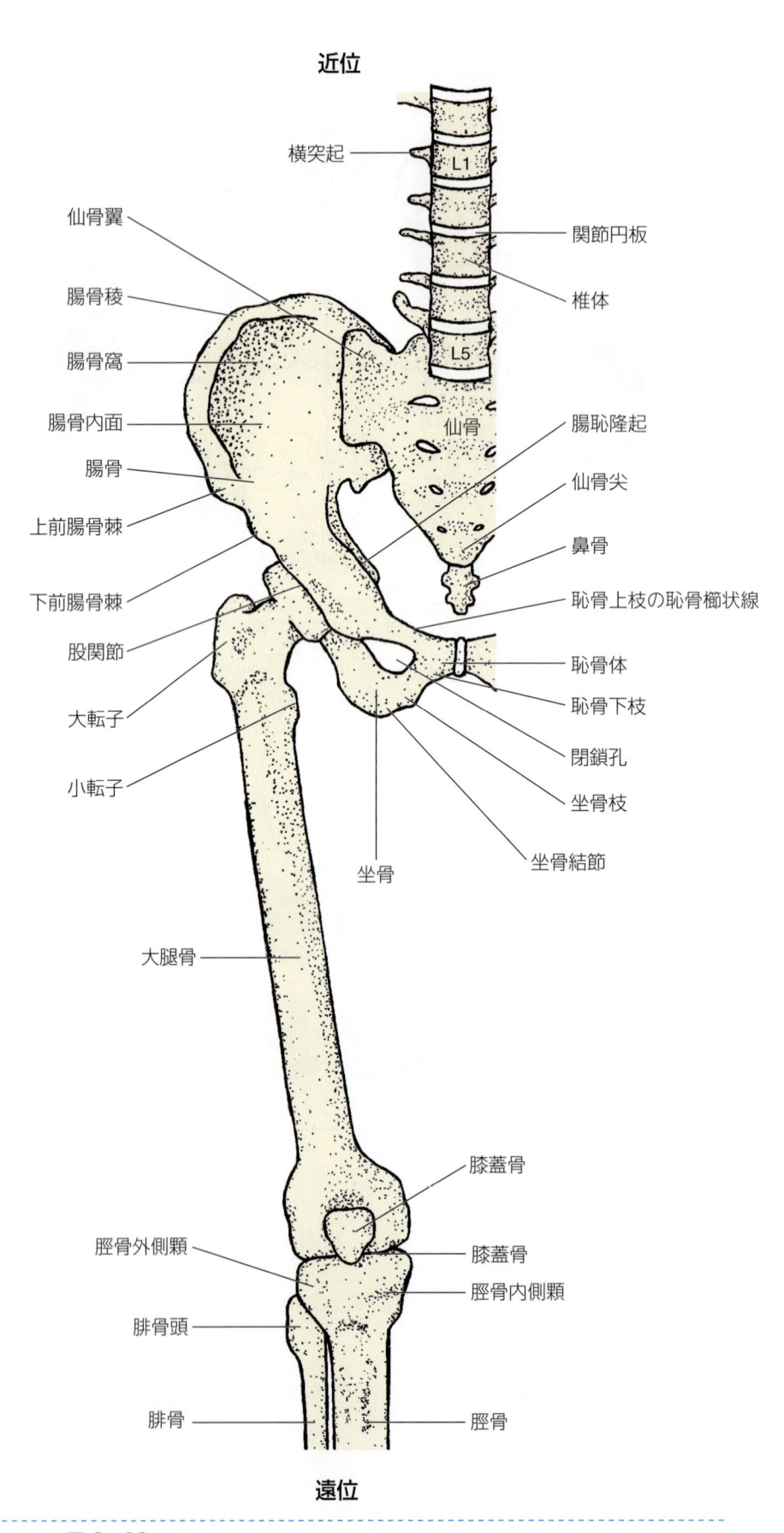

図 2-38 骨盤帯と大腿の骨ならびに骨ランドマークの前面図.

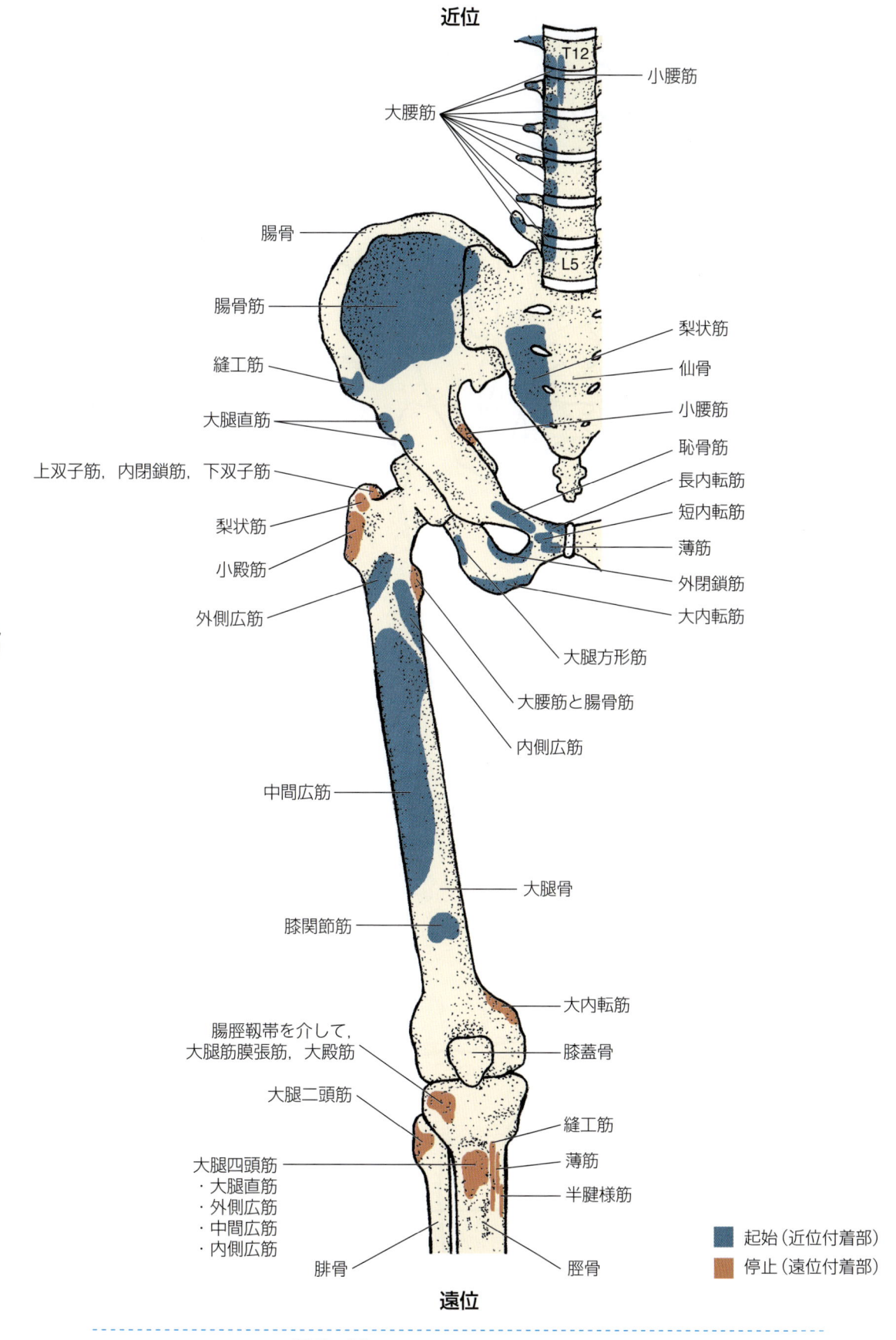

Chapter 2 骨格について 75

図 2-39 骨盤帯と大腿の筋付着部の前面図.

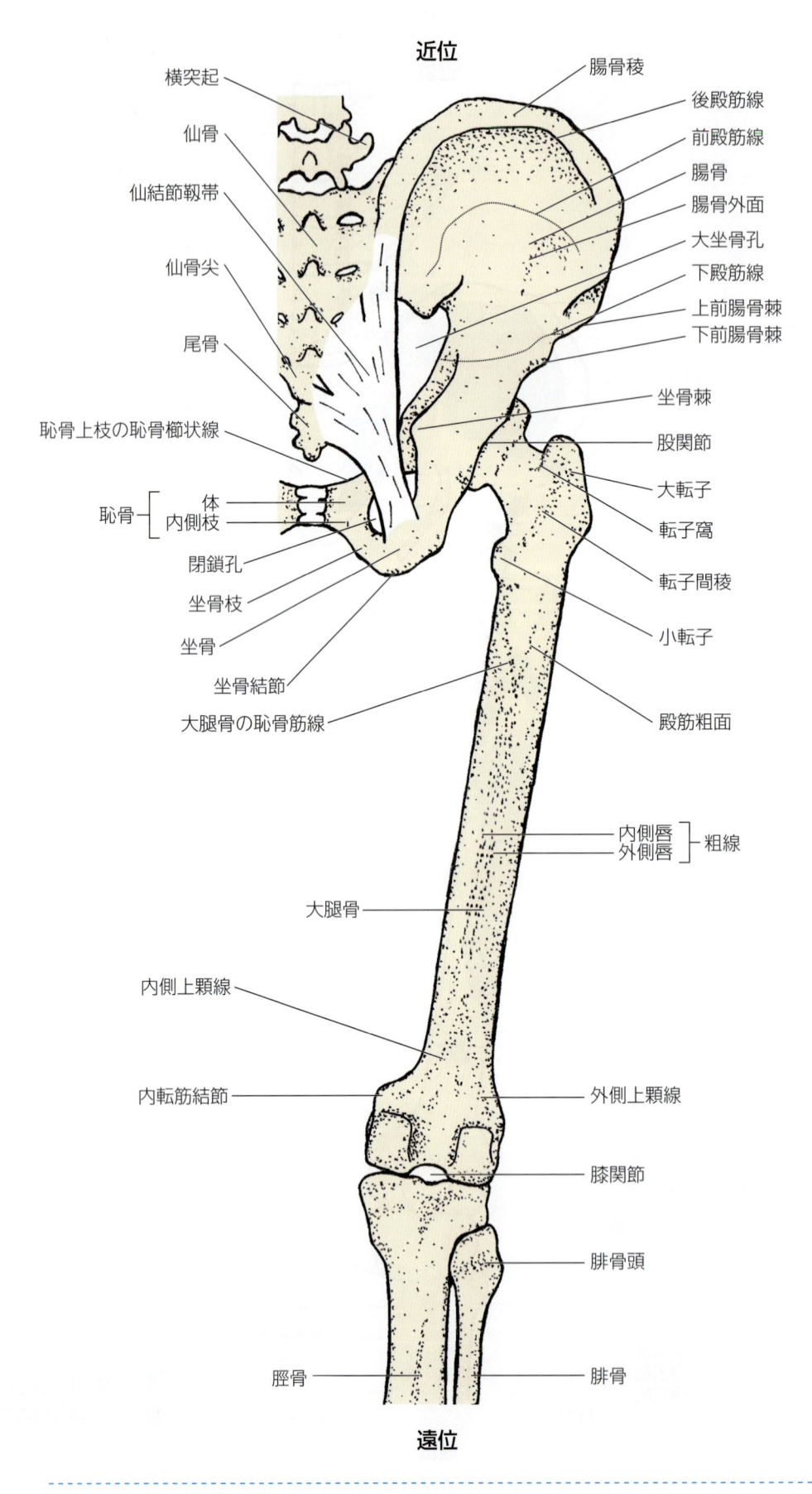

図 2-40 右骨盤帯と大腿の骨ならびに骨ランドマークの後面図.

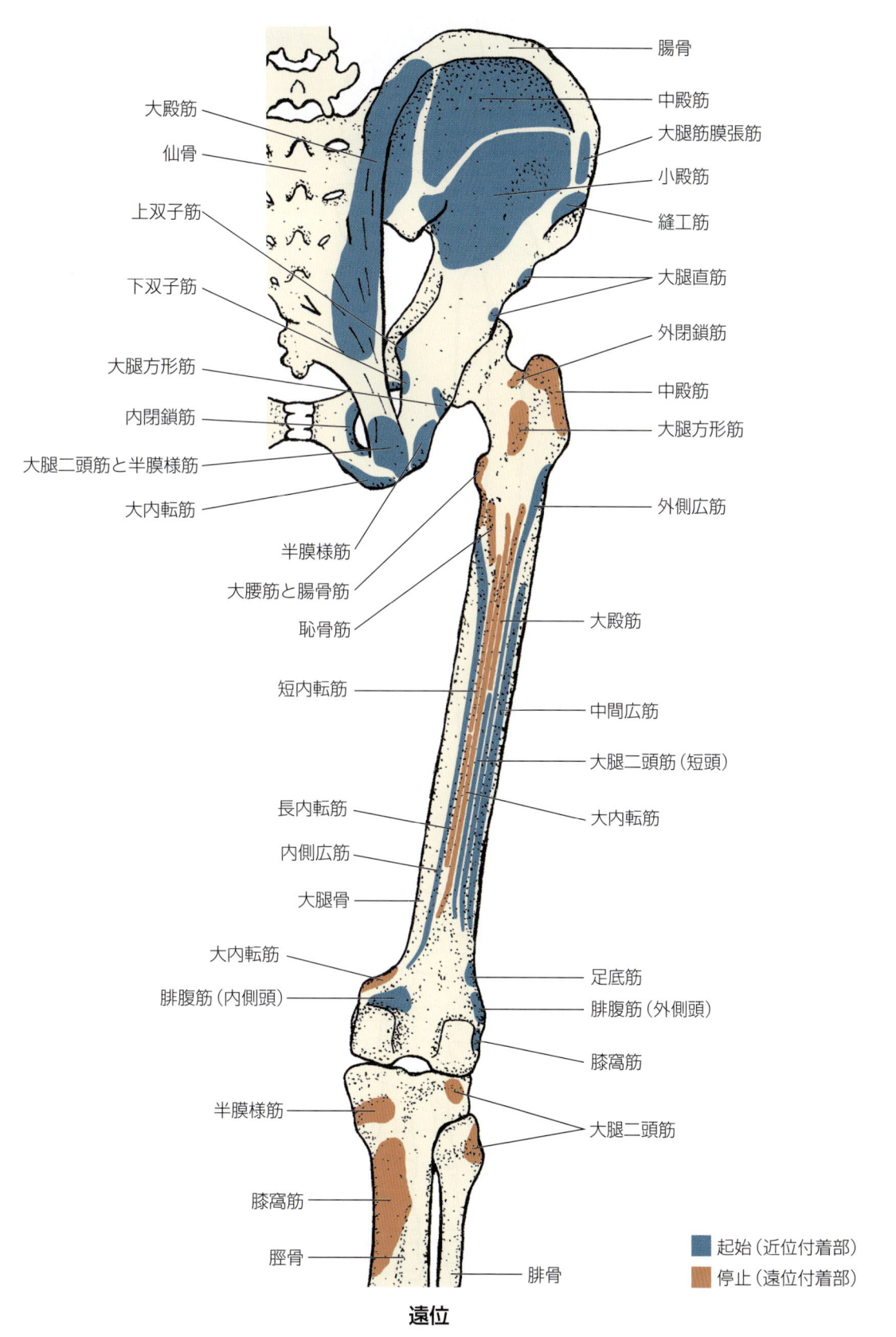

図 2-41 右骨盤帯と大腿の筋付着部の後面図.

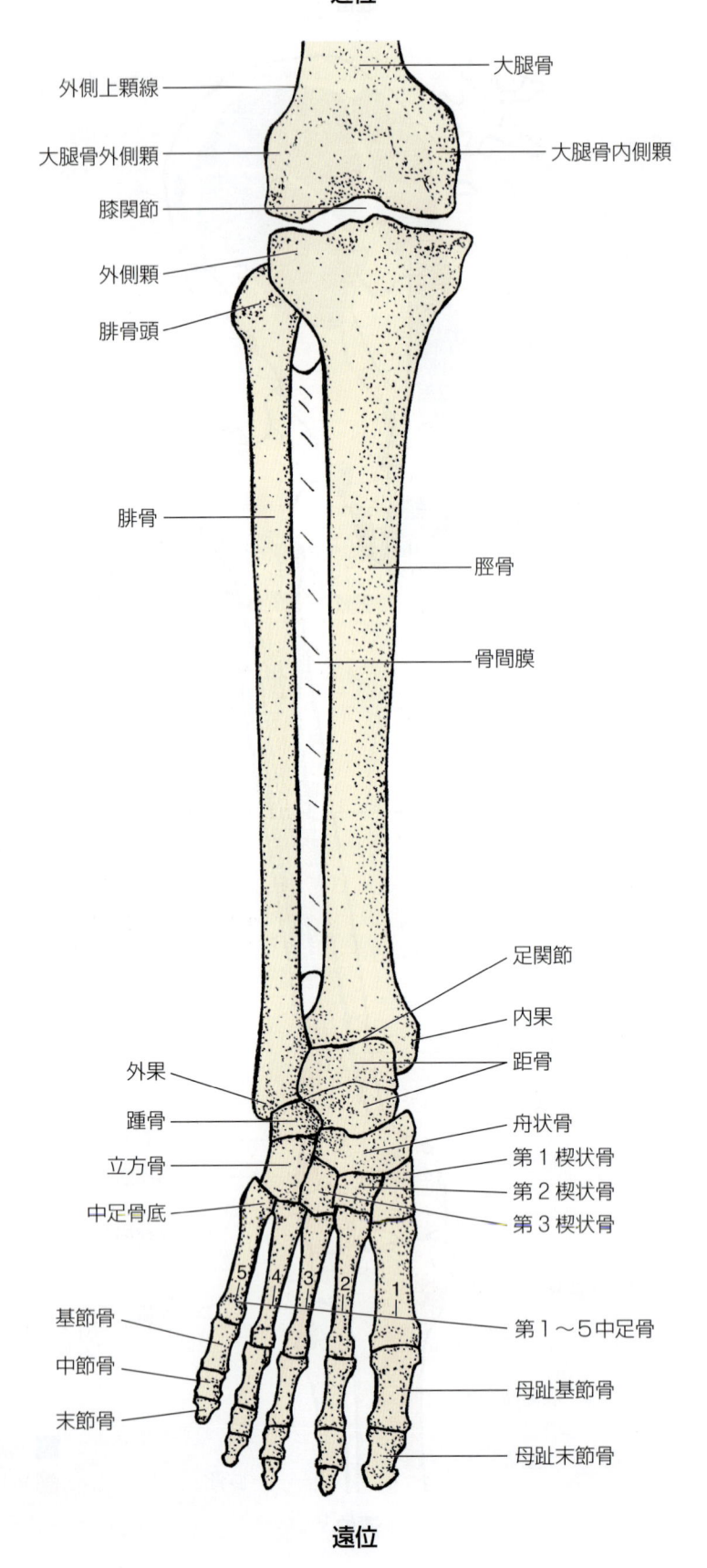

図 2-42 右下腿の骨ならびに骨ランドマークの前面図.

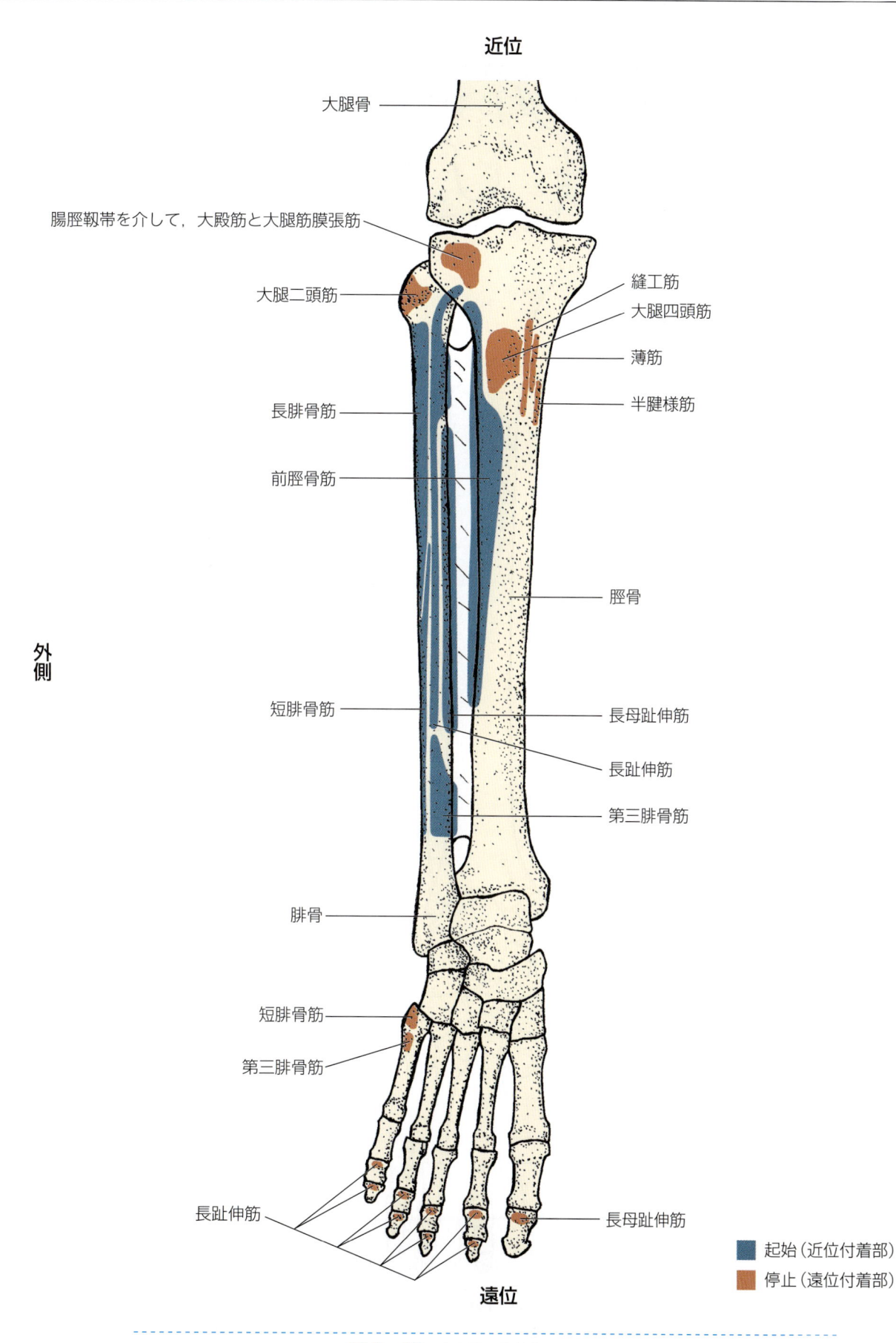

Chapter 2 骨格について　79

図2-43　右下腿の筋付着部の前面図.

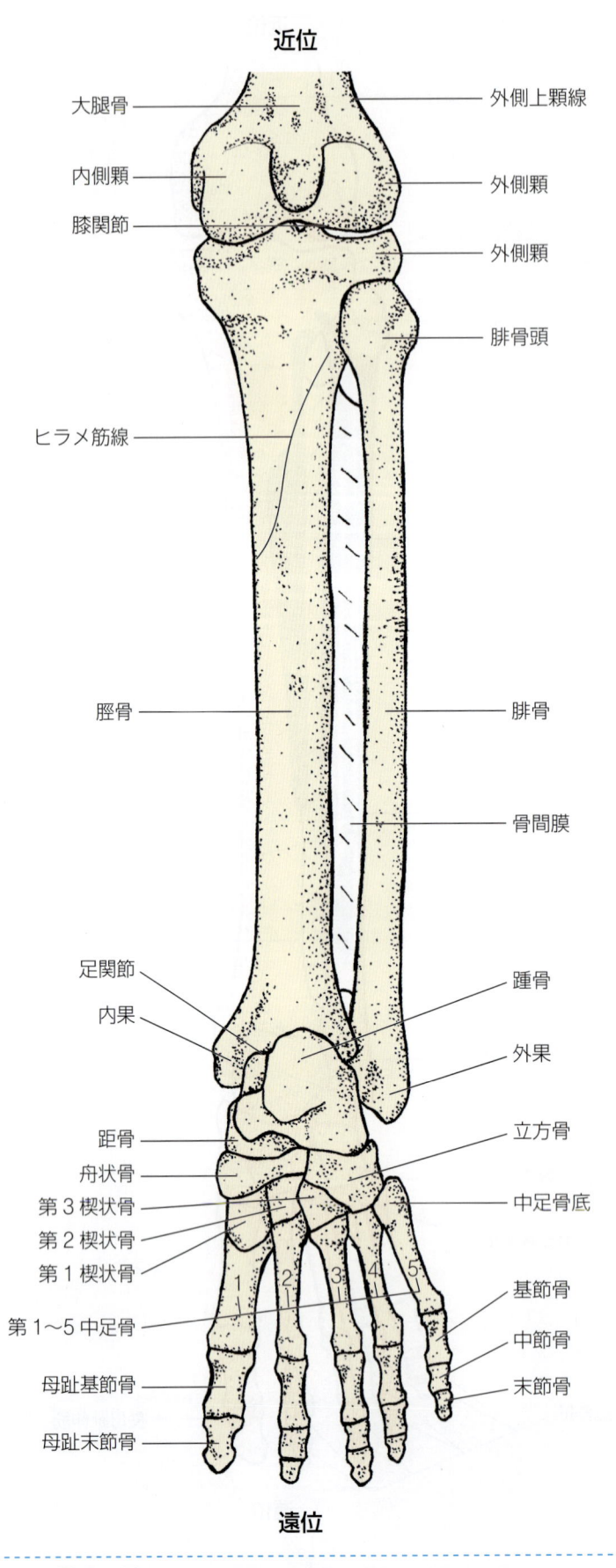

図 2-44　右下腿の骨ならびに骨ランドマークの後面図.

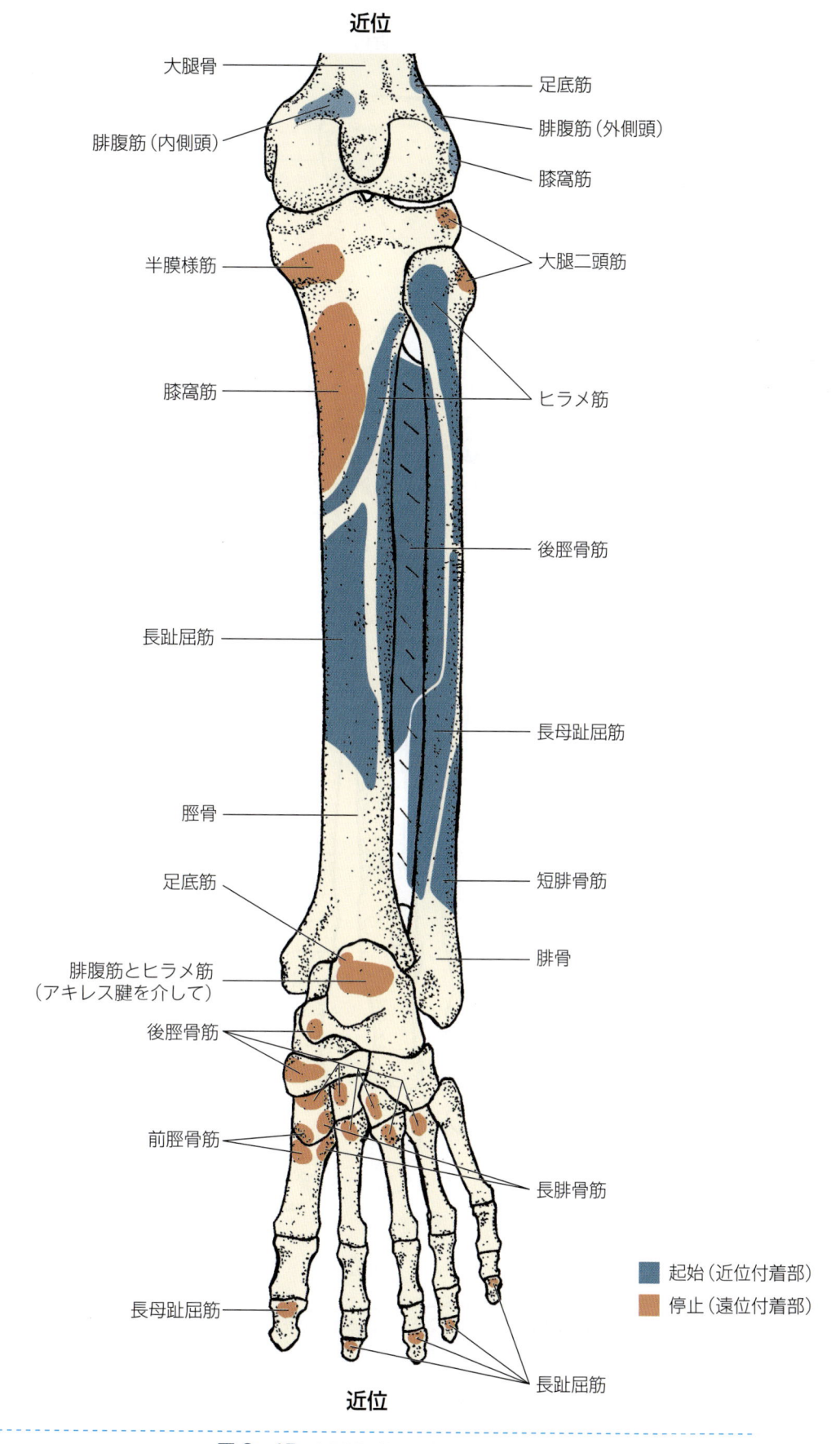

Chapter 2 骨格について 81

図2-45 右下腿の筋付着部の後面図.

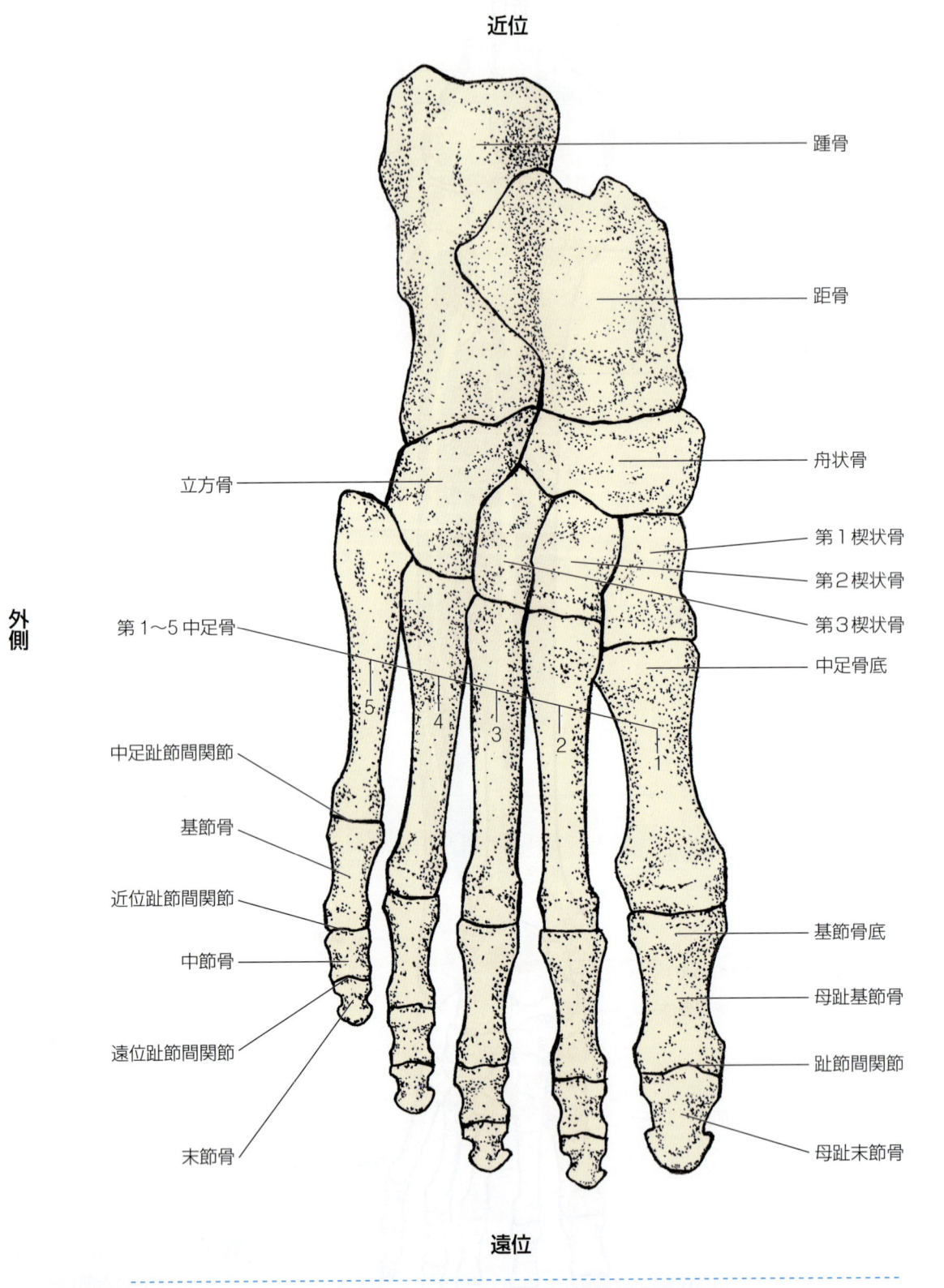

図2-46 右足部の骨ならびに骨ランドマークの背側面図.

Chapter 2 骨格について 83

近位

短趾伸筋と短母趾伸筋

短腓骨筋

第三腓骨筋

外側

背側骨間筋

背側骨間筋

短母趾伸筋

短趾伸筋

長趾伸筋

長母趾伸筋

内側

■ 起始（近位付着部）
■ 停止（遠位付着部）

長趾伸筋

遠位

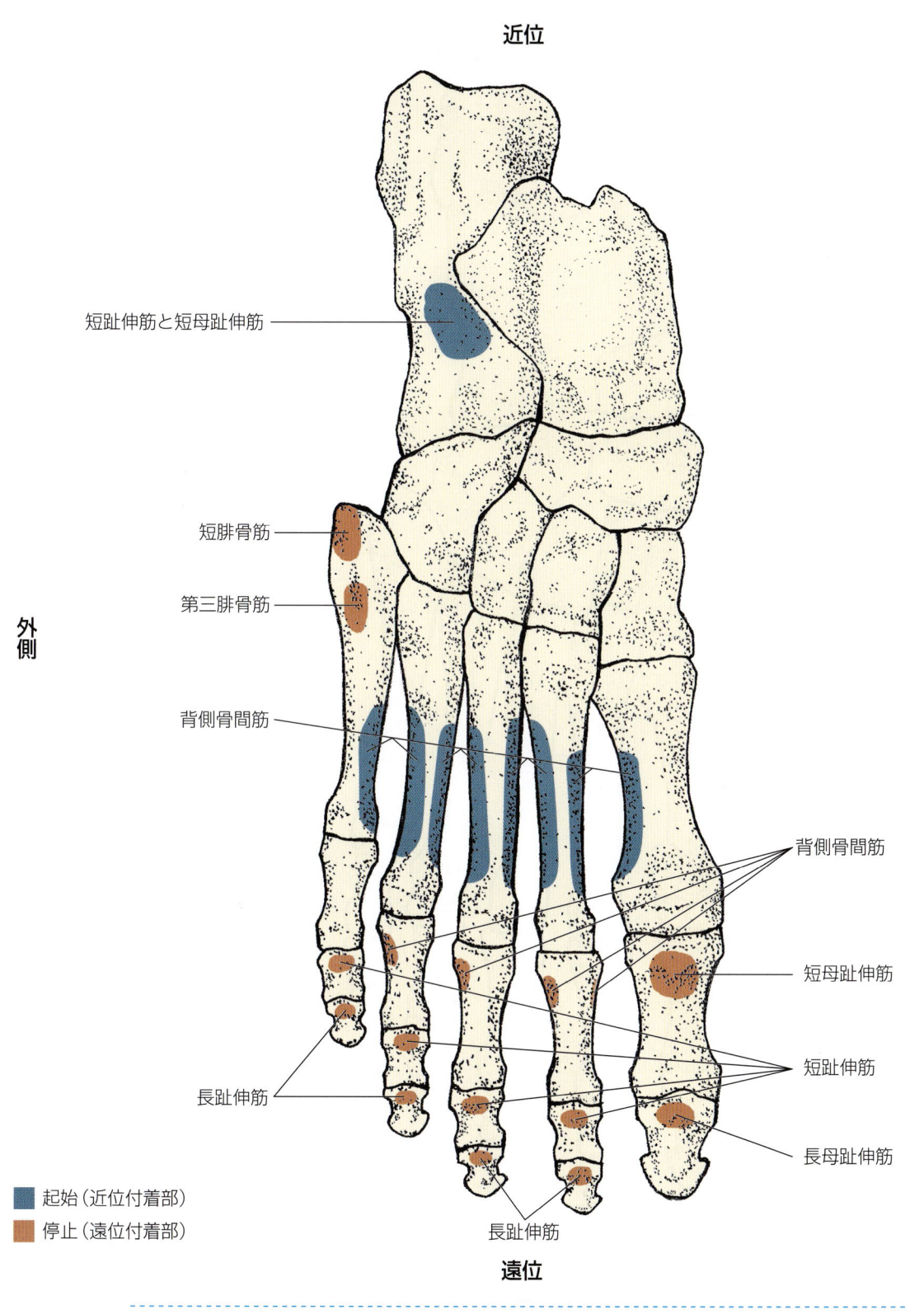

図2-47 右足部の筋付着部の背側面図．

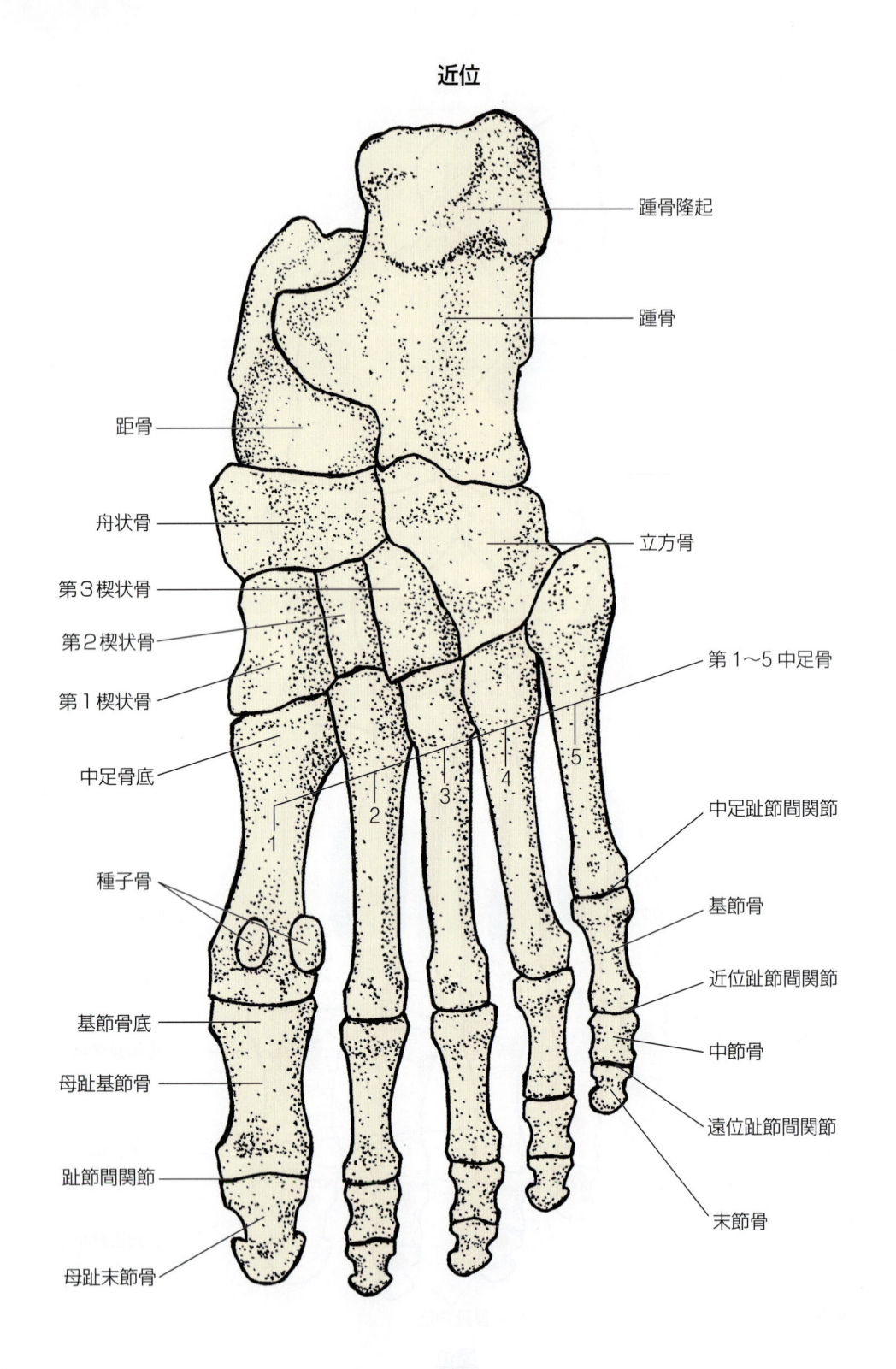

図 2-48　右足部の骨ならびに骨ランドマークの底面図.

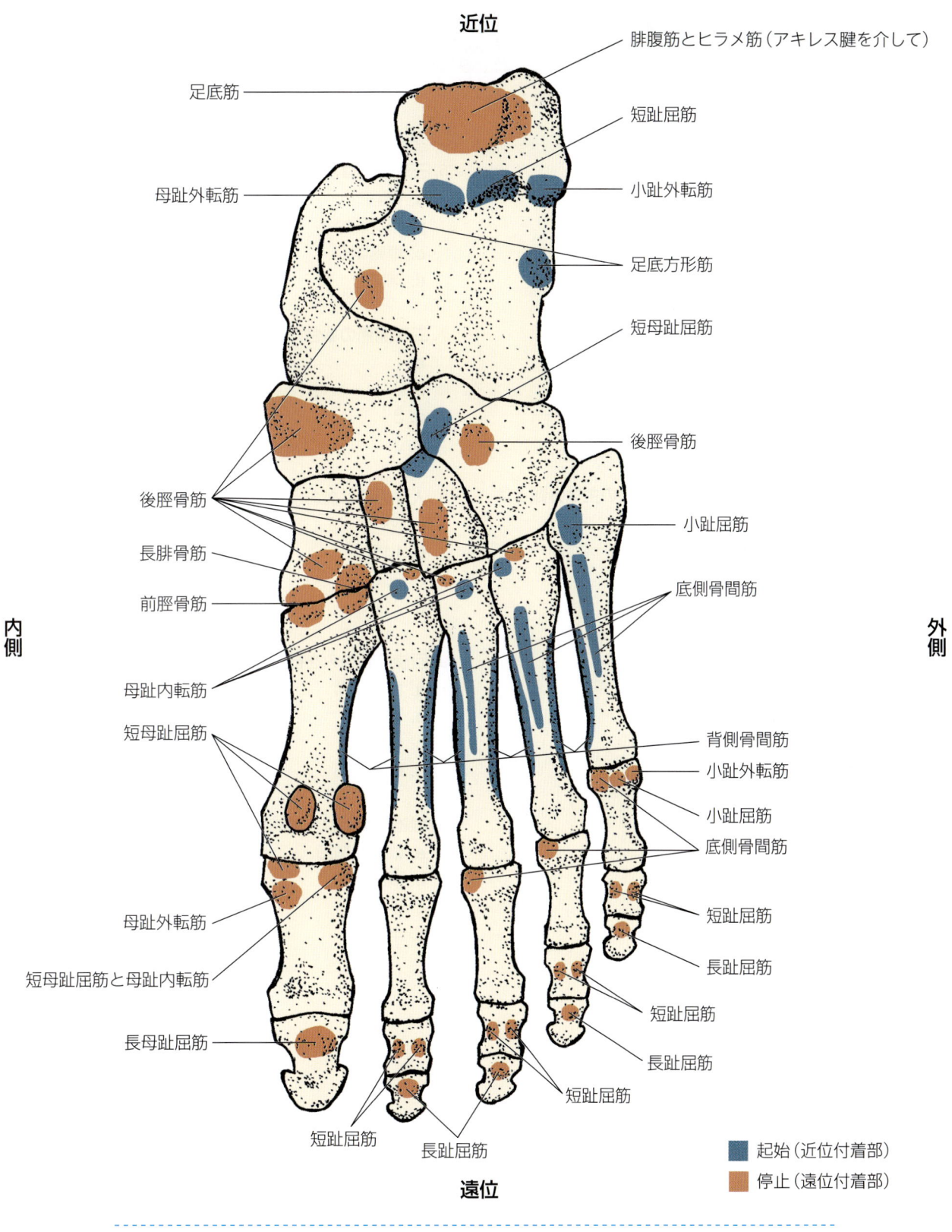

Chapter 2 骨格について 85

図 2-49 右足部の筋付着部の底面図.

復習問題

次の問題について，○をつけるか正しい答えを書きなさい．

1. 3種類の主な関節の構造的分類とは何か？
   _____
   _____
   _____

2. 3種類の主な関節の機能的分類とは何か？
   _____
   _____
   _____

3. 軸運動に基づく，滑膜性関節の4種類の主な分類とは何か？
   _____
   _____
   _____

4. 単軸関節は次のうちどれか？
   a. 顆状関節
   b. 鞍関節
   c. 車軸関節
   d. 球関節

5. 二軸関節は次のうちどれか？
   a. 鞍関節
   b. 蝶番関節
   c. 車軸関節
   d. 球関節

6. 三軸関節は次のうちどれか？
   a. 鞍関節
   b. 顆状関節
   c. 車軸関節
   d. 球関節

7. 二軸関節の場合，いくつの面での運動が可能か？
   a. 1
   b. 2
   c. 3
   d. 0

8. 人体の骨はおおよそいくつあるか？
   a. 53
   b. 145
   c. 206
   d. 312

9. 回旋運動のみを行う関節は次のうちどれか？
   a. 車軸関節
   b. 鞍関節
   c. 球関節
   d. 蝶番関節

10. 線維性関節は一般的にどのように考えられているか？
    a. 軟骨性関節
    b. 滑膜性関節
    c. 不動結合
    d. 半関節

各問題の解答・解答例については，医歯薬出版（株）の本書のwebページ
http://www.ishiyaku.co.jp/corrigenda/details.aspx?bookcode=214420 をご参照ください．

筋の機能について

CHAPTER 3

章の概要

筋は収縮力をもたらす　87
筋の収縮とは？　88
　求心性収縮　88
　逆作用　89
筋の付着名称：起始と停止か付着か　91
遠心性収縮　91
等尺性収縮　92
筋の役割　92
フィラメントの滑走説　92
筋線維構造　94
筋の学習　94
　筋の学習における5段階学習法　94
　　筋の作用を明確にする（第3段階の詳細）　96
　　質問1：筋はどの関節をまたいでいますか？　96
　　質問2と3：筋はどこで関節をまたぎますか？
　　筋はどのように関節をまたぎますか？　97
　筋の学習における機能的筋群アプローチ　97
　筋の作用を学習する視覚的・運動学的運動　97
　　ゴムバンド運動　97

たとき，それぞれの付着部を引くことができるが，収縮を求められなくなると，筋は弛緩し収縮しなくなる(BOX 3-1).

　新しい運動学用語に直面したとき，同じ語源を有する語句(すなわち，英語の綴りが似ている用語)があるかどうかを決定することが，通常非常に便利である．このことは，意味を記憶していなくても直感的に新しい運動学用語を理解することを助ける．筋の働きについて学習するとき，筋が働いている事を示す適切な用語は収縮である．しかしながら，この場合，収縮という言葉の英語の定義と関連づけて筋収縮を理解しようとすれば，逆効果である．英語において，「収縮する」という意味は「短くなる」ということである．これは，多くの学生が筋は収縮すると長さが短くなると想定することになる．このことが必ずしも真実ではなく，この想定をもつことによって，筋機能の本質を捉える能力を邪魔することがある．実際，大部分の筋収縮は，筋の短縮という結果をもたらさない．この方法で筋機能を調べていくことは，筋機能がどのようなものであるのかという多くを見落とすことにつながる．

BOX 3-1

　単純な「引っ張る機構」以外に筋は何もなさないということが，筋がもたらす運動パターンの驚くほど神々しい複雑さを軽減するものではない．どの筋も引っ張ることは単純な機能である．しかしながら多くの筋の異なる側面として，相互に協力し時系列的に連続して作用したりする時など，多くの単純な引っ張る力が合わさることで運動パターンの驚くほどなめらかで複雑な結果をもたらすのである．

筋は収縮力をもたらす

　筋機能の本質は，筋が収縮力を作り出すことである．それは極めて明快なことである．筋が収縮したとき，中央に向かって収縮力を作り出す．この作用は，筋の付着部に対して収縮力を生じさせる．この収縮力が十分に強い場合，筋は短縮することが可能となり，筋が付着している片方あるいは，両方を動かすことができる．さらに，この収縮力は両方の付着部で等しいということが重要である．筋は筋の付着部を選択的に引っ張ったり，その他のことをしたりすることはできない．事実，筋は単純に「引っ張る機構」以外の何者でもない．神経系のシステムから収縮を求められ

87

筋の収縮とは？

　筋が収縮すると，筋は短縮しようとする．実際に筋が短縮するかどうかは，短縮に対抗して作用している抵抗力に対する収縮力の強さに基づく．筋が短縮するためには，筋の付着部の片方あるいは両方が動かなければならない．したがって，短縮に対する抵抗は，通常，筋が付着している身体の部分の重量である．上腕の上腕骨から前腕の尺骨に付着する上腕筋をみてみよう（図3-1）．

　上腕筋が収縮し短縮すれば，前腕が上腕に向かって，あるいは，上腕が前腕に向かって，さらにその両方が動く．前腕の動きに対する抵抗は，前腕の重量に前腕とともに動かなければならない（つながっており一緒に移動する）手部の重量を加えたものである．上腕の動きに対する抵抗は，上腕が前腕に向かって動くときに，上腕の重量と（上腕につながっており一緒に移動する）上部体幹の大部分の重量を加えたものである．その結果として，上腕筋が収縮し短縮するためには，前腕（と手部）もしくは上腕（と上部体幹）の重量よりも大きな力を発揮しなければならない．前腕と手部の重量は上腕と上部体幹の重量よりも小さいため，上腕筋が収縮し短縮すると，たいてい上腕ではなく前腕が動く．したがって上腕筋が収縮し短縮するために生成しなければならない最低限の力は，付着部の軽い側（前腕）の重量である．

　しかしながら，例えば上腕筋が短縮するのに十分な収縮をしていなかったとしても，付着部を引っ張る力を発揮していることを理解することは重要である．この収縮力は，筋骨格系機能の重要な役割を果たしている．筋の機能を記述するときに，短縮性収縮を行った場合の関節運動を示す用語がたいてい用いられる．そのため，傾向としては筋の短縮性収縮に焦点を合わせており，短縮しないときの収縮の重要性は見落とされている．

求心性収縮

　筋が収縮し短縮しているときに，何が起こっているのかを最初にみてみよう．筋の短縮性収縮は，求心性収縮と呼ばれる．この「求心性」という用語は，「中心へ」という意味である．言い換えれば，求心性収縮が起きているとき，筋は中心に向かって動く．前述したように，筋が収縮し短縮すると，付着部の少なくとも一方は動かなければならない．求心性収縮の考え方を典型的な筋をもとに説明しよう（図3-2）．

> **BOX 3-2**
>
> 　一般的な筋は2つの骨に付着しそれらの間の関節をまたぐ．しかしながら，2つ以上の骨に付着したり，2つ以上の関節にまたいだりする筋もある．筋収縮の基本的概念を理解するためには，2つの骨に付着し1つの関節をまたぐ典型的な筋を例にする．

　筋は2つの骨に付着し，それらの間に形成される関節を

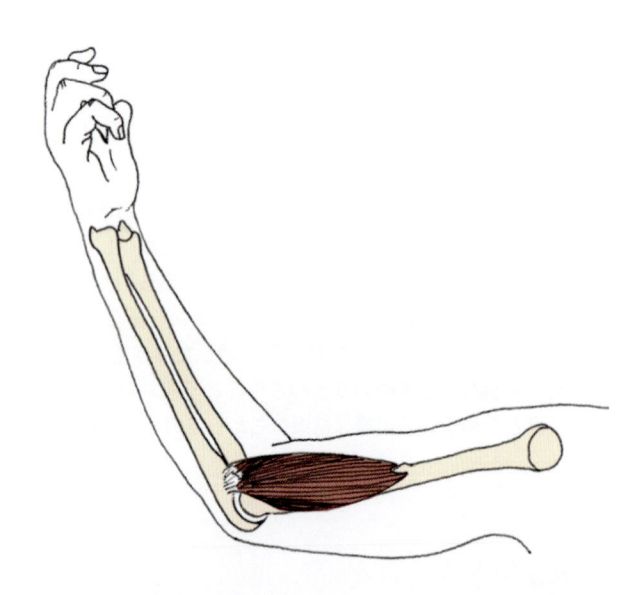

図3-1　上腕筋は上腕骨から尺骨に付着している．上腕筋が収縮し短縮すると，前腕が上腕に向かって動くか，上腕が前腕に向かって動く．

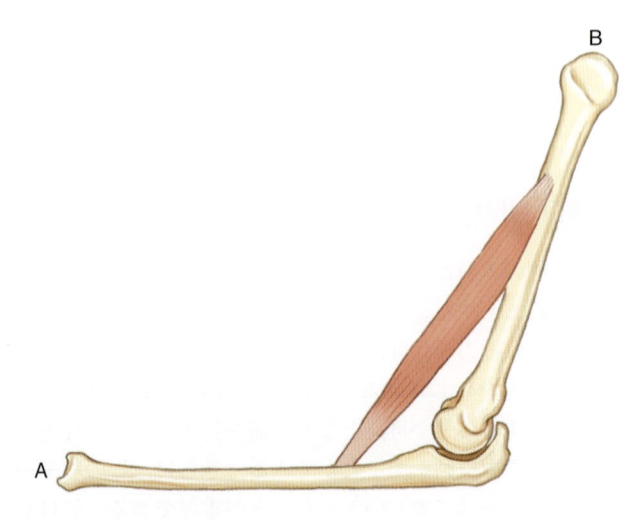

図3-2　典型的な筋を示している．骨Aと骨Bに付着し，それぞれの骨の間にある関節をまたいでいる．

またいで走行する(BOX 3-2). 付着部の一方をAと他方の付着部をBと呼ぶ. 筋が収縮するとき, 両方の骨を引っ張る力を作り出す. この収縮力が十分な強さであれば, 3種類の求心性収縮が起こることができる. (1)骨Aを骨Bに向かって引っ張ることができる, (2)骨Bを骨Aに向かって引っ張ることができる, (3)骨Aと骨Bがお互いに引き合うことができる(図3-3). 動く骨を移動肢として表現し, 動かない骨を固定肢として表現する. 求心性収縮が起きると, 付着肢の少なくとも1つは移動し動く. 筋が収縮し付着肢の一方あるいは両方を動かすのに十分な力を生成したとき, 付着部が動くことによって, 関節の動作筋として主動作筋や共同筋と呼ばれる. この筋の収縮したときの動きを求心性収縮と定義する.

もう少し求心性収縮について調べてみると, 移動側の付着がいずれになるのかという疑問がでてくるが, その答えとしては, 抵抗する力の弱い方が動くということになる. その付着は通常, 軽量の方である. 四肢の筋をみてみると, 軽量な付着は通常, 遠位である. 上肢においては, 手部は前腕よりも軽く, 前腕は上腕よりも軽量である. そして, 上腕は肩甲帯や体幹よりも軽量である. 下肢については, 足部は, 下腿よりも軽量であり, 下腿は大腿よりも軽量であり, そして大腿部は骨盤帯よりも軽量である. 前述したように, 近位の付着側を動かすためには, 多くの重量と抵抗を有する身体の中心を動かす必要がある. そのため, 求心性収縮を行うときには, たいてい遠位側が動く. このような理由から筋の関節運動の作用を学習するときには, 近位付着側を固定し, 遠位付着側を動かすことを表現し観察させる. そしてこれらの作用が標準的な筋の作用とされる.

逆作用

筋の最も一般的で標準的な作用は, 近位の付着部が固定されていて, 遠位の付着部が動くというものであるが, これはすべての場合ではない. 事実, これ以外のこともある. 肘関節を走行する上腕筋の求心性収縮をみてみよう. 上腕筋が収縮するとき, 遠位付着部が近位付着部に向かって動く, すなわち, 前腕と手部が上腕に向かって動く(図3-4, A). しかしながら, もし手が鉄棒のような動かないものを握っていたら, 鉄棒が壁からはぎ取られない限り, 手が固定され, 前腕も固定されることによって動くことができない. したがって, 前腕よりも上腕に加わる抵抗力が小さくなり, 上腕筋が上腕(一緒に動く体幹と)を動かす十分な力を発揮すれば, 上腕が前腕に向かって動き, 人が持ち上げられるであろう(図3-4, B). 遠位付着部が近位付着部に向かって動くのに対して, 近位付着部が遠位付着部に向かって動くとき, これを逆作用と呼ぶ. したがって, この文脈では, 肘関節において前腕が上腕に向かって屈曲することが典型的な標準の作用であり, 上腕が前腕に向かって屈曲することが逆作用となる. 筋のすべての標準的な作用に対して, 逆作用は常に理論的に可能である.

逆作用がどのくらいの頻度で生じるかは, 身体の部位によって様々であり, どのような運動や作用をするかに基づ

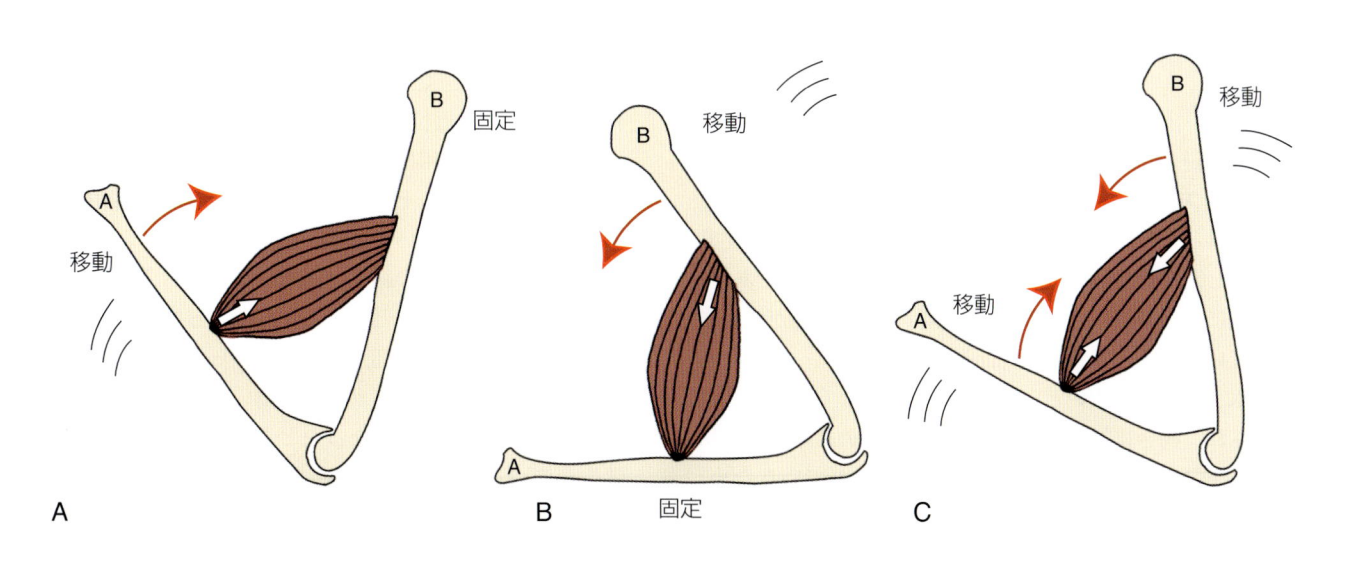

図3-3 筋が求心性収縮をした場合, 3つのうちの1つの動きがもたらされる筋が付着する筋をAとBと呼ぶとき, A, 骨Aが骨Bに向かって動く. B, 骨Bが骨Aに向かって動く. C, 骨Aと骨Bがともに動く.

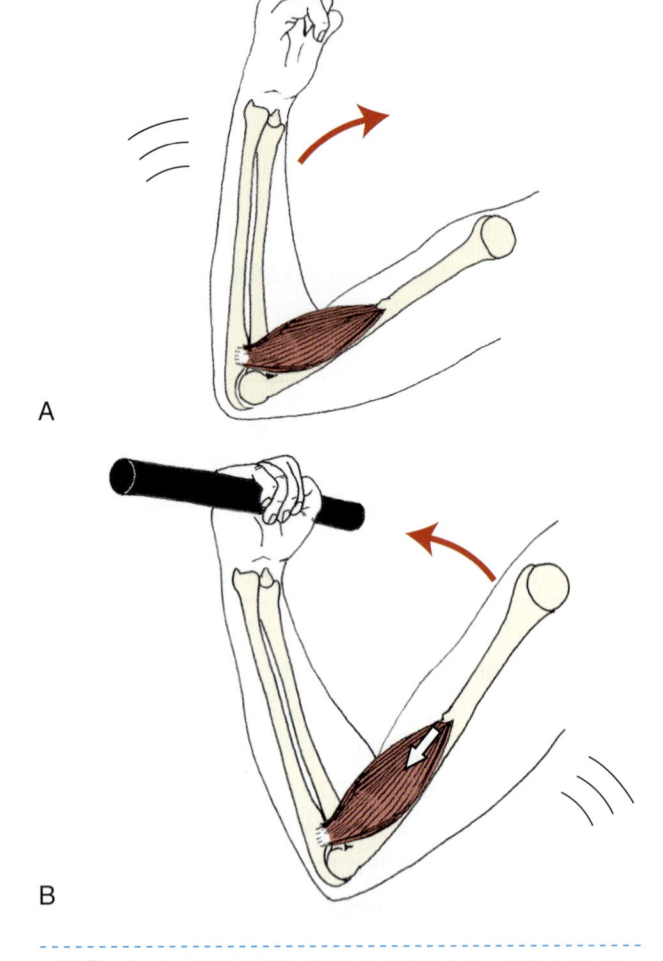

図 3-4　A，遠位の前腕が近位の上腕に向かって動くというのが上腕筋の標準的な動作である．B，手が固定されたとき，近位の上腕が遠位の前腕に向かって動くという逆作用が起きる．

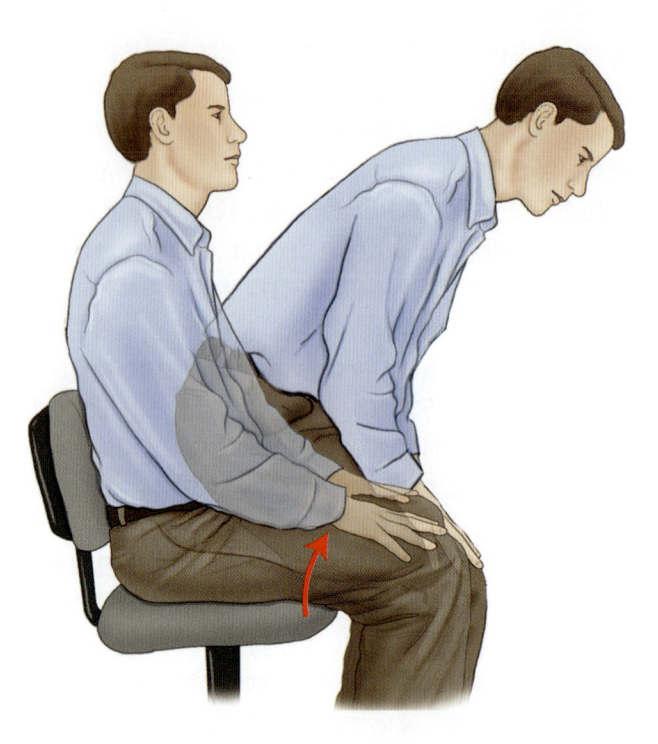

図 3-5　座位から立ち上がるとき，大腿四頭筋は，膝関節において大腿部を伸展するという逆作用を形成する．言い換えれば，近位の大腿に対して遠位の下腿が伸展するのではなく，遠位の下腿に対して近位の大腿が伸展する．

いている．上肢においては，手が動かないものを握っているときに逆作用はたいてい発生する．図 3-4B のような鉄棒が 1 つの例である．日常生活のなかの他の例としては，階段を昇ったり座位から立ち上がったりするときに手すりを使用したり，障害者が手すりを用いたりするときである．

下肢においては，立位，座位，歩行など，足部が地面についているときが非常に多く，逆作用が非常に一般的である．氷上や滑りやすいところ以外では，少なくとも片足は固定され，動きに対して抵抗している．その結果，足部に対して下腿が動く．同様に，遠位が固定されているため，大腿部が下腿に対して，骨盤帯が大腿部に対して動く．

優れた例は，大腿四頭筋群を使って座位から立ち上がるときである（図 3-5）．大腿四頭筋群は，膝関節において下腿を伸展するものとして基本的には考えられている．しかしこの場合，それは膝関節において大腿部を伸展させるという逆作用をもたらしている．膝関節において大腿部が伸展することによって，固定された体幹は持ち上げられる．座位から立ち上がるときに，大腿前面で大腿四頭筋群を触知していると，容易にそれらの筋収縮を感じることができる．事実，この反復的な日常生活のなかでの使用によって，大腿四頭筋群は大きく，力強いものとなっている．

体軸においては近位や遠位という用語は使わない．通常，標準的な筋の作用は上部が下部に向かって動くというものである．これは，上部の体幹（頭部，頸部，上部体幹）が下部体幹に比べて軽いことと，座位や立位においては下部体幹が固定され，その結果として，動きに対する抵抗がより大きいものであることによる．したがって，体幹筋が，下部体幹を上部体幹や頸部，頭部に向かって動かすときが逆作用となる．例えば，ベッド上で動いたり，床上運動をしたりするように，臥位となったときに逆作用が起きる．

学生が筋の系統的機能と特別な作用を最初に学習するとき，あまり堅い考え方に固執し，求心性収縮時には遠位（上位）の付着部が動くものとして筋をみることがないようにすることは重要である．逆作用は常に理論的に可能であるということを思いだそう．非常にまれなものや頻繁に発生するものがあるかもしれないが，日常生活の動作様式な

らびに活動において不可欠な役割を果たしている．本書においては，筋について解説するときには，標準的作用および逆作用の両方を示している．

筋の付着名称：起始と停止か付着か

　筋の付着部の従来の呼び方は，一方を起始，他方を停止と表現するものである．正確な定義には違いがみられるが，起始はより固定されている側の付着であり，停止は動作側の付着とたいてい定義されている．近位の付着がたいてい固定された側となり，遠位が動く側となる．いくつかの医学辞書においても，起始をより近位の付着，停止を遠位の付着としている．

　近年，起始と停止という言い方は有意に減ってきている．おそらくその理由は，最初に，通常，筋の一方の付着が固定されていると学習した学生は，常に固定されていると考えてしまう傾向がある．この信念は停止部を固定させ起始部を動かすという逆作用を無視する傾向があるため，学生が筋機能をみるときの柔軟性を乏しくすることにつながる．患者に対して筋の知識を適用していくときに，これらの逆作用を実際にどのように適用できるかが学生の差につながる．

　これらの理由より，単にその場所を記述することで筋の付着部と呼ぶことに賛同が得られている．もし起始を近位付着部，停止を遠位付着部と定義することが可能であれば，なぜ起始と停止というような呼び方をせずに，近位と遠位の付着として呼ばないのだろうか？　あるいは，筋が上下，あるいは内外に走行するなら，場所の名前を使用して単純に呼ぶことはそれほど簡単ではないにしても，それでも学生が筋線維の方向を理解できるという利点がある．これは，学生が作用を理解する最も重要な段階において筋の引っ張る方向を知ることを助ける．

　現在，それぞれの呼び方が運動学の領域で使用されており，両方を違和感なく精通しておくことが重要である．この理由によって，本書においては，起始と停止（OとI）の用語と付着部という用語を使用している．さらに大切なことは，学生は筋の2つの付着部を学習することが必要である．いずれかの部位が潜在的に動くことができる．実際に任意の特定の状況において，相対的な抵抗の違いによってどちらが動くかが決定される．

遠心性収縮

　求心性収縮についてはすでに説明をした．それらは筋の収縮力が付着部を動かす抵抗力よりも大きい場合に発生す

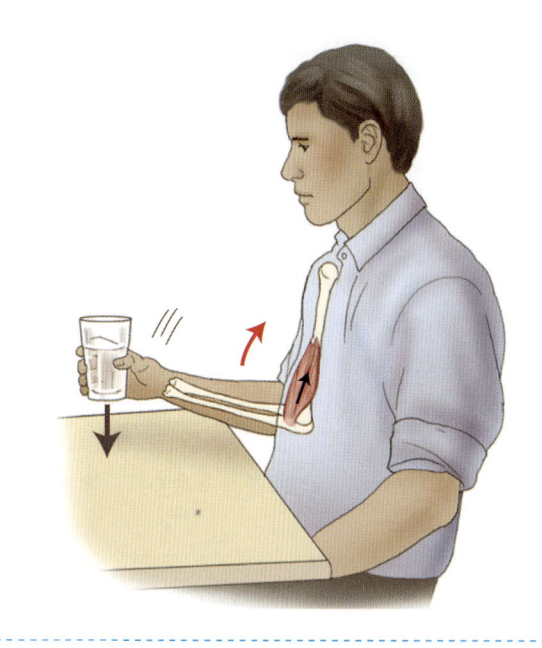

図3-6　ガラスコップを机の上に安全に置くために，右上腕筋は肘関節において前腕がゆっくりと伸展する重力に抗して遠心性の収縮をする．

る．そして，筋が付着部を動かし，短縮することを成立させる．前述したように，筋は収縮したときに常に短縮するわけではない．

　筋が収縮したとき，中心部に向かって動かすことができるが，筋の収縮力よりも抵抗力が大きいと筋は短縮することができないだけでなく，筋の中心部から遠ざかるように筋の付着部が引っ張られることになる．収縮の結果，筋は伸張される．伸張性収縮は遠心性収縮と定義される．

　遠心性収縮は筋が重力に抗して動くときによく起きる．例えば，ものを持ち，それをテーブルの上に置こうとするときに，重力にしたがって前腕と手を下ろしていくことができる．しかしながら，壊れやすいものの場合，テーブルにぶつけて壊してしまわないようにゆっくりと下ろしていくことが求められる．この要求はものをゆっくりと安全に下ろしていくために重量に抗した筋収縮を求める（図3-6）．この例では，筋収縮の目的は，重力に抗してものを持ち上げることではなく，その目的は重力に負けることなく，重力の影響を減らし，ものをゆっくりと下ろしていくことである．したがって，遠心性収縮の目的は，外力（通常，重力）によって引き起こされる関節運動を遅らせたり抑制したりすることである．関節運動が起こっているのに対して遠心性収縮をすることによって，拮抗筋と呼ばれている．定義により，拮抗筋の収縮は遠心性収縮と呼ばれる（BOX 3-3）．

【メモ】遠心性収縮はときどき陰性収縮と呼ばれる．

等尺性収縮

筋の収縮力が抵抗力よりも大きい場合には求心性収縮が行われ，筋の収縮力が抵抗力よりも小さい場合には遠心性収縮が行われる．筋の収縮力と抵抗力が等しいときには等尺性収縮が行われる．2つの力が同じ場合には，筋は勝って短くなることもなく，また，負けて伸ばされることもない．言い換えれば，収縮していても同じ長さに留まっている．これを等尺性収縮と定義する．事実，等尺という用語は，同じ長さという意味をもつ．筋が同じ長さを保つとき，その付着部は動かない．この等尺性の筋収縮機能は固定（言い換えれば骨の付着部を安定）させるために，極めて重要なものである（図3-7）．

BOX 3-3

動作筋が収縮し短くなるとき，求心性収縮といい，筋の収縮に抗して長くなるときを遠心性収縮という．これは，すべての筋が短縮しているときは求心性に働いており，伸張されているときは遠心性に働いているということを意味するものではない．筋は長くても短くても弛緩することは可能である．

筋の役割

前述のように，筋の機能は大変簡単にみることができる．筋は収縮し，収縮力を作り出す．しかしながら，筋は求心性に収縮し主動作筋として短縮することも，拮抗筋として遠心性収縮し伸張されることも，固定筋として長さを変えずに留まることもできる．最初に筋機能を学習する学生は筋の標準的な主動作として求心性に収縮することだけに注目する．さらに深く筋機能を理解するためには，筋が取り得るすべての種類の筋収縮について理解することが必要であり，運動パターンで起きうるすべての役割の種類について理解していくことが必要である．患者が評価と治療にくるときには，この深い理解は臨床応用のために必要な臨床的思考を可能とする．

フィラメントの滑走説

筋収縮を定義する真のメカニズムを調べることは，求心性収縮，遠心性収縮，等尺性収縮の全体像を理解することを助ける．この機構は顕微鏡レベルで発生しており，フィラメントの滑走説として知られている．

筋は筋線維として知られている多くの筋細胞から構成されている．筋のなかではこれらの線維が筋線維束と呼ばれるグループのなかに互いに束ねられている．筋は同じ構造をしているが，その位置によって異なる名前が付けられている多層の筋膜を含んでいる．筋内膜は個々の筋線維を取り囲んでいる．筋周膜は個々の筋線維束を包んでいる．筋外膜は筋全体を包んでいる（図3-8）．筋内膜，筋周膜，筋外膜は筋の端から端までつながっており，筋が骨に付着

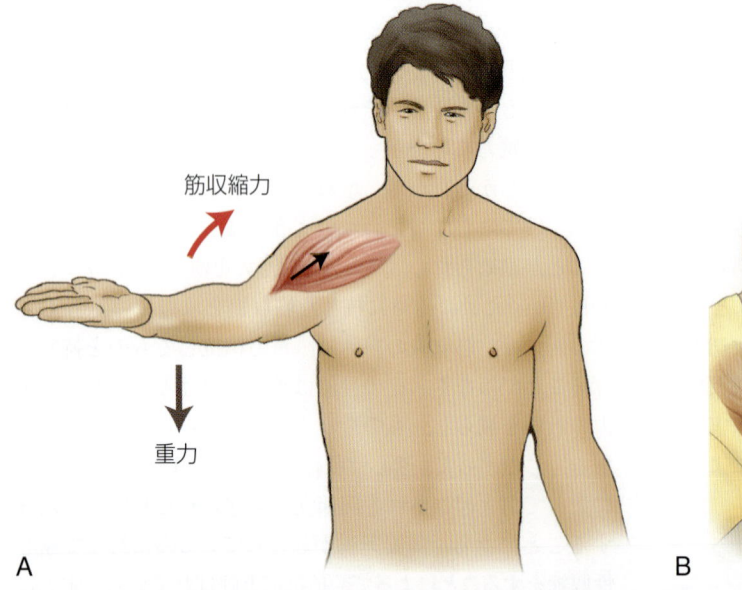

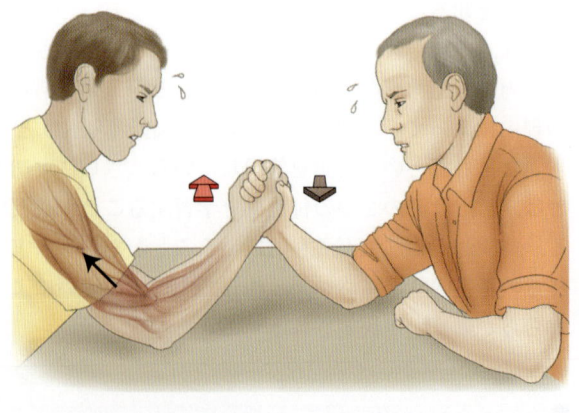

図3-7　**A**，三頭筋が重力と同じ力で等尺性収縮をすることによって，腕は動かない．**B**，腕相撲をしているときの筋出力は相手の抵抗力と等しい筋の収縮力を発揮することで等尺性収縮となる．そして，動きは生じない．

する線維性組織を作り出す．もしこの付着部がひものような形状をしていれば，それは腱と呼ばれる．もし，広く平坦であったならば腱膜と呼ばれる．腱や腱膜の主たる目的は，筋の収縮力を骨への付着を介して伝えることである（BOX 3-4）．

さらに，個々の筋線維を詳細にみていくと，筋原線維と呼ばれる構造体で満たされていることが分かる．筋原線維は筋線維内を長軸方向に走行し，フィラメントによって構成される（図3-8）．これらのフィラメントは筋節と呼ばれる構造体に配置される．この筋節という用語は，「筋の単位」という意味を有する．筋の機能を正確に理解するためには，筋節の機能がどのようなものかを理解することが必要である．

> **BOX 3-4**
>
> 筋膜の層は身体の部位のなかで筋群を取り囲むように覆っている．この層は筋間中隔とたびたび呼ばれている．

筋節は薄いフィラメントと太いフィラメントから構成されている．薄いフィラメントはアクチンで筋節の両側を構成し，筋節の境界であるZ帯に付着する．太いフィラメントはミオシンフィラメントであり，中央部に位置し，ミオシン頭という突起を有している．神経系からの刺激が筋に送られると，アクチンフィラメント側の結合部位が開き，そこにミオシン頭が結合することでクロスブリッジを形成する．ミオシン頭はアクチンフィラメントに対して収縮力を作り出し，筋節の中央部に向かって頭を振り，引っ

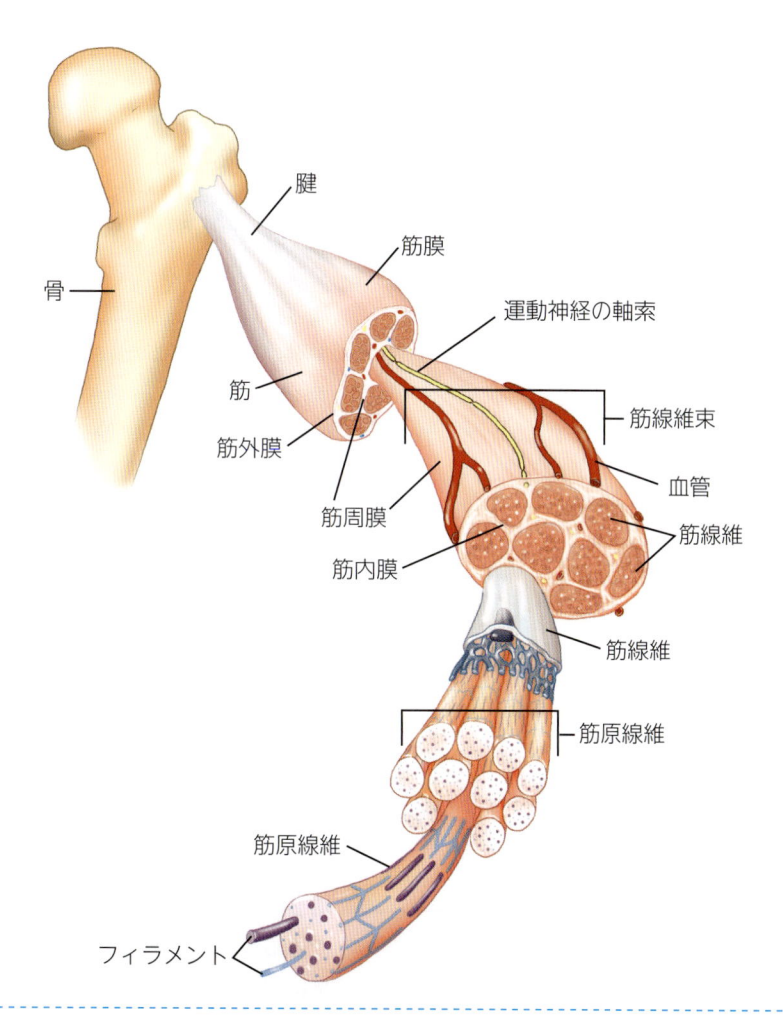

図3-8 筋の断面図．筋は筋線維を包み込む筋線維束で構成されている．筋線維はフィラメントをからなる筋原線維で構成されている．線維性の膜は，筋内膜，筋周膜，筋外膜と呼ばれ，それぞれ筋線維，筋線維束，そして，筋全体の周囲を取り囲んでいる．

張ろうとする．収縮力が十分に強い場合には，アクチンフィラメントが中心に向かって引っ張られ，筋節が短くなる(図3-9)．

1つの筋節で何かが起きれば，それは筋線維中のすべての筋原線維の筋節において発生する．この概念を外挿すれば，筋原線維のすべての筋節が短くなると，筋線維自身が短くなることが確認できる．筋線維中のすべての筋原線維が短くなったとき，筋線維が短くなる．十分な筋線維の短縮が起きた場合，筋自体が短くなり片方または両方の付着部を中心に向かって引っ張り，身体を動かす．これは求心性収縮が発生する原理である．

筋収縮が中心に向かって収縮力を発揮しているというときは，すべてのミオシン頭の曲げる力を合計したものとなる．これらを合計した力が，短縮に対する抵抗力よりも大きければアクチンフィラメントは筋節の中心に向かって引っ張られ求心性収縮が起こる．この力の合計が抵抗力よりも小さいものであれば，筋節の中心から離れるように引っ張られ遠心性収縮が起こる．もしミオシン頭の力の合計が抵抗力と等しいならば，アクチンフィラメントは動くことがなく，等尺性収縮となる．したがって，筋収縮の定義は，ミオシン頭がアクチンフィラメントとクロスブリッジを形成し引っ張ることである．

筋線維構造

すべての筋が同じような筋の配列をするとは限らない．2つの主要な筋線維の配列がある．(1)紡錘形と(2)羽状形である．紡錘筋は筋線維が筋の長軸にそって走行している．羽状筋は筋の長軸に対して斜方に筋線維が走行している．紡錘筋の主なものを図3-10に示した．羽状筋の主なものを図3-11に示した．

筋の学習

- 原則：筋について学ぶときには，(1)筋の付着，(2)筋の作用の2つの大きな側面を学ばなければならない．
- 一般的に筋の付着は記憶しなければならない．しかしながら，筋の名前によって筋の付着部が与えられるものもいくつか存在する．
  - 例えば，烏口腕筋と呼ばれる筋は，肩甲骨の烏口突起に片方の付着部を有し，上腕(例えば，上腕骨)に他方の付着部を有している．
  - 同じように，大頬骨筋と呼ばれる筋は，頬骨に付着している．(また，小頬骨筋と呼ばれる筋よりも大きい)．
- 筋の付着と違って，筋の作用は覚えるものではない．その代わり，筋は，付着部を引っ張り，骨を動かすという単純な概念を覚えることによって，筋の作用を考え出すことができる．

筋の学習における5段階学習法

最初に筋について学ぼうとするときには，次の5段階学習法を推奨する．
- 第1段階：まず，筋の付着や作用を記憶する上で「自由な情報」を与えてくれるかどうかを確認するため筋の名前をみてみよう．
- 第2段階：筋が身体のどの位置にあるのかを十分描写できるように筋の一般的な位置を学ぼう．この場合，単に知るだけでなく，次のようなことを含めて十分に知る必要がある．
  - 筋はどの関節をまたいでいるのか
  - どこで関節をまたいでいるのか(例えば，前方なの

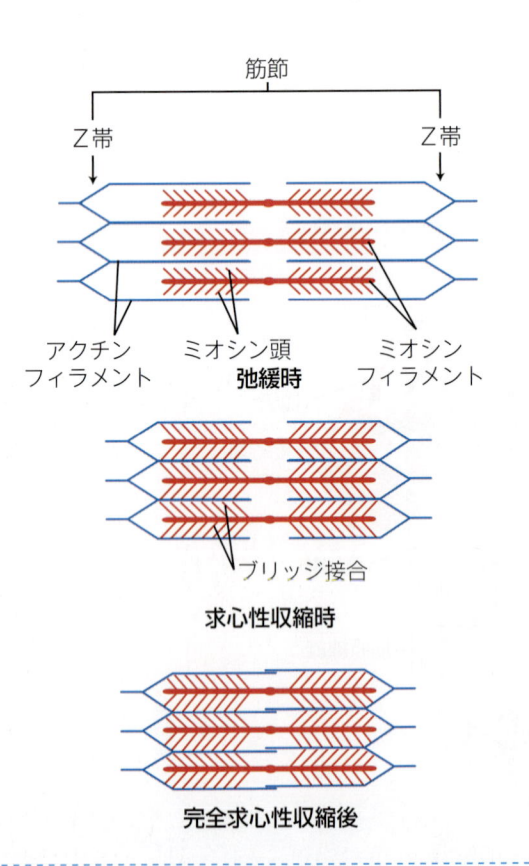

図3-9　筋節の動きは，アクチンとミオシンの作用によって生じる．神経系より収縮の電気信号が筋線維に及ぼされたとき，ミオシン頭はアクチンフィラメントにつながる．筋節の中央方向に引っ張ることになる．この収縮力が十分に強い場合には，アクチンフィラメントは動き，筋節は短くなる．

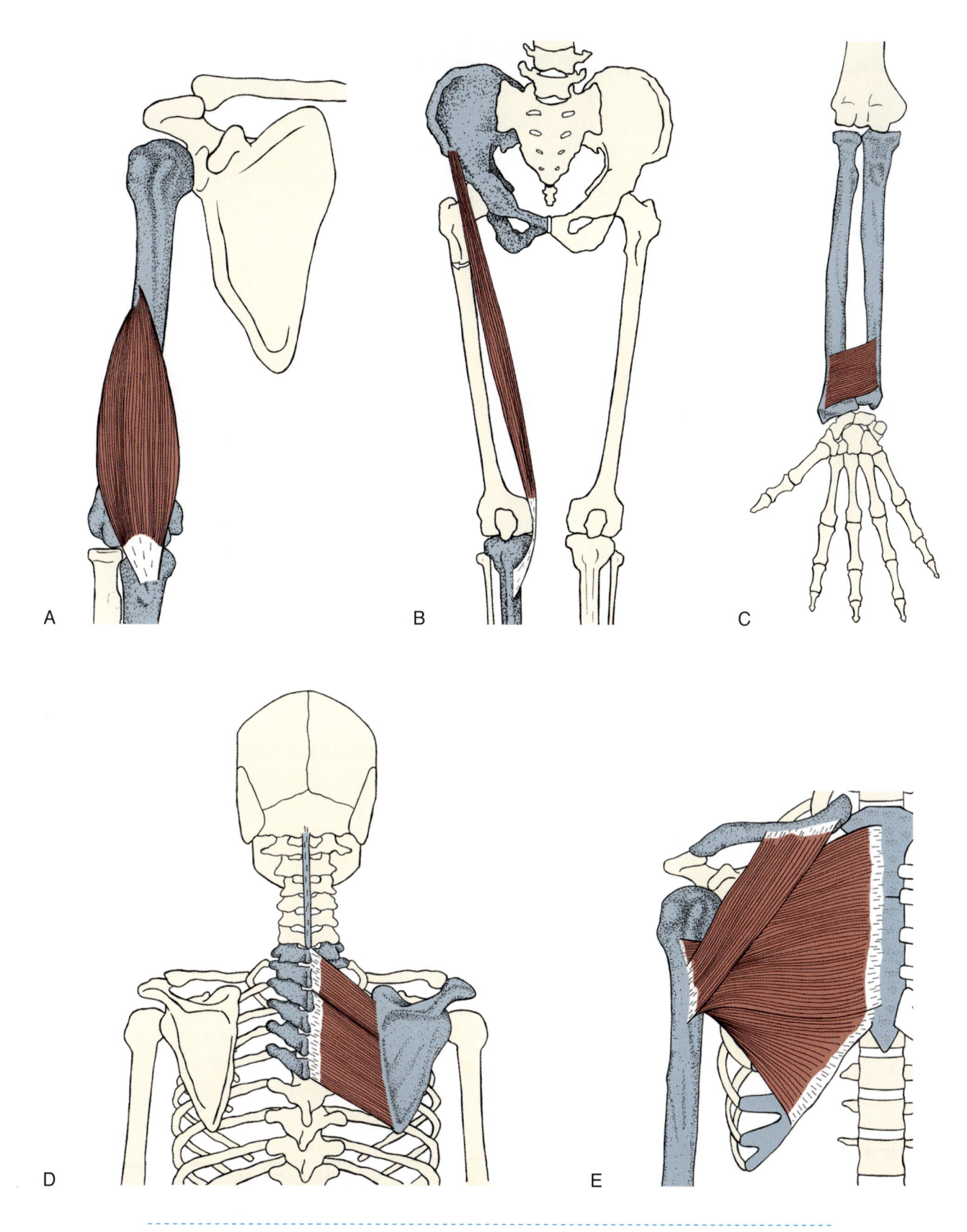

Chapter 3 筋の機能について 95

図 3-10 紡錘筋の付着には多くの種類がある．A，上腕筋は，紡錘状の筋として描かれる．B，縫工筋は，革ひも状の筋として描かれる．C，方形回内筋は，長方形の筋として描かれる．D，菱形筋群は菱形の筋として描かれる．E，大胸筋は三角形（扇状の筋として知られている）で描かれる．

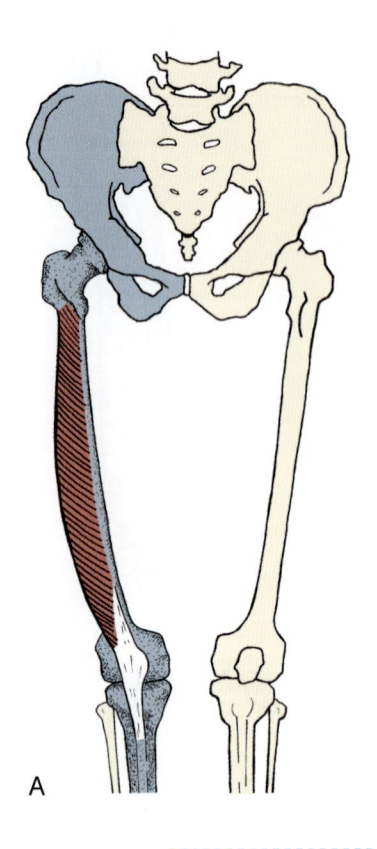

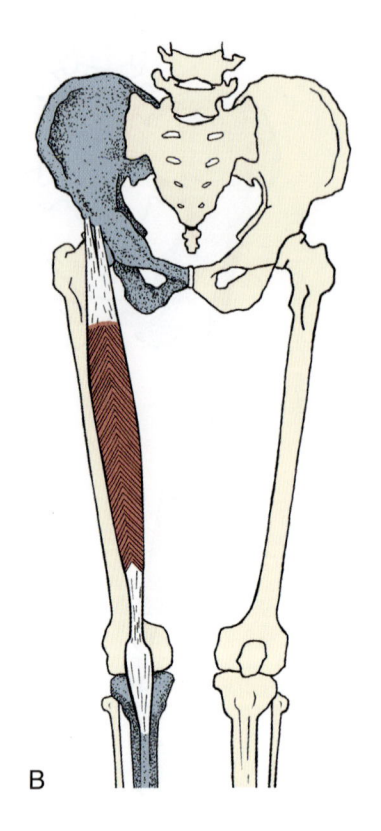

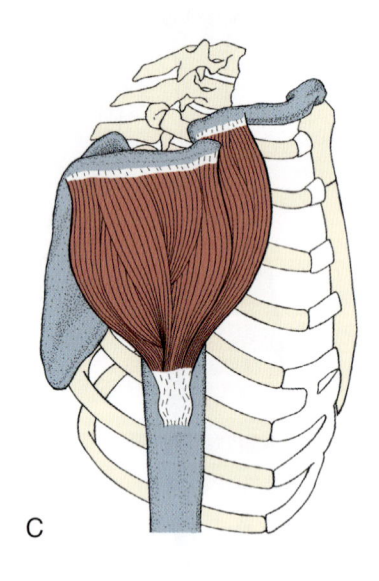

図 3-11 羽状筋の 3 つの付着の種類．**A**，外側広筋は半羽状筋である（メモ：前面像では中央腱は描写していない）．**B**，大腿直筋は羽状筋である．**C**，三角筋は多羽状筋である．

か，内側なのか）
- どのように関節をまたいでいるのか（例えば，筋線維の走行は，垂直なのか，水平なのか）
- 第 3 段階：筋の位置の一般的な情報（第 2 段階）を用いて，筋の作用を理解する．
- 第 4 段階：筋の特別な付着部を振り返り学習する（必要なら記憶する）．
- 第 5 段階：この筋と他の筋や軟部組織との関係性を確認する．次のことを確認する．
  - この筋は浅層にあるのか，深層にあるのか
  - この筋の近くにある筋や軟部組織は何か

筋の作用を明確にする（第 3 段階の詳細）
- 身体において筋の位置と一般的な知識を有したら，筋の作用について推論を行うようにする．あなたがみるべき最も重要なことは，次の通りである．
  - 関節をどのようにまたいで筋線維が走行しているか
- これができることによって，次のことが分かる．
  - 関節において筋が引っ張る方向

- 筋の力線は筋の作用を定義する．（例：筋の収縮によって関節において身体がどのような動きがもたらされるか）
- 最善の方法は，次の 3 つの質問に答えることである．
  1. 筋はどの関節をまたいでいますか？
  2. どこで関節をまたぎますか？
  3. どのように関節をまたぎますか？

質問 1：筋はどの関節をまたいでいますか？
- 筋の作用を知るための最初の質問は，単にどの関節をまたぎますか　ということである．
- 次の原則が適用される：筋が関節をまたぐとき，その筋はその関節の動作を行う（メモ：もちろん，このことは関節が正常であり，運動をすることができることが必要）．
- 例えば，烏口腕筋（図 6-26）をみる場合，それが肩関節（肩甲上腕関節）をまたいでおり，肩甲上腕関節の運動をすることを知ることになる．
- 烏口腕筋の作用がまだあるか分からないかもしれないが，少なくともその関節ではどのような動きを有して

いるかを知ることになる.
- これらの作用がどのようなものかを正確に把握するためには，質問2と3をみてみよう．

> 【メモ】またいでいる関節について運動を作り出す能力（作用）を有しているという筋の法則の逆についても一般的に正しいということを指摘することができる．言い換えれば，関節をまたぐことがなければ，その関節での作用をもたらすことはできない（この原則については例外もある）．

質問2と3：筋はどこで関節をまたぎますか？筋はどのように関節をまたぎますか？

- この2つの質問は一緒に考えていくべきである．
- 関節のどこを走行するのかということは，関節の前方，後方，内側，外側のいずれを走行するのかということである．
- 以下の一般的な原則も適用されるため，広範囲なグループのいずれに属するのかを決めることは有用である．
    - 関節の前面を走行する筋群は，たいてい関節を屈曲させ，後面を走行する筋群は，たいてい伸展させる．
    - 外側を走行する筋群は，外転や側屈をさせ，内側を走行する筋群は内転をさせる．
- 筋がどのように関節をまたぐのかということは，筋線維が垂直あるいは水平に走行しているのかということであるが，これもまた重要である．
- この考え方は大胸筋（図6-12）をみてみよう．大胸筋は(1)鎖骨部と(2)胸肋部の2つの部位を有している．肩甲上腕関節をまたぐこの2つの大胸筋の筋頭は同じである（いずれも肩甲上腕関節の前面を走行する）．しかしながら，肩甲上腕関節をどのようにまたぐのかということにおいては，両者は大変異なっている．鎖骨部は肩甲上腕関節を主として垂直な筋線維がまたいでいる．矢状面で腕を上方へ引っ張ることになるため，肩甲上腕関節を屈曲させる．しかしながら，胸肋部は肩甲上腕関節を主として水平線維として走行している．その結果，前額面において肩甲上腕関節で腕を外側から内側へ引っ張り，内転と呼ばれる．
- 水平方向の線維を有する筋が関節をまたぐときには別の要因を考慮することも必要である．つまり，筋が骨に到達したすぐのところで付着するのか，それとも骨を巻き込むようにしてから付着するのかということである．筋線維が水平に走行し，骨に付着する前に骨を包み込むようになっていれば，収縮し付着部を引っ張ったときには，回旋運動をもたらせる．
- 例えば，大胸筋の胸肋部は上腕骨に到達したすぐの部分に付着するのではない．上腕骨自体を引き続き巻き込み，上腕骨の結節間溝の外側唇まで到達している．胸肋頭が収縮をすると，肩甲上腕関節では（他の運動に加えて）内旋が生じる．
- 筋を学習する上での5段階法の第3段階は，3つの質問が重要である．（どの関節をまたぐのか？　どこで関節をまたぐのか？　どのように関節をまたぐのか）．筋線維の走行と関節との関係について定義しようとしている．筋の作用方向（力線）と関節との関係性を決定する際には，情報を記憶する手間を省くため，筋の作用についても示している．

筋の学習における機能的筋群アプローチ

いったん，筋の学習における5段階アプローチを数回使用して学習したならば，筋群の学習における機能的筋群としてのアプローチへ移行することは非常に有用となる．このアプローチは，筋が共通した共同作用に基づいて機能的筋群を形成することに重点を置く．例えば，上腕二頭筋を学習する場合，それが，肘関節の前面を走行し，屈曲させる．そうすると，上腕筋も肘関節の前方を走行していることより肘関節の屈曲の作用があることを理解し学習することが容易となる．事実，肘関節の前方を走行する筋群は肘関節の屈筋群に属す．同様に，肘関節の後方を走行する筋群は，肘関節の伸筋群に属す．

この機能的な筋群の方法を肩甲上腕関節に適用すれば，肩甲上腕関節の前方を通り，垂直な方向（少なくとも垂直な成分を有している）に走行しているすべての筋は，屈曲させる．後方を走行し垂直方向の線維は伸展する．外側を走行するものは外転し，内側を走行するものは内転する．内旋筋群と外旋筋群の機能的な筋群は，場所で分離することはできないが，よくみていくと，肩甲上腕関節のすべての内旋筋は同じ方向で覆っており，また，すべての外旋筋群は別の方向で覆っている．

筋の作用を学習する視覚的・運動学的運動

ゴムバンド運動

筋の作用を学習するための有益な方法は，自分の身体か友人の身体に，大きな色のついたゴムバンド（あるいは大きく色のついた靴ひもやひも）を学習しようとしている筋の場所と同じ場所に置くことである．ゴムバンドの端を筋の片方の付着部に固定し，もう一方を筋の反対側の付着部に固定する．

- ゴムバンドの走行が筋線維の走行と同じ方向を向くこ

とが確認できる．もし，不快でなければ，ゴムバンド（あるいは靴ひも）を筋の付着部にそって十分に身体に巻き付けることができる．

■ ゴムバンドを置けば，ゴムバンドの片方の付着をもう一方の付着部に向かって引っ張ることで，ゴムバンド（筋）の作用を観察することができる．その後，もとの位置まで戻す．そして，再び，ゴムバンドを引っ張る運動を行う．

■ ゴムバンドを自分の身体か友人の身体の上につけることによって，筋線維の方向ならびに関節部での走行を模擬的につくる．

■ ゴムバンドの一方を中心に向かって引っ張ることによって，関節の走行と関係した筋の引っ張る方向を真似ることができる．その結果，発生する運動は，筋の有する動的作用となる．筋の作用を観察したり，筋の作用の運動学的経験をしたりする有益な練習である．

> **BOX 3-5**
>
> ゴムバンド運動を実施するとき，別の方向ではなく正確にもう一方の付着部に向かって引っ張るようにゴムバンドを付着させることが極めて重要である．言い換えれば，あなたが作り出す力線が，筋の引っ張ろうとする線（筋線維の方向性によって絶対的に決定される）と確実に同じであるべきである．ゴムバンド運動では，実施中は動作する付着部のところに置いたものを引っ張り，もう一方は実施中は不動の付着部で動かさないようにする．運動は2回実施する（繰り返して行う，また固定側と引っ張る側とを入れ替えて行う）．筋の標準的な作業と逆作用とをシミュレーションする．

■ この練習はすべての筋の作用を学習するために使用することができ，回旋作用のように視覚的にみることが困難な作用についても確認しやすくする．

> **【メモ】**ゴムバンドを伸張し，筋があるだろう部分に置くとき，大きく，色のついたゴムバンドは靴ひもやひもよりも優れている．ゴムバンドの自然な弾力性が付着部を引っ張ることを作り出し，筋が収縮したときに筋が付着部を引っ張ることを摸倣する．

■ 可能であればこの練習を友人とともに行うべきである．友人がゴムバンドの片方の付着部を固定し，あなたが反対側の付着部を持つ．こうして片手を自由にしてゴムバンドを中心に向かって引っ張る．

> **【注意事項】**ゴムバンドを使用するとき，ゴムがあなたや友人を打つことが偶然に起きないように注意する．そのため，顔の近くで使用する場合には，ゴムバンドの代わりに靴ひもかひもを使用することが望ましいであろう．

復習問題

次の問題について，○をつけるか正しい答えを書きなさい．

1. 筋原線維を構成している2つの線維とは何か？
   _____
   _____

2. 筋組織の3つの主な筋膜とは何か？
   _____
   _____
   _____

3. 筋の作用を検出するときになされるべき3つの質問とは何か？
   _____
   _____
   _____

4. 筋機能の原則を最も的確に表現しているのは次のうちどれか？
   a. 筋の短縮
   b. 骨を動かす
   c. 固定性
   d. 引っ張り力を作り出す

5. 筋の収縮時に筋の付着部がお互いに接近する収縮の種類は次のうちどれか？
   a. 等尺性収縮
   b. 求心性収縮
   c. 遠心性収縮
   d. 上記以外

6. 筋の収縮時に筋の付着部がお互いに離れて行く収縮の種類は次のうちどれか？
   a. 短縮
   b. 求心性
   c. 遠心性
   d. 等尺性

7. 肘の屈曲時に動く身体部分は次のうちどれか？
   a. 前腕
   b. 上腕
   c. 両方
   d. いずれでもない

8. 膝関節で大腿部が伸展するのを最も適切に表現している用語は次のうちどれか？
   a. 遠心性収縮
   b. 逆作用
   c. 陰性収縮
   d. 標準的作用

9. 重力が動かす力になっているときに発生している筋収縮の種類は次のうちどれか？
   a. 求心性
   b. 遠心性
   c. 短縮性
   d. 等尺性

10. 筋の起始について正確な記述は次のうちどれか？
    a. 遠位にある
    b. いつも固定されている
    c. いつも動いている
    d. この付着部に向かって動くことができる．

各問題の解答・解答例については，医歯薬出版（株）の本書のwebページ
http://www.ishiyaku.co.jp/corrigenda/details.aspx?bookcode=214420 をご参照ください．

CHAPTER 4

どのように触診するか

章の概要

触診とは何か？ 102
触診の目的：部位の同定と評価 102
いつ触診するのか？ 102
どのように触診を学ぶか 103
触診ガイドライン 103
　筋の触診の科学 104
　　ガイドライン1：目標とする筋の付着部を知る 104
　　ガイドライン2：目標とする筋の作用を知る 104
　筋の触診実技を始める 105
　　ガイドライン3：目標とする筋を収縮させるために最も適した作用を選択する 105
　筋の触診技術を習得すること 105
　　ガイドライン4：目標とする筋の収縮に抵抗を加える 106
　　ガイドライン5：触診する前に見る 107
　　ガイドライン6：最初に，目標とする筋を最も見つけやすい部分で触診する 107
　　ガイドライン7：目標とする筋の走行に対して垂直に触る 107
　　ガイドライン8：目標とする筋をたどるときは，ベビー・ステップで行う 107
　　ガイドライン9：目標とする筋の収縮弛緩を繰り返す 108

　　ガイドライン10：必要に応じて共同作用を用いる 109
　　ガイドライン11：必要に応じて作用を抑制する 110
　　ガイドライン12：適切な圧迫を用いる 111
　　ガイドライン13：深部の触診は，患者の呼吸を保たせ，ゆっくりと組織の中へしずみ込ませる 111
　　ガイドライン14：筋をランドマークとして利用する 112
　　ガイドライン15：目標とする筋が骨に付着する部分を触診するときは，リラックスさせ，他動的に筋を緩ませる 112
　　ガイドライン16：触診するときは，眼を閉じる 113
　　ガイドライン17：頭の中で，触診しようとする皮下の解剖をイメージする 113
　　ガイドライン18：もし，患者がくすぐったがりであれば，あなたの触っている手の上に，患者の手をあてがう 113
　　ガイドライン19：指の爪は短くしておく 113
　　ガイドライン20：最適な触診肢位をとる 113
ガイドラインを用いるとともに創造的でありなさい 114
筋の触診ガイドラインのまとめリスト 114

第4章は，触診の知識と技術を説明する．つまり，触診のしかたについての解説である．触診を行うにあたっての，20の筋の触診ガイドラインについて記載する．筋の触診の知識では，最も基本となるガイドラインが2つある．それは(1)筋の付着部を知るということと，(2)目標とする筋の作用を知ること，である．加えて，18のガイドラインは，筋の触診を学び始め，身につけるまでを解説している．これらのガイドラインはすべて，筋の触診能力を向上させるのに役立つ．第6〜11章に示される筋の触診手順をいきなり始める前に，本章を熟読することをお奨めする．

触診とは何か？

　触診は，色々な方法で定義されるだろう．触診という単語（それ自体）はラテン語の"palpatio（触ること）"に由来する．しかし，触診は単に触ることだけではなく，多くの意味を含む．本来の触診という言葉は，単に触ることだけでなく，触ることで何かを感じとったり，読み取ったりすることも含んでいる．このことは，触診は指や手だけではない．触診は，頭脳をも含むということを示している．良い触診とは，我々の指と同様に，頭で感じることが必要なのである．触診する時は，セラピストは意識を集中しなければならない．言い換えれば，セラピスト自身が，手そのものなのである．セラピストは，患者の身体から指が拾い上げる感覚を脳に送り，解剖に関するすべての正しい知識とともに統合しなければならない．セラピストの頭脳は患者から受ける感覚を，広く受け入れると同時に，知識をもった頭脳によって解釈される（**図4-1**）．検査や治療中に丁寧に考えることは，丁寧なタッチを生み出す．

触診の目的：部位の同定と評価

　触診を行うときの主な目的は，部位の同定と評価である．

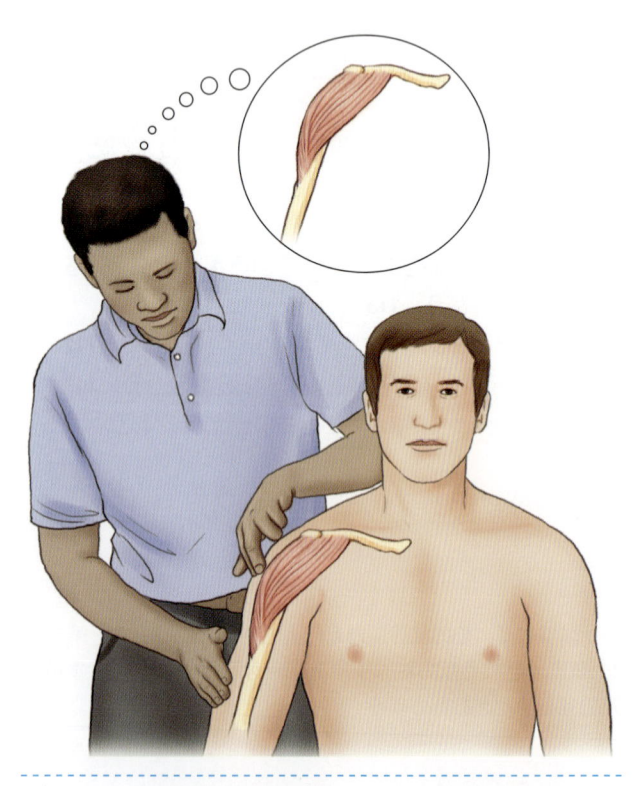

図4-1　触診は指で触れるだけでなく頭で感じながら行うものである．セラピストの手を通して入ってくる感覚刺激は，解剖の知識ベースと相関していなければならない．

ひとつめの目的は，目標とする組織を同定することである．2つめの目的は，目標とする組織を評価することである．

　ひとつめの目的，実際はおそらく未熟なセラピストの主要な目的は，部位を同定することだけであろう．この技術を習得するのは容易ではない．単に患者の組織を触診するというだけのことであるが，それは，目標とする組織を触るために，隣接する組織と分けることとは全く違うことである．この能力には，上下，内外，そして浅かったり深かったりするところにある組織であっても，組織の境界線を同定する能力が求められている．たとえ，皮膚の直下にある浅層の組織であっても，すぐに同定するのは非常に難しいことである．確かに，尺骨肘頭突起や過度に発達した三角筋は，患者の身体に触ること無く，視覚的に確認することができるかもしれない．しかしながら，目標とする組織がより深部にあるならば，組織を同定することは，骨の折れる難しい作業であるだろう．

　組織を同定することが，触診の最も基本であるとのことだが，もし，その部位を隣接した組織と正確に分けて同定できなければ，正確な評価を行うことは困難である．したがって，部位を同定することが最も重要な目的である．目標とする組織を同定できたら，評価を始めることができる．評価は，目標の組織から，指で拾ってくる感覚を統合し，解釈することが求められる．それは，大きさや形，その他の特徴等，目標とする組織の質を認識することを含んでいる．それは柔らかいか？　それは腫れているか？　それは緊張しているか，硬いか？　目標組織の健康状態を評価するとき，それらのすべての因子が考慮されなければならない．

　西洋医学で次々と開発される高度な診断，評価機器は注目に値するが，徒手療法の最初の評価手段は，触診する手であることを忘れてはならない．実際，触ることを通して集められる情報は，徒手療法を行うセラピストにとって評価の中心となる要である．注意深く行った触診をもって，目標となる組織の状態を正確に同定し，正確に評価することによって理論武装されれば，セラピストは自信をもって有効な治療計画を立案し実施することができる．

【メモ】触診は評価することと同じくらい大切だが，それは評価の一部分に成功したに過ぎない．視診，病歴，整形外科的特殊検査の所見や患者の治療への反応もまた，患者の評価に考慮されなければならない

いつ触診するのか？

　それは，「いつも」である．患者に接している時はいつで

も，触診していなければならない．これは，評価している時間だけではなく，治療している時も必要なのである．非常に多くのセラピストが，触診と治療を別々のものとして行っているのをみかける．セラピストはしばしば，治療の初めの部分で触診をし，測定や評価のために感覚からの入力を集めることに時間を費やす．この触診による評価の段階で集められた情報を元に，治療計画は決定され，その残りの時間で患者の組織を圧迫することでそれを実行する．このような流れでは，触診と治療は，お互いに一方通行にみられるかもしれない．触診は患者からの感覚情報である，と同時に，治療は患者に対する外的刺激である．ここで問題にしているのは，我々が治療中にも有益な評価につながる情報を集めることができるということである．

治療は，患者の身体に対して，単に外的刺激を加えるということだけでなく，患者の身体組織からの情報を受け取るという双方向性でなければならない（図4-2）．患者の組織に対して刺激を加えている間，我々は刺激に対する反応や組織の状態を感じるのである．この新しい情報は，患者に対する治療を変更したり微調整をしたりするのに役立つだろう．このように我々は治療の間，情報を集めて評価し続け，次の刺激を与える方向性や深さ，ペースを探っていくのである．理想的には，刺激を与えることは料理本のように，まるで勝手にできあがるように実施されてはなら

ない．治療は，ダイナミックな過程である．我々が行う治療過程は，治療に対する患者の反応によって決定されるべきである．これは，評価と治療が流動的で相互に関連しているという，触診の本質である．つまり，評価が治療に情報を与え，治療が評価に情報を与える．そして患者は最適な治療を受けることができるのである．

どのように触診を学ぶか

触診を学ぶための長期間にわたる練習では，髪の毛を教科書のページの下に置き，どこに置いてあるかを見ることなしに触って分かるようにすればよい．眼を閉じて，あなたがその髪の毛を見つけて，ページの下でその形を追うことができるまで，触診する．いったん見つかれば，すぐに，髪の毛を2ページ下に置き，見つけてたどれるように触診する．見つけられないところまで，ページ数を増やしていく．この練習を繰り返せば，あなたが，髪の毛を探すことができるページ数は段階的に増加し，感度が向上する．

ただ，教科書での触診練習よりも，直接患者を触ることの方がより重要である．学生時代であればクラスメートを，もしすでに有資格者であれば患者を触るとき，その構造を既に習った解剖学，生理学，運動学にあてはめる．あなたの手を患者の皮膚上で動かす時には，外からの刺激を遮って，あなたの手が触っている皮下にある組織をイメージするように眼を閉じる．よりしっかりと皮下のイメージを描くことができればできるほど，触診している手で，頭でより感じることができる．一度正確な位置が同定できたなら，その部位の組織の質を評価してみよう．

すべての徒手的な技術が，患者の身体から出されるサインを手がかりに解釈する能力が基礎となるならば，この技術を磨く程，触診能力も向上する．触診技術の習得は常に進行形であり，終わりの無い旅のようである．我々がよりこの技術に磨きをかけて，習得すればする程，我々の治療の可能性はより大きくなる．そして，患者により大きな有益性をもたらす．しかしながら，本章は，触診の方法のためのガイドラインと概要を提供することができるだけである．

結局のところ，触診は運動感覚の技術であり，そのため，運動感覚，すなわち実技練習という手段しか身に付かない．換言すれば，"触診は，読んだり，聞いたりすることだけによって学ぶことはできない"ということである．

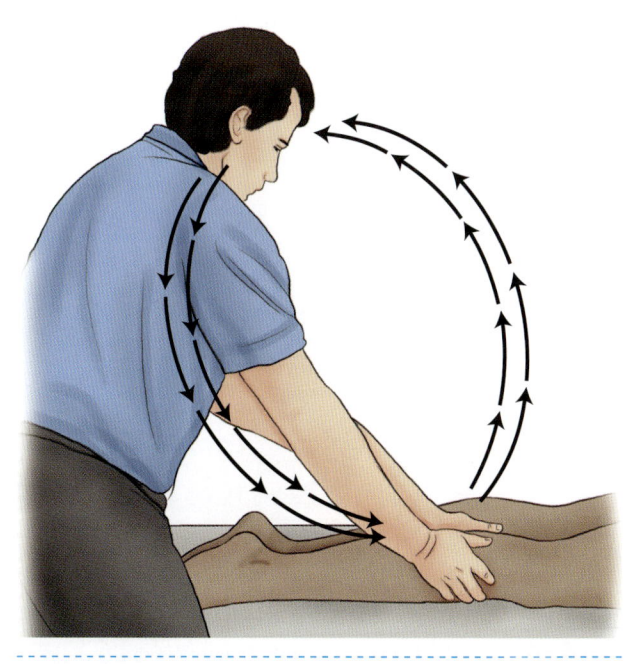

図4-2　脳卒中の治療のときでさえも，セラピストが患者と接しているときはいつでも触診がなされるという認識を示す．患者の組織に対して外的刺激を与えていると同時に，セラピストの手は患者を評価するのに役立つ感覚情報を受け取っていなければならない．

触診ガイドライン

これから紹介する20のガイドラインは筋の触診を正し

く行うために作られたものである．はじめの2つのガイドラインで筋の触診における科学的な面を整理する．残りのガイドラインは筋の触診における技術を，導入から習得にいたるまでを導くものである．

筋の触診の科学

ガイドライン1：目標とする筋の付着部を知る

　目標とする筋が浅層にあるときは，触診するのはさほど難しいことではない．もし，それがどこにあるかを知っていれば，単に手をそこに置けば，それを感じることができる．分厚い皮下脂肪がその領域にない限り，患者の皮膚は別として，ほぼ直接筋に達する．したがって，筋の触診の第一段階は，目標とする筋の付着部を知っていることである．例えば，三角筋が鎖骨外側，肩峰，肩甲棘と上腕骨三角筋粗面に付着するということを知っていれば，我々は単にそこに手を置けば，三角筋を感じることができる．（図4-3）．

ガイドライン2：目標とする筋の作用を知る

　たとえ目標とする筋が表層性であるとしても，筋の辺縁を分けることが難しい時がある．目標とする筋が他の筋より深い場合，より表層にある筋や近くにある他の筋と分けることは難しくなる．より上手く，目標とする筋と隣接する筋や軟部組織を分けるためには，患者にその筋の作用を1つ以上してもらうことで，分けることが容易となる．目標とする筋が収縮すれば，それは明らかに硬くなる．すべての隣り合う筋がリラックスしていて，明らかに柔らかいと仮定できるならば，硬くなった目標とする筋との違いは顕著となる．この違いは，目標とする筋の正確な位置を決定させる．したがって，筋の触診の第二段階は，目標とする筋の作用を知っていることである（図4-4）．

　筋触診のガイドライン1と2は，目標とする筋の知識が必要である．言い換えれば，筋の付着部と作用を知ることで，初めて身体の筋を知ったことになるといえる．この理論武装があれば，大多数の筋の触診は記憶するのではなく，判断されるのである．目標とする筋を触診するために，付着部と作用を駆使することは，筋の触診のための重要な

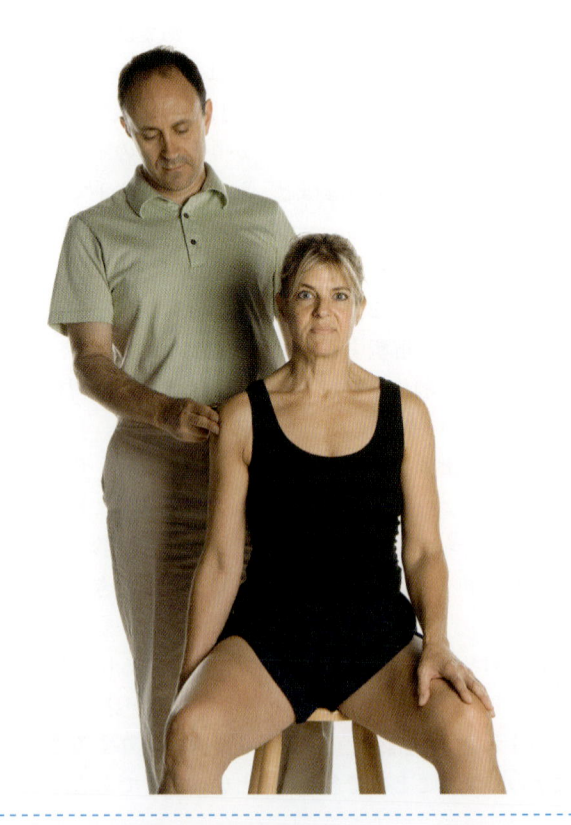

図4-3　三角筋は表層にある筋であり，単純にその付着部の間に手を置くことによって触診することができる．したがって触診するためにみるときには，筋の付着部を知っていることが第一段階である．

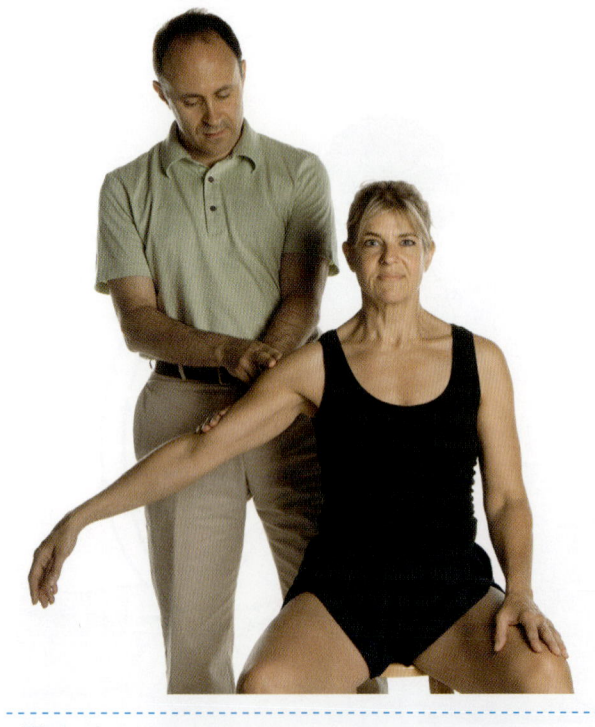

図4-4　三角筋が収縮すれば，三角筋の正確な同定がより簡単になる．この図において，患者は重力に対して肩関節外転を指示される．筋が収縮するときは，はっきりと硬くなり，隣接した軟部組織と区別するのが簡単になる．したがって，筋の触診をするときには，目標とする筋の作用を知っていることが第二段階となる．

知識とみなされることができる.

筋の触診実技を始める

ガイドライン3：目標とする筋を収縮させるために最も適した作用を選択する

　触診する筋の付着部と作用の知識は，触診能力にとって揺るぎない基盤となる．しかしながら，効果的な触診をするためには，目標とする筋を収縮させるだけではなく，目標とする筋が，他の筋と分離して収縮する必要がある．これは，目標とする筋のみが収縮し，その近隣にあるすべての筋が弛緩しているということを意味している．残念なことに，隣接した筋が目標とする筋と同時に収縮して，同じ関節運動を生じさせるため，単に触診する手を，目標とする筋の上において，目標とする筋の作用のどれか1つをさせただけでは十分ではない．選択した作用が，隣接した筋と同様の作用をもつ場合は，隣接した筋も収縮する．そのため，目標とする筋と隣接した筋を区別することは非常に難しくなる．

　この理由から，患者にどのような作用をさせるようにするかということについての知識をセラピストは，創造的にかつ探索的に考える必要がある．この知識は，筋の触診技術の出発点である．それは，目標とする筋の作用だけでなく，すべての隣接した筋の作用についての知識をも必要とする．この知識によって，患者は目標筋の触診のために，最も適した関節運動を行うよう指示される．

　例えば，手関節屈筋群の橈側手根屈筋が目標とする筋である場合，患者に，単に手関節屈曲させるよう指示することは，長掌筋と尺側手根屈筋といった，その他の2つの手関節屈筋群も含んでしまう．この場合，橈側手根屈筋を隣接した長掌筋，尺側手根屈筋と区別するためには，患者に手関節屈曲だけではなく手関節での橈屈を行うよう指示する必要がある．この動きは，橈側手根屈筋の収縮により分離できるだろう．それは，弛緩した柔らかい長掌筋と尺側手根屈筋より，明らかに橈側手根屈筋は硬くなり，橈側手根屈筋を触診して，同定するのを容易にする（図4-5）．

【メモ】患者がセラピストによって求められている作用だけを行うことできないときもある．これは特に足趾の作用で顕著となる．なぜなら我々は通常，特定の足趾の作用を分離するような必要性がないためである．加えて，触診の手順において，何らかの原因で，患者の身体が動いてしまうのを防ぐために患者自身が筋を収縮させることによって，触診することが妨げられる．たとえ動きを伴わなくとも，目標とする筋以外の望ましくない筋収縮はすべて邪魔である．

筋の触診技術を習得すること

　筋の付着部と作用の知識は，筋の触診の知識を学ぶ最初の2つのステップである．患者に，どの作用を行うよう指示すべきか決定することが，筋の触診技術を学ぶことの始まりである．しかしながら，筋の触診技術の習得は，より多くのガイドラインについての知識や，その応用を含んだものを習得することである．これらの付加的なガイドラインは，以下のページに示される．それぞれのガイドラインを読んだ後，全20の筋の触診ガイドラインの要約リストがある．こんなに長いリストを記憶することは，不可能ではなくとも困難である．そのかわりに，骨格筋の触診が，本書の第6〜11章で示されるように，これらのガイドラインを使って学習する必要がある．よく練習すれば，これらのガイドラインが，馴染みのある当たり前のことになり，筋の触診の知識と技術を向上させるだろう．

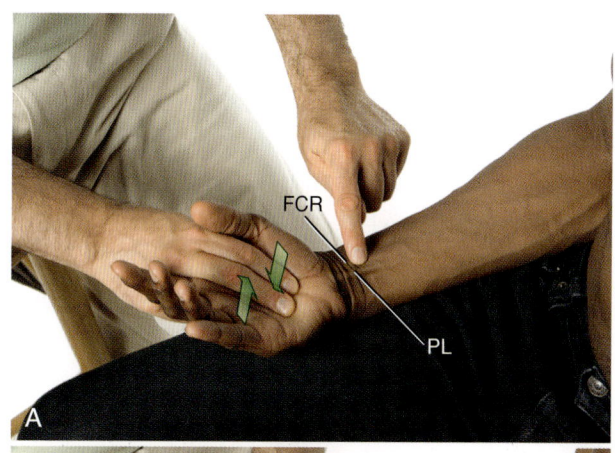

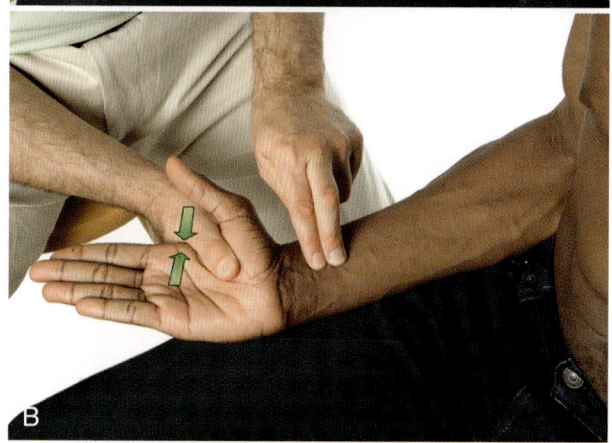

図4-5　橈側手根屈筋（FCR）を収縮させ触診している．A，患者が手関節を屈曲させるときに，隣接する長掌筋（PL）も収縮し，橈側手根屈筋を区別することが難しくしている．B，代わりに，患者が橈屈方向に対して抵抗をかければ，長掌筋は弛緩して橈側手根屈筋を区別することが簡単になる．

ガイドライン4：目標とする筋の収縮に抵抗を加える

　患者の筋収縮が，目標とする筋を判別するだけの十分な収縮や硬さが出ないとき，触診するためには十分な効果が得られない．関節運動が，比較的大きな部位でなかったり，重力に抗して動かさなかったりする場合は，特にこのようなことが起きる．目標とする筋の収縮が十分な強さでないときは，より強く収縮し，より目立つように，セラピストが抵抗を加えることが必要となる．よい例に，円回内筋を触ることを目標とした場合がある．それは，患者が橈尺関節で前腕を回内するよう指示されるときである．前腕があまり大きな部位ではなく，回内運動は重力に対して起こらないため，円回内筋は，簡単に触れることができるほど強くは収縮しない．この場合，セラピストは，回内する間，前腕に対して抵抗を加え，患者の収縮を強くすることができる．これにより，円回内筋は，より強力な収縮が必要とされ，それを触診することで，隣接した筋群と区別するのがより容易にする（図4-6）．触診をしているセラピストの手は触診する手と呼ばれる．もう一方の手は，抵抗を加えている手であるので，抵抗する手と呼ばれている．

　患者の筋収縮に対する抵抗は，患者とセラピストとの力比べではない．セラピストの役割は，患者を打ち負かすのではなく，単に患者の運動方向に対抗するだけのことである．患者が指示される目標とする筋の収縮の程度は，変化する．理想的には，触知可能であるように，目標とする筋の収縮を出すのに必要最小限でなければならない．しかしながら，時として強力な収縮が必要な場合もあるかもしれない．あなたが目標とする筋を触診しようとするとき，良いやり方としては，最初は緩やかな抵抗である．それで上手くいかない場合，段階的に，必要に応じて抵抗の力を増加させるのである．

　あなたが患者に目標とする筋を収縮させたり，触診したりしている間，あなたの抵抗に対して力を入れさせるだけではなく，患者には数秒毎に休息をとらせることを忘れてはならない．持続的に等尺性収縮を続けることは，不快だったり痛みを伴ったりすることが起きる．患者は持続的な等尺性収縮を続けるのではなく，目標とする筋を交互に収縮，弛緩させるよう指示されるとより快適であり，なおかつ触診をするにあたってもより良い（目標とする筋を交互に収縮，弛緩させるという補足的な説明についてはガイドライン9を参照）．

　さらに，セラピストが目標とする筋の収縮に抵抗を加えるときはいつでも，安定させるための手は関節をまたがないということが非常に重要である．触診の間，患者に行わせる筋収縮は，目標としている筋のみに抵抗することである．そうすることで弛緩した明らかに柔らかい隣接した筋と識別することができる，明らかに硬い唯一の筋である．しかしながら，セラピストの安定させるための手が他の関節をまたいでいる場合，これらの関節をまたぐ筋も収縮することがありえる．それは目標とする筋のみを分離して収縮させるという目的を失敗させる．

　例えば，円回内筋触診の場合，前腕回内に対する抵抗が

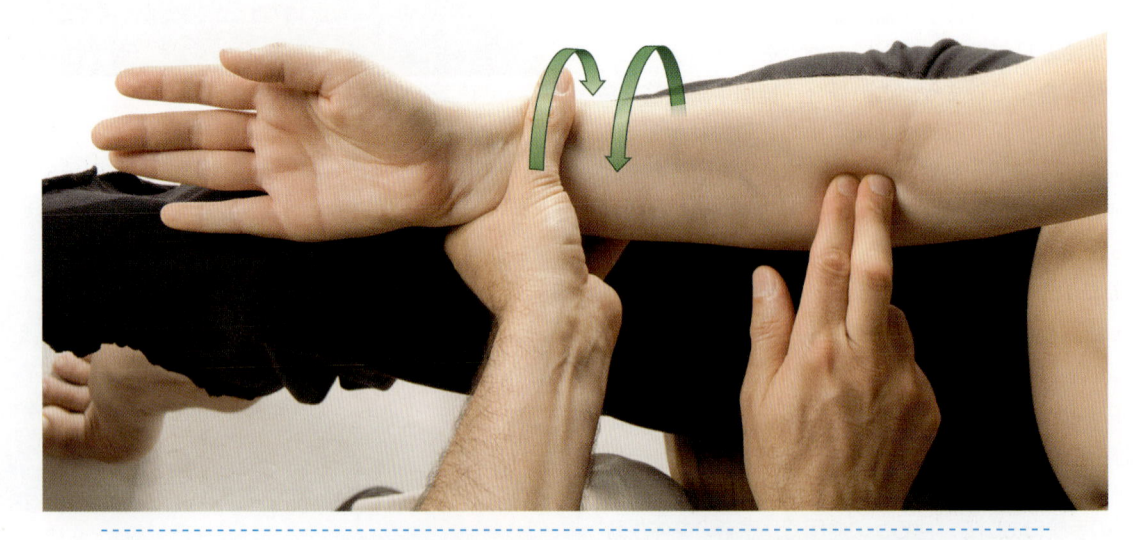

図4-6　円回内筋のより強い収縮を作り出すために，セラピストは前腕遠位に手を置き，橈尺関節での前腕回内に対して抵抗をかける．抵抗を加えることで，患者の目標とする筋の収縮が強くなり，筋が浮き出てくるのでより触診しやすくなる．患者の前腕回内に抵抗する筋が，手関節をまたいで手を握ることのないように注意すべきである．そうでなければ，他の筋も収縮し，目標とする筋を区別することができない．

加えられるとき，セラピストの安定させるための手が手関節をまたがずに，患者の手を握らないことは重要である．安定させるための手が患者の手を握る場合，手関節屈筋群や手指の屈筋群といった，患者の手関節をまたぐ他の筋もおそらく収縮する．それは，円回内筋とこれらの隣接した筋を識別することを難しくする．したがって，抵抗するための手は，患者の前腕に置かなければならない（図4-6参照）．理想的には，セラピストが無理に力をいれることがないように，抵抗する手を前腕の末端部に置くことで最善の力を出せる．

肩甲上腕関節での上腕の運動に対して抵抗を加えようとする場合では，セラピストは肘関節の近位に抵抗を加えるべきであり，肘関節をまたいで前腕を把持して抵抗を加えるべきではない．もし，セラピストが肘関節における前腕の動きに対して抵抗を加えるのであれば，セラピストの抵抗は前腕にかけられるべきであり，患者の手関節をまたいで手を握るなどしてはならない．もし，セラピストが手関節の動きに対して抵抗を加えるのであれば，セラピストの安定させる手は，手掌に置かれるべきであり，患者の指を把握したり中手指節関節をまたいではならない．これと同様の理論は，下肢や体幹にも適用される．

ガイドライン5：触診する前に見る

触診は実際に触ることであるが，視診することも目標とする筋を同定するのに有用な手段である．特に，表層にあって筋の輪郭が皮膚を通して見えているような筋にとっては，視診は非常に有用である．目標とする筋が「ここにあるよ！」と叫んでいるにもかかわらず，触診しようとする手が邪魔して，セラピストが筋を見ないことがよくある．目標とする筋が弛緩しているときではなく，目標とする筋が収縮している（特にそれは抵抗がかけられ，より強く収縮する）場合にそうなっているのである．筋が収縮し硬くなっている時は，視覚的に急に浮き出てくることがある．したがって，目標とする筋を触診するときはみる，その後，触診する手をその筋の上に置き，感じるのである．

例えば，手関節屈筋群である長掌筋と橈側手根屈筋を触診するとき，触診する手を前腕の掌側に置く前に，2つの筋が，手関節の近くでどのような走行をしているのかを，眼で見て確認する．それらは完全に眼で見え，触診するのを助ける（図4-7，A）．それらが，もし見えないならば，患者に手関節を屈曲させるように指示を出す．その時，患者の上に置いた触診する側の手で触る前に，もう一度見てみよう．収縮させた時には，遠位の腱がはっきりと浮き出て，触診するのを容易にする（図4-7，B）．多くの視覚の情報は筋を触診するのを助ける．こういった理由から，常に「触る前に，見る」ことはよい方法であり，重要なことである．

ガイドライン6：最初に，目標とする筋を最も見つけやすい部分で触診する

いったん目標とする筋を見つけてしまえば，その筋腹に沿ってその筋をたどって触診するのは，最初から見つけるよりも簡単である．この理由から，よい触診手順としては，最初にどこで目標とする筋を見つけるかということである．いったん同定されたら，あなたはその一方，あるいはその両方の付着部へたどることができる．例えば，橈側手根屈筋であれば，遠位の腱がはっきりと見える場合は，触診をそこから始める（図4-7を参照）．いったんそれをはっきりと感じることができれば，近位付着部である内側上顆にむかってたどる．

ガイドライン7：目標とする筋の走行に対して垂直に触る

最初に筋を同定したりたどったりしていくときには，ギターの弦をつまはじくように，筋腹や腱に対して垂直に触っていく．筋腹や腱の一方の端から始め，はっきりした筋や腱を乗り越えて反対側に落ちるという感覚である．このような触りかたは，目標とする筋を，単に縦方向に沿って滑っていくよりも，はっきりとした違いが分かる（縦方向では，筋や腱の輪郭に変化がなく，目標とする筋の位置を同定するのには役に立たない）．

筋や腱に対して垂直に触っていく時，注意すべきことがある．それは触っている指を，小さく動かして使わないということである．それは，目標とする筋の，一方の縁から，筋腹や腱を乗り越え，反対側に達するために，むしろ十分大きく動かさなければならない．このことは，動かす指はかなり大きく動かすということを意味する．図4-8は，円回内筋の筋腹を垂直に触診しているところのイラストである．

ガイドライン8：目標とする筋をたどるときはベビー・ステップで行う

目標とする筋に対して垂直にはじくような触り方で，しかも最も見つけやすいところで見つけられたならば，次に両方の付着部までたどっていかなければならない．これは，ベビー・ステップ（赤ん坊のよちよち歩きのような細かい間隔）で行わなくてはならない．筋をたどるためにベビー・ステップを使用することは，筋の輪郭がスキップされないように，筋の連続した"感触"が前の感触の直後になければならないことを意味する．1つの部位で目標とする筋を

108

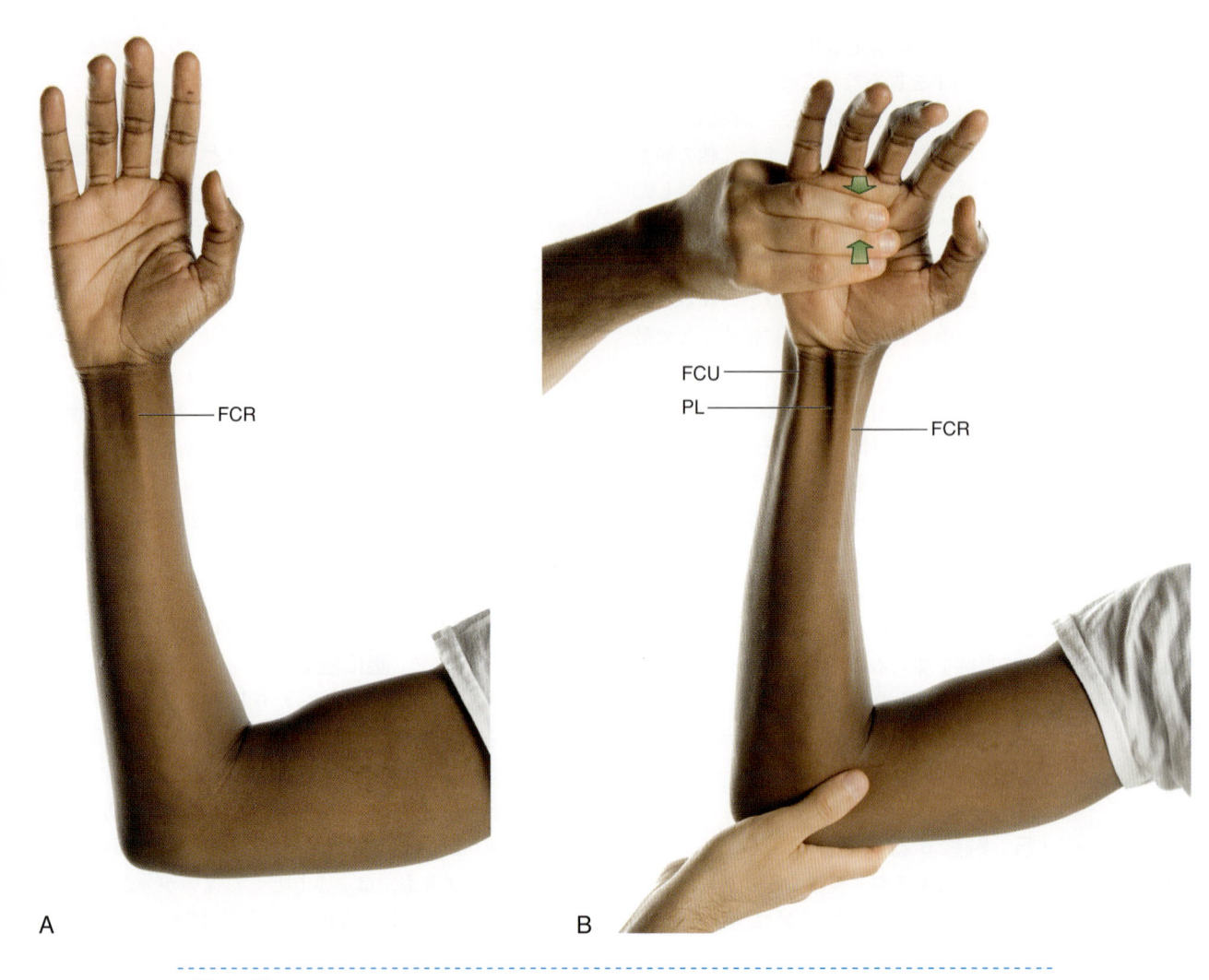

4

A B

図 4-7　手を置いて，触診するために役立つ視覚情報を遮る前に，その部位を見ることは，非常に重要である．**A**，橈側手根屈筋の遠位腱(FCR)は，弛緩していても，筋が見えるかもしれない．**B**，(この場合，抵抗に対して)収縮しているとき，遠位腱は緊張して，さらに視覚的に明瞭になる．メモ：長掌筋(PL)と尺側手根屈筋(FCU)腱も，見える．

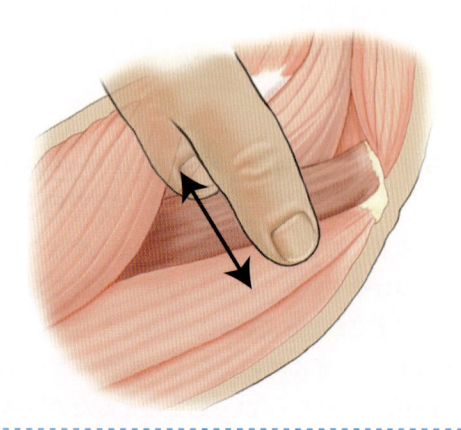

図 4-8　円回内筋がその筋腹全体を垂直方向に触診されている．垂直方向への動きが，一方の縁から反対側の縁まで十分大きく動かしていることが重要である．

感じる場合，連続してその筋を感じるためには，2インチ以上離れたところにスキップしてはならない．あなたの触診する指が，遠く離れたところにスキップする程，おそらくその指はすでに同じ筋腹にはもはやなく，触診のたどるべきコースから外れている．図4-9は，いったん目標とする筋を同定したならば，付着部の方へとベビー・ステップでたどらなければならないというイラストである．

ガイドライン 9：目標とする筋の収縮弛緩を繰り返す

　患者が，触診される間，持続的に等尺性収縮をし続けることは，不快である可能性があるということは既に述べた．したがって，患者は収縮弛緩を交互に繰り返す方がよい．

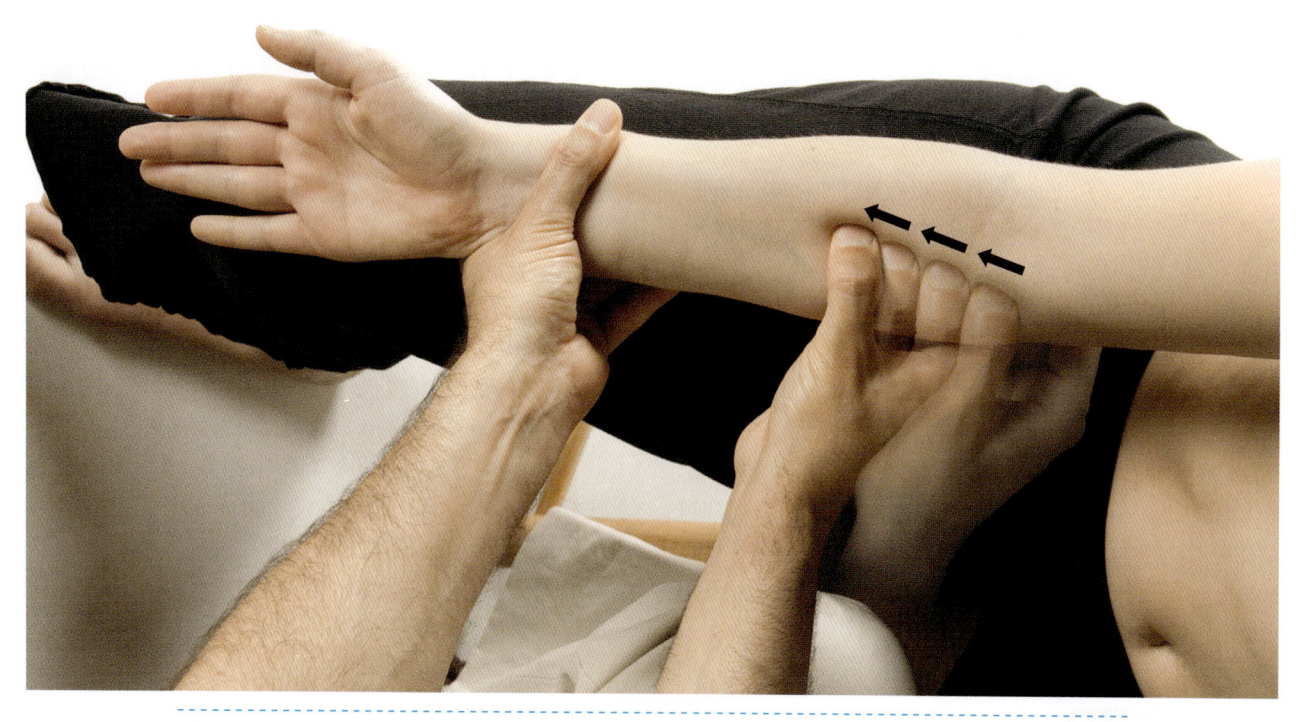

図4-9 円回内筋を遠位付着部まで「ベビー・ステップ」で触診している．ベビー・ステップで触診することは，筋が連続した感触（直前とその後）で触診されていることを意味している．それはセラピストが，目標とする筋の走行を上手くたどっていけることを助けている．

付け加えて，収縮弛緩を交互に繰り返すことは，ベビー・ステップで筋をたどるのに，非常に有用である．ベビー・ステップで触診するたびに，患者が目標とする筋を交互に収縮弛緩することで，セラピストは収縮した時には硬さを，そして弛緩したときは柔らかいという筋の状態の変化を感じながら行える．それは，触診している指が，目標とする筋の上にあることを保証するものである．セラピストの触診する指が，目標とした筋から他の組織にそれるならば，（目標とする筋が収縮弛緩を繰り返して起こるべき）柔らかいから硬い，硬いから柔らかいという状態の変化を感じることはできない．

セラピストが誤った方向へ逸れたときには，触診している指を，はっきりと確実に触れたところまで戻し，再度収縮弛緩の繰り返しを患者に指示した上で，ベビー・ステップを異なる方向へしていかなくてはならない．

ガイドライン10：必要に応じて共同作用を用いる

共同運動の知識は，ある種の症例の触診を容易にするために，目標とする筋を分けて収縮させるのに役立つ．肩甲胸郭関節における肩甲骨回旋は，単独では起こることができないので，大部分の場合がそれに含まれる．むしろ，腕が肩甲上腕関節の運動の時に，肩甲骨は回旋のみ行う．例えば，小胸筋を触る場合，小胸筋を収縮させるための動きがいくつかあるにもかかわらず，多くの運動は大胸筋が働いてしまうために，それは小胸筋の触診を妨害する．前胸部で小胸筋の収縮を分離する唯一の有効な動きは，肩甲骨の下方回旋である．しかしながら，この回旋は，肩甲上腕関節で腕の伸展あるいは内転に関連してだけ起こる．したがって，小胸筋が関与する肩甲骨下方回旋をさせるために，患者に肩甲上腕関節を伸展，内転するように指示しなければならない．この動きは，まず患者に，手を後ろに回し，腰のくびれの部分に置かせればよい．そして，小胸筋を働かせるために，患者に腰のくびれから後方に，背中から手を遠ざけるように肩関節伸展を指示する．この動きは直ちに小胸筋を使わせる．そして，それは大胸筋の上から小胸筋を簡単に触診させることができる（図4-10）．これと同じような操作は，僧帽筋中部線維の上から菱形筋を触診するのに用いられる（図6-7を参照）．

【メモ】共同運動についての知識が，目標筋を触診するために，相反抑制で使われることもある．例えば，肩甲挙筋を触診するとき，患者の腕は腰のくびれに手を置くことによって肩甲上腕関節で伸展し，内転させられる．これは肩甲骨の下方回旋の共同運動を肩甲胸郭関節で必要とする．そして，それは僧帽筋上部線維（それが肩甲骨挙上の筋であるので）を相反抑制して，弛緩させる．上部僧帽筋を弛緩させて，肩甲挙筋はそれを通して触診することができる（より完全な説明のためには，相反抑制（ガイドライン11）に関する記述を参照すること）．

ガイドライン11：必要に応じて作用を抑制する

相反抑制は拮抗筋が収縮するときはいつでも，筋の抑制を生じる神経学的反射である．特定の目標となる筋を触診するとき，この神経学的反射は大きく効果的に使われることがある．

例えば，我々の目標筋が上腕筋であるならば，それを触り易くするために，収縮させ硬くするには，患者に上腕筋の唯一の動作である肘関節屈曲を指示する他ない．この動作に関する問題は，患者が上腕筋を収縮させようと，肘関節を屈曲した際に，上腕二頭筋も同時に収縮するということである．上腕二頭筋が上腕筋の上に覆い被さっているので，この収縮では上腕筋を触診することが困難となる．目標とする筋だけの収縮（この場合，我々は上腕筋だけに収縮して欲しい）であることが，筋の触診の目的であるならば，上腕二頭筋は弛緩したままである必要がある．上腕筋（肘関節屈曲）の唯一の動作が上腕二頭筋の動作と同じであるにもかかわらず，相反抑制の原理（図4-11）を使えば，単独での筋収縮を成し遂げることができる．こうするために，前腕を完全に回内位にし，患者に肘関節屈曲させるよう指示する．上腕二頭筋は前腕回外筋でもあるので，前腕回内位は上腕二頭筋の収縮を抑制する肢位である．したがって，上腕筋が肘関節屈曲させるとしても，上腕二頭筋は弛緩したままである．このように，我々は，目標とする筋（上腕筋）を単独に収縮させるという目的を達成できる．

目標とする筋の収縮を分離するために，相反抑制の原則を使用するという他の例は，肩甲挙筋の肩甲骨付着部を触

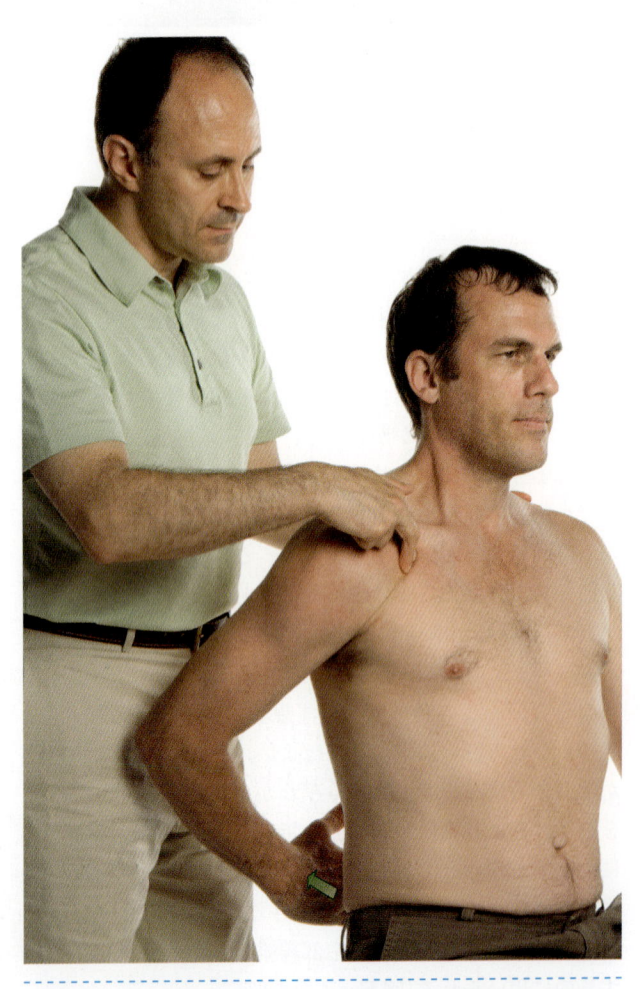

図4-10 患者が手を腰部から少し離すように動かすときに，肩関節の伸展が起こる．これは小胸筋が作用する肩甲胸郭関節での肩甲骨下方回旋の動きを起こすため，大胸筋の上から小胸筋を触診するのを容易にする．

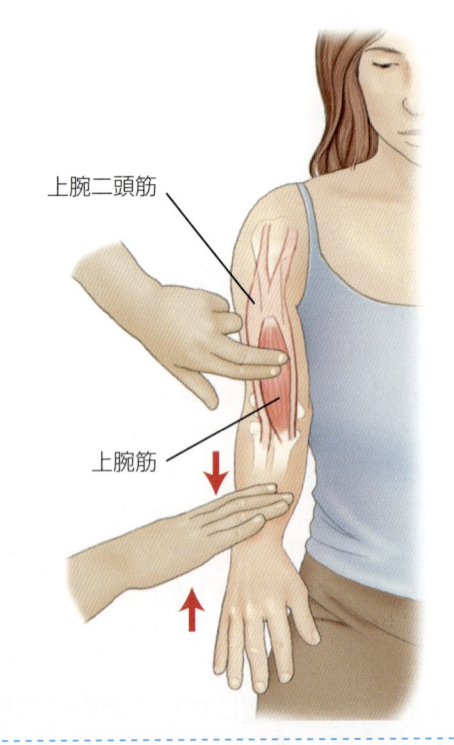

図4-11 上腕二頭筋の収縮を抑制し，弛緩したまま上腕筋の収縮を起こすために相反抑制の原理が用いられている．前腕回内位のまま屈曲されているため，前腕の回外筋である上腕二頭筋は抑制される．

診する時にも用いることができる．患者に肩甲挙筋を収縮させて，硬くなった肩甲挙筋を触ろうとして，肩甲骨挙上の作用をさせると，僧帽筋上部線維も同時に収縮し硬くなる．そのため，僧帽筋上部線維の深部で，肩甲挙筋の肩甲骨付着部周辺を触ることが難しくなる．僧帽筋上部線維が収縮するのを抑制するために，患者の手を背中に回し，腰のくびれに手を置くように指示する．肩関節伸展と内転のこの肢位は，肩甲胸郭関節での肩甲骨下方回旋を必要とする．僧帽筋上部線維が肩甲骨上方回旋の筋であり，この肢位で相反抑制するので，弛緩したままとなる．患者に肩甲骨を挙上するように指示すると，この位置は肩甲挙筋単独の収縮と，触診を行うことができる（図4-12）．

　筋触診のために相反抑制の原則を使用するとき，重要な注意事項が1つある．患者が目標とする筋を収縮させて，使うように指示されるときは，その収縮は小さくなければならない．強い収縮をさせると，患者の脳はより多くの筋を動員して収縮させようとするため，相反神経抑制を越える筋収縮が起きる．そのため，弛緩すると思われた筋までもが収縮してしまう．いったん他の筋が収縮してしまうと，おそらく目標とする筋を触診するのを妨げてしまうだろう．例えば，肘関節屈曲が強く行われるならば，上腕筋を補うために上腕二頭筋が動員され収縮し，その結果，上腕筋の触診を困難にするか，不可能にする．もう1つの例は，肩甲挙筋のために以下を触診している．肩甲胸郭関節における肩甲骨挙上が強く行われる場合，僧帽筋上部線維が動員され収縮することで，肩甲骨の付着部付近の肩甲挙筋を触ることは難しくなるか，不可能になる．

ガイドライン12：適切な圧迫を用いる

　強すぎる圧迫を避けることは重要である．過剰な圧迫は感覚を鈍らせる

　一方で，圧迫が弱すぎないということも重要なことである．いくつかの筋は，大変深層にあるため，その筋を感じるためには中程度から強い圧迫が必要となる．通常，多くの初心者には，目標とする筋を触るのが困難な時期がある．なぜなら，彼らの行う圧迫の程度が弱すぎるからである．適切な圧迫とは，目標とするいずれの筋でも，触診する最適な圧迫を与えるということである（図4-13）．

> 【メモ】ときに，深部筋の触診では，非常に小さい圧迫によって容易になる．その辺縁を感じることのできないくらい深部の筋の場合，その同定には，組織を通して収縮しているわずかな変化を感じなければならない．これは，非常に弱いタッチでしか感じることができない．

ガイドライン13：深部の触診は，患者の呼吸を保たせ，ゆっくりと組織の中へしずみ込ませる．

　深部の筋への触診は，ゆっくり行わなければならない．深部への圧迫は患者にとって不快なものであるが，我々が患者とともに触っていけば，簡単に行うことができることがある．触診の過程のなかで，ゆっくりと規則正しい呼吸を保たせ，ゆっくりと患者の組織の中へ，指をしずみ込ませればよい．よい例として，腹部での大腰筋の触診がある．大腰筋は，腹部前方部分から触診されなければならない．大腰筋は脊柱に付着し，後部腹壁の一部をなすので，安定した圧力を腹部臓器を通して届けなければならない．患者が不快なく，快適な状態であるためには，患者がゆっくり，かつ規則的な呼吸をした上で，セラピストはゆっくりと手

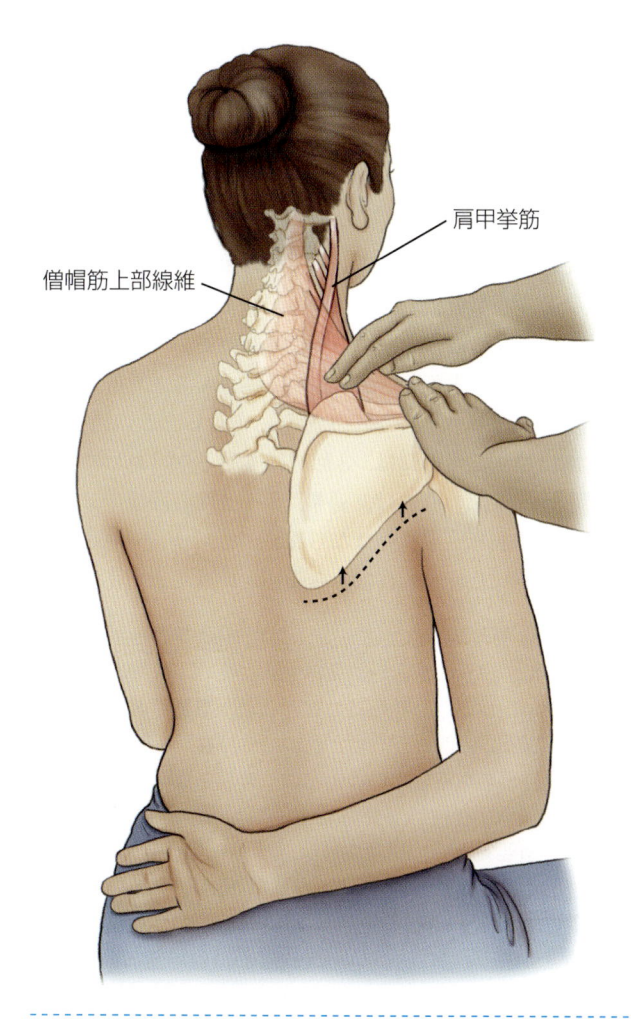

図4-12　相反抑制の原理を用いて，僧帽筋上部線維を弛緩させた状態で，肩甲挙筋を触診しやすいように，肩甲胸郭関節での肩甲骨挙上をさせている．手を腰のくびれに置いてあるために，肩甲骨は下方回旋し，肩甲骨上方回旋筋である僧帽筋上部線維は抑制される．

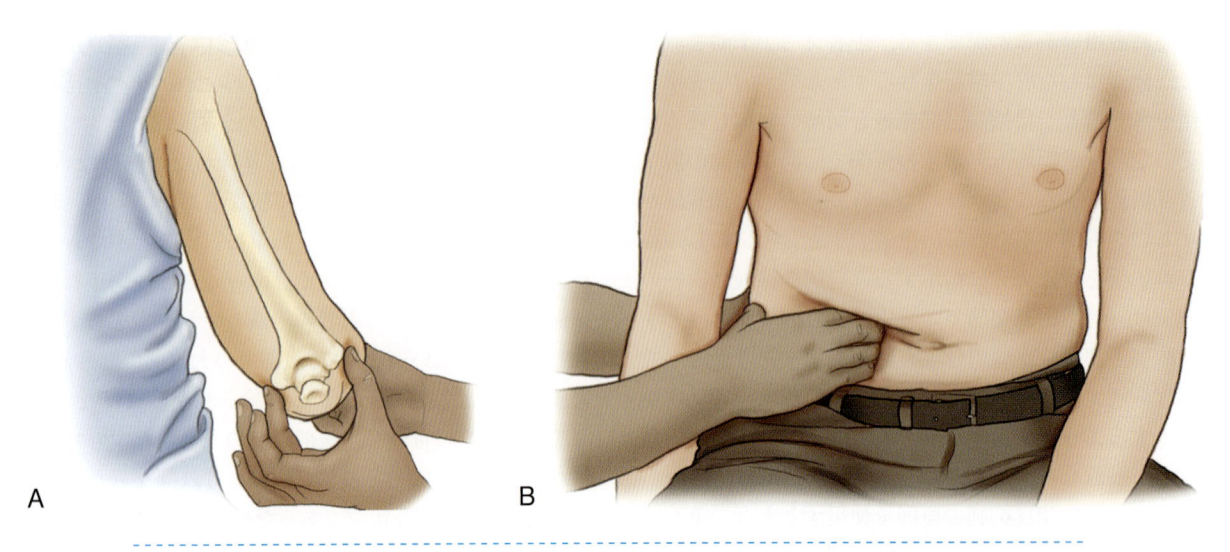

図4-13 触診している組織に適した圧迫を用いる．上腕骨の内側および外側上顆を触診するときは，軽い圧だけでよい(A)．しかしながら，大腰筋を触診するときは，より深い圧迫が必要である(B)．

を沈み込ませる必要がある．触診を始める前に，患者には中程度から深い呼吸をするように指示する．そうすると，患者はゆっくり息を吐き出すので，ゆっくりと，大腰筋の方へ沈み込ませる．患者の1回目の呼吸で大腰筋に達する必要は必ずしもない．その代わりに，あなたの圧迫を少し緩めて，患者にもう1回，中等度の大きさの呼吸をするように指示する．すると，患者は再びゆっくり息を吐き出すので，より深部へとゆっくり沈み込ませる．この過程は，大腰筋に達するためには，3回程繰り返さなければならないだろう．深部の筋へは，通常，2～3回の呼吸で，近付くことができる．忘れてはならないのは，ゆっくりと安定した圧迫が行われなければならないということである．

【メモ】深部組織へ，ゆっくりと沈み込みながら到達するために，患者の呼吸を整えさせるときは，患者の呼吸は速かったり遅かったりさせないことが重要である．しかしながら，呼吸はそれほど深い必要はない．特にあなたが腹部の触診をしている場合は，非常に深い呼吸は触診している手を押し出す可能性がある．呼吸のペースは，より重要である．患者の呼吸はゆっくり，規則正しく，さらにリラックスしていなければならない．あなたが患者と同じように呼吸すれば，患者もこういった呼吸をしやすくなる．

ガイドライン14：筋をランドマークとして利用する

骨や骨ランドマークはすでに学んでいるはずである．骨ランドマークは，目標とする筋を同定するのに使うのが一般的である．しかしながら，一度，1つの筋の位置が分かったならば，それは，隣り合う筋を同定するためのランドマークにもなり得る．例えば，胸鎖乳突筋の触診が分かっている場合，斜角筋を触診することは非常に容易なことである(283ページ参照)．胸鎖乳突筋の鎖骨頭部の外側の縁を同定して，それからすぐ横に手を滑らせる．ただそれだけである．あなたの手は，斜角筋群の上にあるはずである．この方法は，最初に頸椎前結節や横突起を触診しようとするよりも，大変簡単である．同様に，胸鎖乳突筋は頸長筋を同定し，触診することにも利用できる(294ページ参照)．最初に，胸鎖乳突筋の胸骨頭の内側縁を位置づけ，そして，ちょっとだけ内側に脊柱の方へ滑らせる．通常では見つけるのが難しいような筋を，1つの筋を同定することで見つけることができるという例が，他にも多数ある．

ガイドライン15：目標とする筋が骨に付着する部分を触診するときは，リラックスさせ，他動的に筋を緩ませる

可能な限り，目標とする筋をすべてにわたって触診する方がよい．できれば，それは一方の付着部から他方の付着部までのすべてを触診できた方がよい．しかしながら，付着部の端から端までたどることが難しいときがある．目標とする筋を収縮させて筋や腱を硬くするのだが，これが骨への付着部分を触ることを難しくしている．他の隣接する筋との区別をより分かりやすくするために，患者には収縮弛緩を繰り返させるのであるが，皮肉にも，筋を収縮させ

ると腱が緊張するために，骨などの硬い組織と腱の硬さの区別が難しくなるのである．言い換えれば，目標とする筋の収縮は隣接する軟部組織との区別を容易にし，収縮することは隣接した硬い組織（例えば骨の付着部）との区別を難しくするということである．したがって，セラピストの触診が，骨の付着部へと近付くにつれて，患者には筋を他動的に弛緩させる．これはセラピストが骨の付着部を触診する際の，1つの指標となる．このガイドラインを使用する例は，骨盤の下前腸骨棘の上で大腿直筋の起始部を触診する（図10-26参照）．上腕骨の小結節の上で，肩甲下筋の付着部を触診する，などである（図6-23参照）．

ガイドライン16：触診するときは，眼を閉じる

目標とする筋を触診するときは，その周辺を視診しながら行うのである（ガイドライン5参照）が，一度，視診を行ったなら，必ずしも触診する間に見続ける必要はない．触診する際にセラピストが眼を閉じることは，実は非常に有益なことである．眼を閉じることによって，指先から感じる以外の外的刺激を遮ることができる．眼を閉じることで，セラピストは，触診する指に全神経を集中させることができ，指の感覚を鋭くできる．

ガイドライン17：頭の中で，触診しようとする皮下の解剖をイメージする

眼を閉じて，皮下にある目標とする筋や周辺の解剖学的イメージを描くことはセラピストが触診するにあたって，大変有益である．目標とする筋を付着部までたどるにあたって，皮下の解剖学的構造をイメージすることは，筋の位置を正しく見つけ，ベビー・ステップをすることを容易にする．

ガイドライン18：もし，患者がくすぐったがりであれば，あなたの触っている手の上に，患者の手をあてがう

患者がくすぐったがりなとき，触ると彼らは逃げてしまうので，残念ながら触診しにくいときがある．我々が患者に軽く触るときに，それは顕著になる．したがって，くすぐったがりの患者を触る場合には，安定した圧迫力を提供しなければならない．しかしながら，我々が軽く触ろうがしっかり触ろうが，非常にくすぐったがりの患者がいる．それは触診の評価や治療を阻害する因子となる．患者に，患者自身の手を，我々の手の上に置いてもらうということは，患者がくすぐったがるのを少なくするのを助ける1つの方法である．くすぐったがるのは，彼ら自身ではくすぐったがることのない部分に，他の人が侵入してくることから起こるものである．したがって，患者の手が我々の上にあるということは，患者がそのくすぐったいスペースを自分でコントロールしているという感覚をもつため，くすぐったがらずにいることができるのである．このガイドラインを使うことは，すべてのケースに当てはまる訳では無いが，試す価値があることであり，上手くいくことがある．

ガイドライン19：指の爪は短くしておく

例えば，肩甲下筋（図6-23参照），腰方形筋（図8-16参照）または斜角筋（図8-35参照）の頸椎付着部など，特に深部を触診するときは，セラピストの爪は短く切っておく必要がある（図4-14，A）．残念なことに，爪を短くといっても，人によってはその感覚は異なる．セラピストの中には，爪が長過ぎる人がいる．したがって，彼らはいくつかの筋を気持ちよく触ることができず，痛みを生じさせ，爪痕を残すか，爪痕を残すのが嫌で，患者を触診したり必要な治療をしたりすることを避ける．必要とされる爪の短さは，どの筋を触診するかで異なる．ちょうどよい爪の長さを調べる方法は，触診する手を自分の向こう側に向け，もう一方の手の指で爪をつかめるかどうかを確認する（図4-14，B）．あなたがそうすることができる（つまむことができる）場合，指の爪は長過ぎる．あなたがそうすることができない場合，あなたの指の爪の長さは十分に深い触診ができる短さである．

爪が滑らかであることも重要なことである（すなわち，それらの端は，鋭くない）．指の爪にやすりをかけるとき，爪の端を滑らかにやすりがけをして仕上げることは重要である．短くても尖った爪は，長い爪と同様に，痛みや不快感を患者に与える．

ガイドライン20：最適な触診肢位をとる

触診ができる最善の肢位は，単純に目標とする筋の触診を行うために，それぞれ個別に，最も効果的な触診の肢位をとることである．ある筋を目標として触診を行う場合に，通常の治療の肢位と同じ肢位でないこともあるということを理解することは重要なことである．患者は，通常，背臥位や腹臥位で治療を受ける．しかしながら，いくつかの筋では，側臥位や立位，座位が最適な肢位である．例えば，小胸筋は多くの場合，背臥位で治療される．しかしながら，小胸筋を触診する最適な患者の肢位は，おそらく座位である．これは，患者が座位で手を後ろに回して腰のくびれに手を当ててから，後方に身体から手を離すようにさせるからである（小胸筋を作用させるために，肩甲骨下方回旋をさせる）（図6-14，B）．この理由から，通常，治療中に

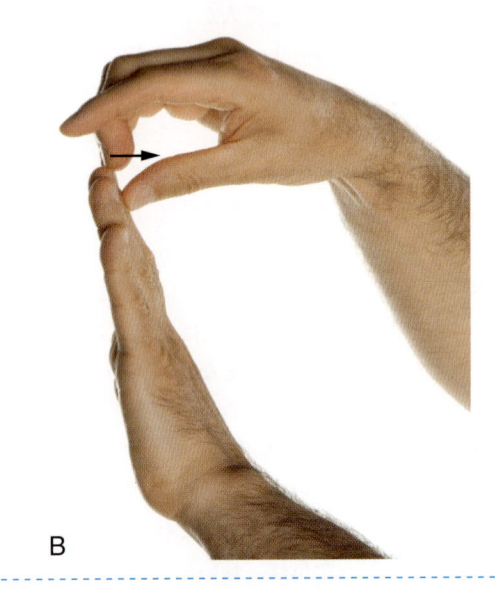

図4-14 指の爪は短くあることが必要である．特に深い筋の触診では大切である．**A**，触診し，しっかりと仕事するときの爪の適当な長さを示している．**B**，爪の長さが深部の触診を行うのに十分に短いかどうか簡単に調べる方法の1つである．触診している手を自分の向こう側に向け，その指の爪をもう一方の指の爪でつかむことができるかどうかを確かめる．もしそれが可能であれば，爪が長過ぎるかもしれない．

患者の肢位を変えるというのは，あまり良くないとされているが，それにもかかわらず，正確な触診と評価が患者の治療に極めて重要で必要である場合には，肢位を変えることもある．治療の流れを途中で妨げないようにするためには，セラピストは治療が始まる際に，すべての触診による評価を行うことを選ぶかもしれない．

ガイドラインを用いるとともに，創造的でありなさい

　筋の触診の知識が目標とする筋の付着部と作用に関する正確な知識というものから始まるにもかかわらず，一転して触診が技術であることは，多くのことを要求する．筋の触診の技術は，本章のガイドラインと同様に，目標とする筋やその隣接する筋の付着部と作用の知識を，それらを区別させていくことに結びつけることが必要である．全体として，必要なことは，敏感な手と，論理的思考，そして創造的な気持ちである．

筋の触診ガイドラインのまとめリスト

　本章では，筋の触診におけるガイドラインを説明した．20のガイドラインの概要は次のようにまとめられる．

1. どこに手を置くかを知るためには，目標とする筋の付着部を知ること．
2. 目標とする筋の作用を知ること．隣接した筋と区別できるように，目標とする筋の収縮の1つを行うように指示する(あまり長く収縮し続けるようには指示しない．そうでなければ目標とする筋は疲労し，患者が不快感をもつかもしれない)．
3. 目標とする筋が，どの関節運動でまわりの筋と区別できるかについて正確に選ぶために，論理的に考える．
4. 必要ならば，目標とする筋の収縮に対して抵抗を加える(抵抗を加えるときは，関節をまたがない)．言い換えれば，目標とする筋の望ましい作用だけに対して抵抗するようにする．
5. 患者に手を置く前に見る(これは，特に表層の筋を触診するときに重要である)．
6. 最初は，できるだけ簡単な場所で，目標とする筋を見つけて触診する．
7. 目標とする筋の筋腹あるいは腱全体を垂直に触る．
8. いったん同定したならば，小さく丁寧にベビー・ステップを用いて筋の走行をたどる．
9. ベビー・ステップで触診しているときは，目標とする筋が収縮すると硬く，弛緩すると柔らかく感じることができるので，患者には交互に収縮弛緩を繰り返し行わせて，その筋の状態をたどる．
10. 肩甲骨回旋筋などが目標とする筋であれば，共同運動に関する知識を用いる．
11. 目標とする筋の触診を助けるのに必要なときはいつでも，相反抑制を使用する(相反抑制を用いると

きには，患者にはあまり目標とする筋の強い収縮をさせない．相互に抑制する筋でも強い収縮では補完される可能性がある）．
12. 適当な圧迫を使用する．適当な圧迫とは，あまり強すぎず，あまり軽くもなくである．
13. 深い部位を圧迫する触診では，患者にはゆっくりと規則正しい呼吸をさせながら，ゆっくりと沈み込ませる．
14. いったん1つの筋の触診ができたならば，他の筋を同定するのにランドマークとして使用できる．
15. 骨の付着部で目標とする筋を触診するときは，弛緩させ，他動的に緩める．
16. 触診している指に感覚を集中するために，触診中は眼を閉じる．
17. 触診中は，皮下にある解剖学的イメージをもつ．
18. 患者がくすぐったがりである場合，安定した圧を心がけ，触診している手の上に患者の手を置かせる．
19. 指の爪は，短く，滑らかである必要がある．
20. 患者に，筋の触診のための最適な肢位をとらせる．

復習問題

次の問題について，○をつけるか正しい答えを書きなさい．

1. 触診の2つの大きな目的は何か？

2. いつ患者を触診しなければならないか？
   a. セッションの初めに
   b. セッション終了後
   c. 患者が痛みを感じているとき
   d. 私たちが患者と接しているときはいつでも

3. 「筋の触診の知識」は，どのような2つのガイドラインから成り立っているか？

4. 我々が目標とする筋をたどることを目標としているときには，次のうちいつ収縮するように患者に指示をすれば良いか？
   a. 目標とする筋とその共同筋の収縮
   b. 目標とする筋だけの収縮
   c. 目標とする筋とすべての近くの筋の収縮
   d. 目標とする筋の抑制と弛緩

5. 円回内筋を触診して同定する際には，セラピストの安定させる手と抵抗する手は，次のうち患者のどの部位にあるべきか？
   a. 上腕
   b. 前腕
   c. 手掌
   d. 指

6. 触診する前に見ることが重要な筋はどのような種類の筋か？

7. 最初に触診しなければならない場所は次のうちどこか？
   a. その筋の起始部で
   b. その筋の付着部で
   c. 筋の中央の腹部で
   d. 可能な限りその筋が最も簡単に見つけられる部位で

8. 目標とする筋に対してどの方向で触診するべきか？

9. 筋の連続した"感触"が，前の感触の直後になければならないことをどのような言葉で述べているか？

10. 目標とする筋と同じ動きをもつ筋を弛緩させるのにどのような反射が用いられるか？

各問題の解答・解答例については，医歯薬出版（株）の本書のwebページ
http://www.ishiyaku.co.jp/corrigenda/details.aspx?bookcode=214420 をご参照ください．

CHAPTER 5

骨触診

章の概要

上肢帯　117
体軸　124
下肢帯　131

第5章は，人体の骨，骨ランドマークと関節の触診について一通り解説する．解説は上肢帯から始めて，体軸，下肢帯で終わる．骨や骨ランドマークはそれぞれ個別に触診されるが，本章では，他の骨やランドマークを順番に探しだす準備としても用いる．したがって，ここに記載されている手順に則って行うことが奨められる．

上肢帯

前内側からみた図

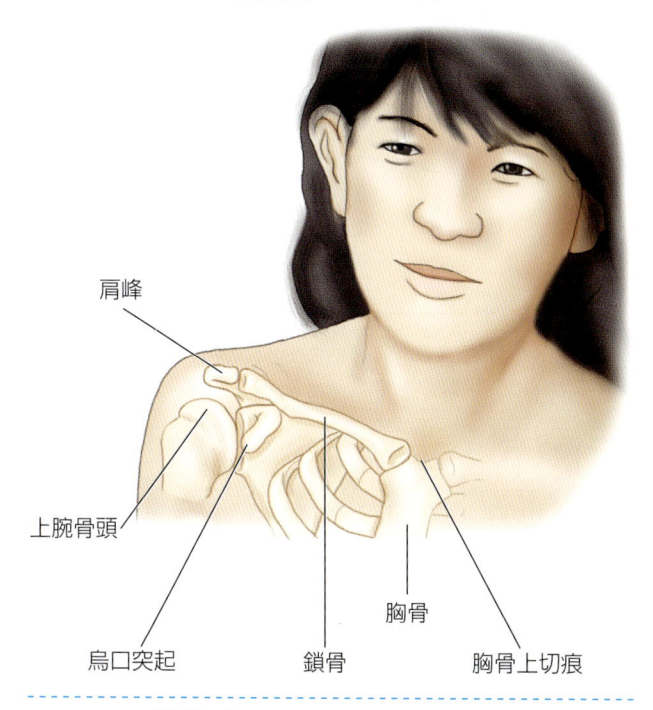

肩峰
上腕骨頭
烏口突起
鎖骨
胸骨
胸骨上切痕

図5-1　肩甲帯を前内側からみた図．

前内側からみた図

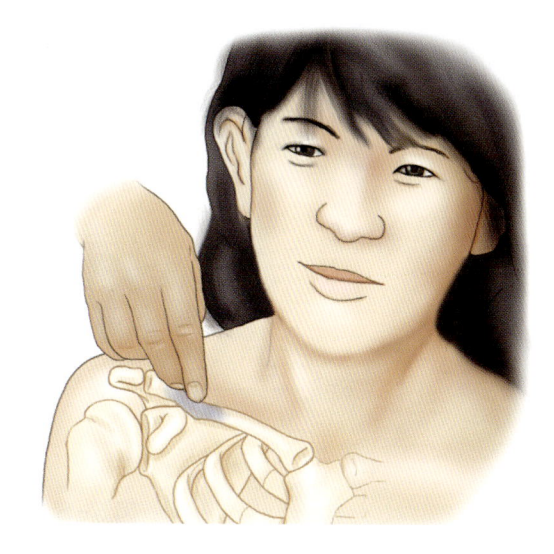

図5-2　鎖骨：胸骨上部の切痕を見つけ，外側へ触診し，胸鎖関節を感じる．そこから鎖骨の骨幹部を内側から外側へ（近位から遠位へ）横に滑らせていき，全体の長さを感じる．鎖骨の内側が，前方に凸であり，外側は前方に凹である．

117

前内側からみた図

前内側からみた図

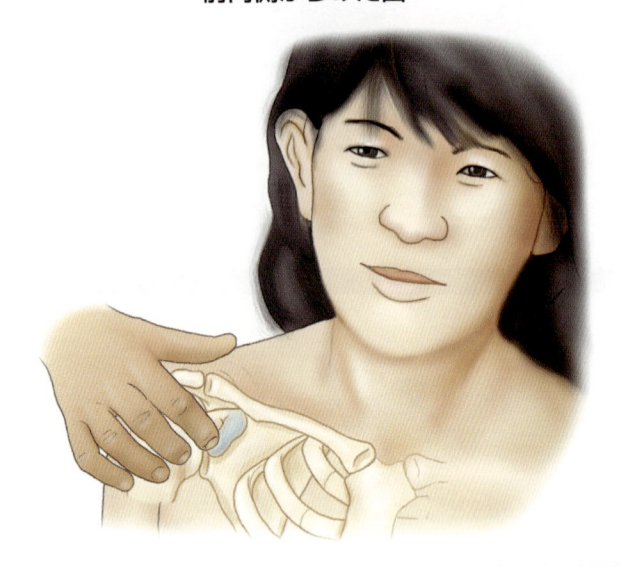

図5-3　肩甲骨の烏口突起：鎖骨外側（遠位側）の凹面の下方に，肩甲骨の烏口突起を見つけることができる（大胸筋の深部に位置する）．烏口突起の先が外側を向いているのに気付く．

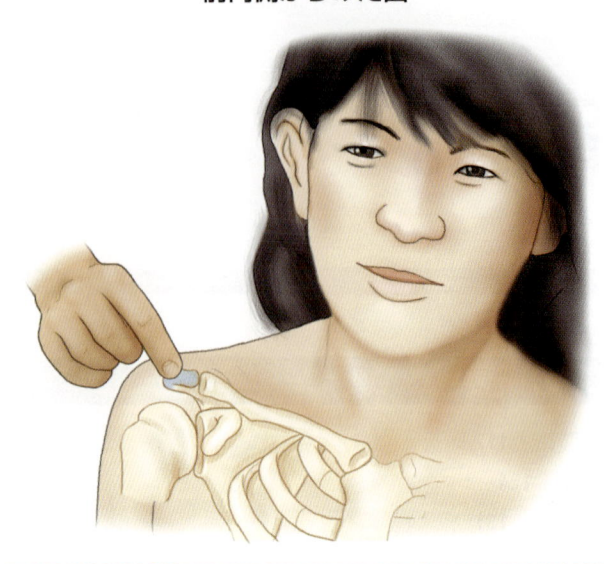

図5-4　肩甲骨の肩峰；肩甲骨の烏口突起を触診した後，もう一度鎖骨に戻って，鎖骨を遠位に向かって肩峰に達するまで触診を続ける．肩甲骨の肩峰は，最も外側端（肩の先端）にある．

後外側からみた図

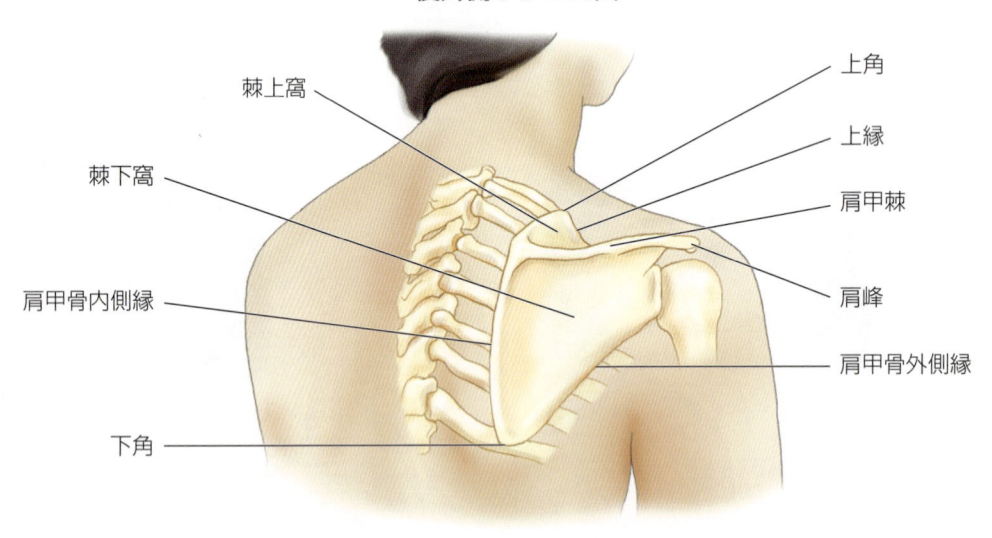

- 棘上窩
- 棘下窩
- 肩甲骨内側縁
- 下角
- 上角
- 上縁
- 肩甲棘
- 肩峰
- 肩甲骨外側縁

図5-5　肩甲骨を後外側からみた図．

後外側からみた図

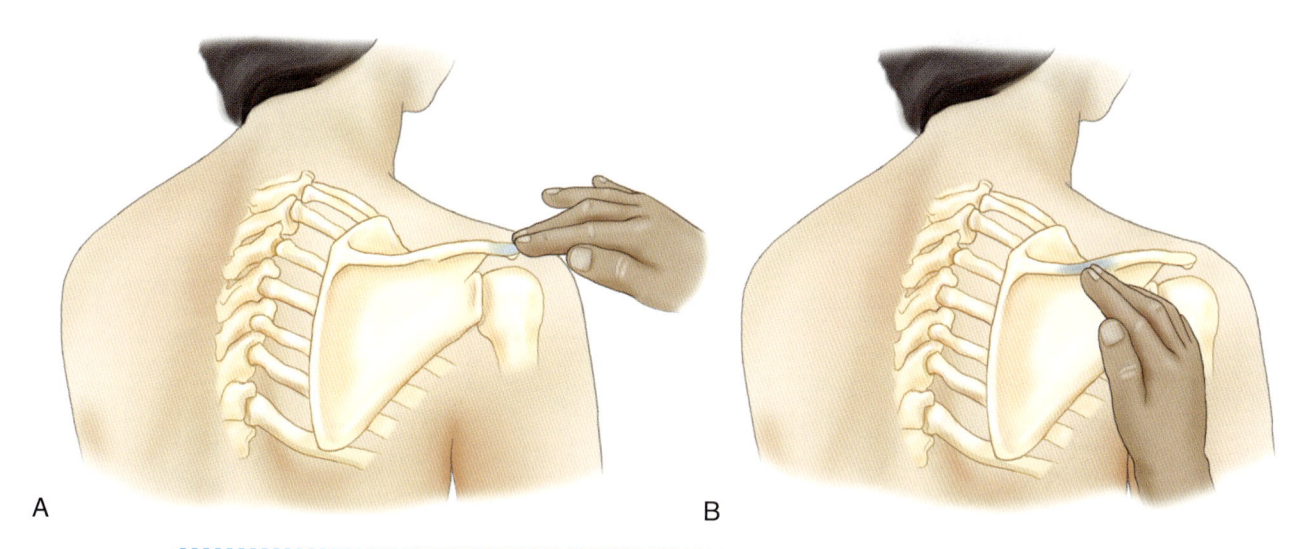

A　　　　　　　　　　　　　　　　　　　B

> 図5-6　肩峰と肩甲棘：肩甲棘は肩峰から後方に繋がっている．肩甲棘を同定するためには，肩峰（**A**）から始め，それに沿って後方に触診していく．肩甲棘（**B**）は，肩甲骨内側縁まで続いて触診できる．肩甲棘を後方に触っていくことが難しい場合は，肩甲棘を横切るように上下に指を動かして触診することが，最も触診しやすい方法である．

後外側からみた図　　　　　　　　　　　後外側からみた図

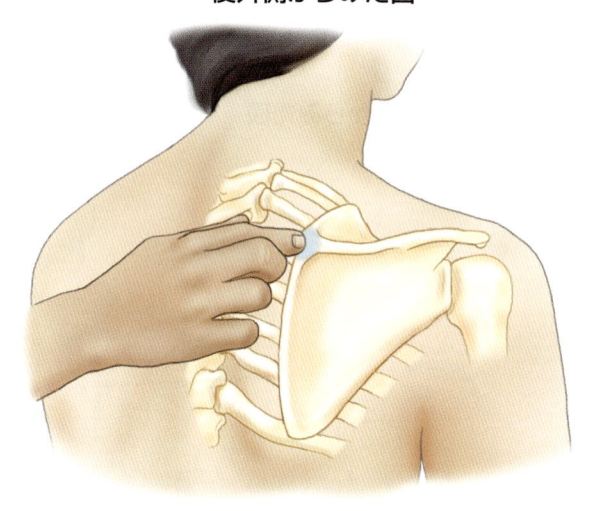

> 図5-7　肩甲骨内側縁（肩甲棘の根元）：肩甲骨内側縁に達するまで，肩甲棘に沿って触診を続ける．肩甲棘が内側縁で終わる部分を肩甲棘基部（訳者注：肩甲棘三角）という．患者の肩甲骨を他動的に内転方向に引っぱりこむと，より内側縁が分かりやすくなる．

> 図5-8　肩甲骨上角：いったん肩甲骨内側縁を同定できたなら，そのまま上方に沿って触診すれば，肩甲骨上角まで触ることができる．患者に肩甲骨の挙上と下制を繰り返させることが，肩甲骨上角を触るために役立つ．

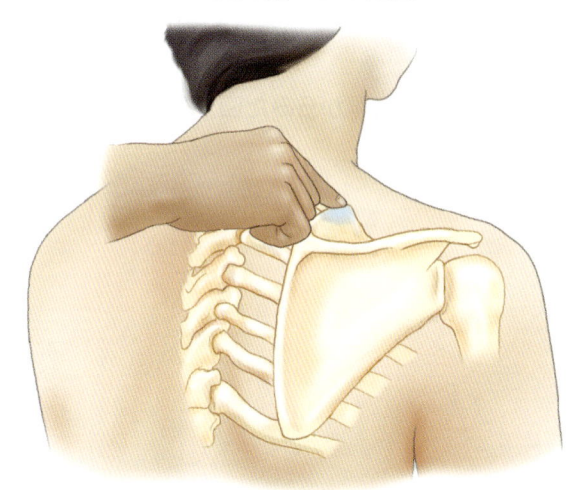

後外側からみた図　　　　　　　　　　　　　後外側からみた図

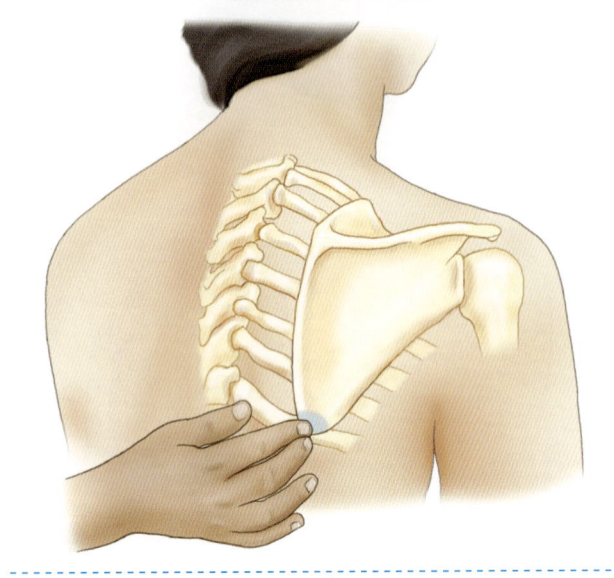

図5-9　肩甲骨下角：肩甲骨上角から内側縁に沿って，肩甲骨下角まで触診する．

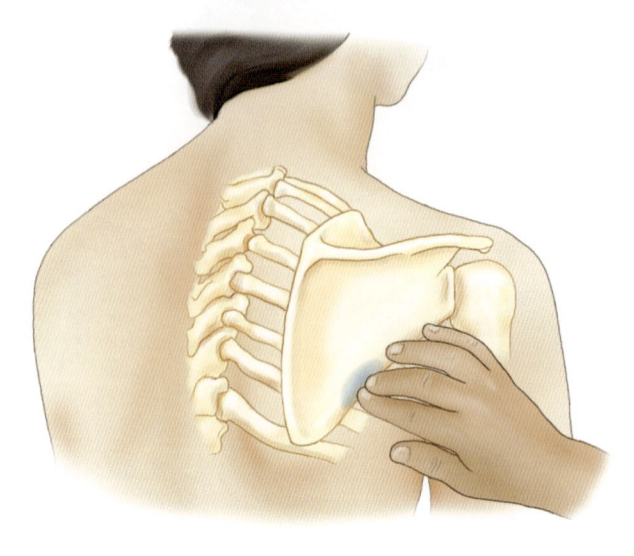

図5-10　肩甲骨外側縁：いったん肩甲骨の下角を触っているのならば，そのまま肩甲骨の外側縁に沿って上方に触診していくことができる．内側方向へ圧迫していれば，外側縁を触るのは最も簡単になる．これは力試しになるが，肩甲骨の外側縁は，肩甲骨関節窩の下側に，関節下結節を触診することができる．関節下結節を触っているかどうかを確認するためには，上腕三頭筋の長頭が関節下結節から出てくるために，抵抗に抗して肘関節伸展を指示する（セラピストが抵抗を加えるか，前腕を大腿に押し付けることによって抵抗を加えることができる）．

前外側からみた図　　　　　　　　　　　　　上方からみた図

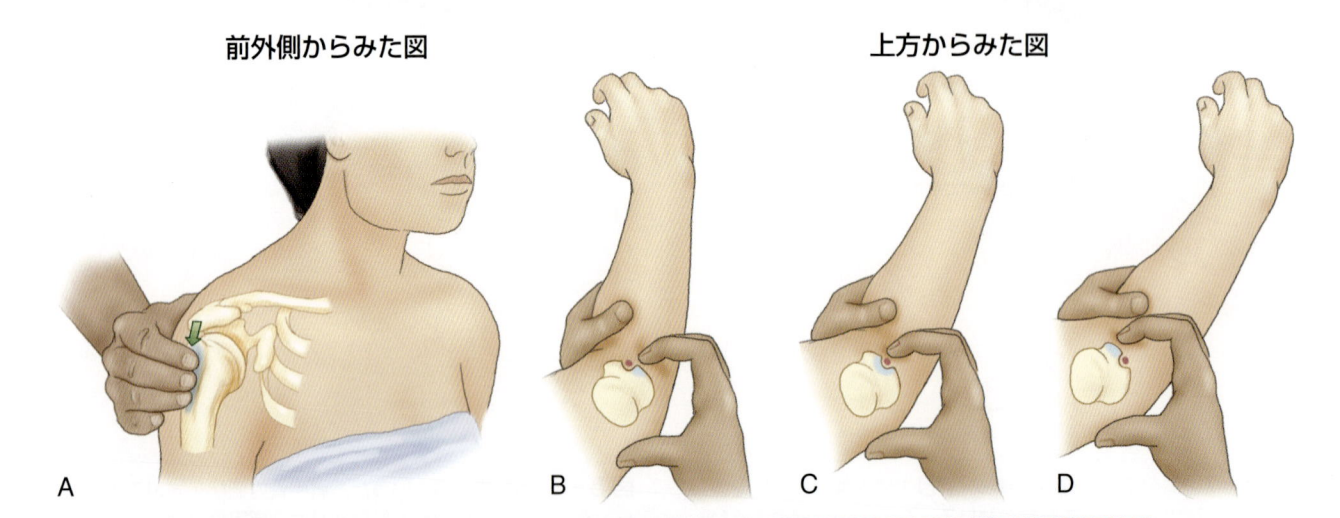

A　　　　　　　B　　　　C　　　　D

図5-11　上腕骨大結節，結節間溝，小結節：大結節は結節間溝の外側にあり，小結節は内側にある．最初に，肩峰の前外側縁を見つけ，その直下にある上腕骨頭をみつける．セラピストの手は上腕骨大結節にある（A，B）．そして，指腹で上腕骨頭の前方を触りながら，他動的に上腕を外旋させる．結節間溝が指腹の下を通過するときに，触診している指が結節間溝に落ち込むことが分かる（C）．さらに上腕を他動的に外旋させると，結節間溝の内側で小結節を触ることができる（D）．もし，結節や結節間溝を上手く感じることができない場合は，上腕の内旋外旋を繰り返す．

後方からみた図

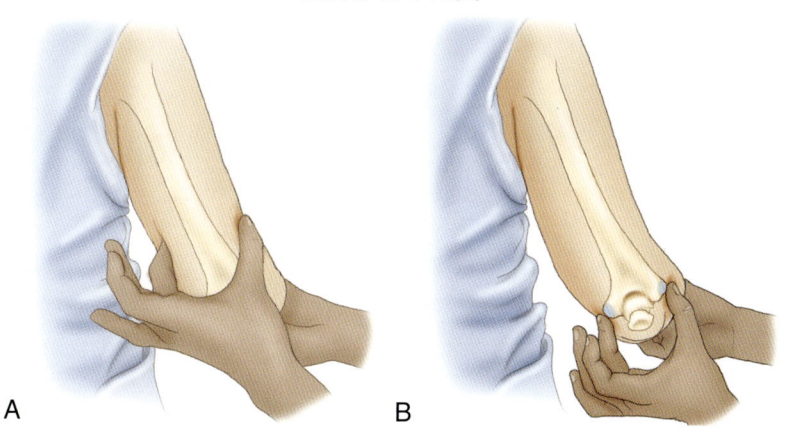

図5-12 上腕骨の内側上顆と外側上顆：上腕骨の内側上顆と外側上顆を見つけるために，肘関節を90°屈曲させるように指示する．触診している指を，上腕の内外側に配置して，そこから下方に移動させる（**A**）．触診している指は，はっきりと内側上顆，外側上顆にぶつかる．それらは肘関節付近で，側方に最も広い地点である（**B**）．

後方からみた図

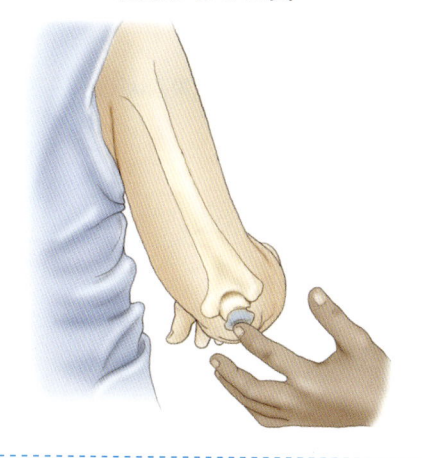

図5-13 尺骨の肘頭：尺骨の肘頭は，同定するのに非常に簡単な場所である．母指と中指を上腕骨の内外側上顆にあて，その2つの上顆の間に位置する肘頭突起に示指を置く．

注：1) 肘関節を屈曲させた場合には，肘頭は内外側上顆よりも遠位に位置する．

2) 尺骨遠位内側には"Funny Bone"という言葉で知られている尺骨神経が存在するため，上腕骨の内側上顆と肘頭の間を触るときは触診の圧迫に細心の注意を払う．

（**訳者注**：上腕骨を意味する"Humerus"と，おかしい，面白いを意味する"humorous"が同じ発音をすることから，ぶつけるとしびれておかしくなることから"funny bone"と呼ばれる）

外側からみた図

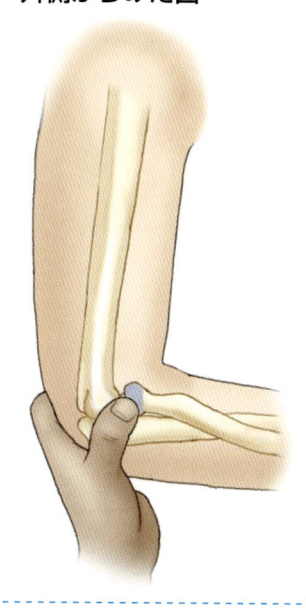

図5-14 橈骨頭：橈骨の近位部には橈骨頭がある．それを触診するためには，上腕骨外側上顆から触り始め，すぐ遠位に指を落とす．すると，橈骨頭と上腕骨の間に，関節裂隙を触ることができる．橈骨頭を2本の指で（近位部と遠位部を）触り，橈尺関節での回内外を交互に行うように患者に指示する．橈骨頭の回転が指に感じられる．

外側からみた図

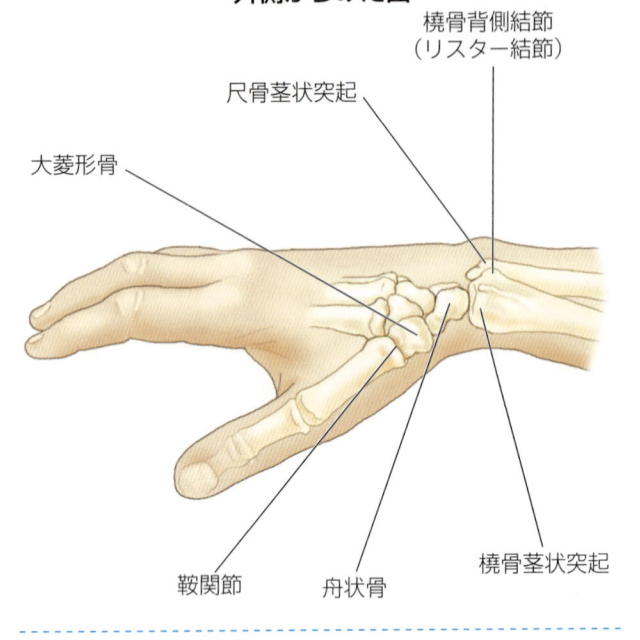

- 大菱形骨
- 尺骨茎状突起
- 橈骨背側結節（リスター結節）
- 鞍関節
- 舟状骨
- 橈骨茎状突起

図5-15 手関節と手の外側面.

外側からみた図

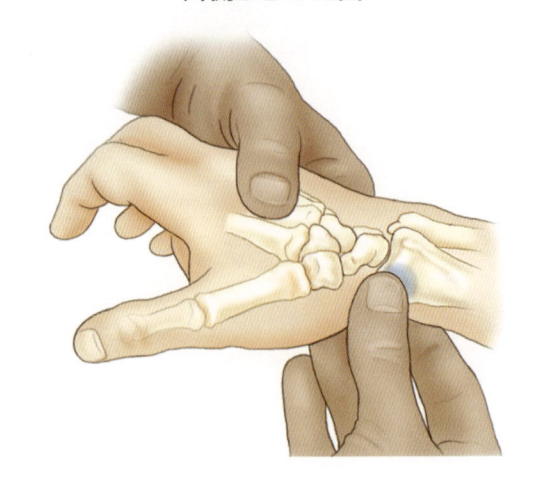

図5-16 橈骨の茎状突起：橈骨の外側骨幹部を見つけ，茎状突起にたどり着くまで遠位に触診していく．
注：前腕背側の深部の母指筋群があるので，遠位の橈骨外側骨幹部は直接触ることができない．

外側からみた図

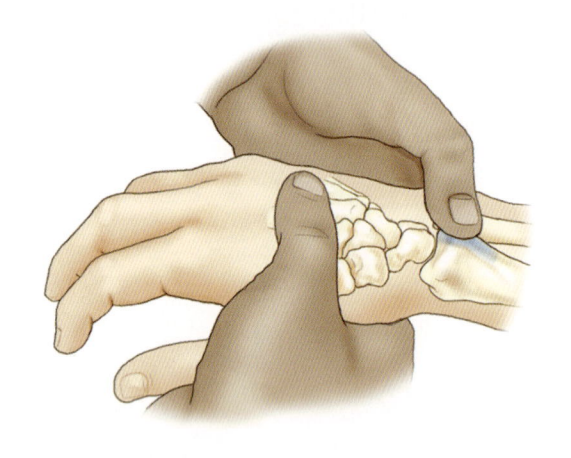

図5-17 背側（リスター）結節：背側結節（別名リスター結節）は橈骨背面の末端部にある．橈骨茎状突起から，橈骨を背側に触診する．リスター結節は，橈骨背側で，橈骨の中央にはっきりと突出している．

外側からみた図

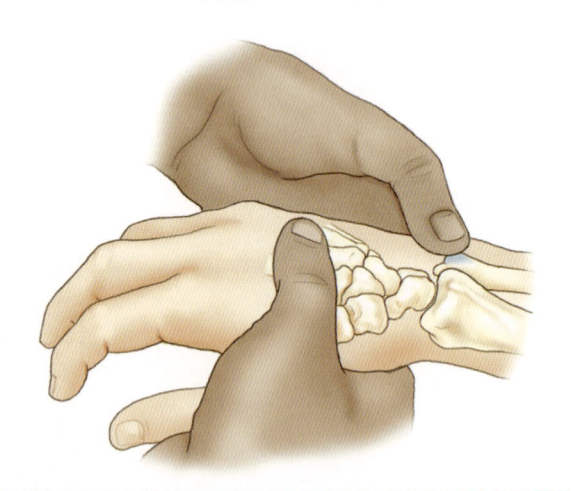

図5-18 尺骨の茎状突起：尺骨の茎状突起は尺骨の末端部で背側にある．橈骨のリスター結節から，遠位尺骨の背側面に向かって内側に手を動かすと，尺骨上にはっきりと突出しているため，それが茎状突起と分かる．

前方（掌側）からみた図

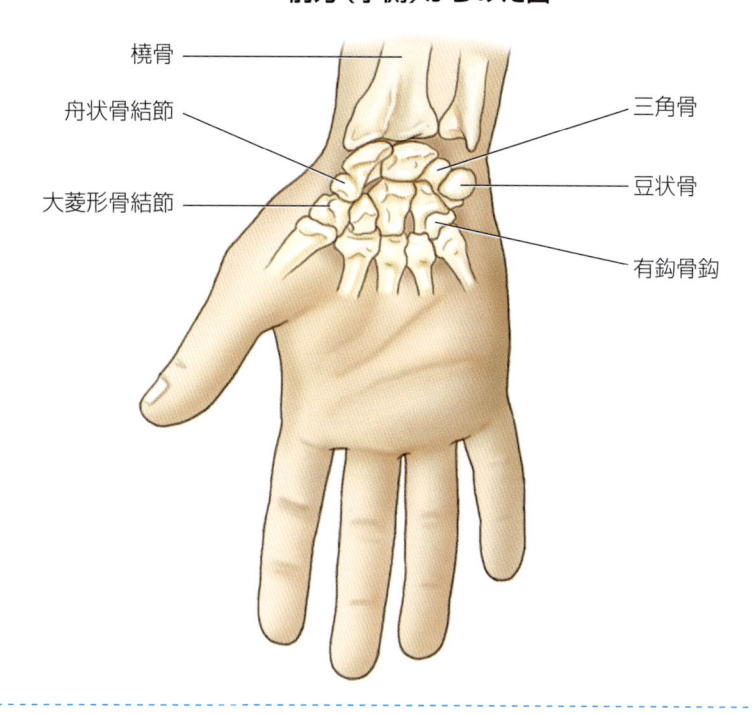

- 橈骨
- 舟状骨結節
- 大菱形骨結節
- 三角骨
- 豆状骨
- 有鈎骨鈎

図 5-19　手関節の掌側.

前方（掌側）からみた図

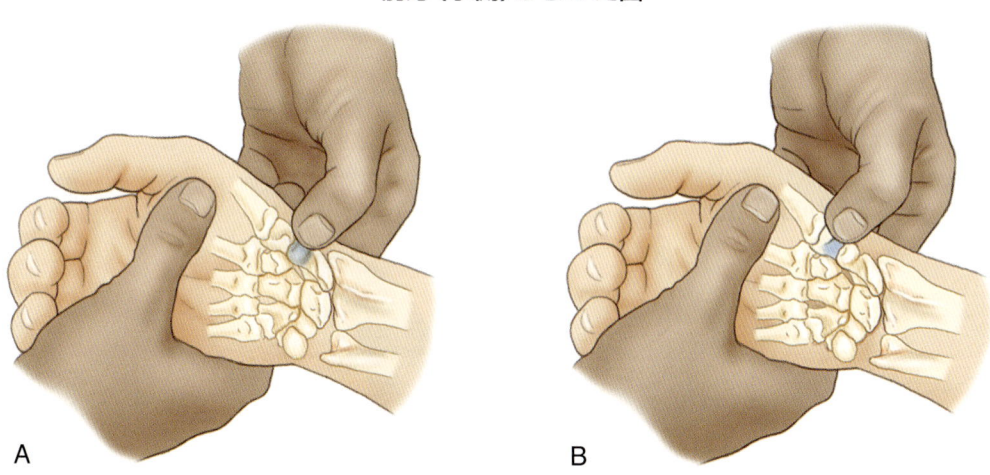

A　　　　　　　　　　　B

図 5-20　手の舟状骨と大菱形骨の結節：手の舟状骨と大菱形骨の結節は，手掌側ではっきりと触知できる．それらを同定するために，手の橈側表面を触り 2 つの骨隆起を探す．**A**，舟状骨結節はより小さく近位にある．**B**，大菱形骨結節は，より大きな遠位にある隆起である．
注：大菱形骨結節は舟状骨結節よりも約 1/2 インチ遠位にある．

前方（掌側）からみた図

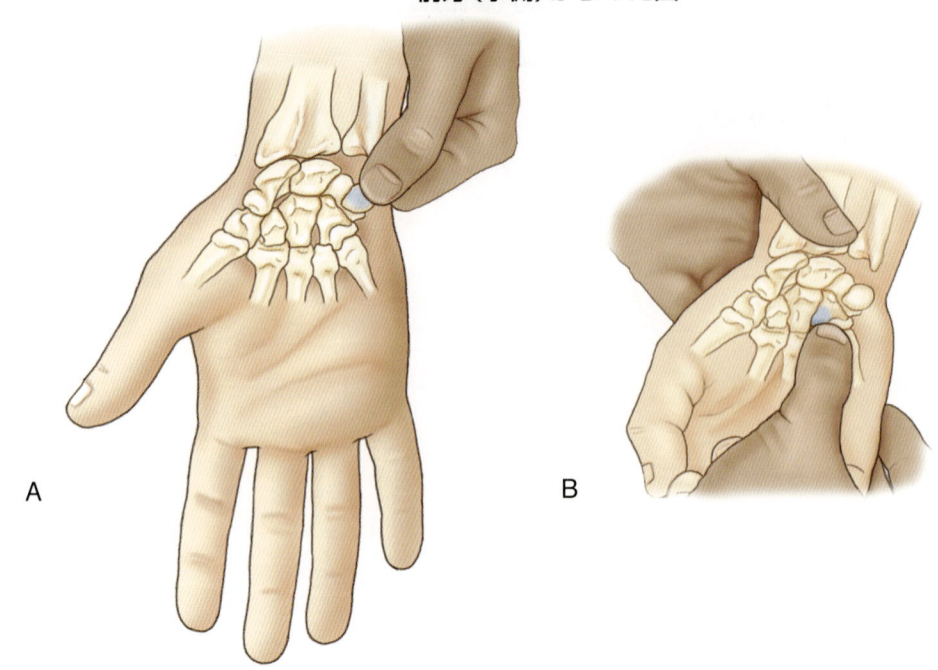

A B

図 5-21 豆状骨と有鈎骨鈎：豆状骨は尺骨側で，手根近位列にある三角骨の掌側にある手根骨である．豆状骨ははっきりしていて，手関節掌側で簡単に触診できる．ちょうど尺骨の遠位部である（**A**）．有鈎骨は，手掌前面で簡単に触ることができる．具体的には，有鈎骨はこのようにして触ることができる．豆状骨を見つけ，それから豆状骨の遠位かつ外側（すなわち，手の正中線の方）へ約1/2～3/4インチのところを触診する（**B**）．
注：有鈎骨鈎はかなり尖っていて，触診に対して少し痛いかもしれない．

体軸

外側下方からみた図

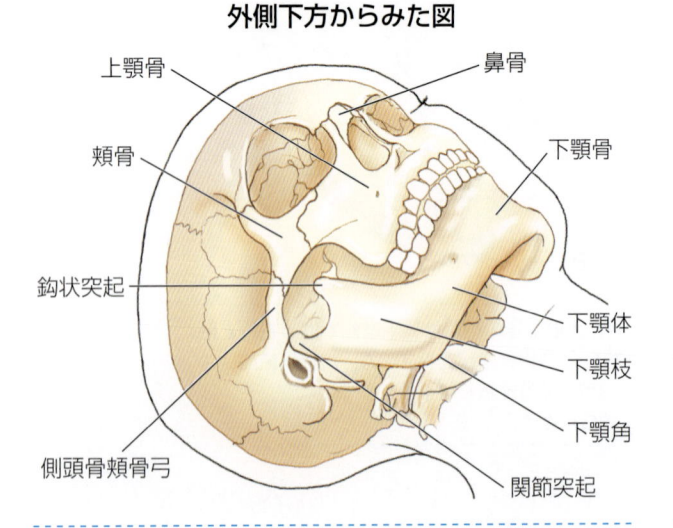

上顎骨
頬骨
鈎状突起
側頭骨頬骨弓
鼻骨
下顎骨
下顎体
下顎枝
下顎角
関節突起

図 5-22 顔面の（下外側）斜めからの図．

外側下方からみた図

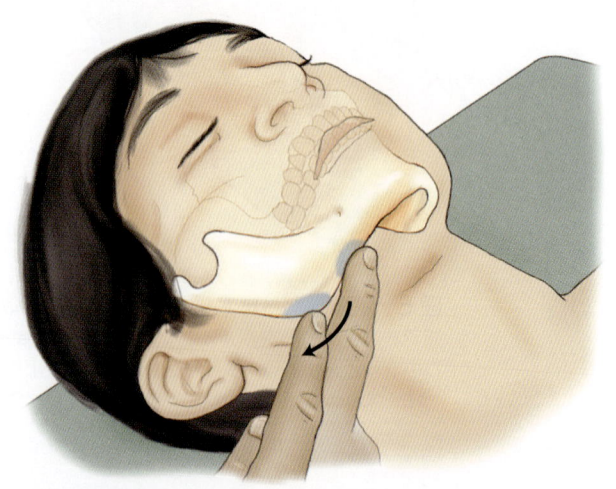

図 5-23 下顎骨，下顎体と下顎角：下顎体は，皮下にあり，簡単に触知できる．前方の下顎体の下縁から触診し，外側にそして後方に触ると下顎角にたどり着く．下顎角は，下顎体が分岐する移行地点である．

外側下方からみた図 外側下方からみた図

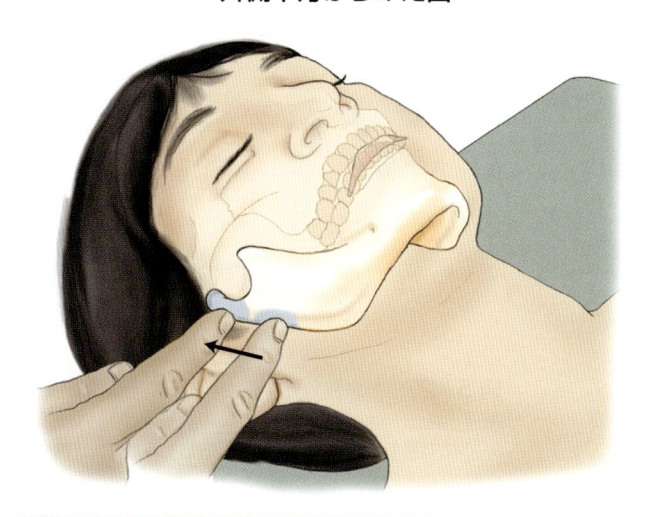

図5-24 （後面の）下顎枝と下顎骨関節突起：下顎骨の枝は，下顎角で下顎体から分岐する．下顎枝の後面は，下顎骨関節突起に達するまで，すべての部分を簡単に触ることができる．下顎枝を触診するのには，耳の前方で関節突起に達するまで，下顎角から上方に向かってたどっていく．関節突起を出すために，患者に口の開閉を繰り返すように指示する．これによって，顎関節での下顎骨関節突起の動きを確認することができる．

注：関節突起は，耳の内側から触診することもできる．
指サックまたは手袋を着用して，丁寧に，指を患者の耳に入れて，前内側方向に押当て，患者に口を開閉するよう指示する．顎関節の下顎骨関節突起の動きは明らかに触知可能である．

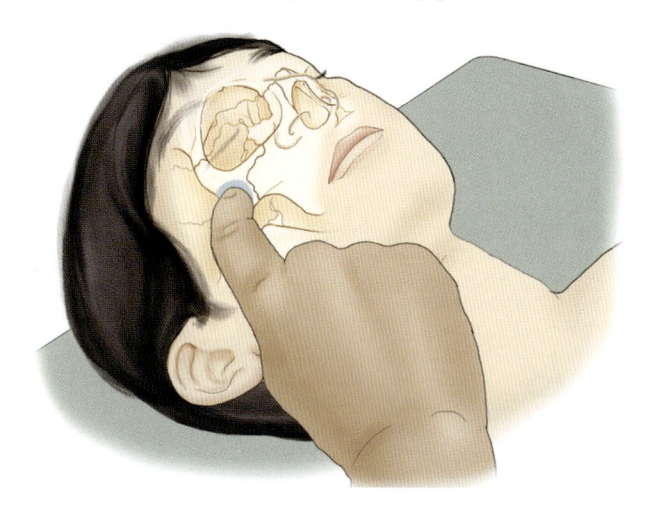

図5-25 頬骨：頬骨は，眼の下外側で，簡単に触診できる．いったん同定できれば，上顎骨，前頭骨，側頭骨との境界を調べる．

外側からみた図

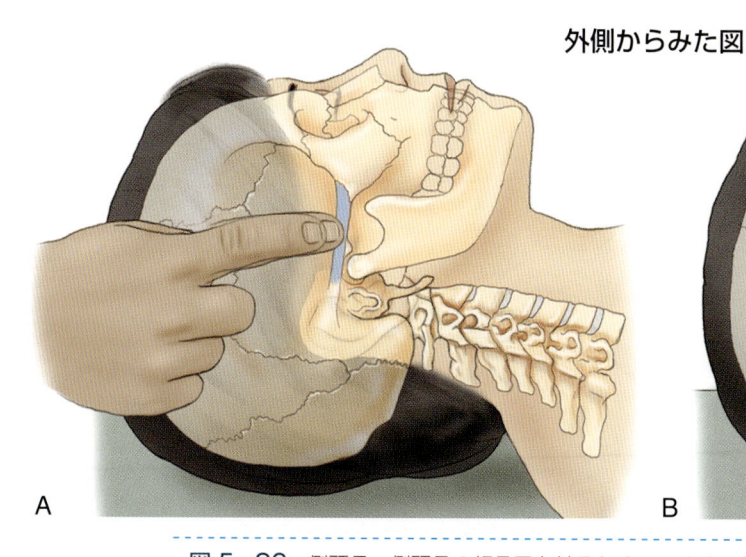

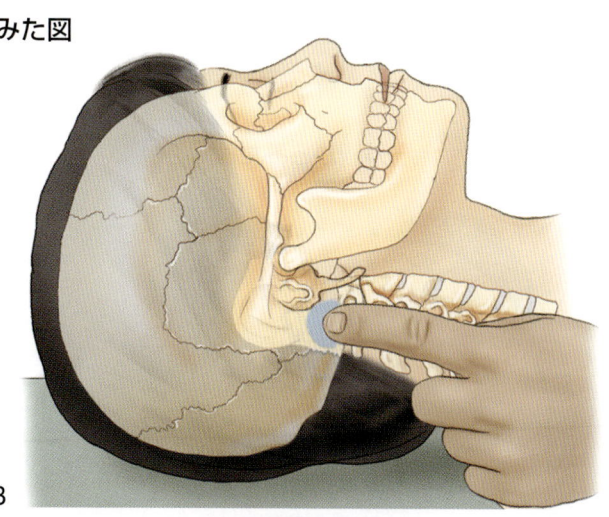

A B

図5-26 側頭骨：側頭骨の頬骨弓を触るために，まず，頬骨を見つける（図5-25参照）．いったん同定できれば，側頭骨（A）の頬骨弓に達するまで，後方に頬骨をたどる．頬骨弓を直交するように，指を上下に動かしながらに触っていくことは有効な方法である．頬骨弓の全長を触ることができる（A）．
側頭骨の乳様突起を触診するためにちょうど耳介の後部で，内側に押し，前後に指を動かすと乳様突起を触診できる（B）．

外側からみた図

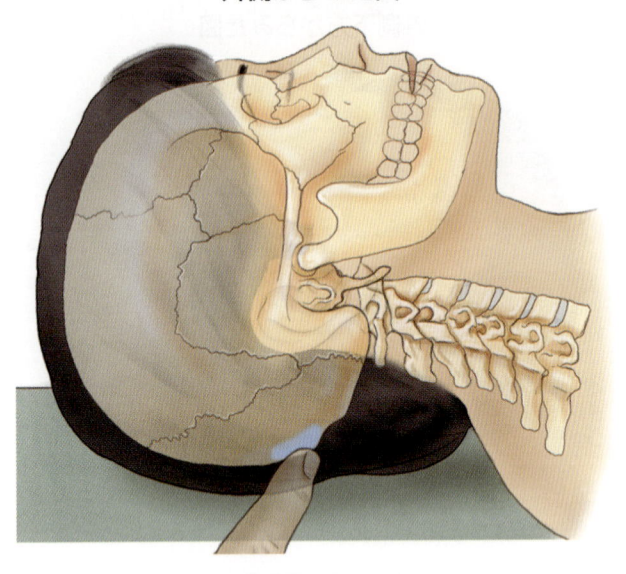

図5-27 外後頭隆起：外後頭隆起は，後頭骨の後頭上項線の上方にある正中線隆起である．外後頭隆起は，通常かなり大きくはっきりしており，すぐに触知できる．

外側からみた図

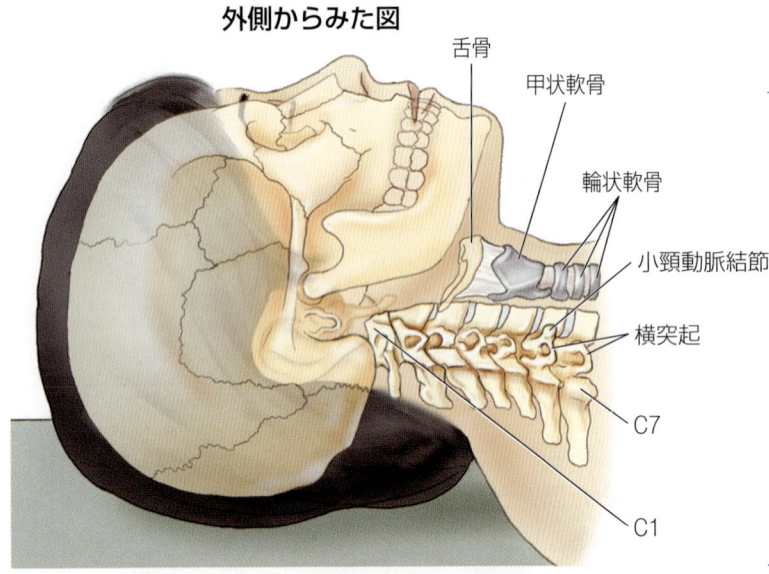

舌骨
甲状軟骨
輪状軟骨
小頸動脈結節
横突起
C7
C1

図5-28 頸部外側からの図．
注：前頸部の触診は，慎重で丁寧なタッチが必要であり，触診する圧迫力は，徐々に加えられるべきである．前頸部の多くの構造は，非常に繊細であり敏感である．さらに，前頸部には頸動脈がある；頸動脈への圧迫は，前頭葉への血流を妨げるというだけではなく，血圧を低下させる神経学的反射（頸動脈反射）を誘発することもある．これらの理由から，片側ずつ，前頸部を触診するのが最善の手段である（つまり一度に片側のみ触る）．触診している指が頸動脈を触っていると感じたならば，その指を丁寧に少し移動させる．通常，頸部が，基本肢位あるいは少し他動的に屈曲された位置にある場合，前頸部の構造の触診は行いやすい．以下のいくつかの触診は，骨ランドマークではなく，軟骨組織である．

外側からみた図

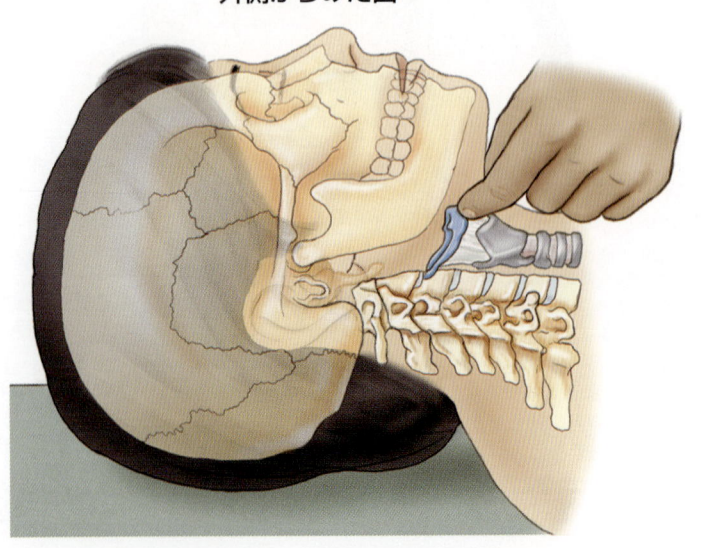

図5-29 舌骨：舌骨は下顎骨の下方（第三頸椎の高さ）で見つけることができる．舌骨を見つけるためには，下顎骨から下方に向かって，硬い骨組織を触るまでたどっていく．舌骨の上に手を置き，患者に嚥下をさせると舌骨の動きは感知できる．舌骨は非常に可動性に富んでいる．他動的にも左右に動かすことができる．
トリビア：舌骨は独立した骨で，他の骨と関節を形成しない唯一の骨である．

外側からみた図

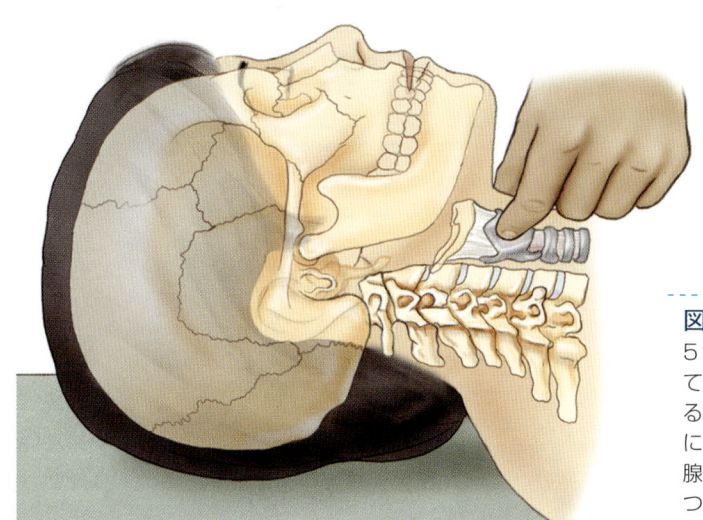

図5-30 甲状軟骨：甲状軟骨は，舌骨の下で前頸部(第4～5番目の頸椎の高さ)にある．舌骨を見つけたら，下方にたどっていく．関節裂隙のようなものを感じたら，甲状軟骨を触知できる．上甲状切痕を触り，その後甲状軟骨の両側を触診する．患者に嚥下を指示すれば，甲状軟骨の動きがはっきりと分かる．甲状腺が甲状軟骨の一部分にあるため，甲状軟骨の触診は，慎重にかつ丁寧に行わなければならない．

外側からみた図

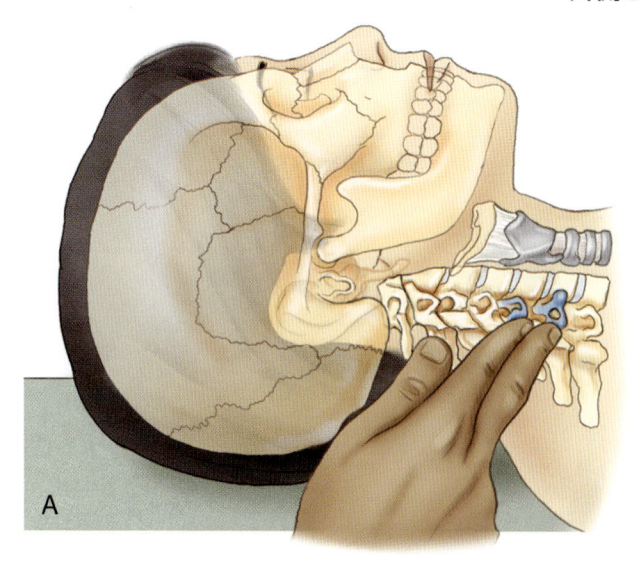

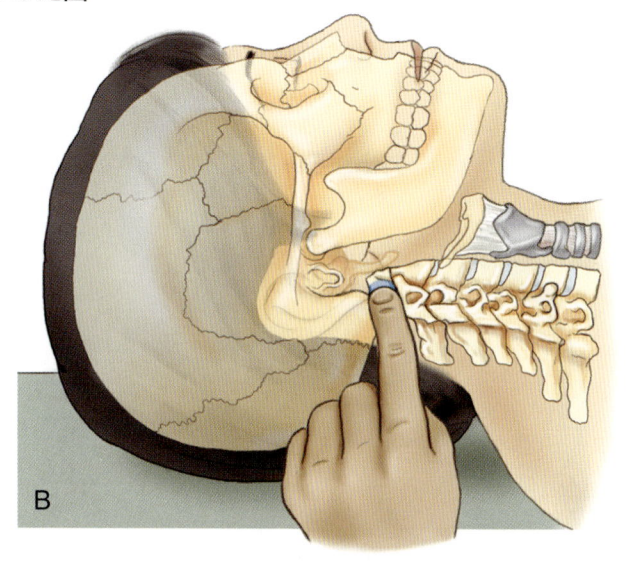

A   B

図5-31 C1～C7の頸椎横突起：C2～C7の横突起は，前結節と後結節と2つに分かれている(すなわち，各横突起は，1つではなく2つポイントをもっている)．これらは触診できるが，それらの結節が尖っているので，緩やかな圧迫力で触診されなければならない．横突起の上に被さっている筋群を押すときも患者は疼痛を覚える．まず頸動脈結節(C6の横突起前結節)を見つける．その後上下に他の頸椎横突起を見つける．圧迫する方向は，後部あるいは後内側で行うべきである(A)．
　C1(環椎)は広い横突起がある．C1の横突起は，下顎枝の後部で乳様突起の前，さらに耳介の下方で触診できる．軟部組織を囲むこのくぼみで，C1の横突起はすぐに触知できる．
　注：(1)このランドマークは，しばしば圧迫されると敏感で痛みが出やすい部位なので，慎重に丁寧に触診しなければならない．さらに顔面神経第Ⅶ脳神経が近くにある．(2)多くのセラピストが想像しているより，C1の横突起は，かなり前方にある．

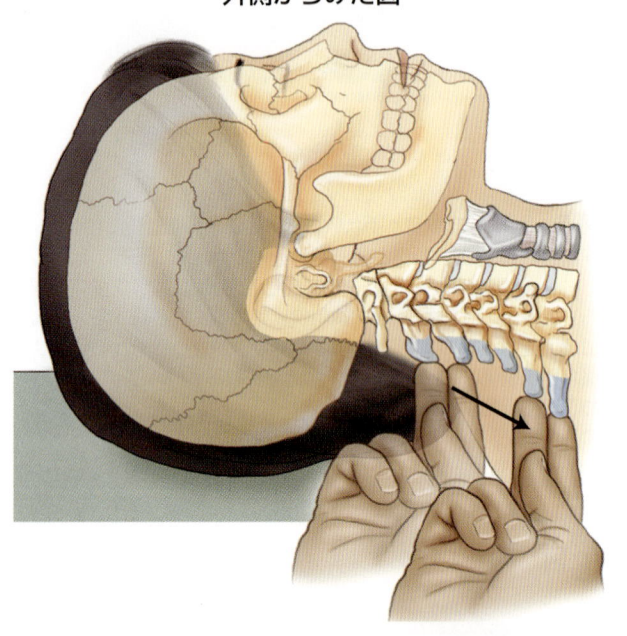

図 5-32 C2〜C7 の棘突起：頸椎の棘突起は，頸部後方の正中にて触診できる．そこには 7 つの頸椎があるが，しかしながら頸椎棘突起のすべてが触診できる訳では無い．頸部は前弯（後方に凹）しているため，棘突起は凹面で深い位置になり，しばしば触診するのが難しくなる．触診できる頸椎棘突起の正確な数は，頸椎前弯の程度で決まる．最も間違いなく触ることができるのは C2 と C7 である．この 2 つは常に触診できる．

まず，後頭骨の外後頭隆起の正中線を見つける．次に後頭骨を頸椎のところまで下っていく．そこで触知可能な最初の棘突起は C2 の棘突起である．ほとんどの頸椎棘突起と同様に，C2 の SP は 2 つに分かれている．これら 2 つに分かれているものが，必ずしも対称性でない点に留意が必要である．片方が，もう片方よりも大きい場合がある．C2 から下方へ触診し，さらに頸椎棘突起を探す．

一部の人では，次に簡単に触れる棘突起は C7 の 1 つ上のものである．C7 の棘突起は，他の下位頸椎の棘突起よりも明らかに大きい．そのため C7 は隆椎という別名がつけられている．頸椎前弯が減少している人では，C2〜C7 まですべての棘突起を触診し，数えることができる．

注：C1（環椎）には，棘突起がなく，頸椎の後結節がある．C1 の後結節を触診するには，C2 と後頭骨の間の軟部組織に，前方に向かって指を入れて触診すると触れる．

外側からみた図

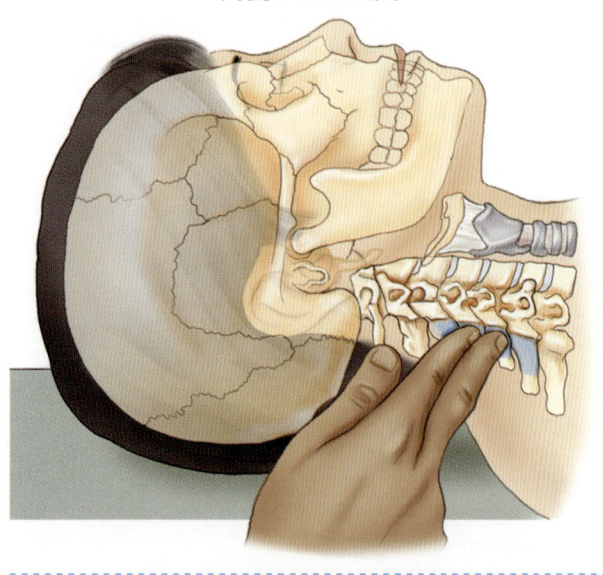

図 5-33 頸椎の椎弓の溝：頸椎の椎弓溝は，棘突起の内側と関節突起の外側との間にある溝である（すなわち，椎弓溝は，椎弓の上にある）．多くの筋は，椎弓溝にある．したがって，椎弓溝を直接触るのは困難である．棘突起のすぐ外側を触れば，椎弓溝を触っていることになるだろう．

外側からみた図

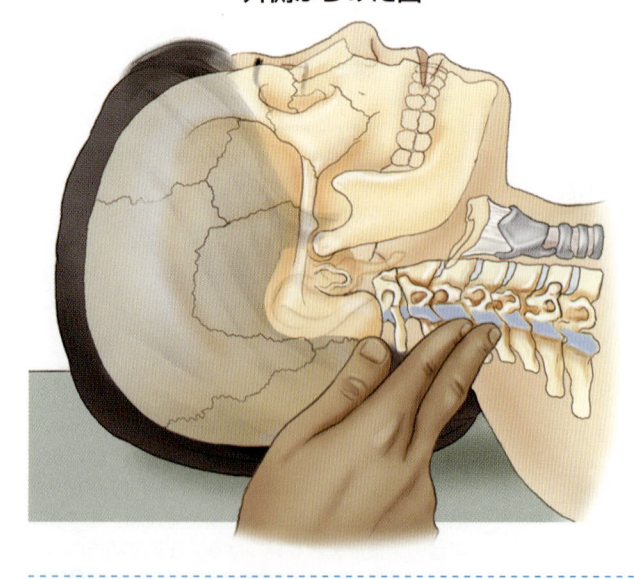

図 5-34 頸椎の関節突起（ファセット：小関節面）：上下の関節突起は，脊椎の小関節面をつくる．これらが積み重なって，脊柱と呼ばれるのである．これらは椎弓溝の外側から簡単に触ることができる（棘突起から約 1 インチ外側）．この触診を上手く行うためには，背臥位でリラックスしていなければならない．まず，C2 棘突起をみつけ，椎骨弓を超えると C2 の関節突起が触れる．頸部の最下位まで，下方を触っていく．

注：頸椎に関節モビライゼーションを行うとき，頸椎の関節突起は最も良いポイントである．

外側上方からみた図

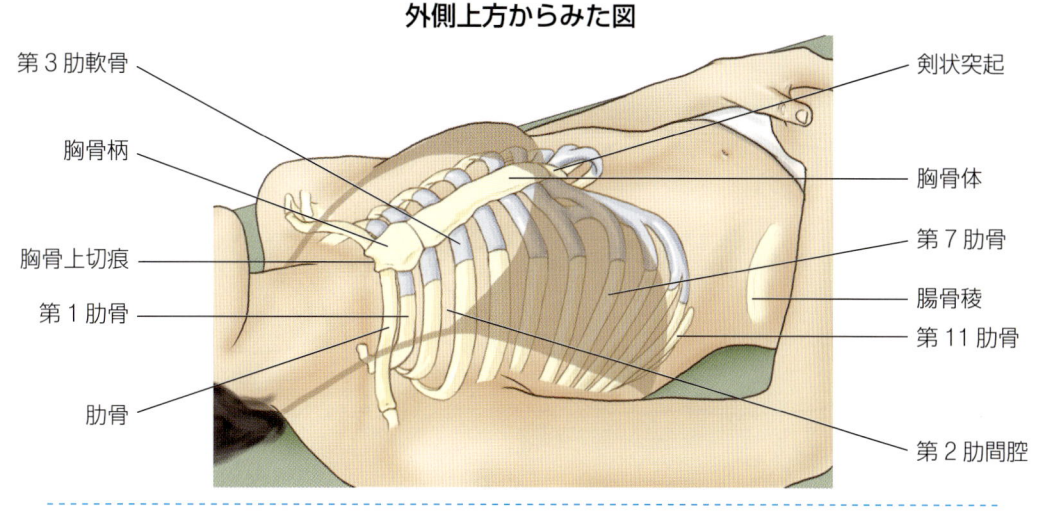

- 第3肋軟骨
- 胸骨柄
- 胸骨上切痕
- 第1肋骨
- 肋骨
- 剣状突起
- 胸骨体
- 第7肋骨
- 腸骨稜
- 第11肋骨
- 第2肋間腔

図 5-35　体幹を上外方からみた図.

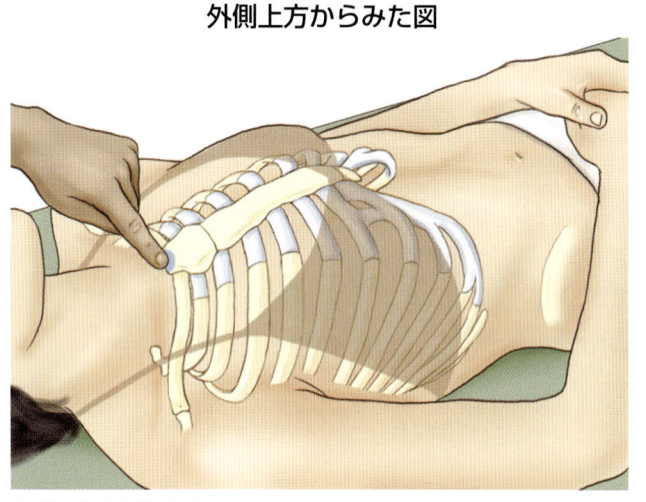

外側上方からみた図

図 5-36　胸骨の胸骨切痕：胸骨の胸骨切痕は，皮下にあり簡単に触知できる．胸骨の上端を触った後，胸骨上切痕が，2本の鎖骨内側の間のくぼみで感じることができる．
注：胸骨上切痕は，頸静脈切痕としても知られている．

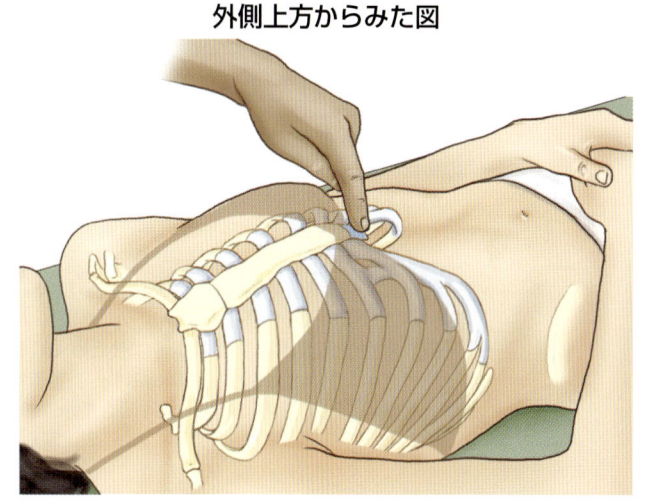

外側上方からみた図

図 5-37　胸骨の剣状突起：胸骨の剣状突起は，胸骨の下端にある．剣状突起は軟骨であるが，年をとるにつれて，骨に固まることがある．剣状突起を見つけるためには，下端で小さく尖った剣状突起に触るまで，胸骨前面を下方へたどっていく．剣状突起は軟骨でできているので，優しい圧迫で動くのが分かる．
注：剣状突起は，心肺蘇生（CPR）法を行うとき，手の位置を適当な場所に置くために，しばしば用いられるランドマークである．

外側上方からみた図　　　　前外側からみた図

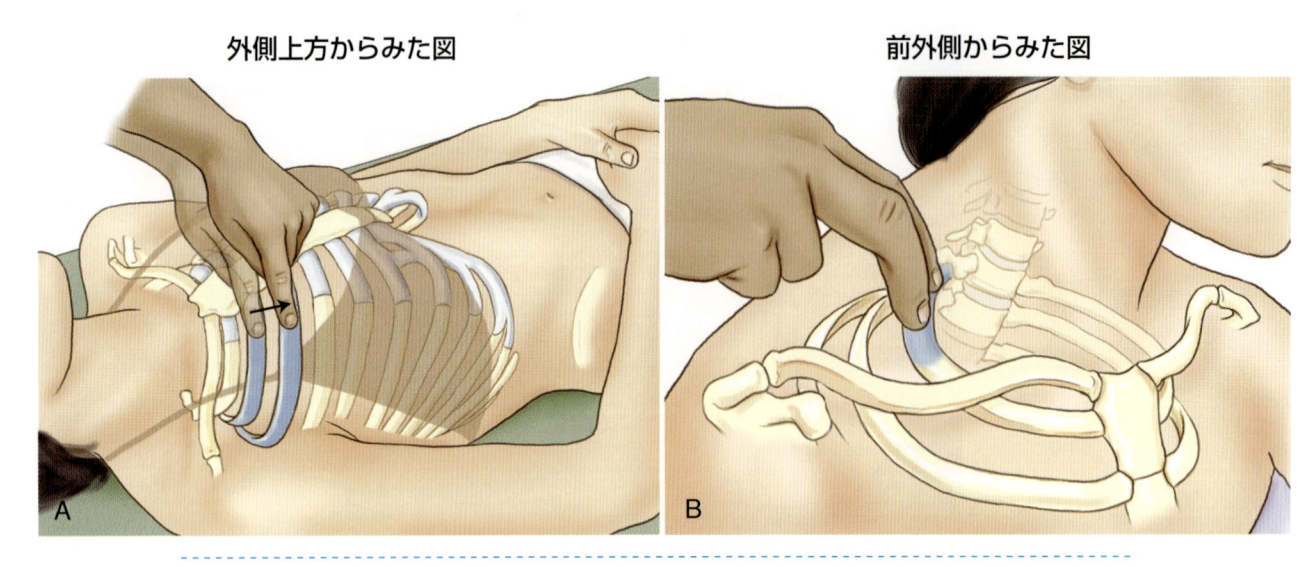

図5-38　胸郭前面：胸郭前面は，12本の肋骨と肋骨を胸骨に結びつける7本の肋軟骨，上下に隣り合う肋骨との間にある肋間腔からなる．全肋骨，肋軟骨と肋間隙は，前面か前外側で触ることができる（女性患者の胸部組織が触診を邪魔する場合を除く）．肋骨や肋軟骨は，皮下に位置する硬い骨あるいは軟骨組織として感知される．そして，肋間腔は肋骨や肋軟骨の間に位置する軟部組織のくぼみとして感じられる．いったん各肋骨がうまく触診されれば，すべての肋骨をできるだけ内外側すべてにわたってたどることができる．

　第2～10肋骨を触診する：胸骨の外側の胸郭前面を触診する．通常，第2～10肋骨は，上下に指を動かすことで触ることが楽になる．第1肋骨腔は，第1と第2肋骨の間に位置し，鎖骨の内側端の下方にある．そこから，第7肋骨を見つけるまで肋間腔を下方へ触診し，肋骨を数える（A）．胸郭の輪郭に沿って，胸郭前面の外側を第7から第10肋骨を触りながら数える．

　第11肋骨，第12肋骨を触診する：第11肋骨と第12肋骨は，胸骨と関節を成さないため，浮肋と呼ばれる．これらは体幹の外側で腸骨稜の上方，胸郭の下部で触らなければならない．これらを触診するのは，その部分へ直接押し込んで，尖った先端を感じるのが最も簡単な方法である．

　注：軟部組織を圧迫して，先の細い尖った骨に押し付けているので，この圧迫は強くなければならないが，丁寧でなければならない．

　第1肋骨を触診する：第1肋骨はおそらく最も骨の折れる触診だろう．しかし，それは触知することができる．第1肋骨を触診するには，まず僧帽筋上部線維を見つける．そして前方に手を落とし，第1肋骨に対して下方に押す．深呼吸を指示すれば，第1肋骨を持ち上げ，触診をより簡単にする．

後外側からみた図

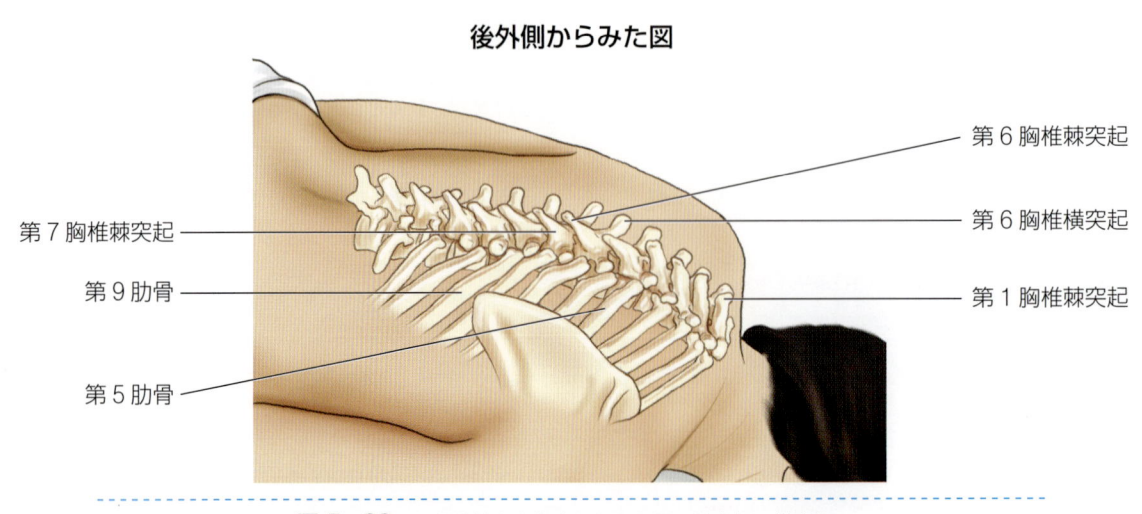

第7胸椎棘突起
第9肋骨
第5肋骨
第6胸椎棘突起
第6胸椎横突起
第1胸椎棘突起

図5-39　後部体幹を上後方からみた図．棘突起，横突起．

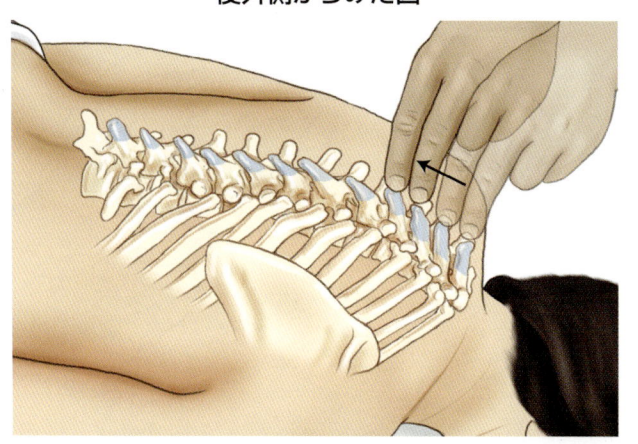

図 5-40 脊椎の棘突起：胸椎の12個と5個の腰椎棘突起は，すべて触知できる．C7（別名隆椎）の棘突起を見つけることからはじめる．それは通常 C2 の棘突起の下側にあるもっともはっきりした棘突起である．

　腹臥位で，もしどれが C7 の棘突起かわからなければ，次の手順を踏めばよい．まず，はっきりした下位頸椎の棘突起を2～3個触り，他動的に頭頸部を屈伸させる．C6 の棘突起は伸展で消失し，C7 の棘突起は消失しない（すなわち，C7 の棘突起は，屈伸の間触知できる最も大きい棘突起である．

　いったん C7 の棘突起が確認できれば，その脊椎棘突起とその下の棘突起の間に示指をいれ，棘突起には中指を置くことで，各脊椎棘突起を触っていく．通常，こうやって脊椎棘突起を下までたどっていき，C7 から L5 まで数えることができる．

　注：胸椎の棘突起は，脊柱が後弯しているため，棘突起は簡単に触診できる．しかしながら，腰椎棘突起を触診するには，腰椎前弯があるため，もう少し骨が折れ，成し遂げるためには，より深い圧力が必要かもしれない．

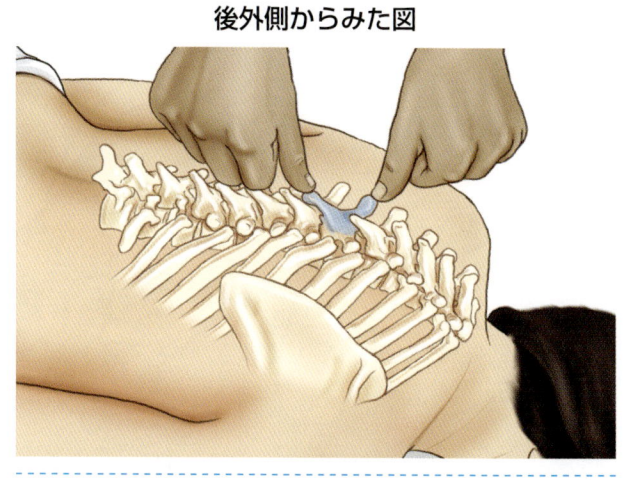

図 5-41 脊椎の横突起：体幹の横突起を確かめるのは骨が折れるかもしれないが，ほとんどが触診することは可能である．通常，胸椎の横突起は棘突起の約1インチ外側で感じられる．しかしながら，それが同じ脊椎棘突起と同じレベルには無いため，横突起の正確なレベルを判定することは難しい．触診されている横突起のレベルを測定するには，以下の方法を使用する．1本の指を棘突起の上に置く，その後そのそばの横突起を，横突起が棘突起を動かしている感覚を感じるまで，1つずつ横突起を押す．その横突起の脊椎レベルは，動いた棘突起と同じであるといえる．この方法は，通常，胸椎を動かすのに好都合である．腰椎の横突起の触診はもっと骨が折れる．

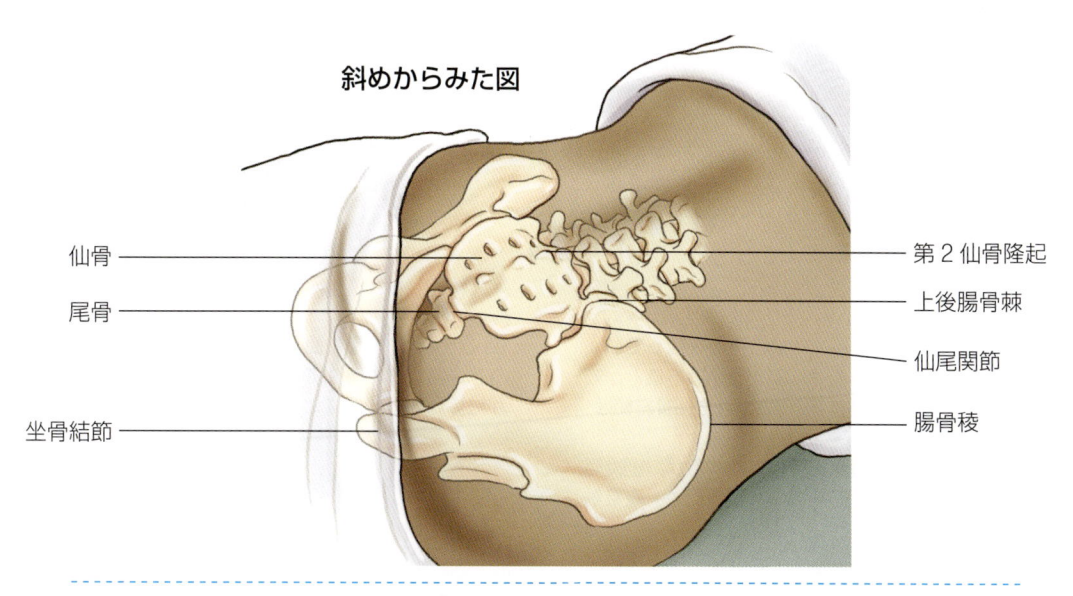

下肢帯

図 5-42 骨盤後部を後外側からみた図．

（ラベル：仙骨，尾骨，坐骨結節，第2仙骨隆起，上後腸骨棘，仙尾関節，腸骨稜）

外側上方からみた図

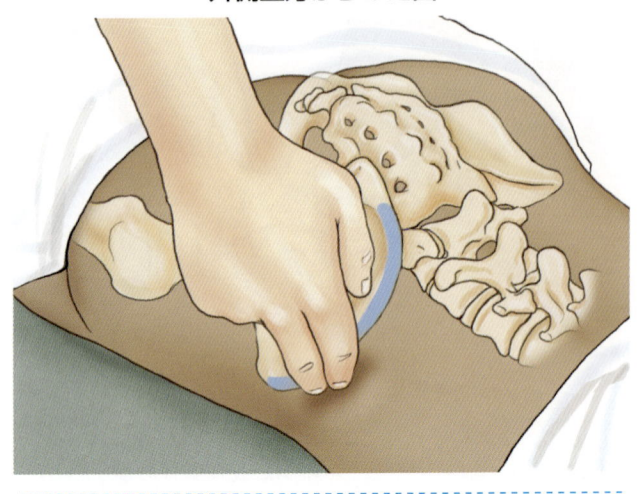

図5-43 腸骨稜：腸骨稜は皮下で簡単に触知できる．腹臥位で腸骨稜に手を置きできる限り前方までたどる．最終点は上前腸骨棘である．それから後方にたどると上後腸骨棘まで続く．

外側上方からみた図

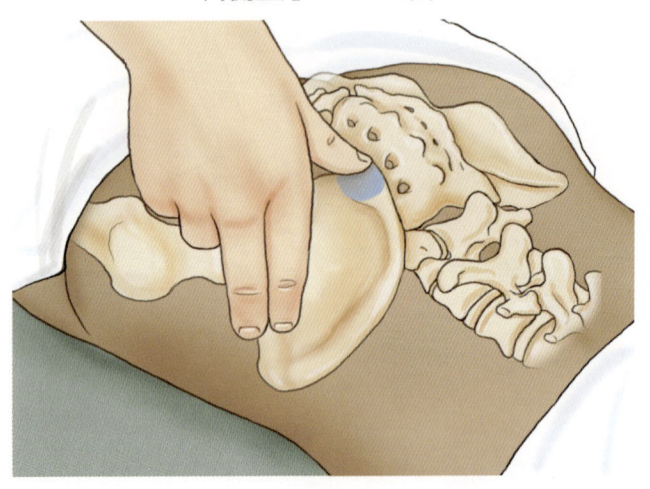

図5-44 上後腸骨棘：上後腸骨棘は，腸骨稜の最後面で，通常視覚的にも顕著であり簡単に触知可能である．それは，仙骨の上端(ベース)の正中線から約2インチ外側に位置する．多くの人が，皮膚がその内側で落ち込んでおりくぼみをつくるので，簡単に見つけることができる．視診で，最初にそのくぼみを見つけ，その後わずかに外側を触っていく．

外側下方からみた図

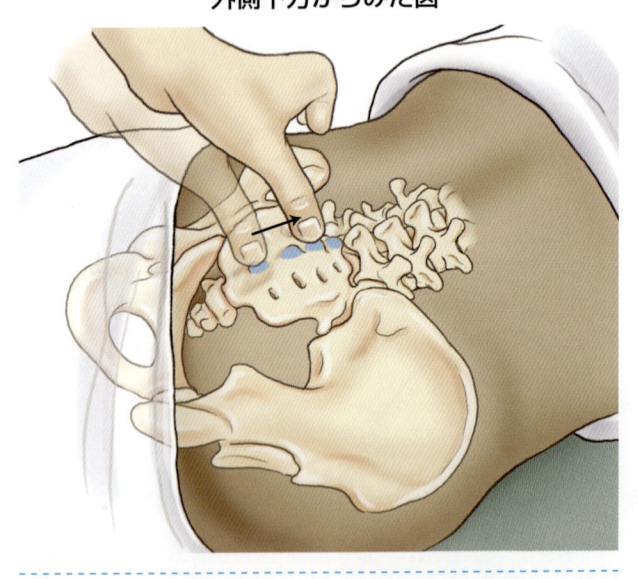

図5-45 仙骨：上後腸骨棘から，仙骨の正中を触っていくと，仙骨結節触診する．いったん仙骨結節を見つけることができれば，他の仙骨結節を上下に触診する．通常，第2仙骨結節は，上後腸骨棘のレベルにある．
注：仙腸関節は両側で仙骨と腸骨の間に位置するが，上後腸骨棘が覆い被さっていることと関節靱帯の存在のため，直接触知できない．

外側下方からみた図

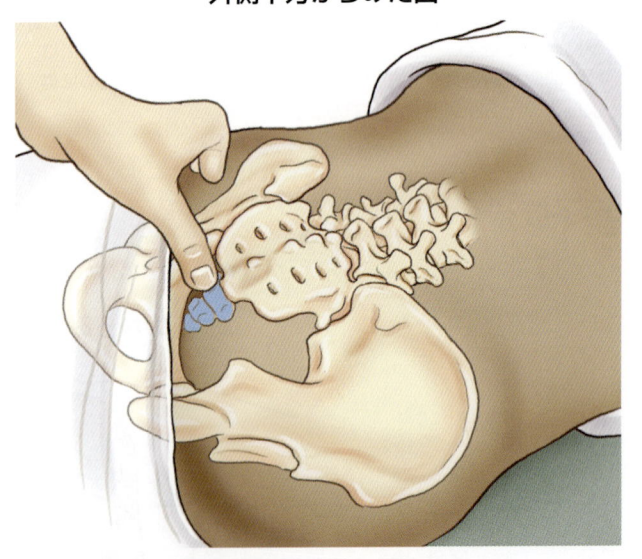

図5-46 尾骨：仙骨の直下に尾骨はある．それは皮下にあり，通常簡単に触知できる．通常，尾骨の最上面で，仙尾関節が触診できる．

外側下方からみた図

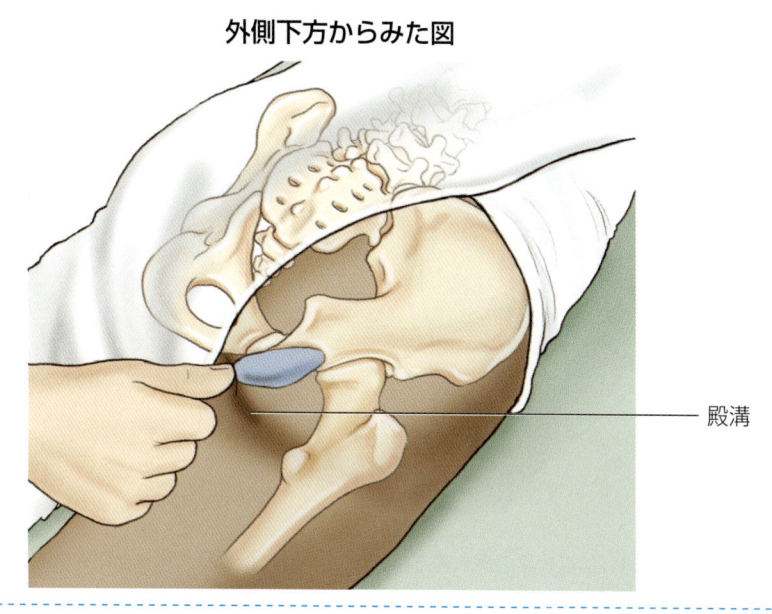

図5-47 坐骨結節：坐骨結節は　殿部の盛り上がりのわずかに内側にある殿溝の深部で触診できる．触診している指が大殿筋を触ることが無いように，下方から触診するのが最も良い方法である．坐骨結節を触診するためには，中等度から深い圧迫が必要となるが，その触診はそれほど難しいことではなく，患者もそれほど敏感ではない．いったん触診したら，完全に触診するために，坐骨結節全体を左右に動かしながら触診する．

殿溝

外側下方からみた図

上前腸骨棘
恥骨結節
第5腰椎
仙骨

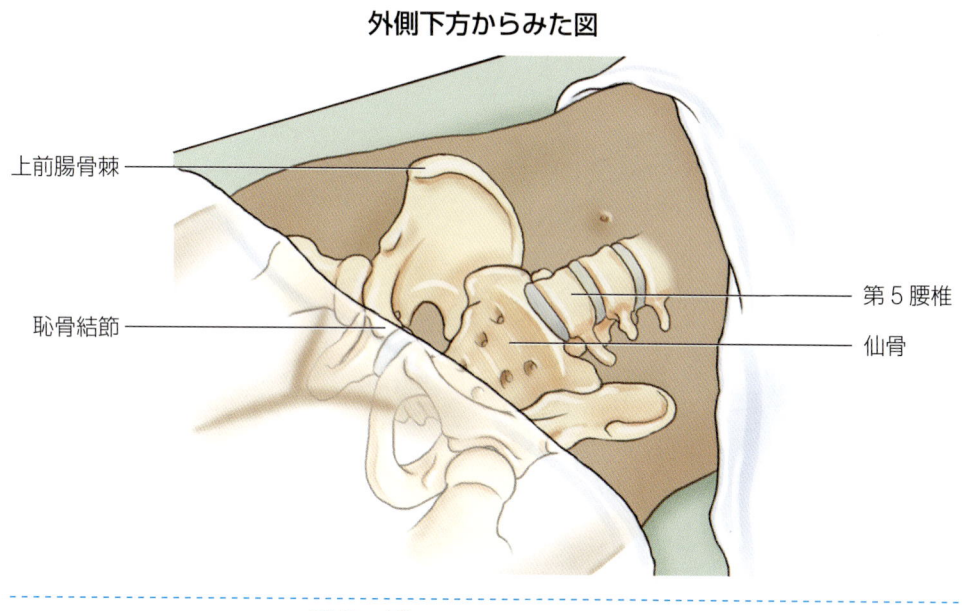

図5-48 骨盤を前下方からみた図．

外側下方からみた図

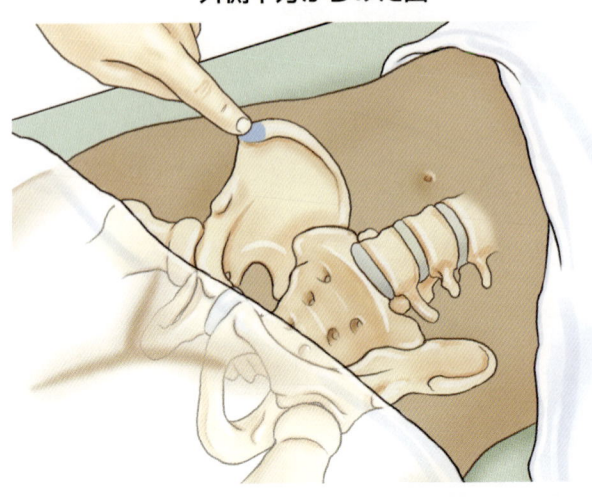

図 5-49　上前腸骨棘：上前腸骨棘は腸骨稜の最も前方部分である．通常，視覚的にはっきりしており，簡単に触ることができる．腸骨稜（図 5-43 参照）から，上前腸骨棘にたどり着くまで，前方にたどる．

外側下方からみた図

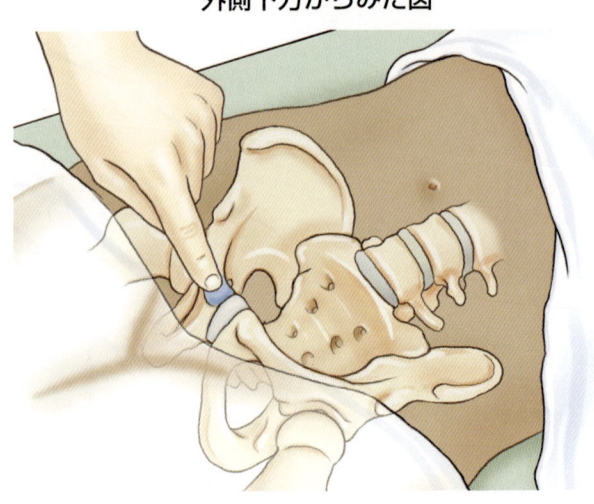

図 5-50　恥骨と恥骨結節：恥骨は，前腹部で最も下方にある．恥骨結節は恥骨結合の近くあり，恥骨体の前面で，大腿骨の大転子の上部と同じほぼレベルにある．恥骨を触診するために，前腹壁の上側から触り始め，徐々に下方へ注意深く触っていく．恥骨を触るまで，腹壁は優しく圧迫する．手の尺側を利用して，後下方に圧迫するとよい．恥骨にたどり着くまで，腹壁はリラックスさせるということは重要なことである．

遠位からみた図

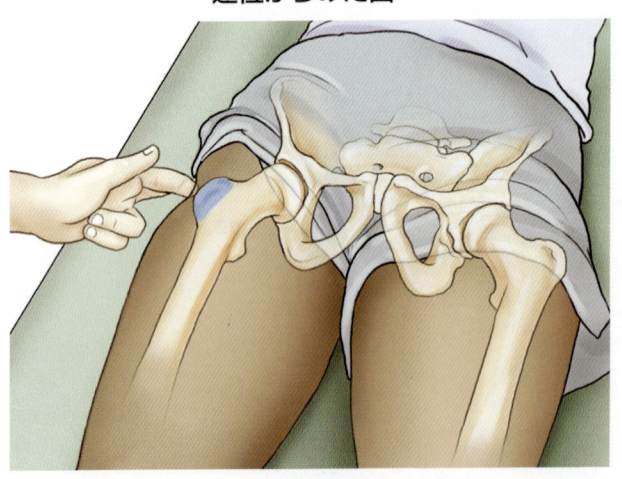

図 5-51　大転子：大腿の触診は，大転子をみつけることから始める．大転子は一般的に恥骨結節と同じレベルで近位大腿外側にある．それは皮下で，かなり大きい（約 $1\frac{1}{2} \times 1\frac{1}{2}$ インチ），したがって，触診するのは簡単である．完全にランドマークを触知するために，垂直方向，水平方向に指を動かす．

遠位・内側からみた図

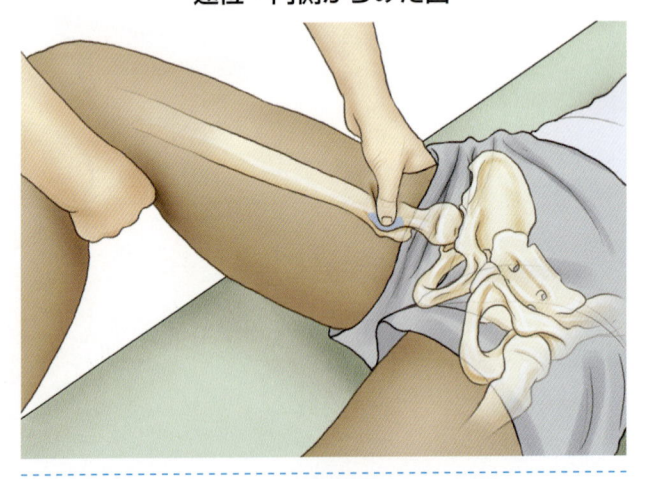

図 5-52　小転子：大腿骨の小転子は，大腿の近位内側にある．触知可能なランドマークであるが，分かるためにはかなり骨が折れる．確実にそれを触診するには，より高い触診技術と大腰筋についての知識を必要とする．大腿骨の小転子を同定するためには，大腰筋の遠位部を見つけなければならない（360 ページ参照）．いったん大腰筋を触知できたならば，できる限り遠位にたどる．大腰筋がリラックスして，収縮をさせないために，股関節屈曲，外旋の位置をとらせる．そして大腿骨側を圧迫することで小転子を触る．

Chapter 5 骨触診 135

遠位・前方からみた図

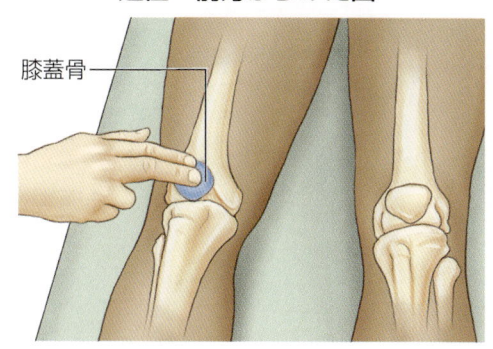

膝蓋骨

図 5-53 膝蓋骨：膝蓋骨（膝蓋骨）は，遠位大腿骨前面にある，はっきりとした種子骨である．膝蓋骨を最もよく触ることができるように背臥位にし，下肢を弛緩させる．上下左右に指を動かし，膝蓋骨全体を触診する．

前外側からみた図

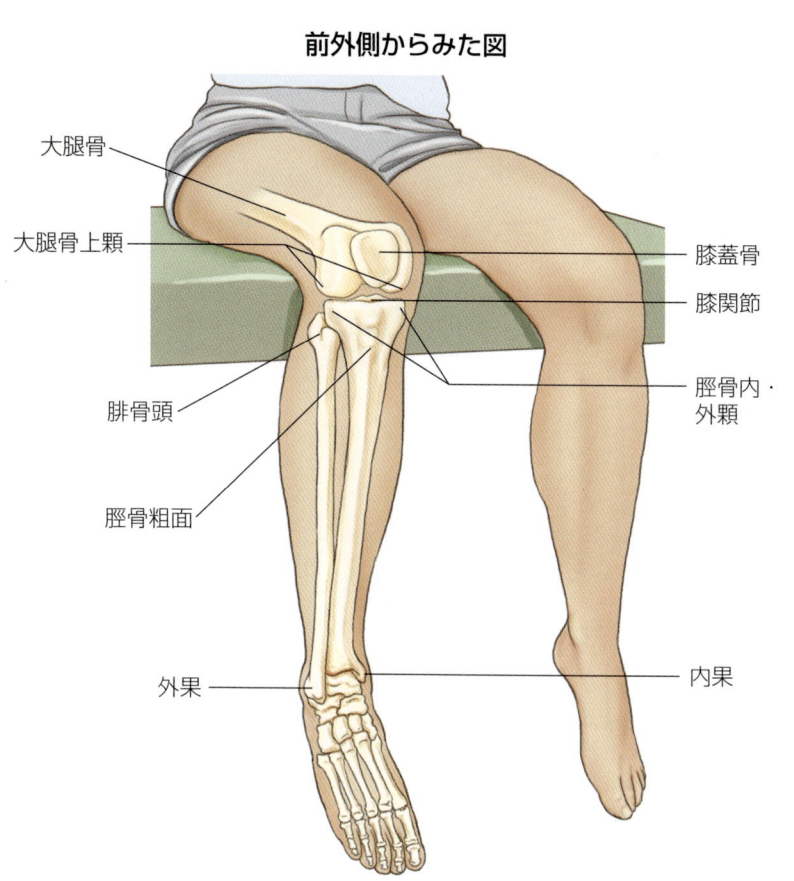

大腿骨
大腿骨上顆
腓骨頭
脛骨粗面
外果
膝蓋骨
膝関節
脛骨内・外顆
内果

図 5-54 膝関節 90°屈曲位で，前外側からみた膝関節の図．

前外側からみた図

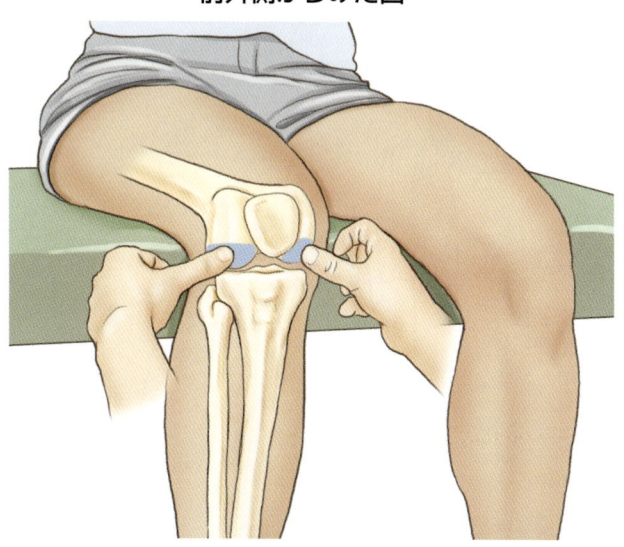

図 5-55 大腿骨内外側顆：大腿骨内側上顆と大腿骨外側上顆の下縁は，膝蓋骨の両側で膝の関節裂隙から大腿骨に対して近位に向かって上へ押していくことによって触ることができる．いったん触診できれば，内外側上顆を近位に向かって触診する．

前外側からみた図

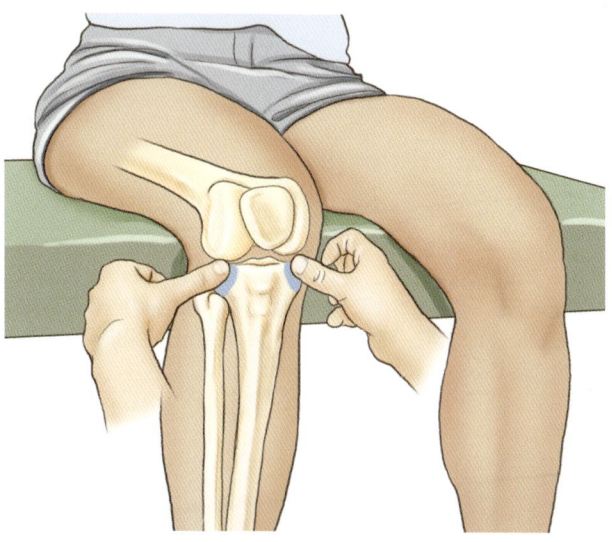

図 5-56 脛骨内側顆，外側顆：脛骨内側顆と外側顆の上縁は，膝蓋骨の両側で，膝の関節裂隙から脛骨に向かって，遠位に押していくことで触ることができる．いったん触診できれば，遠位に向かって触診する．

前外側からみた図　　　　　　　　　　　　　　　前外側からみた図

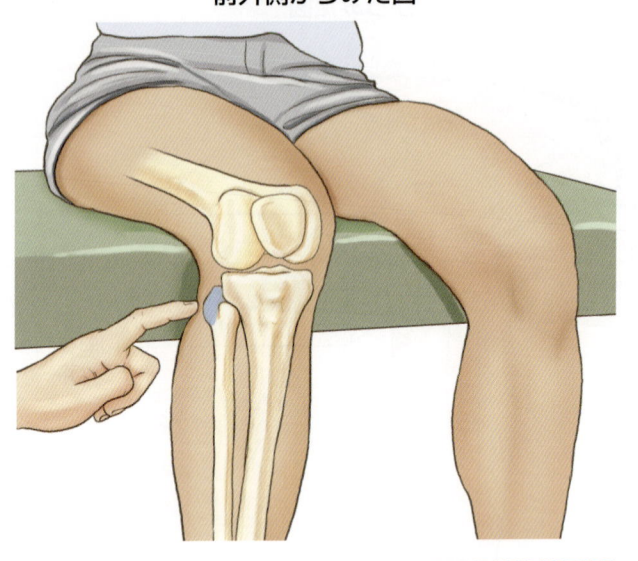

図5-57　腓骨頭：脛骨外側顆の上縁に沿って触診してたどると，腓骨頭に達する．腓骨頭は，腓骨の最も近位のランドマークで膝の後外側あり，前方，側方，後方を触ることができる．
注：総腓骨神経は，腓骨頭の近くにあり，表層にある．したがって，この部位を触診するときには，いつも保護しなければならない．

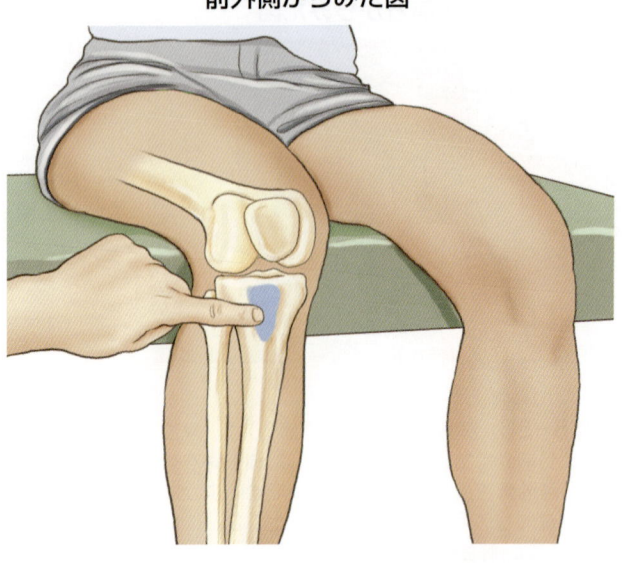

図5-58　脛骨粗面：脛骨粗面は，脛骨前方（膝蓋骨の下縁から約1～2インチ遠位）の近位骨幹部中心に位置するわかりやすいランドマークである．大腿四頭筋群は，脛骨粗面へ付着する．

前外側からみた図

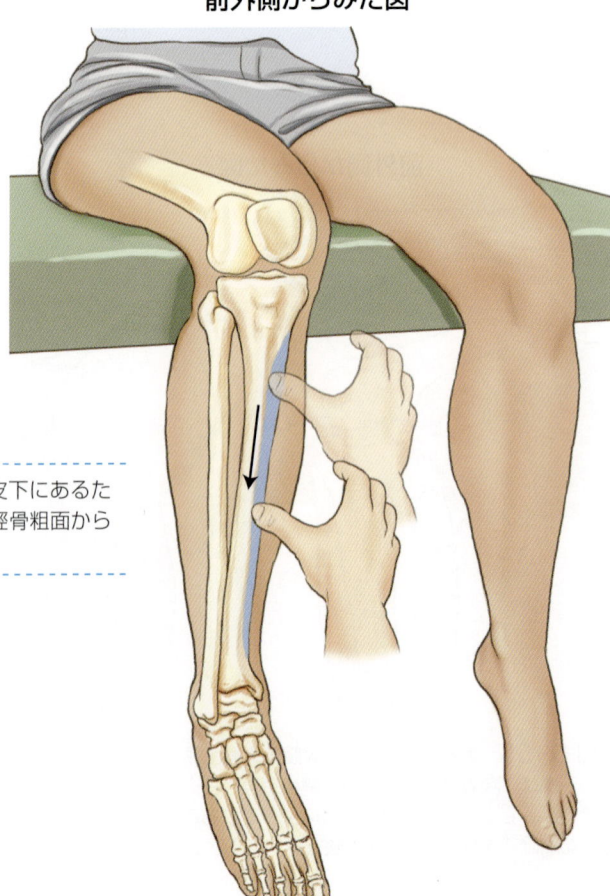

図5-59　脛骨骨幹部：脛骨粗面から，前内側の脛骨骨幹部は，皮下にあるため簡単に触知で切る．前内側の脛骨骨幹部から内果に達するまで，脛骨粗面から遠位にたどる．

前外側からみた図

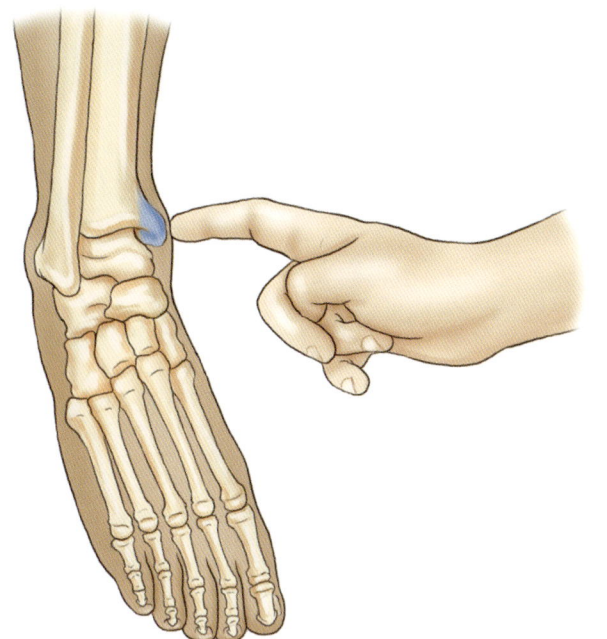

前外側からみた図

図 5-60　内果：脛骨の内果は，距腿部の内側にある非常にはっきりとした骨ランドマークである．脛骨骨幹部の下で，内果を見つけることができる．この大きなランドマークの周囲を触る．

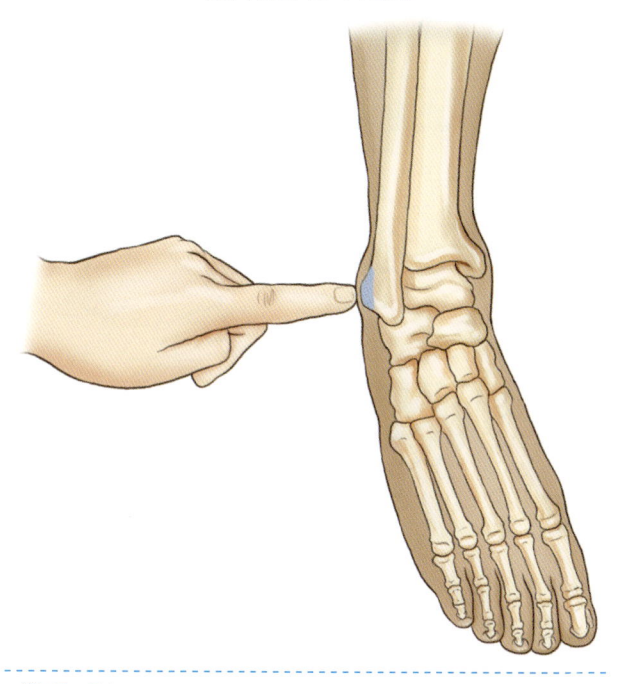

図 5-61　外果：腓骨の外果は，距腿部の外側にある非常にはっきりとした骨ランドマークである．外果は，腓骨の遠位端で大きくなっている．腓骨外果は，脛骨内果にくらべて少し遠位にある．

内側からみた図

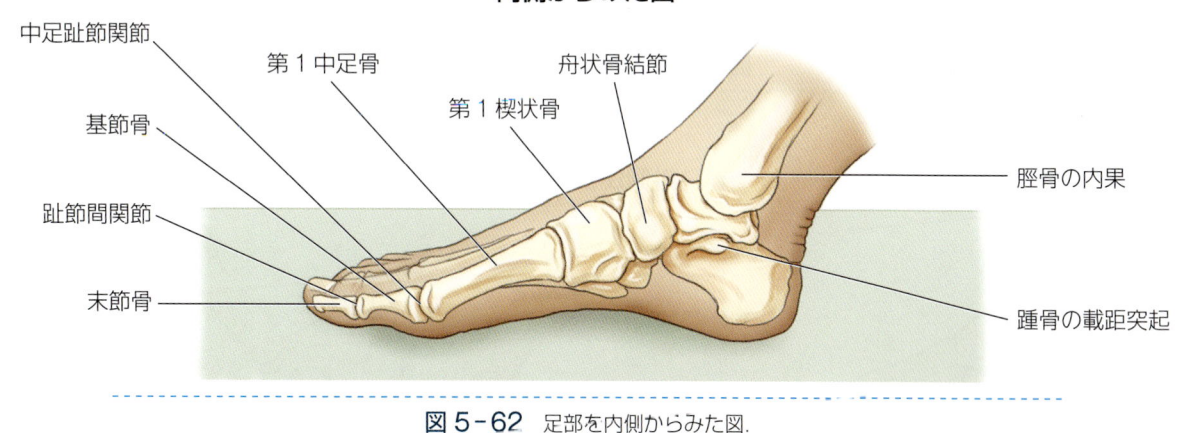

- 中足趾節関節
- 基節骨
- 趾節間関節
- 末節骨
- 第1中足骨
- 第1楔状骨
- 舟状骨結節
- 脛骨の内果
- 踵骨の載距突起

図 5-62　足部を内側からみた図．

内側からみた図

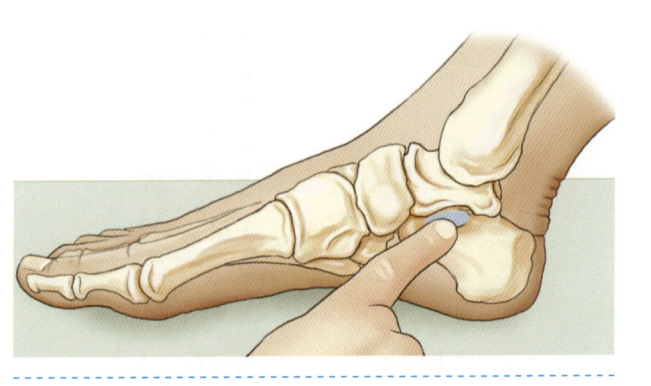

図5-63 踵骨載距突起：脛骨の内果から約1インチ遠位を触診すると，踵骨の載距突起が触知可能となる．載距突起は，距骨が載る棚のようなものである．載距突起と距骨の間の関節線は，しばしば触ることができる．

内側からみた図

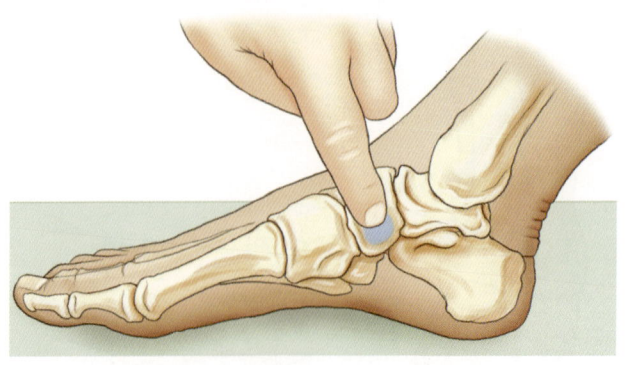

図5-64 舟状骨粗面：載距突起から前方に約1インチ移動したところに，非常にはっきりとした舟状骨粗面を触ることができる．

外側からみた図

- 第5中足骨底の茎状突起
- 立方骨
- 第5中足骨
- 腓骨の外果
- 基節骨
- 中節骨
- 末節骨
- 踵足

図5-65 足部を外側からみた図．

外側からみた図

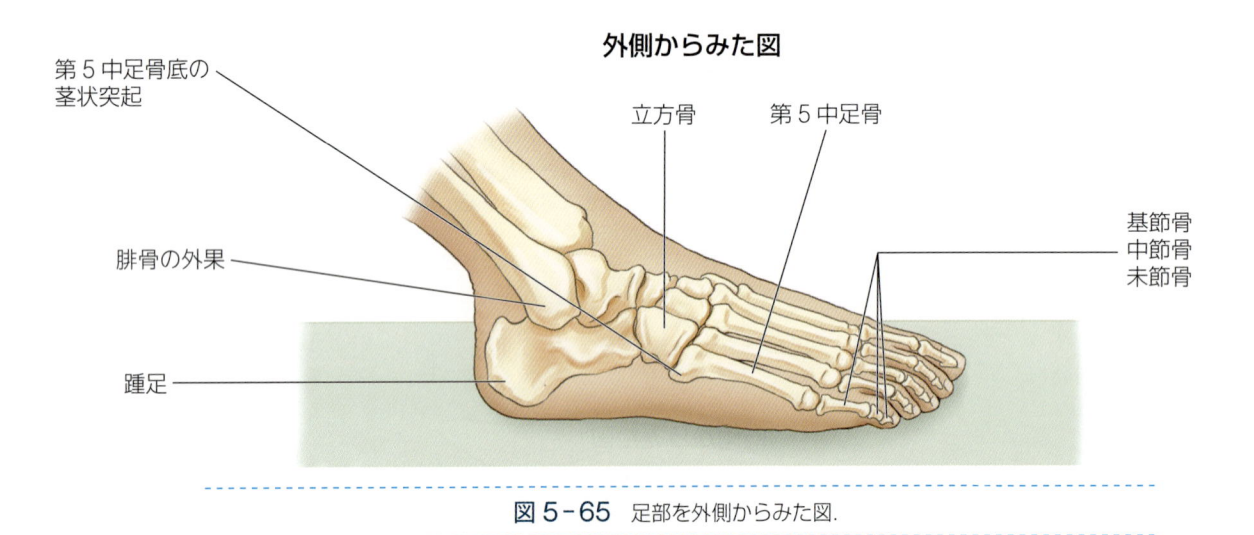

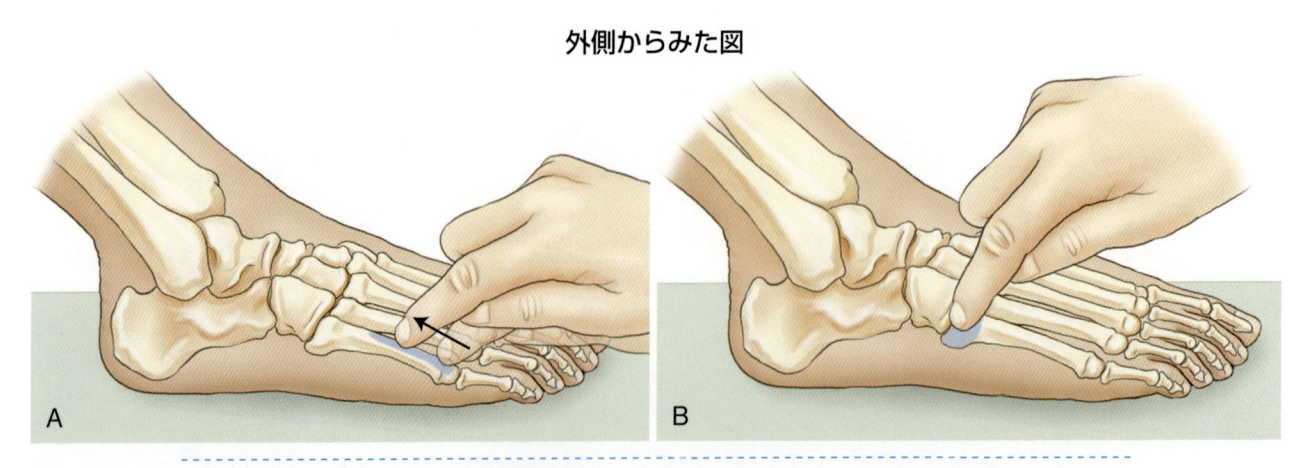

図5-66 第5中足骨：足の外側面を触診して，第5中足骨を探す．第五中足骨の背面と外側面はすぐに触ることができる．広がった遠位骨頭から第5中足骨骨幹の中央まで触診する（A）．大きい広がった骨底部まで，近位に向かってたどっていく．第5中足骨骨底は，ラッパのように広がっていて，第五中足骨の茎状突起と呼ばれている．

Chapter 5 骨触診

外側からみた図

足底側からみた図

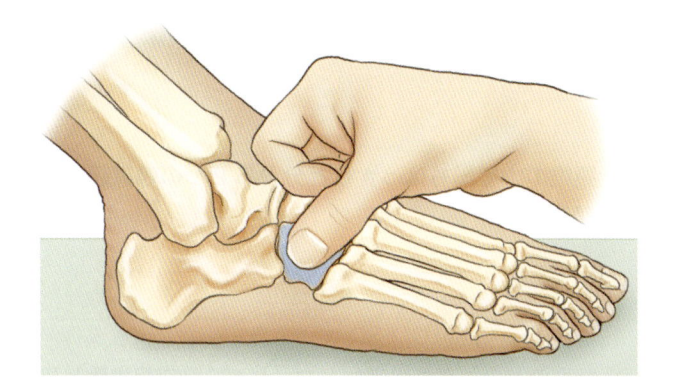

第5中足骨頭
第1中足骨頭の種子骨
第1楔状骨
立方骨
距骨
踵骨隆起

図 5-67 立方骨：立方骨のある少し落ち込んだところは，第5中足骨のちょうど近位にある．そのくぼみは，第5中足骨底（第5中足骨の茎状突起）と立方骨外側面の凹状という形状の組み合わせによるものである．このくぼみを安定した圧迫で触ると，立方骨を触ることができる．

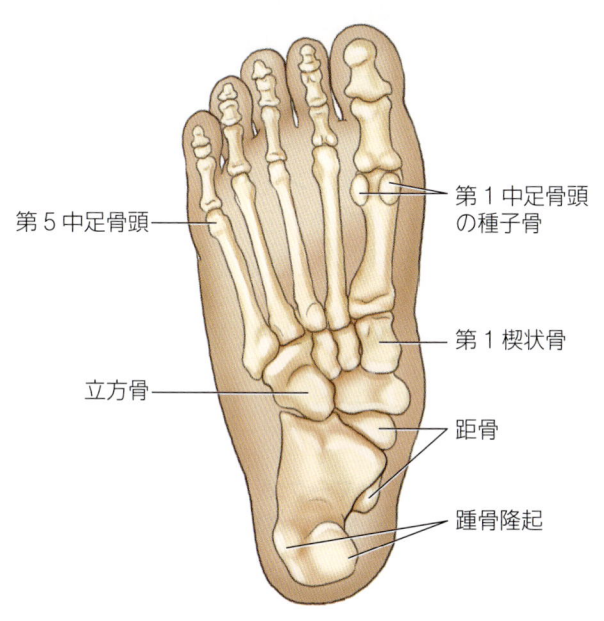

図 5-68 足底部の図．

足底側からみた図

足底側からみた図

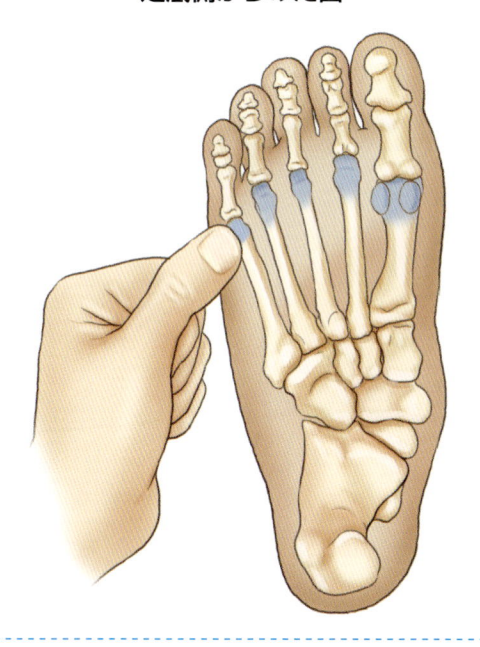

図 5-69 中足骨5本中の1つの中足骨頭：全5本の中足骨頭は，足底表面で触ることができる．全5本の中足骨を触ることができるが，横アーチが凹状をなしているため，第1と第5中足骨頭がはっきりと触知できる．第5中足骨頭から触診し始め，内側に向かって，他の4つの中足骨頭を触診する．2つの小さい種子骨が，第1中足骨頭の足底側表層にある．足底側で第1中足骨頭を触るとき，実際に触っているのは，2つの種子骨である．

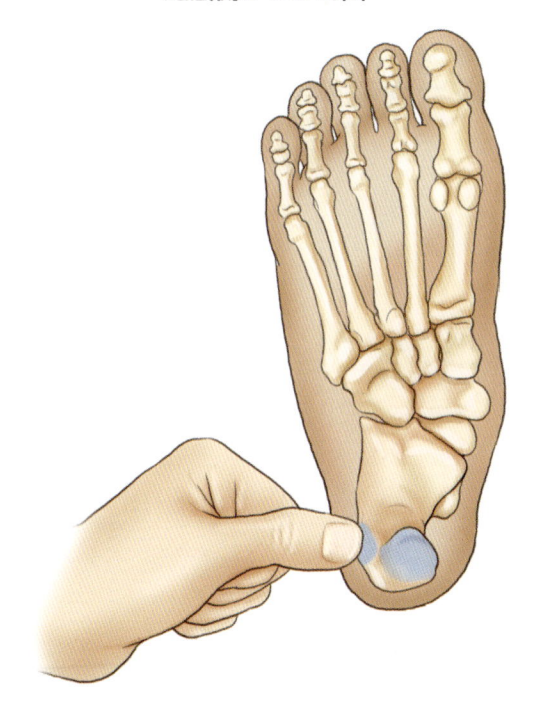

図 5-70 踵骨隆起：踵骨隆起は，足の足底側でしばしば触診できる．患者の足を弛緩させて，踵骨の足底側正中線の両側を安定した圧迫力で触る．踵骨隆起の内側側面は，通常，外側面よりも顕著である．

復習問題

次の問題について，正しい答えを書きなさい．

1. 肩甲骨のどのような骨ランドマークが，鎖骨の外側をたどることで見つかるか？

2. どのような骨ランドマークが，肩の先端で見つかるか？

3. どのような骨ランドマークが，肘関節近位，上腕骨遠位で最も広い点として見つかるか？

4. 手，掌側の内側で見つかる2つの最も顕著な骨ランドマークは何か？

5. 側頭骨のどのようなランドマークが，耳介のすぐ後ろにあると分かるか？

6. 頸椎の中で最もはっきりと分かる2つの棘突起は何か？

7. 脊椎のどのような骨ランドマークが，棘突起内側と関節突起外側との間に見つかるか？

8. 腸骨稜の最も後面にあるのは何か？

9. 脛骨近位前面の正中線で見つかる，はっきりとした骨ランドマークは何か？

10. 脛骨の内果の約1インチ遠位にある，はっきりとした骨ランドマークは何か？

各問題の解答・解答例については，医歯薬出版（株）の本書のwebページ
http://www.ishiyaku.co.jp/corrigenda/details.aspx?bookcode=214420 をご参照ください．

肩甲帯と上腕の筋

CHAPTER 6

章の概要

機能の概要：肩甲帯の筋　141
機能の概要：肩甲上腕関節の筋　142
機能の概要：肘関節および橈尺関節の筋　142

肩甲帯の筋
僧帽筋　146
大菱形筋；小菱形筋　148
肩甲挙筋　150
前鋸筋　152
胸筋グループ　154
　大胸筋；小胸筋
鎖骨下筋　157
広背筋；大円筋　158
回旋腱板グループ　162
　棘上筋；棘下筋；小円筋；肩甲下筋

上腕の筋
三角筋　166
烏口腕筋　168
上腕二頭筋　170
上腕筋　172
上腕三頭筋　174
肘筋　176

第6章の筋は，肩甲帯（肩甲骨と鎖骨），上腕（上腕骨）および前腕（橈骨と尺骨）の運動に関連している．これらの筋腹は，体幹，肩甲骨，上腕に位置する．僧帽筋，広背筋および大胸筋は，体幹に位置する大きな浅層筋である．三角筋，上腕三頭筋および上腕二頭筋（ならびに上腕筋の一部）は，肩甲骨と上腕に位置する大きな浅層筋である．

　一般的な原則として肩甲帯の主動作筋は，体幹に起始（近位付着部）を有し，肩甲骨，鎖骨もしくは両方に停止（遠位付着部）を有する．これらの筋は，肩甲胸郭関節では胸郭壁（体幹）と，胸鎖関節では鎖骨と関連して肩甲骨を動かす．

　上腕の主動作筋は，体幹，鎖骨もしくは肩甲骨に起始（近位付着部）を有し，上腕骨に停止（遠位付着部）を有する．これらの筋は，肩甲上腕関節において肩甲骨と関連して上腕を動かす．

　前腕の主動作筋は，肩甲骨もしくは上腕骨に起始（近位付着部）を有し，橈骨もしくは尺骨に停止（遠位付着部）を有する．

機能の概要：肩甲帯の筋

肩甲帯の筋群の機能的な作用に関する一般的原則を以下に示す．

■ 筋が肩甲骨に付着し，他方の付着が肩甲骨よりも上方にある場合，肩甲胸郭関節において肩甲骨を挙上する．

■ 筋が肩甲骨に付着し，他方の付着が肩甲骨よりも下方にある場合，肩甲胸郭関節において肩甲骨を下制する．

■ 筋が肩甲骨に付着し，他方の付着が肩甲骨の後面で内側にある場合（すなわち脊柱に停止），肩甲胸郭関節において肩甲骨を後退（内転）する．

■ 筋が肩甲骨に付着し，他方の付着が肩甲骨より外側にある場合（すなわち体幹の前面に停止），肩甲胸郭関節において肩甲骨を前方突出（外転）する．筋が肩甲骨の回旋軸から離れて（いわゆる軸ずれして）肩甲骨に付着していれば，肩甲胸郭関節において上方または下方への肩甲骨回旋が可能である．肩甲骨回旋の働きは，筋がどの部位に付着するかによる．

■ 肩甲胸郭関節において肩甲骨を動かす筋は，胸鎖関節において鎖骨を同じように動かすことができる（逆もまた同じ）．

■ これら標準的な（典型的な）主動作に対する逆作用は，肩甲胸郭関節において肩甲骨は固定され，そして他の付着部が肩甲骨に向かって動くことを意味する*．

141

機能の概要：肩甲上腕関節の筋

　肩甲上腕関節の筋群の機能的な作用に関する一般的原則を以下に示す．

- 筋が肩甲上腕関節の前面を垂直方向に横切って走行する場合，上腕前面を肩甲骨に向かって動かすことで肩甲上腕関節において上腕を屈曲することができる．
- 筋が肩甲上腕関節の後面を垂直方向に横切って走行する場合，上腕後面を肩甲骨に向かって動かすことで肩甲上腕関節において上腕を伸展することができる．
- 筋が肩甲上腕関節の外側面（上方，関節上部を超えて）を横切って走行する場合，上腕外側面を肩甲骨に向かって動かすことで肩甲上腕関節において上腕を外転することができる．
- 筋が肩甲上腕関節の内側面（下方，関節中心下部）を走行する場合，上腕内側面を肩甲骨に向かって動かすことで肩甲上腕関節において上腕を内転することができる．
- 上腕の内旋筋群は，肩甲上腕関節の前面において内側から外側に向かって上腕骨を包むように走行している．
- 上腕の外旋筋群は，肩甲上腕関節の後面において内側から外側に向かって上腕骨を包むように走行している．
- これら標準的な（典型的な）主動作に対する逆作用は，肩甲上腕関節において上腕骨に対して肩甲骨が動くことを意味する（肩甲骨も肩甲胸郭関節において胸郭と関連して動く）．これらの逆作用は一般に肩甲骨の回旋もしくは傾斜の作用である*．

機能の概要：肘関節および橈尺関節の筋

　肘関節および橈尺関節の筋群の機能的な作用に関する一般的原則を以下に示す．

- 筋が肘関節の前面を垂直方向に横切って走行する場合，前腕前面を上腕前面に向かって動かすことで肘関節において前腕を屈曲することができる．
- 筋が肘関節の後面を垂直方向に横切って走行する場合，前腕後面を上腕後面に向かって動かすことで肘関節において前腕を伸展することができる．
- 肘関節における逆作用は，肘関節において上腕が前腕に向かって動くことを意味する．この動きは一般に手（つまり前腕）を動かない物の上に置き，固定されているときに起こる．
- 筋が橈尺関節の前面を水平方向に横切って走行する場合，橈骨が尺骨上を越えることで橈尺関節において前腕を回内する．
- 筋が橈尺関節の後面を水平方向に横切って走行する場合，橈骨が尺骨と平行になるように動くことで橈尺関節において前腕を回外する．
- これら標準的な（典型的な）主動作に対する逆作用は，橈尺関節において尺骨が橈骨に向かって動くことを意味する．この動きは一般に手（つまり橈骨）を動かない物の上に置き，固定されているときに起こる*．

---

*標準的な（典型的な）主動作とは，停止（遠位付着部）が起始（近位付着部）に向かって動くことである．逆作用とは起始が停止に向かって動くことである．

肩甲帯筋群の後面像

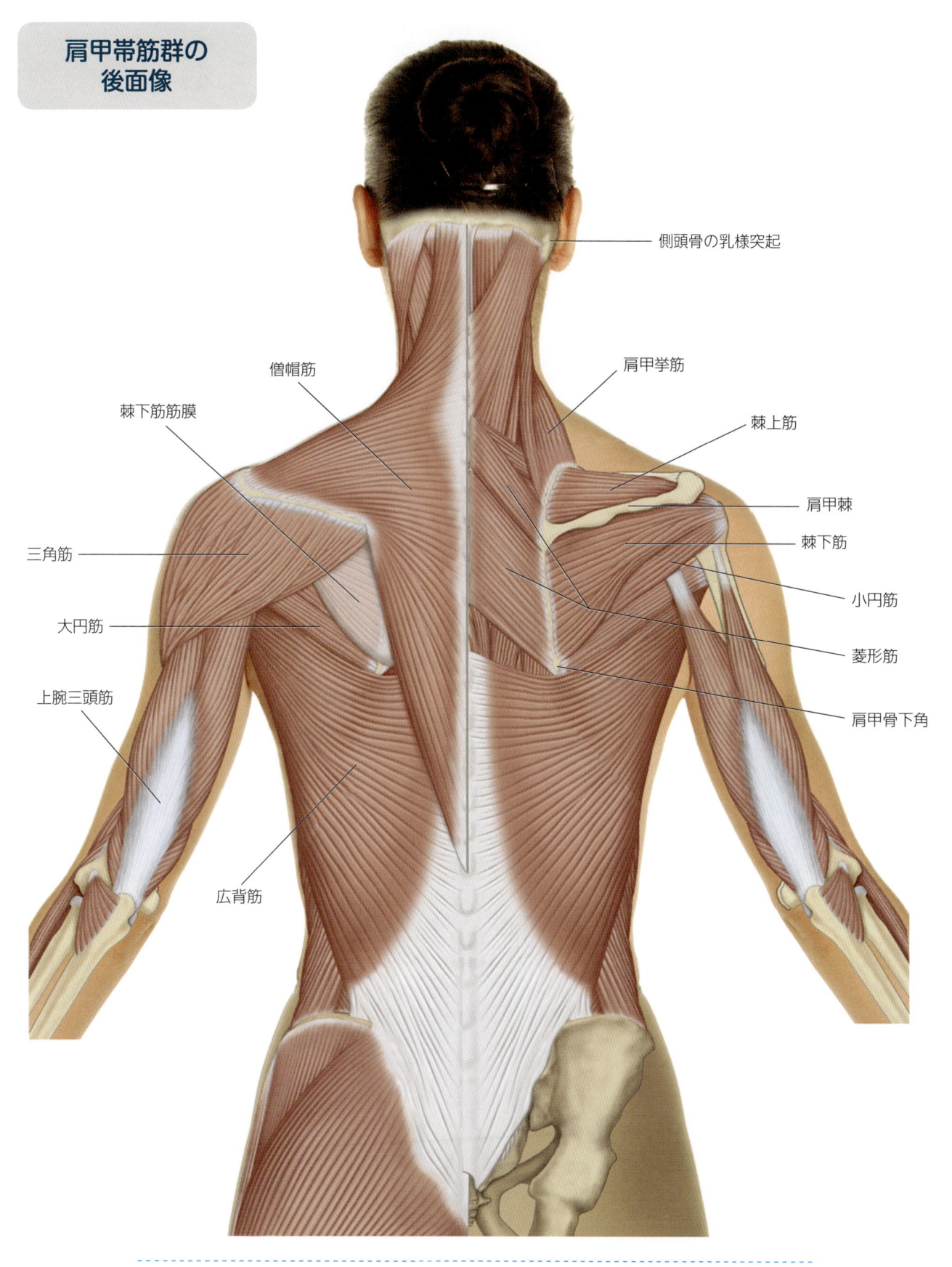

図6-1 左側は浅層像，右側は深層像（三角筋，僧帽筋，胸鎖乳突筋と棘下筋を除く）．

143

肩甲帯筋群の前面像

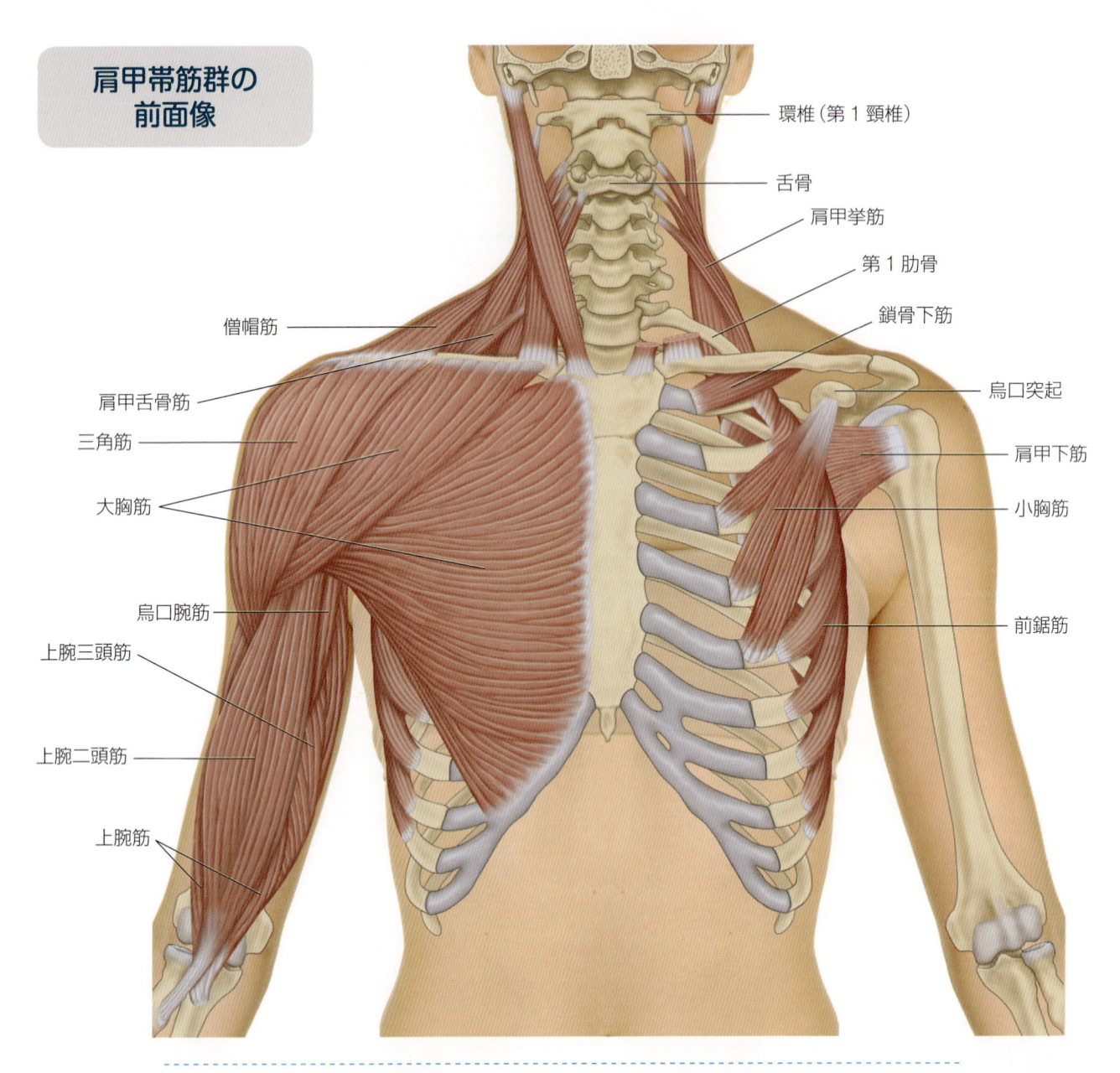

- 環椎（第1頸椎）
- 舌骨
- 肩甲挙筋
- 第1肋骨
- 鎖骨下筋
- 烏口突起
- 肩甲下筋
- 小胸筋
- 前鋸筋

- 僧帽筋
- 肩甲舌骨筋
- 三角筋
- 大胸筋
- 烏口腕筋
- 上腕三頭筋
- 上腕二頭筋
- 上腕筋

図6-2　右側は浅層像．左側は深層像（三角筋，大胸筋，僧帽筋，斜角筋，肩甲舌骨筋と上腕の筋を除く）．

肩甲帯筋群の右側面像

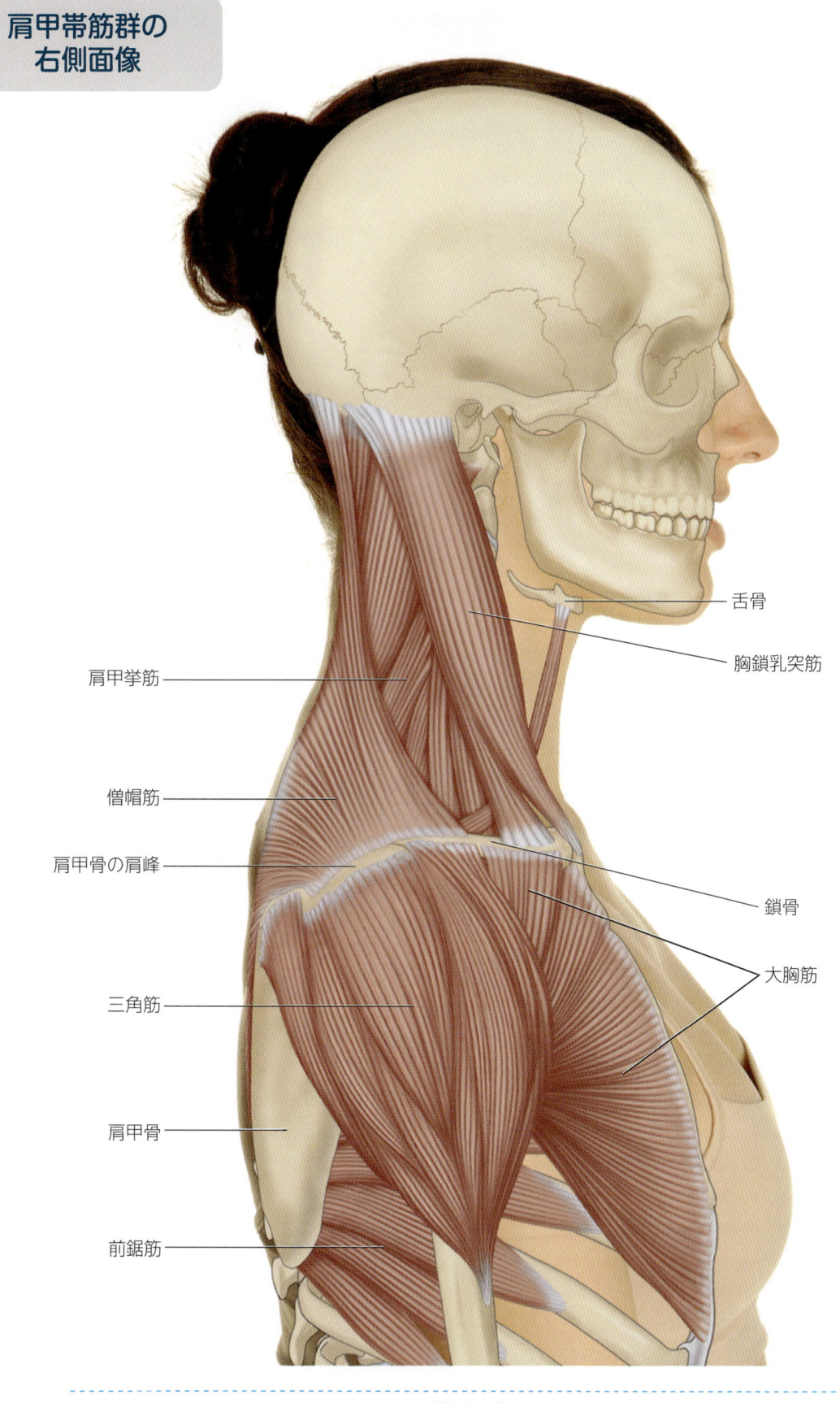

- 肩甲挙筋
- 僧帽筋
- 肩甲骨の肩峰
- 三角筋
- 肩甲骨
- 前鋸筋
- 舌骨
- 胸鎖乳突筋
- 鎖骨
- 大胸筋

図6-3

145

肩甲帯と上腕
僧帽筋　Trapezius

僧帽筋は，頸部および背部の上部から中間部に横たわる幅の広い平らな浅層筋であり，上部，中部，下部の3つの部分を有している．僧帽筋は，頸部および肩甲帯の機能的な動きに重要である(図6-4)．

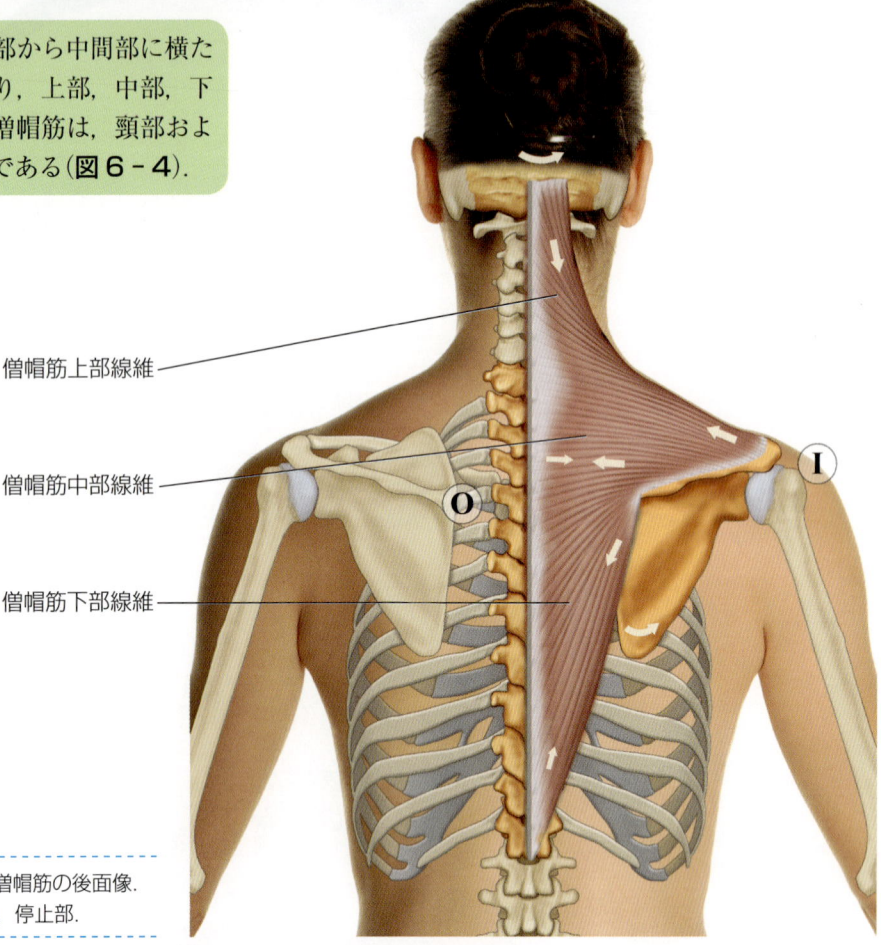

図6-4　右僧帽筋の後面像．O，起始部；I，停止部．

筋名称の由来

日本語では僧侶が被る帽子に似ていることから「僧帽筋」と呼ばれる．
訳注：(原著では)台形に類似した形をしていることから英語では「Trapezius」と呼ばれる．

* **英語名の成り立ち**
trapezius：(ギリシャ語)小さなテーブル(もしくは台形)

筋の付着

起始(近位/内側付着部)
- 外後頭隆起，後頭骨上項線の内側1/3，項靱帯，C7～T12の棘突起

停止(遠位/外側付着部)
- 鎖骨の外側1/3，肩峰，肩甲棘

作用

僧帽筋は，肩甲胸郭関節として肩甲骨を動かし，脊椎関節において頭頸部を動かす．

上部線維
- 肩甲骨の挙上
- 肩甲骨の上方回旋
- 肩甲骨の後退
- 頭頸部の伸展
- 頭頸部の側屈
- 頭頸部の対側への回旋

中部線維
- 肩甲骨の後退

下部線維
- 肩甲骨の下制
- 肩甲骨の上方回旋

固定

1. 肩甲帯の固定
2. 頭部，頸部，体幹の固定

【固定機能メモ】上肢が肩甲上腕関節において外転，屈曲の両方もしくは一方に動くとき，僧帽筋上部線維は肩甲帯の固定にとても重要である．

神経支配

- 副神経（第11脳神経）

触診法

1. 両上肢を安静にして体側に置いた腹臥位をとらせる．
2. 僧帽筋中・下部線維を触診する際，触診する指を当てる部位は中・下部胸椎のすぐ外側である．次に肘関節を伸展した状態で上腕を90°外転し，脊柱を肩甲骨で挟むように，わずかに肩甲骨を後退させる．支持していた手で外転した上腕に軽い抵抗を加えるのが一般的な方法である．脊柱と肩甲骨の間の筋線維に垂直に触診する（図6-5, A）．
3. 僧帽筋上部線維を触診するためには，頭部を少し伸展位にする．僧帽筋上部線維がある部位を探し，頸部から後頭骨の付着部まで触診する（図6-5, B）．
4. 僧帽筋上部線維は，後頭骨上項線の内側1/3のみに付着するため非常に細いことに注意する．頭半棘筋は頸部において最も大きな筋であり，僧帽筋上部線維より深層にある．

治療上の配慮

- 多くの場面において，等尺性収縮の姿勢が必要であり，僧帽筋上部線維を酷使している．このような場面とは仕事でスマートフォンのような携帯型電化製品を体の前で使用したりハンドバックや鞄を肩からかけて運んだり（重さに関係なく），耳と肩で電話を挟んだり，上腕を外転位で保持したり，手で重たい物を運んだりするような頭部を前傾位に保持する場面のことである．
- 僧帽筋の弱化は，円背やなで肩の原因となる．
- 大後頭神経は，僧帽筋上部線維を貫くため，僧帽筋上部線維がこわばると，この神経を圧迫し緊張型頭痛の原因となる．この状態は大後頭神経痛としても知られている．

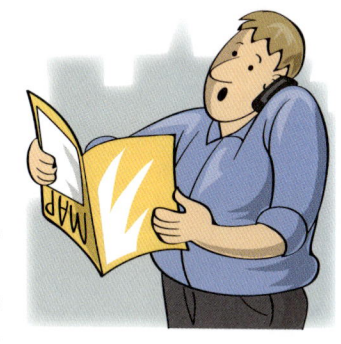

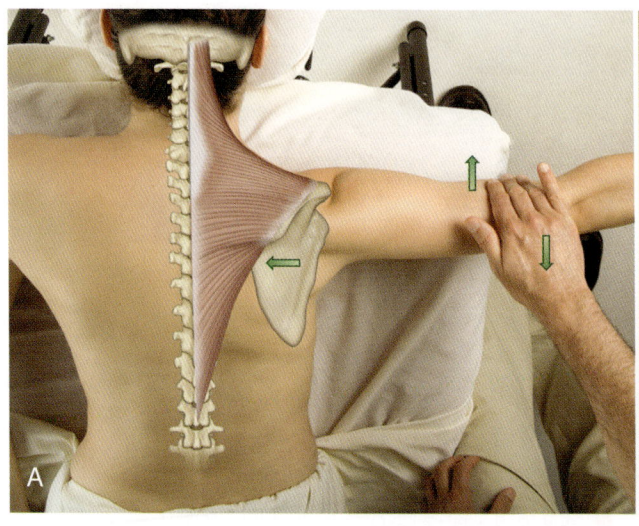

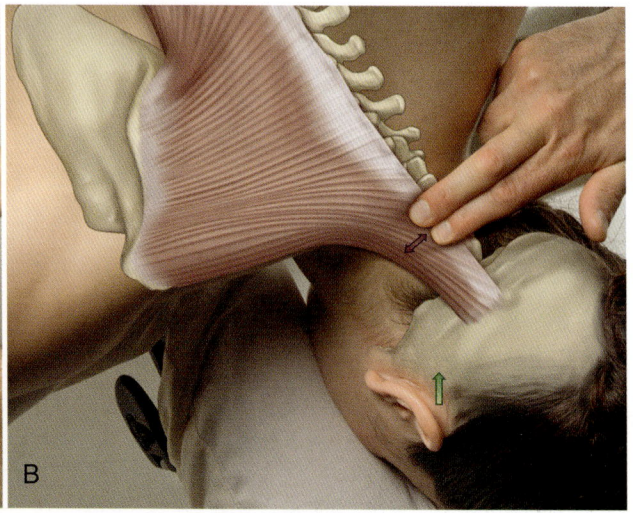

図6-5 A，右僧帽筋の全体像であり，上腕を肩甲上腕関節で外転し（図に示すように抵抗を加えている），肩甲胸郭関節において肩甲骨をわずかに後退している．B，僧帽筋上部線維の触診を示している．脊椎関節において頭頸部をわずかに伸展することで僧帽筋上部線維の触診を容易にする．僧帽筋の3つの部分のすべてにおいて，図に示す方向に筋線維に垂直につまはじくように触診する．

肩甲帯と上腕
大菱形筋　Rhomboid Major；小菱形筋　Rhomboid Minor

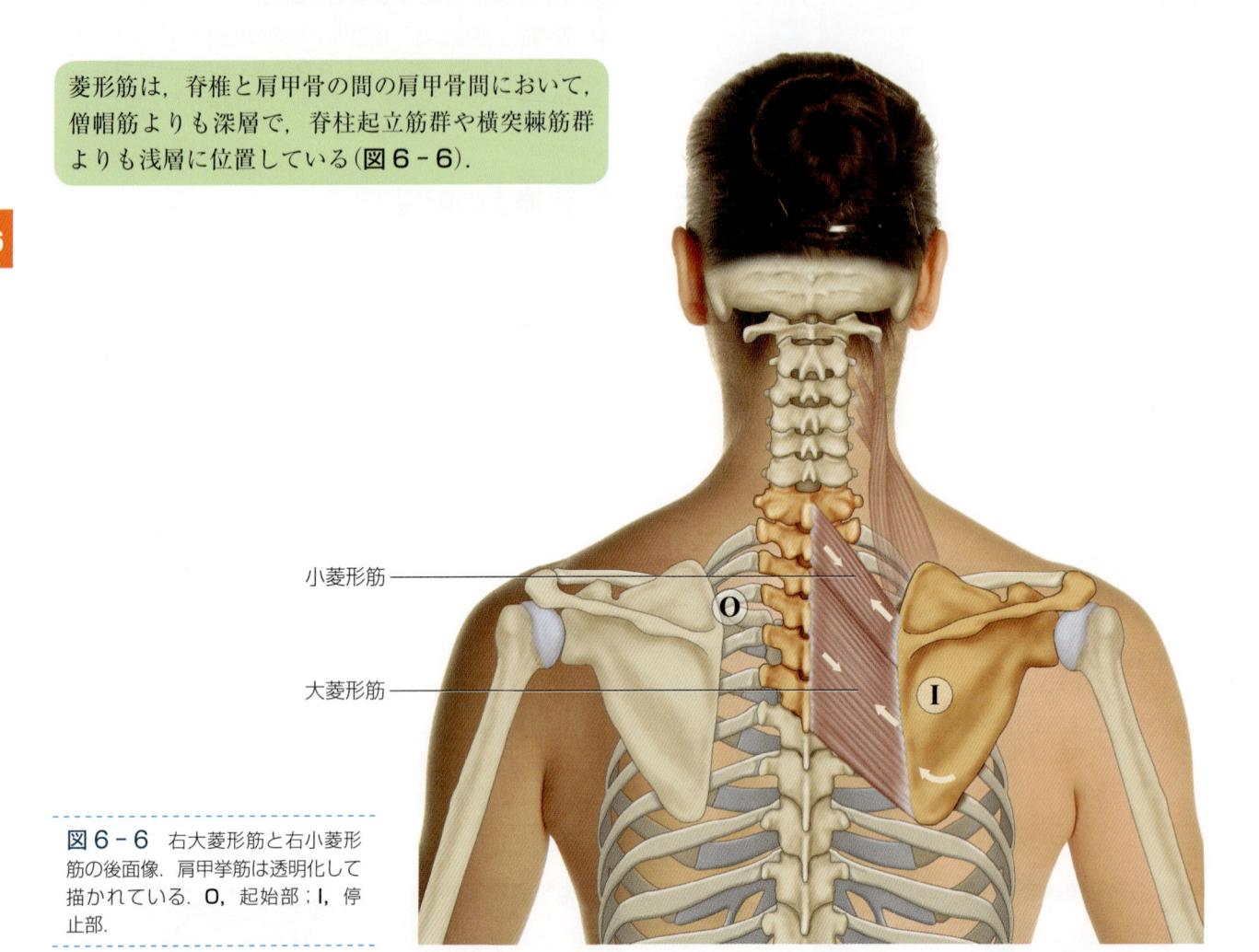

菱形筋は，脊椎と肩甲骨の間の肩甲骨間において，僧帽筋よりも深層で，脊柱起立筋群や横突棘筋群よりも浅層に位置している（図6-6）．

小菱形筋

大菱形筋

図6-6　右大菱形筋と右小菱形筋の後面像．肩甲挙筋は透明化して描かれている．O，起始部；I，停止部．

筋名称の由来

菱形（平行四辺形やダイヤモンド形）の幾何学的形状をしていることから「菱形筋」と呼ばれる．
「大菱形筋」は「小菱形筋」よりも大きいため，そのように呼ばれる．

* **英語名の成り立ち**
  rhomb：（ギリシャ語）菱形（幾何学的形状）
  oid：（ギリシャ語）形状，類似形
  major：（ラテン語）大きい
  minor：（ラテン語）小さい

筋の付着

起始（近位/内側付着部）

- 小菱形筋：C7，T1の棘突起
- 大菱形筋：T2～T5の棘突起

停止（遠位/外側付着部）

- 小菱形筋：肩甲骨内側縁の肩甲棘根
- 大菱形筋：肩甲棘根から下角にかけての肩甲骨内側縁

作用

菱形筋は，肩甲胸郭関節において肩甲骨を動かす．
- 肩甲骨の後退
- 肩甲骨の挙上
- 肩甲骨の下方回旋

固定

1. 肩甲帯の固定
2. C7～T5の椎体の固定

神経支配

- 肩甲背神経

触診法

1. 手を腰にまわした腹臥位もしくは座位をとらせる．
2. 手を腰から少し離すように指示する．
3. 最初に菱形筋の下縁が観察可能となり，その後，脊椎と肩甲骨との間で菱形筋を触診する（図6-7）．

治療上の配慮

- 円背やなで肩の一般的な姿勢は，肩甲骨が前方突出（外転）・下制し，上肢が内旋した状態である．菱形筋が弱化すれば，菱形筋の作用である肩甲骨の後退と挙上が障害され，前方突出ならびに下制筋群（胸筋群）の緊張に効果的に対抗することができず，一般的な姿勢を作り出している．
- 菱形筋は肩甲骨の前方にある前鋸筋と筋膜線維の走行が同じであり重なることがある．
- 菱形筋の筋線維の走行として覚えやすい方法は，「クリスマスツリーの筋」と考えることである．

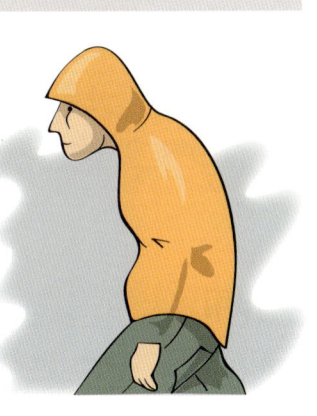

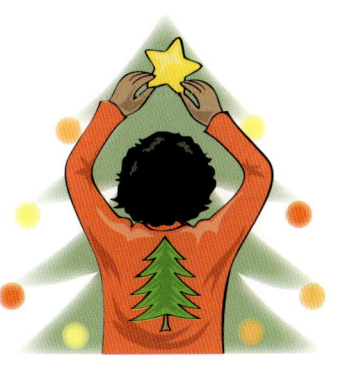

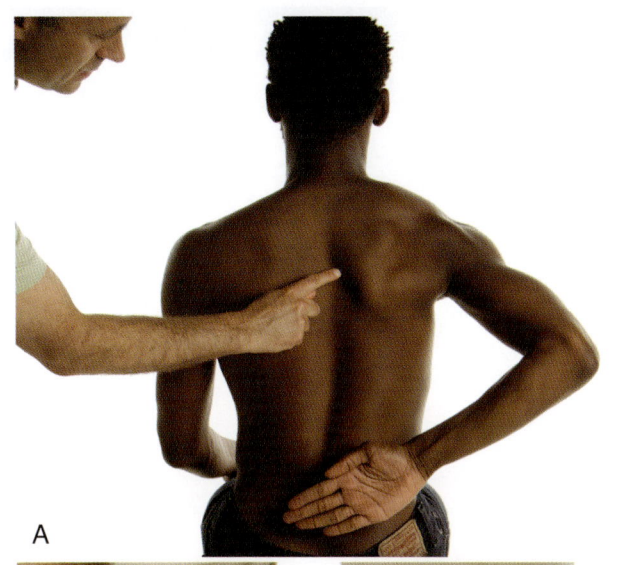

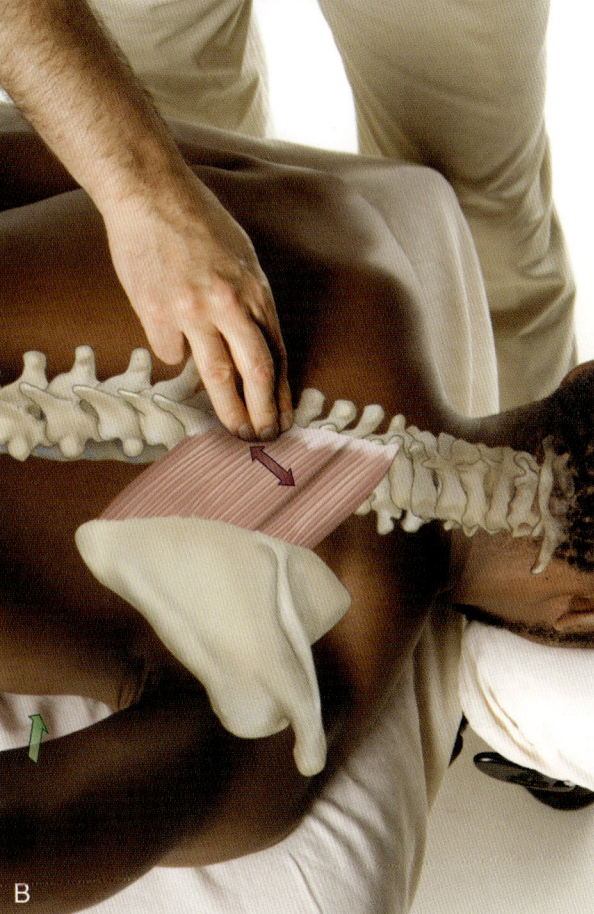

図6-7 A，菱形筋の下縁をほぼ観察することができる．B，菱形筋の筋線維方向に対して垂直に触診する．

肩甲帯と上腕
肩甲挙筋　Levator Scapulae

肩甲挙筋は肩甲帯と頸部の筋である．肩甲骨の付着部は僧帽筋の深層に位置し，脊椎の付着部は胸鎖乳突筋の深層に位置する．筋腹は後頸三角の浅層にある（**図6-8**）．

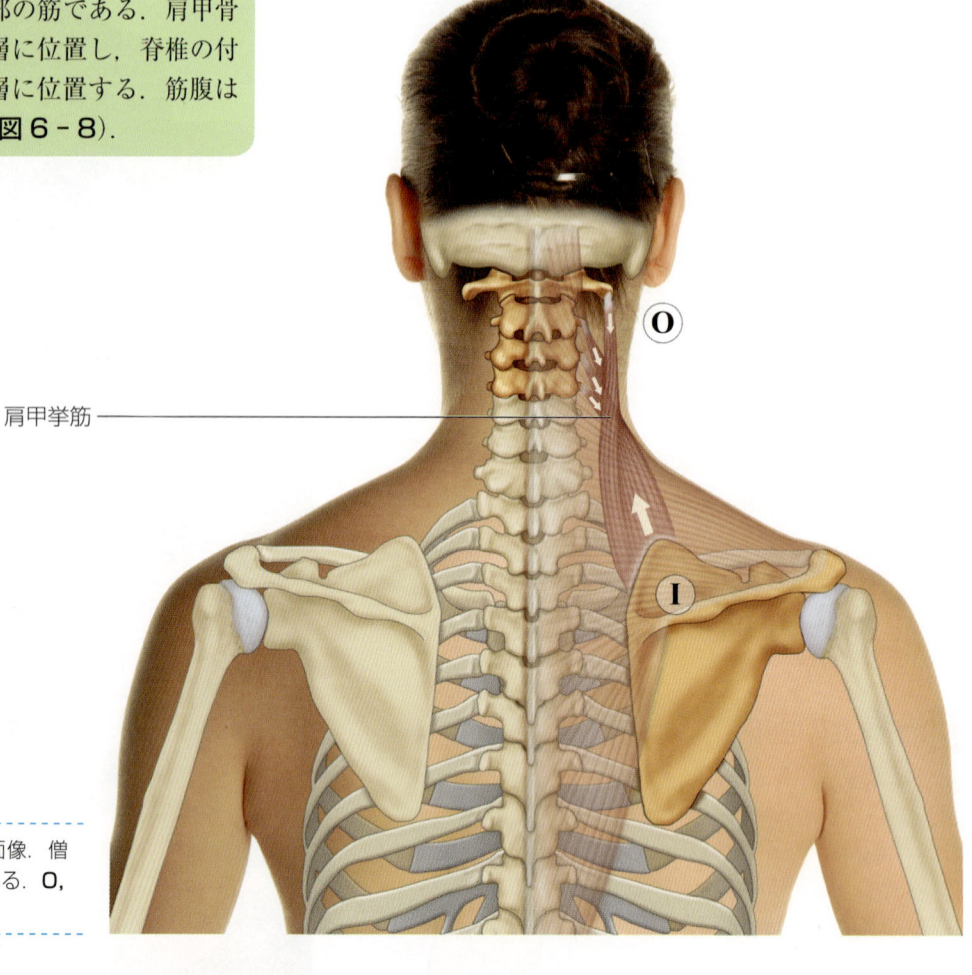

図6-8　右肩甲挙筋の後面像．僧帽筋は透明化して描かれている．O，起始部；I，停止部．

肩甲挙筋

筋名称の由来

肩甲骨を持ち上げることから「肩甲挙筋」と呼ばれる．

* **英語名の成り立ち**
  levator：（ラテン語）持ち上げるもの
  scapulae：（ラテン語）肩甲骨の

筋の付着

起始（近位/上位付着部）
- C1～C4の横突起

停止（遠位/下位付着部）
- 肩甲骨上角と肩甲棘根部間で肩甲骨内側縁

作用

肩甲挙筋は，肩甲胸郭関節として肩甲骨を動かし脊椎関節において頸部を動かす．
- 肩甲骨の挙上
- 肩甲骨の下方回旋
- 頸部の伸展
- 頸部の側屈
- 頸部の同側回旋

固定
1. 肩甲帯の固定
2. 上位頸椎の固定

神経支配

- 肩甲背神経

触診法

1. 手を腰にまわし安静にした腹臥位もしくは座位をとらせる（図6-9, A）．
2. 肩甲骨の挙上を軽く行ってもらうと，僧帽筋の深層で肩甲挙筋を感じ取れる（図6-9, B）．
3. 僧帽筋から離れ後頸三角の上位まで触診を続ける．次に肩甲骨をより強く挙上させる（図6-9, C）．
4. C1～C4横突起の上前方へ触診を続ける．

【メモ】C1の横突起は，耳のすぐ下にある．

治療上の配慮

- 多くの場面において等尺性収縮の姿勢が必要であり，肩甲挙筋を酷使している．このような場面とは仕事で，スマートフォンのような携帯型電化製品を体の前で使用したり，ハンドバックや鞄を肩からかけて運んだり（重さに関係なく），耳と肩で電話を挟んだり，手で重たい物を運んだりするような頭部を前傾位に保持する場面のことである．
- 肩甲挙筋は，上位頸部および頭部の姿勢保持のため収縮しており，明らかに中高齢者において短縮してくる．
- 肩甲挙筋のほぼ中央部は，筋線維がねじれることで筋密度が増加しておりトリガーポイントとして間違えられるかもしれない．

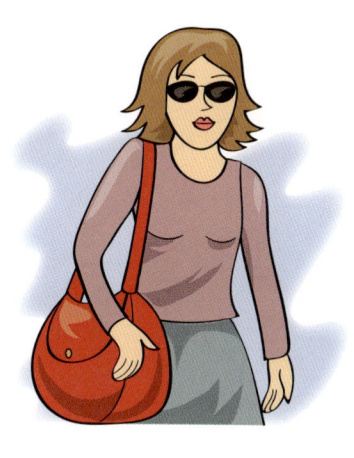

図6-9　A，肩甲挙筋は，患者を座位にすると容易に触診することができる．B，肩甲骨上角近くの触診を示している（肩甲挙筋は僧帽筋の深層にある）．C，後頸三角の浅層にある肩甲挙筋の触診を示している．

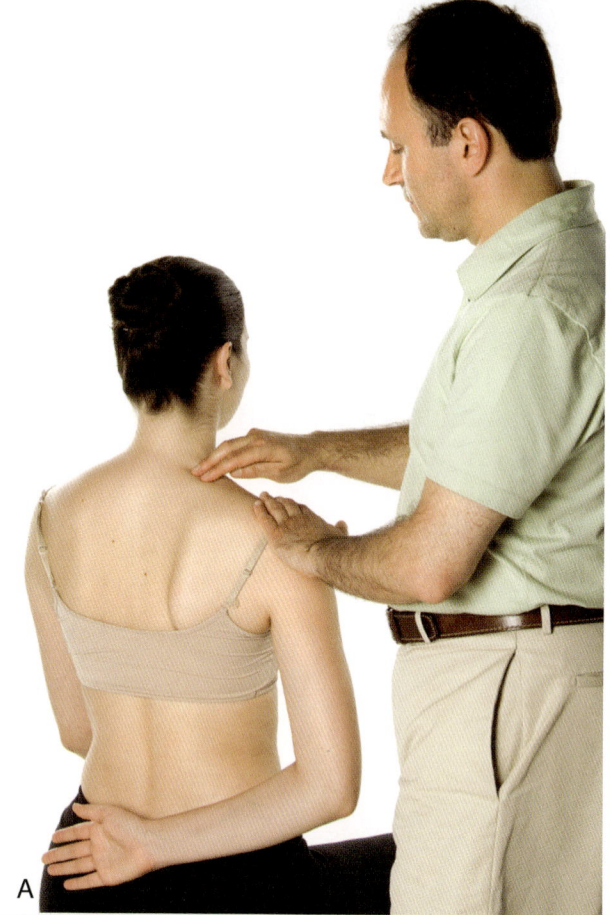

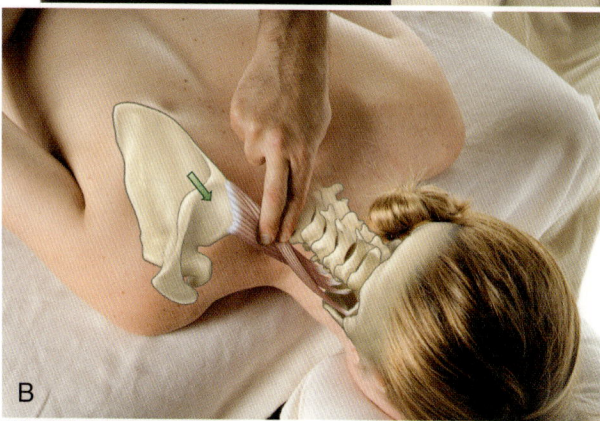

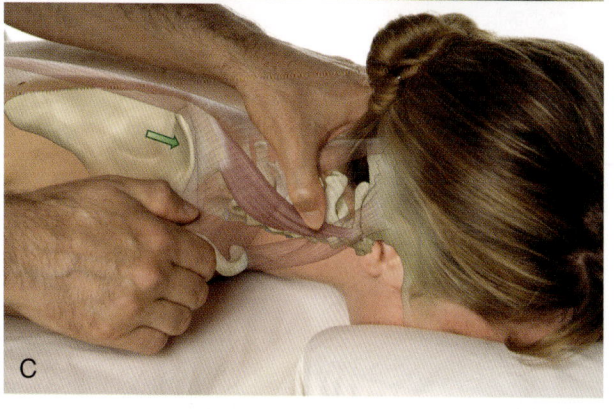

肩甲帯と上腕
前鋸筋　Serratus Anterior

前鋸筋は肩甲骨と胸郭の間に位置する幅の広い筋である（肩甲下筋と併走している）。前鋸筋は胸郭を抱え込んでおり，胸郭外側で腋窩（脇の下）より下位で浅層に位置する（図6-10）。前鋸筋がよく発達すれば，組織の動きが肋骨と同様に見える。

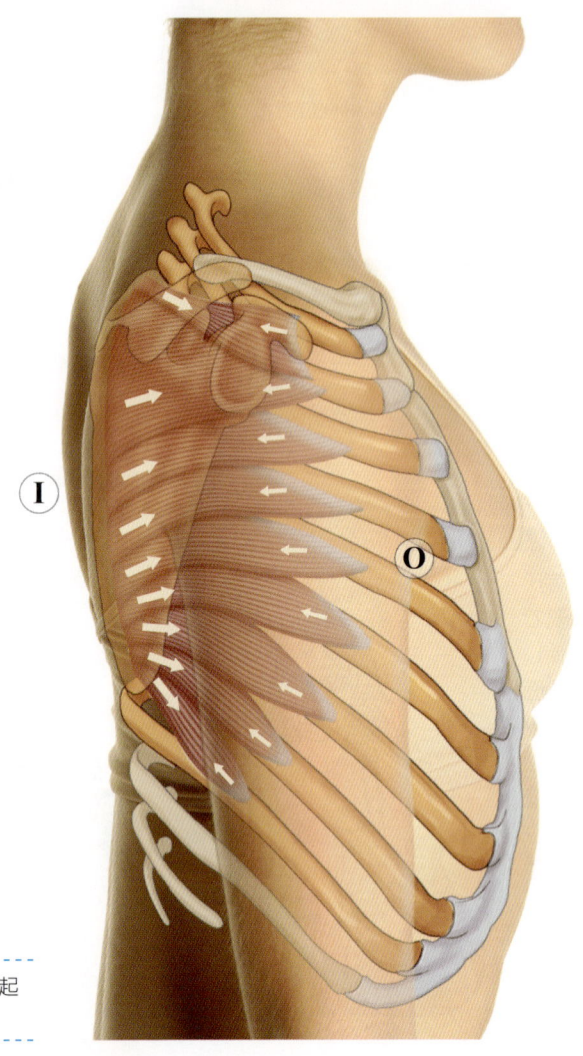

図6-10　右前鋸筋外側像．O, 起始部；I, 停止部．

筋名称の由来

この筋はギザギザした外観で（上後鋸筋および下後鋸筋の）前方に位置していることから「前鋸筋」と呼ばれる．

* **英語名の成り立ち**
  serratus：（ラテン語）V字形の刻み目
  anterior：（ラテン語）前方

筋の付着

起始（近位/前方付着部）
- 第1〜9肋骨

停止（遠位/後方付着部）
- 肩甲骨内側縁前面

作用

前鋸筋は肩甲胸郭関節において肩甲骨を動かす．
- 肩甲骨の前方突出
- 肩甲骨の上方回旋

固定

1. 肩甲帯の固定
2. 胸郭の固定

   【固定機能メモ】前鋸筋は翼状肩甲(外側傾斜)を防ぎ，肩甲骨を固定する．

神経支配

- 長胸神経

触診法

1. 上腕を真っすぐに天井へ向かって空中に挙上した背臥位をとらせる．指を当てる部位は，胸郭外側の腋窩(脇の下)である．
2. 天井に向かって伸ばしている手に抵抗する(図6-11，A)．
3. 触診する胸郭の浅層で前鋸筋を(図6-11，B)，その後，筋を安静とし大胸筋と肩甲骨の深層へ触診する．

治療上の配慮

- 前鋸筋の弱化は，翼状肩甲(外側傾斜)の原因となる．
- 前鋸筋は，一般に肩甲骨の前面で菱形筋と結合する．

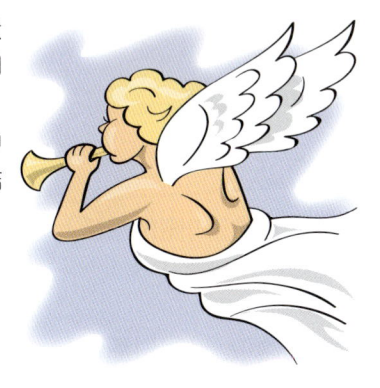

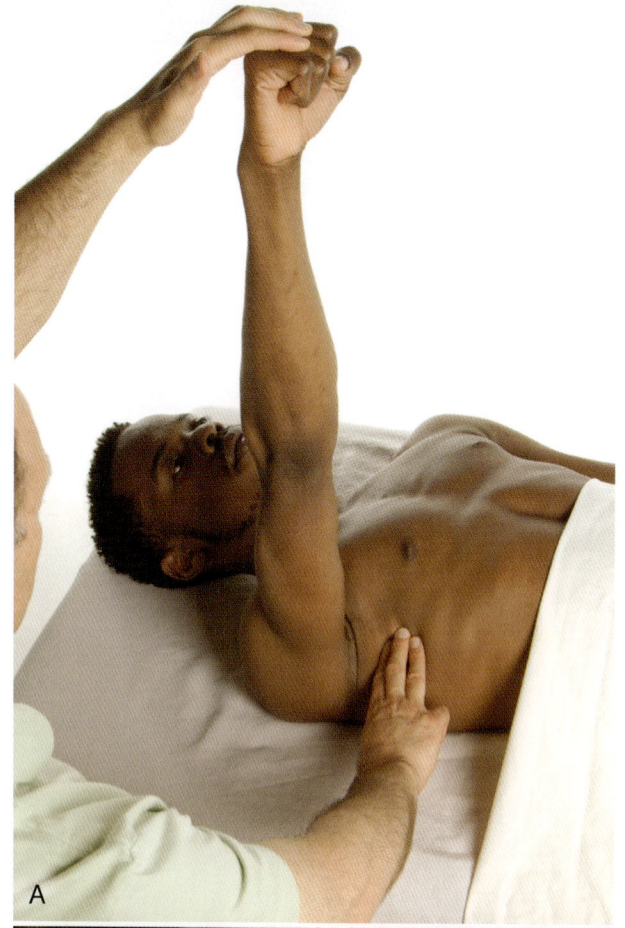

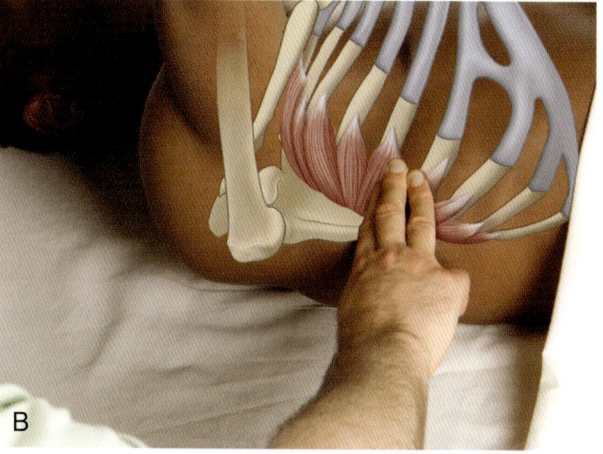

図6-11　A，右前鋸筋の触診の開始肢位は背臥位である．B，胸郭外側から右前鋸筋の触診を示している．

肩甲帯と上腕：胸筋グループ
大胸筋 Pectoralis Major；小胸筋 Pectoralis Minor

大胸筋と小胸筋は，胸部（胸）に位置する．大胸筋は浅層にあり，鎖骨頭と胸肋頭の2つの頭を有し上腕に付着する．そして腋窩（脇の下）の前縁で前腋窩ヒダを形成する．小胸筋は，大胸筋より深層にあり肩甲骨に付着する（図6-12）．

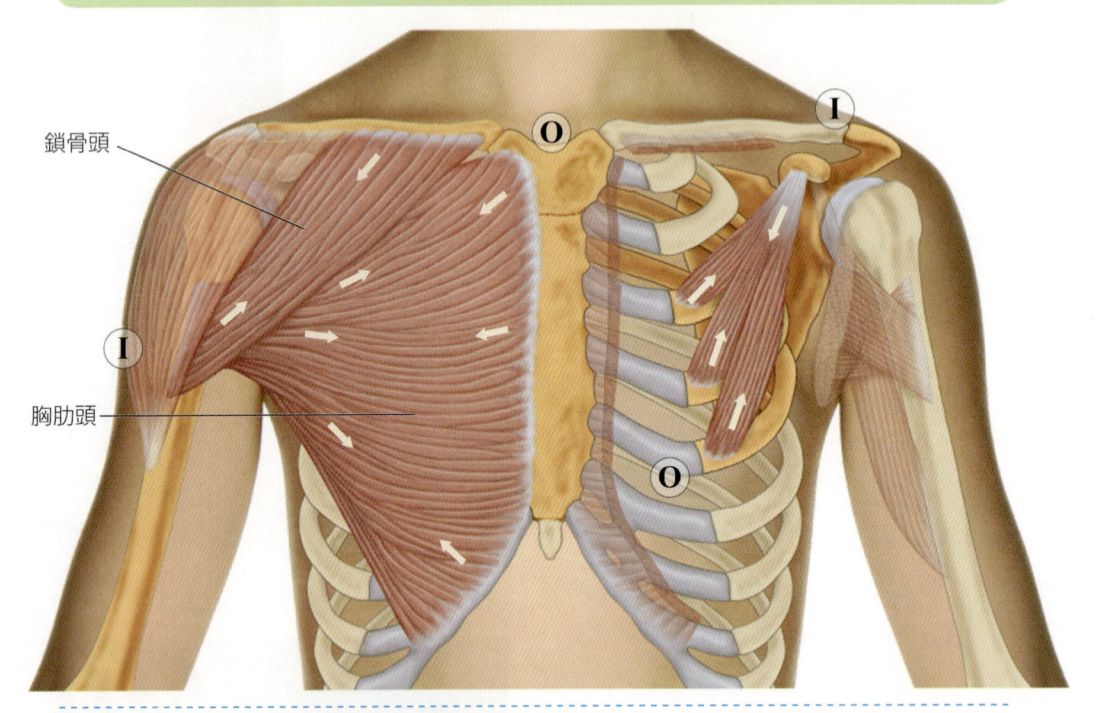

図6-12 右大胸筋と左小胸筋の前面像．右側において三角筋は透明化して描かれている．左側において烏口腕筋は透明化して描かれており大胸筋を切断している．O，起始部；I，停止部．

筋名称の由来

これらの筋は，胸部（胸）に位置していることから「胸筋」と呼ばれる．

大と小と呼ばれるのは，「大胸筋」の方が「小胸筋」より大きいからである．

* 英語名の成り立ち
  pectoralis：（ラテン語）胸
  major：（ラテン語）大きい
  minor：（ラテン語）小さい

筋の付着

大胸筋

起始（近位/内側付着部）
- 鎖骨内側，胸骨，第1〜7肋骨の肋軟骨

停止（遠位/外側付着部）
- 上腕骨結節間溝外側唇

小胸筋

起始（近位/前方付着部）
- 第3〜5肋骨

停止（遠位/後方付着部）
- 烏口突起

作用

大胸筋

大胸筋は，肩甲上腕関節に置いて上腕を動かし，肩甲胸郭関節に置いて肩甲骨を動かす．
- 上腕の内転（筋全体）
- 上腕の内旋（筋全体）
- 上腕の屈曲（鎖骨部線維）
- 上腕の伸展（胸肋部線維）
- 肩甲骨の前方突出

大胸筋の固定
1. 肩甲上腕関節の固定
2. 肩甲帯の固定

小胸筋

小胸筋は，肩甲胸郭関節において肩甲骨を動かし，胸肋関節および肋椎関節にて肋骨を動かす．
- 肩甲骨の前方突出
- 肩甲骨の下制
- 肩甲骨の下方回旋
- 第3～5肋骨の挙上

小胸筋の固定
1. 肩甲帯の固定
2. 第3～5肋骨の固定

神経支配
- 内側および外側胸筋神経

【メモ】内側および外側胸筋神経は，大胸筋と小胸筋の両方を神経支配する．

触診法

大胸筋
1. 上腕を安静にして体側に置いた背臥位をとらせる．
2. 胸肋部線維を触診するために，指を当てる部位は前腋窩ヒダの下面を越えたところからである．上腕の内転に対し抵抗し，近位（内側）付着部の方へ触診することで胸肋部線維の収縮を触知する（図6-13, A）．
3. 鎖骨部線維を触診するために，指を当てる部位は鎖骨内側のちょうど下である．上腕を屈曲と内転の間の斜めの動きに対し抵抗し，遠位付着部の方へ触診することで鎖骨部線維の収縮を触知する（図6-13, B）．

小胸筋
1. 手を腰の下に置いた背臥位か，手を腰にした座位をとらせる．触診する指を当てる部位は，烏口突起のちょうど下である．
2. 背臥位では手と前腕をテーブルに押しつけるように，座位では手を腰部から後方へ離すように動かすと，大胸筋を通して小胸筋の収縮を触知する（図6-14, A-B）．
3. 筋線維に垂直につまはじく様に肋骨付着部を触診する．

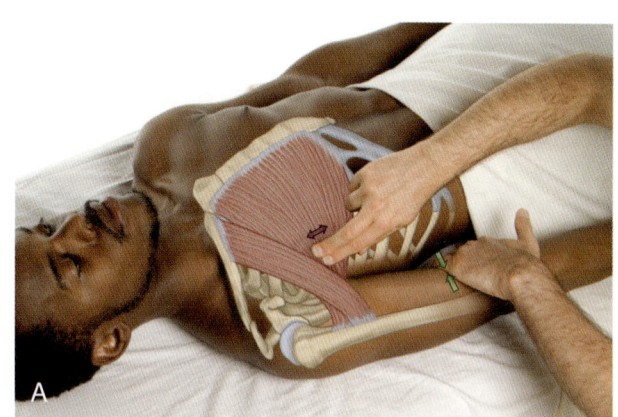

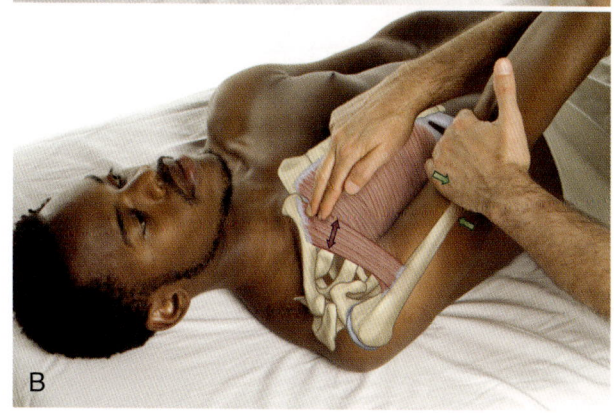

図6-13 右大胸筋の触診法．A，胸肋部線維の触診法について，抵抗に対し内転しているところを示している．B，鎖骨部線維の触診法について，抵抗に対し屈曲と内転の斜めの運動を示している．

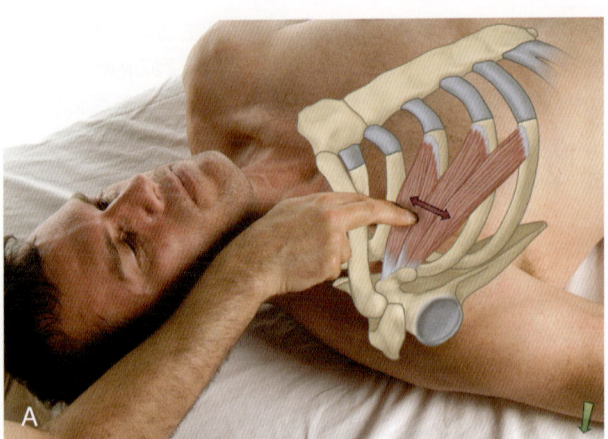

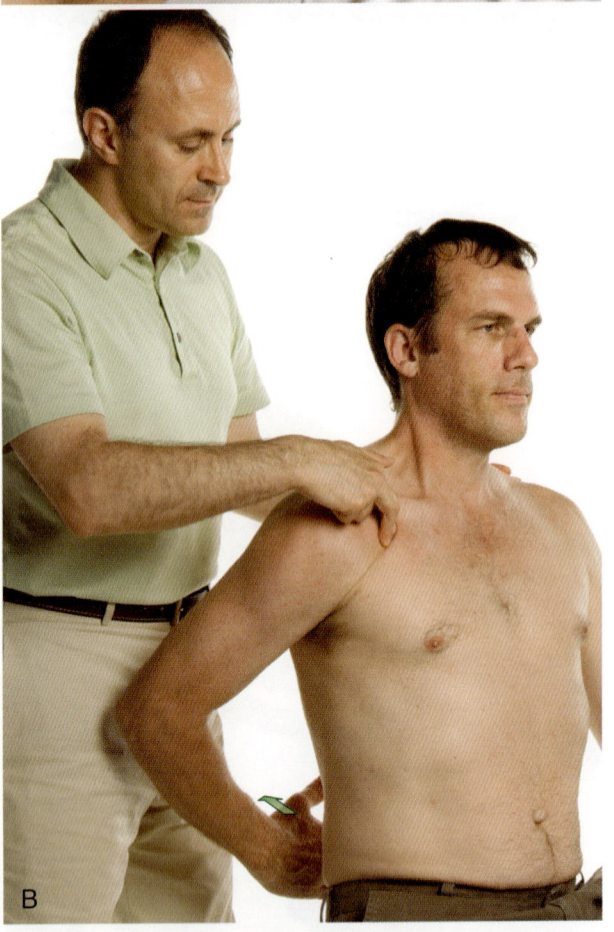

治療上の配慮

- もし胸筋群が短縮していれば，それらが肩甲帯を引っ張り前方突出させ，円背やなで肩として知られている姿勢を引き起こす．

- 腕神経叢の神経と鎖骨下動脈と静脈は，小胸筋と胸郭に挟まれている．したがって，この領域は一般に，これらの神経と血管の絞扼部位となる．もし小胸筋が短縮すれば，これらの血管や神経は圧迫されるかもしれない，つまりこの状態を小胸筋症候群と呼び，胸郭出口症候群の3つの型の1つである．

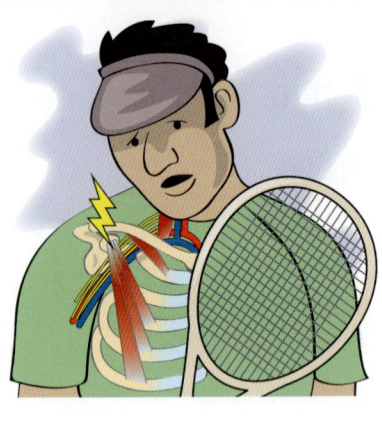

- 円背によって短縮した小胸筋は，鎖骨が第1肋骨に向かって落ち込む原因となり，腕神経叢の神経と鎖骨下動脈と静脈の圧迫を引き起こす．この状態を肋鎖症候群と呼び，胸郭出口症候群の3つの型の1つである．

図6-14 **A**，右小胸筋の触診法は，手と前腕をテーブルに押しつけるようにし筋線維に垂直とする．**B**，座位は，小胸筋を触診しやすい姿勢である．なぜなら，腰に手をまわしやすく，指示に対し手を後方へ動かしやすいからである．

肩甲帯と上腕
鎖骨下筋　Subclavius

鎖骨下筋は，小さな筋で鎖骨と第1肋骨の間にあり大胸筋の深層に位置する（図6-15）．

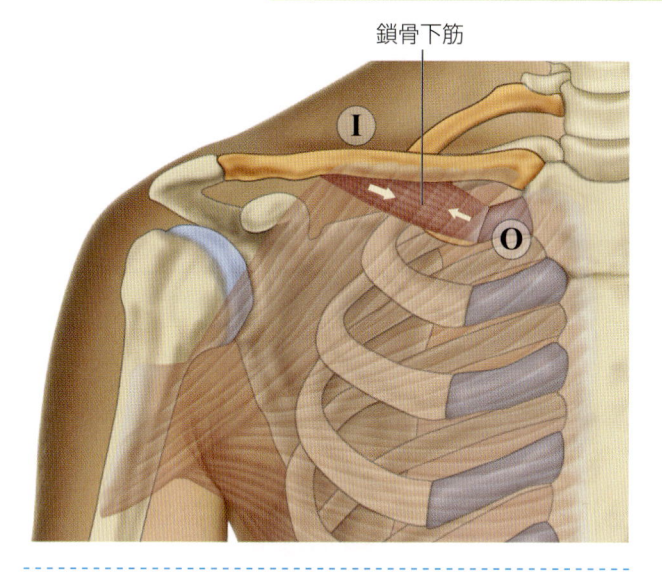

図6-15　右鎖骨下筋の前面像．大胸筋は透明化して描かれている．O，起始部；I，停止部．

筋名称の由来

この筋は，鎖骨の下（下位）にあることから「鎖骨下筋」と呼ばれる．

* **英語名の成り立ち**
  sub：（ラテン語）下
  clavius：（ラテン語）鍵

筋の付着

起始（近位/下位付着部）
- 第1肋骨

停止（遠位/上位付着部）
- 鎖骨

作用

鎖骨下筋は，胸鎖関節において鎖骨を動かし胸肋関節と肋椎関節において第1肋骨を動かす．

- 鎖骨の下制
- 第1肋骨の挙上

固定

鎖骨と第1肋骨の固定

神経支配

- 腕神経叢からの神経

触診法

1. 上腕を内転し安静にして胸の上に置いた背臥位をとらせる．
2. 触診する指を鎖骨に巻き付け，鎖骨の下面に指を当てると鎖骨下筋を触知する（図6-16）．
3. 触診する間，肩甲帯を下制すると鎖骨下筋の収縮を触知する．

治療上の配慮

- もし鎖骨下筋が短縮すれば，鎖骨と第1肋骨をお互いの方向へ引くことになり，腕神経叢の神経や鎖骨下動脈と静脈の圧迫の原因となる．この状態は，胸郭出口症候群の3つの型の1つであり，胸鎖症候群と呼ばれている．

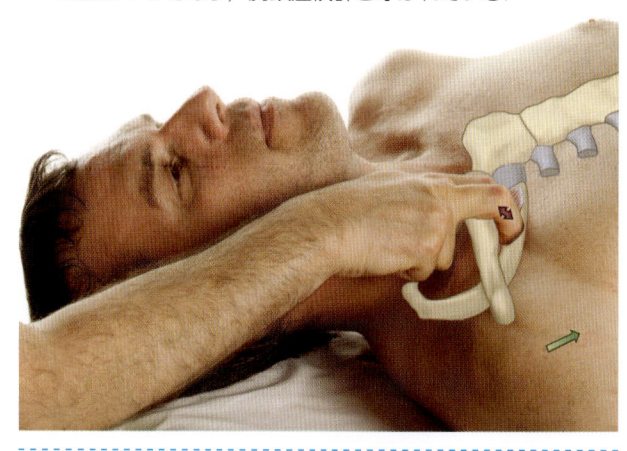

図6-16　右鎖骨下筋の触診法．肩甲帯の下制を見るようにする．

肩甲帯と上腕
広背筋 Latissimus Dorsi(Lat);大円筋 Teres Major

広背筋は,背部の幅広く平らな浅層筋であり上腕に付着する.大円筋は,しばしば広背筋の補助筋として関連し,厚く円筒形の筋で広背筋と併走している.ともにそれらは腋窩(脇の下)後縁の後腋窩ヒダを形成する(図6-17).脇の下では,大円筋は広背筋の深層にある.

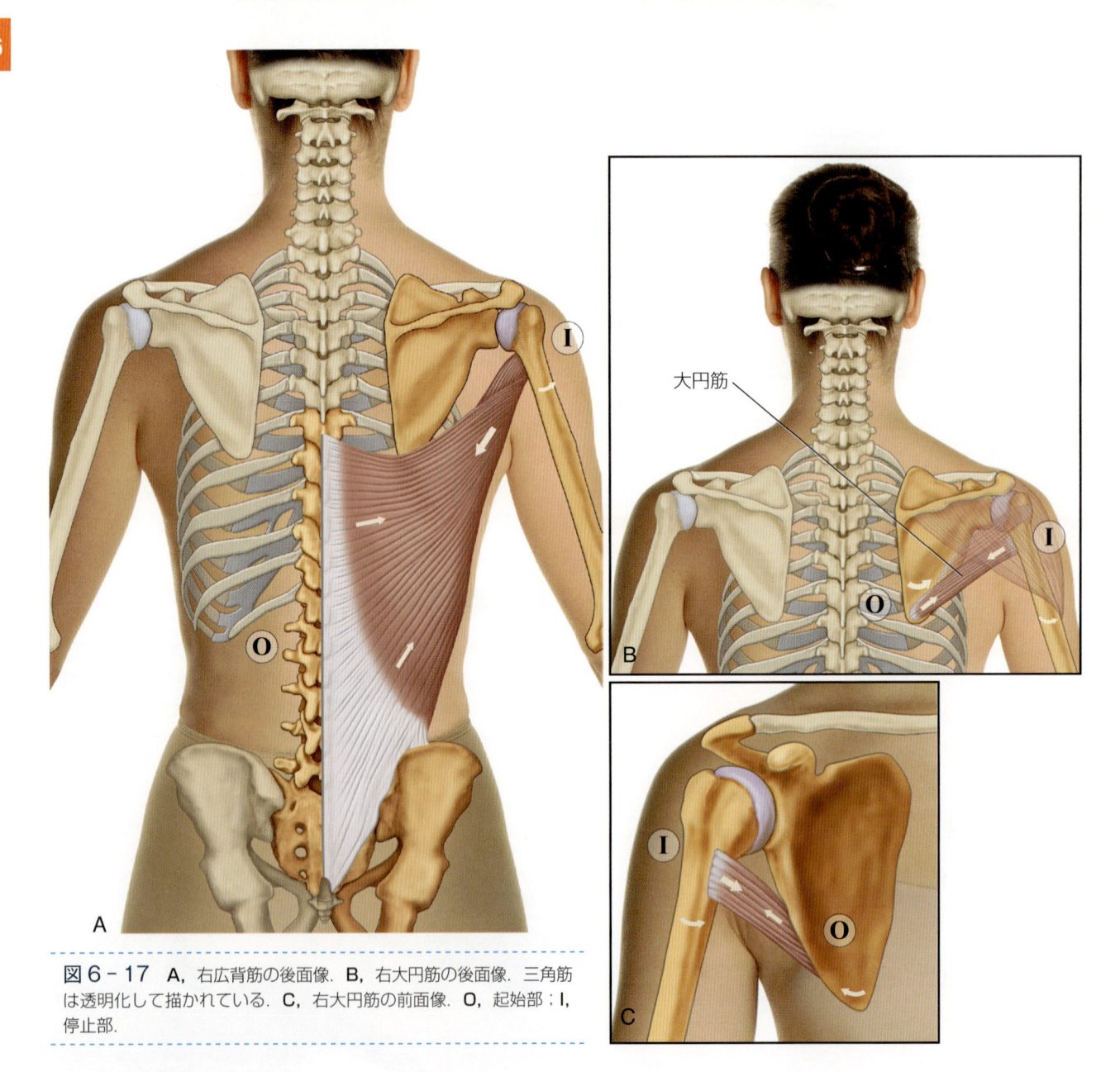

図6-17 A,右広背筋の後面像.B,右大円筋の後面像.三角筋は透明化して描かれている.C,右大円筋の前面像.O,起始部;I,停止部.

筋名称の由来

背部の幅広い筋から「広背筋」と呼ばれる．円筒形で小円筋よりも大きいことから「大円筋」と呼ばれる．

＊ 英語名の成り立ち
latissimus：（ラテン語）幅の広い
dorsi：（ラテン語）背部の
teres：（ラテン語）丸い
major：（ラテン語）大きい

筋の付着

広背筋

起始（近位付着部）
- 肩甲骨下角，T7～L5の棘突起，仙骨後面，腸骨稜後部

停止（遠位付着部）
- 上腕骨結節間溝内側唇

大円筋

起始（近位付着部）
- 肩甲骨下角，肩甲骨内側縁下部

停止（遠位付着部）
- 上腕骨結節間溝内側唇

作用

広背筋と大円筋

広背筋と大円筋は，肩甲上腕関節において上腕を動かす．
- 上腕の伸展
- 上腕の内転
- 上腕の内旋

固定
1. 両筋は肩甲上腕関節と肩甲骨の固定
2. 広背筋は脊椎関節や骨盤の固定

神経支配

- 胸背神経（広背筋）
- 肩甲下神経下部（大円筋）

触診法

広背筋

1. 上腕を安静にして体側に置いた腹臥位をとらせる．触診する指を当てる部位は，後腋窩ヒダである．
2. 上腕を伸展させ，広背筋の収縮を触知する（図6-18, A）．
3. 骨盤にある近位付着部を触診する．そして上腕骨の腋窩にある遠位腱付着部を触診する（図6-18, B）．

【メモ】広背筋は，肩から上腕を安静とし立位で触診することもできる．肩を伸展と内転方向に対して押し下げると，広背筋の収縮を触知でき起始から停止まで触診することができる（図6-18, C-D）．

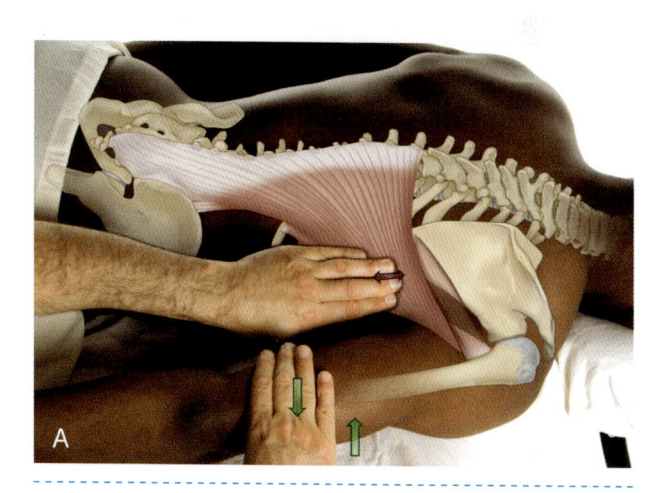

図6-18 A，右広背筋の触診法について，抵抗に対し上腕の伸展を実際に行っている．後腋窩ヒダでの広背筋の触診は広く知られている．

つづく

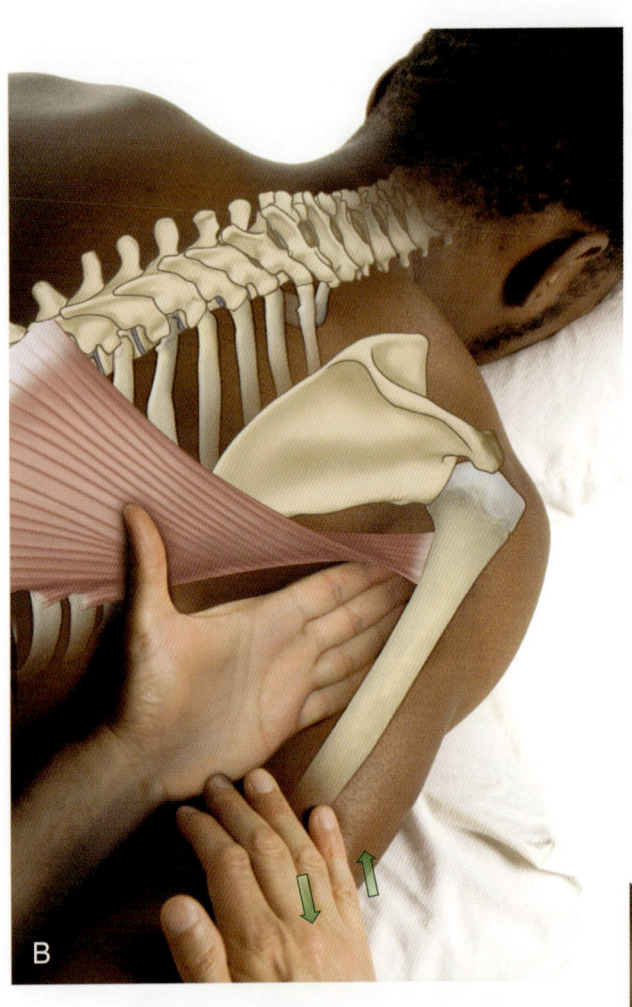

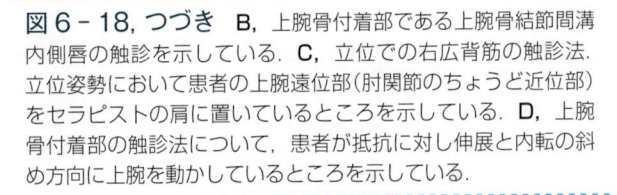

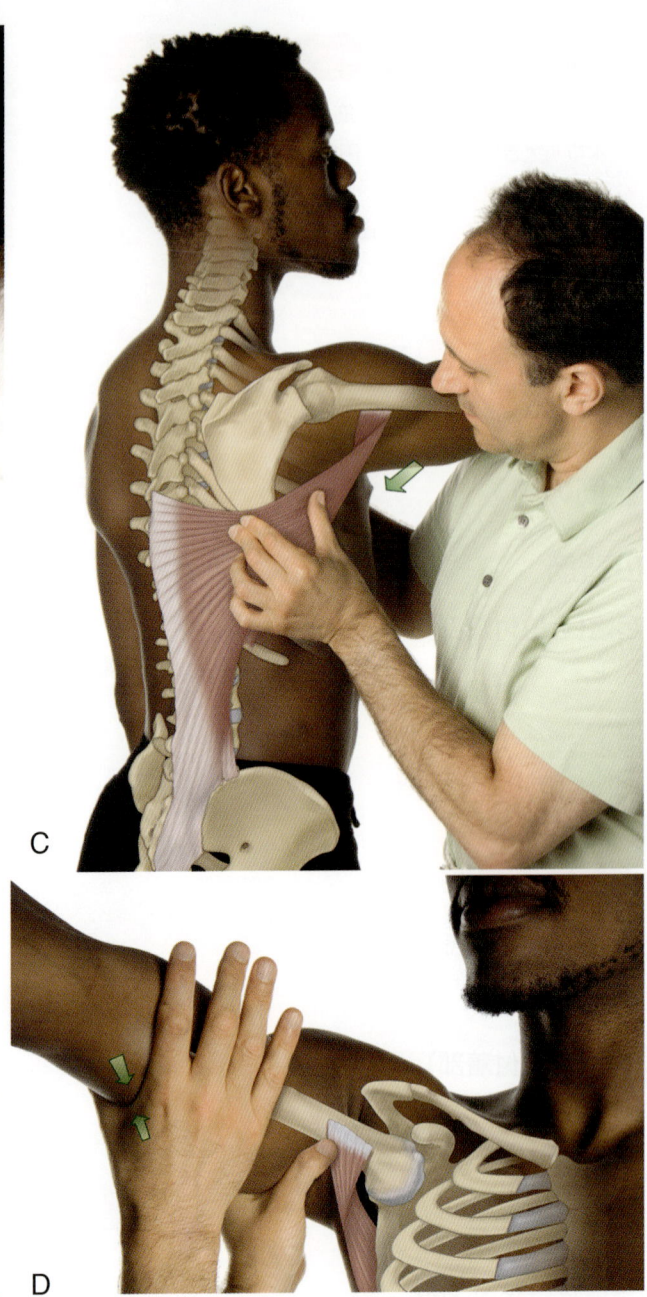

図6-18，つづき　B，上腕骨付着部である上腕骨結節間溝内側唇の触診を示している．C，立位での右広背筋の触診法．立位姿勢において患者の上腕遠位部（肘関節のちょうど近位部）をセラピストの肩に置いているところを示している．D，上腕骨付着部の触診法について，患者が抵抗に対し伸展と内転の斜め方向に上腕を動かしているところを示している．

大円筋

1. 上腕を安静にしてテーブルに置いた腹臥位をとらせる．前腕をテーブルから垂らしてセラピストの両膝で挟む．触診する指を当てる部位は，肩甲骨外側縁下位のちょうど外側である．
2. 肩甲上腕関節において，セラピストの膝の抵抗に対し上腕を内旋すると大円筋の収縮を触知する(図6-19)．
3. 上腕骨の遠位方向へ引き続き大円筋を触診する．

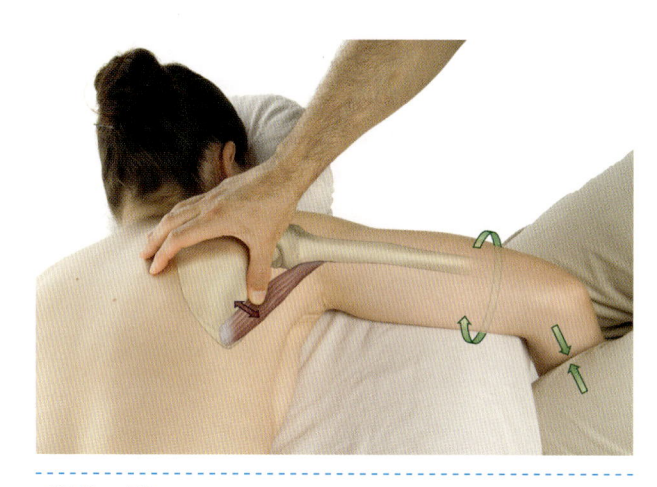

図6-19 患者の上腕の内旋に抵抗を加える右大円筋の触診法を示している．

治療上の配慮

- フリースタイルのストローク(クロール)で泳ぐことは，上腕の伸展，内転そして内旋を意味し，3つすべては広背筋と大円筋の作用である．したがって，水泳選手はこれらの筋を激しく使用する．実際，広背筋はしばしば水泳選手の筋と呼ばれている．
- 広背筋と大円筋は互いに連結することがある．
- 広背筋の肩甲骨の付着部は，しばしば欠けていることがある．
- 広背筋の脊椎と骨盤の付着部は，胸部と腰部領域の深層筋を覆う筋膜層であるすべての胸腰筋膜を経由する．胸腰筋膜は特に腰部領域において厚く，層に分かれ，腰部領域の深層筋を覆い，最終的には腸骨稜後部と腰椎棘突起および横突起に付着する．

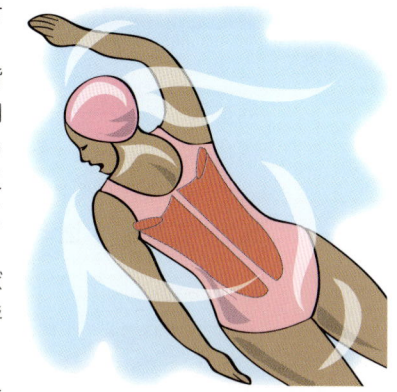

肩甲帯と上腕：回旋腱板グループ
棘上筋　Supraspinatus；棘下筋　Infraspinatus；小円筋　Teres Minor；肩甲下筋　Subscapularis

回旋腱板グループは，肩甲骨を近位，上腕骨（大小）結節を遠位付着部とする4つの筋で構成されている．それらは上腕骨へ袖口の形状に結合し，故にこの名称となっている．これらの筋は棘上筋，棘下筋，そして後方に小円筋と前方に肩甲下筋があり，一般にSITS筋と呼ぶ（図6-20）．回旋腱板筋群は肩甲上腕関節の固定として重要である．

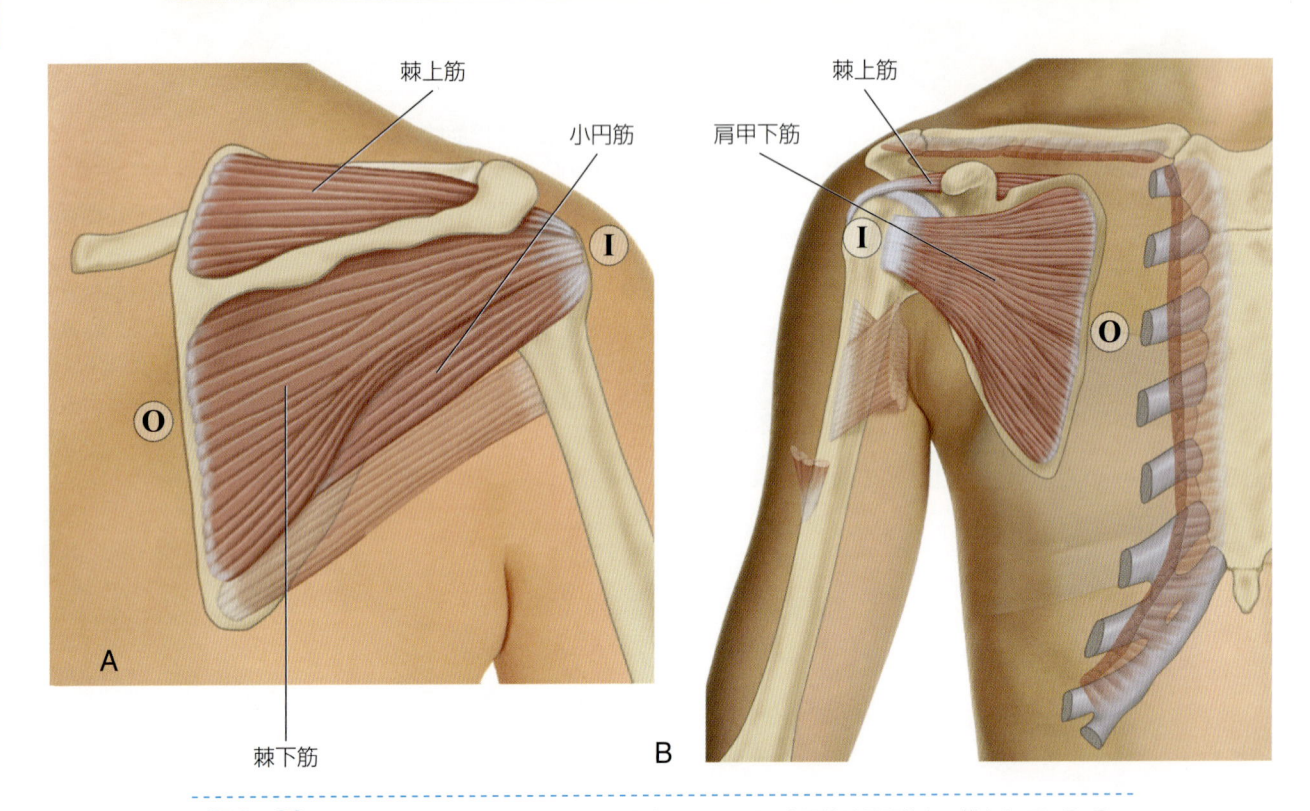

図6-20　A，棘上筋，棘下筋と小円筋の後面像を示している．大円筋は透明化して描かれている．B，棘上筋と肩甲下筋の前面像を示している．三角筋と大胸筋は切断し透明化して描かれている．O，起始部；I，停止部．

筋名称の由来

肩甲骨の棘上窩に付着することから「棘上筋」と呼ばれる．
肩甲骨の棘下窩に付着することから「棘下筋」と呼ばれる．
円筒形で大円筋より小さいことから「小円筋」と呼ばれる．
肩甲骨の肩甲下窩に付着することから「肩甲下筋」と呼ばれる．

＊ 英語名の成り立ち
supraspinatus：（ラテン語）棘上（肩甲骨の）
infraspinatus：（ラテン語）棘下（肩甲骨の）
teres：（ラテン語）丸い
minor：（ラテン語）小さい
subscapularis：（ラテン語）肩甲下窩

筋の付着

棘上筋

棘上筋の筋腹は僧帽筋と肩甲骨肩峰の深層に位置し，遠位腱部は三角筋の深層に位置する．

起始（近位付着部）
- 肩甲骨棘上窩

停止（遠位付着部）
- 上腕骨大結節

棘下筋

棘下筋は肩甲骨後面に位置する平らな筋である．棘下筋の大部分は三角筋の深層にある．

起始（近位付着部）
- 肩甲骨棘下窩

停止（遠位付着部）
- 上腕骨大結節

小円筋

小円筋は棘下筋と併走した小さな円筒形の筋である．棘下筋と大円筋の間に位置する．小円筋の大部分は三角筋の深層にある．

起始（近位付着部）
- 肩甲骨外側縁上部

停止（遠位付着）
- 上腕骨大結節

肩甲下筋

肩甲下筋は，前鋸筋に沿って肩甲骨と胸郭の間に位置する．前鋸筋は胸郭に沿って走行するのに対して，肩甲下筋は肩甲骨と上腕骨に沿って走行する．

起始（近位付着部）
- 肩甲骨肩甲下窩

停止（遠位付着部）
- 上腕骨小結節

作用

全4つの回旋腱板筋群は，肩甲上腕関節において上腕を動かす．

棘上筋
- 上腕の外転
- 上腕の屈曲

棘下筋と小円筋
- 上腕の外旋

肩甲下筋
- 上腕の内旋

固定
全4つの筋群は，肩甲上腕関節の固定

> 【固定機能メモ】回旋腱板筋群は，肩甲上腕関節において上腕骨骨頭の固定として極めて重要である．

神経支配

- 肩甲上神経（棘上筋と棘下筋）
- 腋窩神経（小円筋）
- 上および下肩甲下神経（肩甲下筋）

触診法

棘上筋

1. 安静にした上腕を体側でテーブル上に置いた腹臥位をとらせる．触診する指を当てる部位は，ちょうど肩甲棘上部の棘上窩である．
2. わずかに上腕の外転可動域運動を行い（約10〜20°），軽く抵抗を加えると棘上筋の収縮を触知する（図6-21, A）．
3. 遠位腱部は三角筋の深層で触診することができる．肩甲骨肩峰とそれから少し遠位外側に下がり棘上筋遠位腱部の位置を確認する．遠位腱部を水平に横切りつまはじくように触診する．

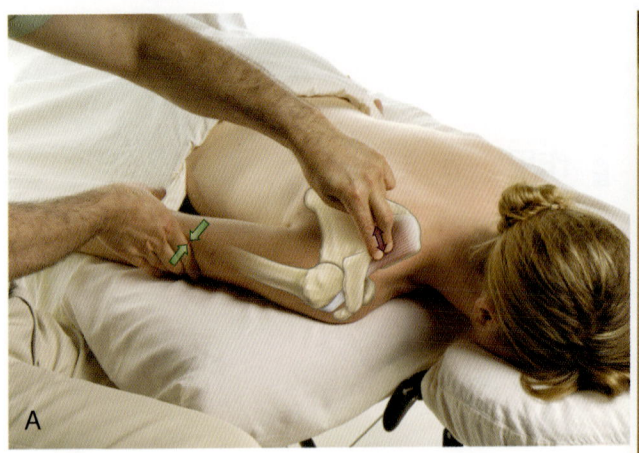

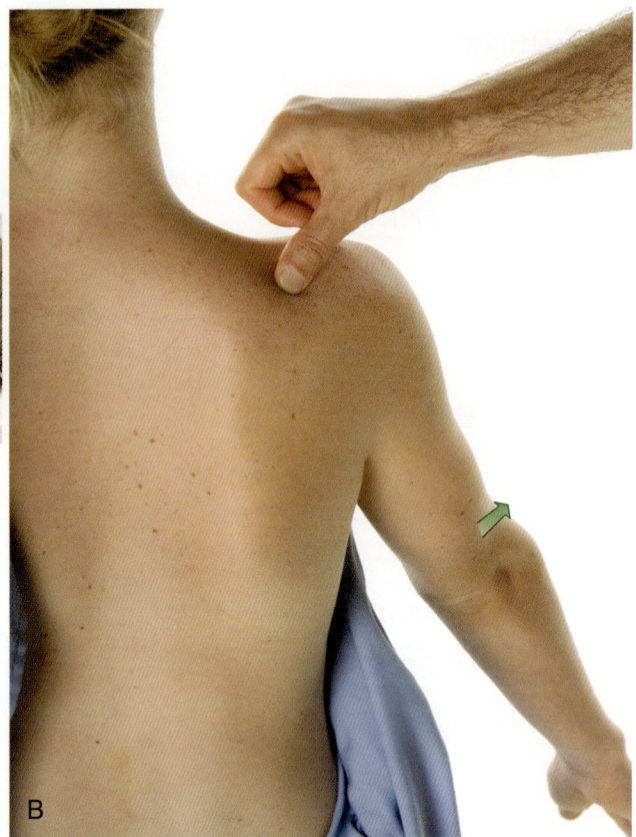

図6-21 右棘上筋の触診法．A，肩甲棘上部の筋腹の触診を示している．B，棘上筋は座位で容易に触診できる．棘上筋を観察するためには，手を腰とし（上部僧帽筋を相反抑制するために）肩甲上腕関節において上腕の外転の可動域運動（約10〜20°）をわずかに行うか，図に示すように肩甲上腕関節において外転と屈曲の間の中間位に上腕の可動域運動（約10〜20°）をわずかに行う．

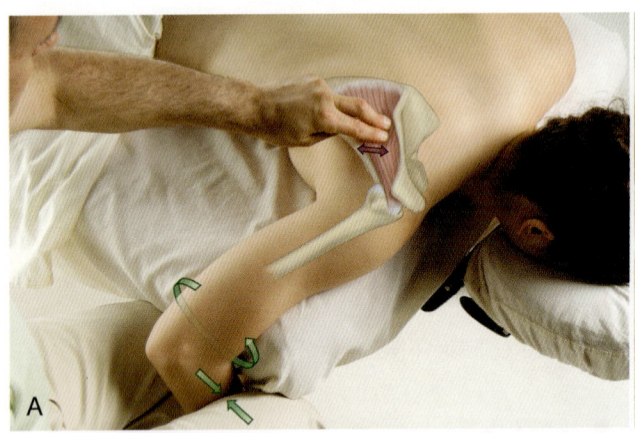

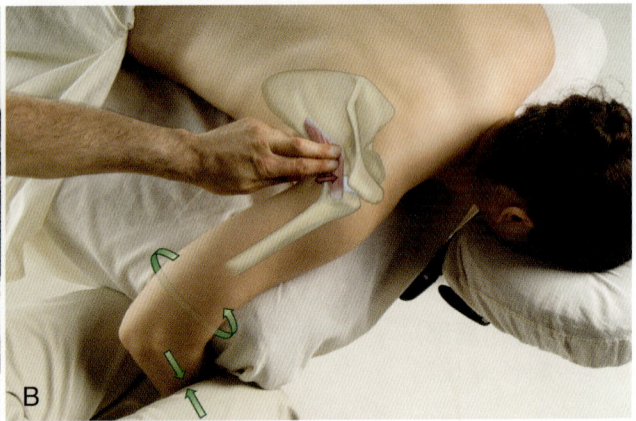

図6-22 患者の上腕の外旋にセラピストの膝で抵抗を加え，右棘下筋と右小円筋の触診を行う．A，棘下筋の触診法を示している．B，小円筋の触診法を示している．

【メモ】棘上筋は座位で容易に触診できる．外転と屈曲の間の斜めに可動域運動をわずかに行い，棘上筋の収縮を触知する（図6-21, B）．

棘下筋と小円筋

1. 安静にした上腕をテーブルに置いた腹臥位をとらせる．前腕をテーブルから垂らしてセラピストの両膝で挟む．
2. セラピストの膝の抵抗に対し上腕を外旋すると筋の収縮を触知する（図6-22, A-B）．
3. 肩甲棘のちょうど下部から上腕骨大結節へかけて棘下筋を触診する．肩甲骨外側縁上部から上腕骨大結節へかけて小円筋を触診する．

【メモ】小円筋は上腕の外旋とともに，そして大円筋は上腕の内旋とともに運動するため，棘下筋の下部に位置する大円筋から小円筋を識別できる．

肩甲下筋

1. 上腕を安静にして体幹に置いた背臥位をとらせる．反体側の手で触診する側の肘を優しく保持する．
2. 片手を患者の体の下に伸ばし肩甲骨の内側縁を把持し，優しく他動的に肩甲骨を前方突出する．触診する指を当てる部位は，肩甲骨の前面に対してである（図6-23, A）．
3. 深呼吸を行い呼気時にゆっくりと，しかし，しっかりと肩甲骨の前面に対し当てている指を押し付ける．肩甲下筋であることを確かめるためには，上腕を内旋すれば上腕がわずかに持ち上がることが引き起こされる（図6-23, B）．
4. 肩甲骨内側縁の深層の方向へ優しく，しかし，しっかりと押し続けることによってできるだけ多くの肩甲下筋を触診する．

治療上の配慮

- 棘上筋の遠位腱部は，肩峰と上腕骨大結節の間に挟まれることから，回旋腱板グループの腱のなかで最もよく損傷する．
- 肩峰下滑液包や三角筋下滑液包と呼ばれている滑液包は，棘上筋と肩峰と三角筋の間に位置している．この滑液包は肩関節の滑液包でよく損傷する．
- 滑液包は，棘下筋と肩甲上腕関節包の間に位置する．
- 滑液包は，肩甲下筋と肩甲骨の間に位置する．
- 全4つの回旋腱板筋群の遠位腱部は，深層の肩甲上腕関節包に付着する．
- 厚い筋膜の層は，一般に棘下筋を覆っている（図6-1参照）．

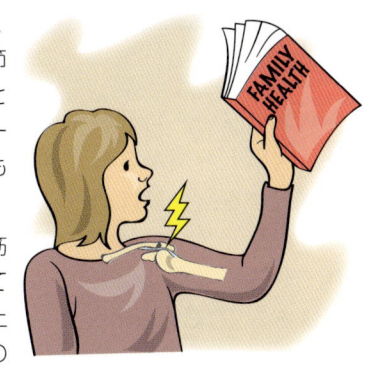

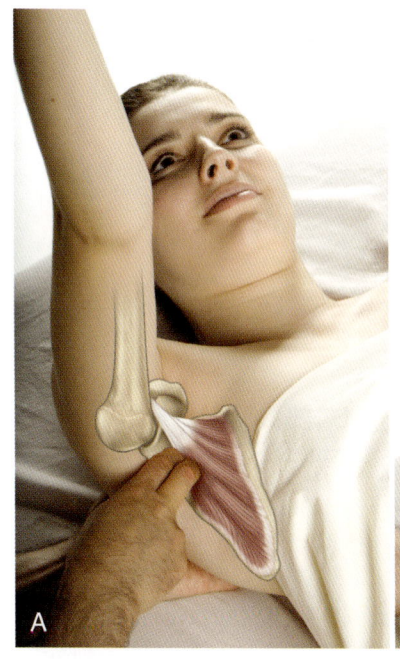

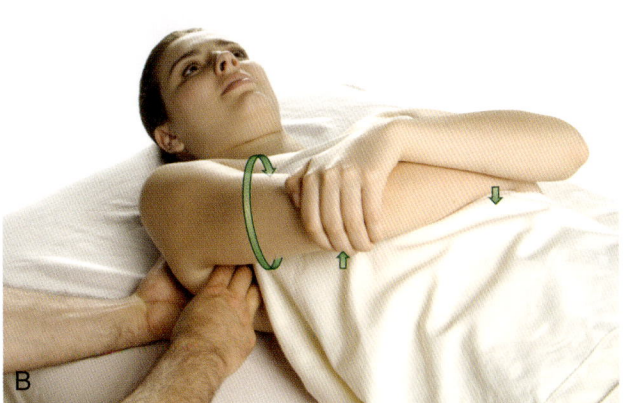

図6-23 右肩甲下筋の触診法．A，筋腹の触診法を示している．注：筋腹が視覚化されるように上腕を挙上している．B，上腕は胸の上に下ろし安静として，肩甲下筋を捉えるため上腕の内旋を示していることを視覚化している．

肩甲帯と上腕
三角筋　Deltoid

三角筋は厚い三角形の筋であり，肩甲上腕関節を覆うように位置する．一般に前部，中部，後部と3つの部分に分かれている．三角筋の全体は浅層にある（**図6-24**）．

- 三角筋前部線維
- 三角筋中部線維
- 三角筋後部線維

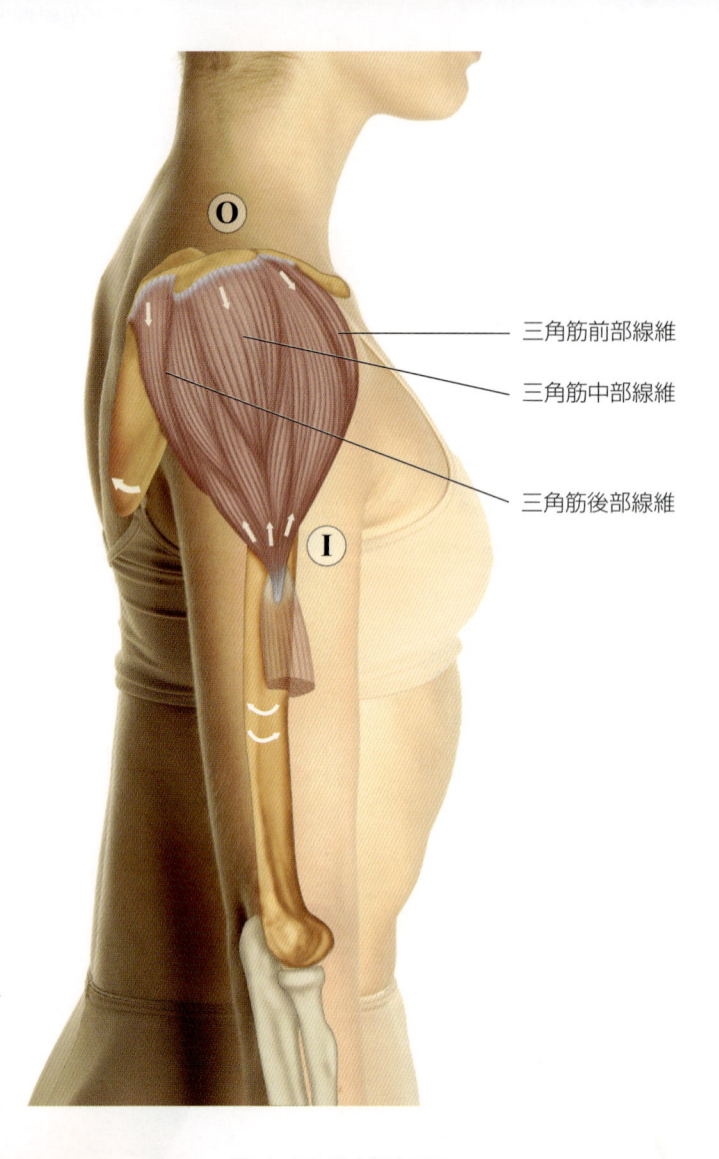

図6-24　右三角筋の側面像．上腕筋の近位端は透明化して描かれている．O，起始部；I，停止部．

筋名称の由来

三角の形状がギリシャ文字のデルタ（Δ）に類似していることから「三角筋」と呼ばれる．

* **英語名の成り立ち**
  delta：（ギリシャ語）文字のデルタ（Δ）
  oid：（ギリシャ語）形状，類似形

筋の付着

起始（近位付着部）
- 鎖骨外側，肩峰，肩甲棘

停止（遠位付着部）
- 上腕骨三角筋粗面

作用

三角筋は，肩甲上腕関節において上腕を動かし肩甲上腕関節と肩甲胸郭関節において肩甲骨を動かす．

- 筋全体
  - 上腕の外転
  - 肩甲骨の下方回旋
- 前部線維
  - 上腕の屈曲

- 上腕の内旋
- 上腕の水平屈曲
- 後部線維
  - 上腕の伸展
  - 上腕の外旋
  - 上腕の水平伸展

固定

1. 肩甲上腕関節の固定
2. 肩甲帯の固定

神経支配

- 腋窩神経

触診法

1. 座位をとらせ，セラピストは患者の後方に立つ．
2. 三角筋全体を触診するために触診する指を当てる部位は，肩甲骨肩峰のほんのわずか遠位部である．上腕外転に抵抗すると三角筋の収縮を触知する（図6-25, A）．
3. 三角筋前部線維を分離し触診するために触診する指を当てる部位は，鎖骨外側のほんのわずか下部であり上腕水平屈曲に抵抗すると前部線維の収縮を触知する（図6-25, B）．
4. 三角筋後部線維を分離し触診するために触診する指を当てる部位は，肩甲棘のほんのわずか下部であり上腕水平伸展に抵抗すると後部線維の収縮を触知する（図6-25, C）．

【メモ】抵抗は，前腕ではなく上腕遠位に加える．

治療上の配慮

- キーボードでの仕事や体の前でスマートフォンを使うような活動は，上腕を屈曲位や外転位に固定しており，三角筋をよく使用したり，酷使したりしている．この理由から，筋内に緊張と圧痛のトリガーポイントを見つけることはとても一般的である．
- 三角筋遠位付着部の腱炎がしばしば起こる．

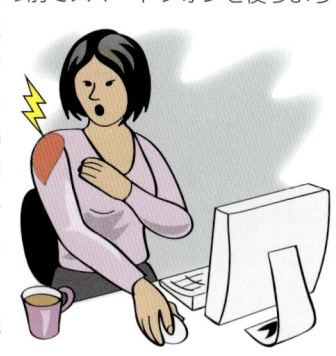

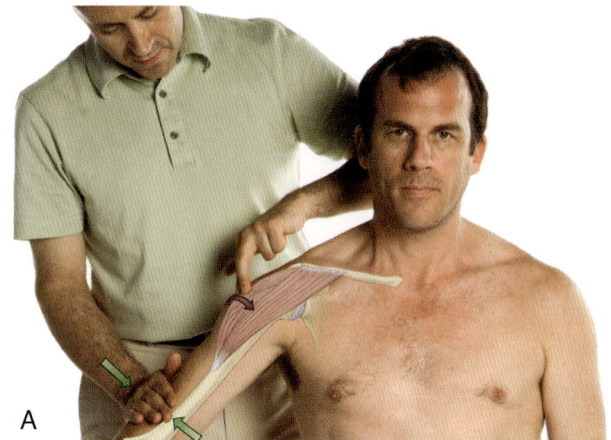

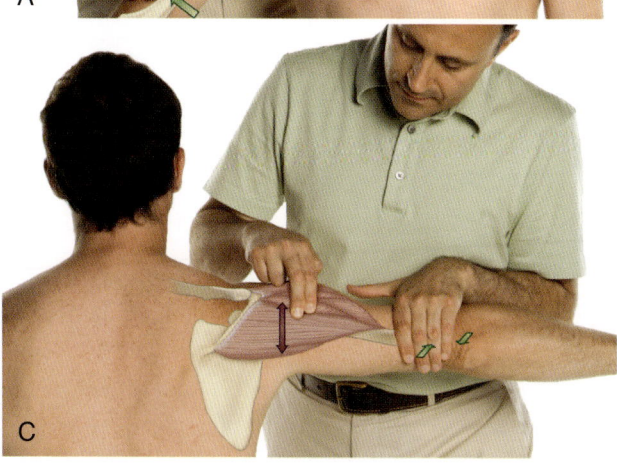

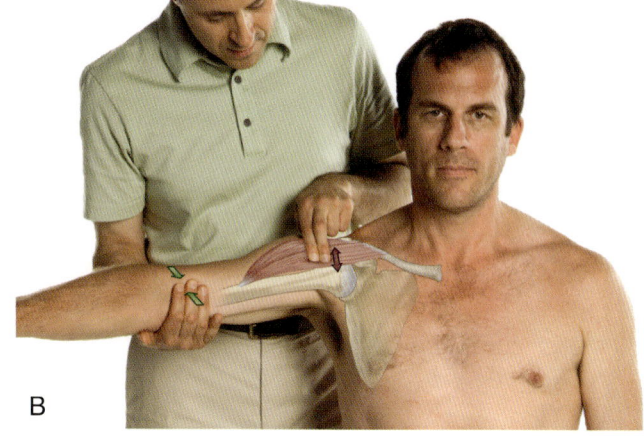

図6-25　右三角筋の触診法．A，三角筋中部線維の触診は，抵抗に対し上腕を外転する．B，三角筋前部線維の触診は，抵抗に対し上腕を水平屈曲する．C，三角筋後部線維の触診は，抵抗に対し上腕を水平伸展する．

肩甲帯と上腕
烏口腕筋　Coracobrachialis

烏口腕筋は，細長い筋であり腋窩（脇の下）に位置する．解剖学的位置は，大胸筋と三角筋前部線維の深層である（図6-26）．上腕の外転と外旋は，この筋を前面に露出させる．

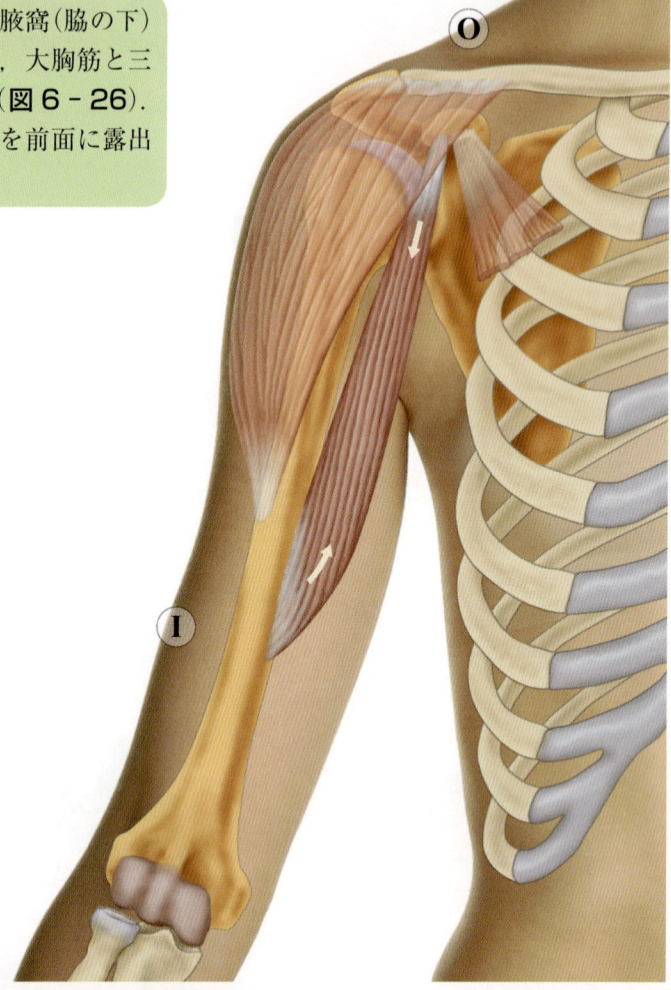

図6-26　右烏口腕筋の前面像．三角筋と切断した小胸筋は透明化して描かれている．O，起始部；I，停止部．

筋名称の由来

烏口突起と上腕（上腕/上腕骨）に付着していることから「烏口腕筋」と呼ばれる．

*英語名の成り立ち
coraco：（ギリシャ語）烏口突起
brachialis：（ラテン語）上腕

筋の付着

起始（近位付着部）
- 烏口突起

停止（遠位付着部）
- 上腕骨骨幹部内側

作用

烏口腕筋は肩甲上腕関節において上腕を動かす．
- 上腕の屈曲
- 上腕の外転

固定
1. 肩甲上腕関節の固定
2. 肩甲帯の固定

神経支配
- 筋皮神経

触診法

1. 上腕90°外転，外旋し，前腕を約90°屈曲した座位をとらせる．
2. 触診する指を当てる部位は，上腕部近位半分の内側面である．
3. 上腕の水平屈曲に抵抗すると烏口腕筋の収縮を触知する（図6-27）．

【メモ】抵抗は，前腕ではなく上腕遠位に加える．

治療上の配慮

- 烏口腕筋の触診は，上腕動脈と正中，尺骨，筋皮神経があるため，慎重にしなければならない．
- 筋皮神経は，烏口腕筋を貫通する．
- 烏口腕筋の近位付着部は，上腕二頭筋短頭の近位付着部と融合する．

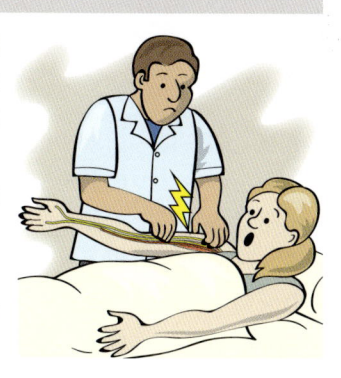

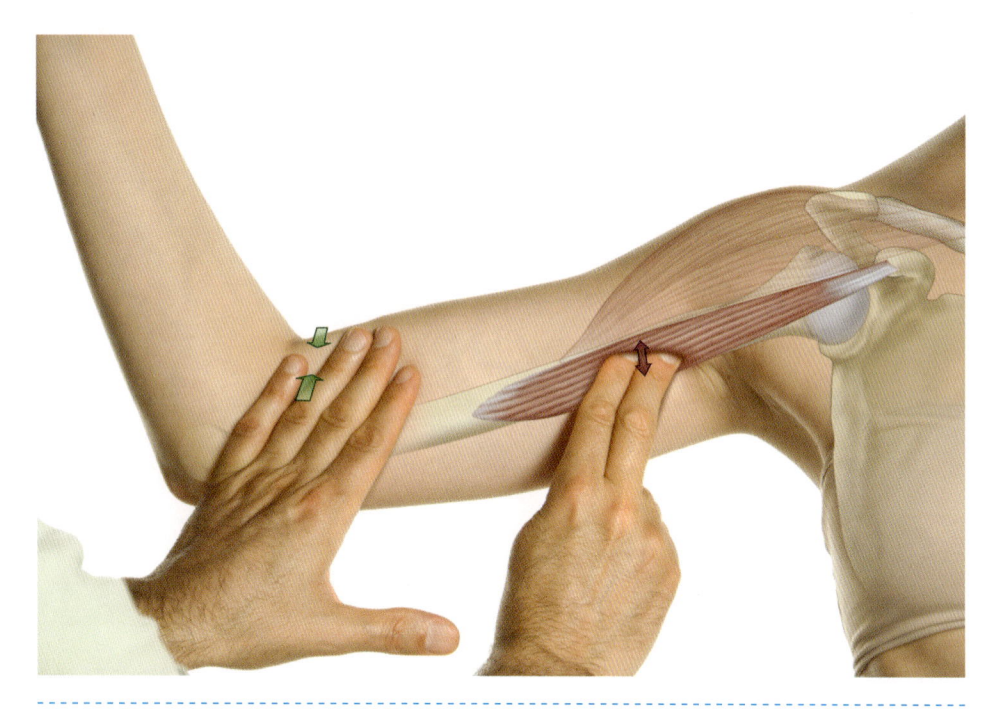

図6-27 右烏口腕筋の触診法は，肩甲上腕関節において抵抗に対し水平屈曲を行う．三角筋は透明化して描かれている．

肩甲帯と上腕
上腕二頭筋　Biceps Brachii

上腕二頭筋は，前腕の前面に横たわる2つの頭を有する筋である．その頭の両方は，肘関節と肩甲上腕関節を横切る．近位部を除いて浅層にあり，近位部は三角筋の深層にある（図6-28）．

上腕二頭筋長頭
上腕二頭筋短頭
二頭筋腱膜

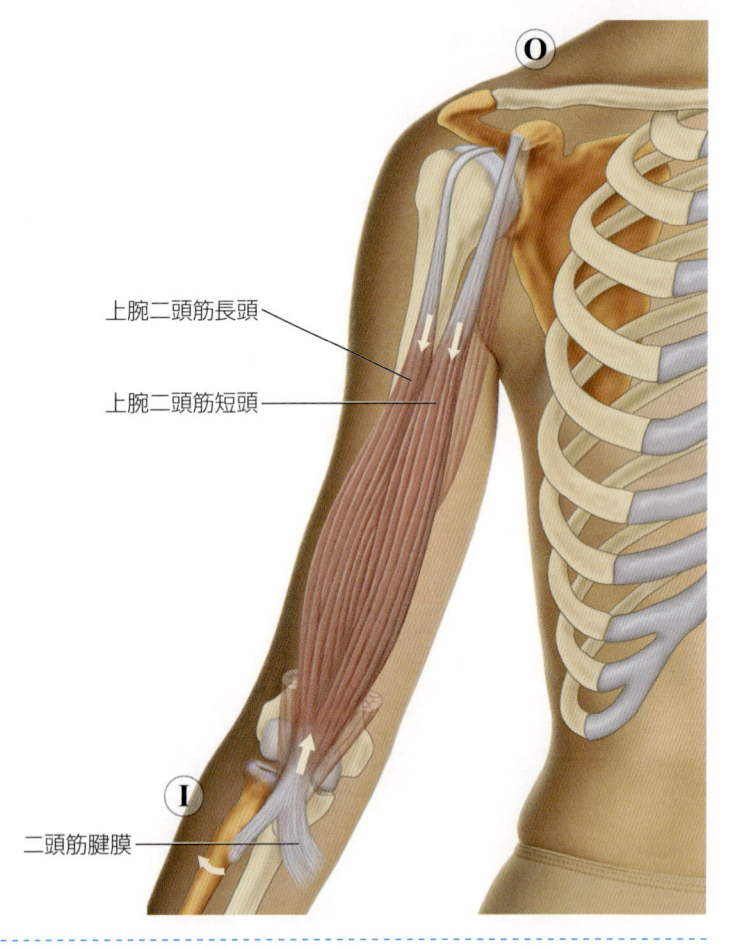

図6-28　右上腕二頭筋の前面像．烏口腕筋と切断した上腕筋の遠位終末は透明化して描かれている．O，起始部；I，停止部．

筋名称の由来

2つの頭を有しており，上腕(腕)に広がっていることから「上腕二頭筋」と呼ばれる．

* 英語名の成り立ち
  biceps：（ラテン語）双頭
  brachii：（ラテン語）上腕の

筋の付着

起始（近位付着部）
- 長頭：肩甲骨関節上結節
- 短頭：烏口突起

停止（遠位付着部）
- 橈骨粗面，肘内側の筋膜

作用

上腕二頭筋は，肘関節と橈尺関節において前腕を動かし，肩甲上腕関節において上腕を動かす．
- 前腕の屈曲（肘関節）
- 前腕の回外（橈尺関節）
- 上腕の屈曲

固定

1. 肘関節，橈尺関節と肩甲上腕関節の固定
2. 肩甲帯の固定

神経支配

- 筋皮神経

触診法

1. 上腕は緊張させないようにし，前腕を十分な回外位として大腿の上に置いた座位をとらせる（図示なし）．触診する指を当てる部位は，上腕前面の中央部である．
2. 軽めの力で前腕屈曲に抵抗すると，上腕二頭筋の収縮を触知する（図6-29）．
3. 線維に対し垂直につまはじくように触診する．最初に橈骨にある遠位腱部を触診し，そしてできる限り近位付着部の方へ触診する．

【メモ】抵抗は，手ではなく前腕遠位に加える．

治療上の配慮

- 上腕二頭筋の長頭腱炎は，よく発症する．
- 上腕二頭筋短頭の近位付着部は，烏口突起において烏口腕筋の近位付着部と融合する．

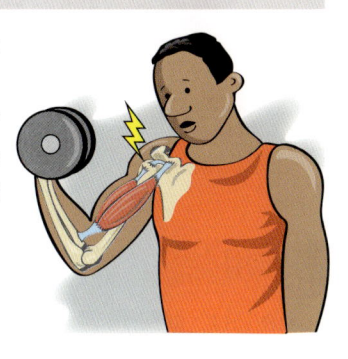

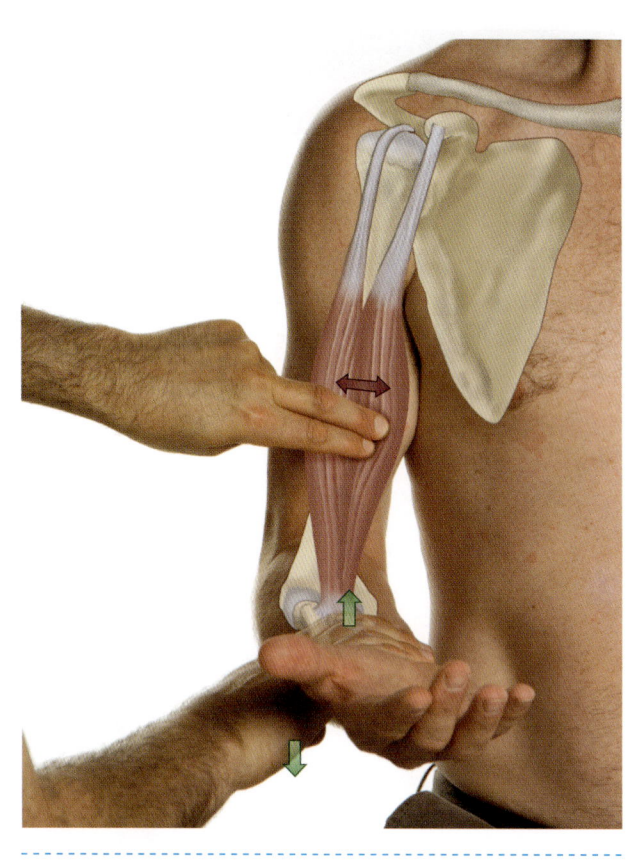

図6-29　右上腕二頭筋の触診法を示しており，肘関節において抵抗に対し前腕を屈曲している．

肩甲帯と上腕
上腕筋　Brachialis

上腕筋は上腕の厚い筋である．前面から見ると上腕二頭筋の深層に位置するが，側方から見ると上腕筋の多くは浅層にある（図6-30）．

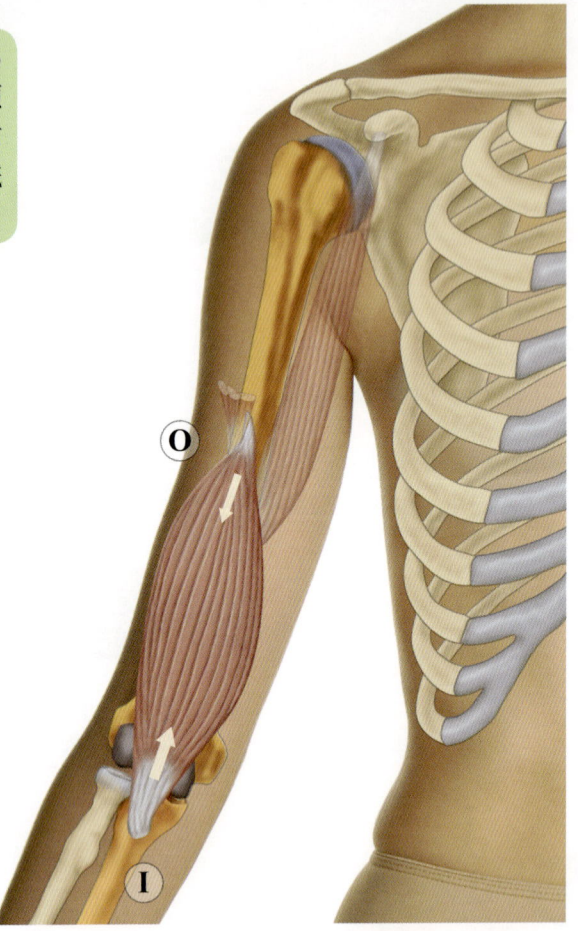

図6-30　右上腕筋の前面像．烏口腕筋と切除した三角筋の遠位終末は透明化して描かれている．O，起始部；I，停止部．

筋名称の由来

上腕（腕）に付着していることから「上腕筋」と呼ばれる．

* **英語名の成り立ち**
    brachialis：（ラテン語）上腕

筋の付着

起始（近位付着部）
- 上腕骨骨幹部前面の遠位1/2

停止（遠位付着部）
- 尺骨粗面

作用

上腕筋は，肘関節において前腕を動かす．
- 前腕の屈曲

固定
肘関節の固定

神経支配
- 筋皮神経

触診法

1. 上腕を安静にし，前腕を十分な回内位として大腿の上に置いた座位をとらせる（図示なし）．触診する指を当てる部位は，上腕遠位の外側である（上腕二頭筋のすぐ後ろ側にあ

り，上腕の外側からわずかに前面の方向）．

2. 前腕を完全な回内位にし軽めの力で，前腕屈曲に抵抗すると，上腕筋の収縮を触知する（図6-31）．
3. 上腕筋の外側の触診において上腕筋の近位付着部とそして遠位付着部を線維に対し垂直につまはじくように触診する．同じ手順に従って弛緩した上腕二頭筋を通して上腕筋を触診する．

【メモ】抵抗は軽く，手ではなく前腕遠位部に加える．

治療上の配慮

- 上腕筋は強く，かなり大きな筋であり，大きく見える上腕二頭筋の輪郭の多くを占めている．"大きな上腕二頭筋全体の深層に，大きな上腕筋あり．"

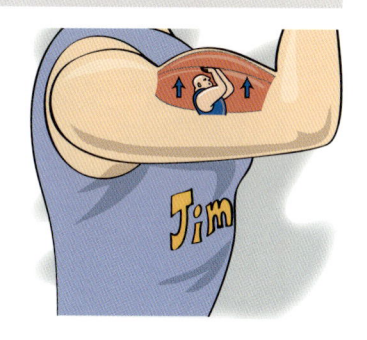

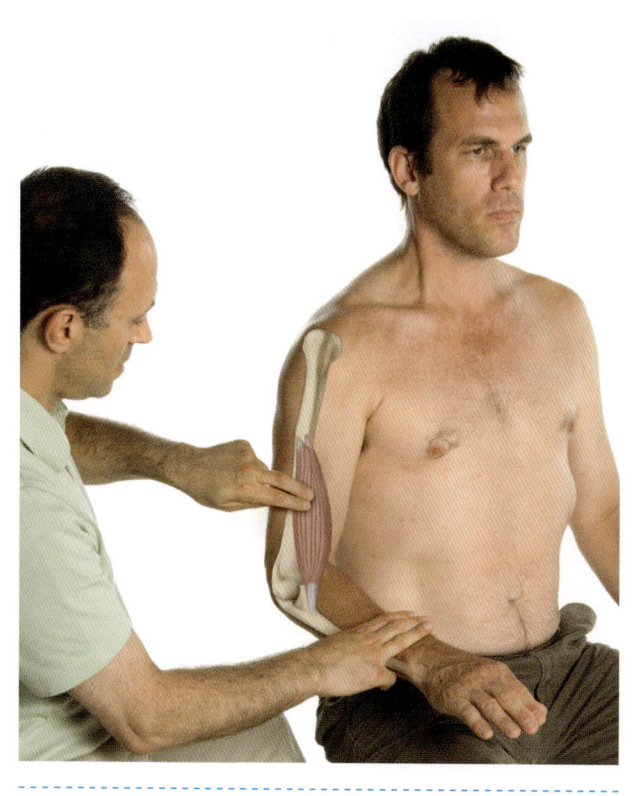

図6-31　右上腕筋の触診法は，前腕を完全に回内位とし肘関節において前腕屈曲に少し抵抗する．

肩甲帯と上腕
上腕三頭筋　Triceps Brachii

上腕三頭筋は，上腕後面の大きな3つの頭を有する筋である．3つの頭はすべて肘関節を横切る．唯一上腕三頭筋長頭は肩甲上腕関節を横切る．三角筋後部線維の深層にある近位部以外は浅層にある（図6-32）．

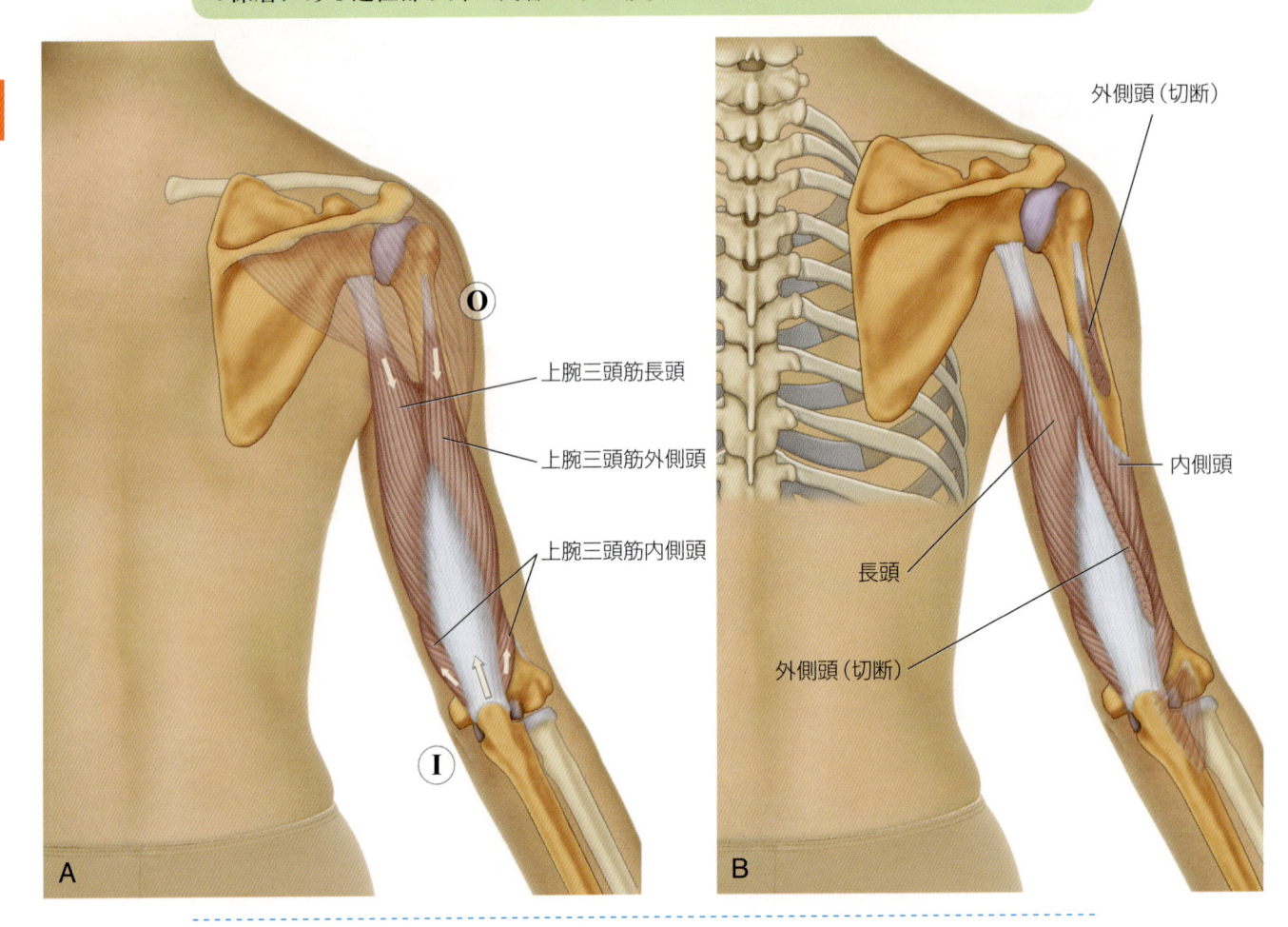

図6-32　右上腕三頭筋の後面像．A，浅層像．三角筋は透明化して描かれている．B，外側頭は切断し内側頭を示す．肘筋は薄く描写している．O，起始部；I，停止部．

筋名称の由来

3つの頭を有しており，上腕に付着している（腕/上腕骨）ことから「上腕三頭筋」と呼ばれる．

* 英語名の成り立ち
  triceps：（ラテン語）3つの頭
  brachii：（ラテン語）上腕の

筋の付着

起始（近位付着部）
- 長頭：肩甲骨関節下結節
- 外側頭：上腕骨骨幹部後面
- 内側（深）頭：上腕骨骨幹部後面

停止（遠位付着部）
- 尺骨肘頭突起

作用

　上腕三頭筋は，肘関節において前腕を動かし，肩甲上腕関節において上腕を動かす．
- 前腕の伸展
- 上腕の伸展（長頭）

固定

1. 肘関節と肩甲上腕関節の固定
2. 肩甲帯の固定

神経支配

- 橈骨神経

触診法

1. 上腕を安静にして垂直に下げた座位をとらせる．そして，患者もしくはセラピストの大腿の上に前腕を安静に置く．触診する指を当てる部位は，上腕の後面である．
2. 前腕を大腿に対し押しつけ前腕を伸展すると，上腕三頭筋の収縮を触知する（図6-33）．
3. 最初に遠位付着部を触診し，線維に垂直につまはじくように触診しながら，できる限り近位部を触診する．
4. 上腕三頭筋は，腹臥位でも上腕を安静にしてテーブルに置き，前腕をテーブルから垂らすことで容易に触診できる．

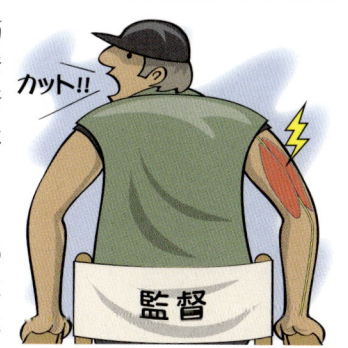

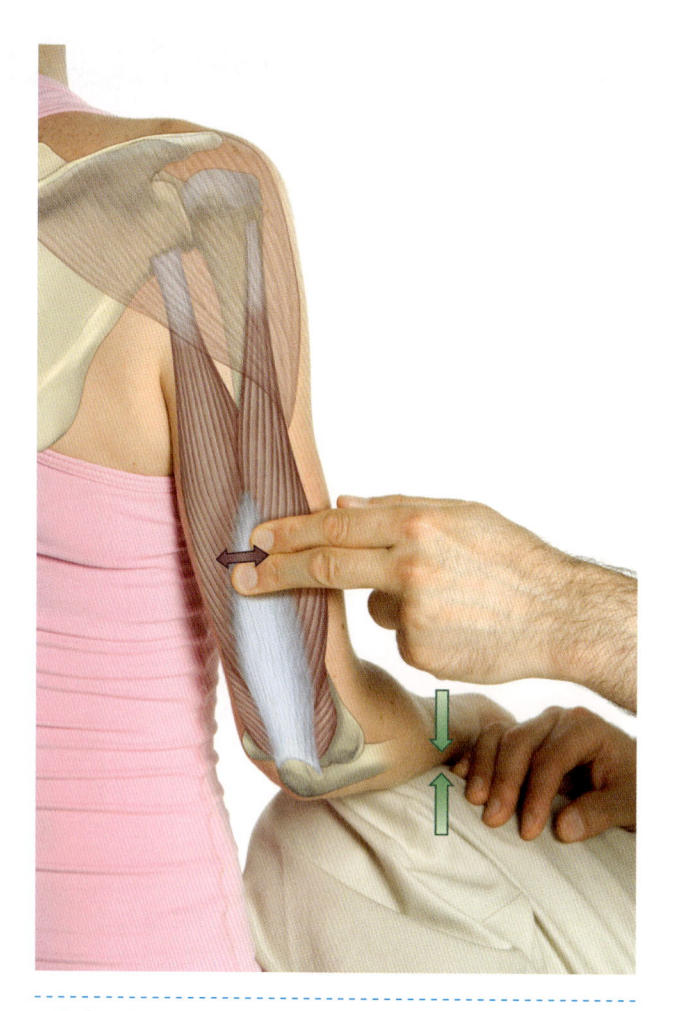

図6-33　右上腕三頭筋筋腹の触診法は，抵抗に対し前腕の伸展を実際に行う．

治療上の配慮

- 橈骨神経は，上腕三頭筋の内側頭と外側頭の間を走行している．この場所にあるため，橈骨神経はしばしば損傷する．
- 上腕三頭筋の内側頭は，上腕三頭筋のなかで最も活動的であり，神経系において最も関係があることを意味する．しかしながら，外側頭が最も強い筋である．

肩甲帯と上腕
肘筋　Anconeus

肘筋は，小さな筋で肘関節の後面に位置する（図6-34）．

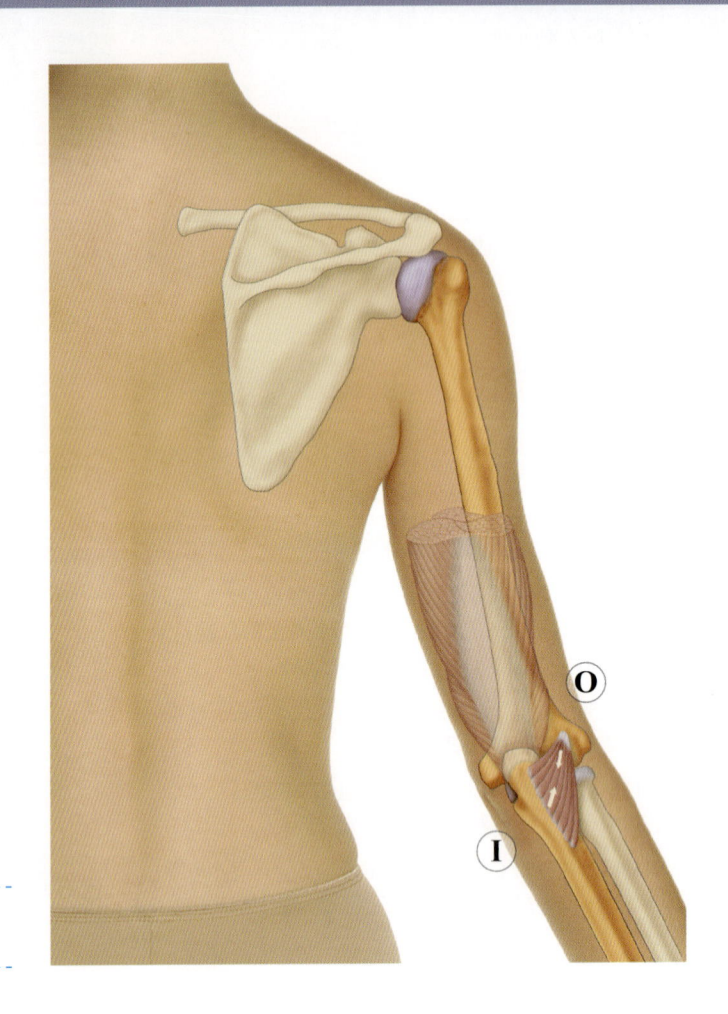

図6-34　右肘筋の後面像．上腕三頭筋は切断し透明化して描かれている．O，起始部；I，停止部．

筋名称の由来

肘関節に関係していることから「肘筋」と呼ばれる．

* 英語名の成り立ち

anconeus：（ギリシャ語）肘

筋の付着

起始（近位付着部）
- 上腕骨外側上顆

停止（遠位付着部）
- 尺骨近位後面

作用

肘筋は，肘関節において前腕を動かす．
- 前腕の伸展

固定

尺骨と肘関節の固定

【固定機能メモ】いくつかの出典では，肘筋の主要機能は前腕回内において尺骨を固定すると述べている．

神経支配

- 橈骨神経

触診法

1. 座位をとらせ，尺骨肘頭突起と上腕骨外側上顆の間の中間点を確認する．触診する指を当てる部位は，その位置から約1/2インチ末梢部である．
2. 肘関節において抵抗に対し前腕を伸展すると肘筋の収縮を触知する（図6-35）．
3. 肘筋の全体を触診する．

治療上の配慮

- 肘筋が上腕骨外側上顆に付着していることより，外側上顆炎として知られるテニス肘をもたらす．

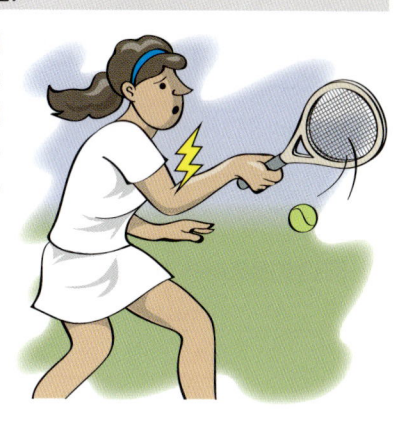

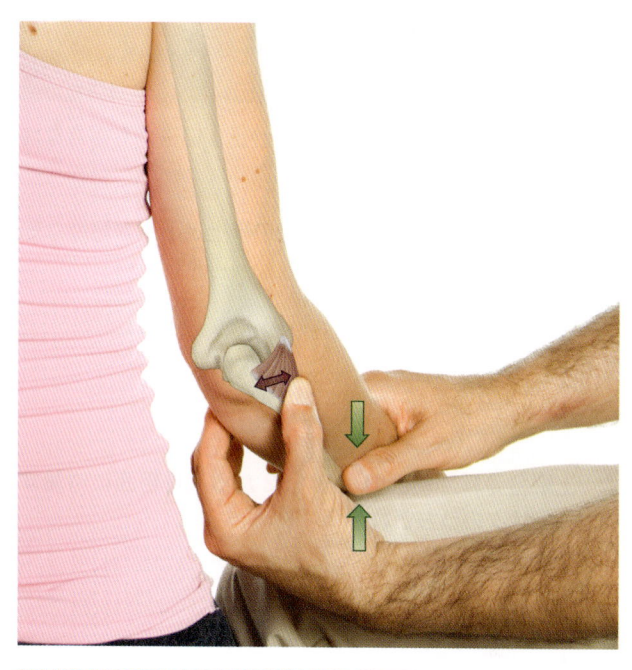

図6-35 右肘筋の触診法を示している．抵抗に対し前腕を伸展している．

復習問題

次の問題について，○をつけるか正しい答えを書きなさい．

1. 肩甲胸郭関節において肩甲骨の挙上と下制が可能な筋は次のうちどれか？
   a. 菱形筋
   b. 僧帽筋
   c. 肩甲挙筋
   d. 肩甲下筋

2. 上腕骨骨幹部前面の遠位1/2から尺骨粗面に付着する筋は次のうちどれか？
   a. 上腕二頭筋
   b. 烏口腕筋
   c. 上腕筋
   d. 上腕三頭筋

3. 橈尺関節において前腕を回外するのは次のうちどれか？
   a. 上腕筋
   b. 烏口腕筋
   c. 上腕二頭筋
   d. 肘筋

4. 肩甲骨の肩甲棘と肩峰，鎖骨外側へ付着する筋は次のうちどれか？
   a. 三角筋と烏口腕筋
   b. 僧帽筋と前鋸筋
   c. 前鋸筋と広背筋
   d. 僧帽筋と三角筋

5. 小胸筋の作用は次のうちどれか？
   a. 肩甲胸郭関節における肩甲骨後退
   b. 肩甲上腕関節においける上腕屈曲
   c. 肩甲上腕関節における上腕外転
   d. 肩甲胸郭関節における肩甲骨前方突出

6. 肩甲下筋の肩甲上腕関節における作用は次のうちどれか？
   a. 外旋
   b. 内旋
   c. 屈曲
   d. 内転

7. 棘上筋に拮抗する筋は次のうちどれか？
   a. 大胸筋
   b. 小円筋
   c. 上腕筋
   d. 菱形筋

8. 回旋腱板グループの4つの筋名は何か？
   _____
   _____
   _____
   _____

9. 肩甲骨から第1～9肋骨に付着するのは何筋か？
   _____

10. 肩甲上腕関節において上腕の屈曲と伸展をするのは何筋か？
    _____

各問題の解答・解答例については，医歯薬出版(株)の本書のwebページ
http://www.ishiyaku.co.jp/corrigenda/details.aspx?bookcode=214420 をご参照ください．

症例 1

患者は左上腕前面の軽い痛みがあり，マッサージ治療のため受診する．患者は 42 歳の男性，体型も良く上腕の病歴や傷害の既往はなかった．疼痛は軽く，その部位は肩甲上腕関節からすぐ遠位の三角筋前部線維であった．0～10 の疼痛評価において安静時は約 3，運動時は約 6 の強さであった．

問診にて 6 ヶ月前に自動車事故に巻き込まれていたことが明らかとなった．運転中，赤信号で止まったときに前の車に追突した．事故のときシートベルトを装着し，左手でハンドルを持っていた．車両の損傷は少なく，エアバッグは膨らまなかった．かかりつけ医の診察を受け，上腕の MRI 検査を受けた．その結果，骨性損傷は陰性であった．医師は，軟部組織の疼痛に対し必要に応じて服用するよう軽い鎮痛薬を処方した．理学療法の処方はなかった．疼痛は事故直後強かったが，約 3 ヶ月で現在のレベルまで減少した．それ以来，現状のレベルでの疼痛が残存している．

身体評価について，肩甲上腕関節屈曲の自動可動域は 120°で制限があった．肩甲上腕関節伸展の自動および他動可動域は 30°で制限があった．肩甲上腕関節屈曲に対する徒手抵抗では，筋力低下のレベルであり，疼痛は約 45°から始まり 120°で筋力が喪失する．疼痛は 120°で 6 の強さである．触診の評価において三角筋前部線維，大胸筋，小胸筋，上腕二頭筋，烏口腕筋に短縮と癒着が明らかになった．

質問

1. なぜ自動車事故によって，上腕の疼痛が引き起こされたのでしょうか？

2. どのような治療方法がこの患者にとって最も有効でしょうか？

質問の解答・解答例については，医歯薬出版（株）の本書の web ページ
http://www.ishiyaku.co.jp/corrigenda/details.aspx?bookcode=214420 をご参照ください．

症例 2

女性患者，34歳，体調良好，海や川で競技する水泳選手，主訴は右肩の可動域低下と疼痛である．約1週間前からこの状態が出現した．体側から上腕の完全な挙上が不可能であり，0～10の疼痛評価で2～5の強さの疼痛があると訴えている．最も疼痛が強い部位は，右肩甲上腕関節前部である．疼痛と硬直が最も激しいのは，トレーニングの開始時と朝の起床時である．トレーニング後，完全ではないが可動域が改善する状態であり，疼痛はトレーニング後2に下がる．患者はトレーニング後温熱を行い，疼痛に対しイブプロフェンを1日2回，200mgを5日間服用しているが，ほとんど目立った効果はない．外傷性損傷，事故，他の病的な既往はなかった．

患者は，2年前から現役の水泳選手であった．彼女の練習は，プールでコーチと毎週2日間練習し，屋外で練習相手と毎週2日間練習することからなっている．コーチは，最近2回の練習で右腕のストロークの変化に気が付いた．コーチは，彼女の右腕が水から完全に上がらず，水面を横切って引っ張っているのに気が付いた．屋外練習で彼女は，右腕が左腕と同じくらい，効果的に波の影響に対応できていないと気が付いた．2週間前より彼女は毎週の練習計画に3つのウェイト・トレーニングを加えた．

身体評価の触診は，肩関節の肩甲骨上角から上腕骨頭前内側において，5～7の強さの疼痛がある．中等度の筋スパズムは，右肩全体の至る所に広がっており，僧帽筋上部線維，棘上筋と三角筋前部線維で最も強い状態である．患者は大変用心深く疼痛が起こるのを恐れ，顕著に自身を保護する．軽い腫脹は，現在のところ肩甲上腕関節周囲の組織に存在する．徒手筋力テスト中は，肩甲上腕関節の全可動域において抵抗に対し5～8の強さの疼痛を引き起こしている．

質問

1. どのような活動が最近の変化を引き起こしたでしょうか？

2. どのような治療計画を勧めますか？

3. どのような自己管理を勧めますか？

質問の解答・解答例については，医歯薬出版(株)の本書の web ページ
http://www.ishiyaku.co.jp/corrigenda/details.aspx?bookcode=214420 をご参照ください．

前腕と手の筋

CHAPTER 7

章の概要

機能の概要：肘関節と橈尺関節の筋　182
機能の概要：手関節の筋　182
機能の概要：指の筋　182

前腕と手
手関節掌屈筋グループ　198
　橈側手根屈筋；長掌筋；尺側手根屈筋
回内筋グループ　202
　円回内筋；方形回内筋
腕橈骨筋　204
手指および母指の屈筋グループ　206
　浅指屈筋；深指屈筋；長母指屈筋
手関節伸展筋群　210
　長橈側手根伸筋；短橈側手根伸筋；尺側手根伸筋

手指および小指の伸筋グループ　214
　総指伸筋；小指伸筋
回外筋　216
遠位深部の4つの筋グループ　218
　長母指外転筋；短母指伸筋；長母指伸筋；示指伸筋

内在筋
母指球筋　222
　短母指外転筋；短母指屈筋；母指対立筋
小指球筋　226
　小指外転筋；小指屈筋；小指対立筋
短掌筋　230
中央コンパートメントグループ　232
　母指内転筋；虫様筋；掌側骨間筋；背側骨間筋

第7章の筋は，前腕（橈骨と尺骨）の橈尺関節，手関節（橈骨手根），手根間関節，近位および遠位の指節間関節の運動に関連している．母指では，第1手根中手関節の動きに関係している．

━━ 前腕の筋群は通常，前方屈筋コンパートメントと後方伸筋コンパートメントに分けられる．屈筋コンパートメントは，表面と中間層と深部の3層を，伸筋コンパートメントは，浅層と深部の2層を有する．橈側グループと呼ばれている第3のグループ（別名3つの塊り）が時々示される．それは前方コンパートメントの腕橈骨筋と後方コンパートメントの長・短橈側手根伸筋から構成される．

━━ 前腕にある2つの重要な構造は，屈筋群と伸筋群である．屈筋群は，上腕骨の内側上顆から起こる．(1)橈側手根屈筋，(2)長掌筋，(3)尺側手根屈筋，(4)円回内筋，(5)浅指屈筋の5つの筋が屈筋群に属する．伸筋群は上腕骨の外側上顆から起こる．(1)短橈側手根伸筋，(2)総指伸筋，(3)小指伸筋，(4)尺側手根伸筋の4つの筋が伸筋群に属する．

━━ 指を動かす筋はしばしば内在筋と外在筋に分けられる．

内在筋は手の中に位置する．言い換えると，それらは手の中に起始し，手の中に停止する．手掌側の内在筋は，(1)母指球筋群，(2)小指球筋群，(3)中央コンパートメントの3つのグループに分けられる．

━━ 外在筋は，手の外側である前腕もしくは上腕にそれらの起始（近位付着部）をもつ．そのため，それらの筋は手関節や肘関節を経由してそれらを動かすことができる．

━━ 手の中の重要な構造は指の伸展である．指の伸展は手背部の総指伸筋の腱と長母指伸筋の腱で行われる．

━━ 一般に，肘関節を動かす筋は，上腕骨もしくは前腕（橈骨と尺骨），手（遠位付着部）にそれらの筋の付着をもっている．前腕を回内もしくは回外する筋は橈骨に起始（近位付着部）をもち，尺骨に停止（遠位付着部）する．手関節を動かす筋は上腕骨もしくは前腕に起始（近位付着部）をもち，手に停止（遠位付着部）する．指の筋は内在筋もしくは外在筋である．

━━ 概して，屈筋と回内の筋は，共通の屈筋腱を介して上腕骨の内側上顆に付着する．

━━ 概して，伸筋と回外の筋は，共通の伸筋腱を介して上腕

骨の外側上顆に付着する.

機能の概要：肘関節と橈尺関節の筋

肘関節と橈尺関節の筋群の基本的な作用に関する一般的原則を以下に示す.
- 筋が肘関節の前方において垂直方向に横切る場合，その筋は腕の前面の方へ前腕を動かすことによって，肘関節を屈曲することができる.
- 筋が肘関節の後方において垂直方向に横切る場合，その筋は腕の後面の方へ前腕を動かすことによって，肘関節を伸展することができる.
- 肘関節の逆作用は，肘関節において前腕を動かす方向にかかわる. 手（したがって，前腕）が固定したものをつかむことによって屈曲されるとき，この運動はたいてい起こる.
- 筋が橈尺関節の前方で横切る場合，尺骨と橈骨の前方で筋収縮することによって橈尺関節で前腕を回内する.
- 筋が橈尺関節の後方で横切る場合，尺骨と橈骨の後方で筋収縮することによって橈尺関節で前腕を回外する.
- これら標準的な主動作に対する逆作用は，橈尺関節において橈骨を尺骨方向へ動かすことが必要である. 手（したがって，前腕）が固定したものをつかむことによって屈曲されるとき，この運動はたいてい起こる*.

機能の概要：手関節の筋

手関節の筋群の基本的な作用に関する一般的原則を以下に示す.
- 筋が手関節の前方を垂直方向に横切る場合，前腕の前面の筋が収縮することによって，手関節を掌屈することができる.
- 筋が手関節の後方を垂直方向に横切る場合，前腕の後面の筋が収縮することによって，手関節を背屈することができる.
- 筋が手関節の橈側で横切る場合，前腕の橈側の筋が収縮することによって，手関節を橈屈させることができる.
- 筋が手関節の尺側で横切る場合，前腕の尺側の筋が収縮することによって，手関節を尺屈させることができる.
- これら標準的な主動作に対する逆作用は，手関節での手と前腕の動きに関与する. 手が固定されたときにはこの逆の動きが起こる*.

機能の概要：指の筋

指の筋群の基本的な作用に関する一般的原則を以下に示す.
- 第2〜5指は，(1)中手指節関節(MP関節)，(2)近位指節間関節(PIP関節)，(3)遠位指節間関節(DIP関節)の3つの関節を有している. 筋がMP関節だけを横切るならば，それはMP関節だけで指を動かすことができる. 筋がMP関節とPIP関節を横切るならば，それはこれらの関節の両方ともに指を動かすことができる. 筋がMP関節，PIP関節とDIP関節を横切るならば，それは3つの関節を動かすことができる.

【メモ】小指は，手根中手関節(CMC関節)でも動くことができる.

- 母指(第1指)は，3つの関節によって動くことができる. CMC関節，MP関節と指節間のIP関節. 同様に，筋はそれが横切る関節または付着部を母指に向かって動かすことができるだけである. 母指の関節を動かす筋は母指の関節を横切る.
- 第2〜5指の前方でMP関節，PIP関節，IP関節を通る筋はそれらの関節を横切って指を屈曲することができる. 第2〜5指の後方でMP関節，PIP関節，IP関節を通る筋は，それらの関節を横切って指を伸展することができる.
- 第2，第4，第5指でMP関節を通る外側の筋はMP関節で指を外転させることができる. （中指は橈骨と尺骨の両方の方向で外転させる）

---

*標準的な（典型的な）主動作とは，停止（遠位付着部）が起始（近位付着部）に向かって動くことである. 逆作用とは起始が停止に向かって動くことである.

■ CMC関節，MP関節とIP関節を通る母指の内側の筋は，母指を屈曲することができる．CMC関節，MP関節とIP関節を通る母指の外側の筋は，母指を伸展することができる．

■ CMC関節を通る母指の前方の筋は，母指を外転することができる．CMC関節を通る母指の後方の筋は，母指を内転することができる．

■ 逆作用は遠位より近位の動きが生じたときに起こる．指が固定した状態のとき，この動きが生じる*．

---

*標準的な(典型的な)主動作とは，停止(遠位付着部)が起始(近位付着部)に向かって動くことである．逆作用とは起始が停止に向かって動くことである．

右手関節の筋の前面像—浅層

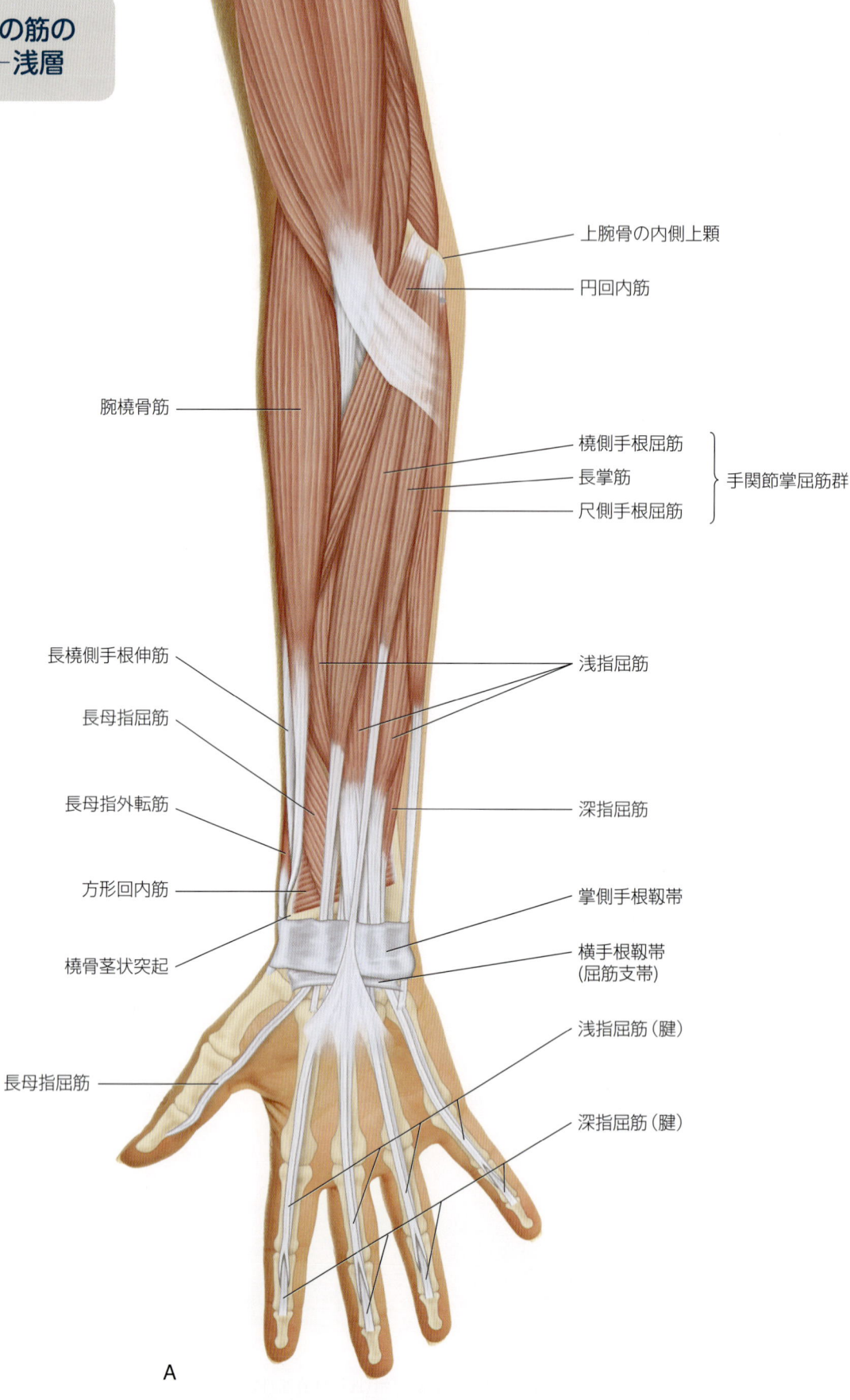

図7-1 A，右手関節の筋の前面像—浅層．

右手関節の筋の前面像―中間層

- 腕橈骨筋（切断）
- 円回内筋（切断）
- 回外筋
- 円回内筋（切断）
- 長母指屈筋
- 橈骨茎状突起
- 長母指屈筋
- 上腕骨外側上顆
- 手関節屈筋群（切断）
- 長母指屈筋
- 浅指屈筋
- 深指屈筋
- 方形回内筋
- 横手根靱帯（屈筋支帯）
- 浅指屈筋
- 深指屈筋

B

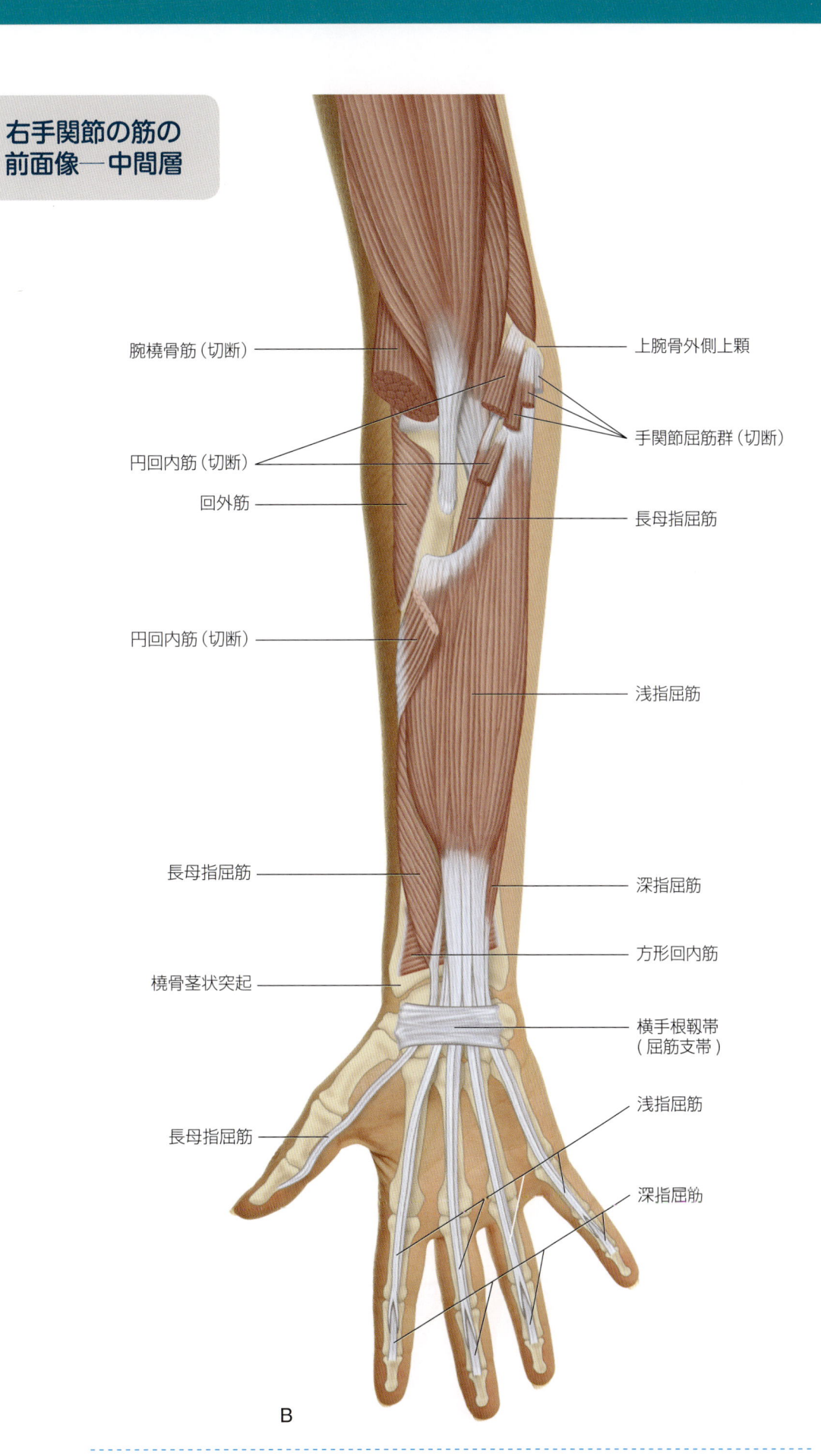

図7-1，つづき　B，右手関節の筋の前面像―中間層．

つづく

185

右手関節の筋の前面像—深層

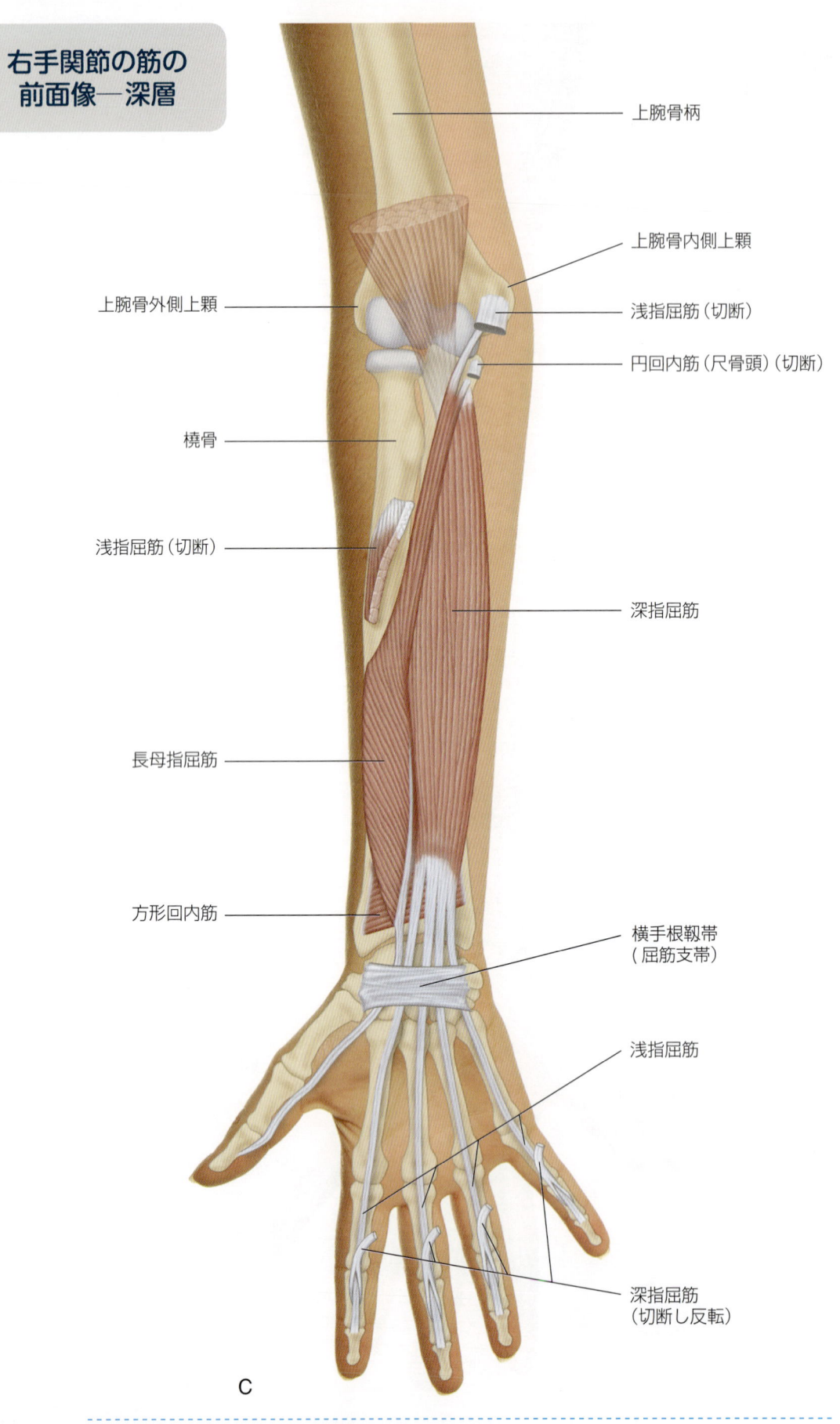

- 上腕骨柄
- 上腕骨内側上顆
- 上腕骨外側上顆
- 浅指屈筋（切断）
- 円回内筋（尺骨頭）（切断）
- 橈骨
- 深指屈筋
- 浅指屈筋（切断）
- 長母指屈筋
- 方形回内筋
- 横手根靱帯（屈筋支帯）
- 浅指屈筋
- 深指屈筋（切断し反転）

C

図7-1，つづき　C，右手関節の筋の前面像—深層．上腕筋は切断し透明化して描かれている．

右手関節の筋の後面像─浅層

- 上腕骨内側上顆
- 肘頭
- 肘筋
- 尺側手根屈筋
- 尺側手根伸筋
- 腕橈骨筋
- 上腕骨外側上顆
- 長橈側手根伸筋
- 短橈側手根伸筋
- 総指伸筋
- 小指伸筋
- 長母指外転筋
- 短母指伸筋
- 長母指伸筋
- 示指伸筋
- 長橈側手根伸筋腱
- 短橈側手根伸筋腱

A

図7-2 A，右手関節の筋の後面像─浅層．

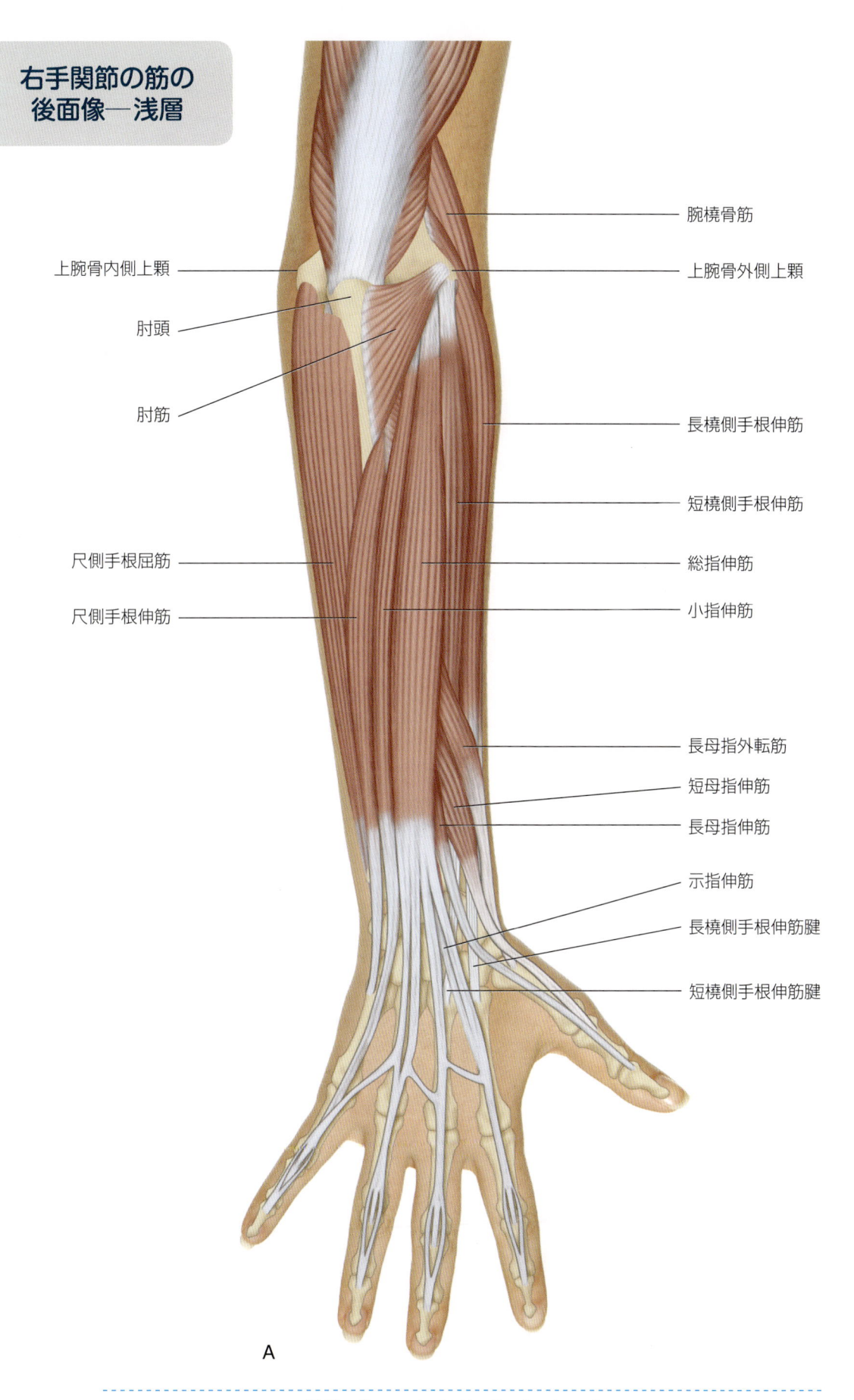

つづく

187

右手関節の筋の後面像―深層

- 腕橈骨筋
- 長橈側手根伸筋（切断）
- 上腕骨外側上顆
- 短橈側手根伸筋（切断）
- 上腕骨内側上顆
- 肘頭
- 回外筋
- 長橈側手根伸筋（切断）
- 短橈側手根伸筋（切断）
- 長母指外転筋
- 長母指伸筋
- 短母指伸筋
- 示指伸筋
- 尺骨茎状突起
- 長橈側手根伸筋
- 短橈側手根伸筋
- 示指の総指伸筋（切断）

- 骨間膜
- 尺骨
- 橈骨
- 短母指伸筋
- 示指伸筋

B

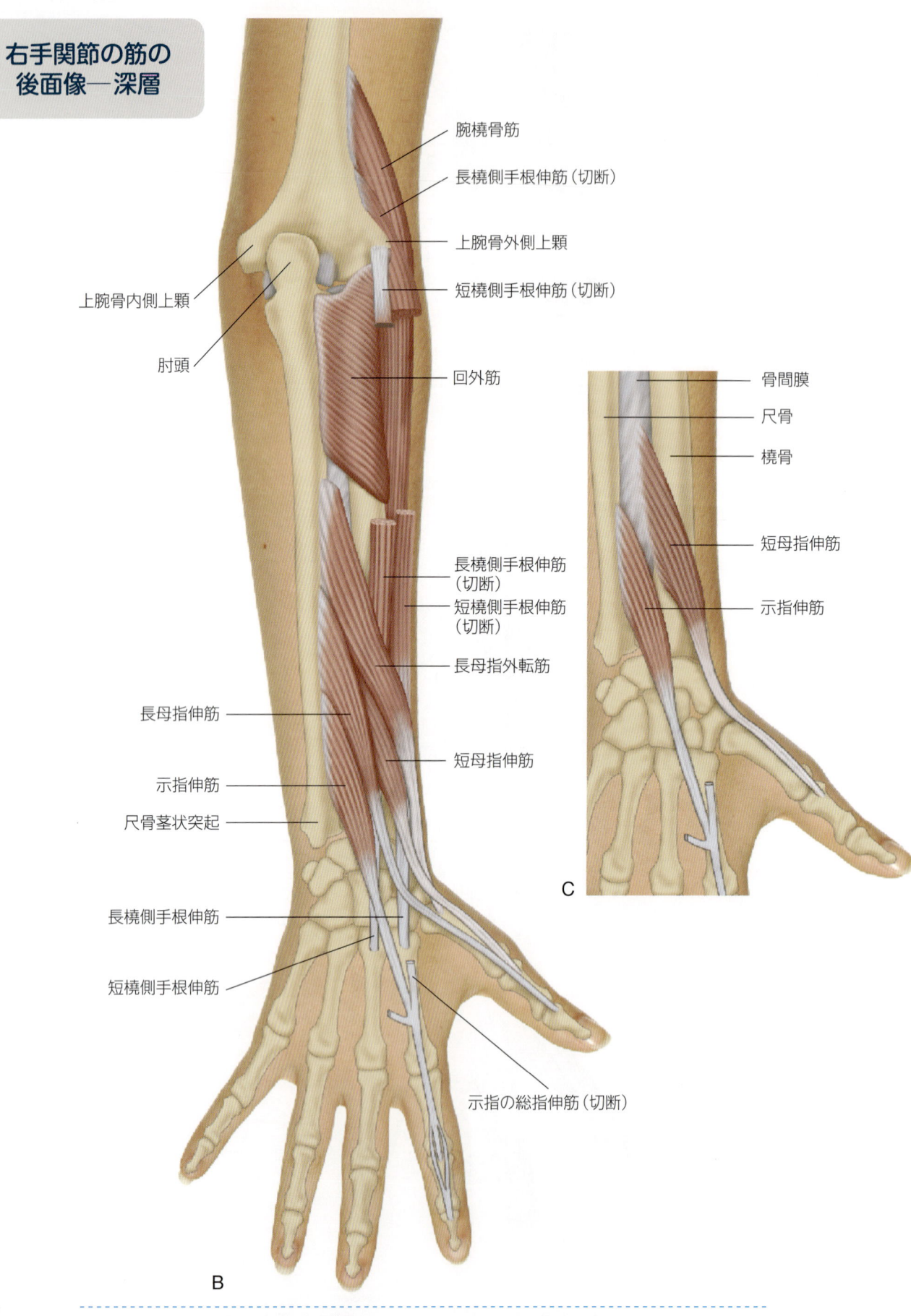

C

図7-2，つづき　B，C，右手関節の筋の後面像－深層．

右手関節内側の筋

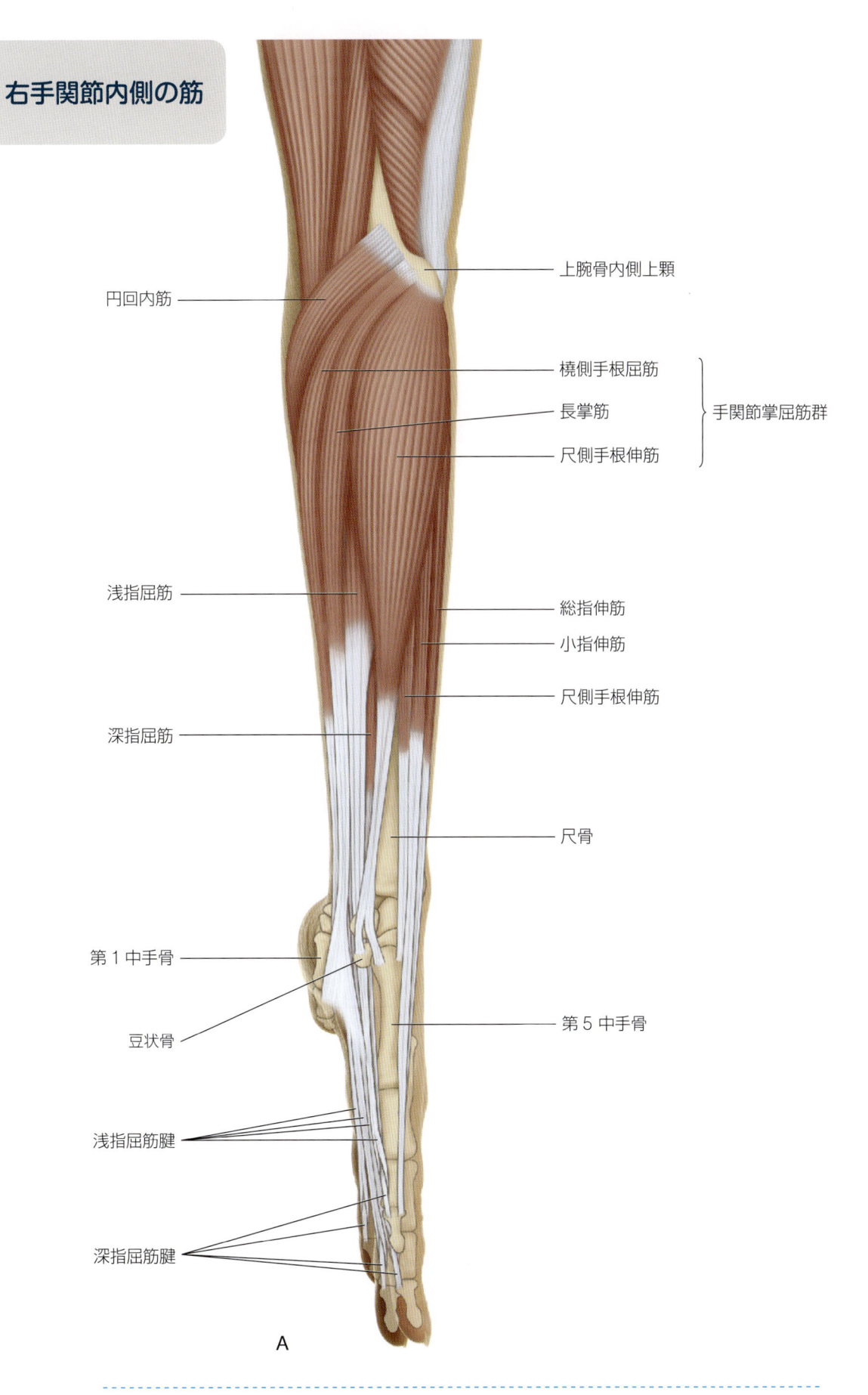

図7-3 A，右手関節内側の筋．

右手関節外側の筋

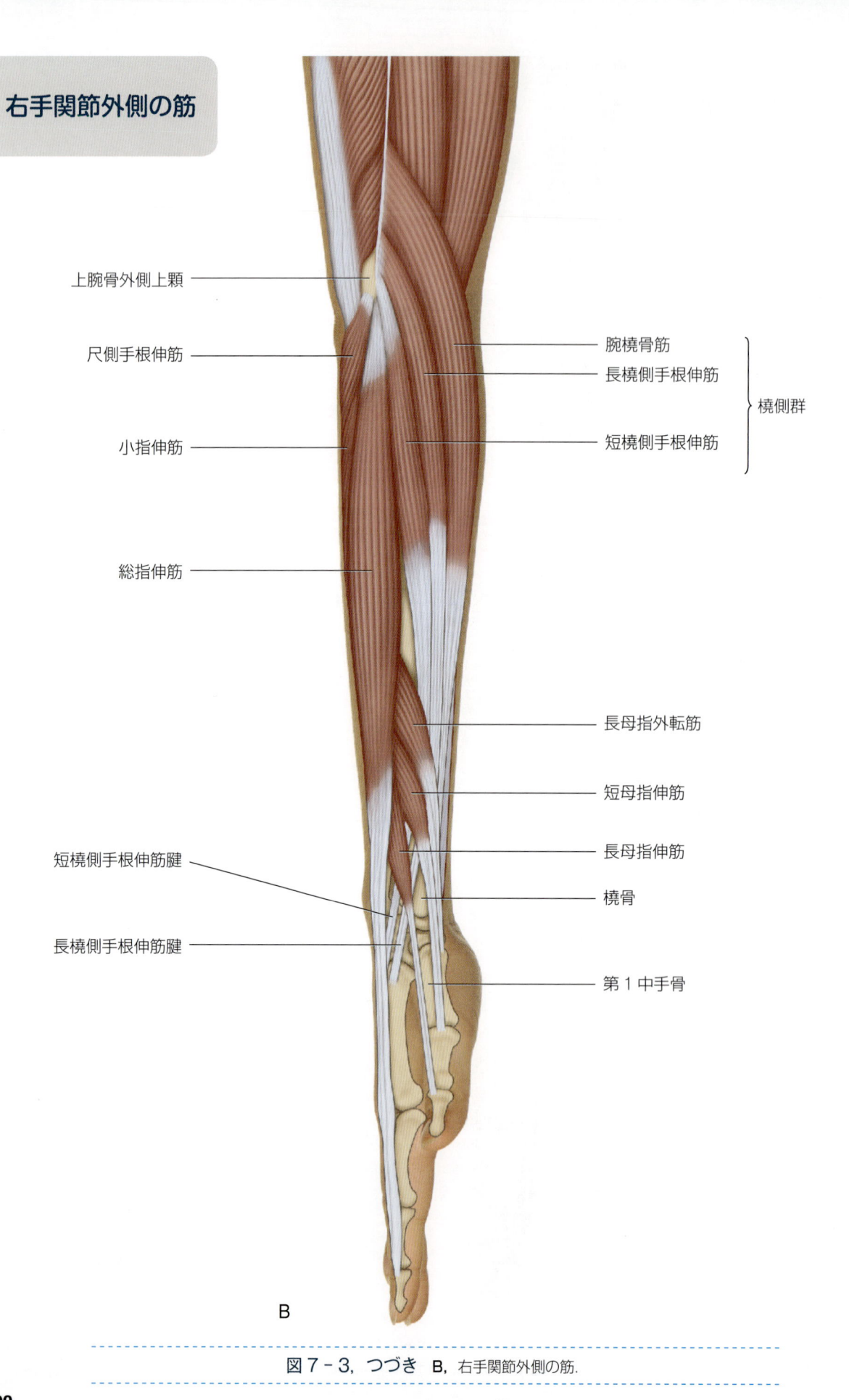

- 上腕骨外側上顆
- 尺側手根伸筋
- 小指伸筋
- 総指伸筋
- 短橈側手根伸筋腱
- 長橈側手根伸筋腱

- 腕橈骨筋 ⎫
- 長橈側手根伸筋 ⎬ 橈側群
- 短橈側手根伸筋 ⎭

- 長母指外転筋
- 短母指伸筋
- 長母指伸筋
- 橈骨
- 第1中手骨

B

図7-3，つづき　B，右手関節外側の筋．

水平面における右前腕中央の断面

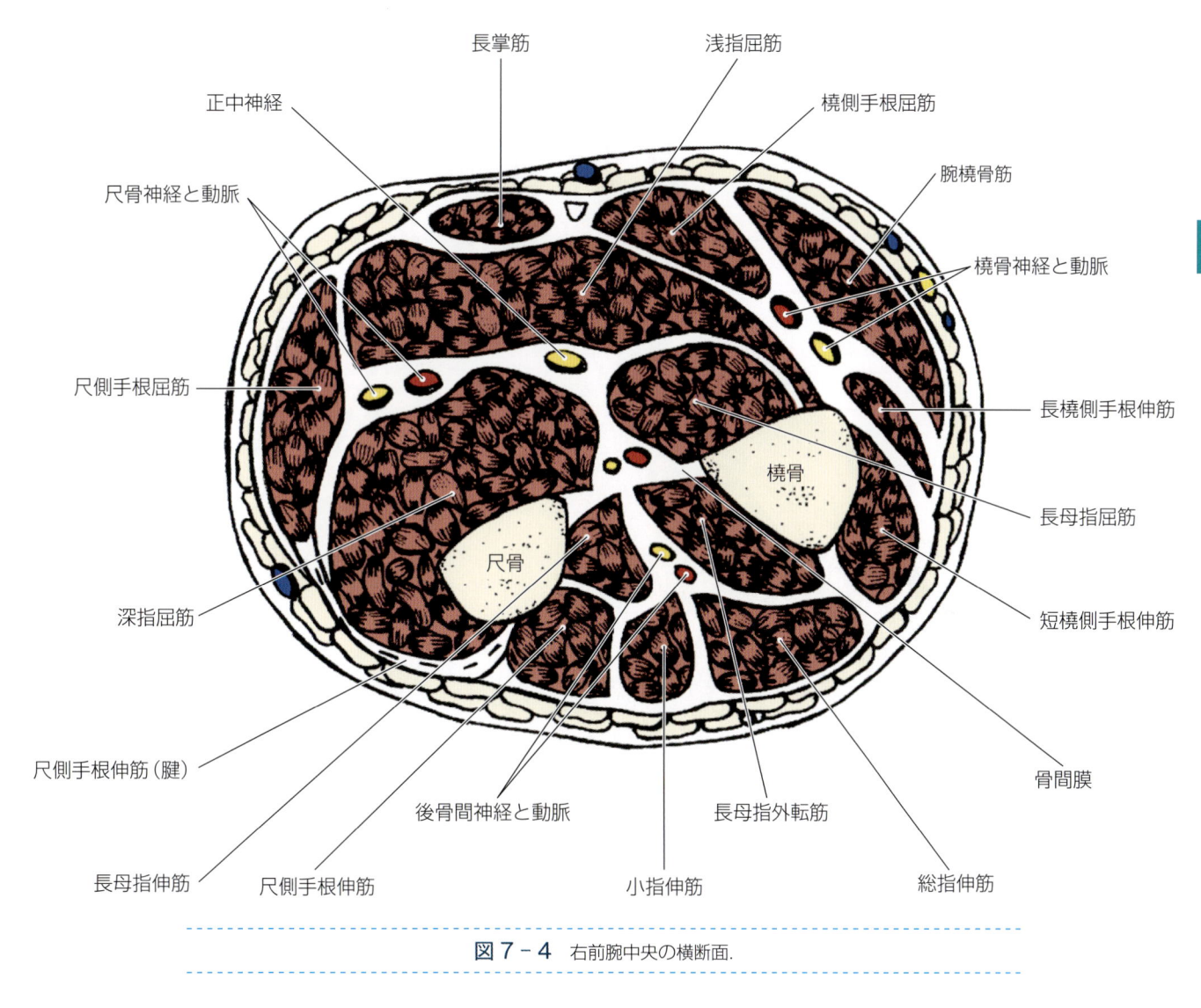

図 7-4　右前腕中央の横断面.

ラベル:
- 長掌筋
- 浅指屈筋
- 正中神経
- 橈側手根屈筋
- 尺骨神経と動脈
- 腕橈骨筋
- 橈骨神経と動脈
- 尺側手根屈筋
- 長橈側手根伸筋
- 橈骨
- 長母指屈筋
- 尺骨
- 短橈側手根伸筋
- 深指屈筋
- 骨間膜
- 尺側手根伸筋（腱）
- 後骨間神経と動脈
- 長母指外転筋
- 長母指伸筋
- 尺側手根伸筋
- 小指伸筋
- 総指伸筋

191

右手の筋組織の前面（手掌面）像

- 腕橈骨筋
- 長掌筋
- 尺側手根屈筋
- 浅指屈筋
- 深指屈筋
- 長橈側手根伸筋
- 長母指外転筋
- 長母指屈筋
- 橈骨
- 方形回内筋
- 尺骨
- 横手根靭帯（屈筋支帯）
- 母指対立筋
- 短母指外転筋
- 短母指屈筋
- 母指内転筋
- 長母指屈筋
- 短掌筋
- 手掌腱膜
- 小指外転筋
- 小指屈筋
- 第1背側骨間筋
- 虫様筋
- 浅指屈筋
- 深指屈筋

A

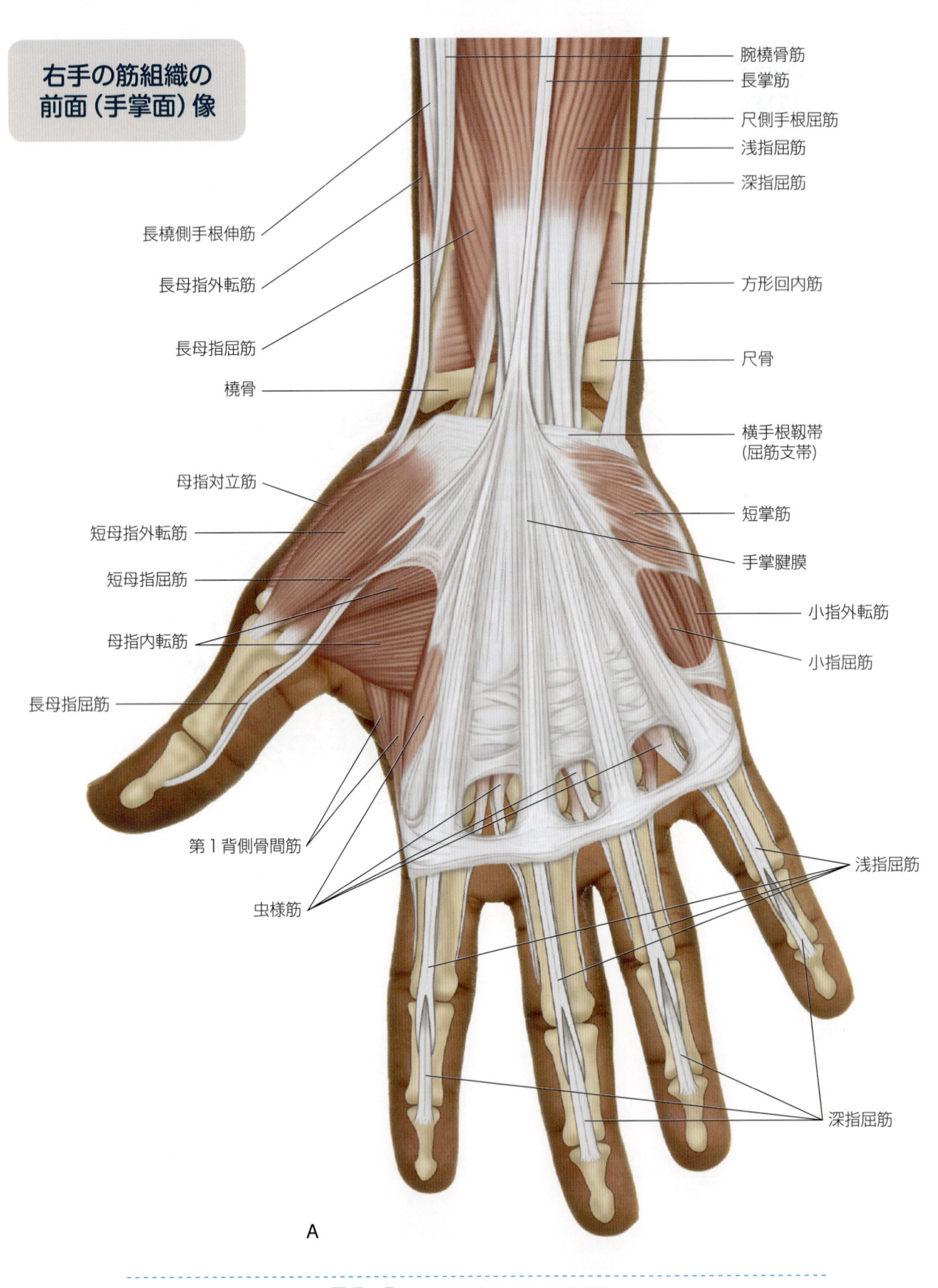

図7-5 **A**，手掌腱膜を伴う手の浅層像．

192

右手の筋組織の前面（手掌面）図

- 浅指屈筋
- 長母指屈筋
- 深指屈筋
- 尺側手根屈筋
- 方形回内筋
- 尺骨
- 横手根靱帯（屈筋支帯）
- 小指外転筋
- 小指屈筋
- 小指対立筋
- 虫様筋
- 掌側骨間筋
- 深指屈筋

- 長橈側手根伸筋（切断）
- 腕橈骨筋（切断）
- 長母指外転筋（切断）
- 橈骨
- 母指対立筋
- 短母指外転筋
- 短母指屈筋
- 母指内転筋
- 長母指屈筋
- 第1背側骨間筋
- 第2, 3, 4背側骨間筋

B

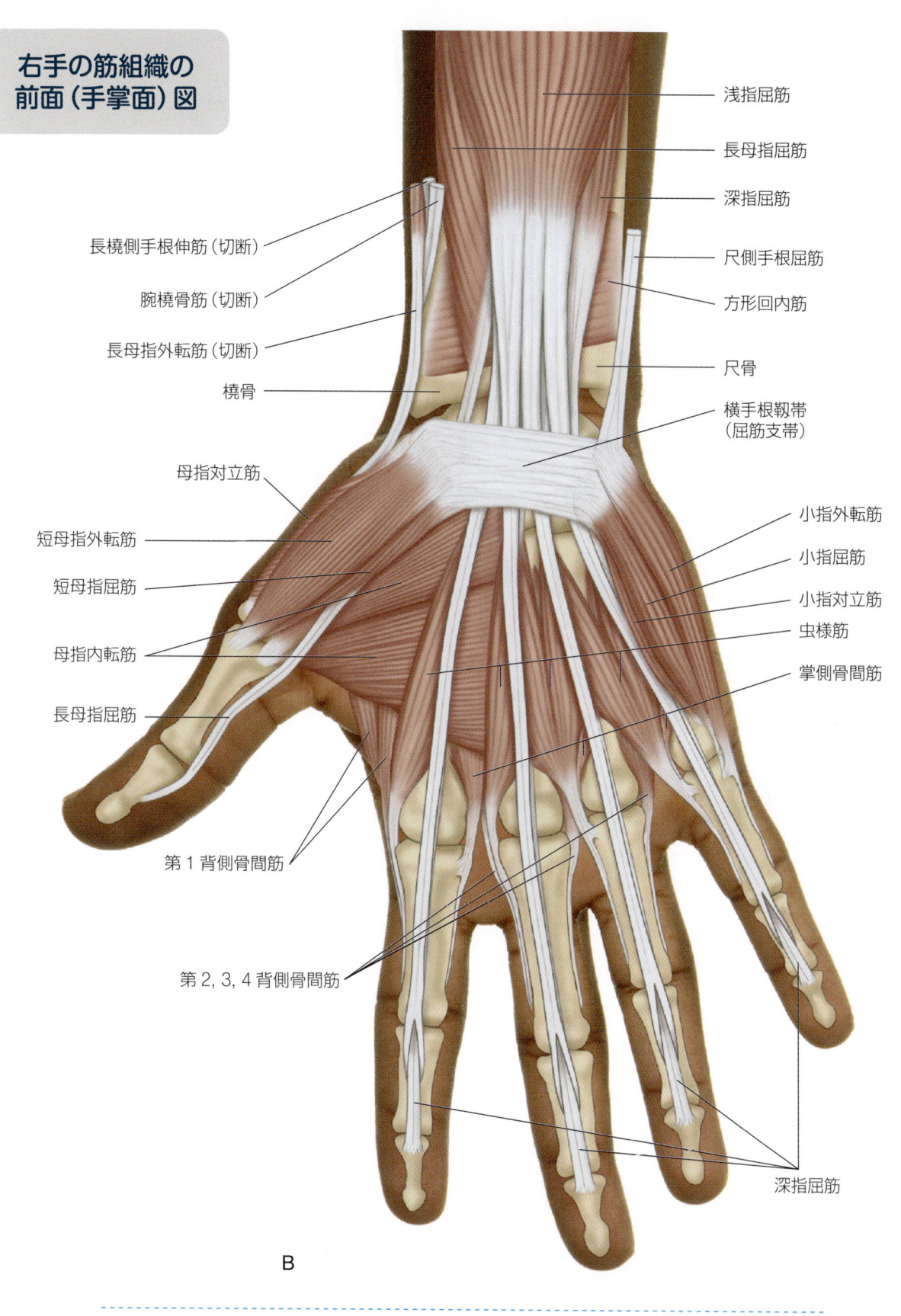

図7-5，つづき　B，手掌腱膜を取り除いた手の浅層像．

つづく

193

右手の筋組織の前面（手掌面）像

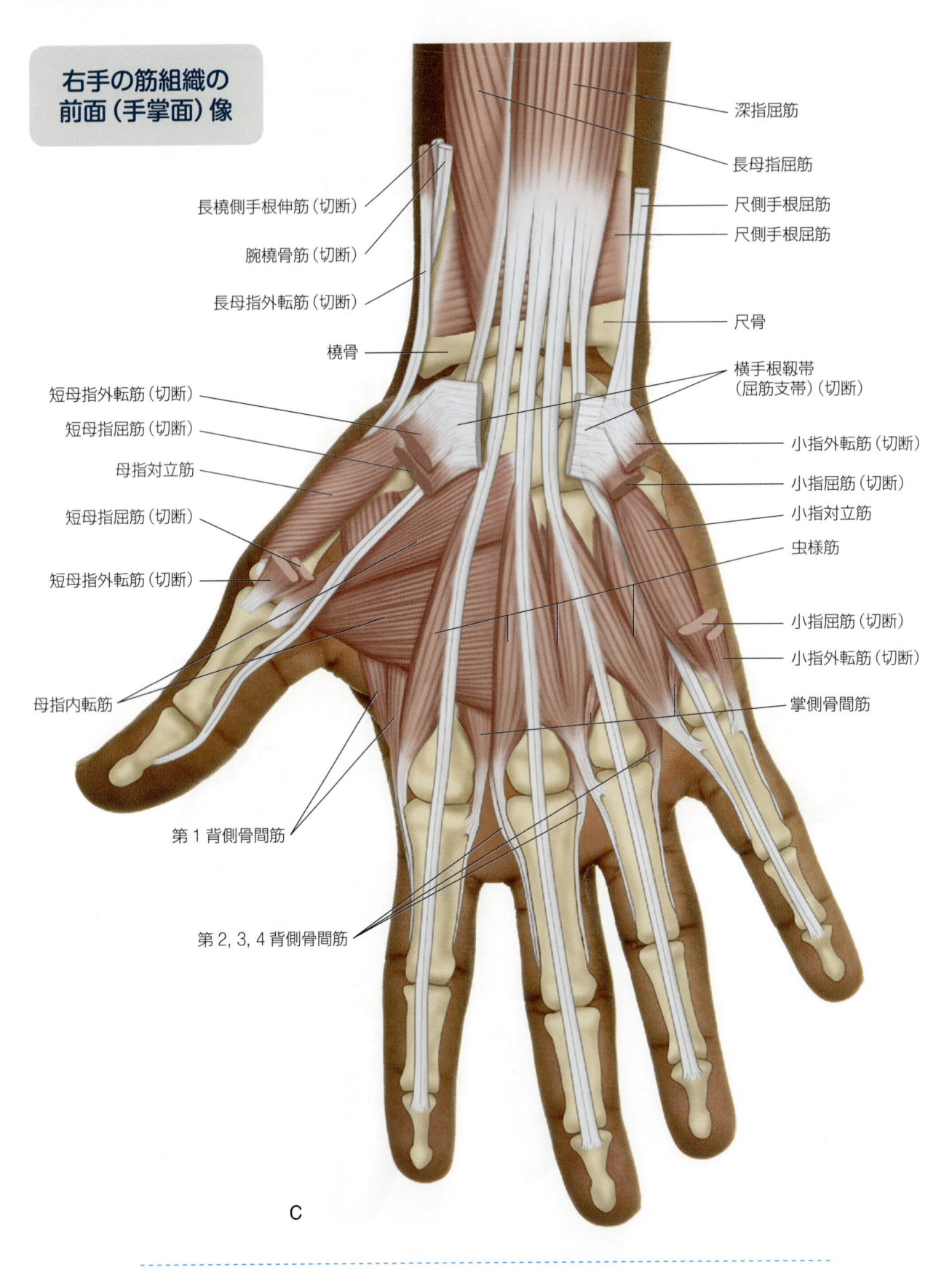

- 深指屈筋
- 長母指屈筋
- 長橈側手根伸筋（切断）
- 腕橈骨筋（切断）
- 長母指外転筋（切断）
- 尺側手根屈筋
- 尺側手根屈筋
- 尺骨
- 橈骨
- 横手根靱帯（屈筋支帯）（切断）
- 短母指外転筋（切断）
- 短母指屈筋（切断）
- 小指外転筋（切断）
- 母指対立筋
- 小指屈筋（切断）
- 短母指屈筋（切断）
- 小指対立筋
- 短母指外転筋（切断）
- 虫様筋
- 小指屈筋（切断）
- 小指外転筋（切断）
- 母指内転筋
- 掌側骨間筋
- 第1背側骨間筋
- 第2, 3, 4背側骨間筋

C

図7-5，つづき　C．母指側および小指側の浅層の筋を取り除いた像．

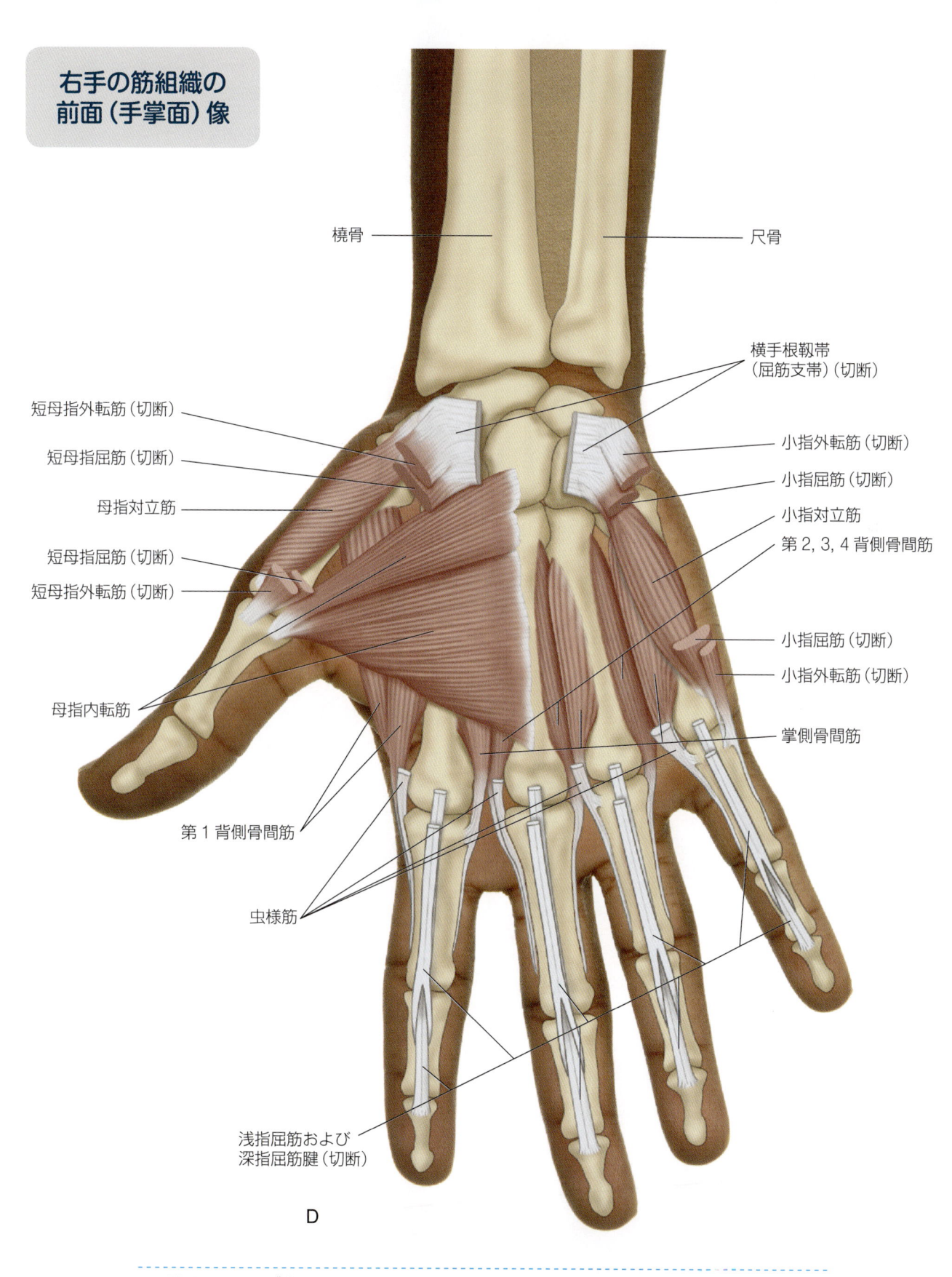

図7-5，つづき　D，母指側および小指側の浅層筋，虫様筋，屈筋腱，前腕の筋を除いた像．

右手の筋組織の後面（手背面）像

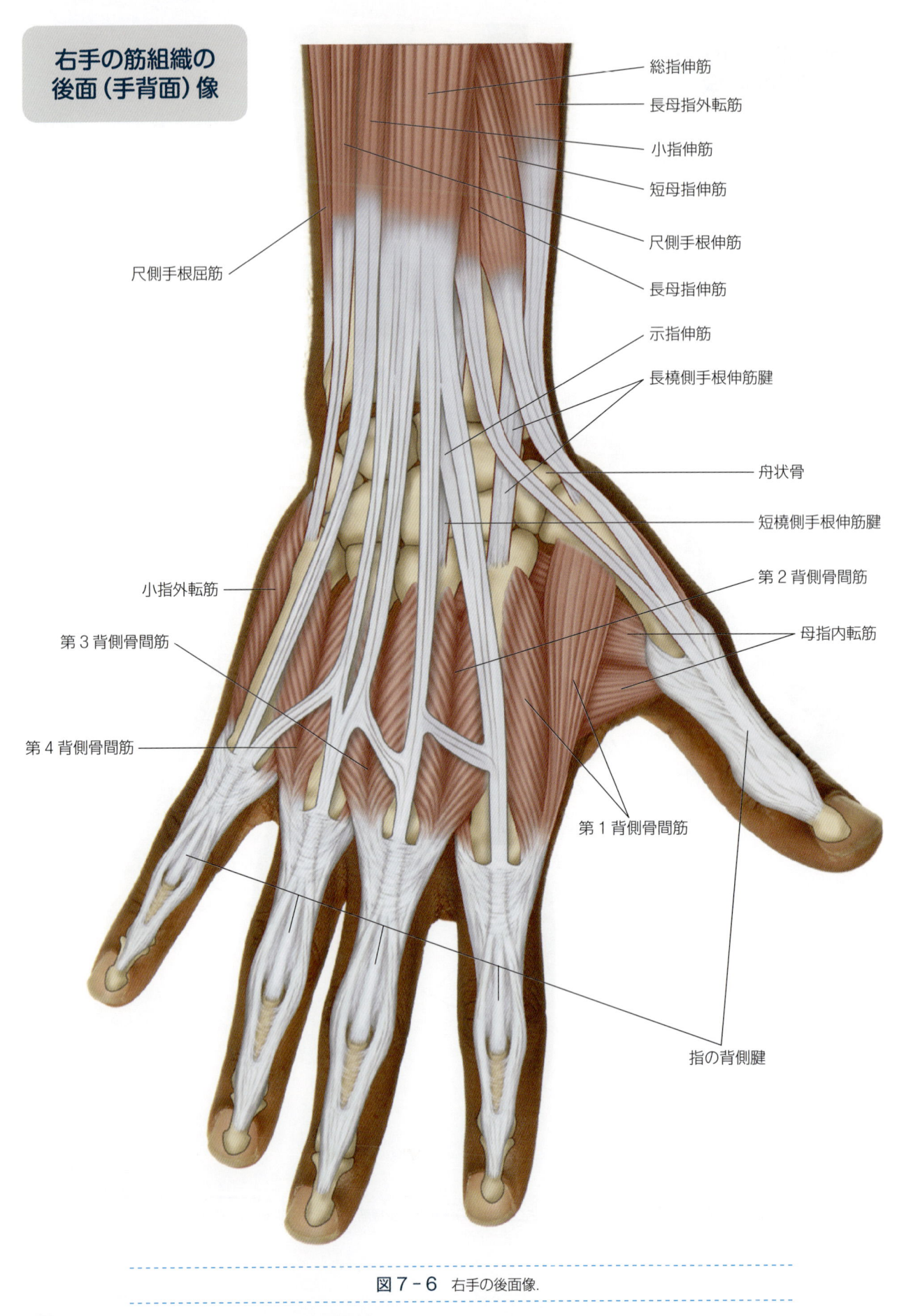

- 総指伸筋
- 長母指外転筋
- 小指伸筋
- 短母指伸筋
- 尺側手根伸筋
- 長母指伸筋
- 示指伸筋
- 長橈側手根伸筋腱
- 舟状骨
- 短橈側手根伸筋腱
- 第2背側骨間筋
- 母指内転筋
- 第1背側骨間筋
- 指の背側腱

- 尺側手根屈筋
- 小指外転筋
- 第3背側骨間筋
- 第4背側骨間筋

図7-6　右手の後面像.

196

Notes

前腕と手：手関節掌屈筋グループ
橈側手根屈筋　Flexor Carpi Radialis；長掌筋　Palmaris Longus；尺側手根屈筋　Flexor Carpi Ulnaris

手関節掌屈筋グループは，すべてが屈筋腱を介して上腕骨内側上顆（近位付着部を有している）から始まる3つの筋から成り立っている．またそれらはすべて，手関節の前方を横切る．したがって，グループの筋にはすべて手関節を屈曲させる名前がついている．これらの筋は，橈側手根屈筋，長掌筋，尺側手根屈筋である．手関節掌屈筋グループの3つの筋は，前腕の前方に位置する浅層の筋である．長掌筋は手関節のちょうど中央を横切る．橈側手根屈筋は，やや橈側に位置する．そして，尺側手根屈筋は尺側に位置する（図7-7）．上腕骨に付着することに加えて，尺側手根屈筋は尺骨にも付着部をもっている．上腕骨頭は非常に厚く，尺骨頭は非常に薄い．

橈骨手根屈筋
長掌筋
尺側手根屈筋

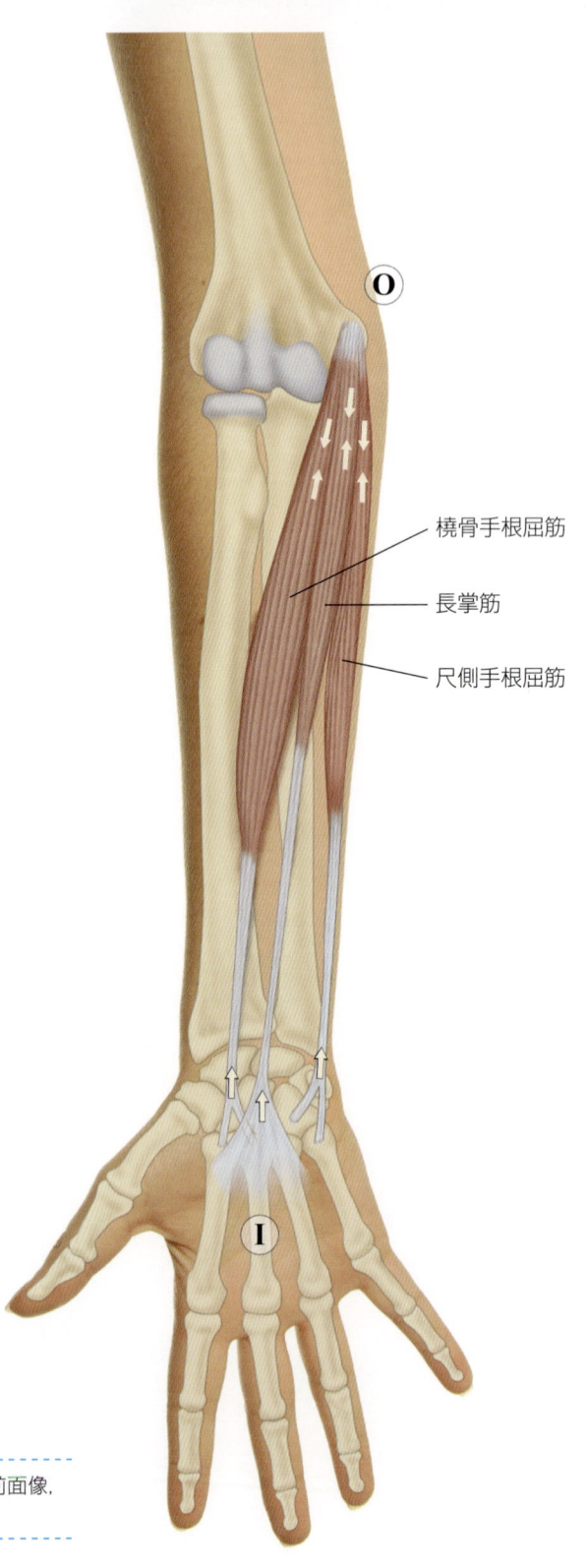

図7-7　手関節掌屈筋グループの前面像．O，起始部；I，停止部．

筋名称の由来

手関節を屈曲し，橈側にあるので「橈側手根屈筋」，尺側に位置し手関節を屈曲させるので「尺側手根屈筋」と呼ばれる．「長掌筋」は手掌に付く長い筋（短掌筋より長い）であることに由来する．

※ 英語名の成り立ち：
　flexor：（ラテン語）体の一部を屈曲する筋
　radialis：（ラテン語）橈骨側
　ulnaris：（ラテン語）尺骨側
　palmaris：（ラテン語）手掌
　longus：（ラテン語）長い
　carpi：（ラテン語）手関節の

筋の付着

橈側手根屈筋

橈側手根屈筋は前腕の前方で浅層の筋である．円回内筋と長掌筋の間に位置する．

起始（近位付着部）
- 屈筋腱を経て上腕骨内側上顆に付く

停止（遠位付着部）
- 手掌側の橈骨側

長掌筋

長掌筋は前腕の前方で浅層の筋である．橈側手根屈筋と尺側手根屈筋の間に位置する．

起始（近位付着部）
- 屈筋腱を経て上腕骨内側上顆に付く

停止（遠位付着部）
- 手掌

尺側手根屈筋

尺側手根屈筋は前腕の前方で表層の筋である．長掌筋の内側に位置する．

起始（近位付着部）
- 屈筋腱を経て上腕骨内側上顆と尺骨に付く

停止（遠位付着部）
- 手掌側の尺骨側

作用

- 手関節掌屈グループの3つの筋は，手関節の掌屈
- 橈側手根屈筋は手関節の橈屈
- 尺側手根屈筋は手関節の尺屈

固定
手関節，肘関節，橈尺関節の固定

> 【固定機能メモ】小指外転筋が収縮するとき，尺側手根屈筋は手根骨の豆状骨を安定させる．そのため小指外転筋は小指を効率的に外転することができる．

神経支配

- 正中神経と尺骨神経

> 【メモ】正中神経は橈側手根屈筋と長掌筋を神経支配する．尺骨神経は尺側手根屈筋を神経支配する．

触診法

1. 腕を安静にした状態で座位をとらせる．前腕は肘関節で屈曲し，完全に回外させ，その前腕を大腿の上に乗せる．支持/抵抗を行う手を患者の手の指の近くに置く．

2. 橈側に手を屈曲するとき，抵抗を加える(抵抗を加えたとき，セラピストの指を触ることができないことを確かめる)．そして見えている3つの手関節掌屈筋グループの遠位腱を探す．それらが見えるようにならなければ，その場所を垂直にすべらせることによってそれらを確かめる．尺側手根屈筋はもっとも見えにくい．

3. その部位を水平方向になでることによって橈側手根屈筋を触ることから始める．(図7-8)それから同様の方法で長掌筋，尺側手根屈筋を触診する．

4. それらを近位の内側上顆方向に触ることによって筋線維を触診する．

【メモ】橈側手根屈筋は手関節の橈側で触診することができる．同様に尺側手根屈筋は手関節の尺側で触診することができる．長掌筋は「手を丸める」よう指示することによって触診することができる．(図7-9)

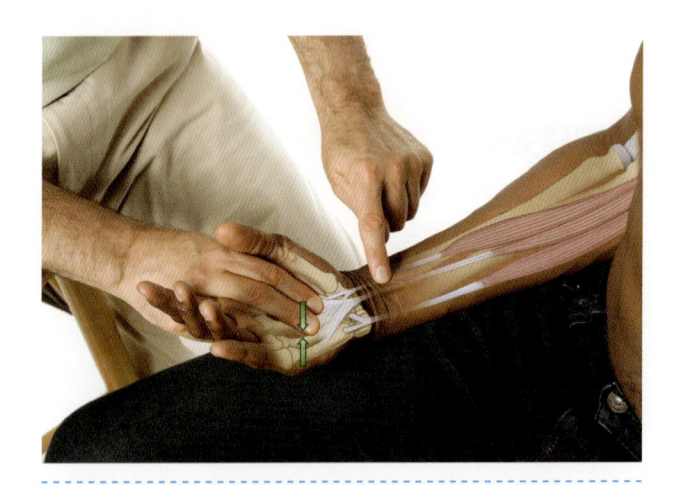

図7-8 右の手関節掌屈筋グループの3つの筋は，屈曲する方向に抵抗することにより，見つけることができる．遠位の腱はしばしば見ることができる．橈側手根屈筋腱は触れることができる．

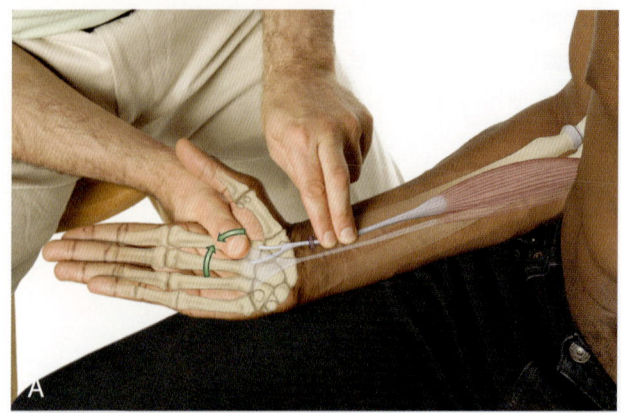

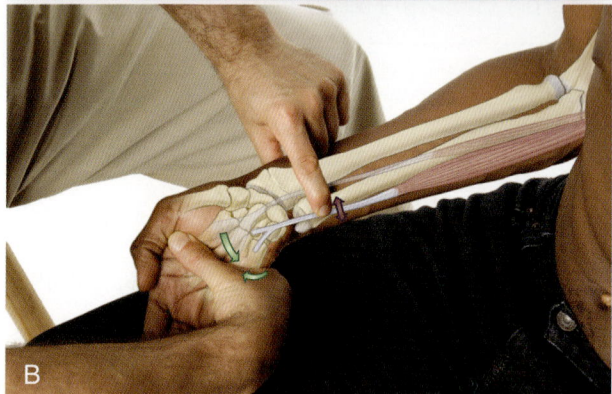

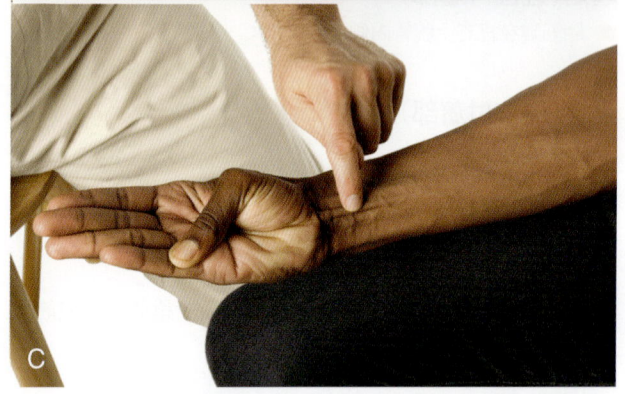

図7-9 右手関節掌屈筋グループの筋の触診．A，橈側手根屈筋の触診は，手を橈側に抵抗することによって触れる．長掌筋はイメージできる．B，尺側手根屈筋の触診は抵抗により尺側で触れる．長掌筋はイメージできる．C，手を丸めるとき，長掌筋は触診できる．

治療上の配慮

- 手関節掌屈筋グループ筋組織の使いすぎは屈筋腱や上腕骨内側上顆の炎症を引き起こすことがある．これらは内側上顆炎またはゴルファー肘として知られている．
- 多くの人で長掌筋は，両側もしくは一側で欠損していることがある．
- 尺骨神経は，尺側手根屈筋の2つの筋頭の間を通る．尺側手根屈筋の2つの筋頭による尺骨神経の圧迫は，肘部管症候群と呼ばれている．

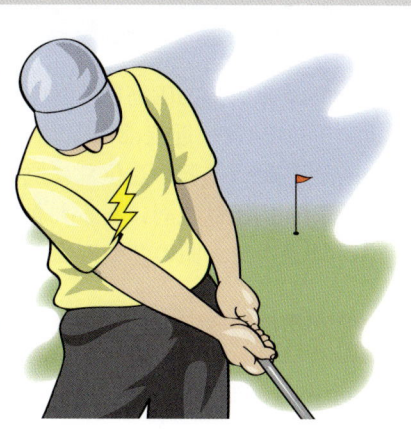

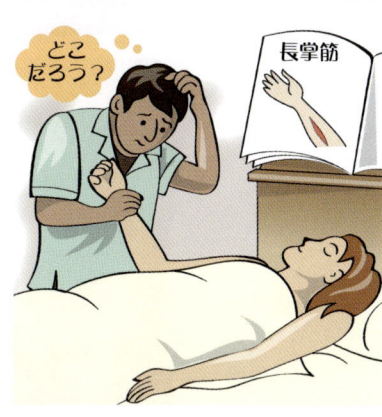

前腕と手：回内筋グループ
円回内筋 Pronator Teres；方形回内筋 Pronator Quadratus

円回内筋と方形回内筋は前腕の前方に位置する．円回内筋は前腕の近位部に位置する浅層の筋である．方形回内筋は前腕の遠位部に位置する深層の筋である．円回内筋は浅層にある大きな上腕骨頭と深層にある小さな尺骨頭の2つの頭を有する（**図7-10**）．

筋名称の由来

回内筋の由来は，これらの筋が前腕を回内することを示している．
「円回内筋」の「円」は形が丸いことを示している．
「方形回内筋」の「方形」は筋の形が四角形であることを示している．

* 英語名の成り立ち
  pronator：（ラテン語）体の一部を回内する筋
  teres：（ラテン語）丸い
  quadratus：（ラテン語）四角形

筋の付着

円回内筋

起始（近位付着部）
- 上腕骨頭：屈筋腱を経て上腕骨内側上顆に付く
- 尺骨頭：尺骨の鉤状突起

停止（遠位付着部）
- 橈骨の外側

方形回内筋

起始（近位付着部）
- 尺骨遠位掌側面

停止（遠位付着部）
- 橈骨遠位掌側面

作用

円回内筋
- 橈尺関節において前腕の回内
- 肘関節において前腕の屈曲

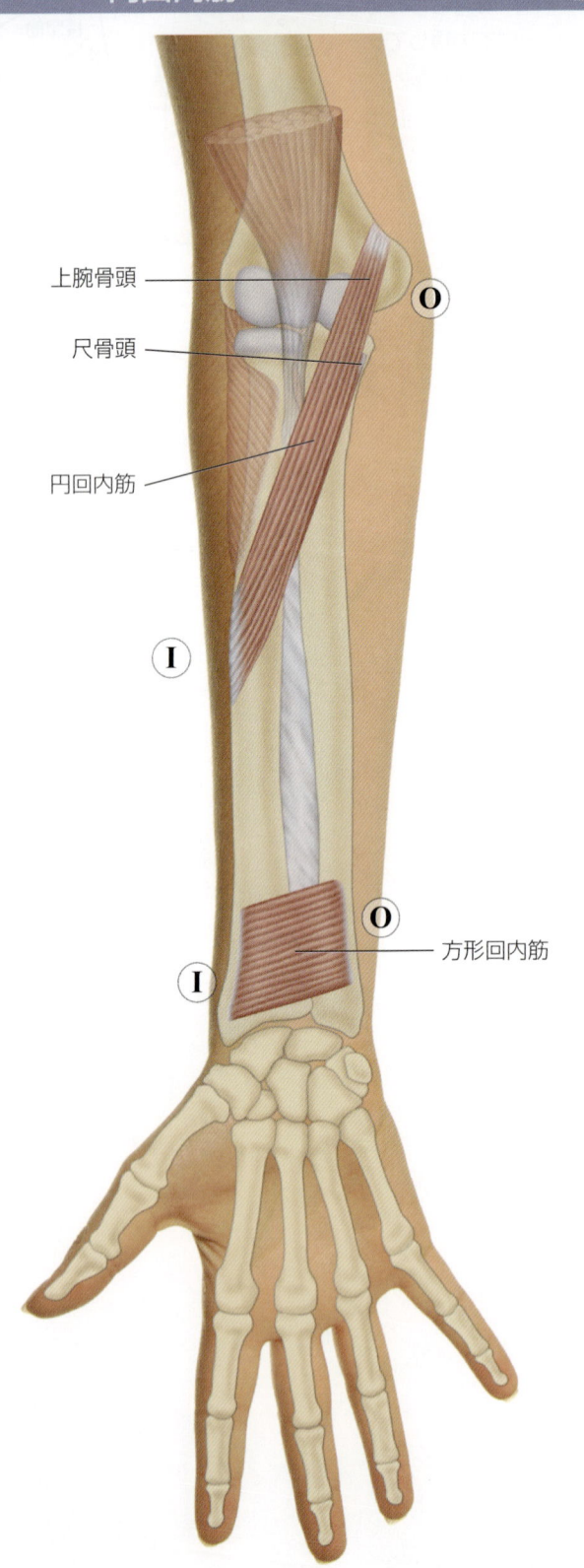

図7-10　上腕の前面像．O，起始部；I，停止部．

方形回内筋

- 橈尺関節において前腕の回内

固定

1. 2つの回内筋は，橈尺関節の固定
2. 円回内筋は，肘関節の固定

【固定機能メモ】方形回内筋は，特に末梢部の橈骨と尺骨の分離を妨げることにとって重要である．

神経支配

- 正中神経

触診法

円回内筋

1. 前腕は回内・回外中間位で，肘関節において前腕を屈曲し，腕を安静にした状態で座位をとらせる．前腕は大腿の上にのせる．触診している母指または指先を近位前腕の前方に置く．そして穏やかに，しかししっかりと，支持/抵抗するために，手関節の少し近位で遠位前腕をつかむ．
2. 穏やかな力で，橈尺関節で前腕を回内する患者に抵抗して，円回内筋の収縮を探す（図7-11）．
3. 線維に対して垂直にすべらせて，起始から停止まで触診する．必ずすべての筋腹をすべらせて触る．

方形回内筋

1. 完全に前腕を回外し，座位か背臥位をとらせる．触診する指を手関節の少し近位の遠位前腕に置く．
2. 橈尺関節で自発的に前腕を回内するよう指示する．そのとき方形回内筋の収縮を探す．抵抗は必要に応じて加える（図7-12）．

【メモ】方形回内筋は深層にあり，確認して触診することが難しい．さらに，正中神経と尺骨神経と橈骨と尺骨動脈は，手関節の前方に位置する．深層の筋を触診するときは，慎重に行わなければならない．

治療上の配慮

- 正中神経は円回内筋の上腕骨頭と尺骨頭の間を通り，そこで絞扼する可能性がある．正中神経がここで絞扼されるとき，それは円回内筋症候群と呼ばれ，手根管症候群または病的な頚椎椎間板症の症状と類似する．
- 円回内筋の過用は，上腕骨の内側上顆炎や屈曲腱の炎症を引き起こすことがある．この状態は，内側上顆炎またはゴルファー肘として知られている．

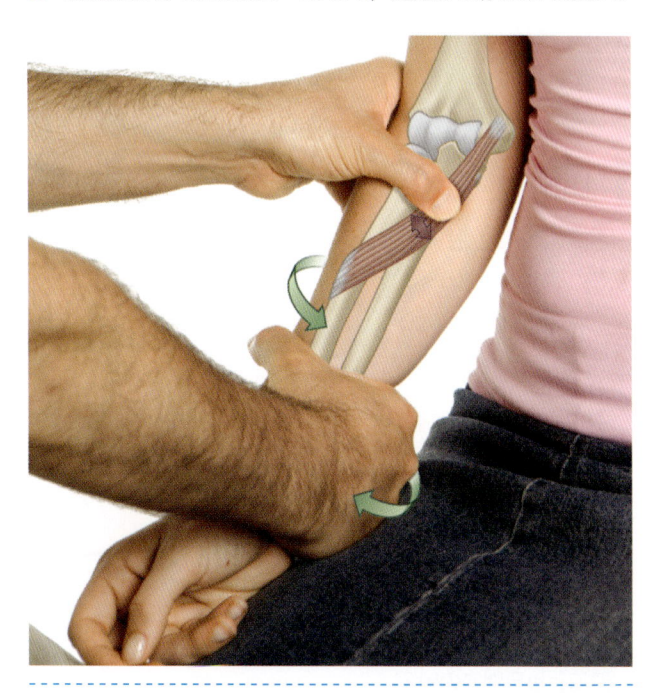

図7-11 患者の右の円回内筋の触診は，抵抗に対して，橈尺関節にて前腕を回内する．

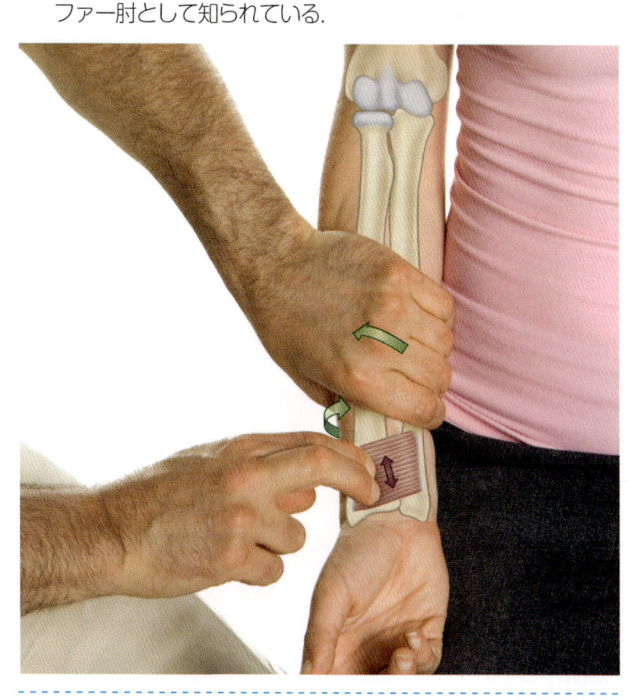

図7-12 右方形回内筋の表示は橈尺関節で前腕を回内方向に抵抗されることで触診される．

前腕と手
腕橈骨筋　Brachioradialis

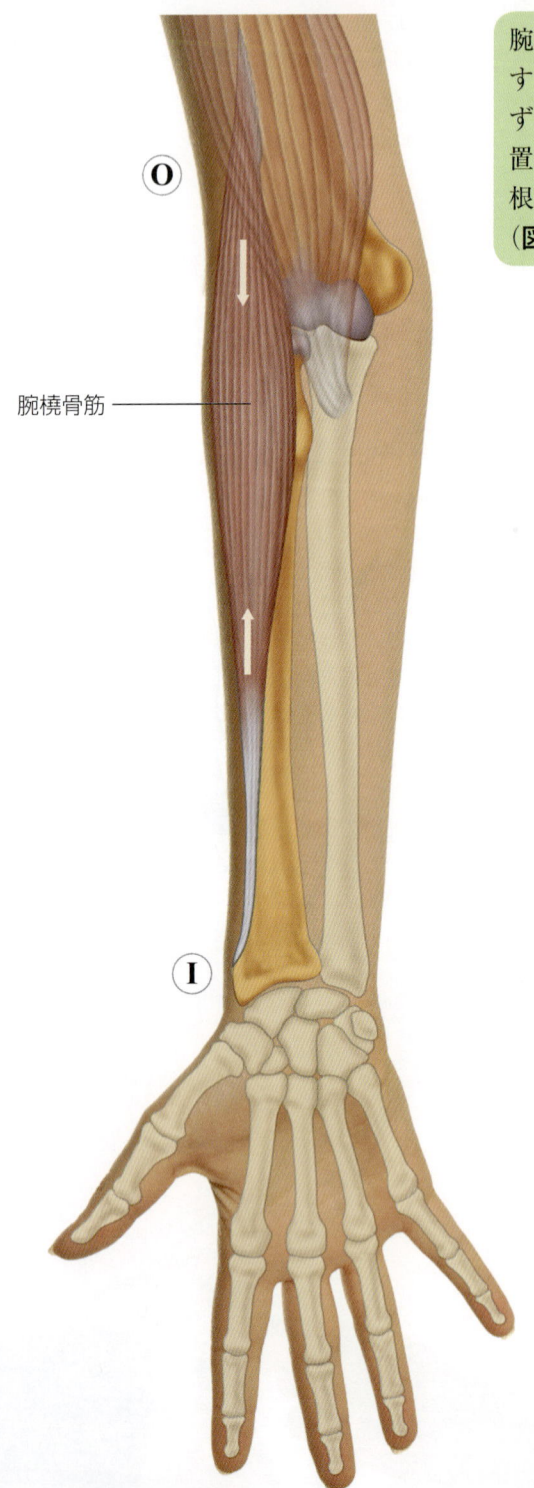

腕橈骨筋は全体的に浅層にある（前腕後面の深層に筋腹を有する母指の2つの小さな筋よりもさらに深くなる遠位腱のわずかな部分を除くと）．腕橈骨筋は，橈側で前腕の前面に位置する．橈側にあることにより，長橈側手根伸筋と短橈側手根伸筋とともに，「橈側グループ」の一員であると考えられる（図7-13）．

筋名称の由来

上腕骨と橈骨に付着していることから「腕橈骨筋」と呼ばれる．

* **英語の成り立ち**
  brachio：（ラテン語）腕
  radialis：（ラテン語）橈骨側

筋の付着

起始（近位付着部）
- 上腕骨外側上顆の隆起

停止（遠位付着部）
- 橈骨茎状突起

作用

腕橈骨筋は，肘関節と橈尺関節で前腕を動かす．
- 肘関節で前腕の屈曲
- 橈尺関節で前腕の回外
- 橈尺関節で前腕の回内

【作用の注意】前腕が完全に回内されているならば，腕橈骨筋は回内・回外中間位まで回外することができる．前腕が完全に回外されているならば，腕橈骨筋は回内・回外中間位まで回内することができる．

固定

肘関節と橈尺関節の固定

図7-13　右腕橈骨筋の前面像．O，起始部；I，停止部．

神経支配

■ 橈骨神経

触診法

1. 前腕回内・回外中間位で肘関節を屈曲し，安静にした状態で座位をとらせる．
2. 抵抗に対して穏やかな力で前腕を屈曲するよう指示する．はじめに腕橈骨筋の筋収縮を探す．それから前腕の近位前外側の収縮を感じる（図7－14）．
3. 線維に対して垂直にすべらして，上腕骨外側上顆の隆起の近位を触診する．そしてそれから遠位の橈骨の茎状突起を触診する．

> 【注意】手を持たずに遠位の前腕に抵抗を加えることがとても重要である．もし手に抵抗を加えるならば，隣接した長橈側手根伸筋も関与し，腕橈骨筋と見分けるのが困難になるであろう．

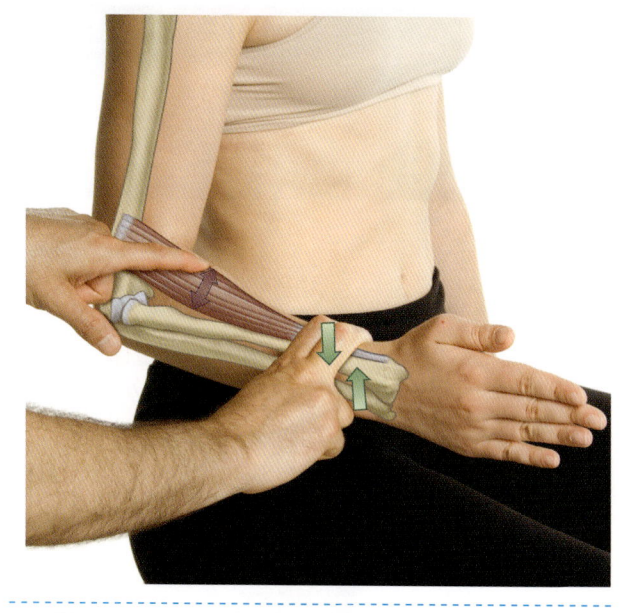

図7－14　前腕回内・回外中間位での腕橈骨筋の触診．

治療上の配慮

■ 腕橈骨筋は，肘関節屈曲の3つの筋の1つである．3つの筋とは，（1）上腕二頭筋，（2）上腕筋，（3）腕橈骨筋である．上腕二頭筋は前腕回外位で最も屈曲に働く．上腕筋は前腕の完全回内位で最も屈曲に働く．前腕回内・回外中間位では腕橈骨筋が最も屈曲に働く．

■ 腕橈骨筋はヒッチハイクするとき，前腕回内・回外中間位で前腕を曲げる特徴的動作のためにヒッチハイカー筋と時々あだ名をつけられる（腕橈骨筋が母指自体におよぼす働きをもたないことを心にとめておく）．

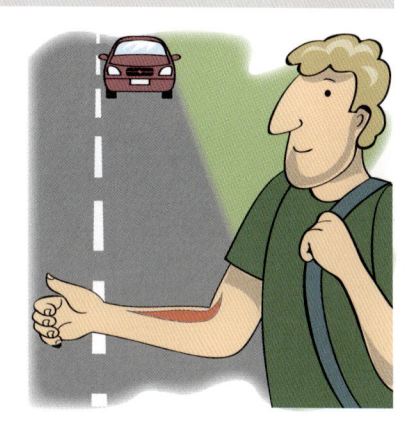

前腕と手：手指および母指の屈筋グループ
浅指屈筋　Flexor Digitorum Superficialis；
深指屈筋　Flexor Digitorum Profundus；
長母指屈筋　Flexor Pollicis Longus

浅指屈筋，深指屈筋と長母指屈筋は，いずれも長い外在の指屈筋群である．浅指屈筋と深指屈筋は第2～5指を屈曲させ，長母指屈筋は母指（第1指）を屈曲させる．これらの筋は起始（近位の付着）が手の外側にあることから外在筋であると言える．浅指屈筋は前腕の前面の中間層にある．深指屈筋と長母指屈筋は浅指屈筋の深部で前腕の前面の深層にある（図7-15）．

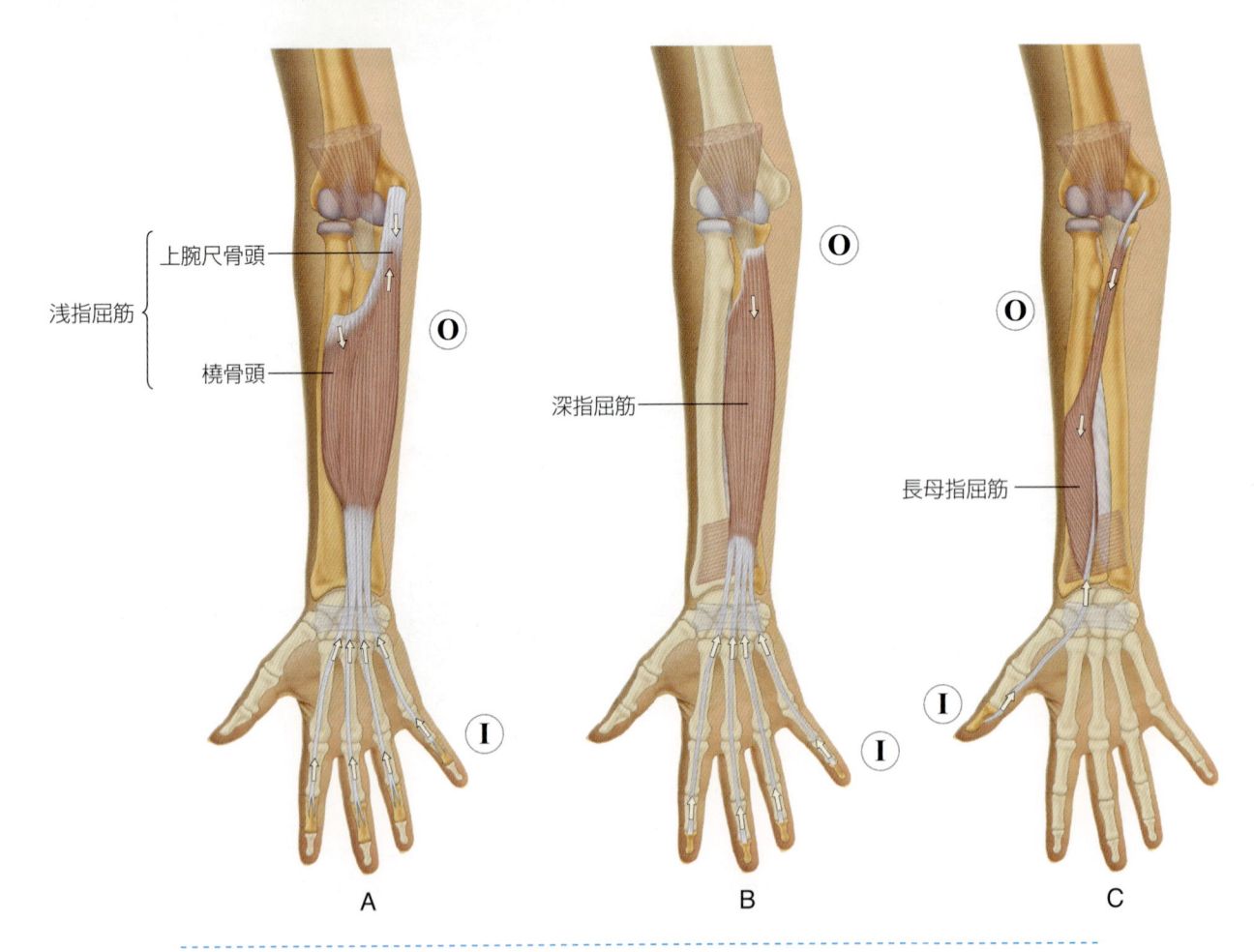

図7-15　A，右の浅指屈筋の前面像．B，右の深指屈筋の前面像．C，右の長母指屈筋の前面像．上腕筋の遠位端は3つの図で透明化し描かれている．方形回内筋はBとCの図で透明化し描かれている．O，起始部；I，停止部．

筋名称の由来

「浅指屈筋」の名称は深指屈筋の表面にある指を屈曲する筋であることに由来する．
「深指屈筋」の名称は浅指屈筋の深層にある指を屈曲する筋であることに由来する．
「長母指屈筋」は長くて（短母指屈筋より）母指を屈曲する筋であることに由来する．

※ 英語の成り立ち
flexor：（ラテン語）体の一部を屈曲する
digitorum：（ラテン語）指
pollicis：（ラテン語）母指
superficialis：（ラテン語）浅層
profundus：（ラテン語）深い
longus：（ラテン語）長い

筋の付着

浅指屈筋

起始（近位付着部）
- 屈筋腱を介して上腕骨内側上顆および橈骨と尺骨

停止（遠位付着部）
- 第2～5指

深指屈筋

起始（近位付着部）
- 上腕骨内側上顆と尺骨

停止（遠位付着部）
- 第2～5指

長母指屈筋

起始（近位付着部）
- 上腕骨内側上顆と橈骨と尺骨前面

停止（遠位付着部）
- 母指

作用

- 浅指屈筋と深指屈筋は第2～5指のMPとIP関節の屈曲．（近位と遠位のIP関節はPIP関節とDIP関節である）
- 長母指屈筋はCMC関節，MP関節およびIP関節で母指の屈曲．
- これらの筋は手関節をまたがっているため，手関節で手を屈曲することができる．

浅指屈筋
- 第2～5指をMP関節，PIP関節で屈曲
- 手関節で手の屈曲

深指屈筋
- 第2～5指をMP関節，PIP関節とDIP関節で屈曲
- 手関節で手の屈曲

長母指屈筋
- 母指をCMC関節，MP関節とIP関節で屈曲
- 手関節で手の屈曲

固定
グループとして，CMC関節，MP関節と指と母指（手関節だけでなく）のIP関節の固定

神経支配

- 正中神経と尺骨神経

【注意】正中神経は，このグループの3つの筋すべてに神経を分布する．尺骨神経は深指屈筋に神経を分布する．

触診法

浅指屈筋と深指屈筋

1. 腕を安静にして座位をとらせる．前腕は肘関節で屈曲し，完全に回外している状態で，大腿の上にのせる．
2. 浅指屈筋を探すために，指を上腕骨内側上顆の遠位内側前方である前腕の近位内側に置く．第2〜5指のMP関節で近位指節を曲げるように指示する．

   【メモ】抵抗をかける場合には，指の近位指節に対して圧力をかける(図7-16, A)．

3. 浅指屈筋の収縮を感じる．上腕骨内側上顆の近位付着部から手関節の遠位腱まで筋線維に垂直にたどりながら浅指屈筋を触診する．
4. 深指屈筋を探すために，指を尺骨の骨上と上腕骨内側上顆の遠位内側後方である，前腕の近位内側に置く．第2〜5指の遠位と近位のIP関節で遠位と中央の指節を曲げるように患者に指示する．そして深指屈筋の収縮を感じる(図7-16, B)．
5. 筋線維を垂直にたどりながら深指屈筋を触診する．

長母指屈筋

1. 腕を安静にして座位をとらせる．前腕は肘関節で屈曲し，完全に回外している状態で大腿の上にのせる．触診する指を手関節のわずかに近位の橈骨側に置く．
2. IP関節で母指の遠位指節骨を屈曲するよう指示する．手関節の近位で長母指屈筋の収縮するわずかな圧力を感じる(図7-16, C)．
3. 患者がIP関節で母指を屈曲することによって，収縮と弛緩を交互にできるだけ行い，長母指屈筋を触診する．

   【メモ】この筋は深層にあるため，筋線維を垂直にそって触ることはできない．

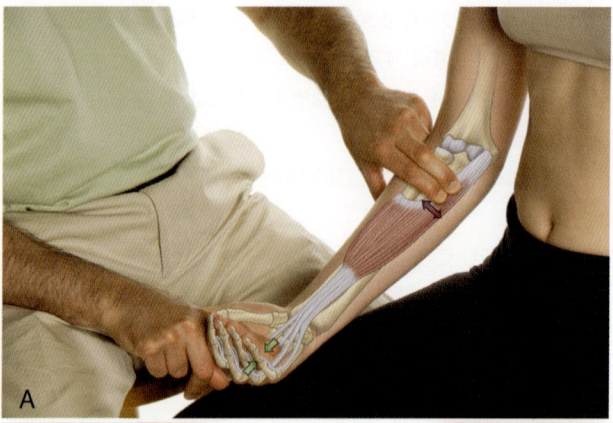

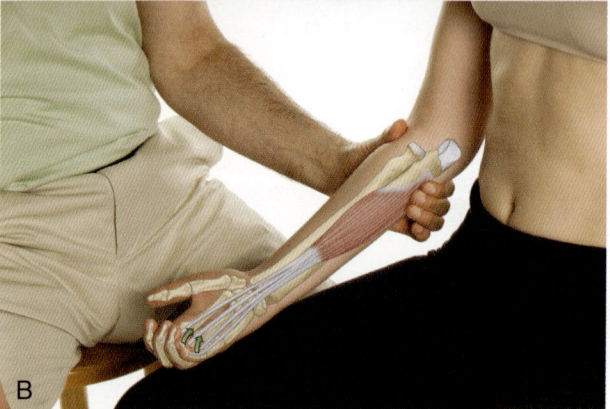

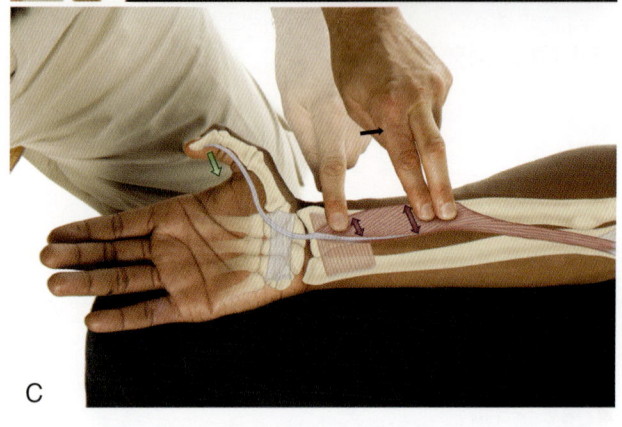

図7-16 手指および母指の屈筋グループ．A, 右の浅指屈筋の触診は上腕骨内側上顆の前方遠位より始まる．B, 右の深指屈筋の触診は尺骨の骨幹に対して始まる．抵抗に対する指屈曲のタイプの違いに注意する．C, IP関節の指節間で母指を曲げる長母指屈筋を指で触診する．方形回内筋はイメージで描いている．

治療上の配慮

- 正中神経およびこのグループの3つの筋すべての遠位腱は，手根管の中を走行している．これらの筋の過用と炎症は手根管症候群が原因として正中神経を圧迫することにより腫脹を伴う状況になることがある．

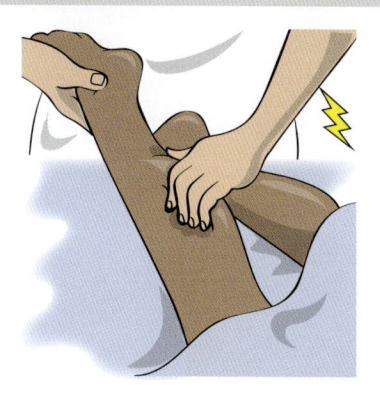

- 浅指屈筋は，上腕骨内側上顆で，屈筋腱に付着する．上腕骨内側上顆の炎症や痛み，屈筋腱の炎症は内側上顆炎やゴルファー肘として知られている．

- 長母指屈筋の痛みや過用は携帯電話の使いすぎによって起こることがある．この筋は，徒手/マッサージ・セラピストでもしばしば使いすぎや負傷をすることがある．

- 長母指屈筋の近位付着部は変化する．上腕骨頭や尺骨頭は欠損していることがある．

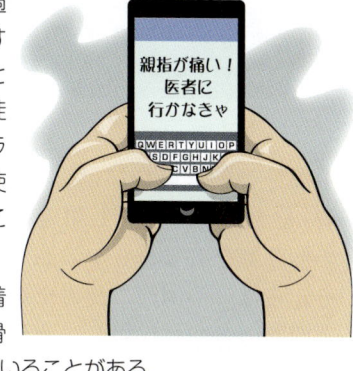

- **橈骨動脈は長母指屈筋の近くにあるので，脈を触るためには長母指屈筋を目安に動脈を探すとよい．**

前腕と手：手関節伸展筋群

**長橈側手根伸筋　Extensor Carpi Radialis Longus；
短橈側手根伸筋　Extensor Carpi Radialis Brevis；
尺側手根伸筋　Extensor Carpi Ulnaris**

手関節の伸展筋群には，起始（近位の付着）を上腕骨の外側上顆周囲にもち共通の伸筋腱を有する3つの筋がある．またそれらは，手関節の後方を走行するため手関節の背屈に作用し，それが筋群名となっている．3つの筋とは，長橈側手根伸筋，短橈側手根伸筋，尺側手根伸筋である．これらの筋は前腕後面の浅層にある．手関節において，長橈側手根伸筋と短橈側手根伸筋は橈側を，尺側手根伸筋は尺側を走行する（図7-17）．上腕への付着に加えて，尺側手根伸筋は尺骨にも付着を有している．

- 上腕骨の外側上顆
- 長橈側手根伸筋
- 短橈側手根伸筋
- 尺側手根伸筋

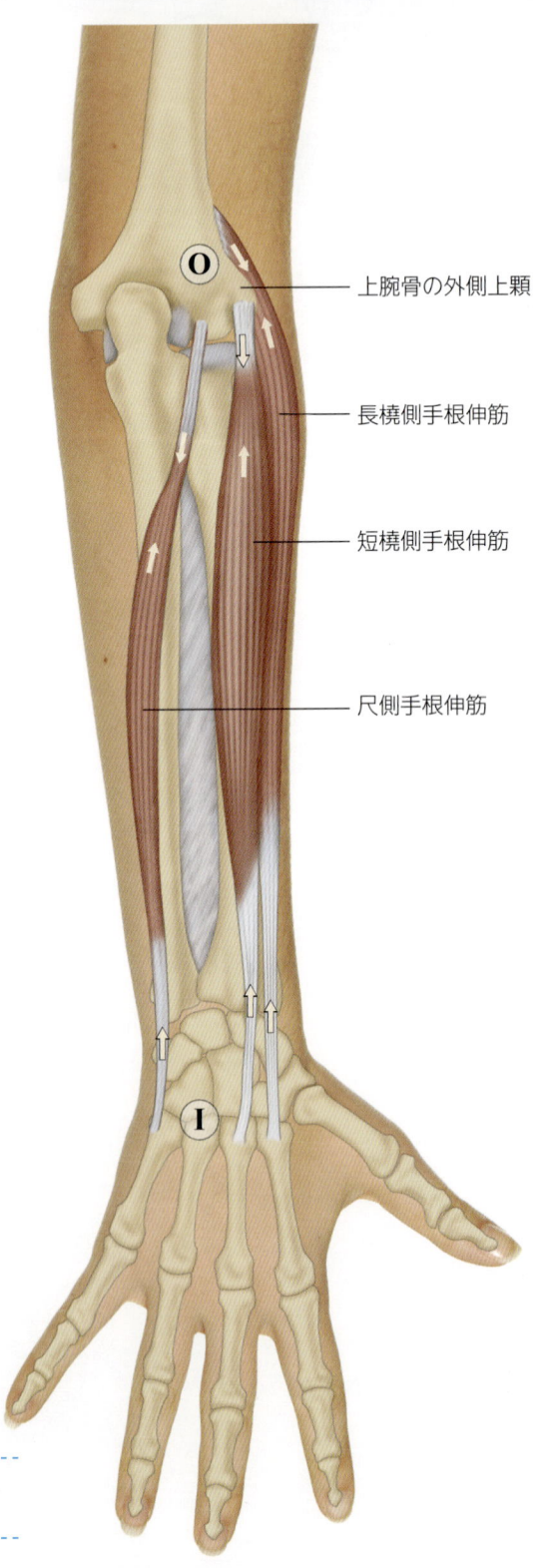

図7-17　右手関節背屈筋グループの後面像．O，起始部；I，停止部．

筋名称の由来

「長橈側手根伸筋」と「短橈側手根伸筋」の名称は，伸展し橈屈（外転）することに由来する．Carpiとは，これら動作が手関節で起こることを示している．Longusは，「短」よりも長いことを示している．

「尺側手根伸筋」の名称は手関節を尺側に偏位させ（内転），伸展させることに由来する．

* **英語名の成り立ち**

    extensor：（ラテン語）体の一部を伸展する
    carpi：（ラテン語）手関節の
    radialis：（ラテン語）前腕の橈骨側
    ulnaris：（ラテン語）前腕の尺骨側
    longus：（ラテン語）長い
    brevis：（ラテン語）短い

筋の付着

長橈側手根伸筋

起始（近位付着部）
- 上腕骨外側上顆

停止（遠位付着部）
- 手の背側の橈側

短橈側手懇親筋

起始（近位付着部）
- 伸筋腱を介して上腕骨外側上顆

停止（遠位付着部）
- 手の背側の橈側

尺側手根伸筋

起始（近位付着部）
- 尺骨と伸筋腱を介して上腕骨外側上顆

停止（遠位付着部）
- 手の背側の尺側

作用

手関節を伸展させる筋群は手関節で手を動かす．

長橈側手根親筋と短橈側手根伸筋
- 手関節で手の背屈
- 手関節で手の橈屈

尺側手根伸筋
- 手関節で手の背屈
- 手関節で手の尺屈

固定

肘関節と手関節の固定

神経支配

- 橈骨神経

触診法

長橈側手根伸筋と短橈側手根伸筋

1. 回内外中間位で前腕を肘関節で屈曲し，腕を安静にした状態で座位をとらせる．前腕は大腿の上にのせる．
2. 橈側の筋群を指で触り，つまんで前腕の残りの筋から離す．橈側の筋群を示指と母指で挟んでつまむ（または示指と中指）．それらを前腕から離すようにゆっくりと引っ張る（図7-18, A）．
3. 長・短橈側手根伸筋の上で触診している指を動かす（腕橈骨筋の後方）．そして手関節で橈屈させ，それらの筋収縮を感じる（図7-18, B）．橈屈に対する抵抗は必要に応じて，手で支持や抵抗を加えることができる．
4. 橈側手根伸筋を垂直にはじくように遠位付着部に向かってつづけて触診する．

尺側手根伸筋

1. 腕を安静にして座位をとらせる．前腕は肘関節で屈曲させ，完全回内させた状態で大腿にのせる．
2. セラピストの指を尺骨の後ろに置く．
3. 手関節を尺屈するように指示する．そして，尺側手根伸筋の筋収縮を感じる（図7-19）．抵抗を与えるときは，指の近位部で尺側より抵抗を加える．
4. 収縮と弛緩を交互に行っている筋を垂直にはじくように遠位より第5中手骨に向かって，また上腕骨外側上顆に向かって触診する．

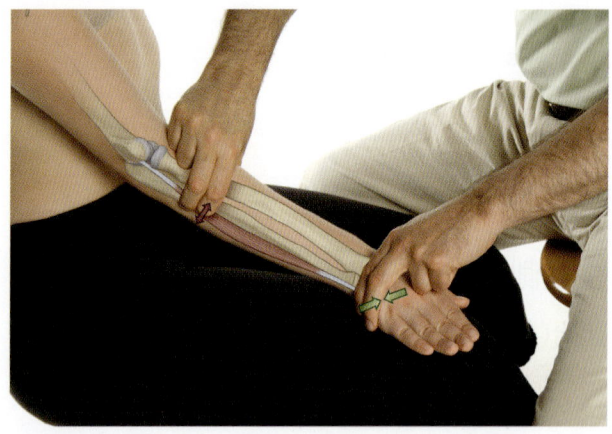

図7-19 患者が手関節で尺屈していることに抵抗することで，尺骨のすぐ後ろで尺側手根伸筋を触れる．

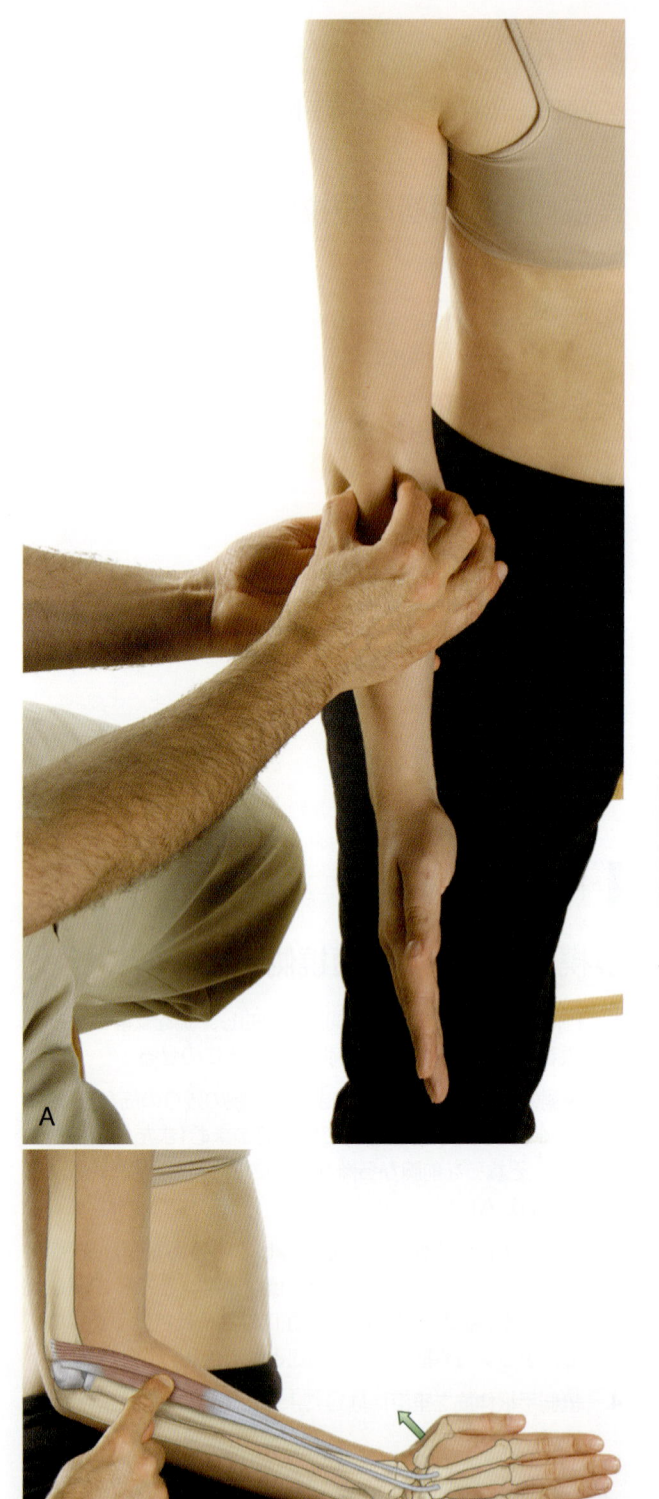

図7-18 A，右の橈屈筋群をセラピストの母指と示指でつまんでいる．B，患者の手を手関節で橈屈させて長・短橈側手根伸筋を触っている．

治療上の配慮

- 手関節伸展筋群の過用では上腕骨外側上顆や伸筋腱の痛みや炎症を引き起こす．この状態は上腕骨外側上顆炎やテニス肘として知られている．

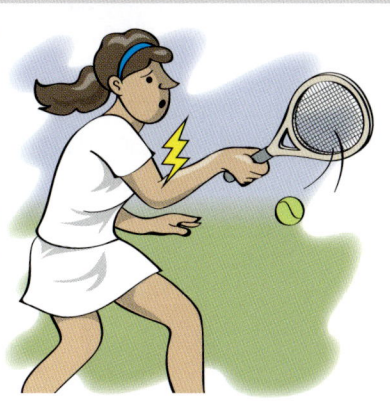

- 手関節を安定させることは手関節伸展筋群（特に短橈側手根伸筋）の重要な動作である．指を曲げて拳をつくるとき，手関節伸展筋は手指屈筋群による指の屈曲にあわせて手関節が屈曲するのを防いでいる．

- 尺骨の上にある尺側手根伸筋の付着部は尺側手根屈筋と深指屈筋の尺骨の付着部に混在する．

前腕と手：手指および小指の伸筋グループ
総指伸筋　Extensor Digitorum；小指伸筋　Extensor Digiti Minimi

総指伸筋と小指伸筋は前腕の後面の筋のなかで浅層の筋である．またそれらは手関節の伸筋群の間に位置する．手の外側に起始（近位の付着）を持つ外在筋であり，長い指の伸筋である．それらは第2〜5指までを伸展する（図7-20）．

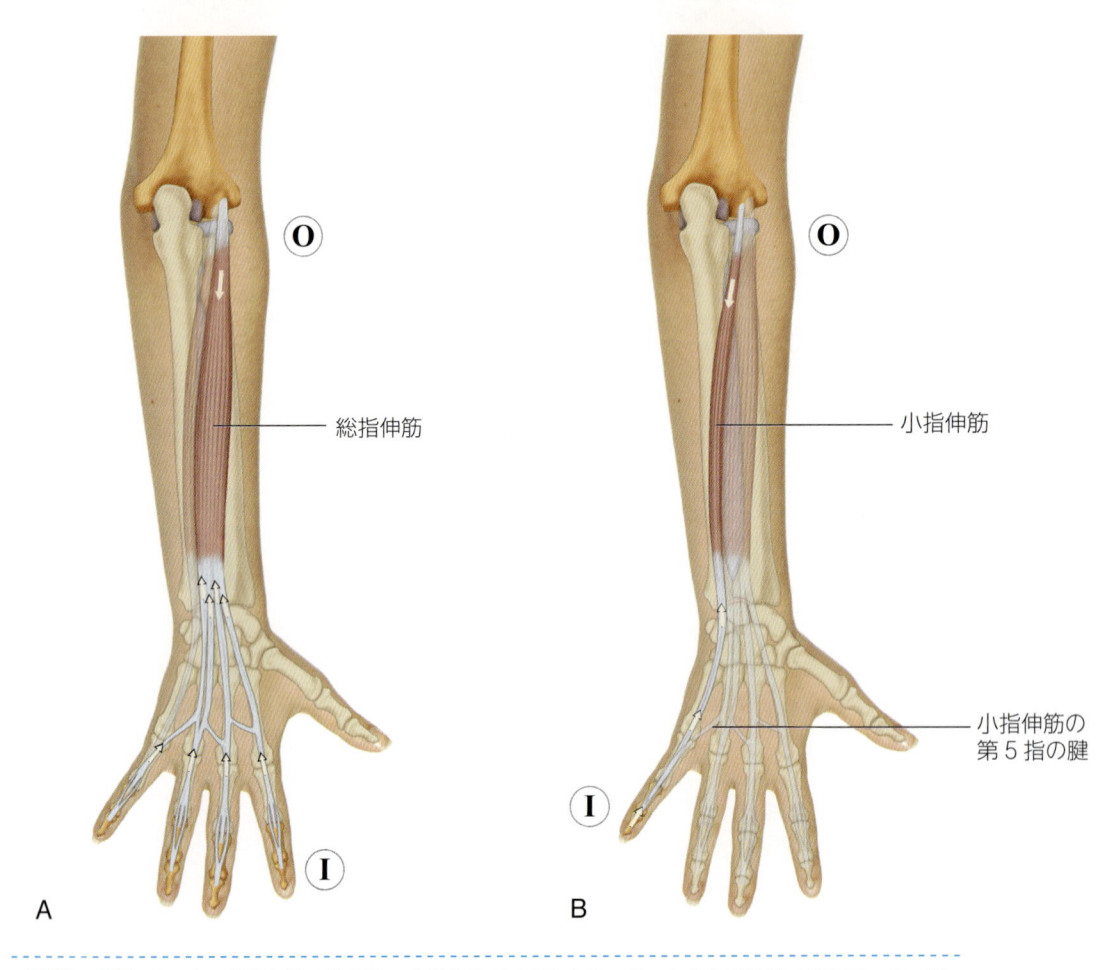

図7-20　A，右の総指伸筋の後面像．小指伸筋が内側にある．B，右の小指伸筋の後面像．O，起始部（総指伸筋の内にある）；I，停止部．

筋名称の由来

「総指伸筋」は指を伸展することに由来する．
「小指伸筋」は小指を伸展することに由来する．

英語名の成り立ち

extensor：（ラテン語）体の一部を伸展する
digitorum：（ラテン語）指
digiti：（ラテン語）指
minimi：（ラテン語）最小

筋の付着

総指伸筋

起始（近位付着部）
- 上腕骨外側上顆より伸筋腱へ移行

停止（遠位付着部）
- 第2〜5指の後方表面

小指伸筋

起始（近位付着部）
- 上腕骨外側上顆より伸筋腱へ移行

停止（遠位付着部）
- 小指（第5指）

作用

総指伸筋と小指伸筋はPIP関節，DIP関節，MP関節で指を動かす．これらは手関節で手も動かす．

総指伸筋

- MP関節，PIP関節とDIP関節で第2〜5指の伸展
- 手関節で手の背屈

小指伸筋

- MP関節，PIP関節とDIP関節で小指の伸展
- 手関節で手の背屈

固定

1. MP関節，PIP関節とDIP関節の固定
2. 手関節の固定
3. 第5CMC関節の固定

神経支配

- 橈骨神経

触診法

1. 腕を安静にした状態で座位をとらせる．前腕は肘関節で屈

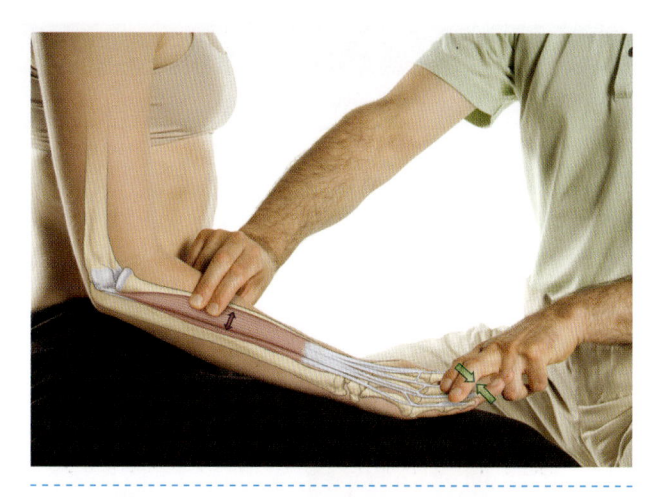

図7-21 総指伸筋と小指伸筋は第2〜5指が伸展することに抵抗を加えて触診する．

曲し橈尺関節で完全回内とし，大腿の上に置く．触診する指を前腕の後方中央部に置く．

2. 第2〜5指をIP関節，MP関節で完全に伸ばすように指示する（手関節で手を伸ばそうとしていないことを確認する）．そして，総指伸筋と小指伸筋の収縮を感じる（図7-21）．

【メモ】この2つの筋の境界を見つけることは難しい．

3. 抵抗を加える場合は，手掌の上でなく，抵抗する手を後方に置く．

4. これらの2つの筋線維を垂直方向へ停止から起始に向かって触る．

【メモ】遠位の指の伸筋腱は手の後面表層でしばしば見ることができる．

治療上の配慮

- 総指伸筋の遠位付着部は近位指節で内側，外側，中央の伸筋腱になり広がる．それは中央と遠位の指節の背側につく．この構造は指の背側拡張と呼ばれている．
- 伸筋腱や上腕骨外側上顆の炎症や痛みは外側上顆炎や外側上顆痛またはテニス肘と呼ばれている．
- 小指伸筋腱はしばしば総指伸筋腱と混在する．

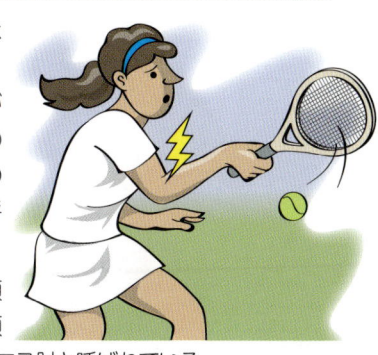

前腕と手
回外筋　Supinator

回外筋は前腕後面の深層コンパートメントに位置する（図7-22）.

筋名称の由来

前腕を回外させることから「回外筋」と呼ばれる.

* **英語名の成り立ち**

    supinator：（ラテン語）体の一部を回外させる

筋の付着

起始（近位付着部）
- 上腕骨外側上顆と近位の尺骨

停止（遠位付着部）
- 橈骨の近位部

作用
- 橈尺関節で前腕の回外

固定

肘関節と橈尺関節の固定

神経支配
- 橈骨神経

触診法

1. 腕を安静にした状態で座位をとらせ，前腕を肘関節で屈曲する．そのときの前腕は回内・回外中間位であり，大腿の上にのせる．セラピストの抵抗する手を手関節の後面に置く．
2. 触診している手の母指と示指，中指で橈骨側の筋をつまみ，前腕から引っ張る（図7-18, A）．やさしく，しかししっかりと母指を橈屈グループの短橈側手根伸筋と総指伸筋の間に沈みこませ，橈骨の回外筋付着部へ向かって触る．
3. 抵抗に対して前腕を回外するように指示し，回外筋の収縮を感じる（図7-23）.
4. 回外筋を遠位付着部に向かって触る．交互に収縮と弛緩をさせてその筋の収縮を感じる．

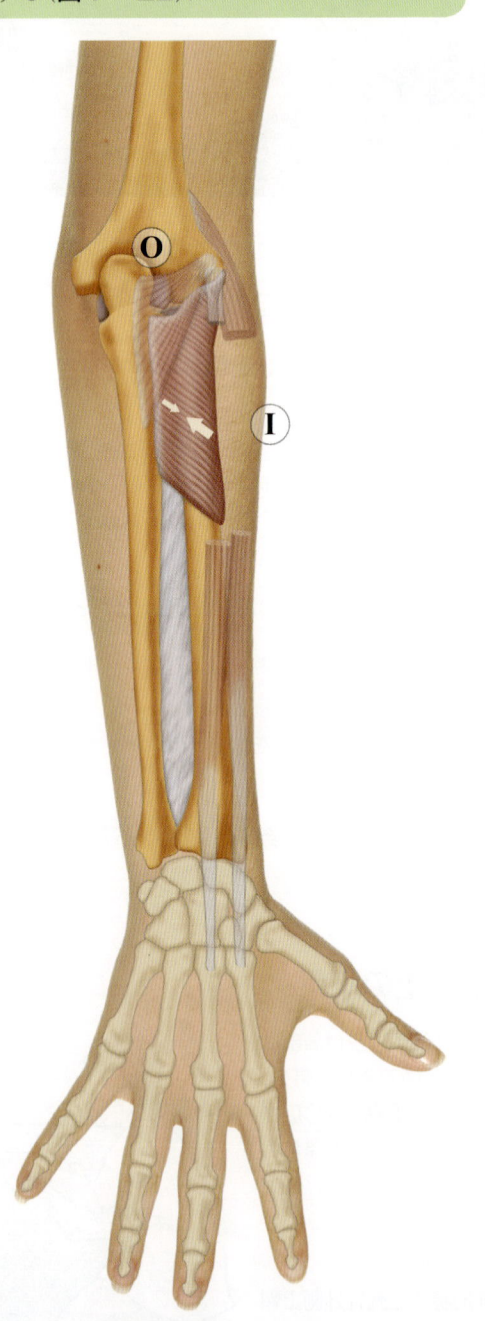

図7-22　右の回外筋の像．肘筋，短橈側手根伸筋や短橈側手根伸筋は切断し透明化して描かれている．O, 起始部；I, 停止部．

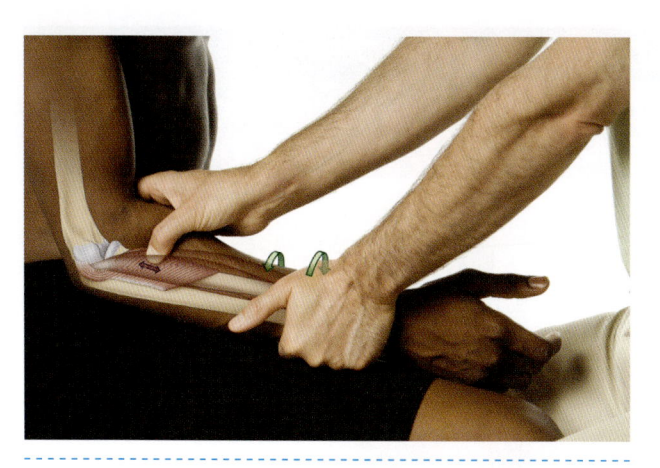

図7-23　総指伸筋と橈屈グループの間の右回外筋の触診.

治療上の配慮

- 回外筋の近位部は表層と深層をもつ．橈骨神経の深層の分岐はこの2つの層の間を走行する．そしてそこで引っかかるかもしれない．
- 伸筋腱や上腕骨外側上顆の炎症や痛みは外側上顆炎や外側上顆痛またはテニス肘と呼ばれている．
- 橈骨神経の深層は回外筋に沿って走行する．回外筋を強く圧迫することにより，これが分かることがある．

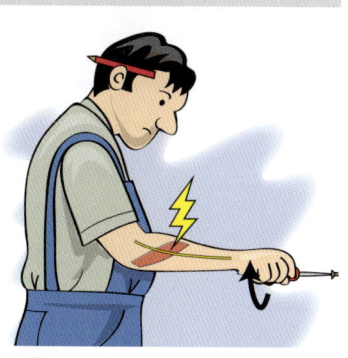

前腕と手：遠位深部の４つの筋グループ

長母指外転筋 Abductor Pollicis Longus；短母指伸筋 Extensor Pollicis Brevis；
長母指伸筋 Extensor Pollicis Longus；示指伸筋 Extensor Indicis

遠位深部のグループは前腕後面の深部コンパートメントに位置する４つの筋からなる．それらの３つの筋は母指を動かす．４つ目の筋は示指を動かす（図７-24）．

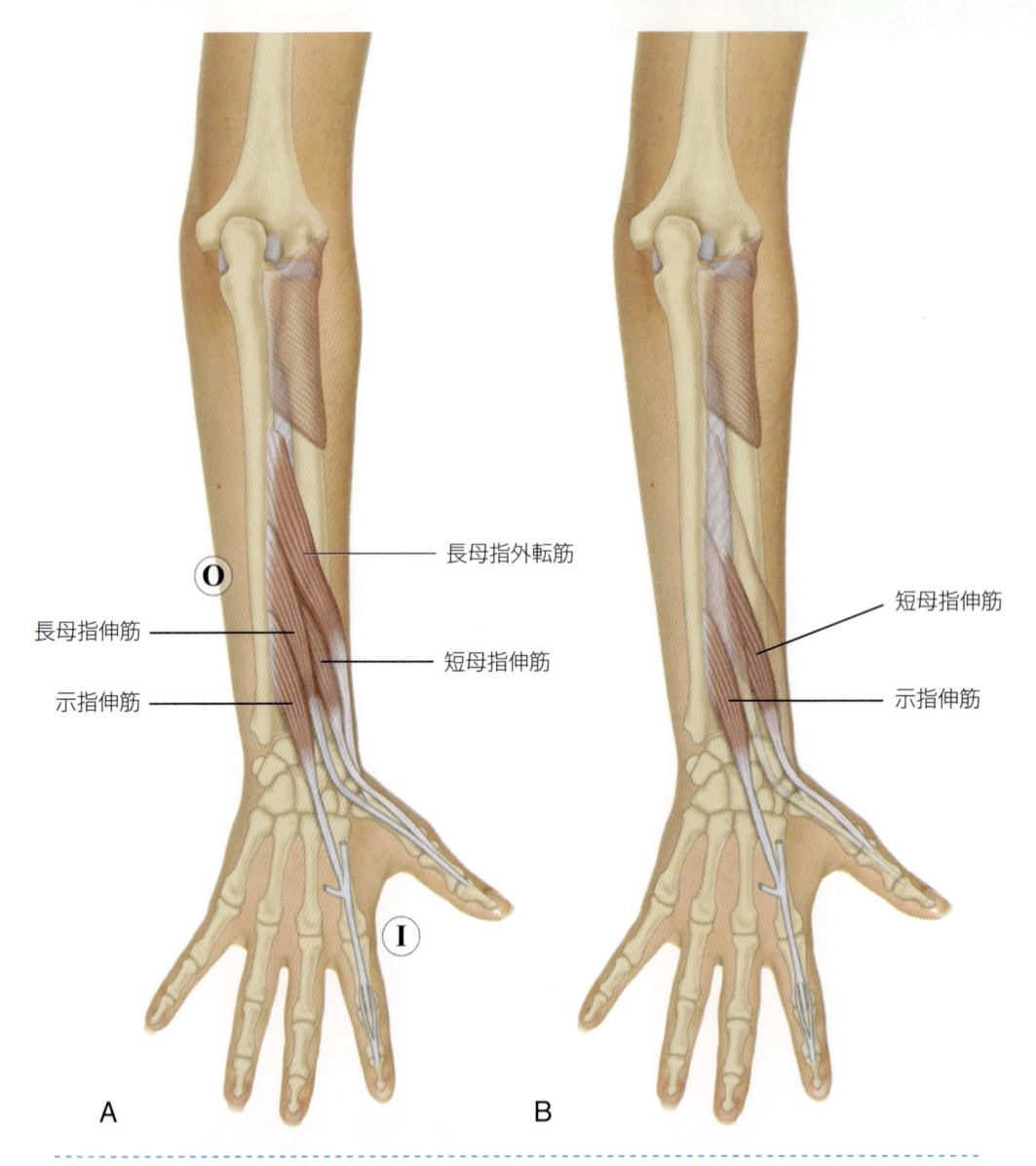

A / B

長母指外転筋
長母指伸筋
短母指伸筋
示指伸筋

図７-24　右遠位深部の４つの筋群の後面図．A，４つの筋．回外筋は透明化して描かれている．B，長母指外転筋と長母指伸筋を透明化して描いている．O，起始部；I，停止部．

筋名称の由来

母指を外転する長い筋であることから「長母指外転筋」と呼ばれる（短母指外転筋より長い）．

母指を伸展して，長母指伸筋より短いことから「短母指伸筋」と呼ばれる．

母指を伸展して，短母指伸筋より長いことから「長母指伸筋」と呼ばれる．

示指を伸ばす筋であることから「示指伸筋」と呼ばれる．

* 英語名の成り立ち
  - abductor：（ラテン語）体の一部を外転する
  - extensor：（ラテン語）体の一部を伸展する
  - pollicis：（ラテン語）母指
  - indicis：（ラテン語）示指
  - longus：（ラテン語）長い
  - brevis：（ラテン語）短い

筋の付着

長母指外転筋

起始（近位付着部）
- 橈骨と尺骨の後面

停止（遠位付着部）
- 母指

短母指伸筋

起始（近位付着部）
- 橈骨後面

停止（遠位付着部）
- 母指

長母指伸筋

起始（近位付着部）
- 尺骨後面

停止（遠位付着部）
- 母指

示指伸筋

起始（近位付着部）
- 尺骨後面

停止（遠位付着部）
- 示指

作用

遠位深部の4つの筋グループは母指を CMC 関節，MP 関節および IP 関節で動かす．また示指を MP 関節と近位 IP 関節と遠位 IP 関節で動かす．

【メモ】母指の外転は，母指が手掌面から前方に離れていく矢状面運動である．母指の伸展は，母指が示指から離れる前額面での運動である．

長母指外転筋
- CMC 関節で母指の外転
- CMC 関節で母指の伸展

短母指伸筋
- CMC 関節，MP 関節で母指の伸展
- CMC 関節で母指の外転

長母指伸筋
- CMC 関節と MP 関節，IP 関節で母指の伸展

示指伸筋
- CMC 関節と MP 関節，IP 関節で示指の伸展

固定
1. CMC 関節と MP 関節，IP 関節で母指の固定
2. CMC 関節と MP 関節，IP 関節で示指の固定

神経支配
- 橈骨神経

触診法

1. 腕を安静にした座位をとらせる．前腕は肘関節で屈曲し，橈尺関節で完全回内させて，大腿にのせる．
2. 母指を伸展するように指示する（前額面上で）．そしてこの筋群の遠位腱で作られる解剖学的かぎタバコ入れを見る．
3. すぐに，後方手関節の橈骨側で遠位腱を触診する．

【メモ】長母指外転筋と短母指伸筋腱は互いに隣り合っており，1つの腱であるように見える．セラピストは指の爪でそっと分けることができる．

4. 母指を伸展するとき収縮と弛緩を交互に行い，筋線維にそって近位付着部より個々に触診する（図7-25，A）．
5. 手の後面の遠位を触り，最初に，MP関節とIP関節で示指を伸展するように指示することによって示指伸筋を触診する（図7-25，B）．
6. 患者が指示伸筋を収縮と弛緩をさせることで，筋線維に沿って示指伸筋を触診する．

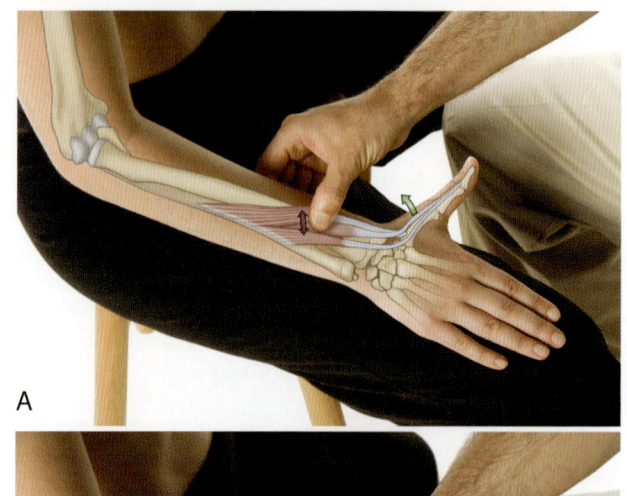

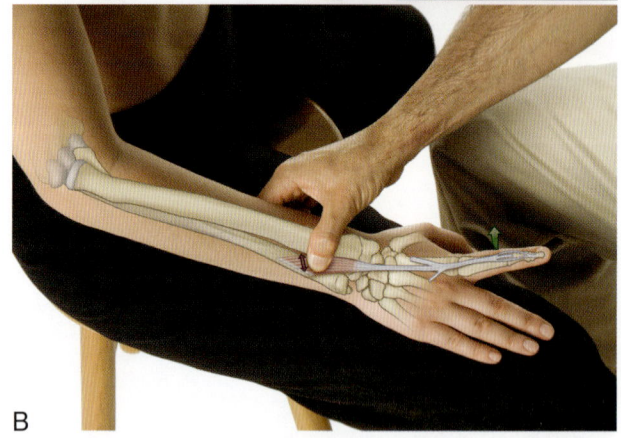

図7-25 A，母指を完全に伸展させたときの遠位深部の3つの母指の筋（長・短母指伸筋と長母指外転筋）の触診．B，示指を完全に伸展させたときの遠位深部の示指伸筋の触診．

治療上の配慮

- 遠位深部の4つの筋グループ中の3つの母指の筋の遠位腱は解剖学的かぎタバコ入れを構築している．長母指外転筋と短母指伸筋は外側の境界を形成する．（それらは区別することが困難なほど近接している）．長母指伸筋は中間の境界を形成する．舟状骨は，解剖学的かぎタバコ入れ内に位置する．

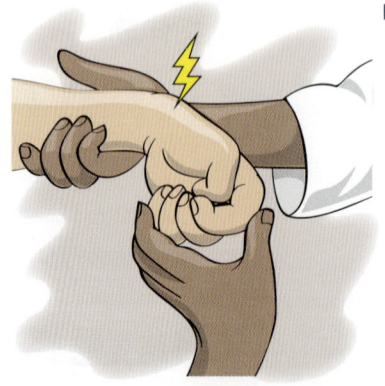

- 長母指外転筋と短母指伸筋は一般に滑液鞘を共有する．母指の過度の動きで，長母指外転筋や短母指伸筋の腱と橈骨の茎状突起の間の摩擦は，腱骨膜炎（滑液鞘の炎症）を引き起こすことがありえる．この状態は，ド・ケルヴァン病（de Quervain's disease）として知られている．

- 長母指伸筋の遠位付着部は母指の背側部の線維状になって広がっている．

Notes

前腕と手：母指球筋
短母指外転筋　Abductor Pollicis Brevis；短母指屈筋　Flexor Pollicis Brevis；母指対立筋　Opponens Pollicis

母指球筋は，(1)短母指外転筋，(2)短母指屈筋，(3)母指対立筋の3つの筋からなる．これらの筋は内在筋（手の範囲内に位置している）であり，母指に付着し動かす．短母指外転筋は最も浅層にある．短母指屈筋はやや深く中間層にある．そして，母指対立筋は最も深層にある（**図7-26**）．

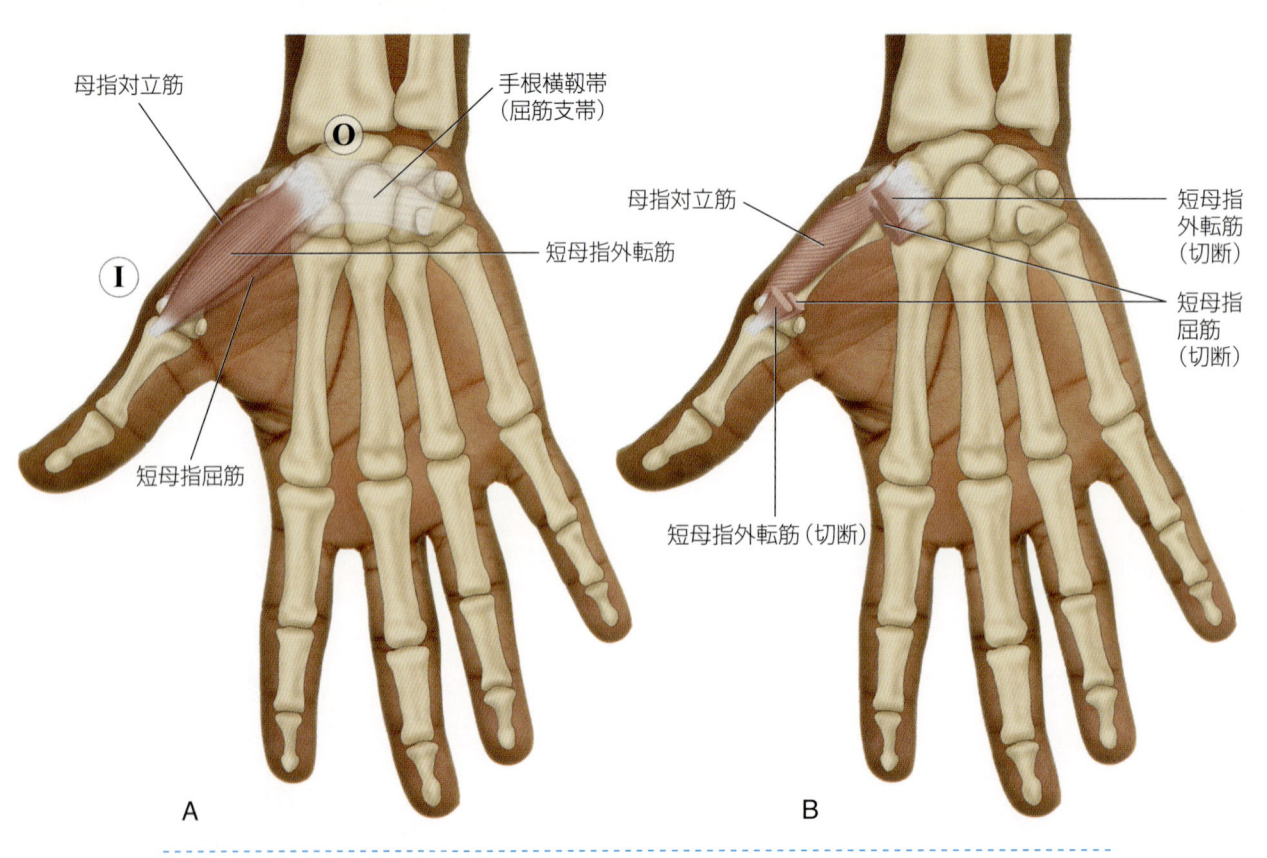

図7-26　右の手掌の筋群．**A**，浅層像．**B**，深層像．短母指外転筋と短母指屈筋は一部切断している．**O**，起始部；**I**，停止部．

筋名称の由来

母指を外転し短いことから「短母指外転筋」と呼ばれる（長母指外転筋より短い）．

母指を屈曲し短いことから「短母指屈筋」と呼ばれる（長母指屈筋より短い）．

母指が対立させることから「母指対立筋」と呼ばれる．

※ **英語名の成り立ち**
abductor：（ラテン語）体の一部を外転する
flexor：（ラテン語）体の一部を屈曲する
opponens：（ラテン語）対立する
pollicis（ラテン語）母指
brevis：（ラテン語）短い

筋の付着

短母指外転筋

起始（近位付着部）
- 屈筋支帯と舟状骨と大菱形骨

停止（遠位付着部）
- 母指の近位指節骨

短母指屈筋

起始（近位付着部）
- 屈筋支帯と大菱形骨

停止（遠位付着部）
- 母指の近位指節骨

母指対立筋

起始（近位付着部）
- 屈筋支帯と大菱形骨

停止（遠位付着部）
- 第1中手骨

作用

手掌の筋は CMC 関節と MP 関節で母指を動かす．

【メモ】母指の外転は，母指が手掌面から前方に離れていく矢状面での運動である．母指の屈曲は母指が示指の方向へ曲がる前額面上の運動である．母指の指腹がもうひとつの指と触れようとするとき，母指の対立が起こる．

短母指外転筋
- MP 関節で母指の外転

短母指屈筋
- CMC 関節および MP 関節で母指の外転

母指対立筋
- CMC 関節で母指の対立

固定
手掌の筋群は母指の CMC 関節と MP 関節を固定

神経支配

- 正中神経
- 尺骨神経

【メモ】正中神経は 3 つの手掌の筋すべてに神経を分布する．尺骨神経も短母指屈筋と母指対立筋に神経を分布する．

触診法

1. 座位をとらせる．触診する指を手掌（母指球）の外側に置く．抵抗をかける手を母指の近位指節骨の前面に置く．
2. 短母指外転筋を探すために母指球の外側を触る．CMC 関節で母指を外転させることに抵抗を加えることで，収縮を感じる．
3. 母指と示指の間で筋をつまむとよい（図 7 - 27, A）．
4. 収縮を感じることができれば，近位付着部と遠位付着部を触診する．
5. 短母指屈筋を触るために，母指球の最も中間を触診する．CMC 関節で母指を屈曲させることに抵抗を加えることで，筋の収縮を感じることができる（図 7 - 27, B）．
6. 収縮を感じられるならば，穏やかな抵抗と弛緩を交互に行うことによって患者の短母指外転筋を触診する．
7. 母指対立筋を触るために，母指の中手骨のまわりで，触診

している指を曲げる.（図7-27, C）小指に対して圧をかけるように, 母指と小指を対立する.

8. 中手骨の抵抗を感じられるならば, 残りの手掌筋の触診を試みる.

【メモ】手掌の筋と母指対立筋を識別することは非常に難しい. この理由からこの狭い場所で手掌の筋組織を触診することは通常よりも効果的である.

治療上の配慮

- 携帯電話ショートメッセージサービスの相当な増加で, 母指の筋は使われすぎている. そのため, 反復的な使用をすることでショートメッセージサービス母指と呼ばれる状態になる. マニピュレーションを行うとき, 手のセラピストは特に手を使うことでこの状態になることを知っておく必要がある.
- ショートメッセージサービスを利用するときの母指の使用は, 母指のCMC関節の関節変更（変形性関節症）の発生率を上昇させる. この状態は, 基部関節炎として知られている.
- 種子骨は短母指屈筋の遠位腱部に存在する. メモ：2番目にできやすい母指の種子骨は, 母指内転筋の遠位腱部に存在する.
- 猿も母指を対立することはできる. しかしあまりにも短く機能的でない.

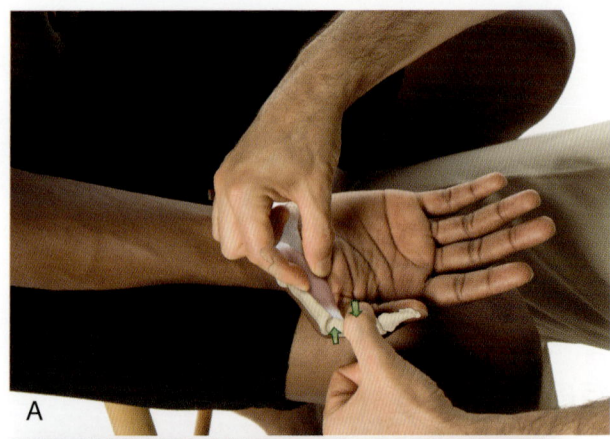

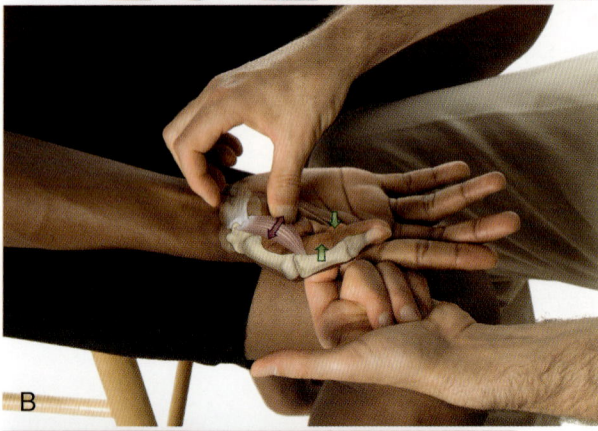

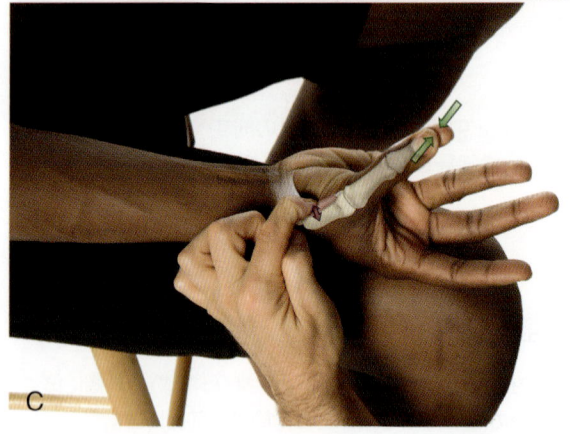

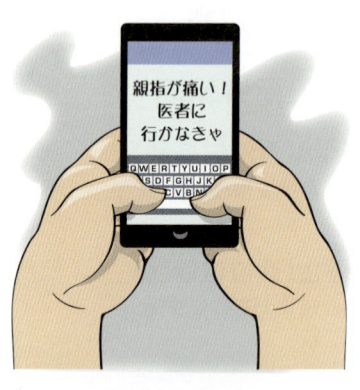

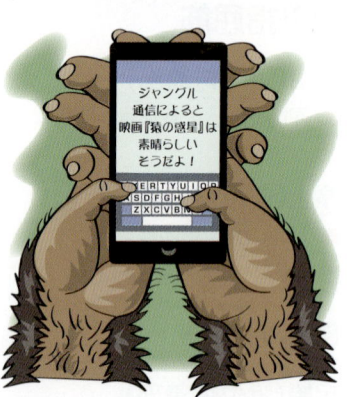

図7-27　右の母指球筋の触診法. A, 抵抗に対してCMC関節で母指を外転させるとき短母指外転筋を触診する. B, 抵抗に対してCMC関節で母指を屈曲させるとき短母指屈筋を触診する. C, CMC関節で小指と母指を対立させるとき, 母指の中手骨あたりで母指対立筋を触診する.

Notes

前腕と手：小指球筋

小指外転筋　Abductor Digiti Minimi Manus；
小指屈筋　Flexor Digiti Minimi Manus；
小指対立筋　Opponens Digiti Minimi

> 小指球筋群は，(1)小指外転筋，(2)小指屈筋，(3)小指対立筋の3つの筋からなる．手内在筋のグループの類似性には注意しなければならない．どちらとも，外転，屈筋と対立筋がある．小指球筋は，小指に付着しており，小指を動かす内在筋（手の中に位置する）である．外転筋は最も浅層にある．屈筋はやや深く中間層にある，そして，対立筋は最も深層にある（図7-28）．

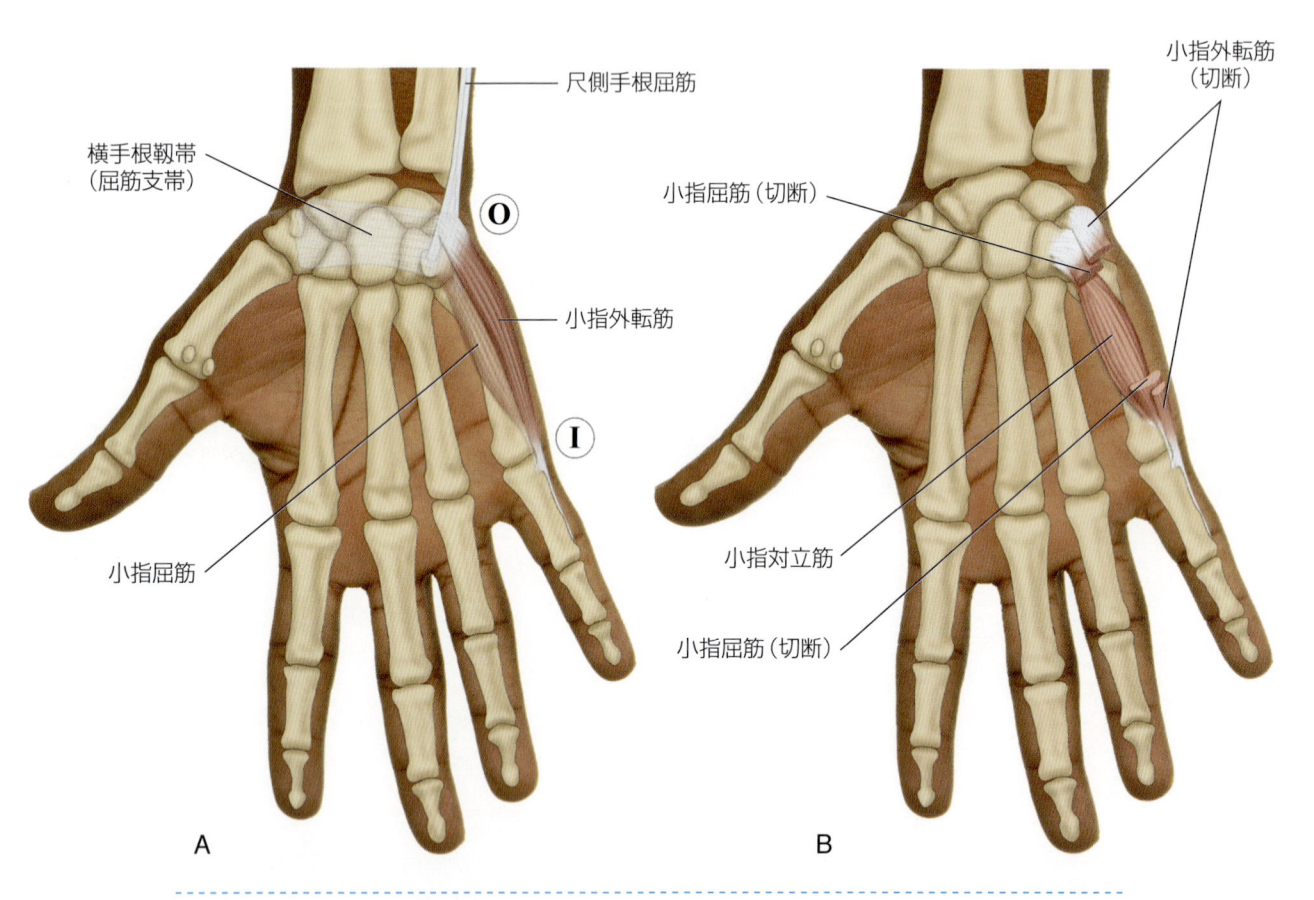

図7-28　右小指球筋の前面像．A，浅層像．尺側手根屈筋も描写している．B，深層像．小指外転筋と小指屈筋は切断されている．O，起始部；I，停止部．

筋名称の由来

小指を外転させることから「小指外転筋」と呼ばれる．
小指を屈曲することから「小指屈筋」と呼ばれる．
小指を対立することから「小指対立筋」と呼ばれる．

＊ 英語名の成り立ち
abductor：（ラテン語）体の一部を外転する筋
flexor：（ラテン語）体の一部を屈曲する筋
opponens：（ラテン語）対立する
digiti：（ラテン語）小指に関する
minimi：（ラテン語）最小
manus：（ラテン語）手に関する

筋の付着

小指外転筋

起始（近位付着部）
- 豆状骨

停止（遠位付着部）
- 小指（第5指）の近位指節骨

小指屈筋

起始（近位付着部）
- 屈筋支帯と有鈎骨

停止（遠位付着部）
- 小指（第5指）の近位指節骨

小指対立筋

起始（近位付着部）
- 屈筋支帯と有鈎骨

停止（遠位付着部）
- 第5指の中手骨

作用

小指球筋は，CMC関節とMP関節で小指を動かす．

小指外転筋
- MP関節で小指の外転

小指屈筋
- MP関節で小指の屈曲

小指対立筋
- CMC関節で小指の対立

固定

小指のMP関節とCMC関節の固定

神経支配

- 尺骨神経

触診法

1. 座位をとらせる．触診する指を患者の小指球の中間部に置く．抵抗をかけている指を患者の小指の近位指節骨の中間部後面に置く．

2. MP関節で小指を外転する動きに対して抵抗を加え，触れている小指球の中間部で小指外転筋の筋収縮を感じる（**図7-29, A**）．

3. いったん感じたならば，近位豆状骨と近位指節骨をもとに中間部遠位部を触診する．

4. IP関節で小指を伸展し続けながら，MP関節で小指を屈曲しようとすることに対して抵抗を加え，触っている小指球の外側で小指屈筋の筋収縮を感じる（**図7-29, B**）．

   【メモ】抵抗をかける指は，小指の近位指節骨の前面の上に置かれなければならない．

5. いったん感じたならば，近位有鈎骨の突起と近位指節骨をもとに前内側の浅層を遠位に触診する．

6. 母指と小指を対立するとき，小指球の最外側で有鈎骨の突起のすぐ遠位部の筋収縮を感じる（**図7-29, C**）．

7. いったん感じたならば，小指球の深部にある他の筋を可能な限り触診する．

8. 第5指中手骨の前方側で触診している指は，たいてい小指対立筋の付着部を触ることができる．

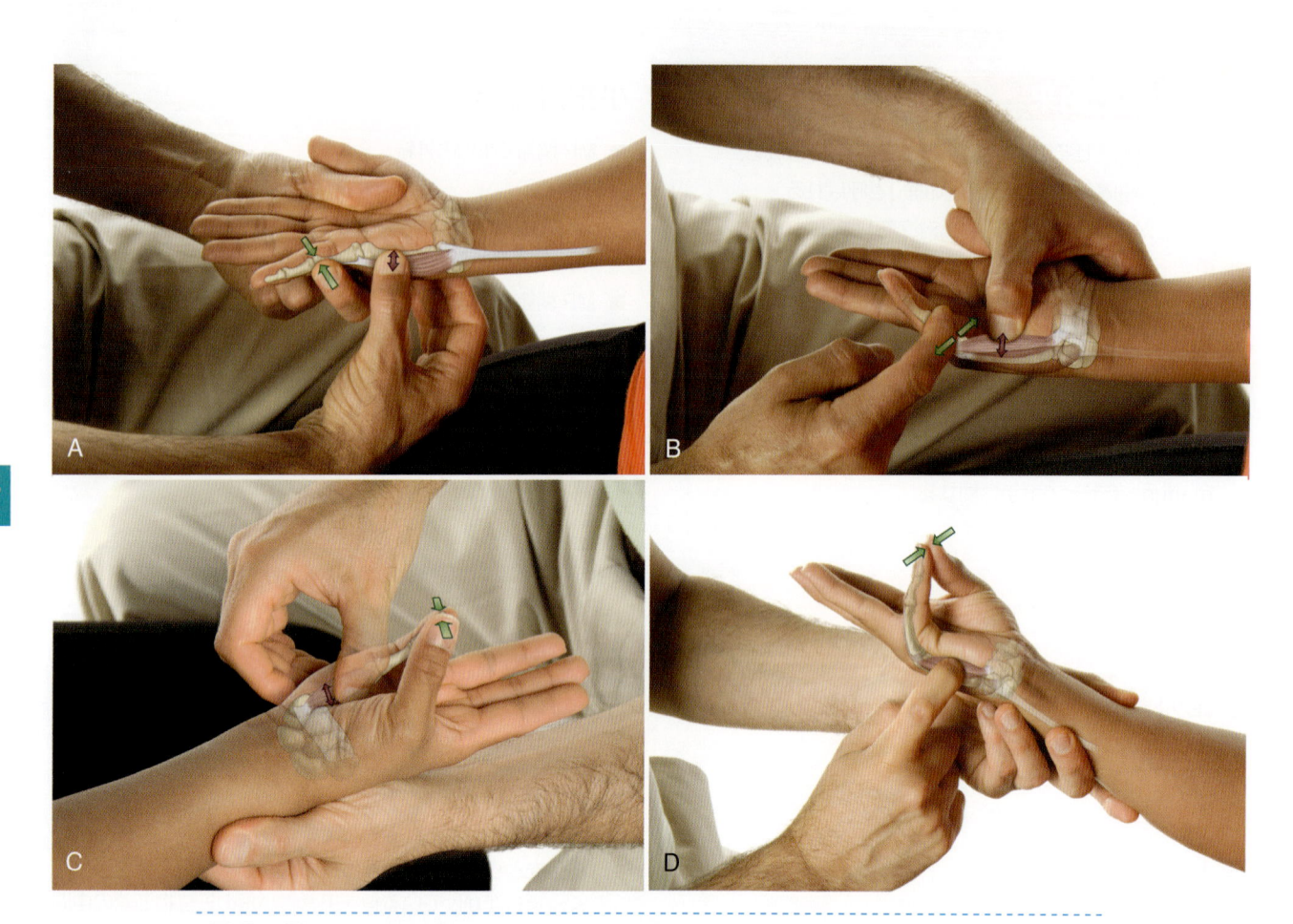

図7-29　右小指球筋グループの触診法．**A**，抵抗に対して小指を外転するときの小指球中間部における小指外転筋の触診法．**B**，抵抗に対して小指の近位指節骨を屈曲するときの小指球の外側における小指屈筋の触診法．**C**，抵抗に対して小指を対立するときの小指球深部外側における小指対立筋の触診法．**D**，抵抗に対して小指を対立するときの小指対立抵抗における小指対立筋の触診法．

【メモ】この触診法のステップは，母指対立筋の触診法と類似している．

治療上の配慮

- 小指外転筋の起始（近位付着部）は豆状骨である．小指外転筋の収縮と尺側手根屈筋の収縮はいつでも豆状骨を固定（安定）させる．積極的に小指を外転させるように指示すれば，尺側の遠位手関節で尺側手根屈筋の遠位腱が収縮するのを感じることができる．

- 小指屈筋は，しばしば非常に小さいか，まったく存在しない．この収縮時，小指対立筋は，比較的より表面的な露出をする．

- 我々は，しっかりと動かす時でなければ，あまり小指について意識しない．しかしながら，徒手療法を行うとき，特につまむ動作を時々行うならば，小指球筋に強い負荷をかけることができる．

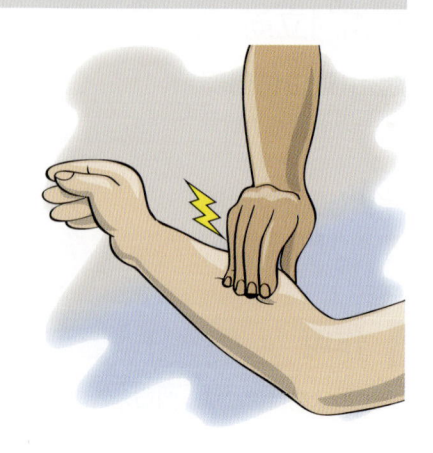

Notes

前腕と手
短掌筋　Palmaris Brevis

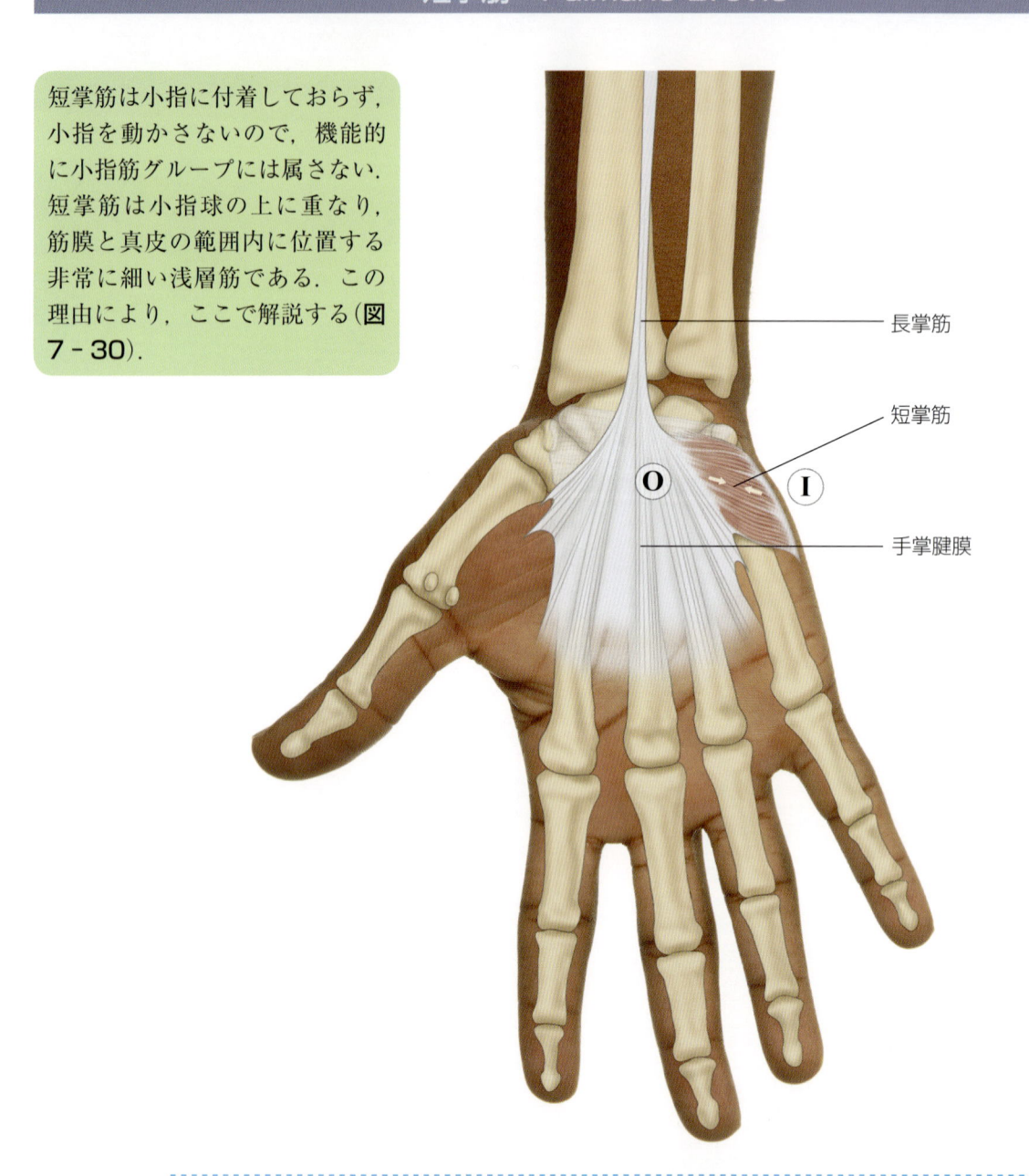

短掌筋は小指に付着しておらず，小指を動かさないので，機能的に小指筋グループには属さない．短掌筋は小指球の上に重なり，筋膜と真皮の範囲内に位置する非常に細い浅層筋である．この理由により，ここで解説する（図7-30）．

長掌筋
短掌筋
手掌腱膜

図7-30　右短掌筋の前面像．O，起始部；I，停止部．

筋名称の由来
手掌に停止があり短いことから「短掌筋」と呼ばれる（長掌筋より短い）．

* **英語名の成り立ち**
  palmaris：（ラテン語）手掌
  brevis：（ラテン語）短い

筋の付着
起始（近位付着部）
- 屈筋支帯と手掌腱膜

停止（遠位付着部）
- 手の境界付近の尺側真皮

作用

- 手掌の皮膚にしわをつくる．

固定

短掌筋には，関節の固定機能がない．

神経支配

- 尺骨神経

触診法

1. 座位をとらせる．触診する指を小指球の上にゆっくりと置く．
2. 手掌でカップをつくるように指示すると，この筋の収縮を感じることができる（**図7-31**）．小指がまったく動かないか，動いたとしてもほんのわずかではないかを確認する．そのような状態でなければ，小指球筋の収縮を確実に確認できるだろう．

   【メモ】短掌筋はとても薄く，隣接した軟部組織と識別するのが難しい．

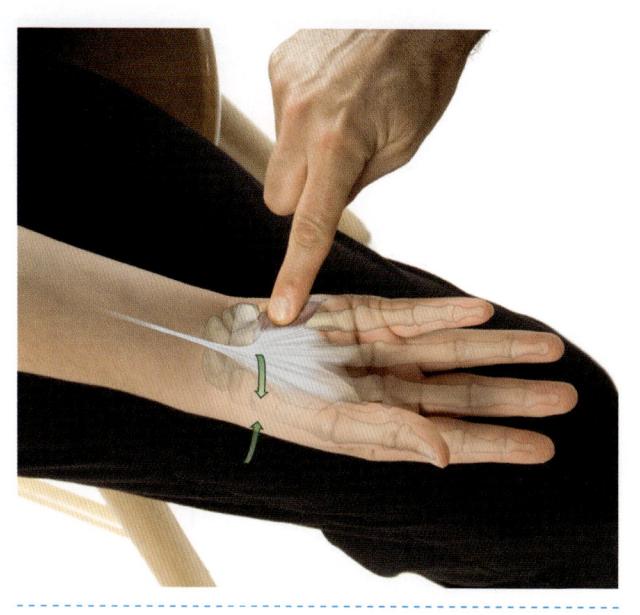

図7-31　右短掌筋の触診．

前腕と手：中央コンパートメントグループ

母指内転筋　Adductor Pollicis；虫様筋　Lumbricals Manus；掌側骨間筋　Palmar Interossei；背側骨間筋　Dorsal Interossei Manus

中央コンパートメントグループは，母指球筋と小指球筋の間に位置する手内在筋から成る．中央コンパートメントは，母指内転筋，虫様筋グループの4つの筋，掌側骨間筋グループの3つの筋と背側骨間筋グループの4つの筋を含む（**図7-32**）．背側に位置する背側骨間筋グループを除いて，これらの筋はすべて手掌で確認でき触診できる（母指内転筋は母指に付着し，両側から触れることができる）．虫様筋，掌側骨間筋と背側骨間筋は，母指（橈側）から数え始め，名付けられる．

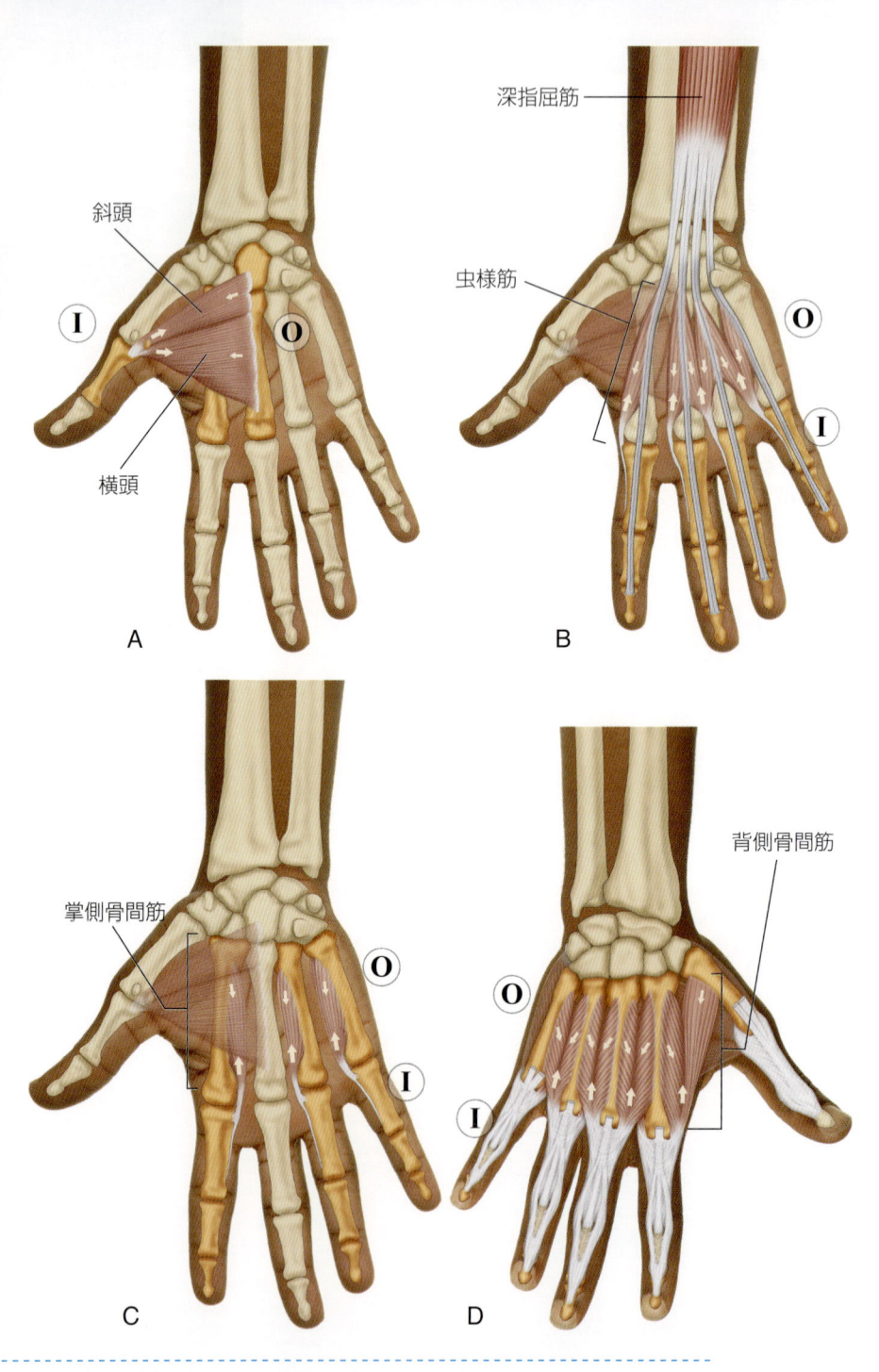

図7-32　A，右母指内転筋の前面像．B，右虫様筋の前面像．深指屈筋も描かれている．C，右掌側骨間筋の前面像．D，右背側骨間筋の後面像．BとCとDは母指内転筋が透明化されている．O，起始部；I，停止部．

筋名称の由来

「母指内転筋」は母指を内転させることに由来する.
「虫様筋」は虫のように形づくられ,手に位置していることに由来する.
「掌側骨間筋」は掌(前)側で骨の間に位置することに由来する.
「背側骨間筋」は手にあり,背(後)側の骨の間に位置することに由来する.

* 英語名の成り立ち

adductor：(ラテン語)体の一部を内転する
pollicis：(ラテン語)母指
manus：(ラテン語)手
palmar：(ラテン語)手掌
dorsal：(ラテン語)背側
interossei：(ラテン語)骨間
lumbricals：(ラテン語)虫

筋の付着

母指内転筋

起始(近位付着部)
- 第3中手骨と有頭骨

停止(遠位付着部)
- 母指の基節骨

虫様筋

起始(近位付着部)
- 深指屈筋の遠位腱

停止(遠位付着部)
- 総指伸筋の遠位腱(背側指伸筋)

掌側骨間筋

起始(近位付着部)
- 第2,4,5指の中手骨

停止(遠位付着部)
- 中指側第2,4,5指の基節骨

背側骨間筋

起始(近位付着部)
- 第1～5指の中手骨

停止(遠位付着部)
- 中指の反対側の側面についている第2,3,4指の基節骨

作用

中央コンパートメントの筋は,CMC関節で母指を動かし,第2～5指をMP関節で動かしている.

【メモ】第2～5指の外転は,中指が解剖学的位置にあるとき,想像上のラインを通っている中指から離れていく動きである.中指自体は,橈骨と尺骨の方向に両方とも外転することができる.第2～5指の内転は,指が同じ想像上の基準線の方へ進む運動である.中指自体は,定義上,内転することができない.

母指の内転は,母指が手掌面の方へ後ろに戻される矢状面での運動である.

母指内転筋
- CMC関節で母指の内転

虫様筋
- MP関節で第2～5指の屈曲

掌側骨間筋
- MP関節で第2,4,5指の内転

背側骨間筋
- MP関節で第2～5指の外転

固定

1. 母指内転筋は,母指のCMC関節とMP関節の固定
2. それ以外の3つの筋は第2～5指のMP関節の固定
3. 第一背側骨間筋も,母指のCMC関節の固定

神経支配

- 尺骨神経
- 正中神経

　尺骨神経は，すべての中央コンパートメントの筋に神経を分布する．正中神経も，虫様筋グループに神経を分布する．正中神経は，第1および第2の虫様筋に神経を分布する．尺骨神経は，第3および第4の虫様筋に神経を分布する．

触診法

母指内転筋

1. 座位をとらせる．触診する指を母指の前面に置く．抵抗している指は母指の近位指節骨の後面に置く．
2. 手の母指の前方側を触診している間，CMC関節で母指を内転させるように抵抗を加える．母指内転筋の収縮を感じる．（図7-33）
3. 収縮をいったん感じたならば，第3中手骨と有頭骨，そして母指の近位指節骨から母指内転筋を触診する．

虫様筋

1. 座位をとらせる．触診する指は，第2〜5指の中手骨の各々の骨体の前外側表面の上に置く．抵抗は同じ中手骨の指の近位指節骨の前面に対して行う．
2. 第1虫様筋を触診する．第2中手骨の骨体の前外側表面を触診する．IP関節で完全伸展している間，患者にMP関節で指を曲げるように指示する．そして第1虫様筋の収縮を感じる（図7-34，A）．いったん収縮を感じたならば，起始から停止まで触診する．
3. 第2虫様筋を触診する．第1虫様筋を触診する方法と同じ手順に従う．第3中手骨の前外側表面を触診する．そしてIP関節で完全伸展した状態で患者がMP関節で第3指を曲げている筋収縮を感じる（図7-34，B）．いったん収縮を感じたならば，起始から停止まで触る．
4. 第3および第4虫様筋を触診する．上記と同じプロトコルに従う．第3虫様筋は，第3および第4中手骨の間で触診する．第4虫様筋は，第4および第5中手骨の間で触診する．

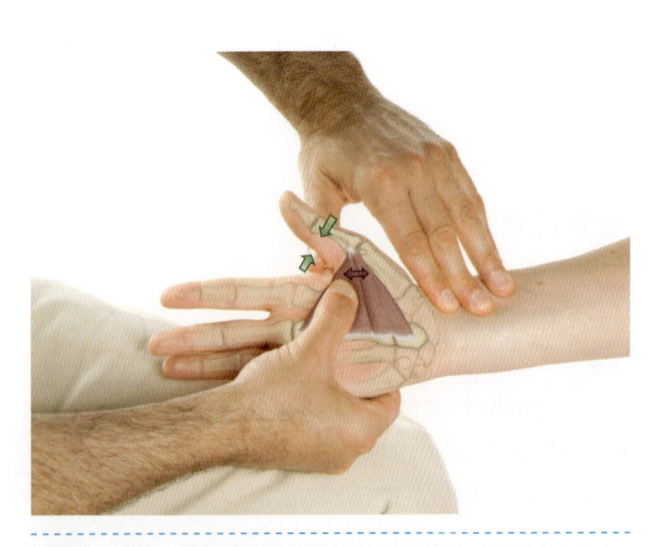

図7-33　患者が母指を抵抗に対して内転しているときの右母指内転筋の触診法．

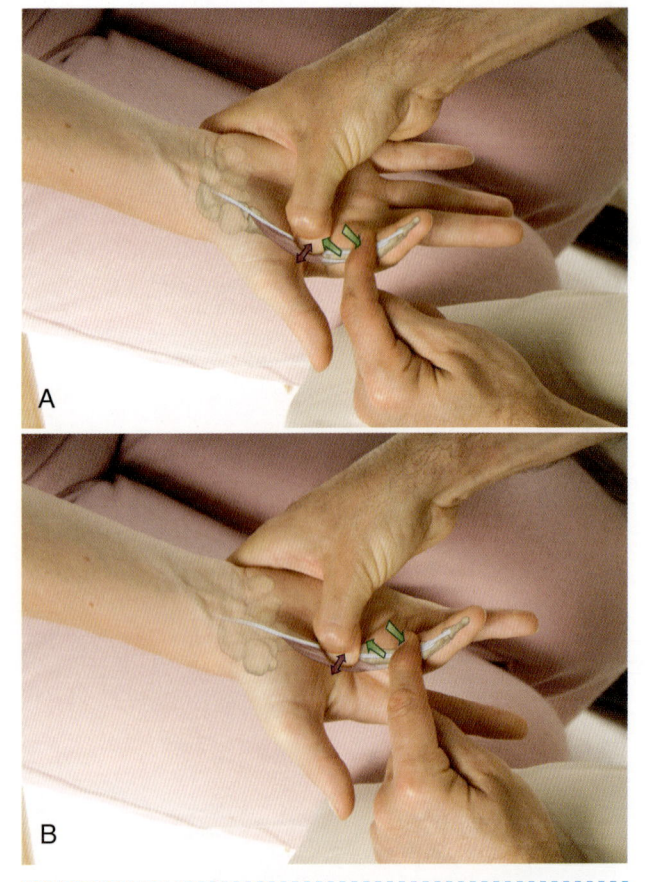

図7-34　右手掌部の虫様筋の触診法．A，示指中手骨の横（橈側）側の第1虫様筋手の触診法．B，第3指中手骨の橈側の第2の虫様筋の触診法．それぞれ，第3および第4虫様筋は，環指と小指の中手骨の橈骨側に対して，同様の方法で触診する．

掌側骨間筋

1. 示指と中指の間に鉛筆もしくはマーカーをはさんだ状態で座位をとらせる．触診する指は手掌の中手骨の上に置く．

2. 第1掌側骨間筋を触診する．2番目と3番目の中手骨の間側の手掌部の第2中手骨を触診する．中指と示指の間にあるマーカーを絞るように指示する．そして，第1骨間筋の収縮を感じる(図7-35，A)．

3. 第2掌側骨間筋を触診する．同じ手順で行う．しかし4番目と3番目の中手骨の間側の手掌部の第4中手骨を触診する．環指と中指の間でマーカーをしぼるとき，第2掌側骨間筋の筋収縮を感じる(図7-35，B)．

4. 第3掌側骨間筋を触診する．同じ手順の後，5番目と4番目の間で第5中手骨を触診する．小指と環指の間でマーカーをしぼるとき，第3掌側骨間筋の筋収縮を感じる(図7-35，C)．

5. いったん掌側骨間筋の位置を確認したならば，患者が収縮と弛緩を繰り返し行う間，起始から停止まで触診する．

背側骨間筋

1. 座位をとらせる．触診している指は患者の手の背側の中手骨の間に置く．抵抗するための接触面は，常に近位指節骨にある．

2. 第4背側骨間筋を触診する．手背部で第4と第5の間の中手骨を触診している間，抵抗に対して環指を外転させるよう指示する．第4背側骨間筋の収縮を感じる(図7-36，A)．

3. 第3背側骨間筋を触診する．同じ手順の後，中指を抵抗に対して尺側外転している間，第3と第4の中手骨を触診する．第3背側骨間筋の収縮を感じる(図7-36，B)．

4. 第2背側骨間筋を触診する．同じ手順の後，中指を抵抗に対して橈側外転している間，第3と第2の中手骨を触診する．第2背側骨間筋の収縮を感じる(図7-36，C)．

5. 第1背側骨間筋を触診する．特に第2中手骨に対して手の背側を母指で触診する．示指を外転させるとき，第1背側骨間筋の収縮を感じる(図7-36，D)．

6. いったん背側骨間筋の位置を確認したならば，患者が収縮と弛緩を繰り返し行う間，起始から停止まで触診する．

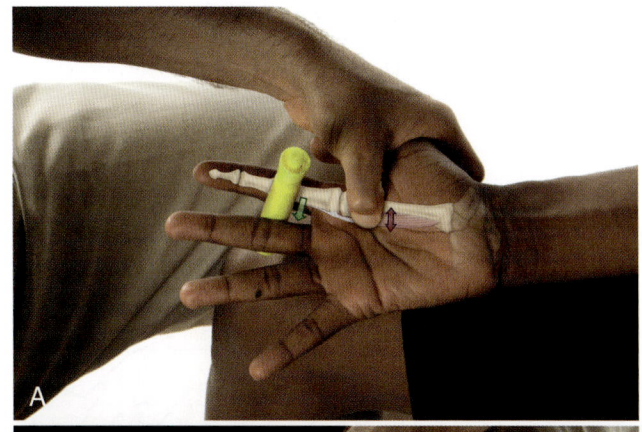

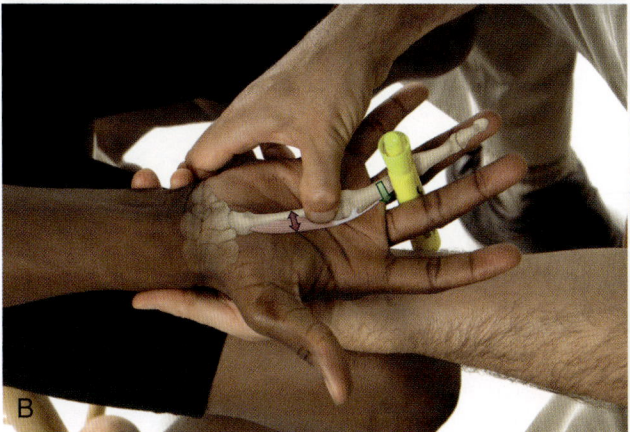

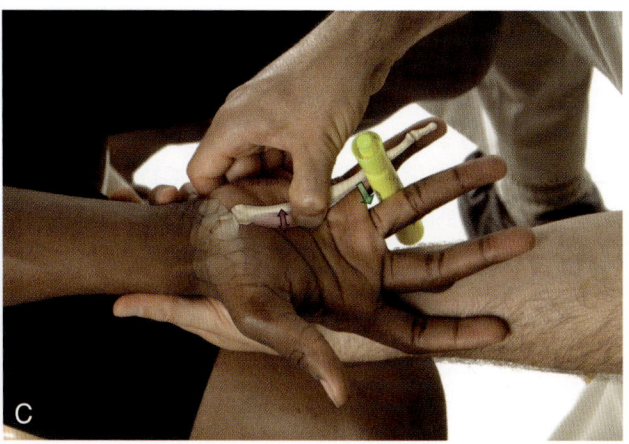

図7-35 右手掌部の掌側骨間筋の触診方法．A，抵抗に対して示指を内転させたときの第1掌側骨間筋の触診方法．B，抵抗に対して環指を内転させたときの第2掌側骨間筋の触診方法．C，抵抗に対して小指を内転させたときの第3掌側骨間筋の触診方法．

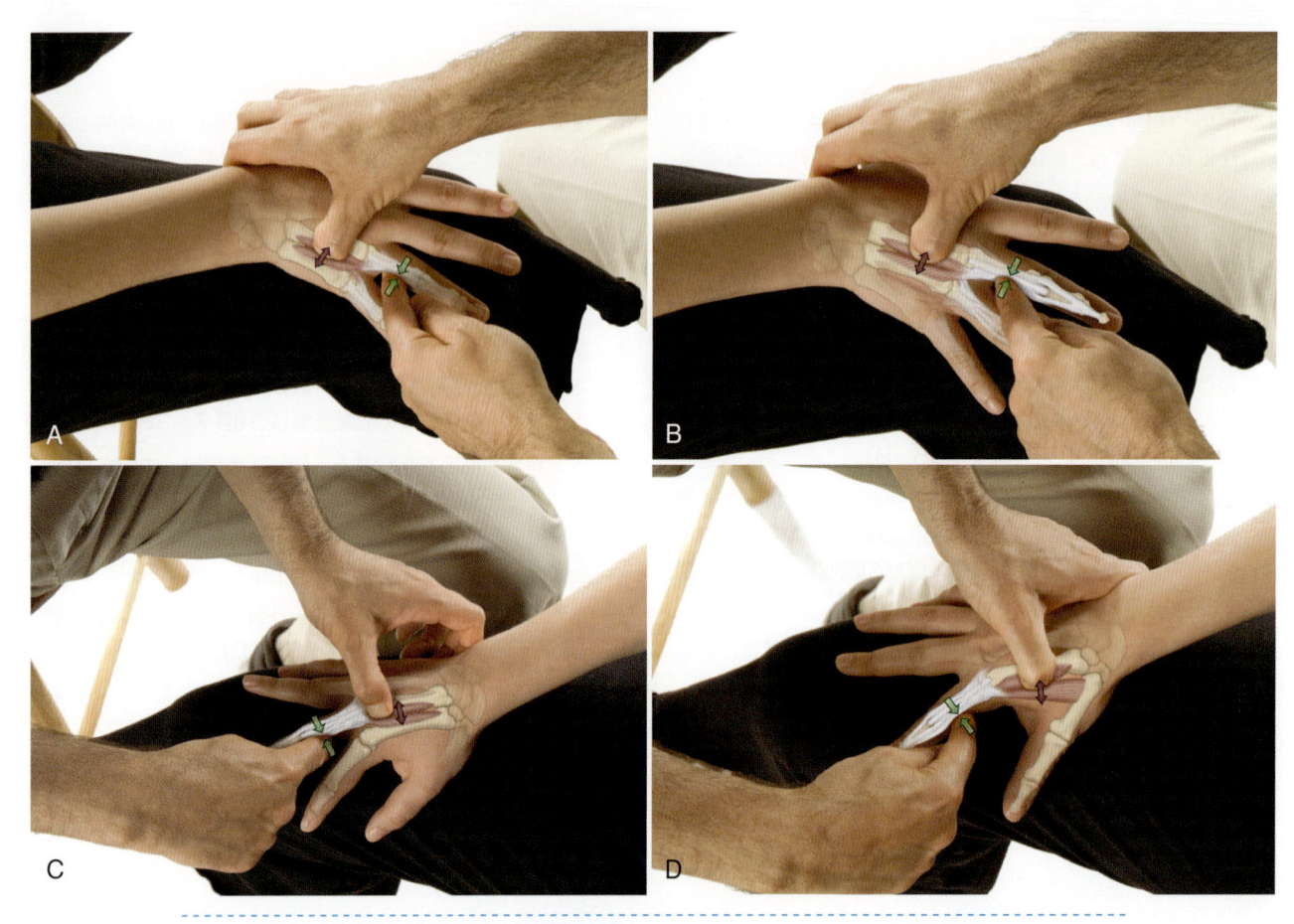

図7-36　手の背側表面上の右背側骨間筋の触診方法．**A**，抵抗に対して環指を外転させたときの第4掌側骨間筋の触診方法．**B**，抵抗に対して中指を尺側外転させたときの第3掌側骨間筋の触診方法．**C**，抵抗に対して中指を橈側外転させたときの第2掌側骨間筋の触診方法．**D**，抵抗に対して示指を外転させたときの第1掌側骨間筋の触診方法．

治療上の配慮

- 母指内転筋の斜頭部には，それらの中に種子骨を見つけることができる．注意：母指の2番目の種子骨は短母指屈筋腱の中に位置する．
- 母指球の大半は母指外転筋と第1掌側骨間筋からなる．
- 母指が矢状面で示指の方向に向かってつまむ運動(鞍関節の内転)をするとき，母指内転筋が働く．治療のなかでつまむテクニックをしばしば使うセラピストは母指内転筋がきつくなり疲労することが分かるかもしれない．皮肉にも，母指内転筋を働かせる理想的な方法は，つまむ動作にある．
- 第1背側骨間筋はしばしば示指を外転する筋として知られている．

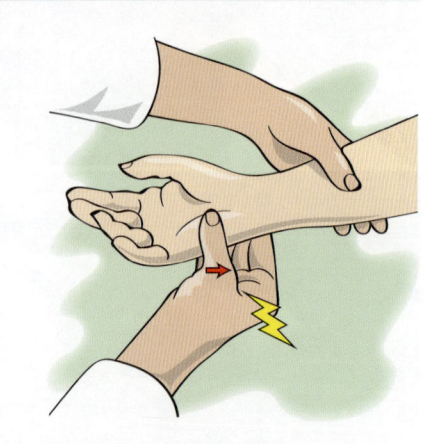

復習問題

次の問題について，○をつけるか正しい答えを書きなさい．

1. 手関節掌屈筋群の3つの筋は何か？

   _____
   _____
   _____

2. 手関節伸展筋群の3つの筋は何か？

   _____
   _____
   _____

3. 内在筋の3つの筋は何か？

   _____
   _____
   _____

4. 手を手関節で掌屈および橈屈する筋は次のうちどれか？
   a. 長掌筋
   b. 橈側手根屈筋
   c. 尺側手根屈筋
   d. 長橈側手根伸筋

5. 母指をIP関節で屈曲する筋は次のうちどれか？
   a. 円回内筋
   b. 浅指屈筋
   c. 短母指屈筋
   d. 長母指屈筋

6. 内在筋は次のうちどれか？
   a. 長母指屈筋と短母指屈筋
   b. 短母指伸筋と母指内転筋
   c. 小指外転筋と掌側骨間筋
   d. 円回内筋と短掌筋

7. 前腕を屈曲および回内する筋は次のうちどれか？
   a. 尺側手根屈筋
   b. 方形回内筋
   c. 上腕二頭筋
   d. 円回内筋

8. 屈曲腱を介して上腕骨内側上顆に付着している筋は次のうちどれか？
   a. 長橈側手根伸筋
   b. 橈側手根屈筋
   c. 長母指外転筋
   d. 背側骨間筋

9. 母指に付着している筋は次のうちどれか？
   a. 母指内転筋と短母指外転筋
   b. 浅指屈筋と深指屈筋
   c. 母指対立筋と小指対立筋
   d. 円回内筋と方形回内筋

10. 橈骨茎状突起に付着している筋は次のうちどれか？
    a. 腕橈骨筋
    b. 浅指屈筋
    c. 円回内筋
    d. 尺側手根屈筋

各問題の解答・解答例については，医歯薬出版（株）の本書のwebページ
http://www.ishiyaku.co.jp/corrigenda/details.aspx?bookcode=214420 をご参照ください．

症例 1

患者は左腕の痛みのため，毎週マッサージの予約を行っている．彼は左利きで，43歳で，良い体格をしている．活動的なライフスタイルであり，家のまわりで大工仕事をすることと，リーグで毎週ソフトボールをすることが好きである．

先週末，彼は長い時間手動ドライバーを用い，自宅で大工仕事を行った．その夜，左前腕近位部前面から肘の橈側にかけて痛みを感じた．痛みは次の日には軽減するようにみえた．しかし，水曜日の夜にソフトボールをしたとき，痛みはぶり返した．ボールを投げるたびに，激痛を感じた．ゲームが進行するにつれ，痛みが増加し，それ以上プレーすることができず，ゲームをやめなければならなかった．すぐに前腕を氷で覆って，鎮痛のためにイブプロフェンを摂取した．現在，土曜日である．痛みの程度は減少したが，まだ残存している．視診では，前腕近位部が赤く腫脹していることが分かった．

質問

1. 受傷原因は何ですか？ またその活動にどの筋と関節運動が関与していましたか？

2. 身体的な検査を行うことでどのように評価しますか？

3. この状態に対してどのように治療しますか？

症例 2

　34歳の男性．手関節を屈曲や伸展したときに，痛くて動きにくいとの症状でセラピストのオフィスに来た．0～10の疼痛スケールを使用して，25ポンドより重い物を持ち上げようとするとき，スケールで6レベルの痛みを感じた．彼は整備士であり，痛みが仕事を妨げている状態であった．4週間この痛みが持続しており，2週間前より，安心するために市販の痛み止めを使い始めた．その効果はみられたものの一時的なものであった．仕事の後は，触るだけで左手と前腕がかなり痛んだ．

　患者に事故の経験や精神的外傷もしくは彼のライフスタイルに変化が起こったことが関与しているか尋ねたが，両方の質問に否定的に応じた．引き続き質問を行い，「あなたは，予想外の重い物を持ったか，反復的な持ち上げる運動を行いましたか？」と尋ねた．患者は1ヶ月前に大きくて重い材木を持って移動することに関わったと答えた．

　評価では，患者は手関節の屈曲，橈屈，尺屈において完全にもしくは痛みのない範囲で動かすことができた．しかしながら，伸展については自動運動や他動運動で制限が認められた．また，前腕前面に痛みを感じており，運動に対する徒手抵抗で伸展と尺屈は痛みが陰性であった．橈屈の抵抗は少しの痛みを引き起こし，そして屈曲の抵抗を示した．

質問

1. 触診評価にて強い痛みがあると思われる筋は何ですか？

2. それらの筋をなぜ選びましたか？

3. この患者の治療をどのように行いますか？

質問の解答・解答例については，医歯薬出版（株）の本書のwebページ
http://www.ishiyaku.co.jp/corrigenda/details.aspx?bookcode=214420 をご参照ください．

CHAPTER 8

脊柱および胸郭の筋

章の概要

機能の概要：脊柱の筋群　241
機能の概要：下顎を動かす筋群　242
機能の概要：胸郭の筋群　242

脊柱と胸郭
脊柱起立筋群　250
　腸肋筋；最長筋；棘筋
横突棘筋群　252
　半棘筋；多裂筋；回旋筋
棘間筋；横突間筋　254
後鋸筋群　256
　上後鋸筋；下後鋸筋
腰方形筋　258
肋間筋群　260

外肋間筋；内肋間筋
肋骨挙筋　262
肋下筋；胸横筋　264
横隔膜　266
腹壁前面の筋群　268
　腹直筋；外腹斜筋；内腹斜筋；腹横筋

頸椎の筋群
板状筋群　274
　頭板状筋；頸板状筋
後頭下筋群　276
　大後頭直筋；小後頭直筋；下頭斜筋；上頭斜筋

胸鎖乳突筋　280
斜角筋群　282
　前斜角筋；中斜角筋；後斜角筋
舌骨上筋群　284
　顎二腹筋；茎突舌骨筋；顎舌骨筋；オトガイ舌骨筋
舌骨下筋群　288
　胸骨舌骨筋；胸骨甲状筋；甲状舌骨筋；肩甲舌骨筋
椎体前部筋群　292
　頸長筋；頭長筋；前頭直筋；外側頭直筋

第8章の筋は，主に体幹・頸椎・頭部の脊柱関節の運動に関与する．これらの脊柱筋には顎関節の下顎を動かす筋も含まれる．さらに，胸郭の筋群も本章に含まれ，胸肋関節や脊柱肋骨関節を動かす筋群も含まれる．

本章では脊椎の関節を構成する筋の構造と機能について概説する．

機能の概要：脊柱の筋群

脊柱の筋群は以下の3つの因子によって分類される．1)脊柱の部位　2)その位置　3)その深さ，である．部位の範囲としては以下の3つのグループに分類される．1)脊柱の全域にわたり走行する筋群，2)主に体幹に限局している筋群，3)主に頸椎に限局している筋群，である．部位の位置に関しては前面の筋群と後面の筋群に分けられ，部位の深さに関しては，浅層と深層に分けられる．一般的には，大きくて脊柱のより浅層に位置する筋群は脊柱の動きにより重要な役割をはたし，深層の小さな筋群は脊柱の安定化に働く．

脊柱の筋群の機能的な作用に関する一般的原則を以下に示す．

- 脊椎関節の前面を横切る筋群は，起始（上部付着部）から前面にある停止（下部付着部）にむかって走行し，体幹・頸椎・頭部を脊椎関節で屈曲させる．
- 脊椎関節の後面を横切る筋群は，起始（上部付着部）から後面の停止（下部付着部）にむかって走行し，体幹・頸椎・頭部を脊椎関節で伸展させる．
- 脊椎関節の側面を横切る筋群は，停止（上部付着部）から同側面にある起始（下部付着部）にむかって走行し，体幹・頸椎・頭部を脊椎関節で同側に側屈させる．
- 脊椎を左右に回旋させる筋群は作用する椎体のまわりを包み込む方向に水平に走行する．
- これらの筋の逆作用は，脊椎関節で下位脊椎（起始：下位付着部）が上位脊椎（停止：上位付着部）に近付くような動きである．逆作用は患者が臥床していて下位付

241

着部が自由に動ける場合によく起こる．骨盤に付着している筋では腰仙椎に対する骨盤運動が逆作用として起こる．
- 上位脊椎の下位脊椎に対する屈曲運動の逆作用は下位脊椎の上位脊椎に対する屈曲運動であり，骨盤に付着している筋では骨盤を後傾させる．
- 上位脊椎の下位脊椎に対する伸展運動の逆作用は下位脊椎の上位脊椎に対する伸展運動であり，骨盤に付着している筋では骨盤を前傾させる．
- 上位脊椎の下位脊椎に対する側屈運動の逆作用は下位脊椎の上位脊椎に対する側屈運動であり，骨盤に付着している筋では同じ側の骨盤を引き上げる（すなわち反対側の骨盤を引き下げる）．
- 上位脊椎の下位脊椎に対する同側回旋運動の逆作用は下位脊椎の上位脊椎に対する対側回旋運動であり，骨盤に付着している筋では骨盤を対側回旋させる．
- 上位脊椎の下位脊椎に対する対側回旋運動の逆作用は下位脊椎の上位脊椎に対する同側回旋運動であり，骨盤に付着している筋では骨盤を同側回旋させる．

機能の概要：下顎を動かす筋群*

顎関節で下顎を動かす筋群は下顎骨に付着している．通常これらの筋のもう一方の付着は，下顎骨付着部より上方か，あるいは下方に位置する．

下顎骨を動かす筋群の機能的な作用に関する一般的原則を以下に示す．
- もう一方の付着が下顎骨付着部より下方にある筋は，顎関節の下顎骨を押し下げる．
- 舌骨筋群の舌骨上筋の逆作用は下顎骨が固定され舌骨が下顎に向かって上方に動くときに起こる．

機能の概要：胸郭の筋群

胸郭を動かす筋群は胸郭に付着している．通常これらの筋のもう一方の付着は，胸郭付着部の上方か，さもなければ下方に位置する．これらの筋群は胸郭の前方・後方・側方に位置する．

胸郭を動かす筋群の機能的な作用に関する一般的原則を以下に示す．
- もう一方の付着が胸郭付着部の上方に位置する筋群は，肋椎関節や胸肋関節で付着している方向に胸郭を引き上げる．
- もう一方の付着が胸郭付着部の下方に位置する筋群は，肋椎関節や胸肋関節で付着している方向に胸郭を引き下げる．
- 原則として，胸郭を引き上げる筋群は吸気で収縮し，胸郭を引き下げる筋群は呼気で収縮する．

---

*主な（下顎を動かす）咀嚼筋は第9章頭部の筋で述べる．

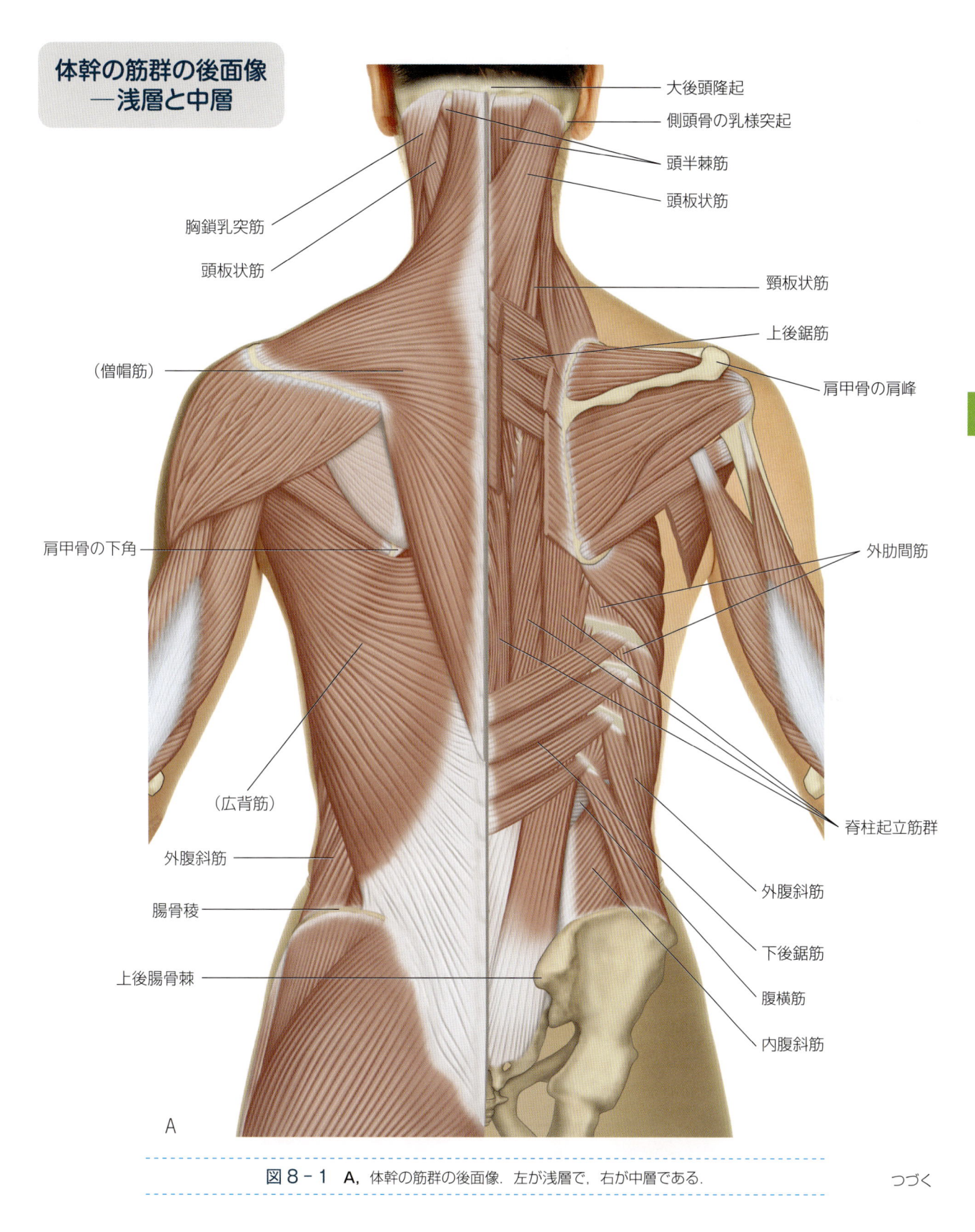

体幹の筋群の後面像
—浅層と中層

- 大後頭隆起
- 側頭骨の乳様突起
- 頭半棘筋
- 頭板状筋
- 胸鎖乳突筋
- 頭板状筋
- 頸板状筋
- （僧帽筋）
- 上後鋸筋
- 肩甲骨の肩峰
- 肩甲骨の下角
- 外肋間筋
- （広背筋）
- 脊柱起立筋群
- 外腹斜筋
- 外腹斜筋
- 腸骨稜
- 下後鋸筋
- 上後腸骨棘
- 腹横筋
- 内腹斜筋

A

図8-1　A，体幹の筋群の後面像．左が浅層で，右が中層である．　　　つづく

243

体幹の筋群の後面像 ―深層

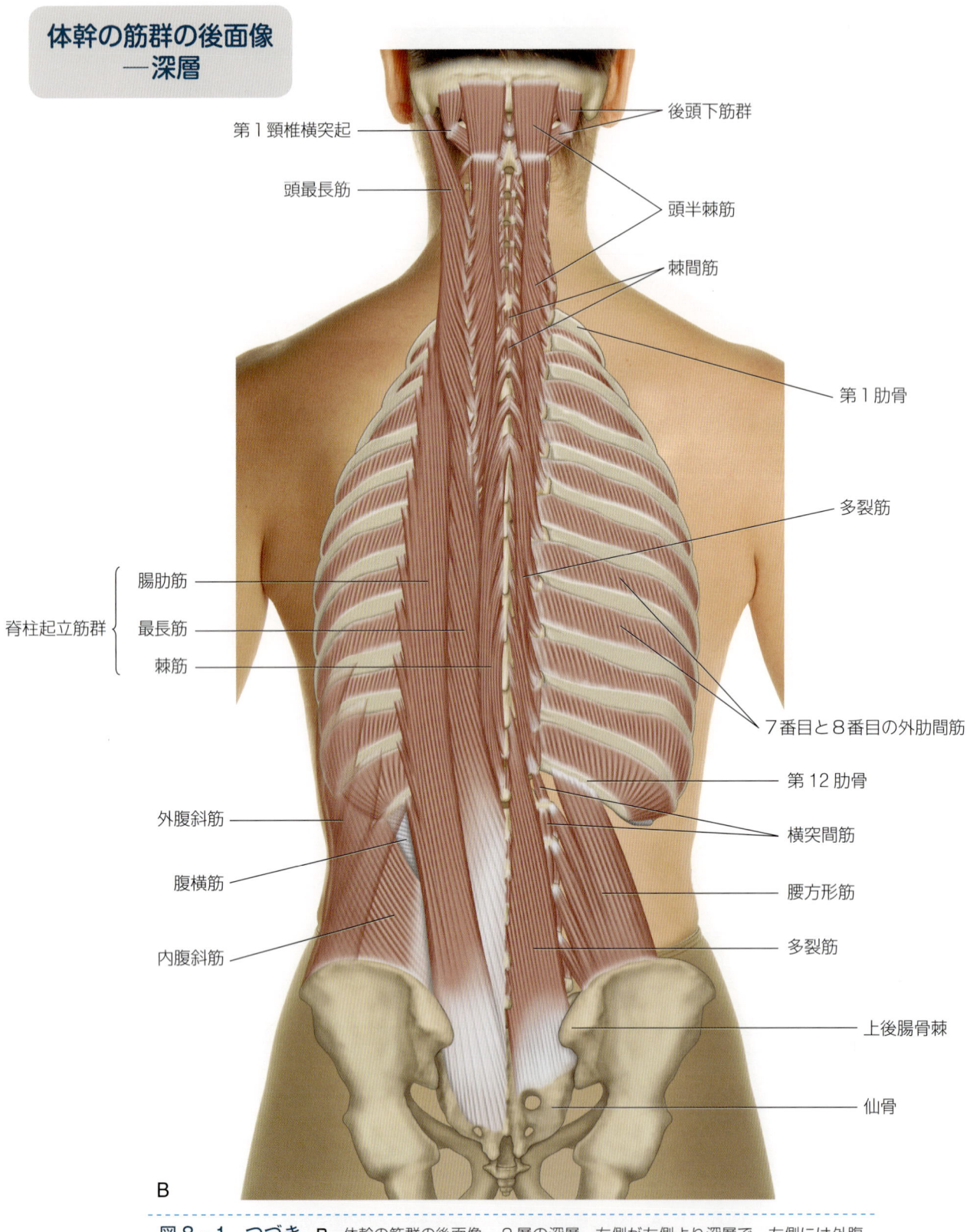

図8-1，つづき　B，体幹の筋群の後面像―2層の深層．右側が左側より深層で，左側には外腹斜筋を透明化して描いている．

体幹の筋群の前面像
―浅層と中層

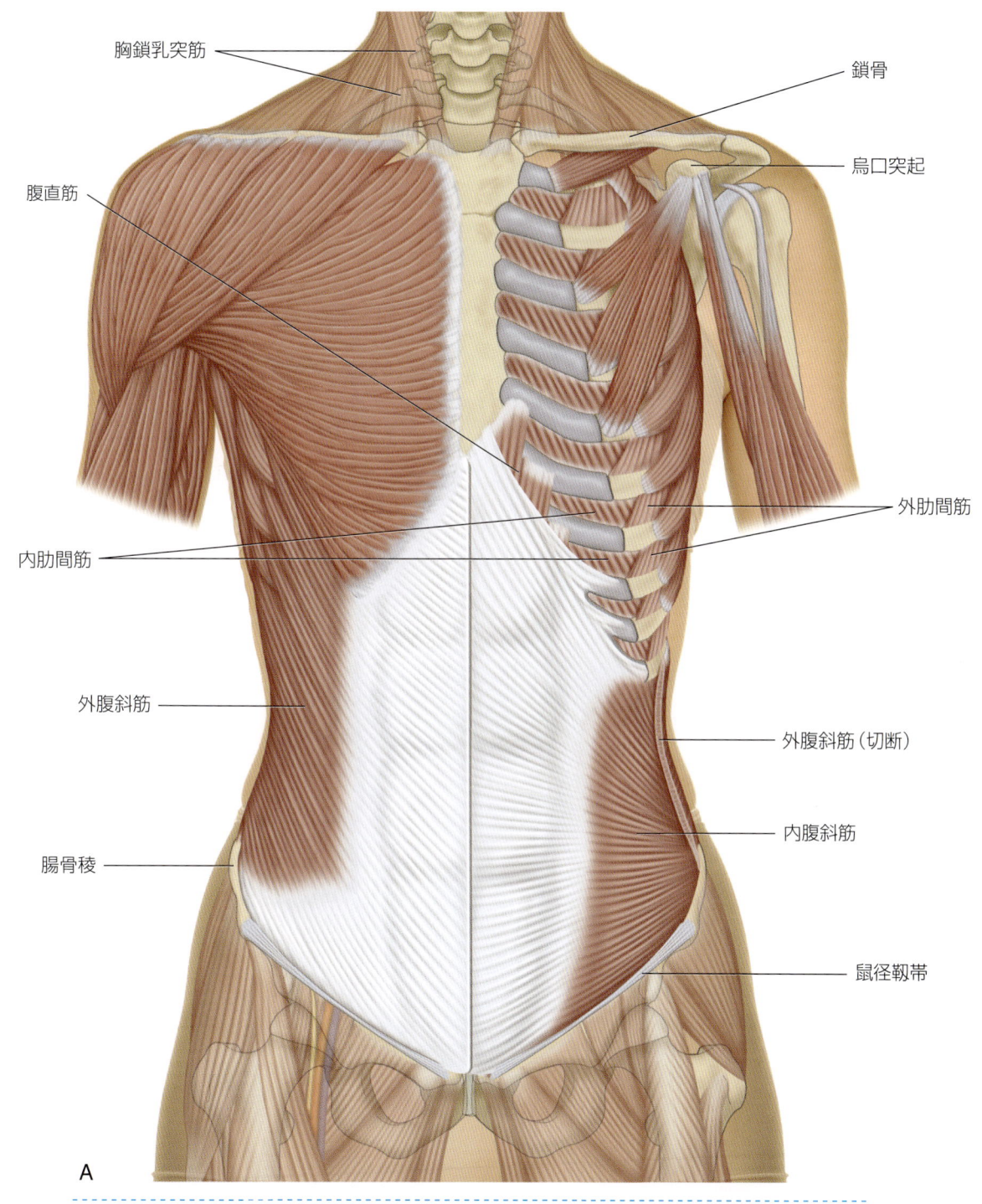

図8-2 A, 体幹の筋群の前面像. 左が浅層で, 右が中層である. 頸部と大腿の筋は透明化している.

つづく

245

体幹の筋群の前面像
—深層

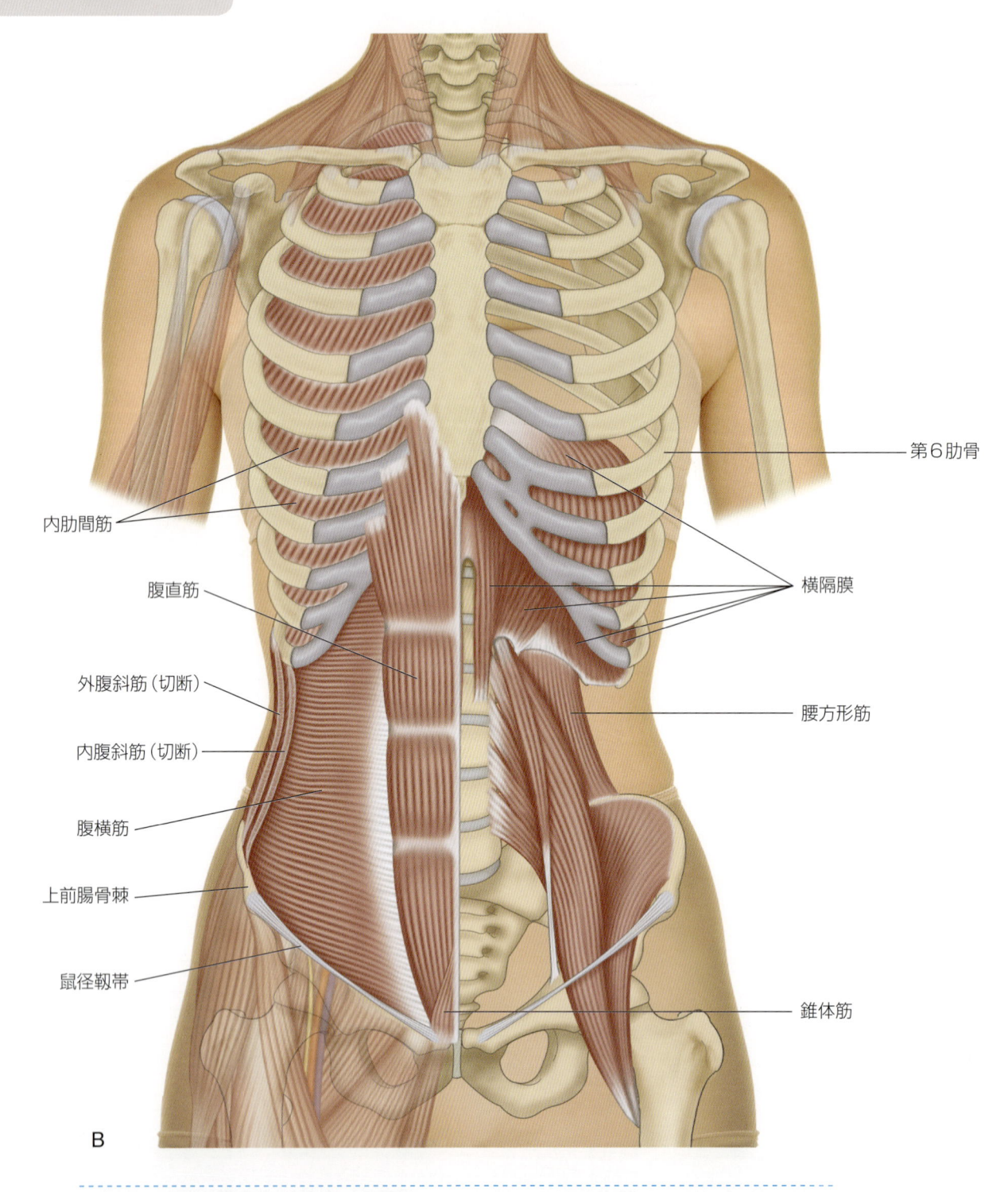

図8-2，つづき　B，体幹の筋群の前面像—深層．左には腹壁後面がある．頸部と大腿の筋は透明化している．

頸部・上胸部の前面像 —浅層

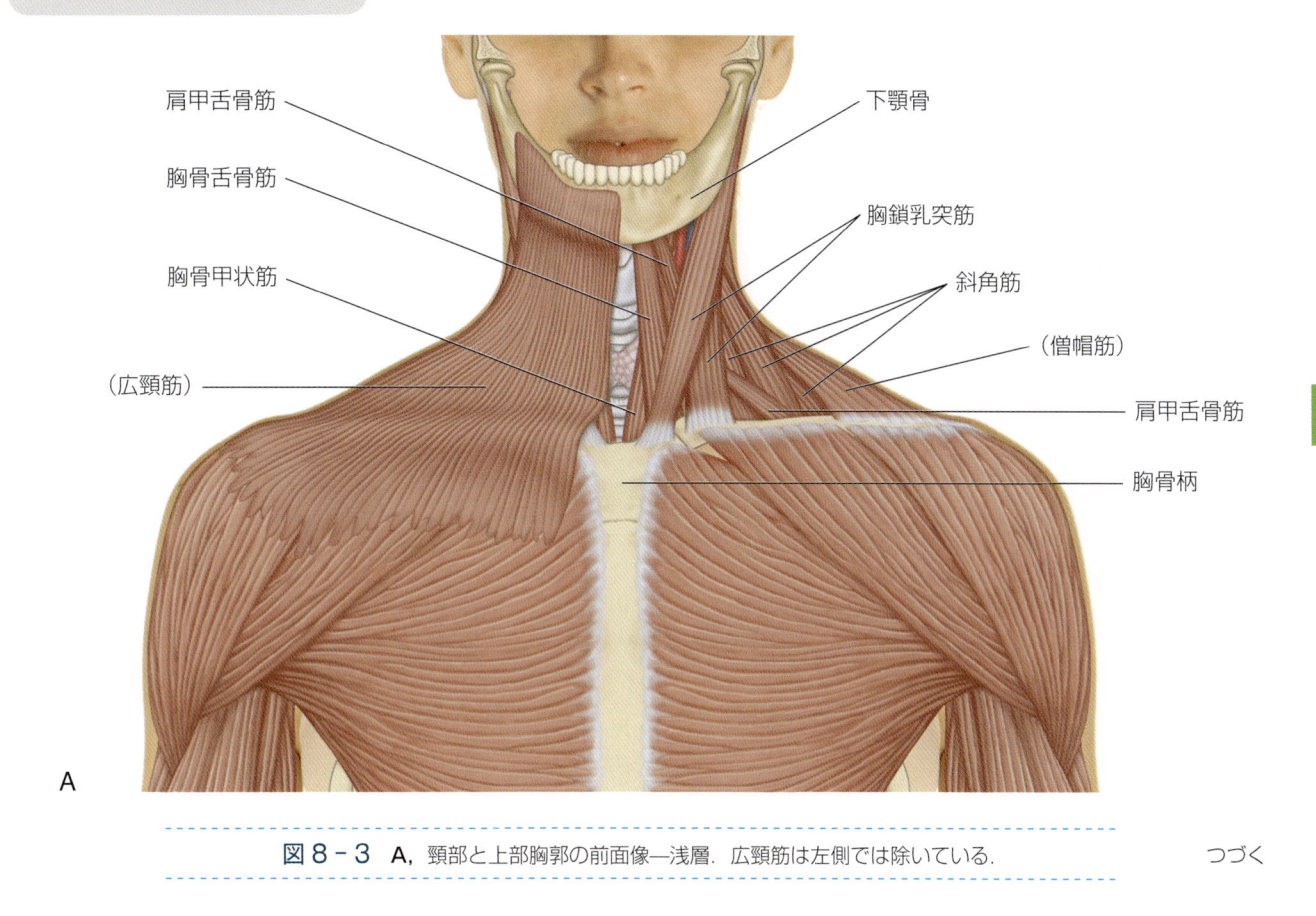

図8-3 A，頸部と上部胸郭の前面像—浅層．広頸筋は左側では除いている． つづく

頸部・上胸部の前面像 ―中層と深層

B の主なラベル:
- 下顎骨
- 顎舌骨筋
- 顎二腹筋
- 頸静脈
- 舌骨
- 総頸動脈
- 甲状舌骨筋
- 甲状軟骨
- 胸骨甲状筋
- 斜角筋
- (僧帽筋)
- 胸鎖乳突筋（切断）
- 茎突舌骨筋
- 肩甲挙筋
- 胸骨舌骨筋
- 肩甲舌骨筋
- 胸鎖乳突筋（切断）
- 胸骨の胸骨柄

C の主なラベル:
- 後頭骨
- 頭最長筋
- 中斜角筋
- 後斜角筋
- 前斜角筋
- 鎖骨
- 鎖骨下動脈
- 外頭直筋
- 前頭直筋
- 環椎（C1）
- 頸長筋
- 腕神経叢
- 鎖骨下静脈
- 第1肋骨

図8-3，つづき　B，頭部伸展位の中層像．胸鎖乳突筋は右側では切断されている．左側では胸鎖乳突筋と肩甲舌骨筋は省き，胸骨舌骨筋は切断されている．C，深層像．左側では前斜角筋と頭長筋は，腕神経叢，鎖骨下動・静脈とともに切断され除かれている．鎖骨と脈管系は透明化している．

体幹・頸部の筋群の右側方像

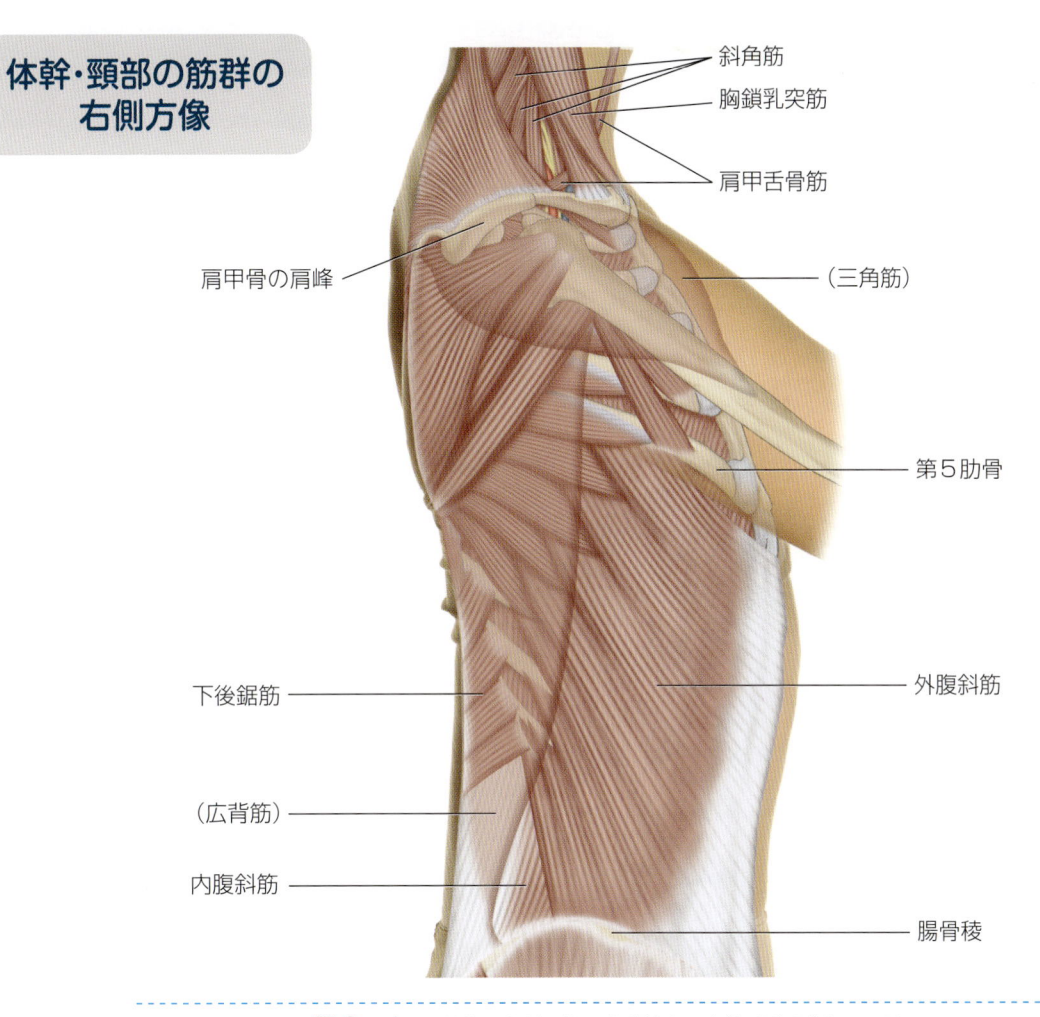

図8-4 体幹筋の右側面像．広背筋と三角筋は透明化している．

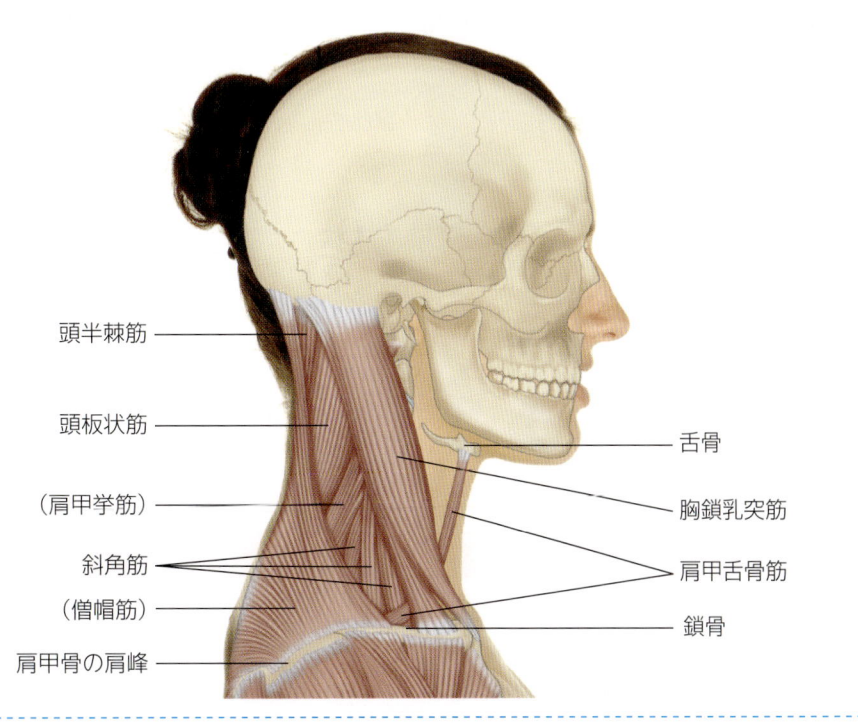

図8-5 頸部筋群の右側面像．

脊柱と胸郭：脊柱起立筋群
腸肋筋　Iliocostalis；最長筋　Longissimus；棘筋　Spinalis

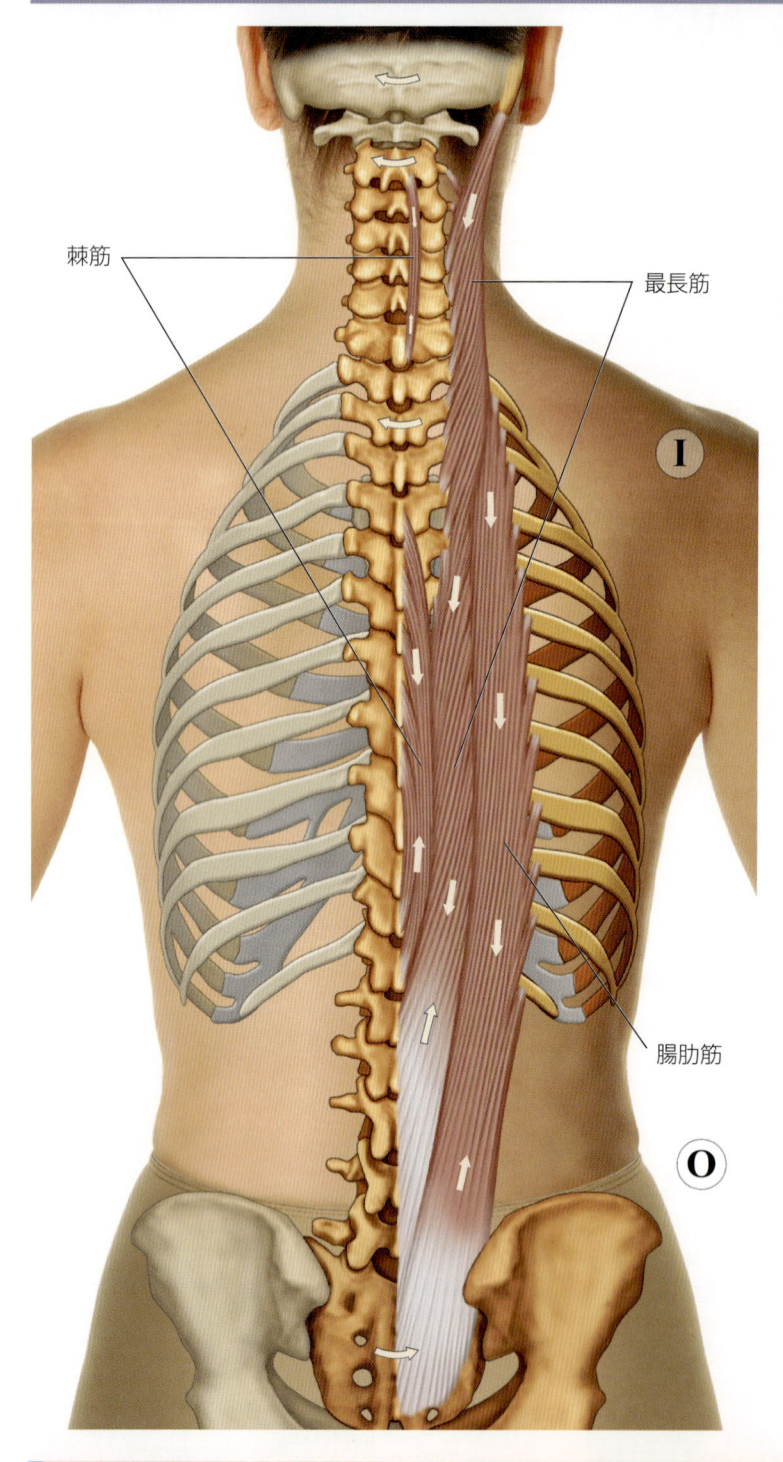

脊柱起立筋群は骨盤から頭骨まで脊椎骨と平行に走行する大きな筋群であり、3つのグループからなる。外側から内側にむかって腸肋筋、最長筋、（頸・胸・腰）棘筋の順でならんでいる（**図8-6**）。脊柱起立筋群は胸腰部で最も強大な筋群である。腰部では広背筋の深部にあり、胸椎部では僧帽筋と菱形筋の深部にある。とても小さな脊柱起立筋が頸椎に存在する。とても小さな頭棘筋・頸棘筋群以外は、その外側に位置する頭長筋が頭蓋骨の乳様突起から走行している。頭長筋は僧帽筋、頭板状筋、頸板状筋の深部にある。

メモ：脊柱起立筋群は仙棘筋群としても知られている。傍脊柱筋群という表現は脊柱起立筋と横突棘筋群を含めた筋群を意味する。

図8-6　右脊柱起立筋の後面像．O，起始部；I，停止部．

筋名称の由来

脊柱起立筋群：Erector Spinae Group
脊柱を「起立」させる筋群なので「脊柱起立筋」と呼ばれる。脊柱は常に前に曲がり屈曲しやすいので、脊柱を「起立」させることは脊柱の伸展を意味する。

※ 英語名の成り立ち
erector：（ラテン語）起こす
spinae：（ラテン語）棘または棘のように尖った突起（脊椎に関連した）

筋の付着

起始（近位付着部）
- 骨盤

停止（遠位付着部）
- 脊柱，胸郭，頭骨乳様突起

作用

- 脊柱起立筋群は，椎間関節で頭部・頸部・体幹の伸展
- 脊柱起立筋群は，腰仙関節において骨盤の前傾，下位脊椎を上位脊椎に対し伸展
- 脊柱起立筋群は，椎間関節で頭部・頸部・体幹の側屈

固定

1. 椎間関節の固定
2. 胸肋関節および肋椎関節における肋骨の固定
3. 仙腸関節の固定

神経支配

- 脊椎神経

触診法

1. 腹臥位をとらせる．触診には指腹を用い，腰椎のすぐ側方に置く．
2. 体幹を伸展するよう指示すると，腰部で脊柱起立筋群の収縮が触知できる（図8-7）．脊柱起立筋群の筋の走行に垂直に細かく指腹を往復させて触診する．そのまま骨盤まで下方にすべらせ起始部を確認する．
3. 次に体幹・頸部・頭部を伸展するよう指示し，乳様突起付着部が触知できるまで上方に向かって触診する．

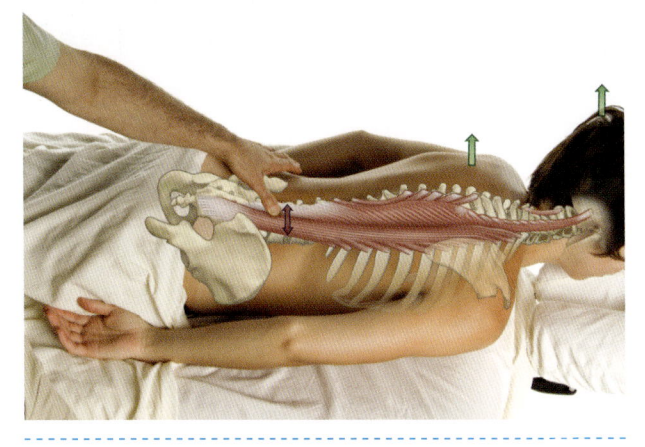

図8-7 右脊柱起立筋群の触診．頭部・頸部・体幹を伸展させるよう指示する．

治療上の配慮

- 脊柱起立筋群の3つの筋はさらに各3つの筋に分類される．(1)腰腸肋筋・胸腸肋筋・頸腸肋筋 (2)胸最長筋・頸最長筋・頭最長筋 (3)胸棘筋・頸棘筋・頭棘筋である．頭棘筋は頭半棘筋と一体化しているので，横突棘筋群の頭半棘筋の一部とみなされることが多い．
- 下方では，厚い胸腰筋膜と一体化している．
- 脊柱起立筋は前に屈むときに働く主動作筋である．前屈していくときは遠心性に収縮して遠位部を誘導し，前屈位を保持するときは等尺性に収縮し，背中を起こす時には求心性に収縮する．
- 短縮した脊柱起立筋は骨盤を前傾させ，腰椎の後弯を増強させる．

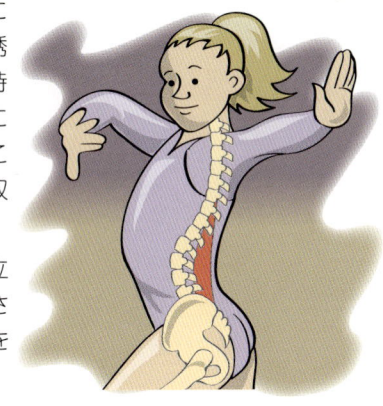

脊柱と胸郭：横突棘筋群
半棘筋 Semispinalis；多裂筋 Multifidus；回旋筋 Rotatores

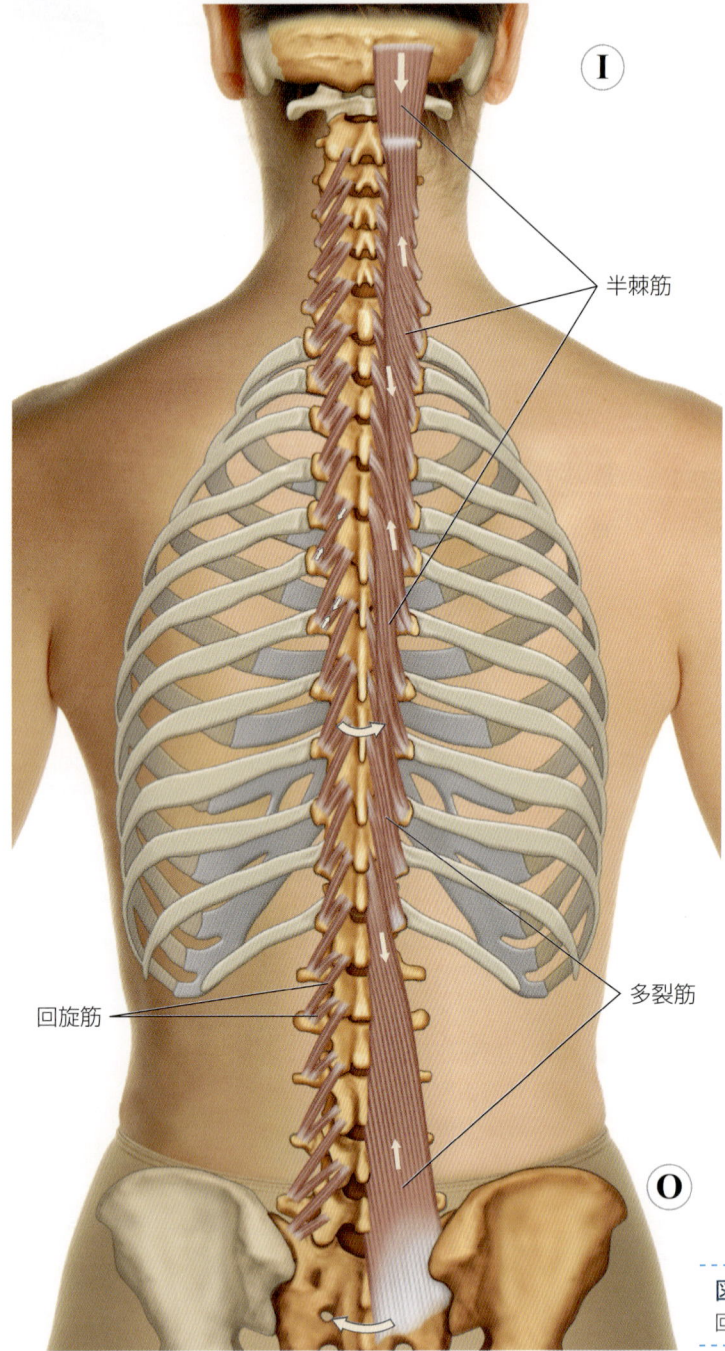

横突棘筋群は深部にあり，脊椎骨の棘突起と横突起の間の椎弓を埋る筋塊を形成する．横突棘筋群は浅層から深部まで，半棘筋・多裂筋・回旋筋の3つの筋に分類できる（**図8-8**）．回旋筋は下位付着部の1～2椎上位の椎体に停止し，多裂筋は下位付着部の3～4椎上位の椎体に停止し，半棘筋は下位付着部の5椎かそれ以上上位の椎体に付着する．多裂筋は腰背部で最大の筋群で，半棘筋は頸椎部で最大の筋群である．3層ある横突棘筋群の中で多裂筋のみが骨盤に付着し，半棘筋だけが頭骨に付着する．傍脊柱筋群という言い方で横突棘筋群と脊柱起立筋群を表現する．

図8-8 横突棘筋群の後面像．半棘筋と多裂筋は右側，回旋筋は左側にみられる．O，起始部；I，停止部．

筋名称の由来

横突棘筋群：Transversospinalis Group
- 横突起（下位）から棘突起（上位）付着する筋群なので「横突棘筋群」と呼ばれる．

英語名の成り立ち
transverso：（ラテン語）横断する，横突起の
spinalis：（ラテン語）棘の，棘突起の

筋の付着

起始（近位付着部）
- 骨盤と椎骨横突起

停止（遠位付着部）
- 頭骨と椎骨棘突起

作用

- 横突棘筋群は体幹・頸部・頭部で椎間関節の伸展
- 横突棘筋群は腰仙関節において骨盤の前傾、下位脊椎を上位脊椎に対し伸展
- 横突棘筋群は椎間関節で頭部・頸部・体幹の側屈
- 横突棘筋群は椎間関節で体幹・頸部の反対側への回旋

固定
1. 横突棘筋群は椎間関節の固定
2. 横突棘筋群は腰仙関節の固定

神経支配

- 各々の領域の脊髄神経

触診法

1. 腹臥位をとらせる。腰部での触診には指腹を用い、腰椎で棘突起すぐ側方の椎弓板のくぼみ(the laminar groove)のあたりに置く。
2. 椎間関節で体幹を伸展させ反対側にわずかに回旋（対側回旋）するよう指示する。腰部の横突棘筋群の収縮を触知する（図8-9）。
3. この手技を脊柱に沿って繰り返す。
4. 頸部での横突棘筋群の触診では、手をわずかに後ろに回した腹臥位にする。腰椎で棘突起すぐ側方の椎弓板のくぼみ(the laminar groove)のあたりにおき、頭頸部を椎間関節でわずかに伸展させるように指示する。僧帽筋上部線維の深部で横突棘筋群の収縮を触知する（図8-10）。
5. 位置を確認したら、横突棘筋群に沿わせて頭骨の付着部まで筋線維の走行に垂直に細かく指腹を往復させて触診する。

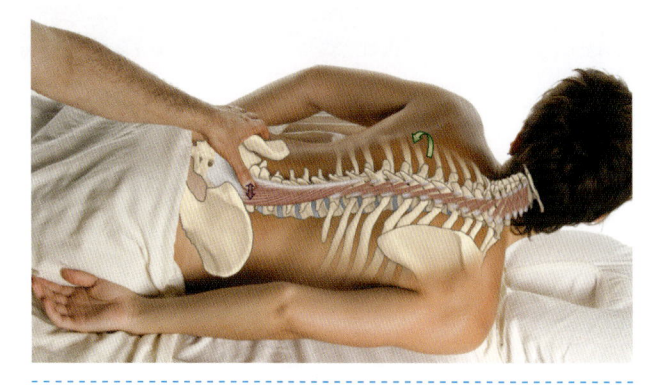

図8-9 右腰部での多裂筋の触診。体幹を伸展し同側（右）回旋するよう指示する。

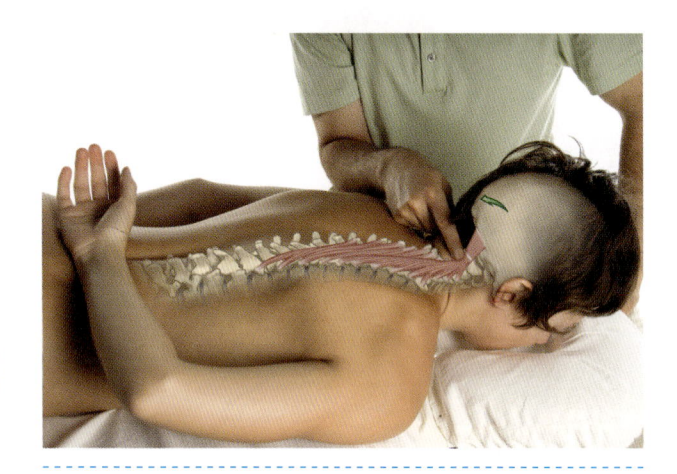

図8-10 右半棘筋の触診は頭頸部を伸展させるよう指示する。

治療上の配慮

- 多裂筋は腹横筋とともに、コア・スタビリティに最も重要な筋群だと考えられている。
- 多裂筋が腸骨稜と仙骨に停止しているために、横突棘筋群は仙腸関節を固定することができる。

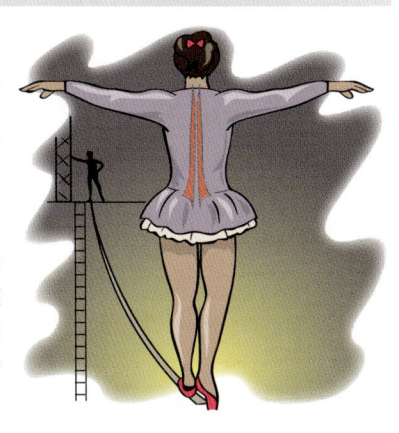

脊柱と胸郭
棘間筋　Interspinales；横突間筋　Intertransversarii

棘間筋と横突間筋は小さな脊椎間の内在筋である．隣接した椎骨にあり，主に腰椎部と頸椎部に分布する．筋名から明らかなように，棘間筋は棘突起と棘突起の間，横突間筋は横突起と横突起の間に位置する（図8-11）．

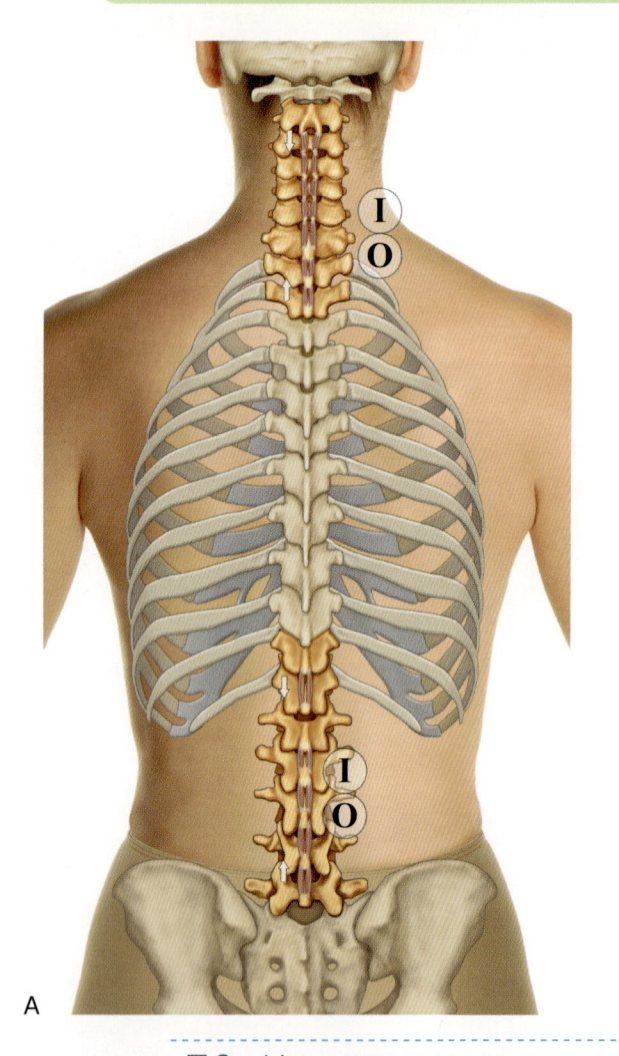

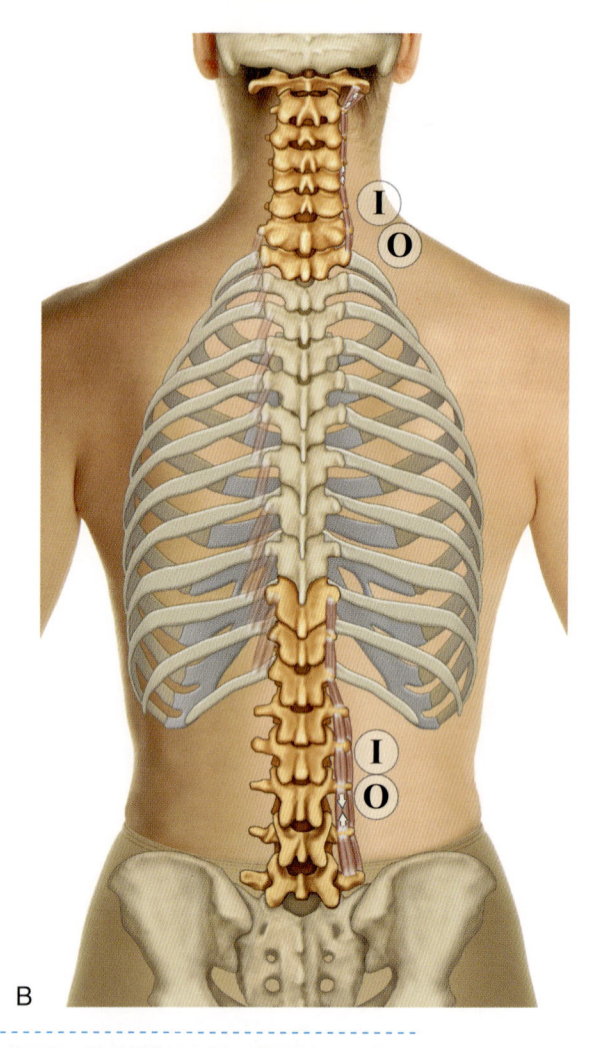

図8-11　A，棘間筋（左右）の後面像．B，右横突間筋の後面像．肋骨挙筋は左側で透明化している．O，起始部；I，停止部．

筋名称の由来

椎骨の棘突起と棘突起の間にあることから「棘間筋」と呼ばれる．椎骨の横突起と横突起の間にあることから「横突間筋」と呼ばれる．

* **英語名の成り立ち**
  inter：（ラテン語）間の
  spinales：（ラテン語）棘突起
  transversarii：（ラテン語）横突起

筋の付着

棘間筋

起始（近位付着部）
- 棘突起

停止（遠位付着部）
- 隣接上位の棘突起

横突間筋

起始（近位付着部）
- 横突起

停止（遠位付着部）
- 隣接上位の横突起

作用

棘間筋
- 椎間関節で頸椎や体幹の伸展

横突間筋
- 椎間関節で頸椎や体幹の側屈

固定
棘間筋と横突間筋は一体となって頸椎と腰椎の固定

神経支配
- 脊椎神経

触診法

棘間筋
1. 座位をとらせる．指腹を腰部の棘突起の間にあてる．反対の手は抵抗を加えるために上部体幹にあてる（図8-12）．
2. 少しだけ前へ屈曲するように指示し，棘突起の間で棘間筋を触知する．
3. この屈曲位から解剖学的肢位まで背中を伸展させるよう指示する，必要なら反対の手で抵抗を加える（図8-13）．
4. 別のレベルの棘間筋には，そのレベルの棘突起と棘突起の間で同じ手技を繰り返す．

横突間筋
1. 横突間筋は小さくとても深部にあるため，隣接する筋と見分けて触診するのは困難である．

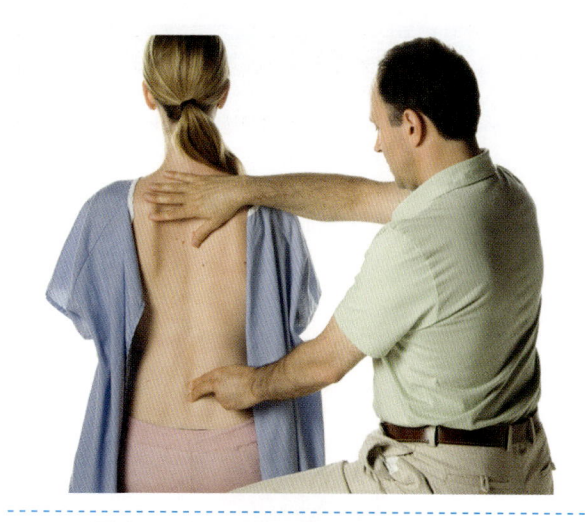

図8-12 棘間筋．座位での触診の開始肢位．

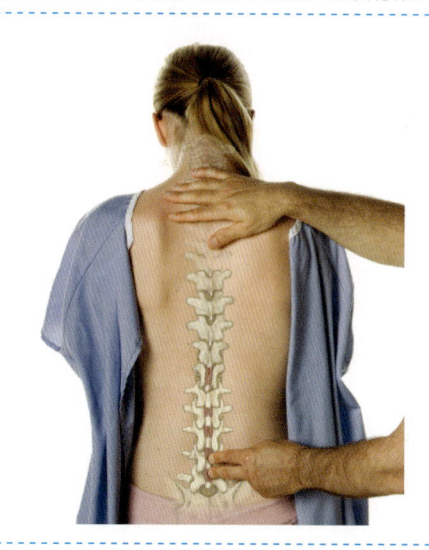

図8-13 棘間筋の触診．解剖学的肢位の体幹伸展位から少し前屈するよう指示する．

治療上の配慮

- 横突間筋群は姿勢を固定させる筋として，また（脊柱を動かすのではなく）固有受容器官として重要であると考えられていて，脊椎関節の位置を正確にモニターする．
- 棘間筋と横突間筋は存在位置がきわめて多様である．椎間関節のレベルやこの本に書かれた方法で見つかることもあるが，通常あるべき場所にないことも少なくない．
- 基本的に横突間筋は胸椎部では存在しない．肋骨挙筋や肋間筋が胸椎では横突間筋の2つずつに対応するとも考えられている．

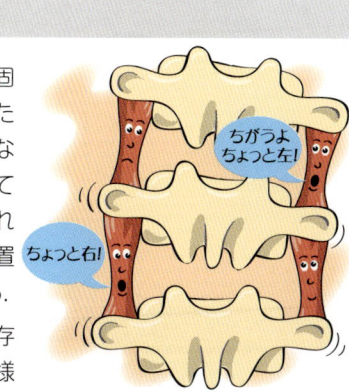

脊柱と胸郭：後鋸筋群
上後鋸筋 Serratus Posterior Superior；下後鋸筋 Serratus Posterior Inferior

後鋸筋群は上後鋸筋と下後鋸筋の2つからなる（図8-14）．これらの筋群は肋骨に付着する．上後鋸筋は僧帽筋や菱形筋の深部にあり，下後鋸筋は広背筋の深部にある．

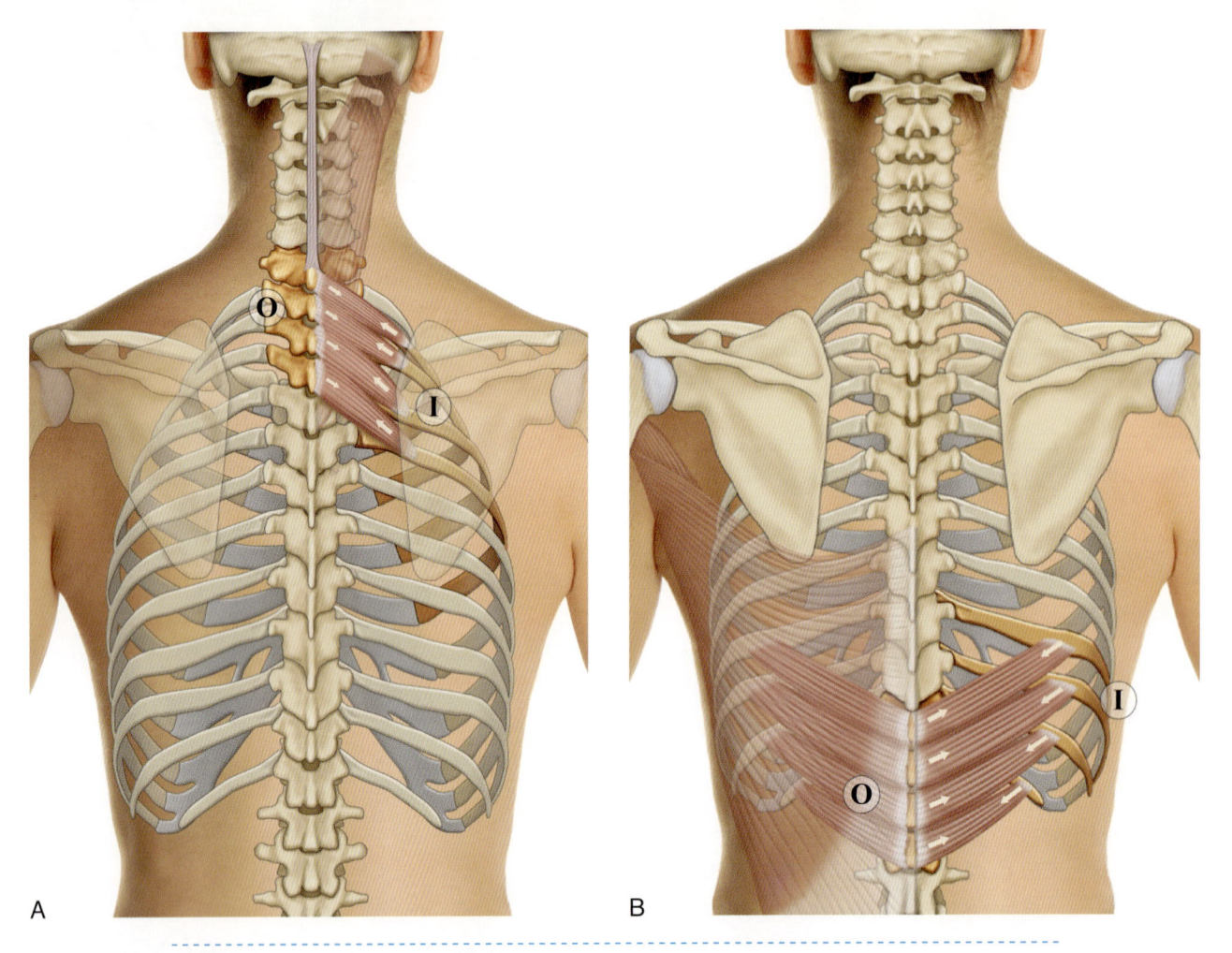

図8-14 A，上後鋸筋（右）の後面像．右側では頭板状筋が透明化されている．B，両側の下後鋸筋の後面像．図の左側では広背筋を透明化している．O，起始部；I，停止部．

筋名称の由来

鋸刃のような形をしていて，前鋸筋の後ろにあることから「後鋸筋」と呼ばれる．
上後鋸筋は下後鋸筋の上に位置するので「上後鋸筋」と呼ばれる．

* 英語名の成り立ち

serratus：（ラテン語）鋸のようにぎざぎざの
posterior：（ラテン語）後ろの，後方の
superior：（ラテン語）上の
inferior：（ラテン語）下の

筋の付着

上後鋸筋

起始（上位付着部）
- 第7頸椎～第3胸椎の棘突起

停止（下位付着部）
- 第2～5肋骨

下後鋸筋

起始（下位付着部）
- 第11胸椎～第2腰椎の棘突起

停止（上位付着部）
- 第9～12肋骨

作用

後鋸筋は胸肋関節と肋椎関節で肋骨を動かす．

上後鋸筋
- 第2～5肋骨の挙上

下後鋸筋
- 第2～5肋骨の下制

固定
胸郭の固定

神経支配
- 上胸神経（上後鋸筋）
- 下胸神経および肋間神経（下後鋸筋）

触診法

上後鋸筋と上後鋸筋は薄い筋で他の筋より深部にあるため，触診や識別が困難である．もし触診するなら，腹臥位にする．

上後鋸筋
1. 僧帽筋上部線維あたりに指腹をあてる．
2. やや深く呼吸させ，上後鋸筋の収縮を触知する．上層にある僧帽筋や菱形筋と触診で見分けるのは，きわめて困難であろう．

下後鋸筋
1. 上部腰椎の脊柱起立筋の外側あたりに指腹をあてる．
2. 息を吐くよう指示し，下後鋸筋の収縮を触知する．下後鋸筋の収縮は筋線維の走行と垂直に指を細かく動かしながら上後鋸筋の収縮を探す．上層にある広背筋と下後鋸筋を鑑別するのはかなり難しいだろう．

治療上の配慮

- 鋸の刃のような形状の上・下後鋸筋はレベルの異なる肋骨に付着しているので，後ろから見ると鋸刃のナイフがV字にならんでいるように見える．
- 下部肋骨の固定は下後鋸筋の重要な働きである．横隔膜が収縮したとき下部肋骨が上部に引き上げられないよう下部肋骨を押し下げ固定する．

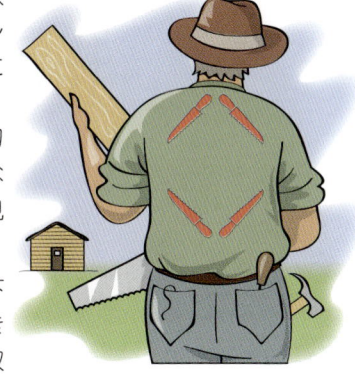

脊柱と胸郭
腰方形筋　Quadratus Lumborum (QL)

腰方形筋は腰背部にある四角い形をした筋で，脊椎と肋骨と骨盤に付着している（図8-15）．脊柱起立筋の深部にある．

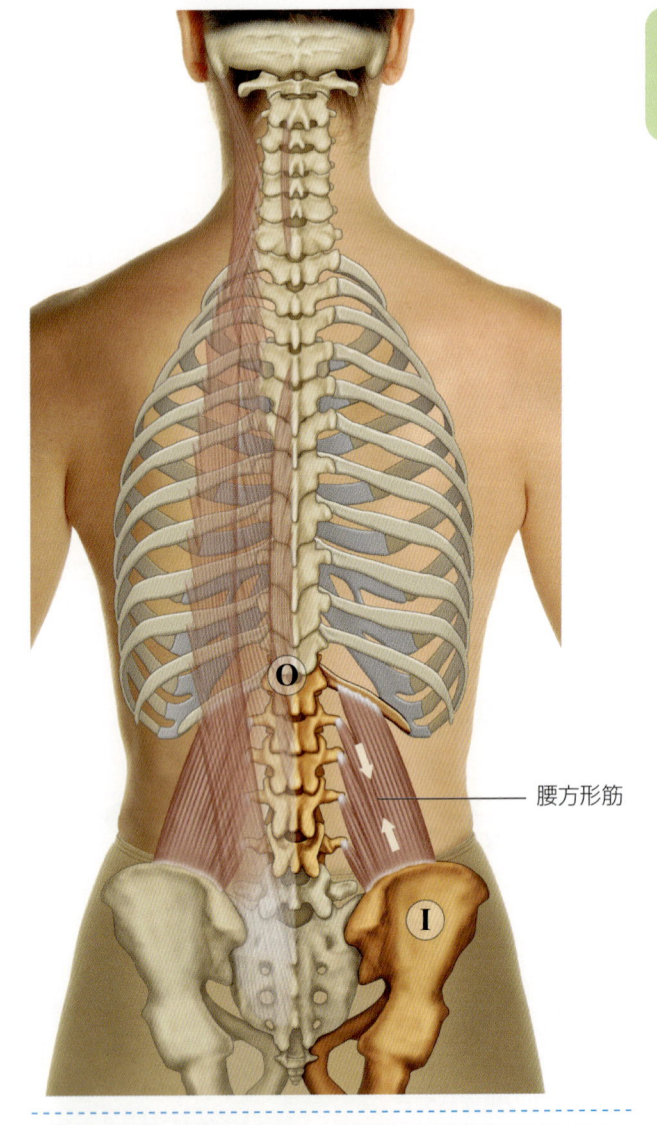

図8-15　腰方形筋（左右）の後面像．左側では脊柱起立筋を透明化している．O，起始部；I，停止部．

筋の付着
起始（近位付着部）
- 第12肋骨と第1〜4腰椎横突起

停止（遠位付着部）
- 腸骨稜後方

作用
腰方形筋は体幹を椎間関節で，骨盤を腰仙関節で，第12肋骨を肋椎関節で動かす．
- 同側の骨盤の挙上
- 骨盤の前傾と下位腰椎の上位腰椎に対する伸展
- 体幹の伸展
- 体幹の側屈
- 第12肋骨の下制

固定
骨盤，腰椎椎間関節，第12肋骨の固定

神経支配
- 腰神経叢

触診法
1. 腹臥位をとらせる．腰部の外側から脊柱起立筋との境界のすぐ外側に指をあてる．
   【メモ】反対の手で指の上から押さえて触診を補助すると有効である．
2. まず始めに脊柱起立筋の外側縁から触知する（確認できたら，頭と上部体幹をベッドから浮かせるよう指示する）．そののち，指を脊柱起立筋の外側縁からわずかに外側に指

筋名称の由来
腰椎・腰背部にあって四角い形をしていることから「腰方形筋」と呼ばれる．

* 英語名の成り立ち
  quadratus：（ラテン語）四角い
  lumborum：（ラテン語）腰（腰背部）

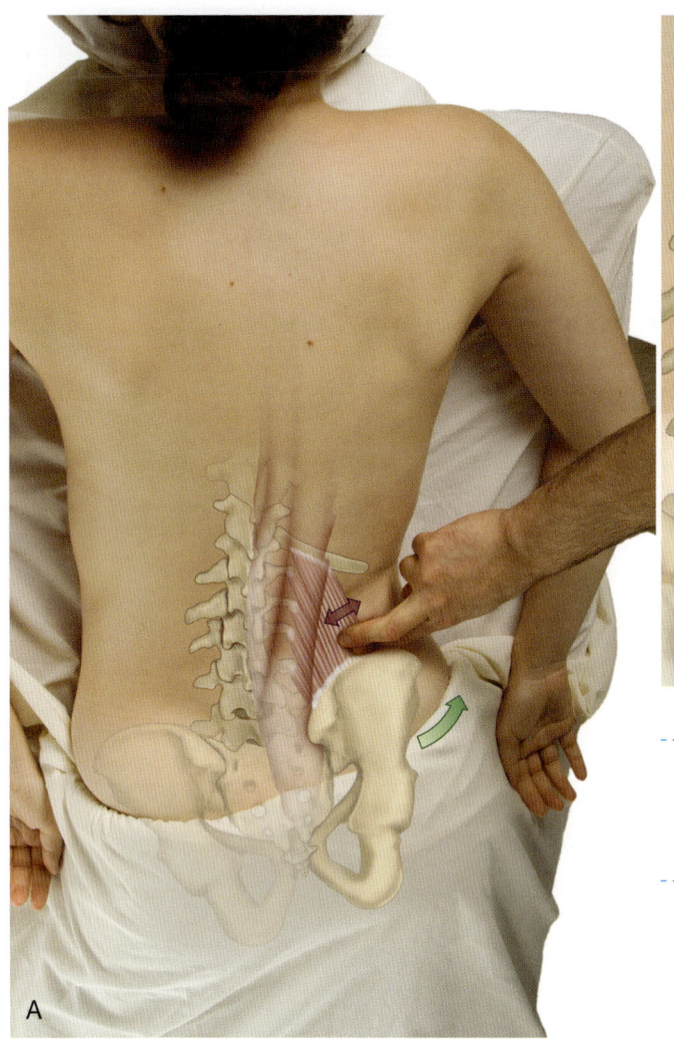

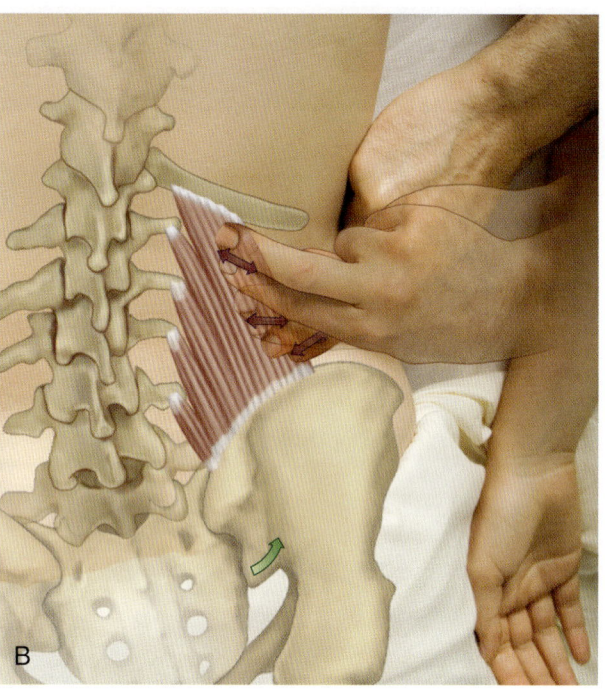

Chapter 8 脊柱および胸郭の筋

図8-16 A，腰方形筋の触診．右側の骨盤を引き上げるよう指示する．右脊柱起立筋群の輪郭を透明化している．B，腰方形筋の位置が見つかれば，肋骨・横突起・腸骨付着部の3方向すべてに向かって触診する．

を移す．

3. 触診する方向は脊柱起立筋の内方の深部で，そこに腰方形筋が触知できる．

4. 腰方形筋であることを鑑別するには，触診している側の骨盤を引き上げるように指示する（図8-16, A）．

   【メモ】骨盤はベッドの面にそって頭側に動くはずなので，骨盤がベッドから浮かないよう注意しなければならない．

5. 腰方形筋の位置が確認できたら，内上方（頭側）へは第12肋骨に向かって，内下方（尾側）へは腸骨稜に向かって，そして内側へは腰椎横突起にむかって触診する（図8-16, B）．

治療上の配慮

- 腰方形筋を触診するのには，腹臥位・背臥位・側臥位のいずれでもよい．しかし，大きな脊柱起立筋群の深部にあるので，触れるには外側から内側に向かって相当の圧迫を加えなければならない．

- 腰背部の外側に痛みがあっても，腰方形筋だけがこの部位に関与するわけではない．短絡的に腰方形筋を原因と決めつけてはならない．隣接する脊柱起立筋も過緊張や疼痛を引き起こしやすい．

- 腰方形筋が緊張したり，強ばったりしたら，骨盤を引き上げるので同側の腸骨稜が挙上する．これは姿勢観察で見分ける．

- 呼気で横隔膜が収縮したとき，腰方形筋が第12肋骨を固定する作用は重要である．この固定が呼吸での横隔膜の運動効率を高めている．

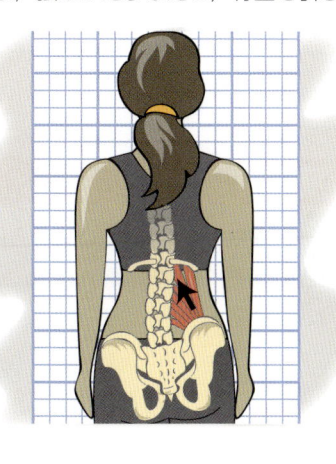

脊柱と胸郭：肋間筋群
外肋間筋　External Intercostals；内肋間筋　Internal Intercostals

肋間筋群は内肋間筋と外肋間筋からなる（図8-17）．これらの筋群は体幹の胸部の前面・側面・後面にある．他の筋よりも深部にあったり，浅層で触診しやすかったり，個々の位置により異なる．この2つの筋群の筋線維の走行は互いに直交している．内肋間筋の筋線維の走行は内腹斜筋の筋線維の走行と同じ方向であり，外肋間筋の筋線維の走行は外腹斜筋の筋線維の走行と同じ方向である．

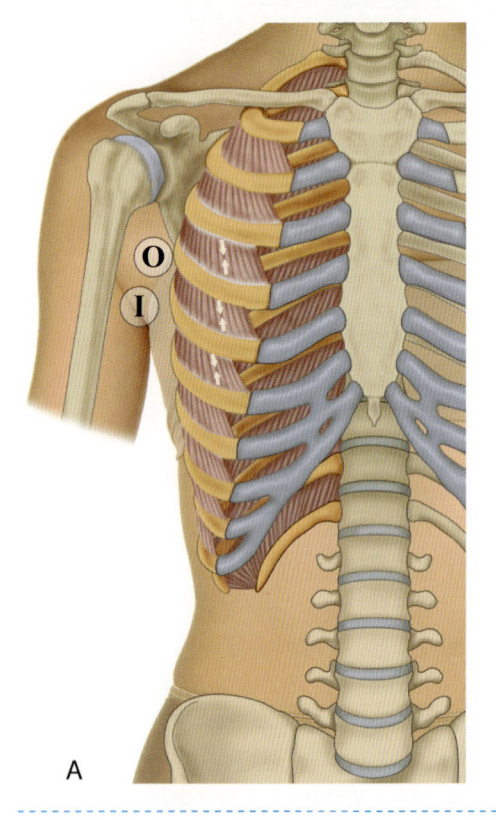

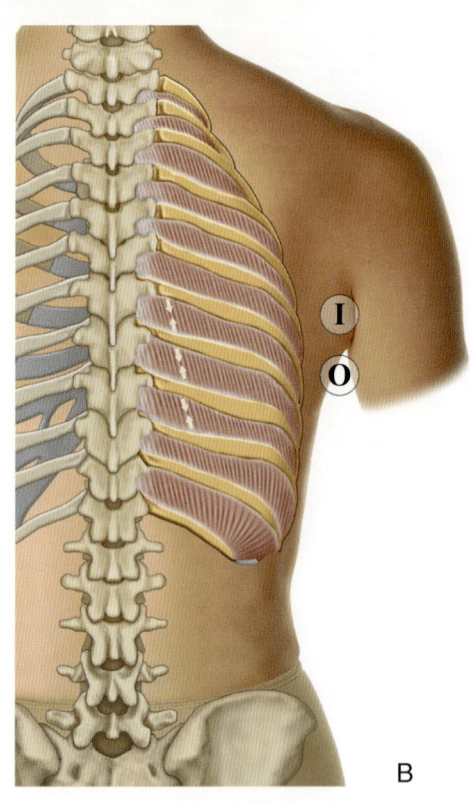

図8-17　右肋間筋の像．A，外肋間筋の前面像．B，内肋間筋の後面像．O，起始部；I，停止部．

筋名称の由来

肋骨の間の肋間腔にあることから「肋間筋」と呼ばれる．「内肋間筋」の外側（浅層）にあることから「外肋間筋」と呼ばれる．

※ **英語名の成り立ち**
  inter：（ラテン語）間の
  costals：（ラテン語）肋骨に関連する
  external：（ラテン語）外側の
  internal：（ラテン語）内側の

筋の付着

起始/停止（近位/遠位付着部）
- 第1〜12肋骨の肋間腔

作用

- 肋間筋は胸肋関節と肋椎関節で肋骨を動かし，椎間関節で体幹を動かす．

外肋間筋

- 第1〜12肋骨の挙上
- 反対側への体幹の回旋

内肋間筋

- 第1〜12肋骨の下制
- 同側への体幹の回旋

固定
胸郭の固定

神経支配

- 肋間神経

触診法

1. 側臥位をとらせる．体幹の側部で，肋骨の間の肋間腔に指を置く（図8-18）．
2. 肋間腔を見つけるには，側部体幹で肋骨の固い感触を確認して，肋骨と肋骨の間の柔らかな肋間腔に指を落としていく．
3. 位置が確認できたら，できるだけ後方または前方に向かって肋間腔を触診する．女性は乳房組織のため前面全域の触診は困難である．

【メモ】外肋間筋と内肋間筋を触診で鑑別するのは通常は不可能である．

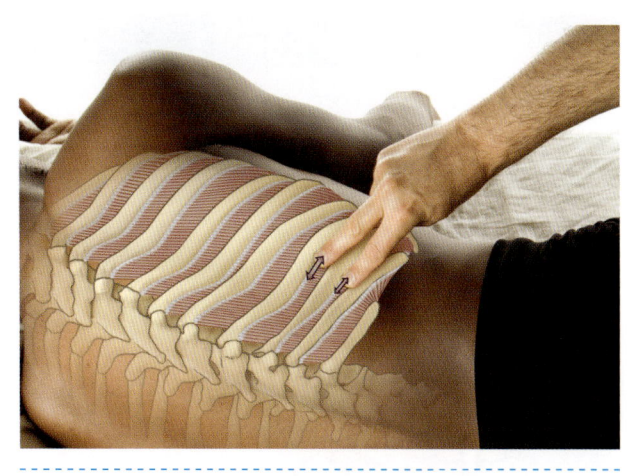

図8-18　右肋間筋を肋骨と左側部体幹の間で触診する．

治療上の配慮

- 肋間筋の正確な作用に関しては対立する議論も存在する．しかし，呼吸運動に作用していることは明らかである．したがって，喘息，肺気腫，気管支炎，治りにくい咳など慢性的に呼吸に問題がありそうな患者では治療アプローチに含めるべきである．
- 運動中は呼吸需要が増大しているので，運動選手にとって肋間筋群の恩恵は絶大であるといえる．
- 肋間筋群はさらに身体運動での胸郭の安定・固定にかかわる．
- 前面では内肋間筋は肋軟骨の間にも存在するが，外肋間筋は肋軟骨には存在しない．
- 肋間筋は食肉としてはスペアリブやリブの肉として食される．

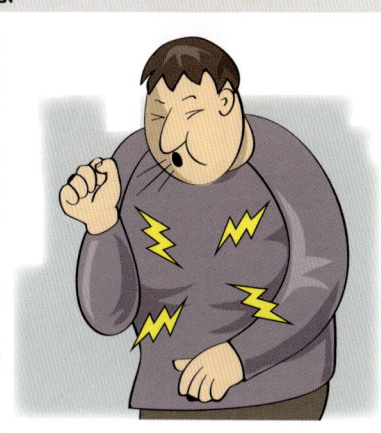

脊柱と胸郭
肋骨挙筋　Levatores Costarum

下部の肋骨挙筋は胸椎部で脊柱起立筋の深部に位置し，椎骨から肋骨に付着する小さな筋群である．肋骨挙筋は胸椎の各レベルで2つの枝状の組織をもつ．短い部分を短肋骨挙筋，長い部分を長肋骨挙筋という（図8-19）．

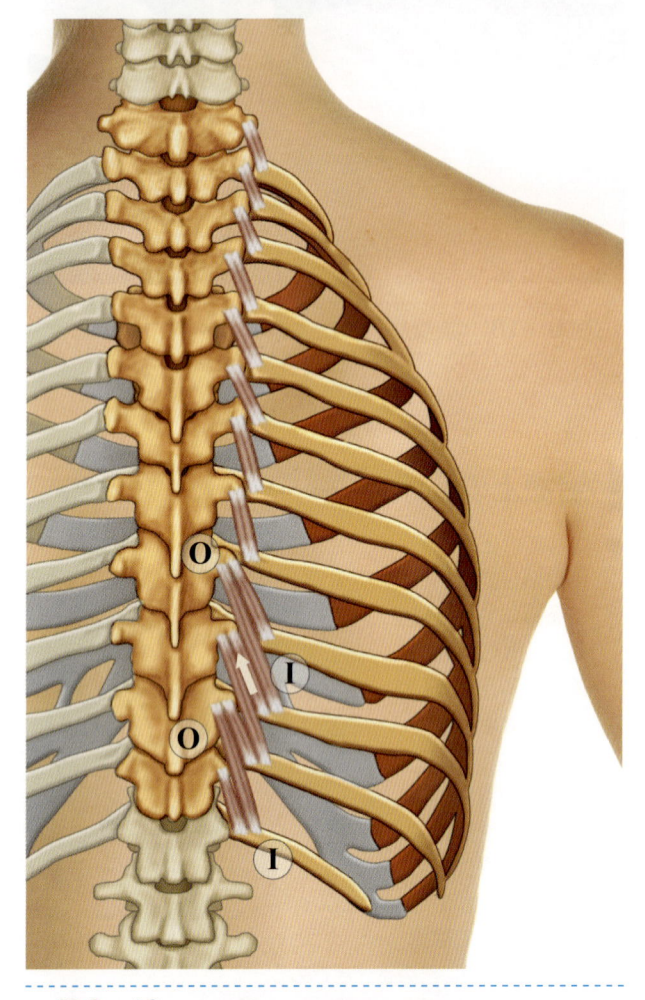

図8-19　右肋骨挙筋の後面像．O，起始部；I，停止部．

筋名称の由来

肋骨を挙上させる筋であることから「肋骨挙筋」と呼ばれる．

* **英語名の成り立ち**
  levator：（ラテン語）持ち上げるもの
  costarum：（ラテン語）肋骨に関連する

筋の付着

起始（上位付着部）
- 第7頸椎～第11胸椎横突起

停止（下位付着部）
- 1～2椎下部の肋骨

作用
- 胸肋関節と肋椎関節で肋骨の挙上

固定
胸肋関節と肋椎関節の固定

神経支配
- 脊椎神経

触診法
1. 腹臥位をとらせる．肋骨の方向に合わせ脊柱起立筋に指を置く．
2. ゆっくりと深く息を吸ったり吐いたりするよう指示する．肋骨挙筋の収縮を触知する．

【メモ】肋骨挙筋はとても小さく深部にある．触診で周囲の筋から鑑別するのは不可能か，きわめて困難である．

治療上の配慮
- ある資料によれば，肋骨挙筋の主要な作用は椎間関節と肋骨の固定にあるという．

Notes

脊柱と胸郭
肋下筋　Subcostales；胸横筋　Transversus Thoracis

肋下筋と胸横筋は深層の筋で胸郭の内側にある．肋骨下筋は後側に，胸横筋は前側にある（図8-20）．

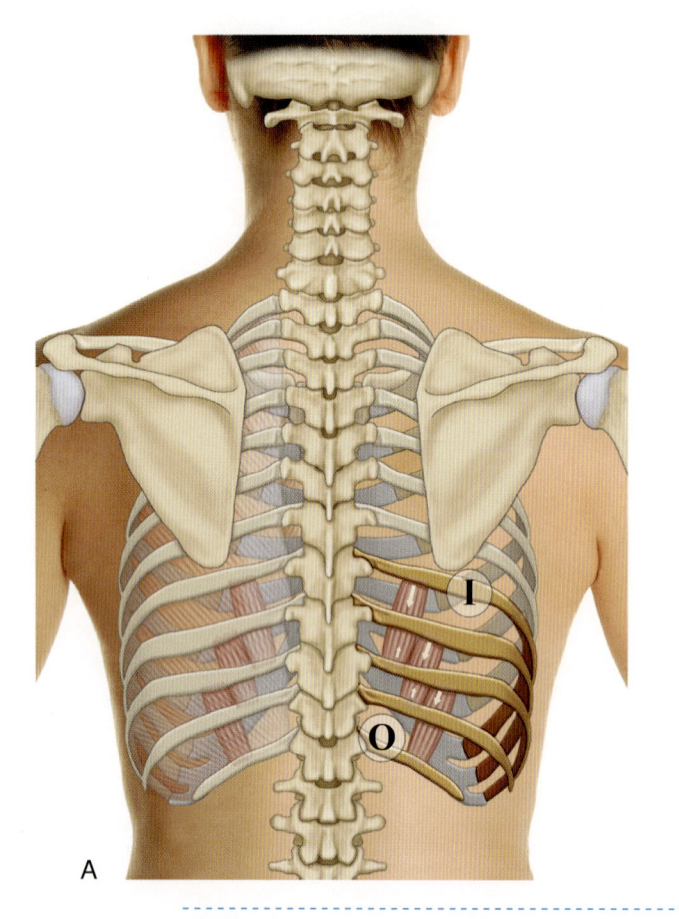

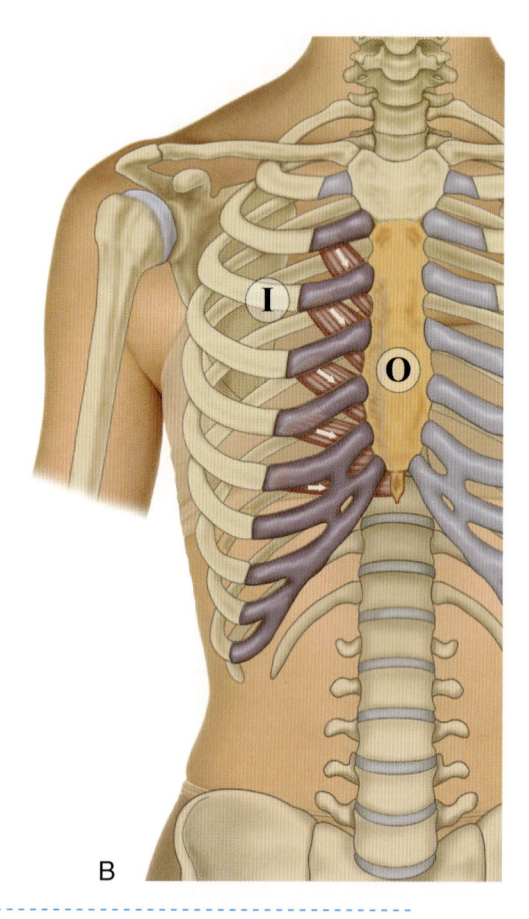

図8-20　A，肋骨下筋（両側）の後面像．左内肋間筋を透明化している．B，右胸横筋の後面像．O，起始部；I，停止部．

筋名称の由来

肋下筋は肋骨の下（深部）にあることから「肋下筋」と呼ばれる．胸横筋は胸部を横切るように走行することから「胸横筋」と呼ばれる．

* **英語名の成り立ち**
  sub：（ラテン語）下の
  costales：（ラテン語）肋骨に関連する
  transversus：（ラテン語）横断する，横に走る
  thoracis：（ギリシャ語）胸部（胸）

筋の付着

肋下筋

起始（上位付着部）
- 第8～10肋骨

停止（下位付着部）
- 第10～12肋骨

胸横筋

起始（内側付着部）
- 胸骨の内側面，胸骨剣状突起，肋軟骨接合部

停止（外側付着部）
- 第2〜6肋骨の肋軟骨の内側面

作用

肋下筋と胸横筋は肋骨を胸肋関節と肋椎関節で動かす．

肋下筋
- 第8〜10肋骨の下制

胸横筋
- 第2〜6肋骨の下制

固定

肋下筋
- 下部肋骨の固定

胸横筋
- 胸郭と胸骨の固定

神経支配
- 肋間神経

触診法

肋下筋と肋横筋は胸郭の深部にあり，触診し周囲の筋と見分けするのは不可能に近い．

肋下筋
1. 第8〜12肋骨にかけての後方の肋骨間腔の脊柱起立筋外側縁のすぐ外側に指を当てる．深部に肋下筋が触れる．

胸横筋
1. 胸骨外側や，胸骨剣状突起の外縁で，第2〜6肋骨の前内側の肋骨間腔に指腹を当てる．

治療上の配慮

- 肋下筋の主要な作用は，第8〜10肋骨が引き上げられないよう肋骨の横隔膜付着部を固定し，横隔膜のドーム（中心腱）がより効果的に引き上がるようにすることである．この機能があるため，肋下筋は呼吸補助筋として重要な筋となっている．
- 筋が触知できず，周囲筋と区別できないときでも，触診圧が届かないわけではない．肋下筋や肋横筋に届きそうな肋間部領域では，中程度から強い圧迫を加えればうまく触診できるだろう．

脊柱と胸郭
横隔膜　Diaphragm

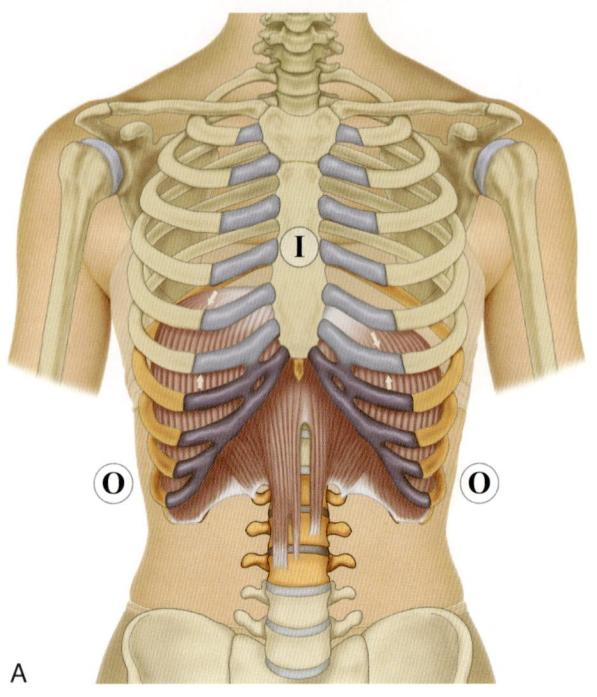

横隔膜は腹腔と胸腔を隔てる大きく平らな筋である．横隔膜は下位周囲の肋骨に付着し，上部中心部にドームと呼ばれる腱膜性中心靱帯がある（**図8-21**）．横隔膜は呼吸の主動作筋である．横隔膜は吸気時に収縮し呼気時に弛緩する．

A

B

図8-21 横隔膜の図．**A**，前面像．**B**，下方像．大腰筋，腰方形筋，腹横筋が右側で見える．**O**，起始部；**I**，停止部．

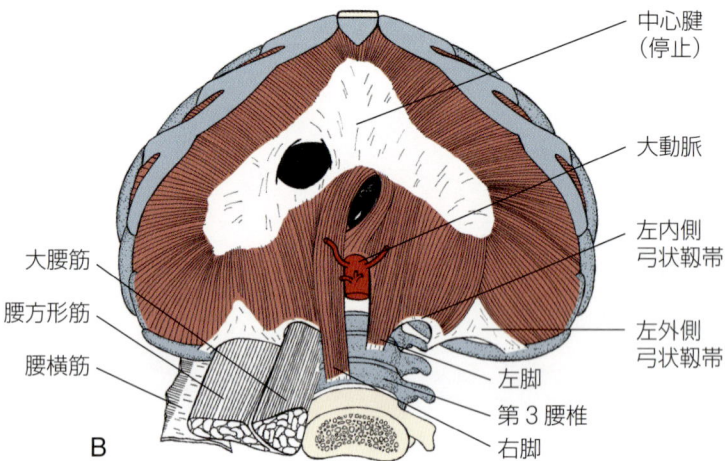

ラベル（B）：中心腱（停止），大動脈，左内側弓状靱帯，左外側弓状靱帯，左脚，第3腰椎，右脚，大腰筋，腰方形筋，腰横筋

筋名称の由来

横隔膜は胸郭と腹腔を横に仕切る隔壁のような筋であることから「横隔膜」と呼ばれる．

* 英語名の成り立ち

diaphragm：（ギリシャ語）間仕切り，隔壁

筋の付着

起始（下位末梢付着部）
- 胸郭，胸骨，椎骨の内側面

停止（上位中心付着部）
- 横隔膜の中心腱膜（dome）

作用

- 胸郭の容積の増大（伸張）

固定

体幹の固定

下位胸郭の関節や胸腰椎椎間関節の固定も含む．

神経支配

- 横隔神経

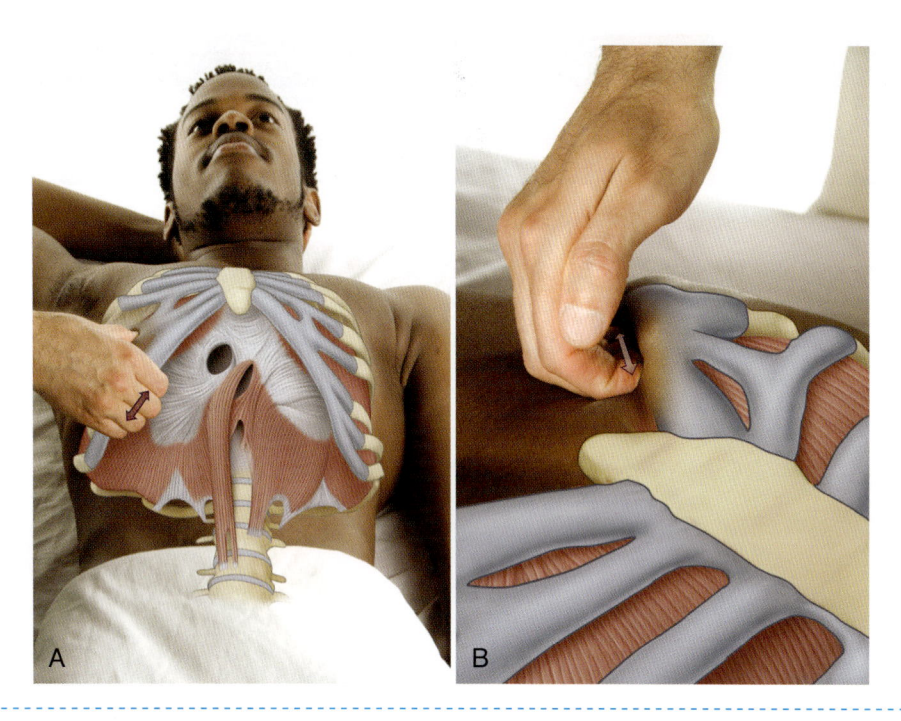

Chapter 8 脊柱および胸郭の筋　267

図 8-22　横隔膜の触診法．**A**，患者にゆっくりと息を吐かせながら右側の横隔膜を触診する．**B**，拡大図で横隔膜の触診を示す．胸部を包むように指矢を丸く曲げると指腹が横隔膜の走行に沿うように向く．

触診法

1. 膝の下にロールなどを入れ股関節軽度屈曲位とした背臥位をとらせる．指を曲げて前部胸郭の下縁にあてる．
2. 息を深く吸ってゆっくり吐くように指示する．呼気時に指先を丸く曲げながら胸郭の下（まず下に，その後深く）にもぐりこませる．胸郭の内側面の横隔膜を指先で触知する（図8-22）．
3. 前後方向に，可能な範囲でこの手技を繰り返す．

【メモ】横隔膜の触診は最終呼気時の横隔膜が最も弛緩している時だけにするべきである．

治療上の配慮

- 横隔膜の収縮時はいつも胸郭の付着部が最も固定される．すなわち中心ドームが下降している．この結果，胸郭の上下方向の内径が増大し，肺を空気で膨らませることができる．押し下げられた腹部が前に出るので，この横隔膜呼吸のことを「腹式呼吸」と呼ぶ．ドームが下がりきってしまうと，次に胸郭付着部が引き上げられ，胸郭の前後内径が増大し，さらに肺に空気を充満させる．このとき胸郭が外に広がるので，これを「胸式呼吸」と呼ぶ． 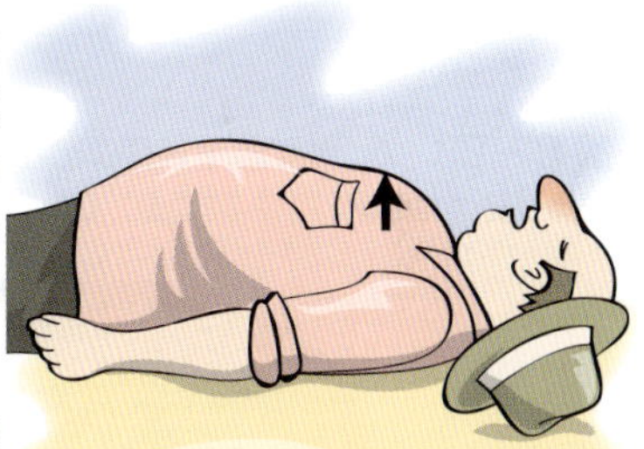
- 横隔膜には胸腔と腹腔の交通のため，いくつかの開口部がある．最も大きな開口部には食道，大動脈，下大静脈が通っている．
- 横隔膜は意識制御と無意識制御の両方に支配されている例外的な筋である．詳しくいえば，横隔膜の収縮運動は恒常的に無意識的に脳幹部によって調整されている．しかし我々は，この脳幹部制御を日常的に自分の意思によって抑制することによって，歌ったり，しゃべったり，ためいきをついたり，息を止めたり，さらには呼吸のパターンを意識的に変化させている．
- 食道裂孔ヘルニアは胃の一部が横隔膜の食道裂孔から上の胸腔に脱出（破裂）することをいう．
- 横隔膜が収縮すると肺が空気で満たされ胸郭はより強固になる．さらに，横隔膜が腹腔内容物を押し下げるため，腹腔内圧も上昇しより固くなる．これにより胸椎腰椎部の椎間関節を含むコア・スタビリティが上昇する．最大級の力を必要とするような大きな関節運動の前に，誰もが無意識に深呼吸をするのにはこのような理由がある．

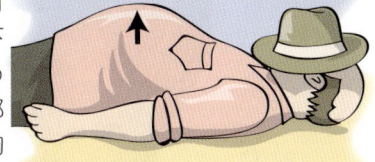

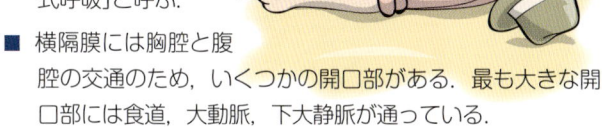

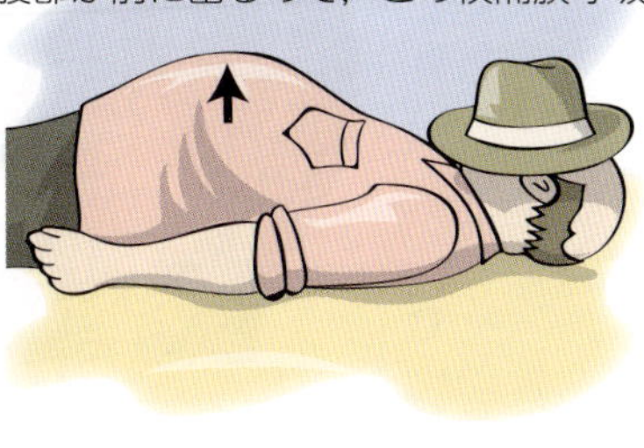

脊柱と胸郭：腹壁前面の筋群
腹直筋　Rectus Abdominis；外腹斜筋　External Abdominal Oblique；内腹斜筋　Internal Abdominal Oblique；腹横筋　Transversus Abdominis

腹壁前面を構成するのは，(1) 腹直筋，(2) 外腹斜筋，(3) 内腹斜筋，(4) 腹横筋の4つの筋である（図8-23）．腹直筋は腹壁前面の中央の浅層にある．他の3つの筋は腹壁前面の外側にある（だから腹壁後面にまでいたる）．3つ筋のなかでは外腹斜筋が最も浅層で，内腹斜筋はそのすぐ下（中層）で，腹横筋が最も深層にある．

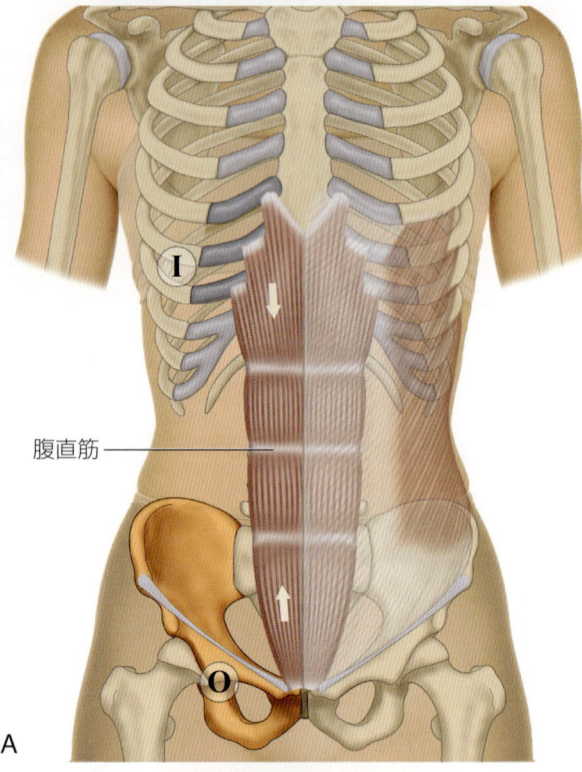

図8-23　A，腹直筋―前面像．左側では外腹斜筋を透明化している．B，右外腹斜筋―前面像．C，右外腹斜筋―右側面像．

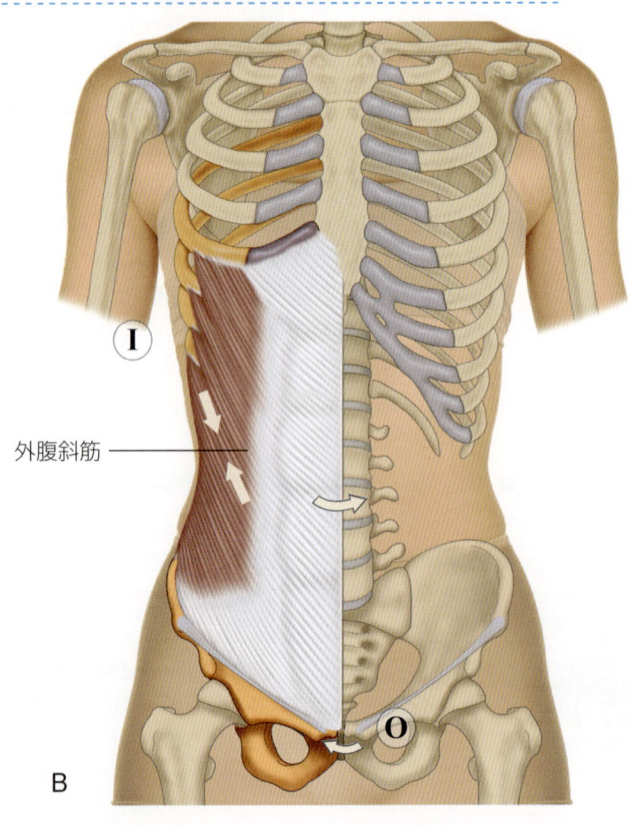

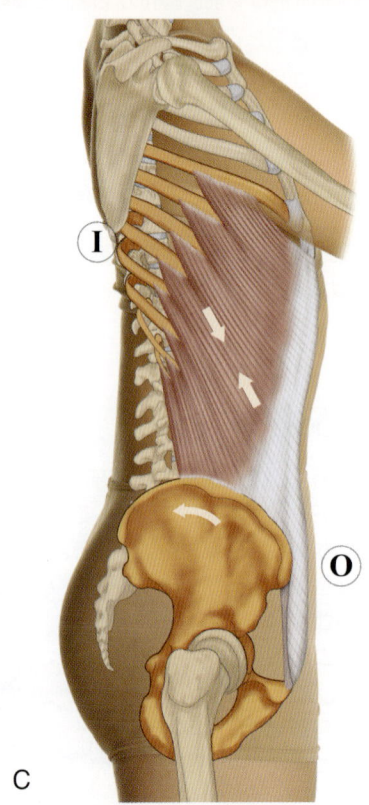

Chapter 8 脊柱および胸郭の筋　269

内腹斜筋

腹横筋

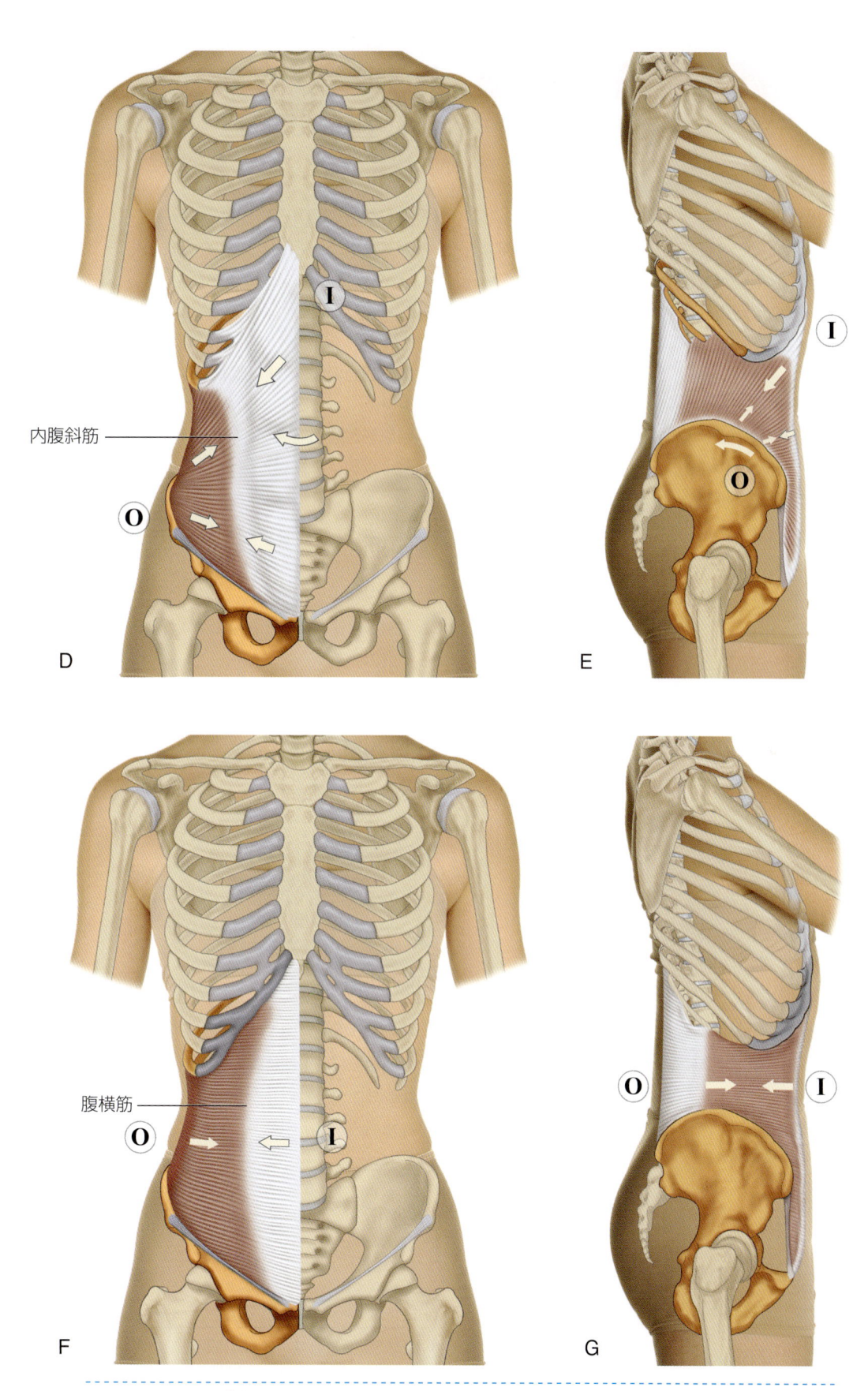

図8-23，つづき　D，右内腹斜筋―後面像．E，右内腹斜筋―右側面像．F，右腹横筋―後面像．G，右腹横筋―右側面像．O，起始部；I，停止部．

筋名称の由来

腹直筋は腹部を真っすぐ走行する筋であることから「腹直筋」と呼ばれる.

外腹斜筋は腹部の表層にあり内腹斜筋の浅層にあり，その筋線維が斜めに走行することから「外腹斜筋」と呼ばれる.

内腹斜筋は腹部の内層で外腹斜筋の深層にあり，その筋線維が斜めに走行することから「内腹斜筋」と呼ばれる.

腹横筋は腹部を横に走行する筋であることから「腹横筋」と呼ばれる.

* ### 英語名の成り立ち

  rectus：（ラテン語）真っすぐ
  oblique：（ラテン語）斜めの，傾いた，斜交する
  transversus：（ラテン語）横断する，横に走る
  abdominis：（ラテン語）腹部の
  external：（ラテン語）外側の，外部の
  internal：（ラテン語）内側の，内部の

筋の付着

腹直筋

起始（近位付着部）
- 恥骨

停止（遠位付着部）
- 胸骨剣状突起と第5～7肋軟骨

外腹斜筋

起始（近位付着部）
- 腸骨稜の前半分，恥骨，腹部腱膜

停止（遠位付着部）
- 第5～12肋骨の下部肋骨

内腹斜筋

起始（近位付着部）
- 鼠径靱帯，腸骨稜，胸腰筋膜

停止（遠位付着部）
- 下位3肋骨（第10～12肋骨），腹部腱膜

腹横筋

起始（近位付着部）
- 鼠径靱帯，腸骨稜，胸腰筋膜，下位肋軟骨

停止（遠位付着部）
- 腹部腱膜

作用

- 腹壁前面の筋群は椎間関節で体幹を，腰仙関節で骨盤を動かす.
- 腹直筋と腹斜筋はすべて，体幹を屈曲および側屈させ，骨盤を後傾させる.

腹直筋
- 体幹の屈曲
- 骨盤の後傾と下部体幹の上部体幹に対する屈曲
- 体幹の側屈

外腹斜筋
- 体幹の屈曲
- 骨盤の後傾と下部体幹の上部体幹に対する屈曲
- 体幹の側屈
- 体幹の反対側への回旋

内腹斜筋
- 体幹の屈曲
- 骨盤の後傾と下部体幹の上部体幹に対する屈曲
- 体幹の側屈
- 体幹の同側への回旋

腹横筋
- 腹骨盤腔の圧迫

固定
腰椎椎間関節と骨盤，胸郭の固定

神経支配

- 肋間神経

触診法

腹壁前面の筋群の触診はすべて背臥位で膝の下にロールなどを入れ股関節軽度屈曲位とする.

腹直筋

1. 股関節軽度屈曲位とした背臥位をとらせる. 触診する指は腹部中心線からわずかに外れた部位に置く.
2. 体幹を椎間関節でわずかに屈曲する(頭から上体を少しだけ起こす)よう指示し, 腹直筋の収縮を触知する(図8-24).
3. 腹直筋が収縮したら筋線維に垂直に内外側に指を細かく動かして腹直筋の内側縁・外側縁を探す. そのまま上行して付着部(起始)を触診し, さらに筋線維に垂直に指を動かし下降させ付着部(停止)にいたる.

外腹斜筋

1. 触診する指を腹壁の前側面, 腸骨稜と下部肋骨の間にあてる(腹直筋の外側にあることを確認する).
2. 体幹を体の反対側に回旋(対側回旋)させつつ体幹をやや屈曲させるよう指示し, 外腹斜筋を触知する(図8-25).
3. 斜め方向の外腹斜筋の筋線維に垂直に指を細かく動かして外腹斜筋に触れながら, 外腹斜筋の上部付着部および下部付着部まで触診を進める.

内腹斜筋

1. 外斜腹筋と同様の手技を繰り返すが, 内腹斜筋では体幹を体の同じ側に回旋(同側回旋)させて体幹をやや屈曲させるよう指示する(図8-26).

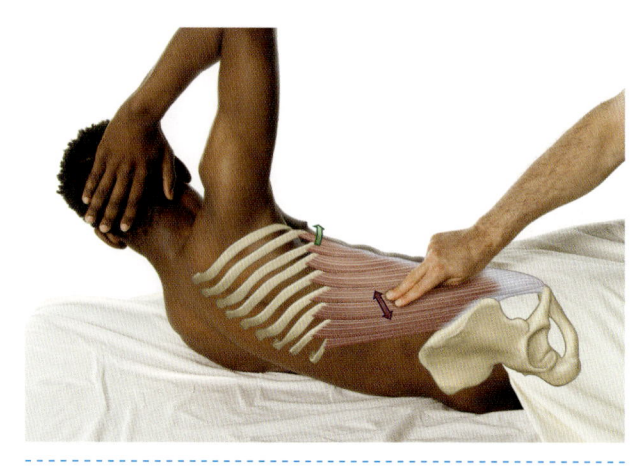

図8-25 右外腹肘筋の触診. 重力に抗して体幹を屈曲させ反対側(左)へ回旋させることで右外腹肘筋を触診する.

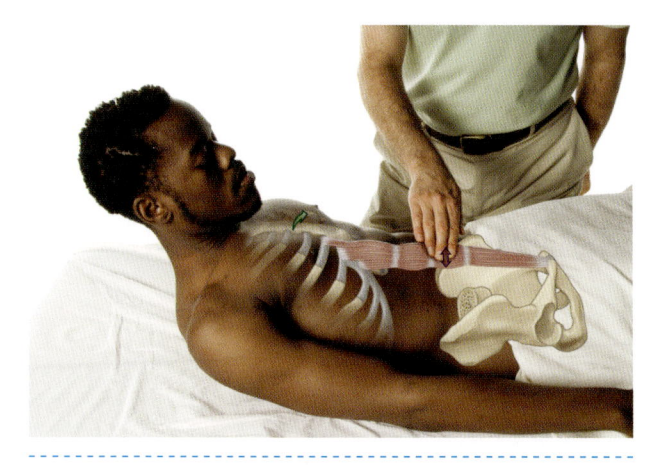

図8-24 右腹直筋の触診. 重力に抗して体幹屈曲を指示する触診は図のように, 筋走行に垂直に指を細かく動かしながら触診する.

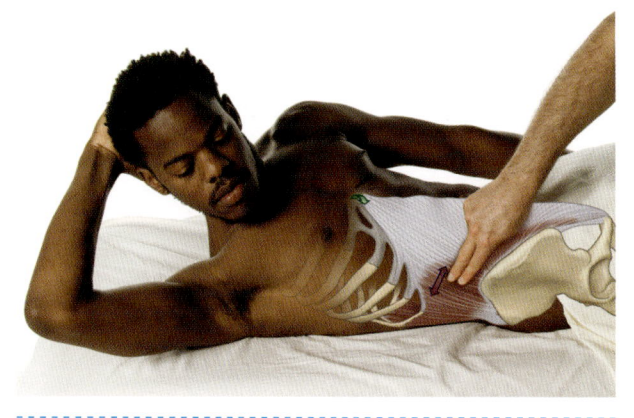

図8-26 右内腹斜筋の触診. 重力に抗して体幹を屈曲・同側(右)回旋させることで右内腹斜筋を触診する.

腹横筋

1. 強く息を吐き腹腔内臓器を圧迫するよう指示し，触診する指を腹壁の前側面において腹横筋の収縮を確認する．

   【メモ】腹横筋は腹壁前側面の他の筋群の深部にあり，しかも腹腔内を圧迫しようと息むとそれらの筋群も収縮するので，見分けるのはきわめて困難になる．

治療上の配慮

- すべての腹壁の筋群は腹腔内を圧迫し平らな腹部ラインをつくる．
- 腰椎と骨盤が固定されると身体のコアは安定する．腹斜筋がコア・スタビリティでは最もよく知られているが，ほかの腹筋群もこれを助ける．
- 腹部腱膜は実際には腹壁前側面の3つの筋群（内・外腹斜筋と腹横筋）の中心腱膜になっている．腹筋腱膜は腹直筋を鞘のように取り囲むので腹直筋鞘とも呼ばれる．
- 腱画と呼ばれる3つの帯状線維が腹直筋を横切って走行し，腹直筋を4個の筋腹に分けている．これにより腹直筋は独立した筋腹の壁を形成し，左右あわせて8つのパックの筋（8つの筋腹のうち6つが目立つので，しばしば6パック筋と誤って呼ばれる）として知られている．
- コートのポケットに手を入れていると，左右の指の方向がそれぞれ同側の外腹斜筋の筋線維の走行方向を示している．だから外腹斜筋はポケット筋と呼ばれることがある．
- 腹横筋は，腹部をコルセットのように取り巻き，コルセットのように腹部をおさえる役割を果たすのでコルセット筋とも呼ばれる．

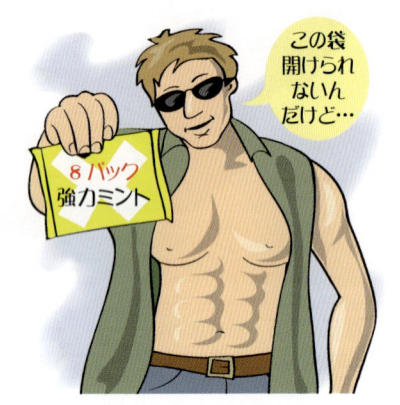

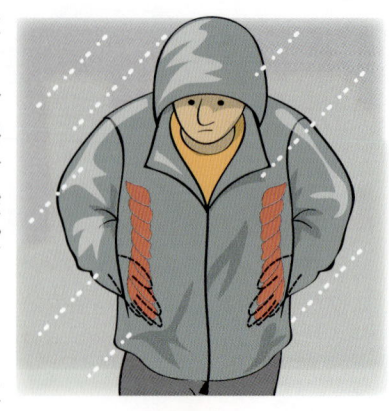

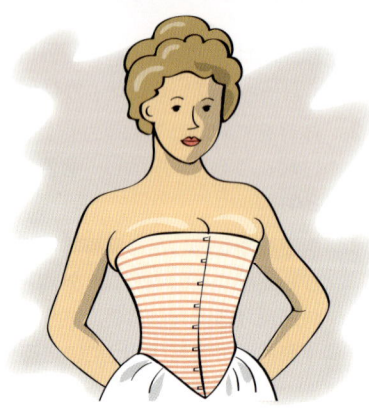

Notes

脊柱と胸郭：板状筋群
頭板状筋　Splenius Capitis；頸板状筋　Splenius Cervicis

2つの板状の筋群が上部体幹と頸部にある．それは(1) 頭板状筋と(2) 頸板状筋である．その名の通り，頭板状筋は上方(停止)で頭部に付着し，頸板状筋は上方(停止)で頸椎部に付着する(図8-27)．これらの筋群は僧帽筋・菱形筋の深部にあるが，頭板状筋は後頸三角(僧帽筋上部線維と胸鎖乳突筋と鎖骨からなる三角形)では浅層にある．

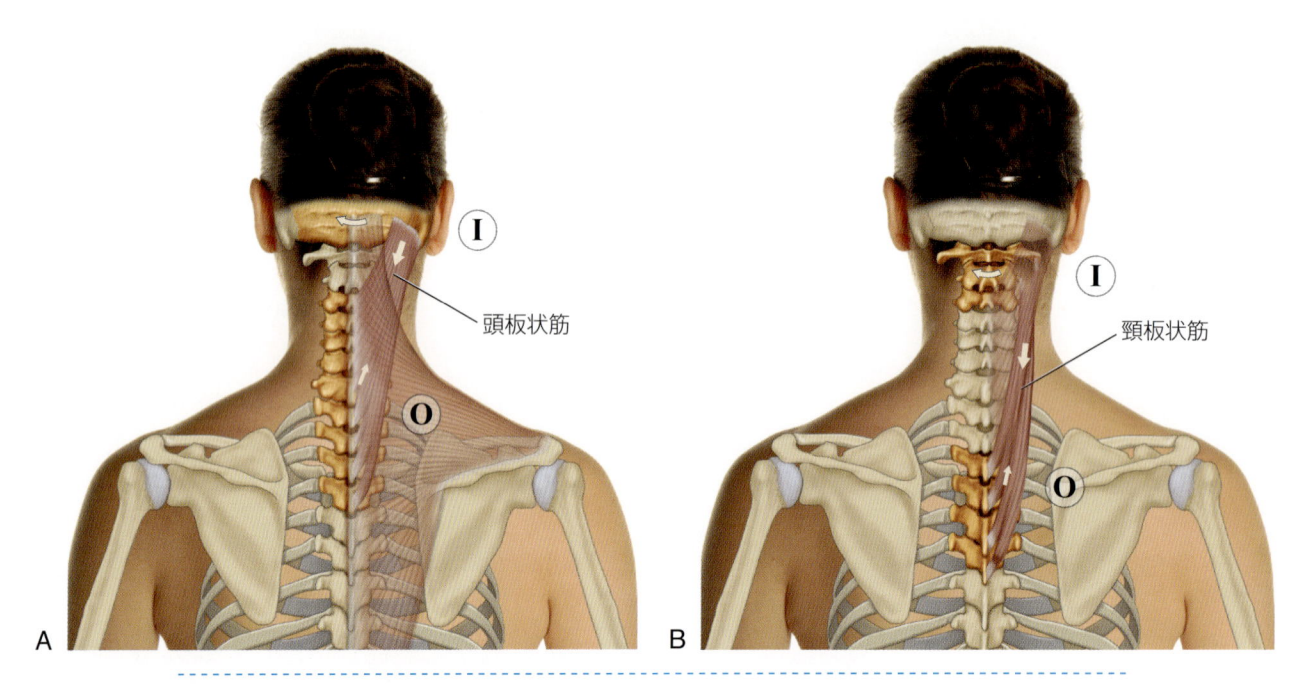

図8-27　A，右頭板状筋の後面像．僧帽筋は透明化している．B，頸板状筋の後面像．頭板状筋は透明化している．O，起始部；I，停止部．

筋名称の由来

頭板状筋は，包帯のように狭い長方形をしていて，頭部に付着していることから「頭板状筋」と呼ばれる．

頸板状筋は，包帯のように狭い長方形をしていて，頸椎(頸部)に付着していることから「頸板状筋」と呼ばれる．

* **英語名の成り立ち**
  splenius：(ギリシャ語)包帯
  capitis：(ラテン語)頭
  cervicis：(ラテン語)頸椎

筋の付着

頭板状筋

起始(近位付着部)
- 第3〜6頸椎項靱帯と第7頸椎〜第4胸椎棘突起

停止(遠位付着部)
- 頭骨乳様突起と後頭骨

頸板状筋

起始（近位付着部）
- 第3～6胸椎棘突起

停止（遠位付着部）
- 第1～3頸椎横突起

作用

頭板状筋と頸板状筋は各々，頸部に対して椎間関節で，頭部に対して環椎後頭関節で，同じ作用をする．

頭板状筋
- 頭部と頸部の伸展
- 頭部と頸部の側屈
- 頭部と頸部の同側回旋

頸板状筋
- 頸部の伸展
- 頸部の側屈
- 頸部の同側回旋

固定
1. 頭板状筋と頸板状筋は頸椎と上部胸椎の固定
2. 頭板状筋は頭部の固定

神経支配
- 頸椎神経

触診法

頭板状筋
1. 頭頸部を同側に回旋させた座位をとらせる．触診する指は後頭骨のすぐ下胸鎖乳突筋のすぐ後ろの後頸三角上縁に置く（280ページ参照）．抵抗を加える手を頭の後ろに置く．
2. 頭頸部を同側に回旋したまま頭頸部を伸展させ，それに抗して抵抗を加えると，頭板状筋の収縮が触知できる（図8-28）．
3. 頭板状筋の筋線維に垂直に指を動かしながら後頸三角の中をそわせ，僧帽筋上部線維との境界まで下行させる．

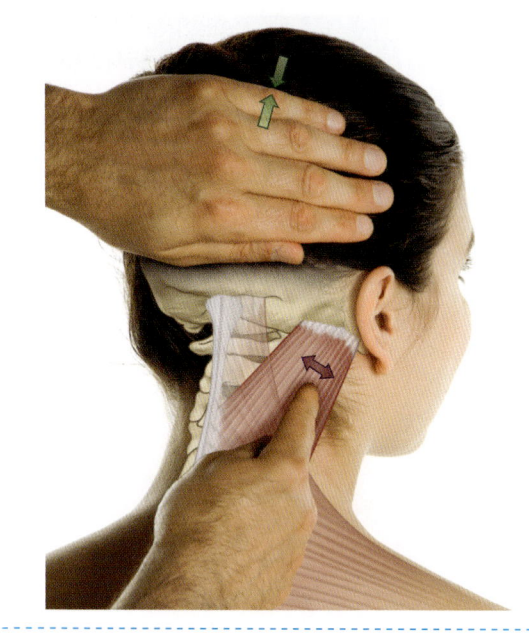

図8-28 右頭板状筋を後頸三角で触診．頭頸部を抵抗に抗して伸展させるよう指示する．上部僧帽筋は透明化している．

4. 愛護的な抵抗に抗して頭頸部を繰り返し伸展させるよう指示し，頭板状筋が収縮弛緩を繰り返すのを触診する．僧帽筋の深部でできる限り下方まで頭板状筋の触診を続ける．

頸板状筋
1. 頸板状筋は全域にわたり他の筋より深部にあるので，触診で他の筋，とりわけ頭板状筋との区別は困難である．
2. 触診を試みるなら頭板状筋のときと同様の手順に従い，頭板状筋のすぐ横に頸板状筋を触れるだろう．

治療上の配慮

- 左右の頭板状筋両方あわせるとV字型をしている．この形状から左右の頭板状筋はゴルフ・ティー筋とも呼ばれることがある．
- 頭板状筋と頸板状筋は，しばしば一体化している．ただ，上方付着部が頭骨にある筋線維を頭板状筋と定義し，上方付着部が頸椎にある筋線維を頸板状筋と定義しているにすぎない．

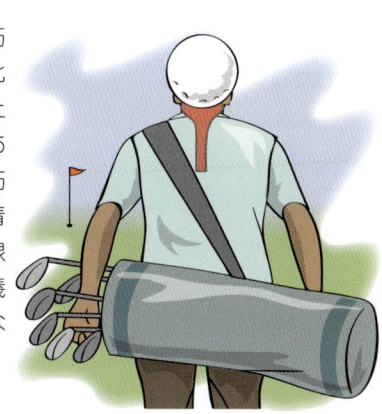

脊柱と胸郭：後頭下筋群
大後頭直筋　Rectus Capitis Posterior Major；
小後頭直筋　Rectus Capitis Posterior Minor；
下頭斜筋　Obliquus Capitis Inferior；上頭斜筋　Obliquus Capitis Superior

後頭下筋群は筋腹が後頭骨の直下にある4つの小さな深層の筋からなる．(1) 大後頭直筋，(2) 小後頭直筋，(3) 下頭斜筋，(4) 上頭斜筋である（**図8-29**）．

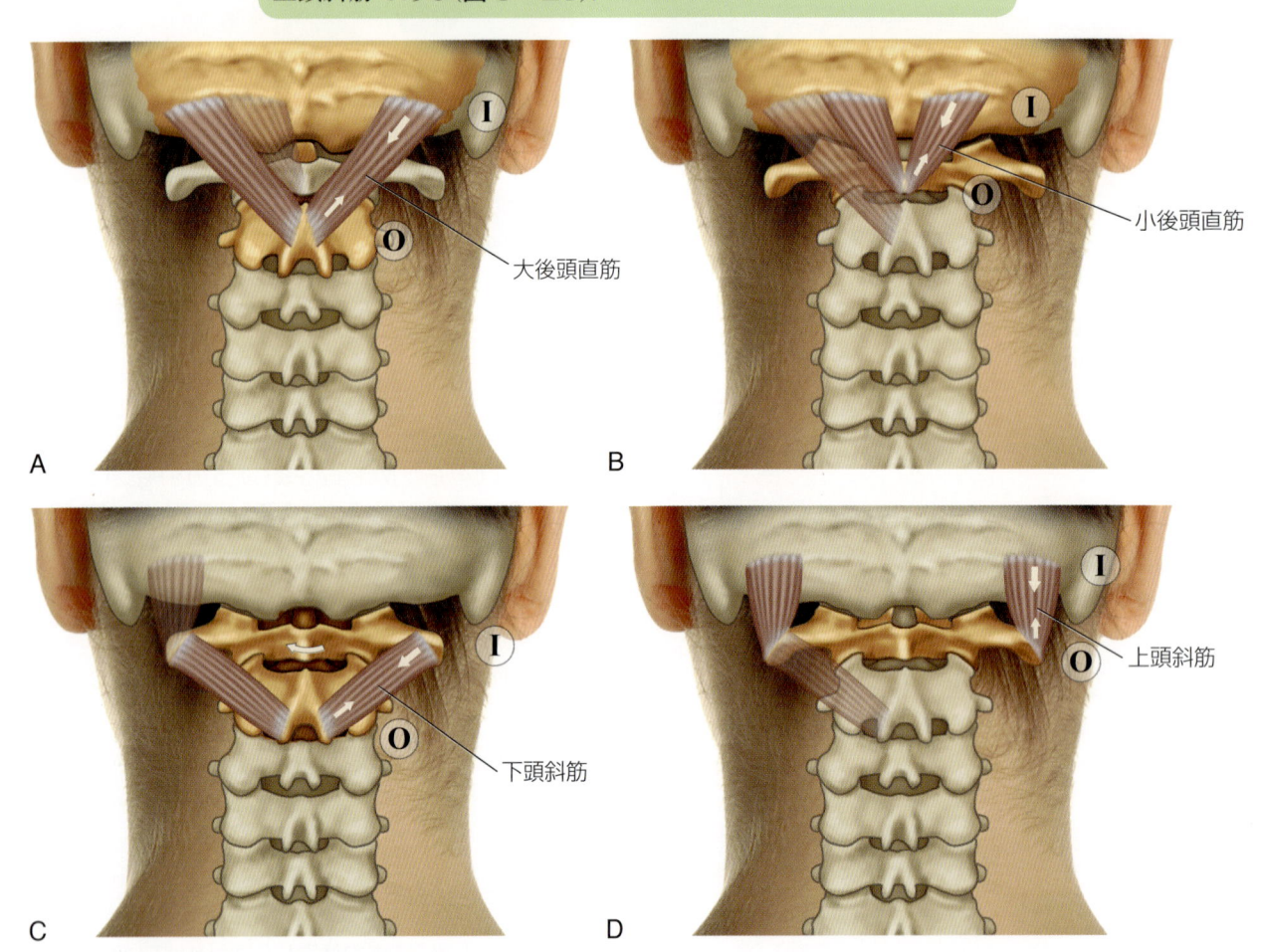

図8-29 両側の後面像．**A**，大後頭直筋．左側では小後頭直筋を透明化している．**B**，小後頭直筋．左側では大後頭直筋を透明化している．**C**，下頭斜筋．左側では上頭斜筋を透明化している．**D**，上頭斜筋．左側では下頭斜筋を透明化している．O，起始部；I，停止部．

筋名称の由来

大・小後頭直筋は頭骨に付着し2つの頭斜筋よりも筋線維が真っすぐ走行していることから「後頭直筋」と呼ばれる．大後頭直筋は「小後頭直筋」よりも大きいことから「大後頭直筋」と呼ばれる．

下・上頭斜筋は頭骨に付着し2つの後頭直筋よりも筋線維が斜めに走行していることから「頭斜筋」と呼ばれる．下頭斜筋は「上頭斜筋」よりも下にあることから「下頭斜筋」と呼ばれる．

* **英語名の成り立ち**

capitis：（ラテン語）頭骨の
posterior：（ラテン語）後方
rectus：（ラテン語）真っすぐな
obliquus：（ラテン語）斜め，傾いた，斜交する
major：（ラテン語）より大きな

minor：(ラテン語)より小さな
inferior：(ラテン語)下の
superior：(ラテン語)上の

筋の付着

大後頭直筋

起始（近位付着部）
- 軸椎棘突起（C2）

停止（遠位付着部）
- 後頭骨

小後頭直筋

起始（近位付着部）
- 環椎後結節（C1）

停止（遠位付着部）
- 後頭骨

下頭斜筋

起始（近位付着部）
- 軸椎棘突起（C2）

停止（遠位付着部）
- 環椎横突起（C1）

上頭斜筋

起始（近位付着部）
- 環椎横突起（C1）

停止（遠位付着部）
- 後頭骨

作用

後頭下筋群は頭部を環椎後頭関節で動かし，軸椎を環軸関節で動かす．

大後頭直筋
- 頭部を環椎後頭関節で伸展

小後頭直筋
- 頭部を環椎後頭関節で後方引き出し

下頭斜筋
- 軸椎を環軸関節で同側回旋

上頭斜筋
- 頭部を環椎後頭関節で前方引き出し

固定

後頭下筋群
1. 頭部を環椎後頭関節で固定
2. 環軸関節の固定

神経支配
- 後頭下神経

触診法

大後頭直筋
1. 背臥位をとらせる．軸椎棘突起（C2）のやや外側に指をあてる．
2. 軸椎棘突起（C2）を触知し，筋線維の走行に垂直に指を動かしながら進むとそのわずか上側方に大後頭直筋が触知できる．
3. そのまま垂直に指を動かしながら筋線維にそって上側方に進むと後頭骨付着部に至る（図8-30）．

小後頭直筋
1. 上記と同様の手順を繰り返すが，始まりは環椎後結節（C1）のやや上外側である．筋線維に垂直に指を動かし小後頭直筋を触知したら，そのまま後頭骨付着部に至る（図8-31）．頭部を環椎後頭関節で前へ突き出すように指示すると，小後頭直筋の収縮を確かめられる．

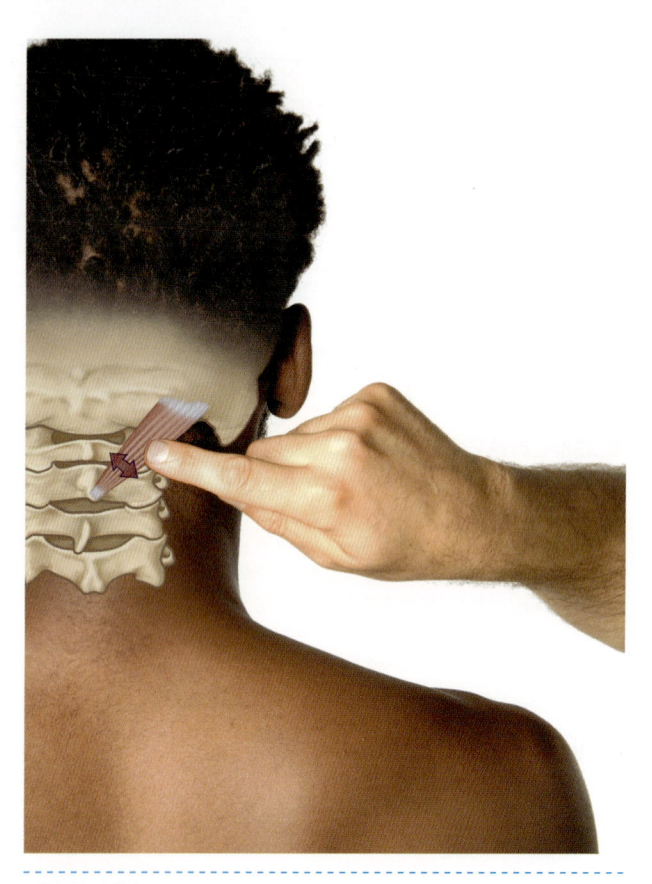

図8-30　右大後頭直筋の触診は後頭骨と軸椎(C2)棘突起の間で行う．

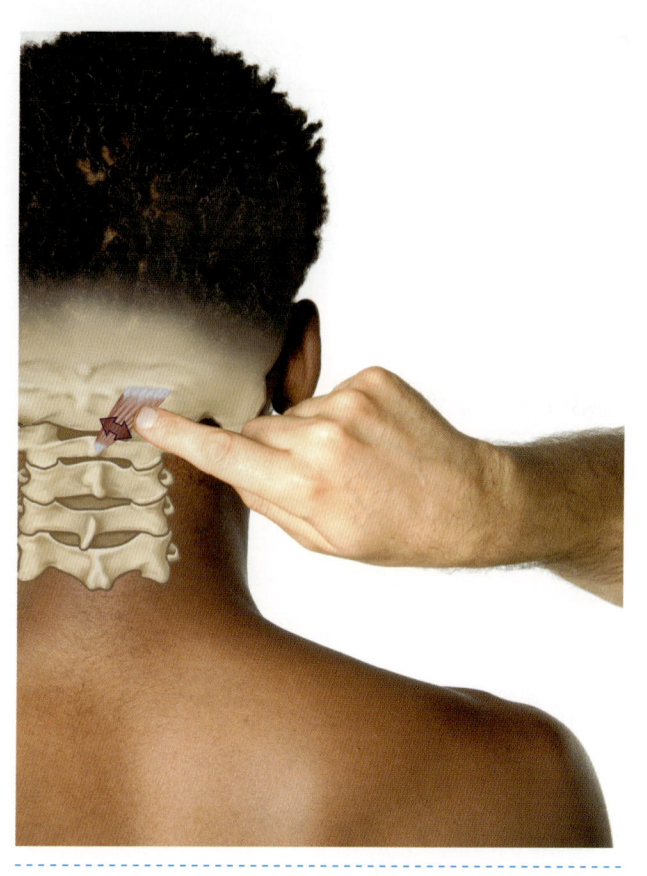

図8-31　右小後頭直筋の触診は環椎後結節(C1)と後頭骨との間で行う．

下頭斜筋

1. 軸椎棘突起(C2)と環椎横突起(C1)の間を筋線維に垂直に指を動かしながら触診する．頭部を同側に回旋するように指示すると，下頭斜筋の収縮を確かめられる．

上頭斜筋

1. 触診し周囲の筋と識別するのはきわめて困難である．もし大後頭直筋の上位付着部のわずか外側に触診できたら，筋線維に垂直に指を動かしながら下方に向かって触診を進める．

治療上の配慮

- 後頭下筋群は一群となって，頭部の位置の優れたコントロールを支える姿勢固定筋として最も重要な働きをしていると考えられている．後頭下筋群には固有受容器が豊富に存在する．

- 小後頭直筋には硬膜に付着する筋膜結合織がある．後頸部のどの筋に緊張があっても緊張性頭痛が起こるのは，この小後頭直筋への緊張の伝播が硬膜への付着部を介して強く影響した結果と考えられる．

- 小後頭直筋の作用は頭部を環椎後頭関節で前へ突き出すことなので，緊張した小後頭直筋や上頭斜筋が(亀の頭のように)頭部を常に前に出す(前方突出)姿勢の原因になっていることもある．

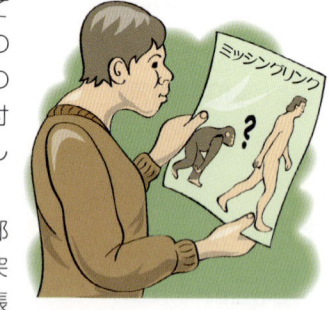

- **大後頭直筋と2つの頭斜筋に囲まれた後頭下三角として知られる部位の触診や押圧するときには十分慎重に注意しなければならない．この部位には椎骨動脈と後頭下神経があり，近くに大後頭神経もある．**

Notes

脊柱と胸郭
胸鎖乳突筋　Sternocleidomastoid (SCM)

> 胸鎖乳突筋は頸部の浅層の筋である．胸鎖乳突筋は胸骨頭と鎖骨頭に分かれ，それらが一体となって上部で頭骨に付着する（図8-32）．

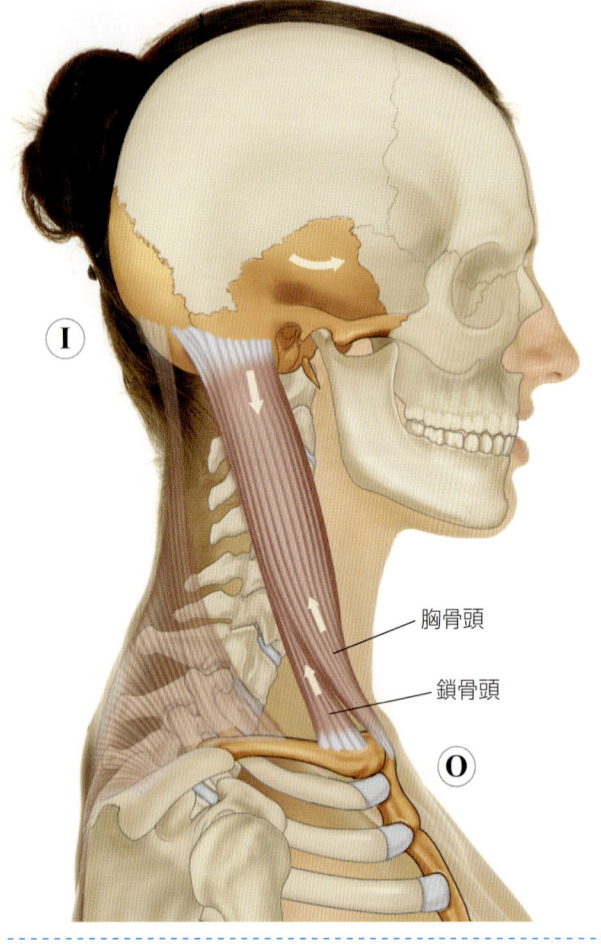

図8-32　胸鎖乳突筋の側面像．僧帽筋を透明化している．O，起始部；I，停止部．

筋の付着

起始（近位付着部）
- 胸骨頭は胸骨
- 鎖骨頭は鎖骨内側

停止（遠位付着部）
- 頭骨乳様突起

作用

胸鎖乳突筋は頭頸部を椎間関節で動かす．
- 下部頸椎の屈曲
- 上部頸椎と頭部の伸展
- 頭頸部の側屈
- 頭頸部の対側回旋

固定
頸椎椎間関節の固定

神経支配
- 脊髄副神経（第XI脳神経）

筋名称の由来

胸鎖乳突筋は胸骨と鎖骨と頭骨乳様突起に付着していることから「胸鎖乳突筋」と呼ばれる．

＊ 英語名の成り立ち
　sterno：（ギリシャ語）胸骨
　cleido：（ギリシャ語）鎖骨
　mastoid：（ギリシャ語）乳様突起

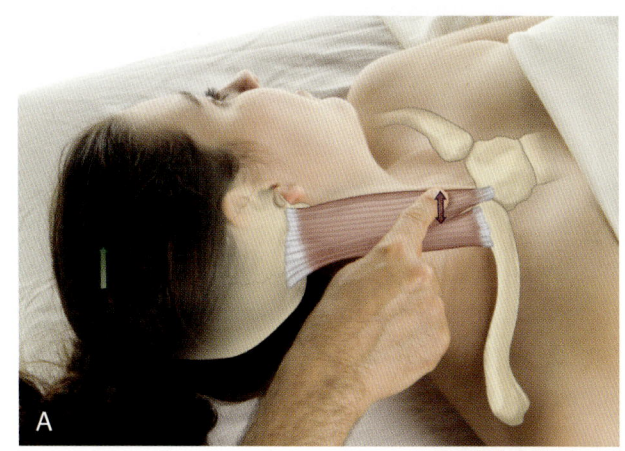

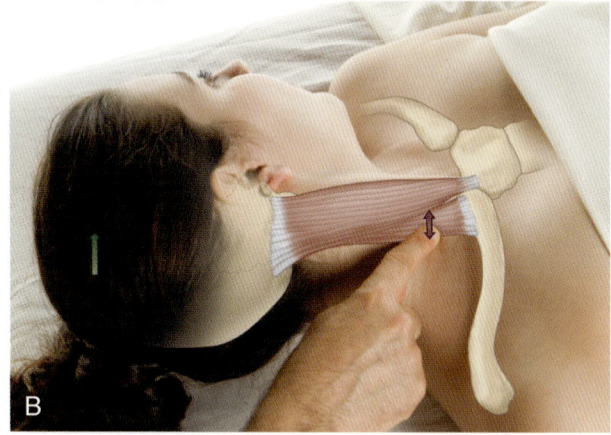

図 8-33 頭頸部をベッドから持ち上げさせ，背臥位で右胸鎖乳突筋を触診する．**A**，胸骨頭の触診．**B**，鎖骨頭の触診．

触診法

1. 頭頸部を対側に向けた背臥位をとらせる．胸鎖関節の上方に指を置く．
2. 頭頸部をベッドから持ち上げるよう指示すると，胸鎖乳突筋の収縮が観察できる（図8-33）．

    【メモ】鎖骨頭より胸骨頭の方が観察しやすい．

3. 筋線維に垂直に指を動かし上部の乳様突起付着部まで触診していく．

治療上の配慮

- 胸鎖乳突筋の上部付着部は乳様突起で側頭骨に付着している．しかし，後頭骨にも薄い腱膜で付着している．
- **上頸部の中央，胸鎖乳突筋の内側深部に総頸動脈の頸動脈洞がある．頸動脈洞を圧迫すると血圧降下の神経学的反射が起こるので，この部位へのマッサージは慎重に，特に虚弱・高齢者には用心しなければならない．** 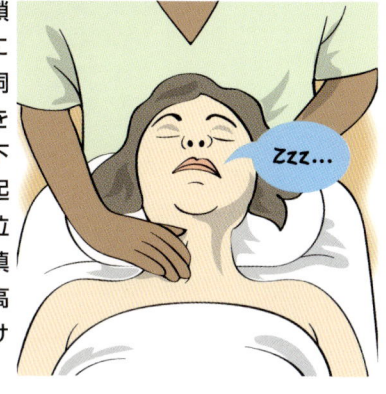
- 胸鎖乳突筋と斜角筋は交通事故で損傷が多い．鞭を打った時のように頸部が強い外力によって一方に投げ出されすぐに逆に投げ出されるので，むち打ち症と呼ばれる．頭頸部が後方に投げ出されると前頸部の筋群が損傷し，これらの筋のスパズムの原因となる．頭頸部が前方に投げ出されると後頸部の筋群が同じように損傷する． 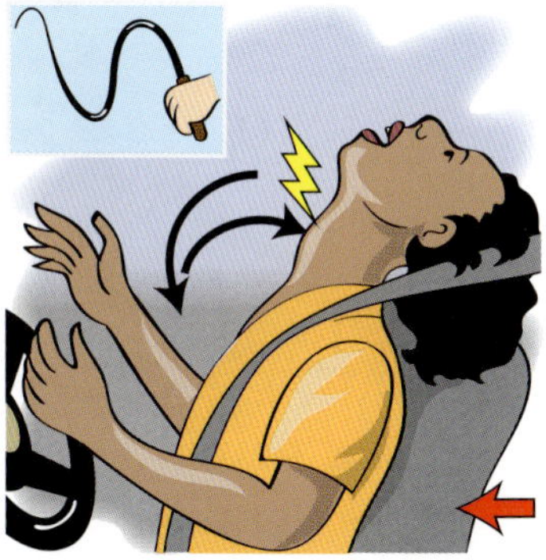
- 胸鎖乳突筋は頸三角の後側の縁を形成するので，頸部筋の触診の格好の指標となる．胸鎖乳突筋の外後方の縁には僧帽筋上部線維の前縁と鎖骨が触知でき，その間に縦長の狭い三角形の空間がある．

脊柱と胸郭：斜角筋群

前斜角筋　Anterior Scalene；中斜角筋　Middle Scalene；後斜角筋　Posterior Scalene

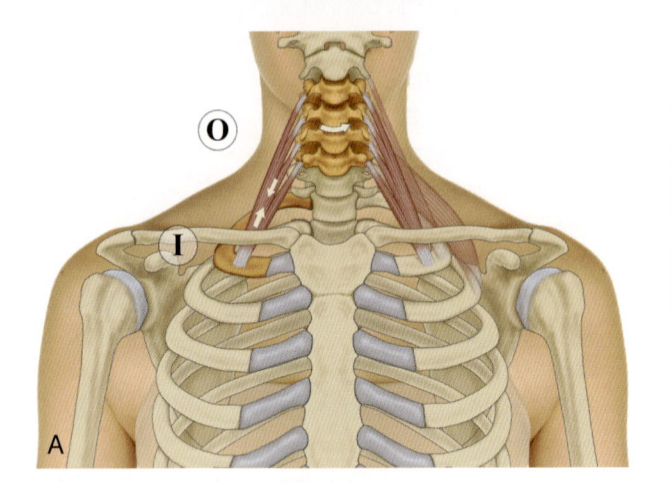

斜角筋群は頸部の前側部にあり，前斜角筋，中斜角筋，後斜角筋の3つの筋からなる（**図8-34**）．斜角筋の脊椎と肋骨の付着部は他の構造よりも深部にあるが，胸鎖乳突筋と僧帽筋上部線維にはさまれた後頸三角で斜角筋の筋腹のほとんどは浅層にあらわれる．中斜角筋は3つの筋の中で最大で，後斜角筋が最も小さい．

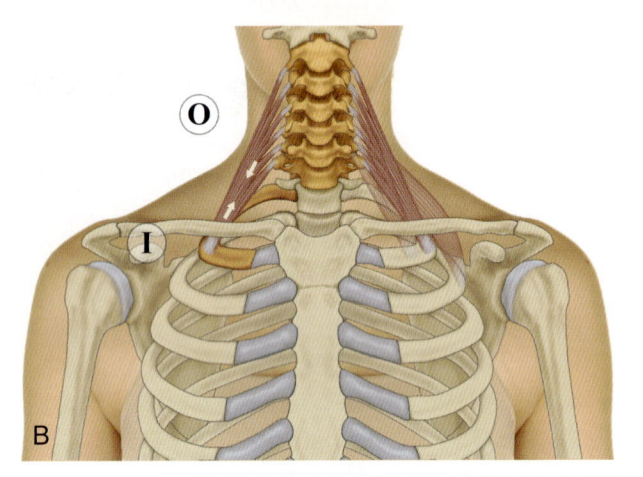

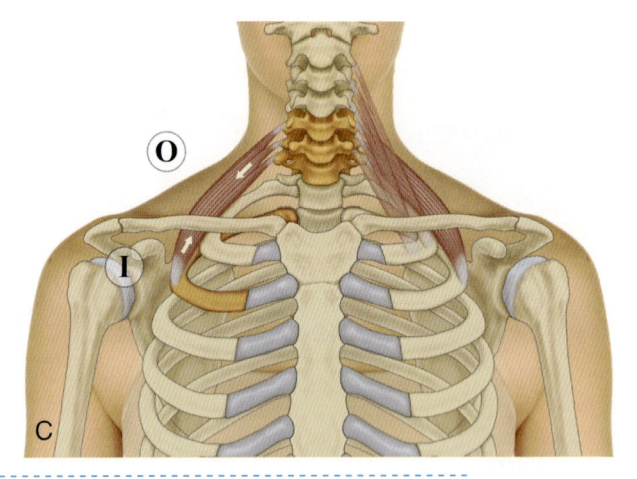

図8-34　**A**，左右前斜角筋の前面像．他の2つの斜角筋は左側で透明化している．**B**，左右中斜角筋の前面像．他の2つの斜角筋は左側で透明化している．**C**，左右後斜角筋の前面像．他の2つの斜角筋は左側で透明化している．**O**，起始部；**I**，停止部．

筋名称の由来

斜角筋は階段状またははしご状の形をしているので斜角筋と呼ばれる．

前・中・後というのは，前斜角筋は最も前にあることから「前斜角筋」と呼ばれ，後斜角筋は最も後ろにあることから「後斜角筋」と呼ばれ，中斜角筋は他の筋の中間にあることから「中斜角筋」と呼ばれる．

* **英語名の成り立ち**
  scalene：（ラテン語）段差のある，はしご状の
  anterior：（ラテン語）前方
  middle：（ラテン語）中間（間）
  posterior：（ラテン語）後方

筋の付着

前斜角筋と中斜角筋

起始（近位付着部）
- 頸椎横突起

停止（遠位付着部）
- 第1肋骨

後斜角筋

起始（近位付着部）
- 頸椎横突起

停止（遠位付着部）
- 第2肋骨

作用

斜角筋群は頸椎を椎間関節で動かし肋骨を胸肋関節と肋椎関節で動かす．3つの斜角筋群は頸部を側屈させ，付着している肋骨を挙上し，前・中斜角筋は頸部を屈曲させる．

前斜角筋・中斜角筋

- 頸部の屈曲
- 頸部の側屈
- 第1肋骨の挙上

後斜角筋

- 頸部の側屈
- 第2肋骨の挙上

固定

1. 頸椎椎間関節の固定
2. 第1・2肋骨の固定

神経支配

- 頸椎神経

触診法

1. 背臥位をとらせる．胸鎖乳突筋の鎖骨頭の外側縁を触診する（図8-33参照）．そのすぐ外を斜角筋ぞいに外側に下っていって後頸三角に到達する．
2. 斜角筋を押圧するとき，鼻から強く早く息を吸うよう指示すると斜角筋の収縮が触診できる（図8-35）．
3. 筋線維の走行に垂直に指を動かし，後頸三角で斜角筋を充分触診できる．
4. 脊椎にある起始（上位付着部）と肋骨にある停止（下位付着部）の触診には，他動的に頸部を同側に側屈させながら前屈させ胸鎖乳突筋を緩めておく．脊椎での付着部は，胸鎖乳突筋の深部にある横突起である．肋骨での付着部は指を後方へすべらせて，鎖骨の深部に向かい愛護的かつ確実に到達させる．

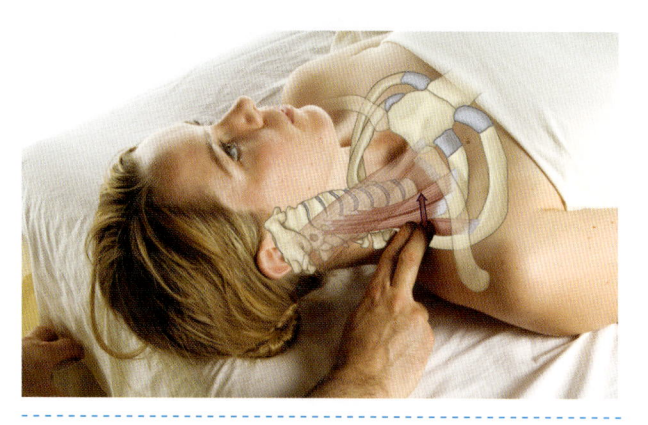

図8-35　右の斜角筋の触診．強く早く鼻から息を吸うよう指示している．

治療上の配慮

- 腕神経叢と鎖骨下動脈が前斜角筋と中斜角筋の間を走行する．これらの筋群が過剰な筋緊張をきたすと神経・血管が絞扼される．これは胸郭出口症候群の4つのうちの1つ，前斜角筋症候群と呼ばれる．上肢にしびれとうずくような痛みなどの神経症状と筋力低下や麻痺などの運動症状が起こる．

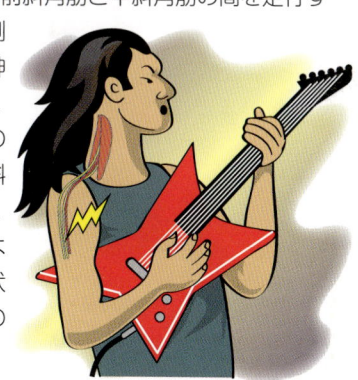

- 前斜角筋の上位付着部のすぐ近くに総頸動脈がある．総頸動脈の頸動脈洞が圧迫されると神経反射が起こり血圧降下をまねくので，弱っている人や高齢者ではとくに，この部位のマッサージには慎重を期さなければならない．

- 胸鎖乳突筋と斜角筋は自動車事故で損傷しやすい．この損傷は，いわゆる「むち打ち症」と呼ばれ，鞭を打ったときにしなるように，頭頸部がある方向に無理やり投げつけられさらに逆方向にもう一度強く投げつけられて起こる．頭頸部が後方に投げつけられると，頸部の前面の筋群が損傷し，頭頸部が前方に投げつけられると，頸部の後面の筋群が損傷する．

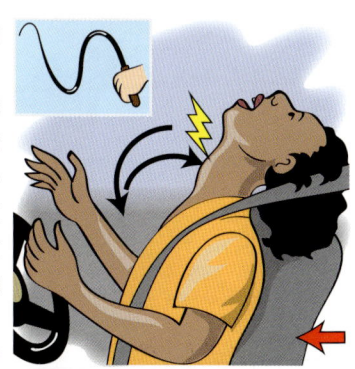

脊柱と胸郭：舌骨上筋群

**顎二腹筋　Digastric；茎突舌骨筋　Stylohyoid；
顎舌骨筋　Mylohyoid；オトガイ舌骨筋　Geniohyoid**

舌骨上筋群は舌骨に付着し，舌骨の上部にある筋群の総称である．4つの舌骨上筋群はそれぞれ，顎二腹筋，茎突舌骨筋，顎舌骨筋，オトガイ舌骨筋である（図8-36）．最浅層の広頸筋と呼ばれる薄い顔面筋を除けば，舌骨上筋群は浅層にある．この筋群の中でオトガイ舌骨筋は顎舌骨筋と筋腹が2つある顎二腹筋の深層にある．さらに，舌骨下筋群は4つの筋から構成されている．

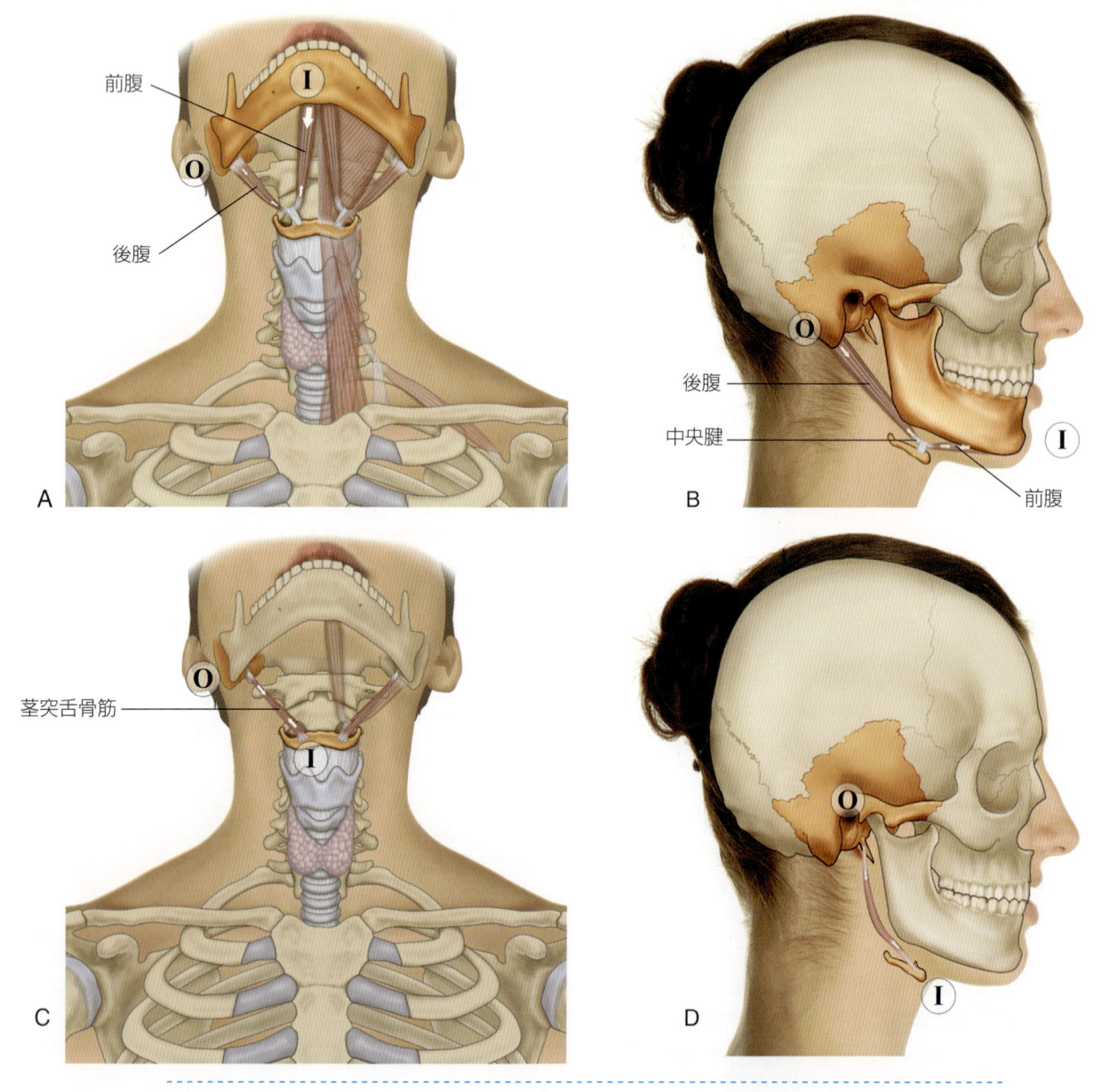

図8-36　**A**，左右の顎二腹筋の前面像．左側では他の右側舌骨筋群を透明化している．**B**，顎二腹筋の右側面像．**C**，左右の茎突舌骨筋の前面像，左側では他の顎二腹筋を透明化している．**D**，茎突舌骨筋の右側面像．

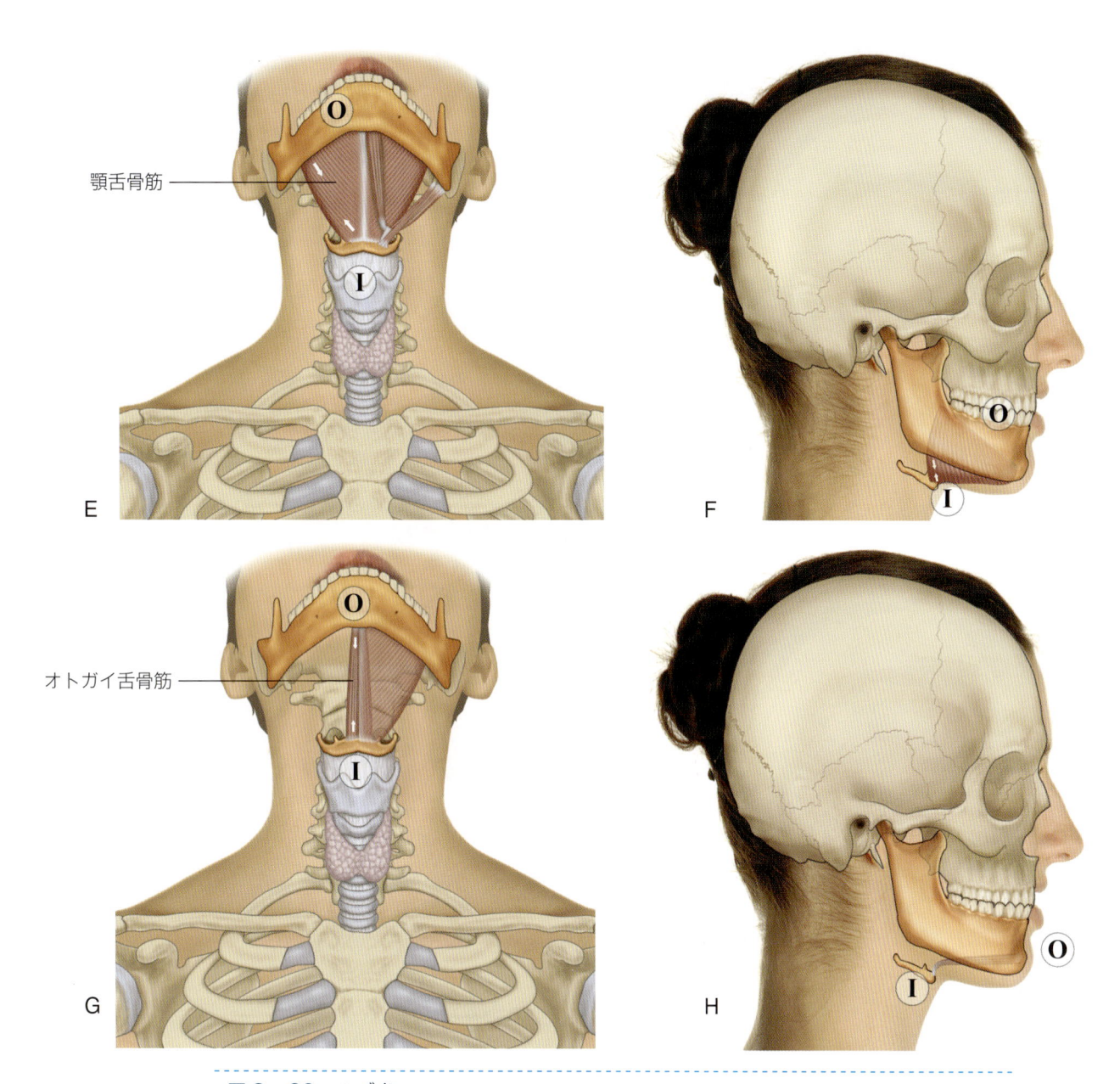

図8-36，つづき　E，左右の顎舌骨筋の前面像．左側のみ顎二腹筋を描いている．F，顎二腹筋の右側面像．G，左右のオトガイ舌骨筋の前面像，左側のみ顎舌骨筋を透明化している．H，オトガイ舌骨筋の右側面像．O，起始部；I，停止部．

筋名称の由来

顎二腹筋は2つの筋腹を持っていることから「顎二腹筋」と呼ばれる．

茎突舌骨筋は前頭骨の茎状突起から舌骨に付着していることから「茎突舌骨筋」と呼ばれる．

顎舌骨筋はこの筋が臼歯の側から舌骨に付着していることから「顎舌骨筋」と呼ばれる．

オトガイ舌骨筋は顎と関連するオトガイ部から舌骨に付着していることから「オトガイ舌骨筋」と呼ばれる．

* 英語名の成り立ち
  di：（ギリシャ語）2つの
  gastric：（ギリシャ語）腹
  hyoid：（ギリシャ語）舌骨
  stylo：（ギリシャ語）茎突
  mylo：（ギリシャ語）顎
  genio：（ギリシャ語）オトガイ部

筋の付着

顎二腹筋

起始（近位付着部）
- 前頭骨

停止（遠位付着部）
- 下顎骨

【メモ】顎二腹筋の中央の腱は顔面のひも状組織を通って舌骨に付着する．

茎突舌骨筋

起始（上位付着部）
- 前頭骨の茎状突起

停止（下位付着部）
- 舌骨

顎舌骨筋

起始（近位付着部）
- 下顎骨の内側面

停止（下位付着部）
- 舌骨

オトガイ舌骨筋

起始（近位付着部）
- 下顎骨の内側面

停止（遠位付着部）
- 舌骨

作用

舌骨上筋群は下顎骨を顎関節で，頭頸部を椎間関節で，そして舌骨を動かす．
- 舌骨の挙上（4つの筋すべて）
- 下顎の下制（茎突舌骨筋を除く筋）
- 頭頸部の屈曲（茎突舌骨筋を除く筋）

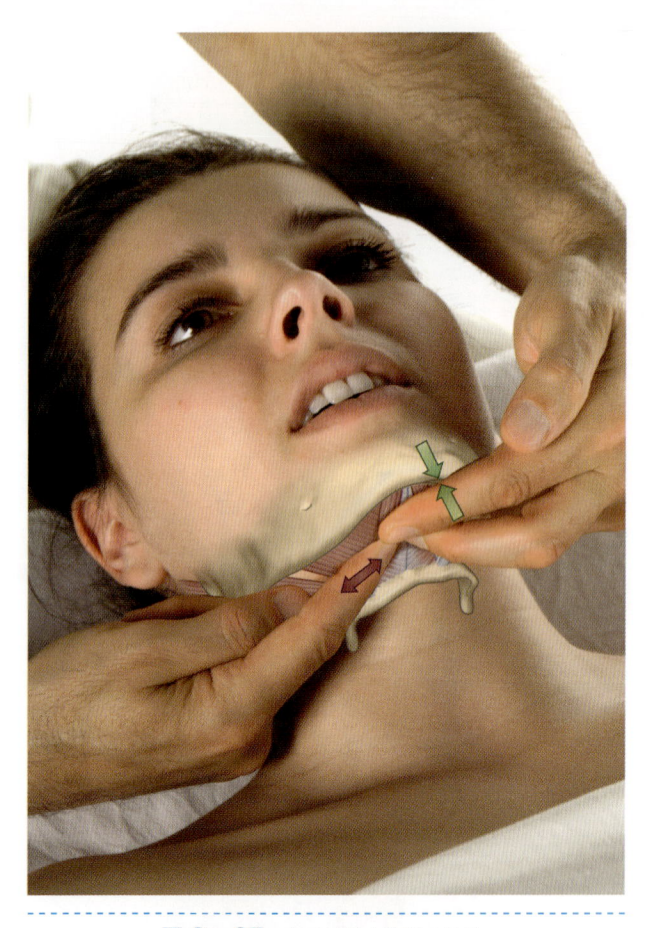

図8-37　右の舌骨上筋群の触診．

固定

舌骨と顎関節の固定

神経支配

- 顎二腹筋：三叉神経（第Ⅴ脳神経）と顔面神経（第Ⅶ脳神経）
- 茎突舌骨筋：顔面神経（第Ⅶ脳神経）
- 顎舌骨筋：三叉神経（第Ⅴ脳神経）
- オトガイ舌骨筋：舌下神経（第Ⅻ脳神経）

触診法

1. 背臥位をとらせる．下顎骨のすぐ下，中央のより少しそれたところに指をおき，抵抗を加えるためもう一方の手を顎の下に置く．
2. 顎を穏やかに抵抗に抗して下げるように指示する．舌骨上筋群の収縮を触診する（図8-37）．
3. そのまま舌骨上筋群にそって舌骨に向かって，下顎骨に抵抗を加えながら指を筋線維の走行に垂直に動かしながら触診を続ける．

4. 茎突舌骨筋と顎二腹筋の後腹を触診するには，下顎骨に抵抗を加えながら指を筋線維の走行に垂直に動かしながら，舌骨から前頭骨の茎状突起まで触診を続ける（図8-38）．

治療上の配慮

- 茎突舌骨筋と顎二腹筋の後腹の深部には外頸動脈がある．この部位のマッサージには慎重を期さなければならない．
- 顎二腹筋は下顎を下制する主動作筋である．
- 舌骨上筋の緊張亢進は顎関節の過剰な動きの原因にもなる．

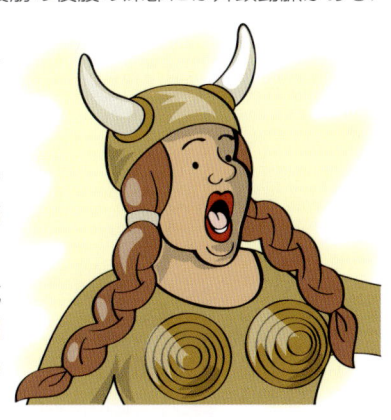

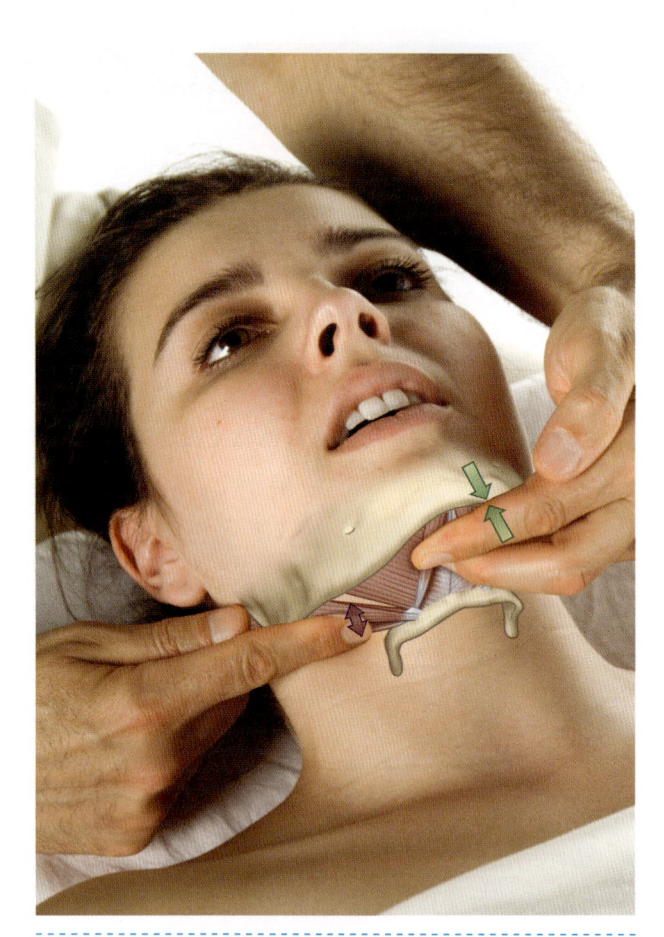

図8-38　右の茎突舌骨筋と顎二腹筋の後方筋腹の触診．

脊柱と胸郭：舌骨下筋群
胸骨舌骨筋　Sternohyoid；胸骨甲状筋　Sternothyroid；甲状舌骨筋　Thyrohyoid；肩甲舌骨筋　Omohyoid

舌骨下筋群は舌骨の下にあるので「舌骨下筋群」と呼ばれる．舌骨下筋群は胸骨舌骨筋，胸骨甲状筋，甲状舌骨筋，肩甲舌骨筋の4つの筋からなる（**図8-39**）．胸鎖乳突筋と薄い筋層の顔面筋の広頸筋を除くと舌骨下筋群は浅層にある．これらの筋群の中でも，胸骨甲状筋と甲状舌骨筋は胸骨甲状筋より深部にあり，肩甲舌骨筋は上腹と下腹の2つの筋腹をもつ．

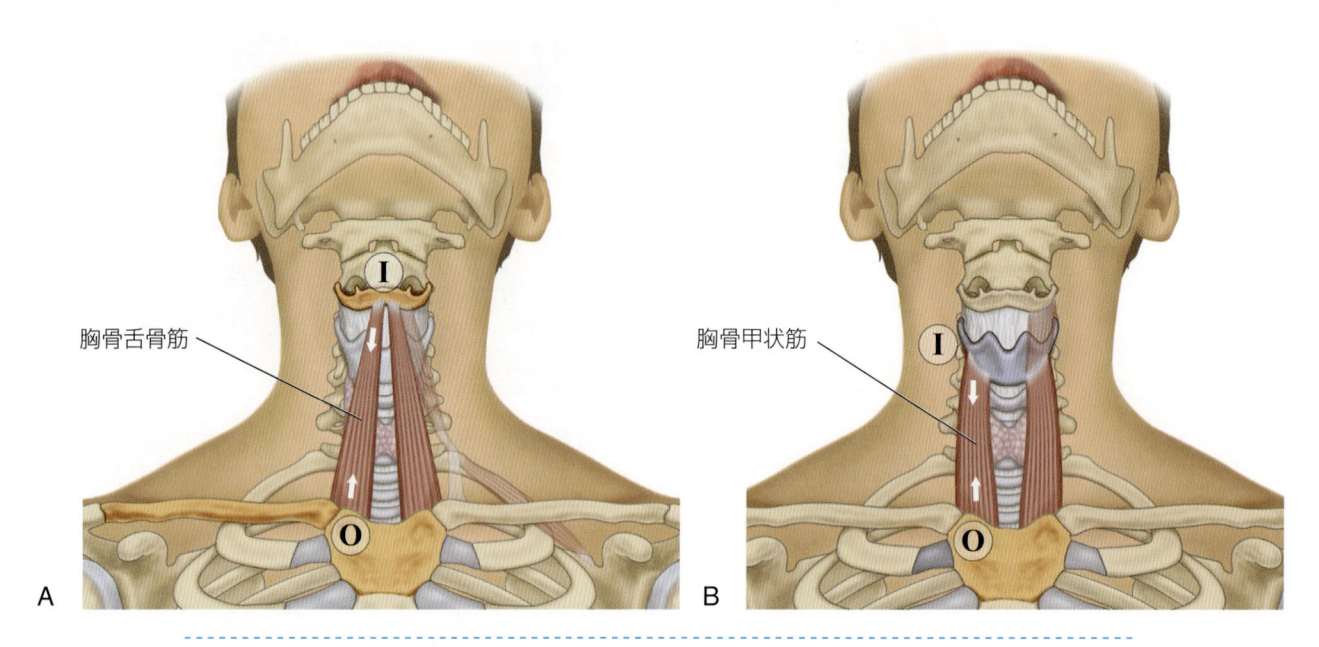

図8-39 **A**，左右の胸骨舌骨筋の前面像．左側では肩甲舌骨筋を透明化している．**B**，左右の胸骨甲状筋の前面像．左側では甲状舌骨筋を透明化している．

つづく

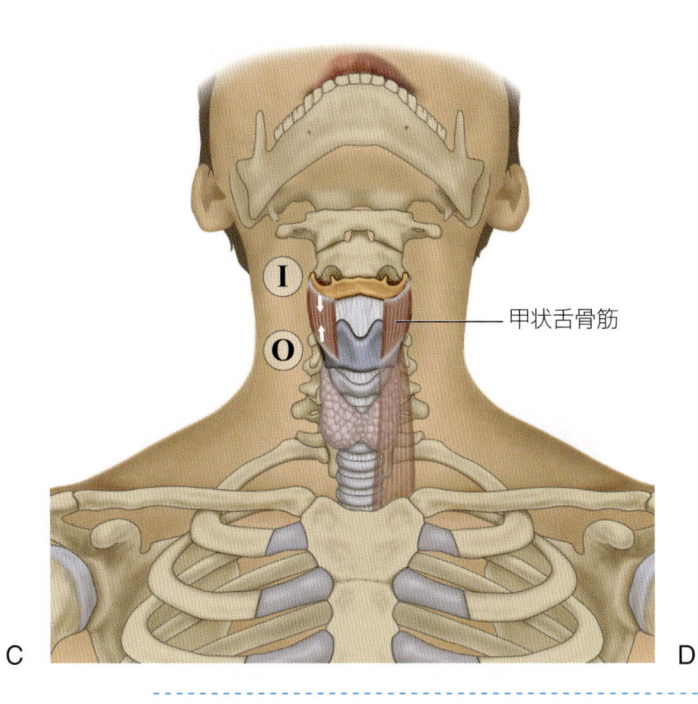

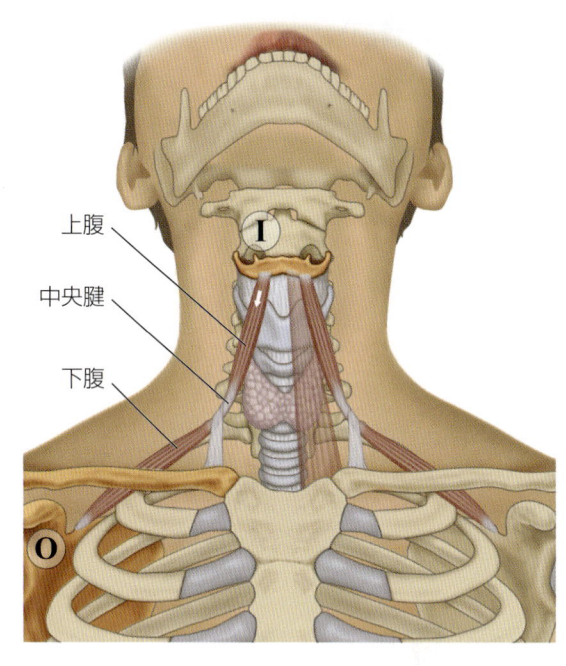

図 8 - 39，つづき　C，左右の甲状舌骨筋の前面像．左側では胸骨甲状筋を透明化している．D，左右の肩甲舌骨筋の前面像．左側では胸骨舌骨筋を透明化している．O，起始部；I，停止部．

筋名称の由来

胸骨舌骨筋は胸骨と舌骨に付着することから「胸骨舌骨筋」と呼ばれる．

胸骨甲状筋は胸骨と甲状軟骨に付着することから「胸骨甲状筋」と呼ばれる．

甲状舌骨筋は甲状軟骨と舌骨に付着することから「甲状舌骨筋」と呼ばれる．

肩甲舌骨筋は肩甲骨と舌骨に付着することから「肩甲舌骨筋」と呼ばれる．

※ **英語名の成り立ち**

　hyoid：（ギリシャ語）舌骨
　thyroid／thyro：（ギリシャ語）甲状軟骨
　sterno：（ラテン語）胸骨
　omo：（ギリシャ語）肩

筋の付着

胸骨舌骨筋

起始（下位付着部）
- 胸骨

停止（上位付着部）
- 舌骨

胸骨甲状筋

起始（下位付着部）
- 胸骨

停止（上位付着部）
- 甲状軟骨

甲状舌骨筋

起始（下位付着部）
- 甲状軟骨

停止（上位付着部）
- 舌骨

肩甲舌骨筋

起始（下位付着部）
- 肩甲骨

停止（上位付着部）
- 舌骨

> 【メモ】肩甲舌骨筋には顔面筋のひも状組織を介して鎖骨に付着する中央介在腱がある．

作用
舌骨下筋は頸部を椎間関節で動かし，舌骨を動かす．
- 舌骨と甲状軟骨の下制
- 頸部の屈曲

固定
舌骨と甲状軟骨の固定

神経支配
- 頸神経叢（胸骨舌骨筋，胸骨甲状筋，肩甲舌骨筋）
- 舌下神経（第XII脳神経）（甲状舌骨筋）

触診法
1. 背臥位をとらせる．触診の指を舌骨のすぐ下・中心のすぐ横におく．もう一方の手は抵抗をかけるため顎の下に置く．
2. 抵抗に抗してゆっくりと下顎を顎関節で押し下げるように指示する．筋線維に垂直に指を小刻みに動かしながら舌骨下筋の収縮を触知する（図8-40）．
3. 下顎が下がらないように抵抗を加えつつ指を舌骨下筋に垂直に小刻みに動かして，胸骨に向かって下方に舌骨下筋の触診をすすめる．

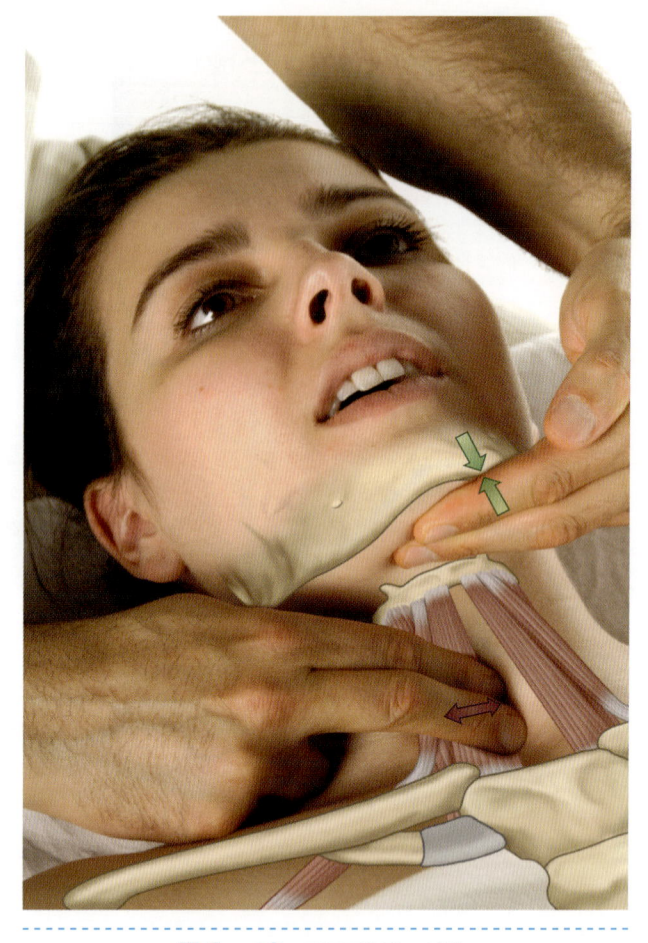

図8-40 舌骨下筋群の触診．

治療上の配慮
- 総頸動脈の頸動脈洞が舌骨下筋のすぐ側方にある．自律神経反射による血圧降下が起こる部位の触診は注意深く行う．特に高齢者や病虚弱者の場合は慎重の上にも慎重を期さなければならない．
- 舌骨下筋群は舌骨を固定するので，舌骨上筋群が収縮すれば間接的に顎関節の固定を補助することになる．舌骨が固定されていると，舌骨上筋群は顎関節を引きつける作用をするので，顎関節が固定される．
- 胸骨甲状筋は甲状軟骨を固定する．これによって甲状舌骨筋はその収縮力を舌骨に作用させることができる．だから胸骨甲状筋には舌骨を固定する役割もある．
- 歌を歌ったり吹奏楽器を演奏するときに，舌骨下筋群は舌骨の固定や運動に重要な役割を担う．
- 甲状舌骨筋は胸骨甲状筋の上方への延長であると考えられることがある．

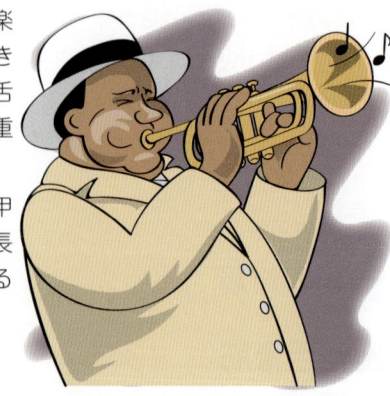

Notes

脊柱と胸郭：椎体前部筋群
頸長筋　Longus Colli；頭長筋　Longus Capitis；前頭直筋　Rectus Capitis Anterior；外側頭直筋　Rectus Capitis Lateralis

椎体前部筋群は頸部の前面の深層にある4つの筋からなる．それは，頸長筋，頭長筋，前頭直筋，外側頭直筋である（図8-41）．頸長筋は(1)上斜部，(2)下斜部，(3)垂直部の3つの部分に分かれる．

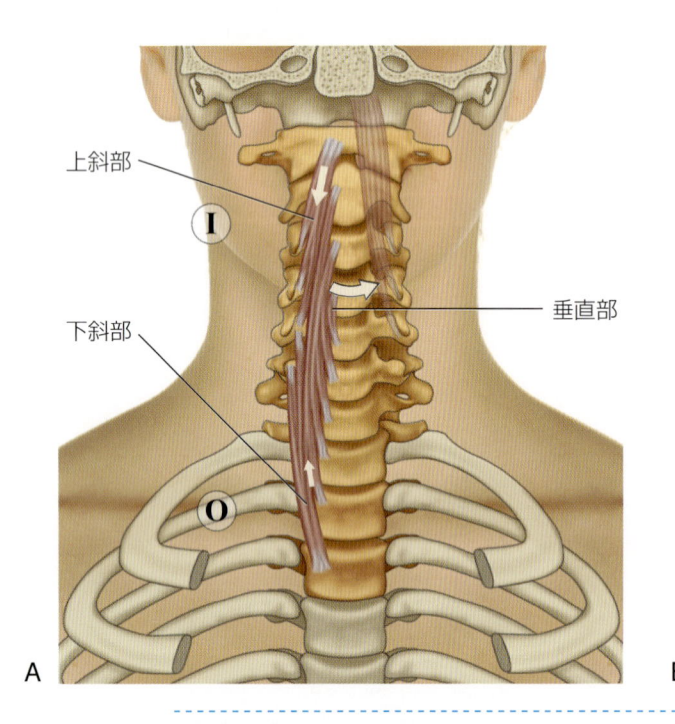

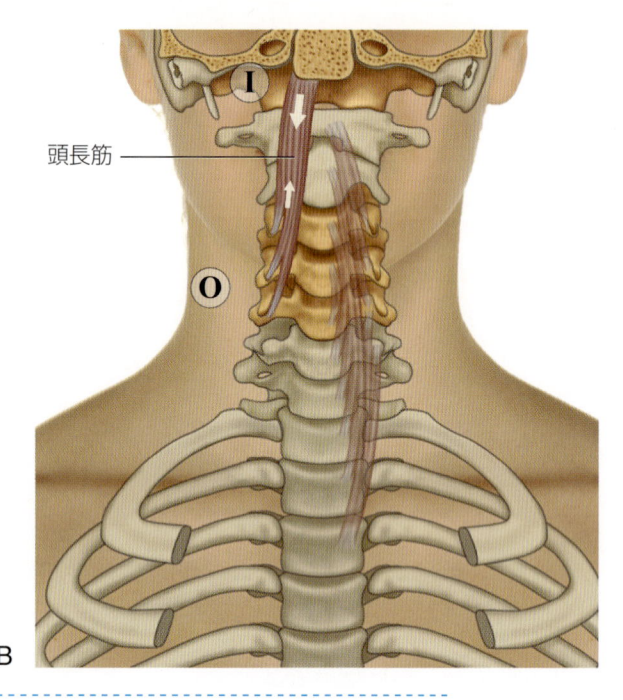

図8-41　A，右頸長筋の前面像．左側では頭長筋を透明化している．B，右頭長筋の前面像．左側では頸長筋を透明化している．

つづく

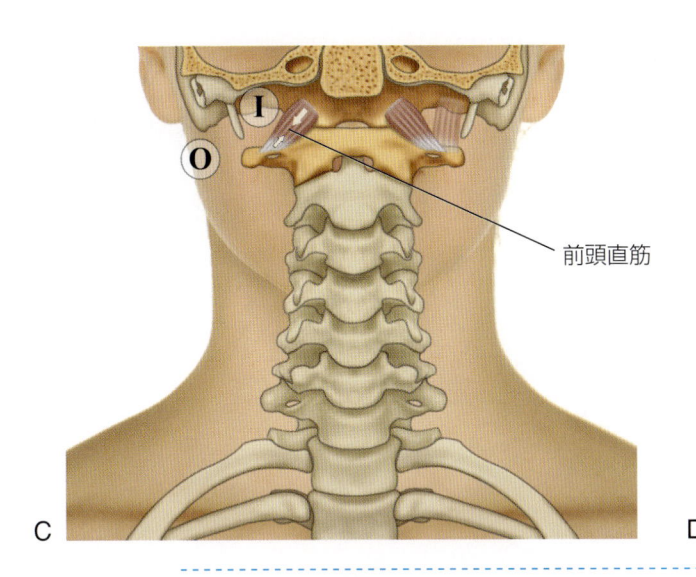

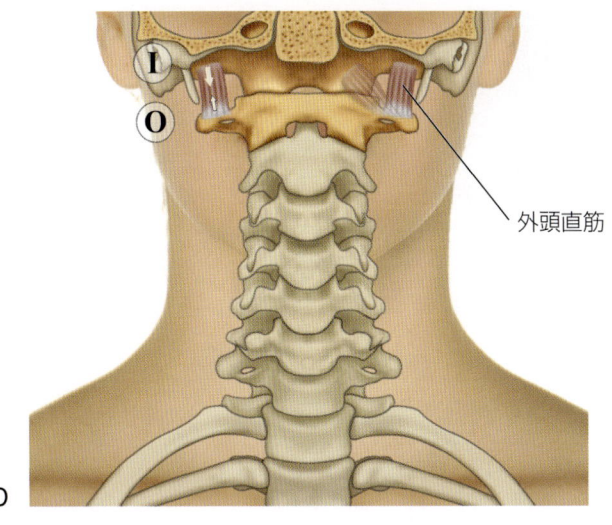

図8-41，つづき　C，両側の前頭直筋の前面像．左側では外側頭直筋を透明化している．D，両側の外側頭直筋の前面像．左側では前頭直筋を透明化している．O，起始部；I，停止部．

筋名称の由来

頸長筋は長い筋で頸にあることから「頸長筋」と呼ばれる．
頭長筋は長い筋で頭にあることから「頭長筋」と呼ばれる．
前頭直筋は真っすぐ走行し頭の前側(外側頭直筋よりも前)に付着していることから「前頭直筋」と呼ばれる．
外側頭直筋は筋線維が真っすぐ走行し頭部外側(前頭直筋の外側)に付着していることから「外側頭直筋」と呼ばれる．

* 英語名の成り立ち

longus：(ラテン語)長い
colli：(ラテン語)頸
capitis：(ラテン語)頭
rectus：(ラテン語)真っすぐな
anterior：(ラテン語)前方
lateralis：(ラテン語)外側

筋の付着

頸長筋

起始(下位付着部)
- 頸椎の椎体と横突起(C3～T3椎骨)

停止(上位付着部)
- 環椎前弓(C1)，頸椎椎体と横突起(C2～C6)

頸長筋

起始(下位付着部)
- 頸椎の横突起(C3～C6)

停止(上位付着部)
- 後頭骨

前頭直筋

起始(下位付着部)
- 環椎(C1)

停止(上位付着部)
- 後頭骨

外側頭直筋

起始(下位付着部)
- 環椎(C1)

停止(上位付着部)
- 後頭骨

作用

椎体前部筋群は頸部を椎間関節で動かし，頭部を環椎後頭関節で動かす．

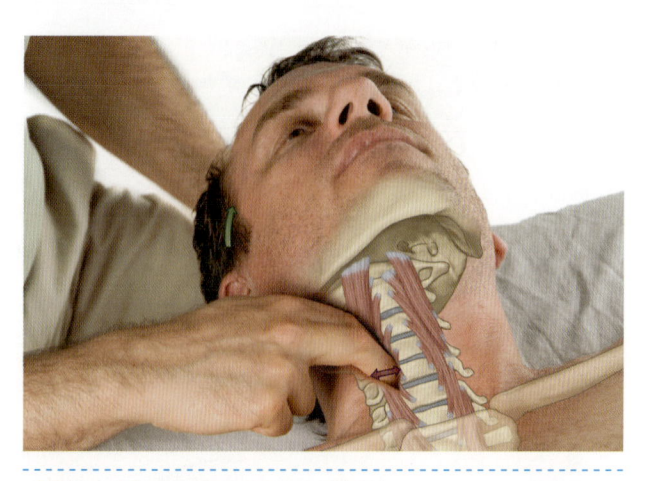

図 8-42　頭頸部を挙上させ前屈するよう指示し，頸長筋と頭長筋の収縮を確認する．

頸長筋
- 頸部の屈曲

頭長筋
- 頭・頸部の屈曲

前頭直筋
- 頭部の屈曲

外側頭直筋
- 頭部の側屈

固定
頸椎椎間関節と頭部の固定

神経支配
- 頸神経

触診法
椎体前部筋群は脊柱で触診される．

頸長筋と頭長筋
1. 胸鎖乳突筋胸骨頭の内側縁に指をおき（図 8-33 を参照）

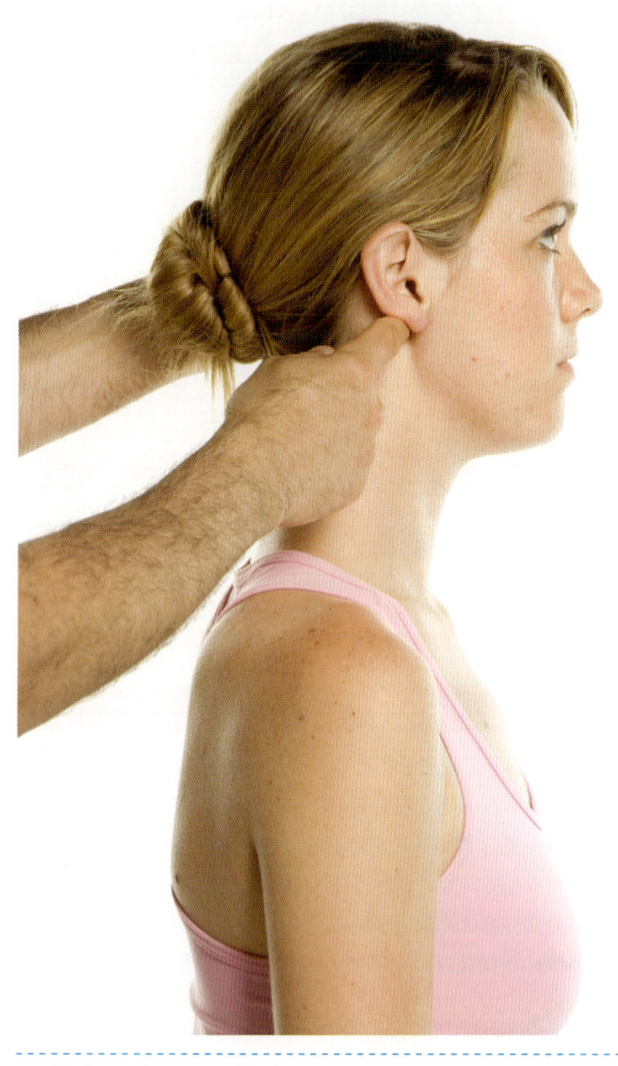

図 8-43　右外側頭直筋は環椎横突起の上方で触診する．

そのすぐ下に前頸部の頸長筋・頭長筋に接しながら降りる．

2. 愛護的かつゆっくりとしかし確実に，後方のやや内側に向かって，椎体前面と頸椎横突起にある頸長筋・頭長筋に到達するまで指腹を沈める．

> 【メモ】指先に拍動が触れたらそれが総頸動脈である．愛護的にそこから離れるか，あるいは指をどちらか一方にわずかに逃がし，頸長筋・頭長筋をめざす．必要なら気管を愛護的にやや反対側に動かして，頸長筋・頭長筋に到達しやすくする．気管に触れられたり，動かされたりするのに敏感な人もいるので，気管を動かすには細心の注意が必要である．

3. 頸長筋・頭長筋に到達したことを確認するには，頭をベッドから持ち上げ椎間関節で頭頸部を屈曲させるよう指示

し，筋収縮を触知する(図8-42).
4. 頸長筋・頭長筋が見つかったら，指を筋線維に垂直に細かく動かしながらできるだけ上に，できるだけ下に触診する.

外側頭直筋

1. 外側頭直筋もきわめて深部にあるが隣接組織と区別することができることがある．触診の指を環椎横突起のすぐ上におく(図8-43).

   【メモ】環椎横突起は下顎枝のすぐ後方の耳のすぐ後ろで触診する．

2. そこに小さなくぼみを触れたら愛護的に押圧し外側頭直筋を触診する．

   【メモ】この部位は顔面神経や茎状突起が近いので，強く押圧しすぎないよう気をつける．

前頭直筋

1. 前頭直筋はきわめて深層にあり触診不能．

治療上の配慮

- 頸長筋と頭長筋は，頭頸部が(鞭のようにしなって)強く前後に投げ出される「むち打ち症」でよく損傷される．
- 頸長筋と頭長筋は起き上がったり，屈んだり，丸まったりするときに症状を悪化させる．
- 頸長筋と椎体前部筋群はしゃべったり，飲み込んだり，咳をしたり，くしゃみをするとき頭頸部を固定したりするために重要である．上肢の素早い動作でも頸部を固定する．頸長筋が短縮していたり損傷していると，しゃべったり，飲み込んだり，咳をしたり，くしゃみをすると頸部前面深層での疼痛が悪化する．
- 頸長筋および頭長筋または両方に短縮があると，飲み込むとき特に，喉の痛みがあるように感じると訴えることがある．
- ほとんどの人にとって前頸部は感情的に敏感な身体部位である．触診の指を置く前には，その部位に触れることを告げて口頭で同意を得なければならない．前頸部は生理的にもとても敏感な部位で多くの傷つきやすい構造が存在する．それゆえ，触診には慎重を期さなければならない．この部位の触診では，ゆっくり愛護的にかつ筋に到達できる十分な押圧力で指を沈みこませる．

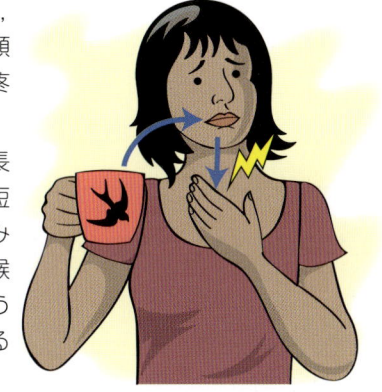

復習問題

次の問題について，○をつけるか正しい答えを書きなさい．

1. 後頭下筋群を形成する4つの筋は何か？
   _____
   _____
   _____
   _____

2. 横突棘筋群の3つの筋は何か？
   _____
   _____
   _____

3. 舌骨上筋群の4つの筋は何か？
   _____
   _____
   _____
   _____

4. 椎間関節で体幹を屈曲させる筋は次のうちどれか？
   a. 脊柱起立筋群
   b. 外腹斜筋
   c. 半棘筋
   d. 顎二腹筋

5. 頭骨乳様突起に付着する筋は次のうちどれか？
   a. 胸鎖乳突筋と頭板状筋
   b. 大後頭直筋と下頭斜筋
   c. 前斜角筋と棘間筋
   d. 脊柱起立筋群と横突棘筋

6. 以下の筋群のなかで呼吸に関係する筋は次のうちどれか？
   a. 腹直筋と下頭斜筋
   b. 頸長筋と顎二腹筋
   c. 上後鋸筋と下後鋸筋
   d. 斜角筋と頭板状筋

7. 腰方形筋の付着部は次のうちどこか？
   a. 腰椎の棘突起と第8～10肋骨
   b. 腸骨稜と腰椎の棘突起
   c. 腰椎の横突起と肩甲骨
   d. 腸骨稜と腰椎の横突起と第12肋骨

8. 腹壁の前面で最も深層にある筋は次のうちどれか？
   a. 外腹斜筋
   b. 腹横筋
   c. 内腹斜筋
   d. 腹直筋

9. 腕神経叢は，次のうちどの筋と筋との間にあるか？
   a. 前斜角筋と中斜角筋
   b. 頭板状筋と頸板状筋
   c. 中斜角筋と後斜角筋
   d. 脊柱起立筋と横突棘筋

10. 下位横突起から上位棘突起に付着する筋は，次のうちどれか？
    a. 横突棘筋
    b. 脊柱起立筋
    c. 斜角筋
    d. 外肋間筋

各問題の解答・解答例については，医歯薬出版（株）の本書のwebページ
http://www.ishiyaku.co.jp/corrigenda/details.aspx?bookcode=214420 をご参照ください．

症例 1

52歳の男性，両側の上殿部にまでおよぶ広範囲の両側腰背部痛がある．標準体重を約10kg程度超えている以外はいたって健康である．ここ数年来，たまにゴルフに行く程度で運動不足気味であった．最近，友達の引っ越しで荷物をトラックに運ぶのを手伝ったが，その1週間前から腰に痛みを感じることがあった．引っ越し直後2〜3日の間は，ずきずきした痛みと凝りが続いたので市販の痛み止めを飲んだ．薬はたしかに激痛を鈍痛に和らげてくれたが，凝りは治らなかった．そして，10kg以上の重さの物を持ち上げようとすると激痛が再発した．たとえば，ゴミ箱から一杯になったゴミの入った袋を持ち上げたとき激しい腰痛が出現したという．

格子板の前に立たせた姿勢分析では腰椎に過剰な前弯がみとめられ，胸椎はやや後弯していた．自動運動の関節運動における検査結果を以下に示す．両手で側方を支持し足を肩幅に広げた立位で，体幹を可能な限り前屈するよう指示した．すると，30°前屈で激痛が出現し，バランスを保つため膝を曲げてしまった．体をひねるように指示すると，鈍い痛と凝りのため左右とも20°までしか回旋できなかった．股関節の屈曲（自動）運動では左右とも腰仙部に痛みが出現し，肩関節の屈曲でも最終可動域で腰痛が出現した．これらの検査時の運動時の疼痛の程度は0〜10までの基準で7であった．検査後に，腰部の凝りと痛みが増していた．

Questions

1. 大きな筋群でどの筋がこれらの症状と関連が深いですか？

2. なぜ，肩関節の屈曲運動が腰痛出現の原因となりますか？

3. なぜ，股関節屈曲が腰仙部の疼痛の原因となりますか？

4. 治療の選択肢として何が良いですか？

質問の解答・解答例については，医歯薬出版（株）の本書のwebページ
http://www.ishiyaku.co.jp/corrigenda/details.aspx?bookcode=214420 をご参照ください．

症例 2

　以下は別の新患の問診である．Susan は 30 歳の女性，6 ヶ月の赤ちゃんの母親で，妊娠中から多発性腰椎捻挫で苦しんでいて温熱治療とマッサージ治療を受けていた．出産中に背中の真ん中あたりから腰背部にかけて激痛を経験し，その時の疼痛の程度は 0 〜 10 の疼痛スケールでレベル 8 に達していた．出産直後は動いたり，腰を曲げたり，立位まで体を起こすことも困難だった．そのときは，あたかも野球のバットで背中を殴られたように感じたという．退院して家に帰ってから，温熱治療とストレッチ，マッサージ治療を受け，疼痛はレベル 2 〜 3 程度まで徐々に軽快にむかっていた．Susan は産後 3 ヶ月で復職した．

　1 ヶ月前から，Susan はヨガ教室に週 2 回通い始めた．ヨガのポーズはいずれも，その姿勢になることや少しの間保持することさえ困難だった．一時的にはレベル 5 〜 6 程度にまで筋のこわばり感や疼痛を経験したが，これもヨガの修行だから慣れればよくなると考えていた．先週になってもこわばり感や疼痛は一向に軽快しなかった．赤ちゃんを抱え上げようとしたときに腰痛が再発したので医師の診察を受けたが，MRI 検査の結果は異常がなかった．医師はマッサージ治療と温熱療法を再開するようすすめた．鎮痛薬も処方されたが，Susan は赤ちゃんに母乳をあたえていたため，薬は断った．

　姿勢評価から腰椎の軽い前弯がみとめられた．他動的関節可動域検査を実施すると筋のこわばり感や疼痛が出現した．体幹の前屈によって腰仙部に 10 段階でレベル 4 の鈍痛が出現した．体幹の伸展で鋭い痛みが出現しそれは 10 段階でレベル 6 であった．体幹の左側屈で右腰背部にレベル 6 の疼痛が出現し，右側屈で左腰背部にレベル 4 の疼痛が出現した．

　下記のセラピストの質問は，疼痛の原因を推察し疼痛を防ぐために有用な<u>どのような情報</u>を明らかにしようとするものか？

育児に関する質問

1. 赤ちゃんを抱え上げるとき，背中を曲げてから手を伸ばしましたか，それとも膝を曲げて手を伸ばしましたか？

2. 柵のあるベビーベッドから赤ちゃんを抱えるとき，柵を下げたり柵につかまったりしましたか？

3. 赤ちゃんをベビーカーに乗せるとき，背中から屈みますか膝を曲げますか？

4. 赤ちゃんを抱っこするのは，身体の左右どちら側ですか？

ヨガ関連の質問

1. ヨガ教室では，どんな肢位のどんなポーズで痛くなりますか？

2. ヨガ教室のあとは，身体がほぐれますか？ それともこわばりますか？

3. ヨガ教室に行ったその日のうちに疼痛やこわばりがひどくなりますか？ それとも翌朝起きるときにひどくなりますか？

仕事関連の質問

1. 仕事上で物を持ち上げるようなことが必要な場面がありますか？

2. 仕事上，多少の時間でも立ったままでいることはありますか？

3. 仕事上の身体負担はどれくらい多いですか？

質問の解答・解答例については，医歯薬出版(株)の本書の web ページ
http://www.ishiyaku.co.jp/corrigenda/details.aspx?bookcode=214420 をご参照ください．

頭部の筋

CHAPTER 9

章の概要

機能の概要　300

咀嚼筋
側頭筋；咬筋　304
翼突筋群　306
　外側翼突筋；内側翼突筋

頭皮の筋
頭皮の筋　310
　後頭前頭筋；側頭頭頂筋；前耳介筋；後耳介筋；上耳介筋

表情筋
表情筋―眼　314
　眼輪筋；上眼瞼挙筋；皺眉筋
表情筋―鼻　318
　鼻根筋；鼻筋；鼻中隔下制筋
表情筋―口　322
　上唇鼻翼挙筋；上唇挙筋；小頬骨筋；大頬骨筋；口角挙筋；笑筋；頬筋；口角下制筋；下唇下制筋；オトガイ筋；口輪筋；広頸筋

第9章の筋は，頭部の筋である．これらの筋は咀嚼筋（噛む），頭皮の筋，および表情筋に分かれる．

咀嚼は噛む行為である．したがって咀嚼筋は，顎関節に付着し，下顎運動に関連するものである．4つの主要な咀嚼筋は，側頭筋，咬筋，外側翼突筋，内側翼突筋である．

【メモ】舌骨にかかわる8つの筋群も咀嚼に関連しており，それらについては第7章で述べた．

頭皮の筋と表情筋は，浅層筋膜筋である．頭皮の筋は，頭皮と耳を動かすのに関連する．表情筋はさらに，眼，鼻，および口の筋に細分化される．これらの筋の収縮は，感情を表すのに重要である．感情を表す表情にはいくつかの一般性が確かにみられるものの，バリエーションは文化間で明白に存在する．さらにまた，これらの筋の多くが他の筋と協調して，表情に幅を加えている．表情筋の組み合わせで1800以上の表情をつくることができると述べている報告もある．

機能の概要

顎関節における咀嚼筋群の機能的な作用に関する一般的原則を以下に示す．

- 筋が下顎骨に付着していて，もう一方の付着が下顎骨の付着部より上部にあれば，顎関節で下顎骨を挙上することができる．
- 筋が下顎骨に付着していて，もう一方の付着が下顎骨の付着部より下部にあれば，顎関節で下顎骨を下制させることができる．
- 筋が下顎骨に付着していて，もう一方の付着が下顎骨の付着部より前方にあれば，顎関節で下顎骨を前方突出させることできる．
- 筋が下顎骨に付着していて，もう一方の付着が下顎骨の付着部より後方にあれば，顎関節で下顎骨を後退させることできる．
- 筋が下顎骨に付着していて，もう一方の付着が下顎骨の付着部より内側にあれば，顎関節で下顎骨を対側に偏位（反対側に偏位）させることができる．
- 主要な咀嚼筋の逆作用は，（顎関節における）下顎骨の固定のために頭部全体の動きを必要とするため，存在しない．

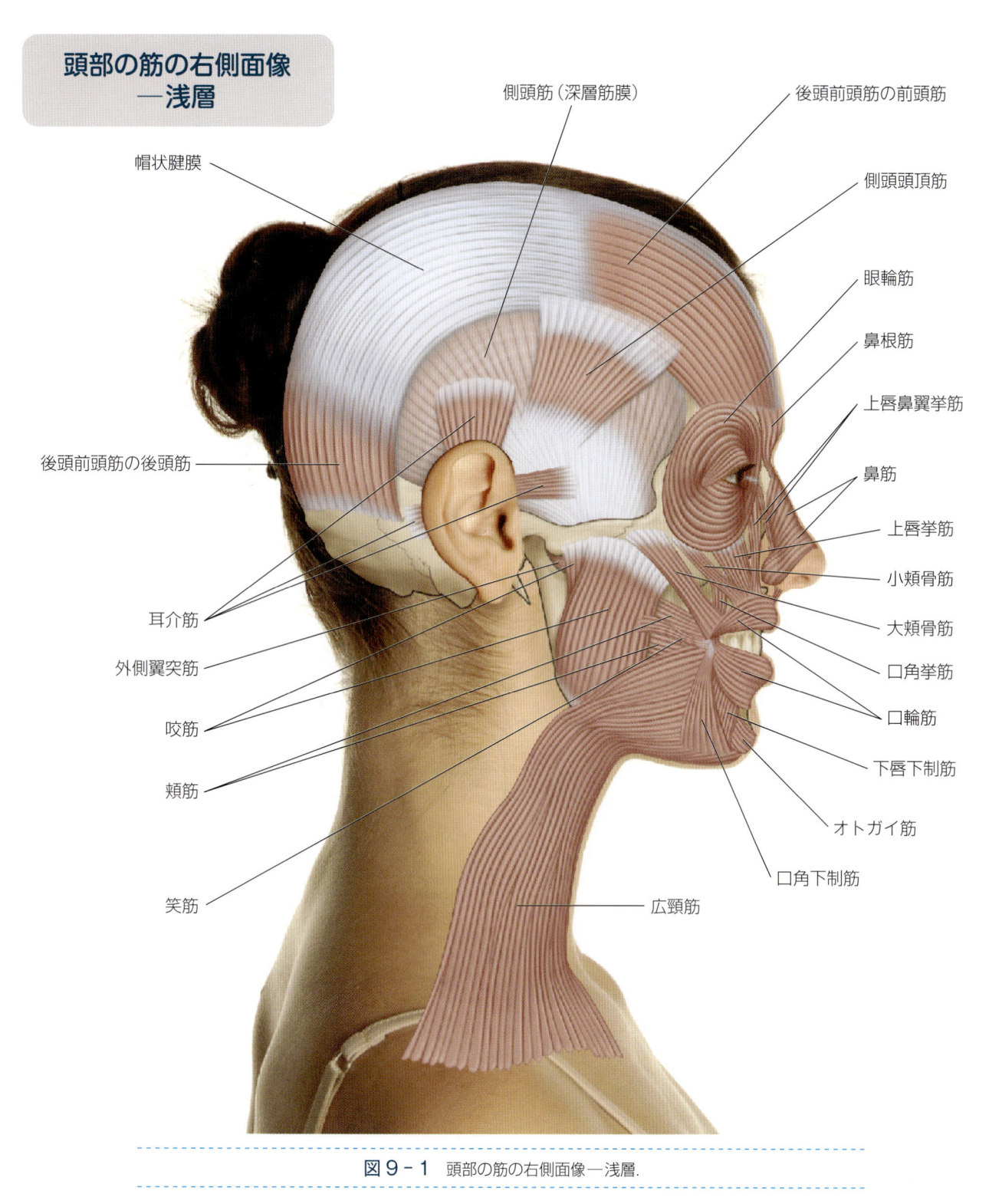

頭部の筋の右側面像 —浅層

- 帽状腱膜
- 側頭筋（深層筋膜）
- 後頭前頭筋の前頭筋
- 側頭頭頂筋
- 眼輪筋
- 鼻根筋
- 上唇鼻翼挙筋
- 鼻筋
- 上唇挙筋
- 小頬骨筋
- 大頬骨筋
- 口角挙筋
- 口輪筋
- 下唇下制筋
- オトガイ筋
- 口角下制筋
- 広頸筋
- 後頭前頭筋の後頭筋
- 耳介筋
- 外側翼突筋
- 咬筋
- 頬筋
- 笑筋

図9-1　頭部の筋の右側面像—浅層.

頭部の筋の前面像

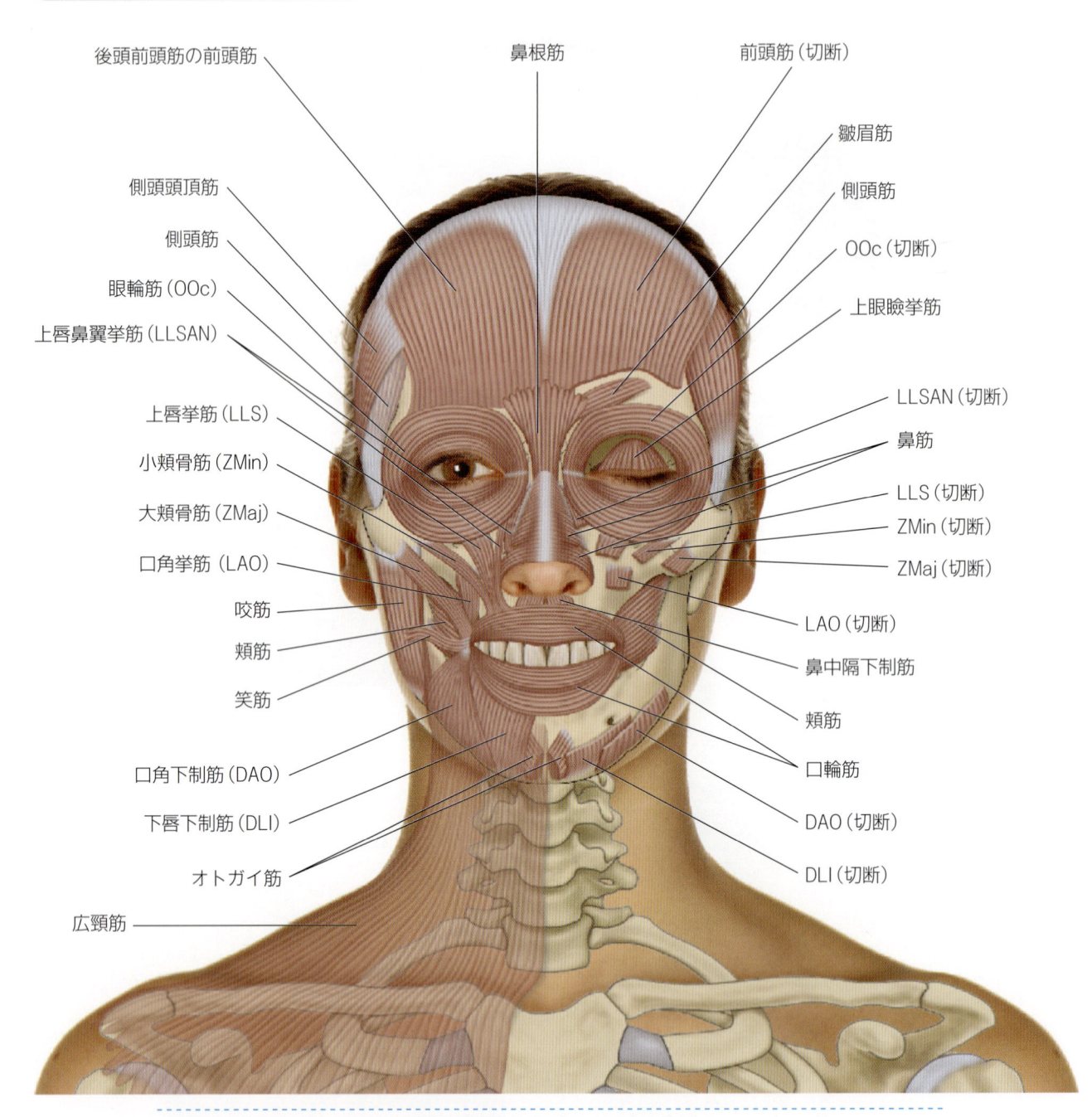

図9-2 頭部の筋の前面像—浅層．広頸筋は透明化して描いている．
注）アルファベット略称は左側で定義している．

頭部の筋の後面像

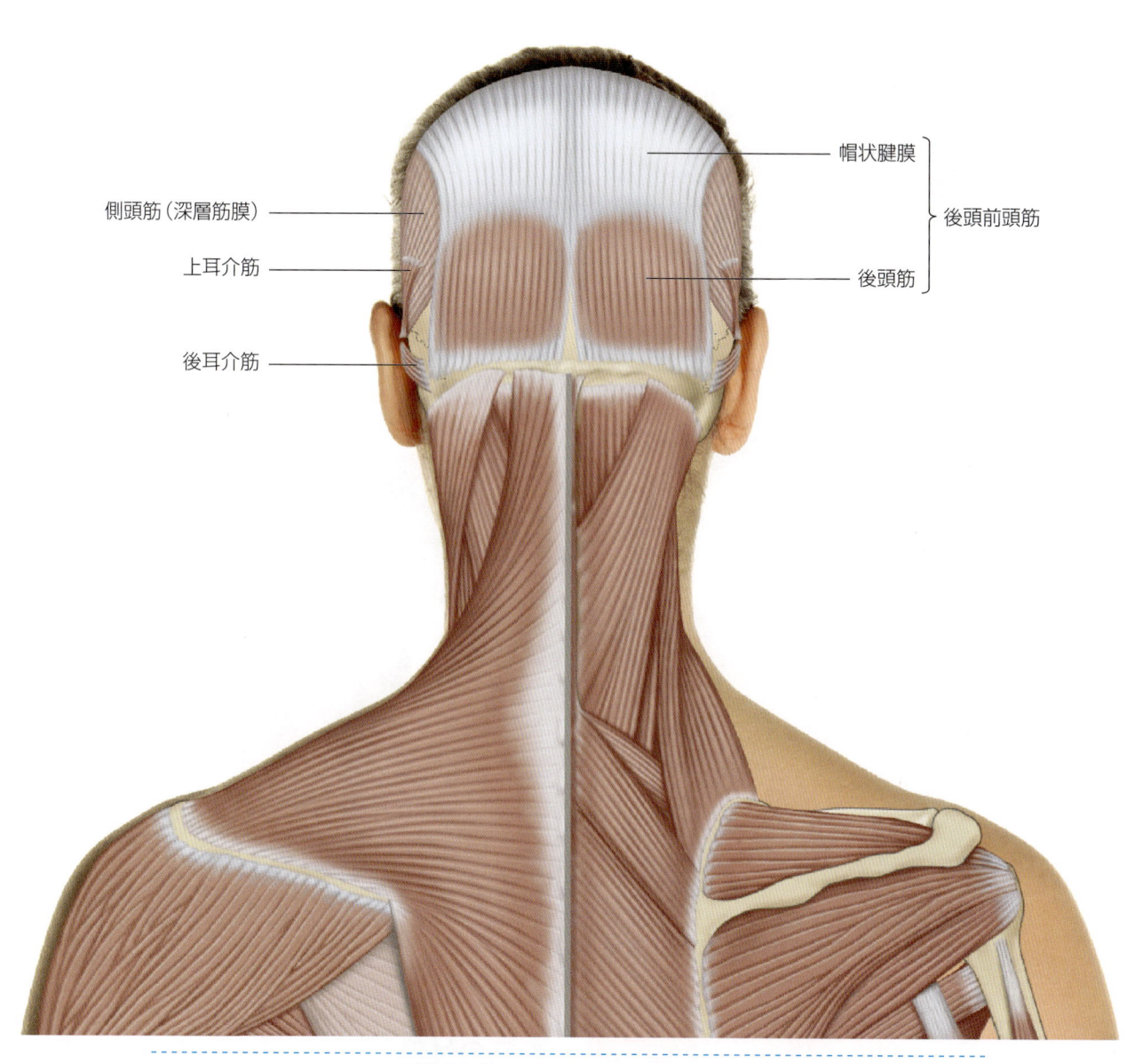

図9-3 頭部の筋の後面像―浅層.

ラベル:
- 側頭筋（深層筋膜）
- 上耳介筋
- 後耳介筋
- 帽状腱膜
- 後頭筋
- 後頭前頭筋

頭部の筋
側頭筋　Temporalis；咬筋　Masseter

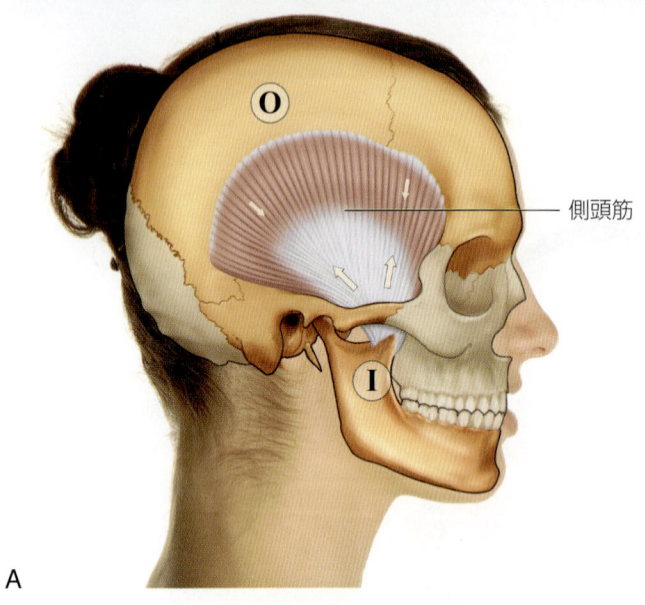

側頭筋と咬筋は，4つの主な咀嚼筋（噛む筋）のうちの2つである．残り2つの外側翼突筋と内側翼突筋については，次節で述べる．側頭筋と咬筋は表層筋である．側頭筋は側頭骨の上を覆っており，咬筋は下顎骨を覆っている（図9-4）．咬筋は通常，浅層と深層の2層に分けられる．

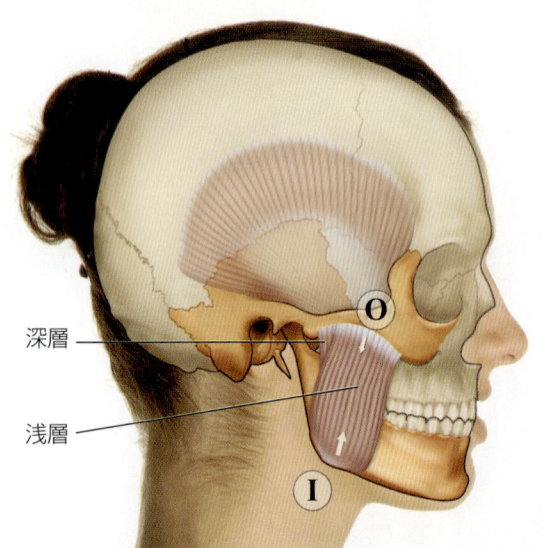

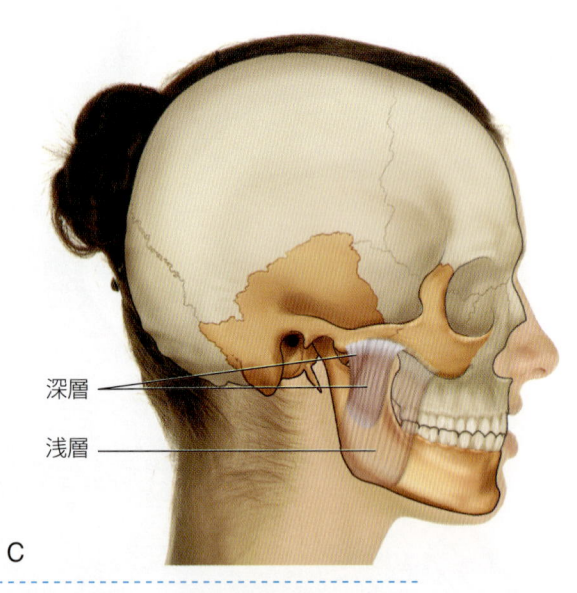

図9-4 A，右側頭筋の側面像．B，右咬筋の側面像．側頭筋は透明化して描いている．C，右咬筋の側面像．咬筋の浅層は透明化して描いている．O，起始部；I，停止部．

筋名称の由来

「側頭筋」という名称は，この筋が側頭骨の上に付着していることを表している．
「咬筋」という名称は，この筋が噛むことにかかわることを表している．

* 英語名の成り立ち
  temporalis：（ラテン語）側頭
  masseter：（ギリシャ語）噛む

筋の付着

側頭筋

起始（上位付着部）
- 側頭窩

停止（下位付着部）
- 下顎骨の筋突起と下顎枝

咬筋

起始（上位付着部）
- 頬骨と側頭骨における頬骨弓の下縁

停止（下位付着部）
- 下顎骨の角，枝，および筋突起

作用

側頭筋と咬筋は，ともに顎関節で下顎骨を動かす．
- 下顎骨の挙上

固定
顎関節で下顎骨の固定

神経支配
- 三叉神経核（第Ⅴ脳神経）

触診

側頭筋と咬筋は，ともに背臥位で触診する．

側頭筋
1. 触診する指を，頭部（耳より上部）の側頭窩の上に位置させる．
2. 側頭筋の収縮と弛緩を交互に繰り返すように指示する．これは，歯を食いしばったり，顎を緩めさせるとできるようになる．歯を食いしばる際に側頭筋の収縮が検知される（図9-5）．
3. 側頭筋の収縮が検知されたら，収縮と弛緩を繰り返している際に筋全体を触診する．

咬筋
1. 触診する指を，頬骨弓と下顎角の間に位置させる．
2. 咬筋の収縮と弛緩を交互に繰り返すように指示する．これは，歯を食いしばったり，顎を緩めさせるとできるようになる．歯を食いしばる際に咬筋の収縮が検知される（図9-6）．
3. 咬筋の収縮が検知されたら，収縮と弛緩を繰り返している際に頬骨弓から下顎角にかけての筋全体を触診する．

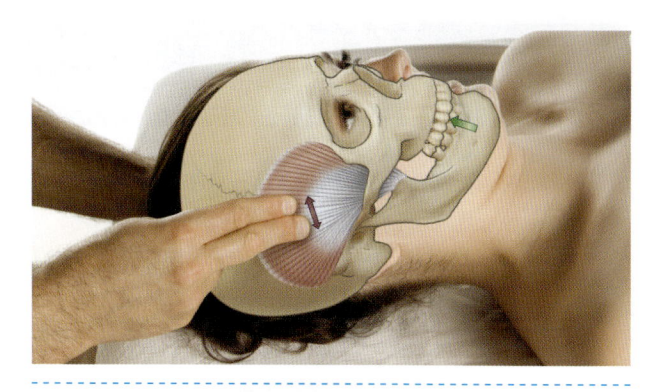

図9-5 歯を食いしばっている際の右側頭筋の触診．

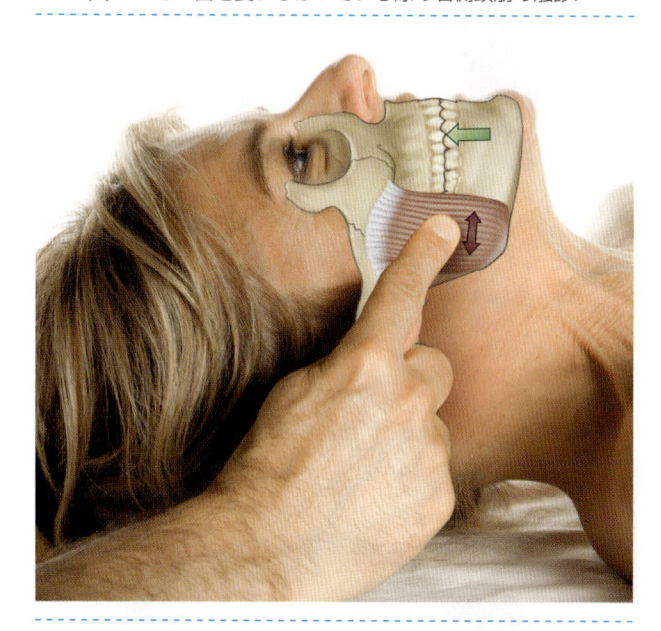

図9-6 歯を食いしばっている際の右咬筋の触診．

治療上の配慮

側頭筋
- 側頭筋は側頭筋筋膜と呼ばれる厚い線維状の筋膜の深くにある．
- 側頭筋と咬筋が固くなっているのは，緊張型頭痛や顎関節の機能不全（顎関節症）に関連しているのかもしれない．
- 肉食動物において側頭窩は非常に深く，厚くて強い側頭筋を考慮すると，肉食動物における噛み付きの強さに関わっているのであろう．
- 多くの資料で，咬筋はその大きさに比して，人体における最も強い筋とされている．

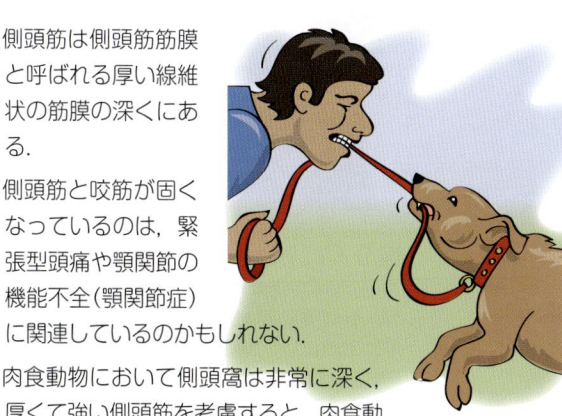

頭部の筋：翼突筋群
外側翼突筋　Lateral Pterygoid；内側翼突筋　Medial Pterygoid

翼突筋群は外側翼突筋と内側翼突筋で構成される（図9-7）．翼突筋群は，4つの主な咀嚼筋（噛む筋）のうちの2つである．残り2つの側頭筋と咬筋については前節で述べた．両翼突筋群は下顎骨の深層にあり，口腔内から最もよく接触できる．外側翼突筋には上頭と下頭の2つの頭部がある．

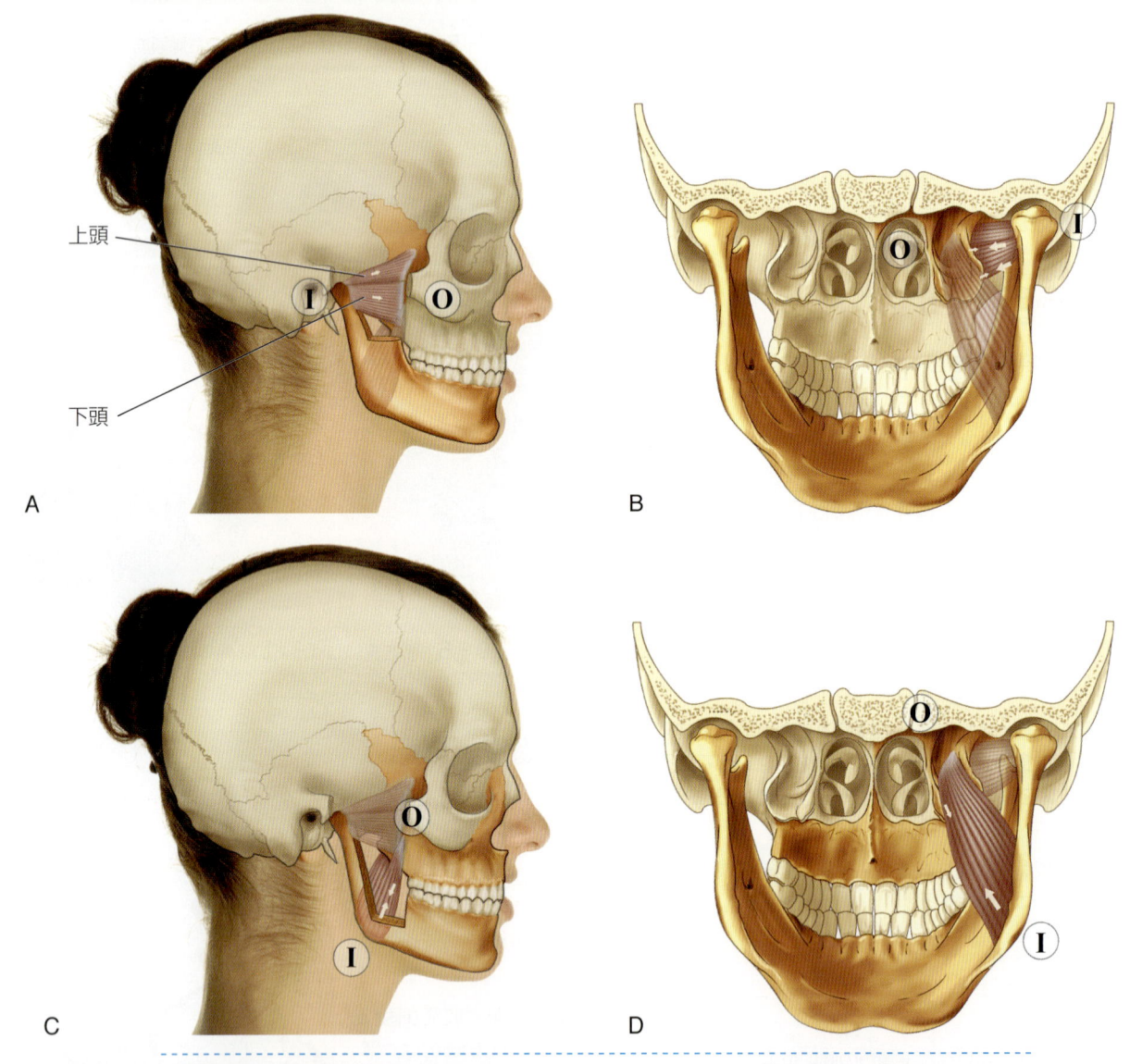

図9-7　A，右の外側翼突筋の側面像．内側翼突筋は透明化し，下顎骨は部分的に切断している．B，右の外側翼突筋の後面像．内側翼突筋は透明化し，頭蓋骨は切断している．C，右の内側翼突筋の側面像．外側翼突筋は透明化し，下顎骨は部分的に切断している．D，右の内側翼突筋の後面像．外側翼突筋は透明化し，頭蓋骨は切断している．O，起始部；I，停止部．

筋名称の由来

「翼突筋」という名前は，これらの筋が蝶形骨（翼状突起）に付着していることに由来する．
「外側翼突筋」は内側翼突筋の外側にあることに由来する．

※ **英語名の成り立ち**
  pterygoid：（ギリシャ語）翼の形
  lateral：（ラテン語）外側
  medial：（ラテン語）内側

筋の付着

外側翼突筋

起始（前方/内側付着部）
- 蝶形骨

停止（後方/外側付着部）
- 下顎頸と顎関節の関節包

内側翼突筋

起始（前方/内側/上位付着部）
- 蝶形骨

停止（後方/外側/下位付着部）
- 下顎角の内側面

作用

翼突筋群は顎関節で下顎骨を動かす．

外側翼突筋
- 下顎骨の突き出し
- 下顎骨の外側偏位

内側翼突筋
- 下顎骨の挙上
- 下顎骨の突き出し
- 下顎骨の外側偏位

固定
顎関節で下顎骨の固定

神経支配
- 三叉神経核（第Ⅴ脳神経）

触診法

翼突筋群はともに背臥位で触診する．

外側翼突筋

1. 手袋か指サックを装着し，口（頬と歯の間）の入口に触診する指を位置させ，上側の歯の外面に沿って奥歯まで進める．そして，上の歯肉と下顎骨顆状突起の間にある組織の小さなくぼみを，後方や上方に押す．外側翼突筋の内側面が触知できる（図9-8）．

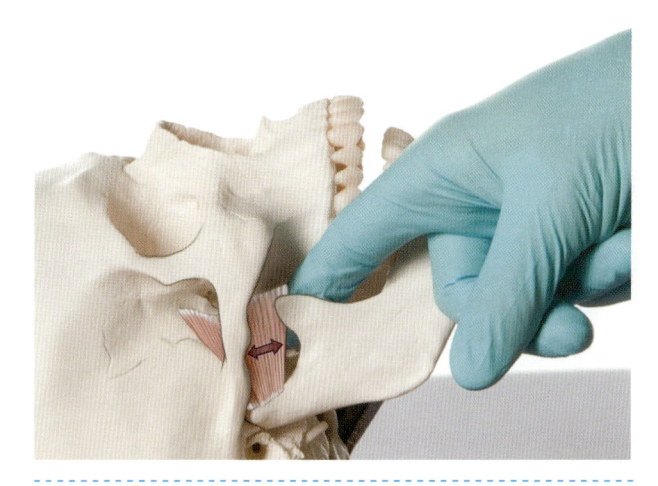

図9-8 頭蓋骨で示された右外側翼突筋の背臥位での触診．

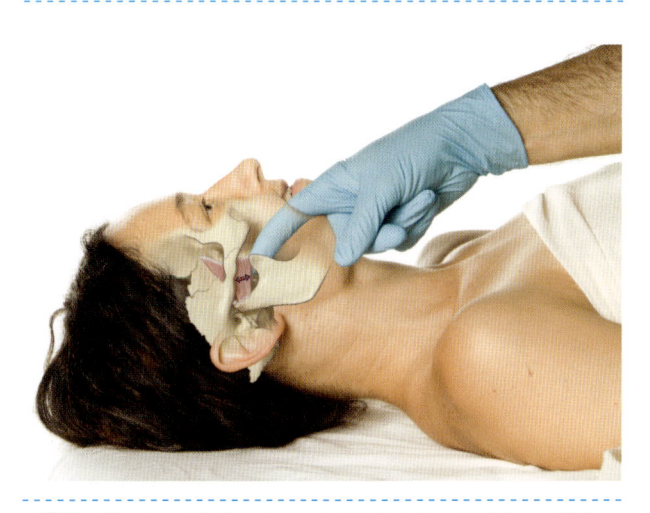

図9-9 下顎骨を突き出した右外側翼突筋の背臥位での触診．

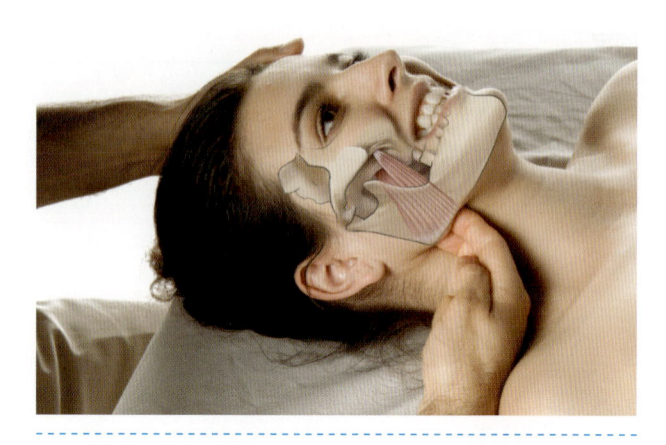

図 9-10 歯を食いしばっての右内側翼突筋の触診．

2. 次に，そっと顎関節で下顎骨を突き出すように指示するか，ゆっくりと慎重に外側にずらす（体部を反対側にずらす）ように指示する．外側翼突筋の収縮が触知できる（**図 9-9**）．
3. 触知したら，下顎骨顆状突起から口腔内の内側壁にかけて，できるだけ多くの外側翼突筋を触診する（上側の歯肉の上部）．

内側翼突筋

1. 口腔内から：手袋か指サックを装着し，下の歯の内面に沿って臼歯の後ろに触診する指を位置させ，口腔内の内側壁に達するように後外側に押す．そして下顎骨を突き出すように指示する．
2. 内側翼突筋の収縮が触知できる．
3. 触知できたら，できるだけ多くの内側翼突筋を触診する．
4. 口の外から：下顎角の内側面を包むように，触診する指を曲げる．
5. 歯を食いしばらせて顎関節で下顎骨を挙上するように指示する．内側翼突筋の収縮が触知できる（**図 9-10**）．

治療上の配慮

- 内側翼突筋の筋線維の走行は，本質的に咬筋の筋線維の走行と同じであり，事実上これらの 2 つの筋は，同じ場所に位置している．違いは，咬筋が下顎骨の外側（浅層）にあることであり，内側翼突筋は下顎骨の内側（深層）にある．
- 外側または内側の翼突筋の緊張が，顎関節の機能不全（顎関節症）に関わっているかもしれない．
- 外側翼突筋の機能は，下顎骨と顎関節の関節円板を前方突出させることである．顎を開いた際の下顎骨と関節円盤の前方突出は重要である．そのため外側翼突筋の収縮は，下顎骨を動かす他の筋と正確に協調しないと，関節円板は関節の 2 つの骨の間に挟まれるようになり，顎関節の機能不全（顎関節症）を生じさせているのかもしれない．

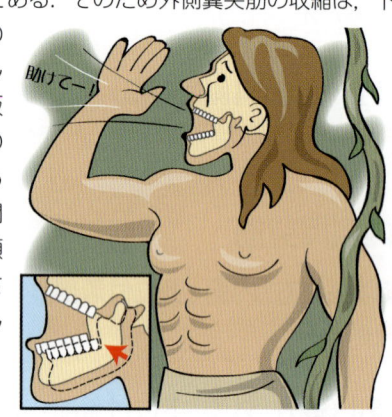

Notes

頭部の筋：頭皮の筋

**後頭前頭筋　Occipitofrontalis；側頭頭頂筋　Temporoparietalis；
前耳介筋　Auricularis Anterior；後耳介筋　Auricularis Posterior；
上耳介筋　Auricularis Superior**

頭皮の筋は，後頭前頭筋（後腹，前腹，および中間の帽状腱膜），側頭頭頂筋，そして3つの耳介筋群（前耳介筋，後耳介筋，上耳介筋）からなる（**図9-11**）．後頭前頭筋と側頭頭頂筋は頭蓋表筋として一緒に分類されることもある．頭皮の筋は表在性筋膜（superficial fascial muscle）である．

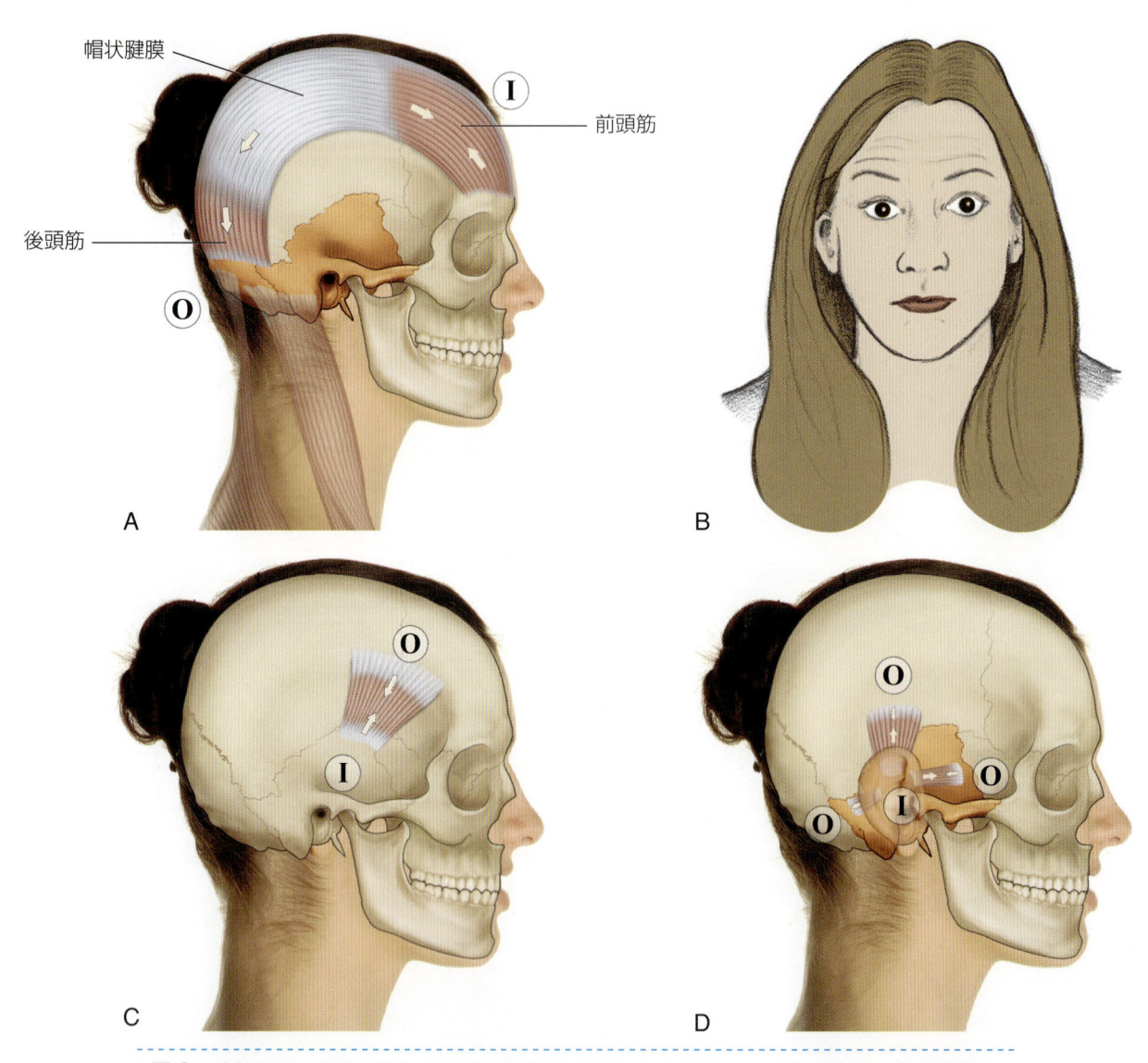

図9-11 **A**, 右後頭前頭筋の側面像．僧帽筋と胸鎖乳突筋は透明化して描いている．**B**, 後頭前頭筋の双方の収縮で作られる眉を上げた表情．**C**, 右側頭頭頂筋の側面像．**D**, 右耳介筋の側面像．**O**, 起始部；**I**, 停止部．

筋名称の由来

「後頭前頭筋」という名前は，この筋が後頭骨と前頭骨の上にあることを表している．

「側頭頭頂筋」という名前は，この筋が側頭骨と頭頂骨の上にあることを表している．

「耳介筋」という名前は，これらの筋が耳にかかわることを表している．前，上，および後は，耳に関連したそれらの位置を表している．

* **英語名の成り立ち**

　occipitofrontalis：(ラテン語)後頭骨と前頭骨に関連する
　temporoparietalis：(ラテン語)側頭骨と頭頂骨に関連する
　auricularis：(ラテン語)耳
　anterior：(ラテン語)前方
　superior：(ラテン語)上方
　posterior：(ラテン語)後方

筋の付着

後頭前頭筋

起始(後方付着部)
- 後頭骨と側頭骨

停止(前方付着部)
- 前頭骨を覆う筋膜と皮膚

  【メモ】筋膜，腱膜線維である帽状腱膜は，後頭前頭筋の後頭筋と前頭筋の中間に位置する．

側頭頭頂筋

起始(上位付着部)
- 帽状腱膜の外側縁

停止(下位付着部)
- 耳上方の筋膜

耳介筋群

前耳介筋

起始(前方付着部)
- 帽状腱膜

停止(後方付着部)
- 耳前方

上耳介筋

起始(上位付着部)
- 帽状腱膜

停止(下位付着部)
- 耳上方

後耳介筋

起始(後方付着部)
- 側頭骨

停止(前方付着部)
- 耳後方

作用

後頭前頭筋
- 頭皮を後方に引く(眉を引き上げる)

側頭頭頂筋
- 耳を引き上げる

耳介筋群
- 耳を前方に引く(前耳介筋)
- 耳を引き上げる(上耳介筋)
- 耳を後方に引く(後耳介筋)

神経支配
- 顔面神経(第Ⅶ脳神経)

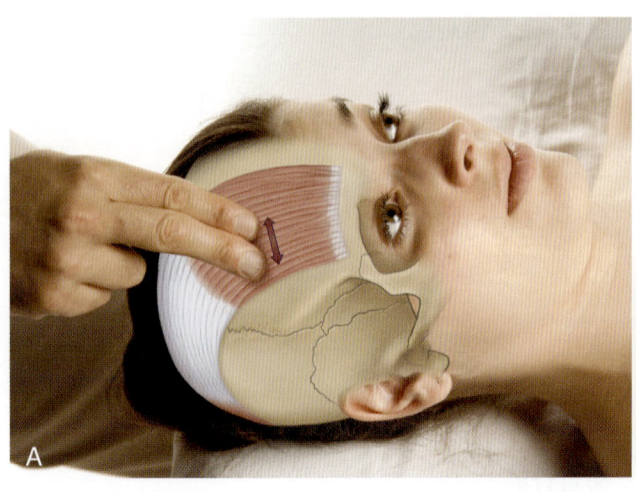

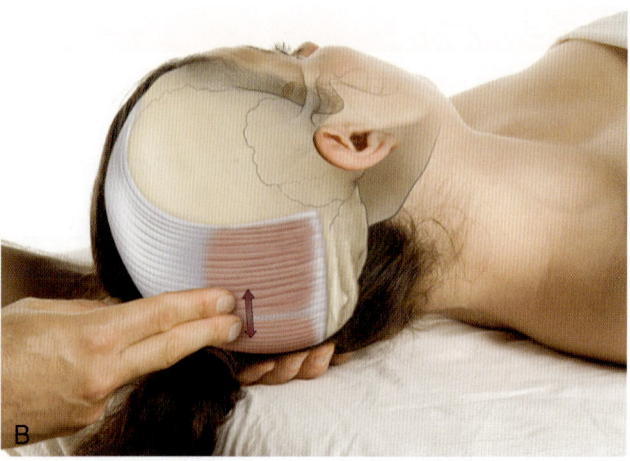

図 9-12　後頭前頭筋の触診は，眉を上げてもらうことで行う．A，後頭前頭筋における右前頭筋の触診法．B，後頭前頭筋における左右の後頭筋腹の触診法．

触診法

3つの筋と筋群はすべて，背臥位で触診する．

後頭前頭筋

1. 触診する指を額の上に置く．
2. 眉を上げるように指示する．前頭筋の収縮が触知されたら（図9-12, A），前頭筋の全体を触診する．
3. 次に，後頭骨上を触診したら，眉を上げるように指示する．後頭筋の収縮が触知されたら（図9-12, B），後頭筋の全体を触診する．

側頭頭頂筋

1. 触診する指を，耳の約1～2インチ上方の少し前方に位置させる．
2. 耳を引き上げるように指示する．筋の収縮を触知する（図9-13）．

耳介筋群

1. 触診する指を，前方か上方，または後方に速やかに位置させ，その方向に耳を動かすように指示し，その特定の耳介筋の収縮を触知する．

【メモ】多くの方々は意識的に耳を動かす筋肉をコントロールできないため，通常はリラックスしている間に場所を特定し，側頭頭頂筋と耳介筋を触診する事が必要である．

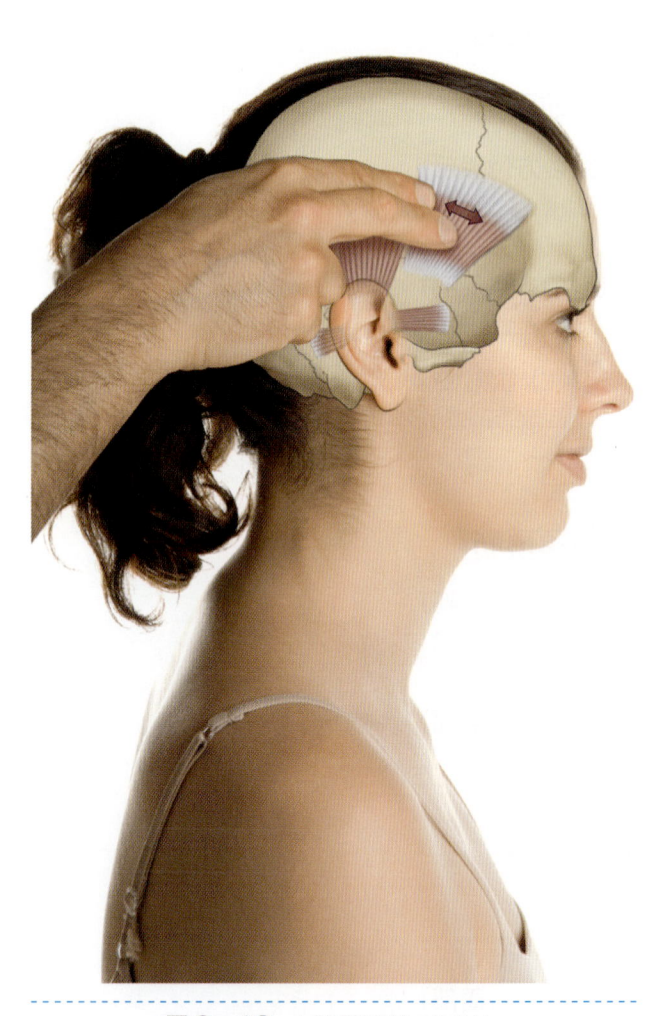

図 9-13　右側頭頭頂筋の触診法．

治療上の配慮

- 後頭前頭筋は眉を上げるため，表情筋として考慮される．眉を上げるのは，驚き，衝撃，恐怖，怯え，あるいは認識の表情に関わる．また，上目使いによく伴う．

- 後頭前頭筋は他の身体の筋に似ており，中等度もしくは強度の圧迫を与えることが効果をもたらすかもしれない．なぜなら，緊張型頭痛は後頭前頭筋に伴うことが多く，この筋は緊張型頭痛を訴える患者で評価するべきである．

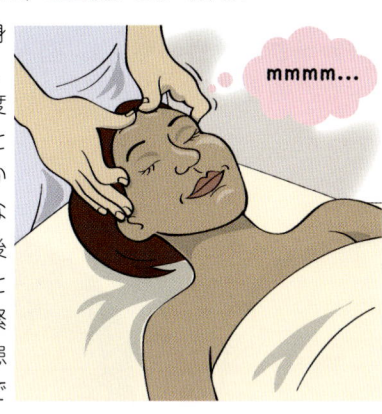

- 人の側頭頭頂筋と耳介筋は，形態が不完全で機能しないことも多いが，犬（そして他の多くの動物）の類似の筋は高度に発達している．このことは，犬が音の発信元である方向へ耳を向けることができる事からみても明らかである．

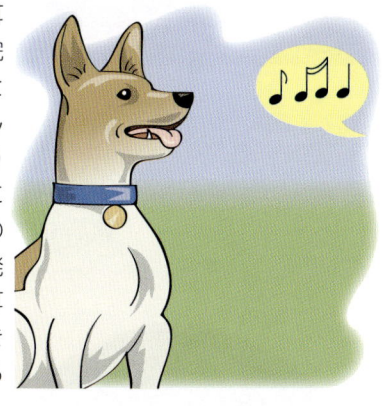

頭部の筋：表情筋―眼
眼輪筋　Orbicularis Oculi；上眼瞼挙筋　Levator Palpebrae Superioris；皺眉筋　Corrugator Supercilii

眼の3つの表情筋が，眼輪筋，上眼瞼挙筋，皺眉筋である（図9-14）．前節（310ページ参照）に示した頭皮の筋である後頭前頭筋もまた，眼の表情筋とみなされる．

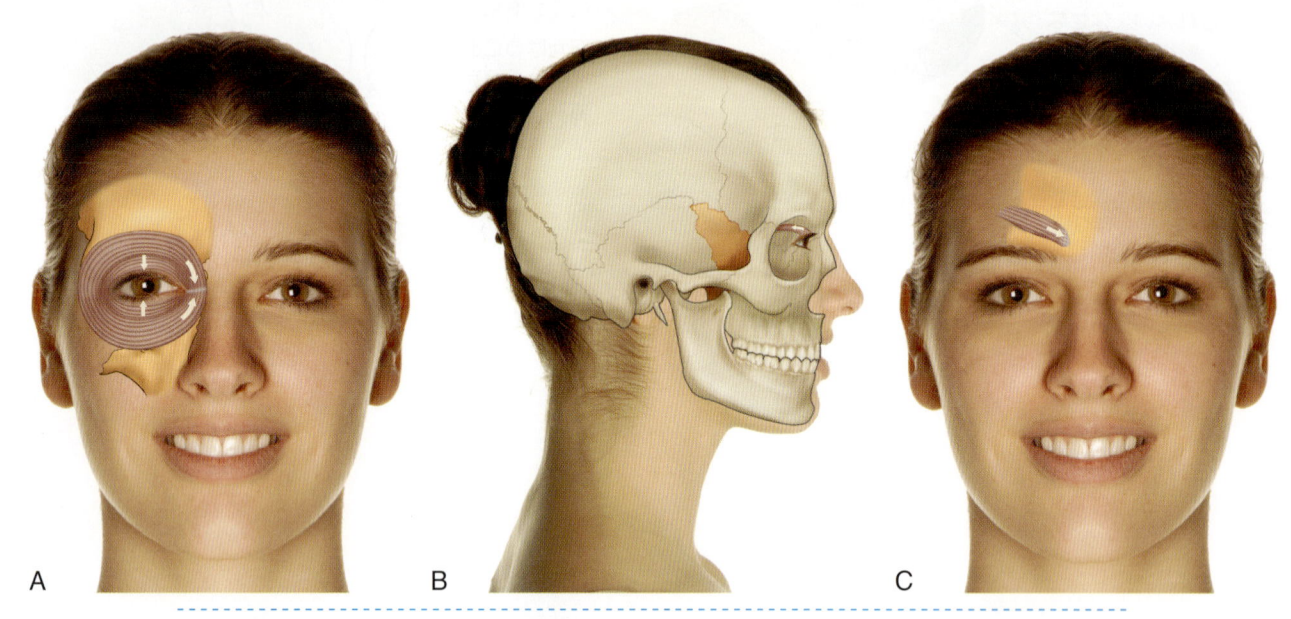

A　　　　　　　　　　　B　　　　　　　　　　　C

図9-14　A，右眼輪筋の前面像．B，右上眼瞼挙筋の側面像．C，右皺眉筋の前面像．

筋名称の由来

「眼輪筋」という名称は，この筋が眼を包囲することを表している．
「上眼瞼挙筋」という名称は，この筋が上眼瞼を挙上することを表している．
「皺眉筋」という名称は，この筋が眉の皮膚のしわを寄せることを表している．

※ 英語名の成り立ち
orbicularis：（ラテン語）小円
oculi：（ラテン語）眼に関連する
levator：（ラテン語）挙上
palpebrae：（ラテン語）まぶた
superioris：（ラテン語）上方
corrugator：（ラテン語）ともにしわを寄せる
supercilii：（ラテン語）眉に関連する

筋の付着

眼輪筋
- 眼の周囲（眼の内側から始まり，眼の内側へと戻る）

上眼瞼挙筋
- 蝶形骨から上眼瞼へ

皺眉筋
- 前頭骨の下部から眉の奥の筋膜と皮膚へ

作用

眼輪筋

- 眼を閉じる，細める（図9-15）．
- 表情：ウインク，関心，困惑

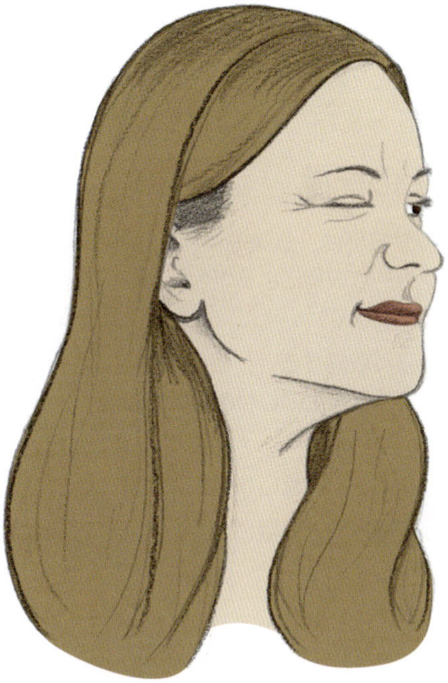

上眼瞼挙筋

- 上眼瞼を上げる（図9-16）．
- 表情：驚き，恐怖

皺眉筋

- 眉の内側を引きよせる（図9-17）．
- 表情：怒り，関心

神経支配

- 顔面神経（第Ⅶ脳神経）（眼輪筋と皺眉筋）
- 動眼神経（第Ⅲ脳神経）（上眼瞼挙筋）

触診法

眼輪筋

1. 眼の周辺に触診する指腹をそっと置き，少し力を入れて眼を閉じるように指示する．眼輪筋の収縮が触知できる（図9-18）．
2. 触知できたら，収縮と弛緩を交互に行う間に全体の筋を触診する．

図9-15　右眼輪筋の収縮で作り出された表情の前外側面図．

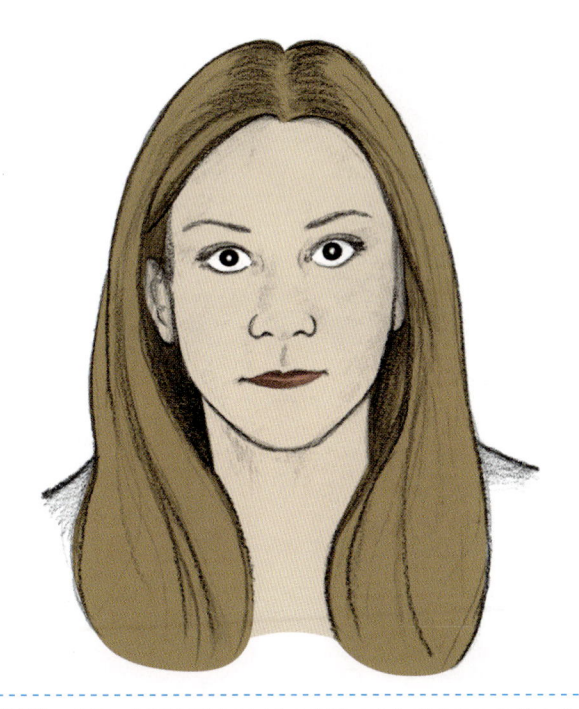

図9-16　上眼瞼挙筋の両方の収縮で作り出された表情の前面図．

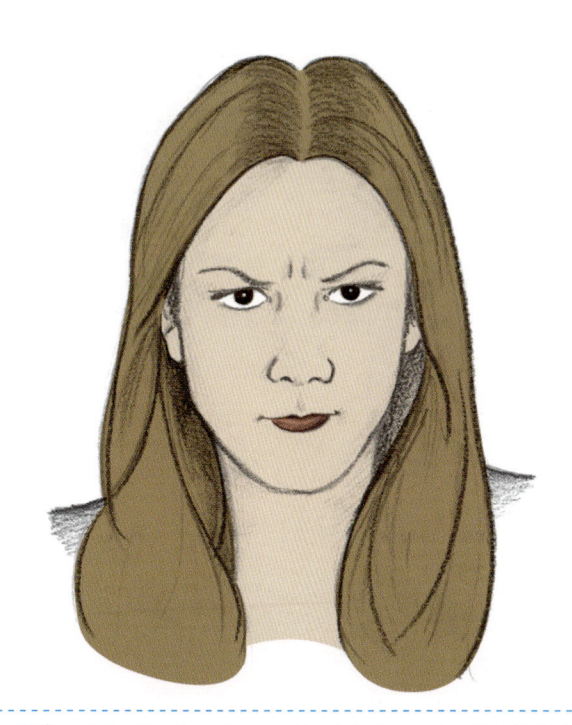

図9-17　皺眉筋の両方の収縮で作り出された表情の前面図．

上眼瞼挙筋

1. 上眼瞼の上に触診する指腹をそっと置き，上眼瞼を上げるように指示する．上眼瞼挙筋の収縮が触知できる（図9-19）．
2. 触知できたら，収縮と弛緩を交互に行わせ，可能な限り全体の筋を触診する．

皺眉筋

1. 眉の内側部に触診する指腹をそっと置き，顔をしかめるように指示し，皺眉筋の収縮が触知できる（図9-20）．

   【メモ】皺眉筋は，患者が収縮している際に，触診する指腹で眉の内側を絞ることで容易に触診できる．

2. 触知できたら，収縮と弛緩を交互に行う間に全体の筋を触診する．

治療上の配慮

- 眼輪筋の眼瞼部は，意識的，無意識的に制御されており，閉眼は反射的な収縮による場合がある（保護のためや，まばたきの一部として）．
- 眼輪筋が強く収縮すると，眼の外側にしわが生じることがあり，それらは目尻のしわと呼ばれる．
- 眼輪筋の収縮により，上方の組織が眼の周りに引き下げられるのは，明るい日差しから眼を保護するのに役立つ．
- 皺眉筋が収縮すると，眼に向かって上方と内側に垂直なしわを引き起こす．

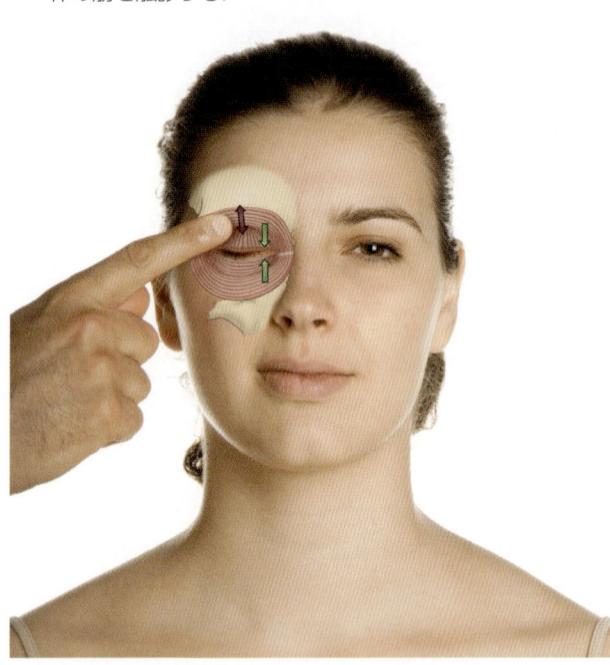

図9-18 細めるように少し強めに眼を閉じさせての右眼輪筋の触診．

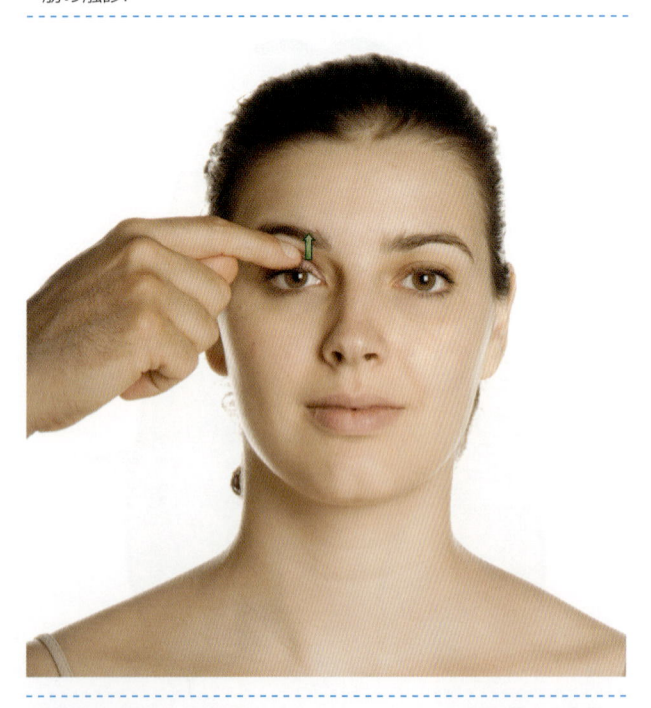

図9-19 上眼瞼を上げるようにしての上眼瞼上部における上眼瞼挙筋の触診．

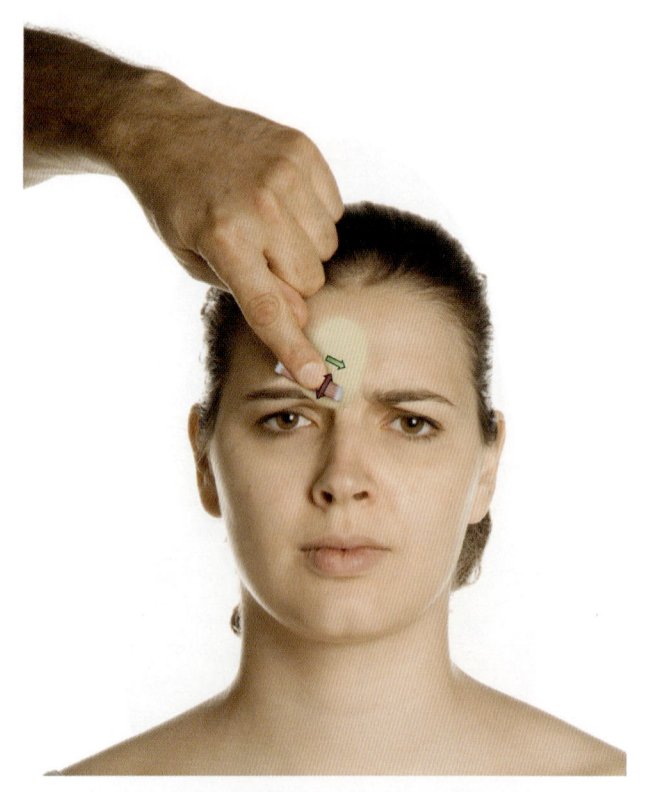

図9-20 顔をしかめさせた右皺眉筋の触診．

Notes

頭部の筋：表情筋—鼻
鼻根筋　Procerus；鼻筋　Nasalis；鼻中隔下制筋　Depressor Septi Nasi

鼻の3つの表情筋が，鼻根筋，鼻筋，鼻中隔下制筋である（図9-21）．
次節（322ページ参照）で述べる上唇鼻翼挙筋は，口と鼻の両方の表情筋である．

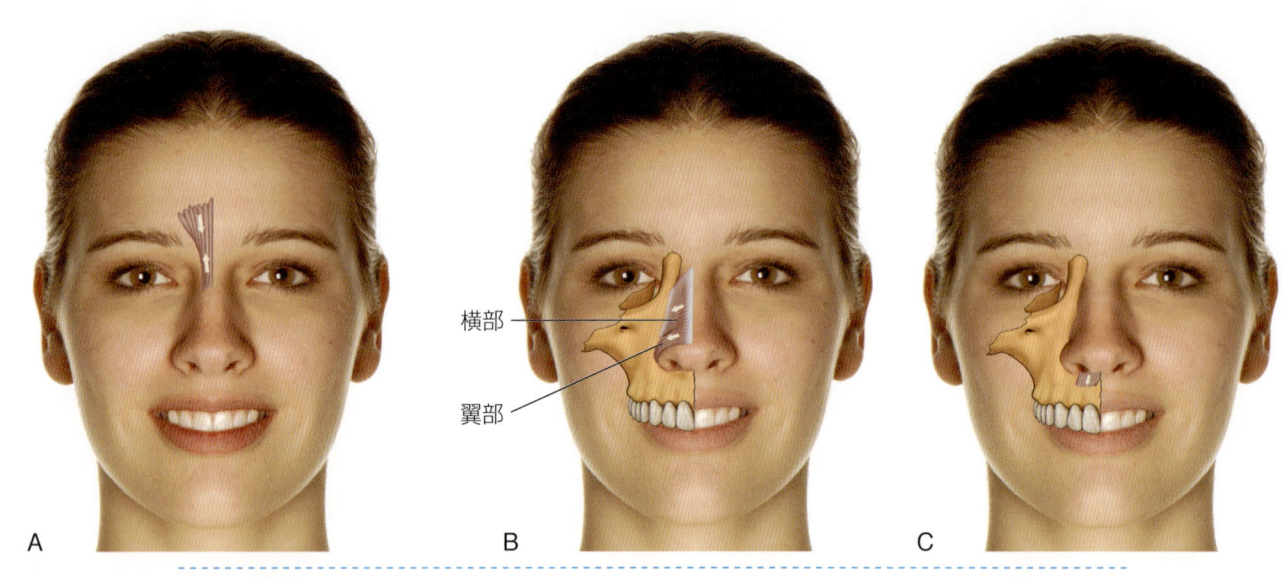

　　　　　　　　　　　　　　　　　　横部
　　　　　　　　　　　　　　　　　　翼部

A　　　　　　　　　　B　　　　　　　　　　C

図9-21　A，右鼻根筋の前面像．B，右鼻筋の前面像．C，右鼻中隔下制筋の前面像．

筋名称の由来

「鼻根筋」という名称は，この筋が貴族や王子の優越感ある表情を作りだすことを表している．
「鼻筋」という名称は，この筋が鼻にかかわることを表している．
「鼻中隔下制筋」という名称は，この筋が鼻中隔を引き下げることを表している（鼻中隔は鼻の正中線軟骨である）．

＊ **英語名の成り立ち**
　procerus：（ラテン語）主要な貴族，王子
　nasalis：（ラテン語）鼻
　depressor：（ラテン語）下制
　septi：（ラテン語）鼻中隔に関連する
　nasi：（ラテン語）鼻に関連する

筋の付着

鼻根筋
- 筋膜，ならびに眉の内側に向かうのと筋膜に向かう皮膚，ならびに鼻骨上の皮膚

鼻筋
- 上顎骨から鼻軟骨，ならびに反対側の鼻筋

鼻中隔下制筋
- 上顎骨から鼻軟骨

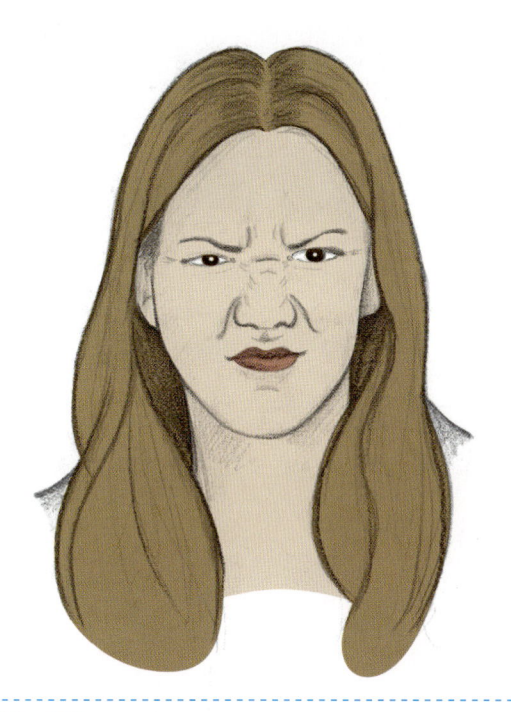

図9-22 鼻根筋の両方の収縮で作り出された表情の前面図.

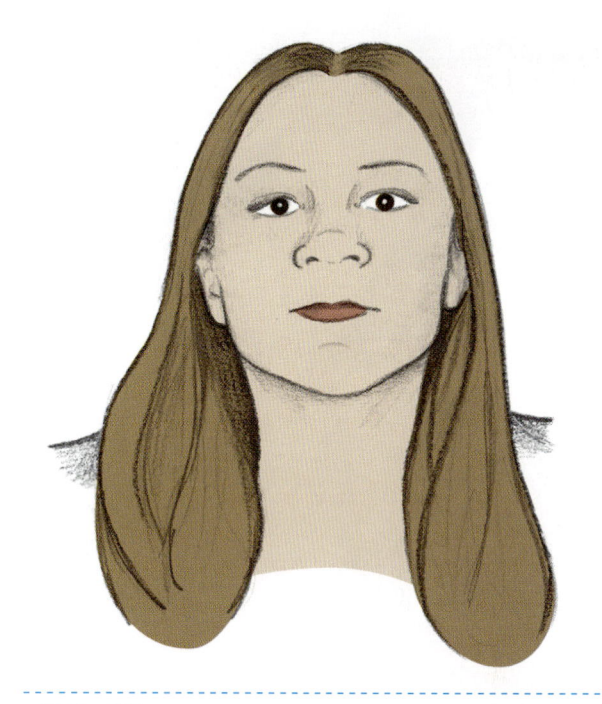

図9-23 鼻筋翼部の両方の収縮で作り出された表情の前面図.

作用

鼻根筋
- 鼻の皮膚のしわを上向きにつける(図9-22).
- 眉を内側に引き寄せる.
- 表情：優越性, 軽蔑, 顔をしかめる

鼻筋
- 鼻孔の拡大(翼部)(図9-23).
- 鼻孔を縮める(横部)(図9-24).
- 表情：挑戦, 興奮, 怒り

鼻中隔下制筋
- 鼻孔を縮める(図9-24).
- 表情：軽蔑, 冷静

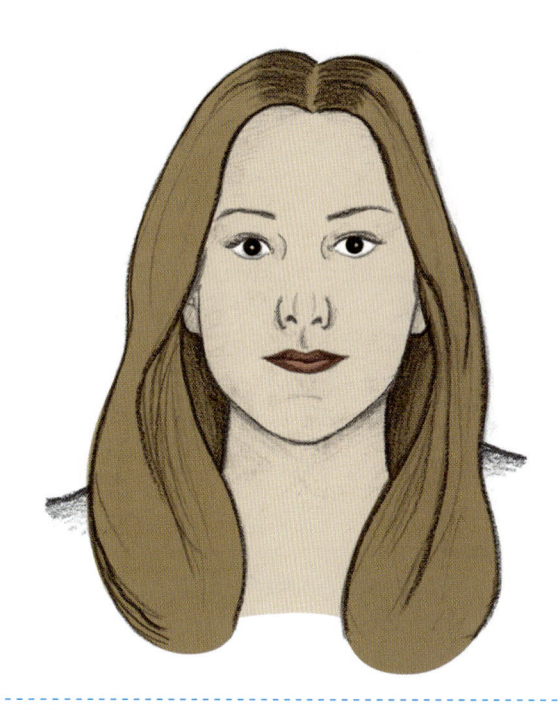

図9-24 鼻筋横部, または鼻中隔下制筋の左右両方の収縮で作り出された表情の前面図.

神経支配
- 顔面神経(第Ⅶ脳神経)

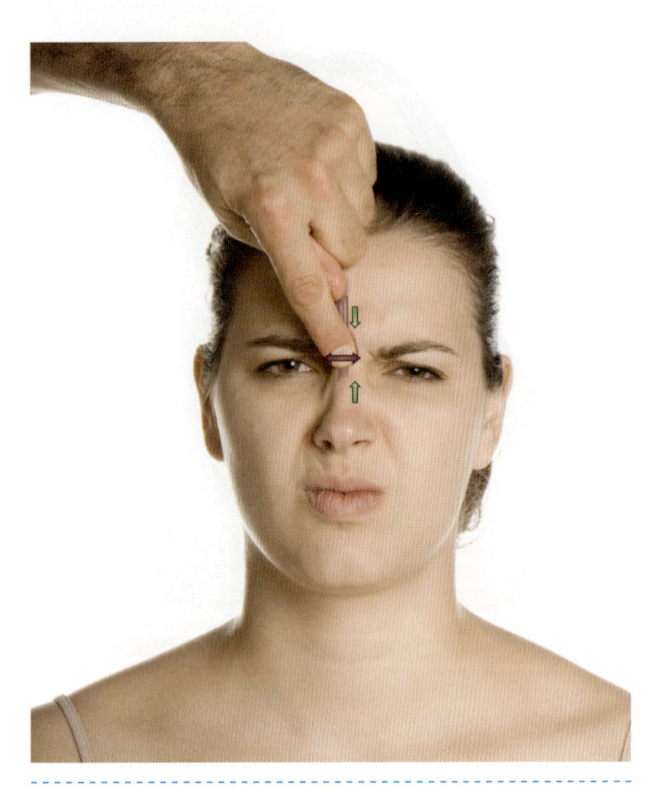

図 9-25　軽蔑の表情を作ることによる右鼻根筋の触診.

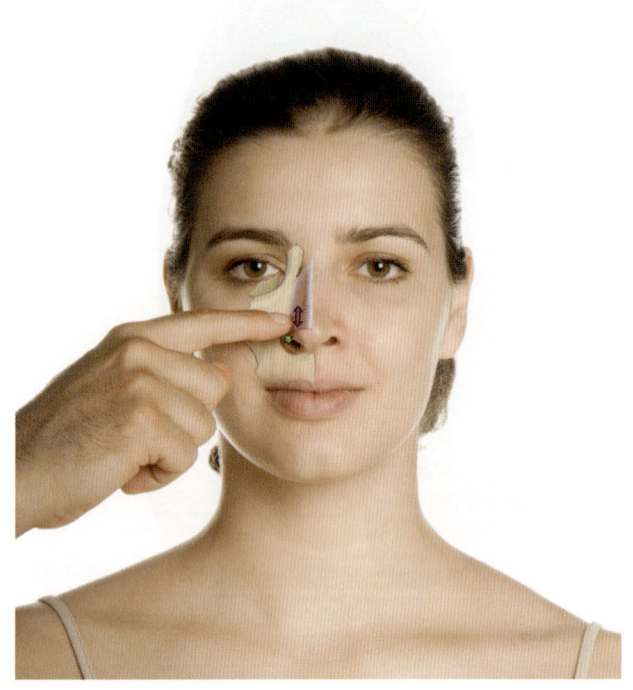

図 9-26　鼻孔を拡大することによる右鼻筋の触診.

触診法

鼻根筋

1. 鼻梁に触診する指腹をそっと置き，軽蔑の表情や，眉をおろしたり，鼻の上方にしわを寄せるように指示する．鼻根筋の収縮が触知できる(**図 9-25**).
2. 触知できたら，収縮と弛緩を交互に行う間に全体の筋を触診する．

鼻筋

1. 鼻の下外側面に触診する指腹をそっと置き，鼻孔を拡大するように指示する(深呼吸する際のように)．鼻筋翼部の収縮が触知できる(**図 9-26**).
2. 触知できたら，収縮と弛緩を交互に行う間に翼部全体の筋を触診する．

3. 横部を触診するためには，鼻をもっと慎重に触診し，鼻孔を縮めるように指示する(口に向かって鼻の中央を引き下げるように).
4. 触知できたら，収縮と弛緩を交互に行う間に横部全体の筋を触診する．

鼻中隔下制筋

1. 鼻の下方に触診する指腹をそっと置き，鼻孔を縮めるように指示する(口に向かって鼻の中央を引き下げるように).鼻中隔下制筋の収縮が触知できる(**図 9-27**).
2. 触知できたら，収縮と弛緩を交互に行う間に全体の筋を触診する．

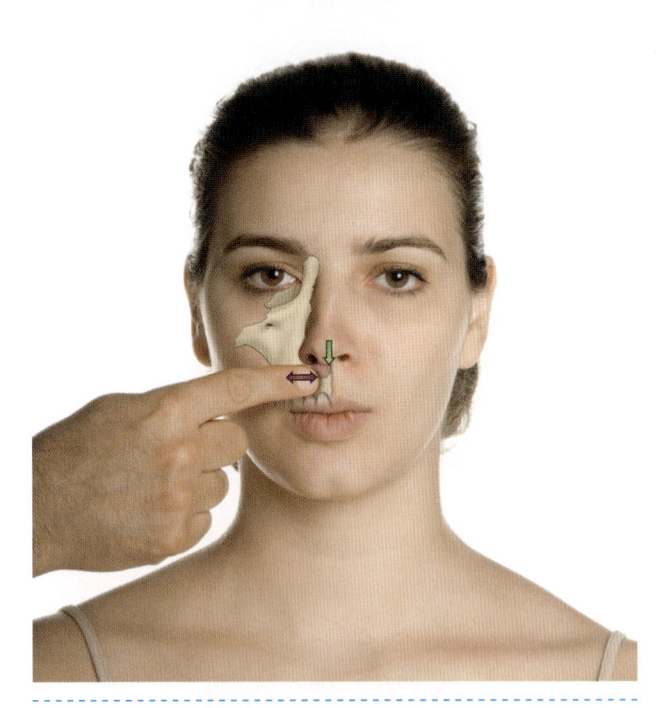

図 9-27　鼻孔を縮めてもらうことによる右鼻中隔下制筋の触診.

治療上の配慮

- 鼻の皮膚のしわを寄せる，そして眉の内側を引き寄せる作用は，不快感や軽蔑といった様子を作り出し，優越感のある雰囲気をもたらす（そのため，主要な貴族や王子を意味するProcerusという名前が付けられている）.
- 眉を内側に引き寄せるのは，顔をしかめる表情の1つであるだけでなく，明るい日差しから眼を保護してくれる.
- 息を吸い込む際，開口部を大きくするために鼻孔を拡大する作用は，深吸気のためにも重要である.

頭部の筋：表情筋—口

上唇鼻翼挙筋　Levator Labii Superioris Alaeque Nasi；
上唇挙筋　Levator Labii Superioris；小頬骨筋　Zygomaticus Minor；
大頬骨筋　Zygomaticus Major；口角挙筋　Levator Anguli Oris；
笑筋　Risorius；頬筋　Buccinator；口角下制筋　Depressor Anguli Oris；
下唇下制筋　Depressor Labii Inferioris；オトガイ筋　Mentalis；
口輪筋　Orbicularis Oris；広頸筋　Platysma

口の表情筋に関する12個の筋をここで紹介する．上唇鼻翼挙筋，上唇挙筋，小頬骨筋，大頬骨筋，口角挙筋，笑筋，頬筋，口角下制筋，下唇下制筋，オトガイ筋，口輪筋，広頸筋である（図9-28）．これらの筋のうちで広頸筋は，主に頸部に位置するが，顔面下部に作用するため表情筋に分類されている．上唇鼻翼挙筋は口と鼻の表情筋であり，中央腱索，および側腱索の2つからなる．

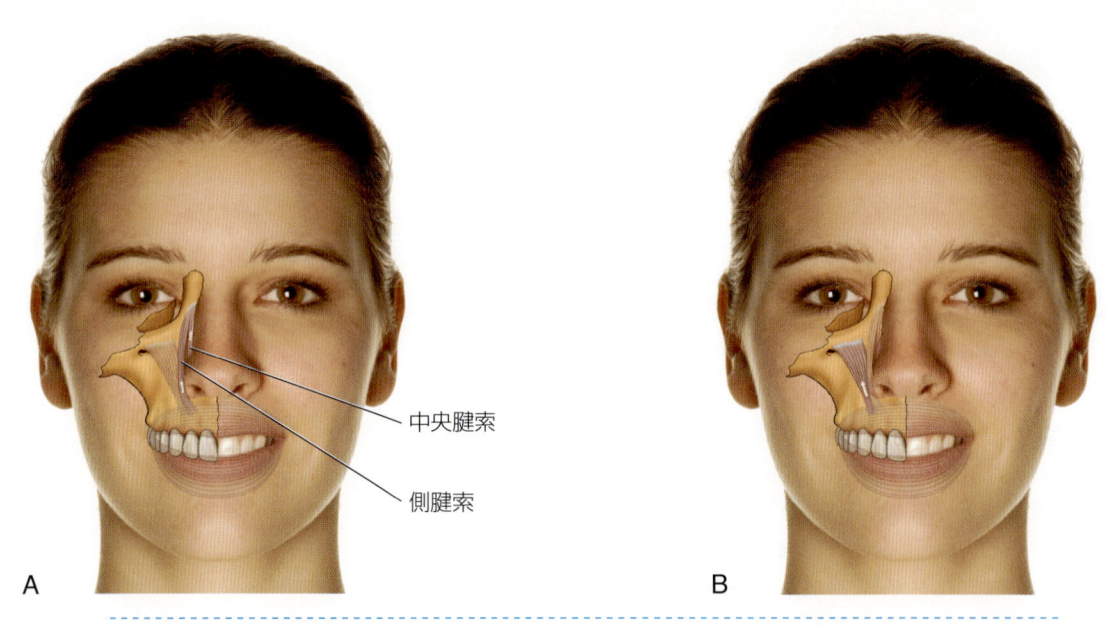

A　　　　　　　　　　　　　　　　B

中央腱索
側腱索

図9-28　**A**，右上唇鼻翼挙筋の前面像．上唇挙筋と口輪筋は透明化して描いている．**B**，右上唇挙筋の前面像．上唇鼻翼挙筋と口輪筋は透明化して描いている．

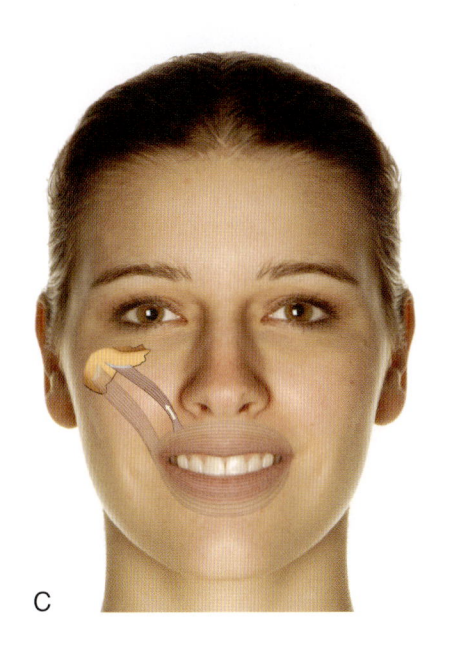

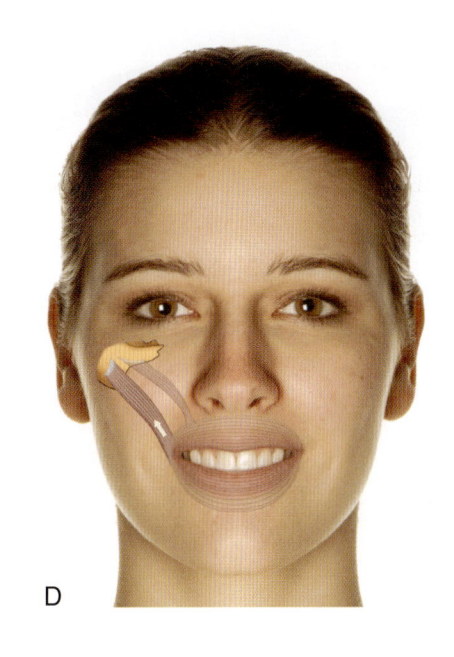

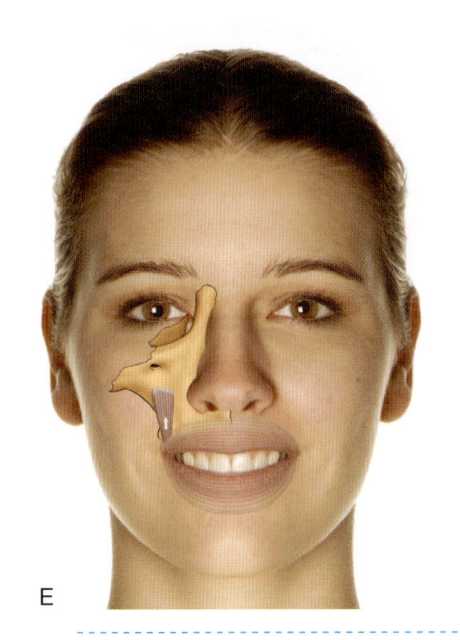

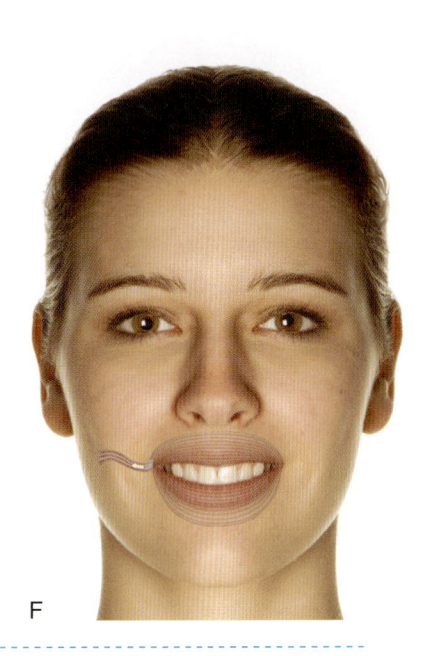

Chapter 9 頭部の筋 323

図9-28，つづき．**C**，右小頬骨筋の前面像．大頬骨筋と口輪筋は透明化して描いている．**D**，右大頬骨筋の前面像．小頬骨筋と口輪筋は透明化して描いている．**E**，右口角挙筋の前面像．口輪筋は透明化して描いている．**F**，右笑筋の前面像．口輪筋は透明化して描いている．

つづく

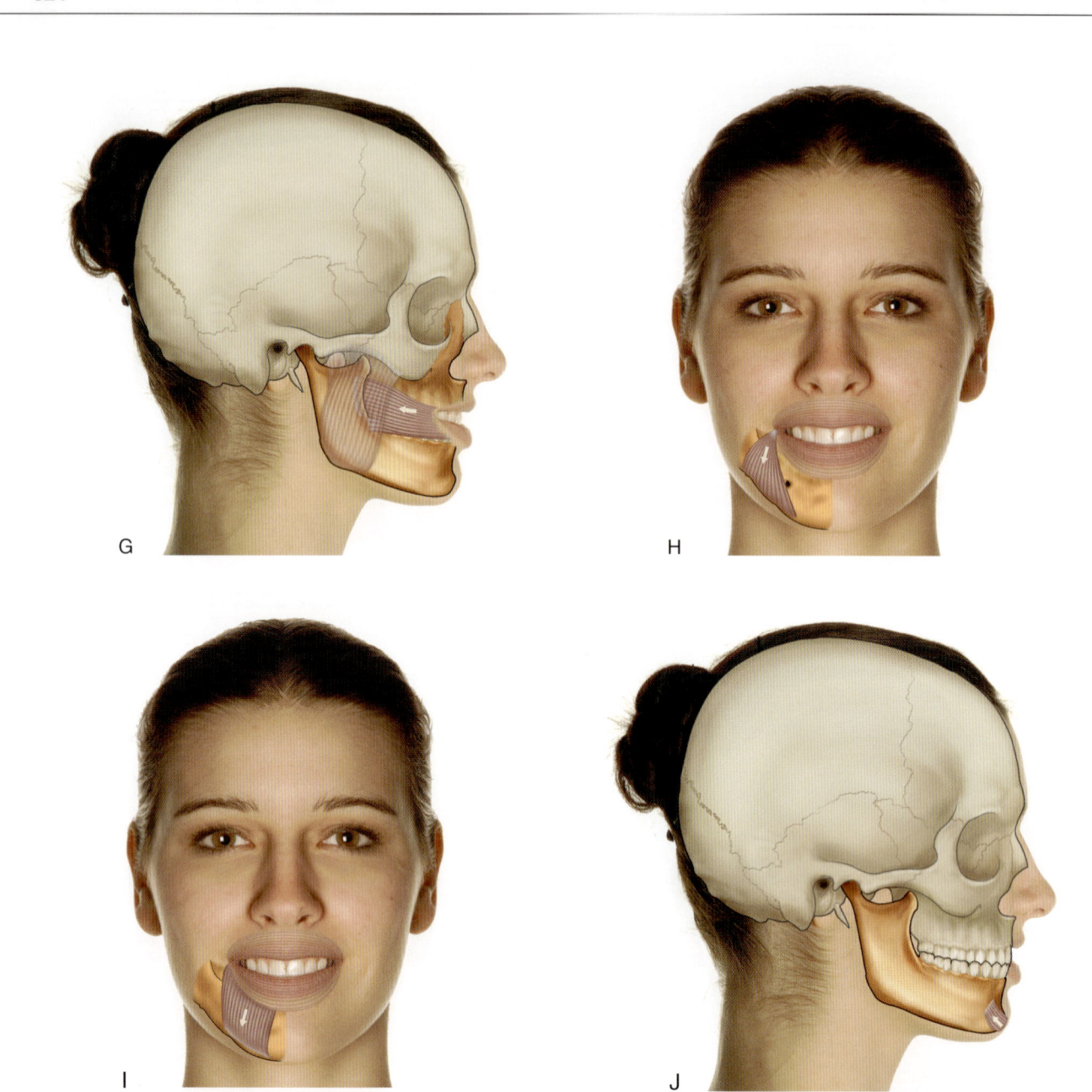

図9-28，つづき　G，頬筋の右側面像．咬筋は透明化して描いている．H，右口角下制筋の前面像．口輪筋は透明化して描いている．I，右下唇下制筋の前面像．口輪筋は透明化して描いている．J，オトガイ筋の右側面像．

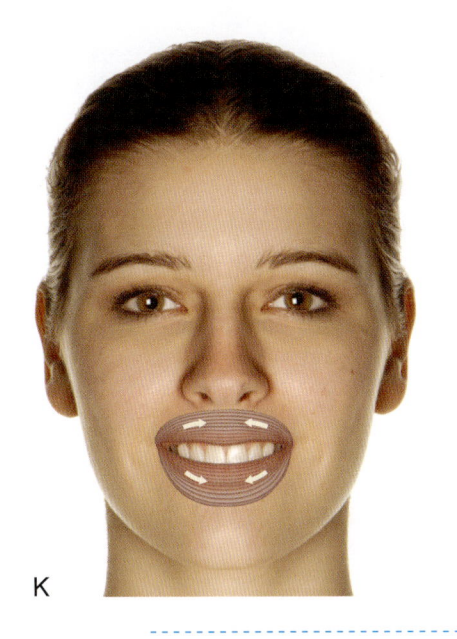

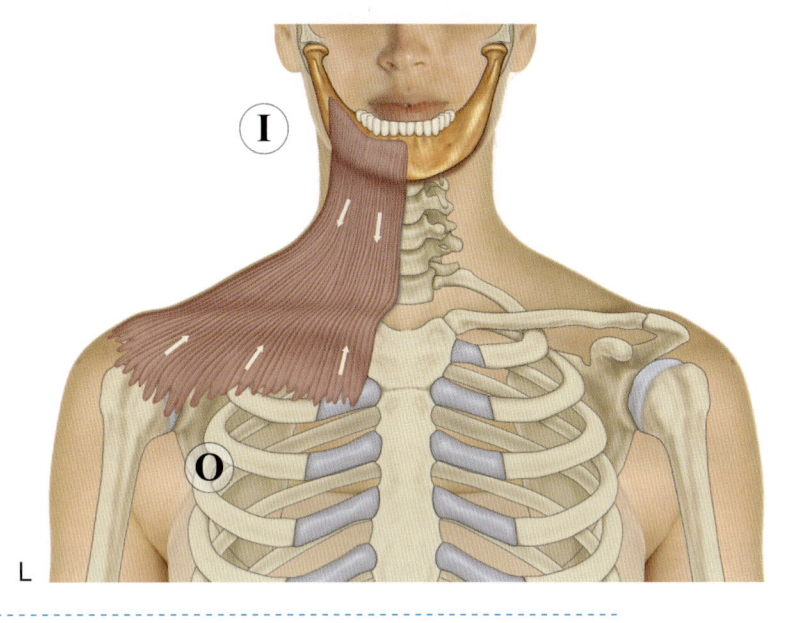

図9-28,つづき　K, 口輪筋の前面像. L, 右広頸筋の前面像. O, 起始部；I, 停止部.

筋名称の由来

「上唇鼻翼挙筋」という名前は，この筋が上唇を挙上させ，翼弁(鼻孔の軟骨)を取り囲んでいることに由来する．
「上唇挙筋」という名前は，この筋が上唇を挙上させることに由来する．
「小頬骨筋」という名前は，この筋が頬骨に付着し，大頬骨筋より小さいことに由来する．
「大頬骨筋」という名前は，この筋が頬骨に付着し，小頬骨筋より大きいことに由来する．
「口角挙筋」という名前は，この筋が口角を上げることに由来する．
「笑筋」という名前は，この筋が笑いにかかわることに由来する．
「頬筋」という名前は，この筋が頬の部位にあることに由来する．
「口角下制筋」という名前は，この筋が口角を下制させることに由来する．
「下唇下制筋」という名前は，この筋が下唇を下制させることに由来する．
「オトガイ筋」という名前は，この筋が顎に関連することに由来する．
「口輪筋」という名前は，この筋が口を取り囲んでいることに由来する．
「広頸筋」という名前は，この筋が広く平坦な形状であることに由来する．

* **英語名の成り立ち**

levator：(ラテン語)挙上
labii：(ラテン語)唇に関連する
superioris：(ラテン語)上方
alaeque：(ラテン語)翼弁(鼻翼軟骨)に関連する
nasi：(ラテン語)鼻に関連する
zygomaticus：(ギリシャ語)頬骨に関連する
minor：(ラテン語)小さい
major：(ラテン語)大きい
anguli：(ラテン語)角度(口の)に関連する
oris：(ラテン語)口
risorius：(ラテン語)笑い
buccinator：(ラテン語)トランペット奏者，頬に関連する
depressor：(ラテン語)下制
inferioris：(ラテン語)下方
mentalis：(ラテン語)顎
orbicularis：(ラテン語)小円
platysma：(ギリシャ語)広い，板

筋の付着

上唇鼻翼挙筋
- 上顎骨から上唇と鼻

上唇挙筋
- 上顎骨から上唇

小頬骨筋
- 頬骨から上唇

大頬骨筋
- 頬骨から口角

口角挙筋
- 上顎骨から口角

笑筋
- 筋膜と皮膚表面から咬筋と口角

頬筋
- 上顎骨と下顎骨から口唇

口角下制筋
- 下顎骨から口角

下唇下制筋
- 下顎骨から下唇

オトガイ筋
- 下顎骨から顎の筋膜と皮膚

口輪筋
- 口を筋全体で囲む

広頸筋
- 上胸部の皮下筋膜から下顎骨と顔面下部の皮下筋膜

作用

上唇鼻翼挙筋
- 上唇の挙上（図9-29）
- 鼻孔の拡大
- 表情：怒り，うぬぼれ，軽蔑

上唇挙筋
- 上唇の挙上（図9-30）
- 表情：うんざりする，うぬぼれ，軽蔑

小頬骨筋
- 上唇の挙上（図9-31）
- 表情：微笑む，うぬぼれ

大頬骨筋
- 口角の挙上（図9-32）
- 表情：微笑む，笑い

口角挙筋
- 口角の挙上（328ページ図9-33）
- 表情：微笑む，冷笑（「ドラキュラ」の表情）

笑筋
- 口角を側方に引く（328ページ図9-34）．
- 表情：にやにやする，微笑む，笑い

頬筋
- 歯に対して頬を押しつける（328ページ図9-35）
- 表情：しかめる，努力，ため息

口角下制筋
- 口角の下制（328ページ図9-36）
- 表情：悲しみ，不安，嫌悪

下唇下制筋
- 下唇の下制（329ページ図9-37）
- 表情：悲しみ，疑問，皮肉

オトガイ筋
- 下唇の挙上（（329ページ図9-38）
- 下唇をめくり返して突き出す．
- 表情：疑問，ふくれっ面，軽蔑

口輪筋
- 口を閉じる（329ページ図9-39）．
- 口唇を突き出す．
- 表情：口をすぼめる，口笛を吹く．

広頸筋
- 上胸部と頸部の皮膚を挙上し，頸部に皮膚の隆起を作り出す（329ページ図9-40）．
- 表情：うんざり，軽蔑（「大アマゾンの半魚人」の表情）

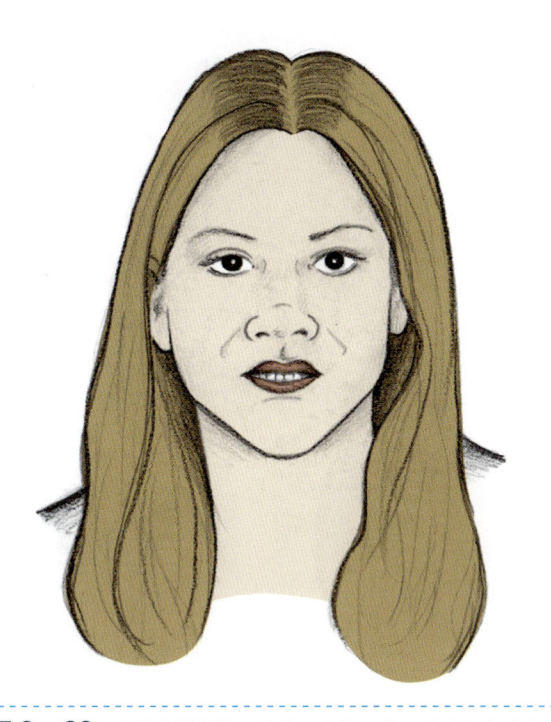

Chapter 9 頭部の筋 327

図 9-29 上唇鼻翼挙筋の両方の収縮で作り出された表情の前面図.

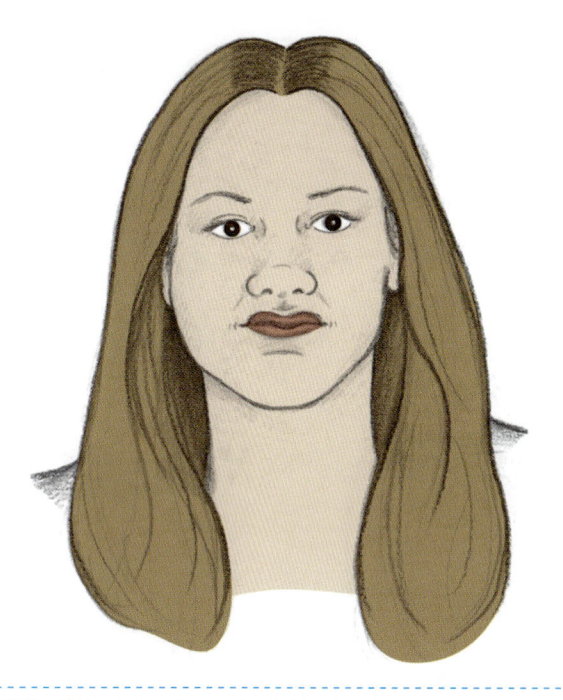

図 9-31 小頬骨筋の両方の収縮で作り出された表情の前面図.

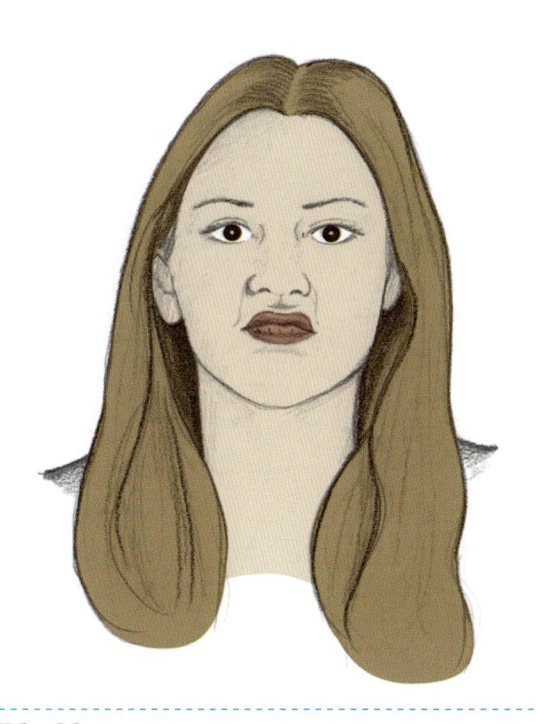

図 9-30 上唇挙筋の両方の収縮で作り出された表情の前面図.

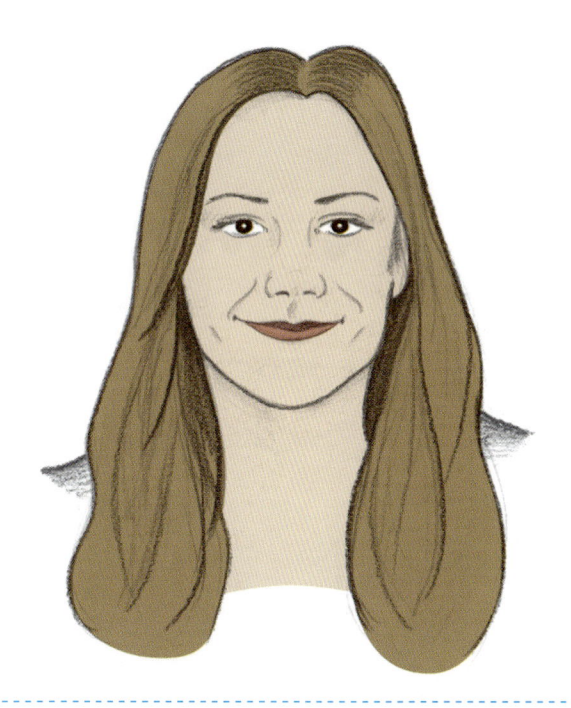

図 9-32 大頬骨筋の両方の収縮で作り出された表情の前面図.

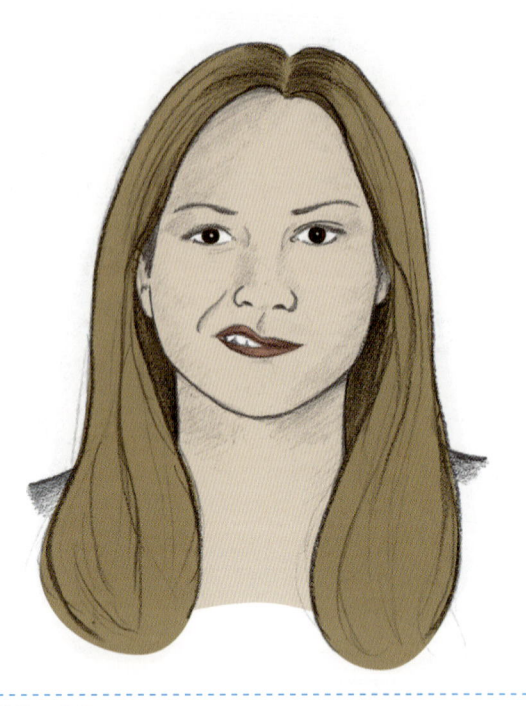

図9-33 右口角挙筋の収縮で作り出された表情の前面図.

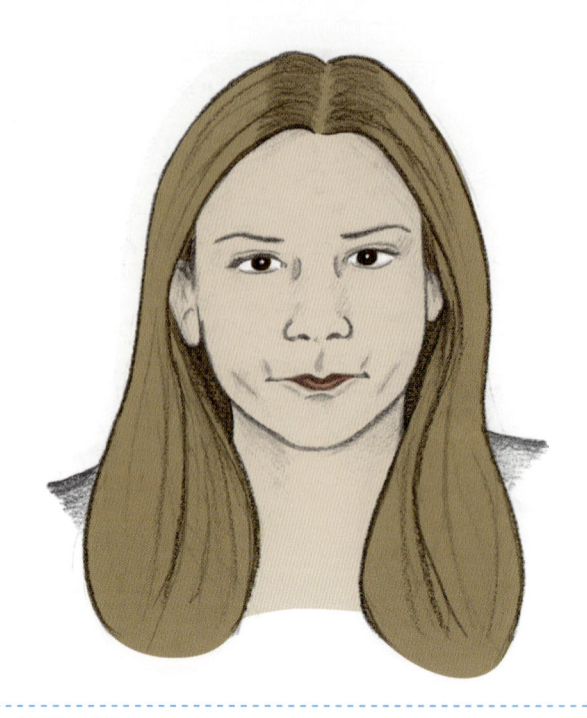

図9-35 頰筋の両方の収縮で作り出された表情の前面図.

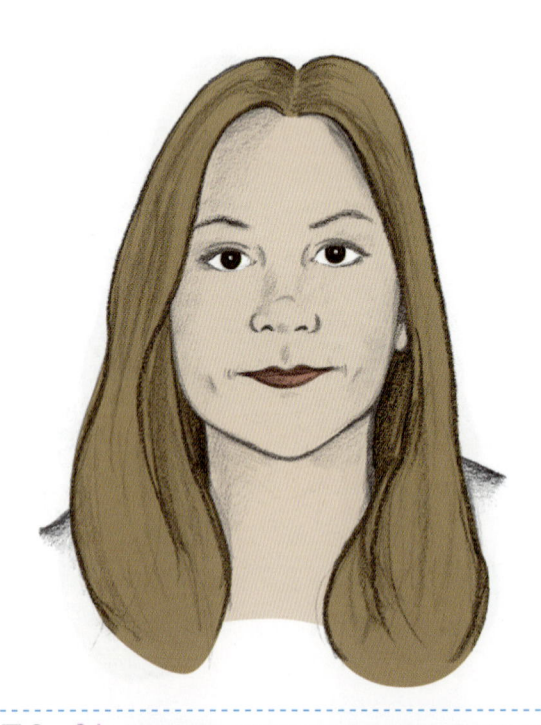

図9-34 笑筋の両方の収縮で作り出された表情の前面図.

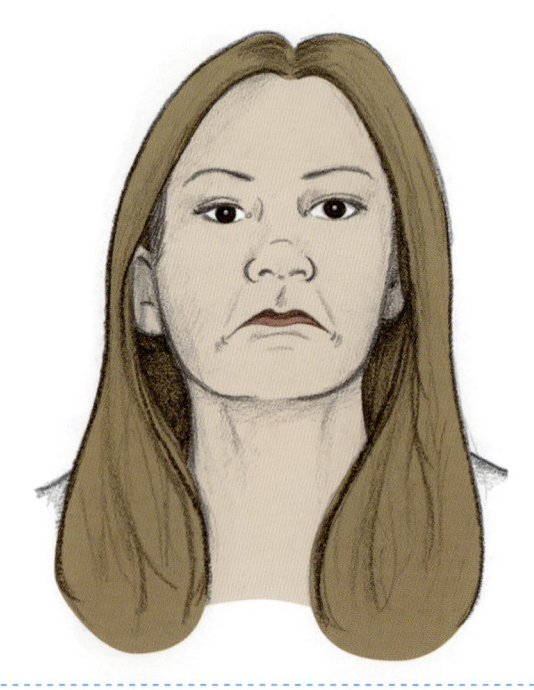

図9-36 口角下制筋の両方の収縮で作り出された表情の前面図.

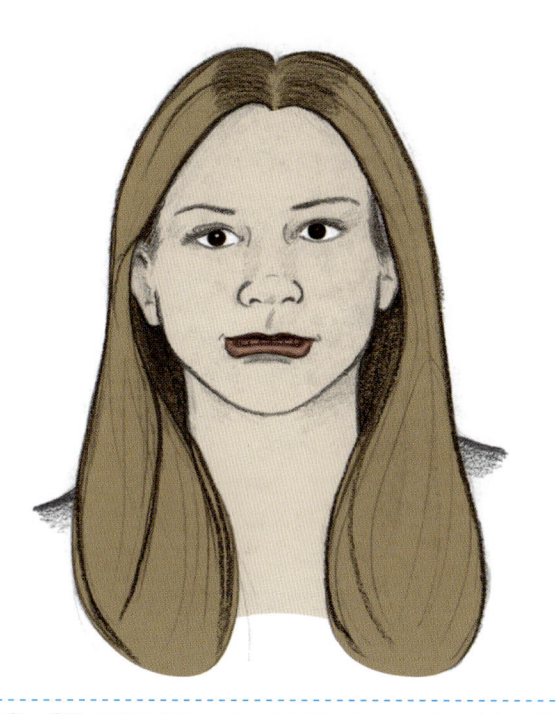

Chapter 9 頭部の筋　329

図 9-37　下唇下制筋の両方の収縮で作り出された表情の前面図.

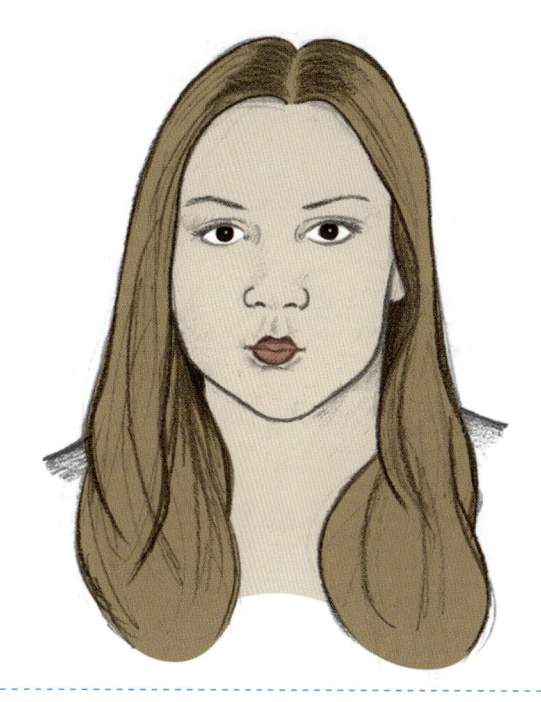

図 9-39　口輪筋の収縮で作り出された表情の前面図.

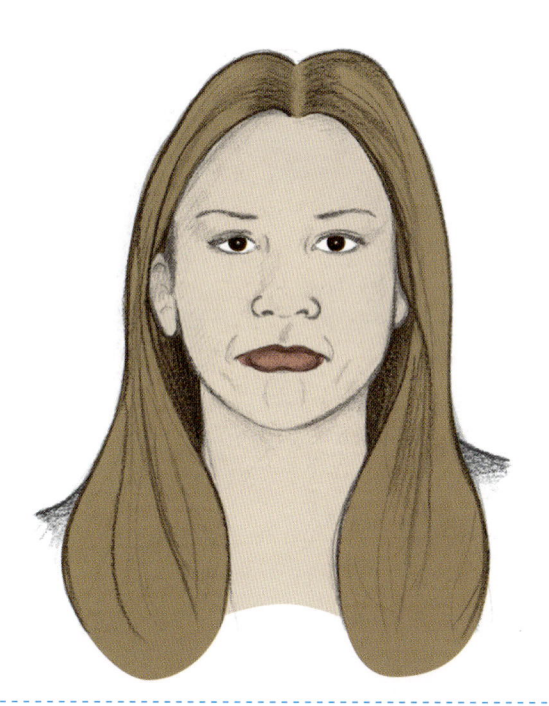

図 9-38　オトガイ筋の両方の収縮で作り出された表情の前面図.

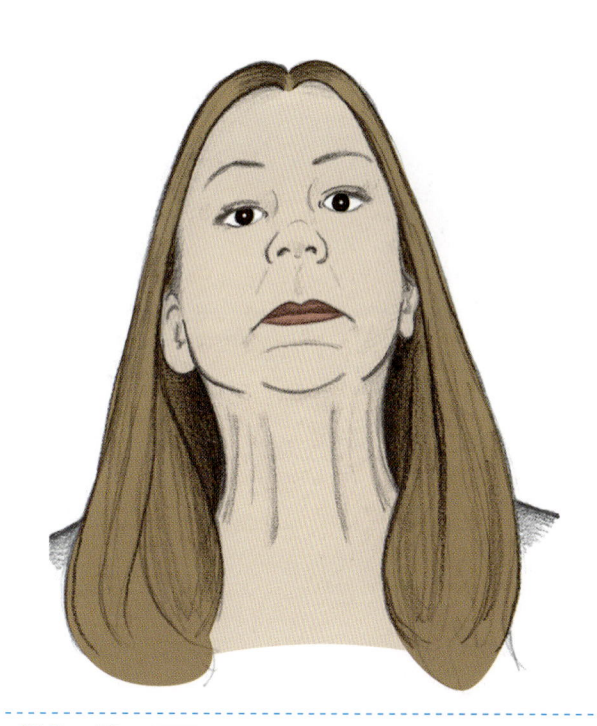

図 9-40　広頸筋の両方の収縮で作り出された表情の前面図.

神経支配

- 顔面神経（第Ⅶ脳神経）

触診法

【メモ】図9-41，図9-49では，口輪筋を省略している．

上唇鼻翼挙筋

1. 鼻の外側部に触診する指腹をそっと置き，上唇を引き上げて上歯肉を見せるように指示するか，鼻孔を拡げるように指示する．上唇鼻翼挙筋の収縮が触知できる（図9-41）．
2. 触知できたら，収縮と弛緩を交互に行う間に眼に向かって全体の筋を触診する．

上唇挙筋

1. 上唇中央線より約1/2インチ外側の上縁に触診する指腹をそっと置き，上唇を引き上げて上歯肉を見せるように指示する．上唇挙筋の収縮が触知できる（図9-42）．
2. 触知できたら，収縮と弛緩を交互に行う間に全体の筋を触診する．

小頰骨筋

1. 上唇中央線より約1/2から3/4インチ外側の上縁に触診する指腹をそっと置き，上唇を引き上げて上歯肉が見えるように指示する．小頰骨筋の収縮が触知できる（図9-43）．
2. 触知できたら，収縮と弛緩を交互に行う間に頰骨に向かって全体の筋を触診する．

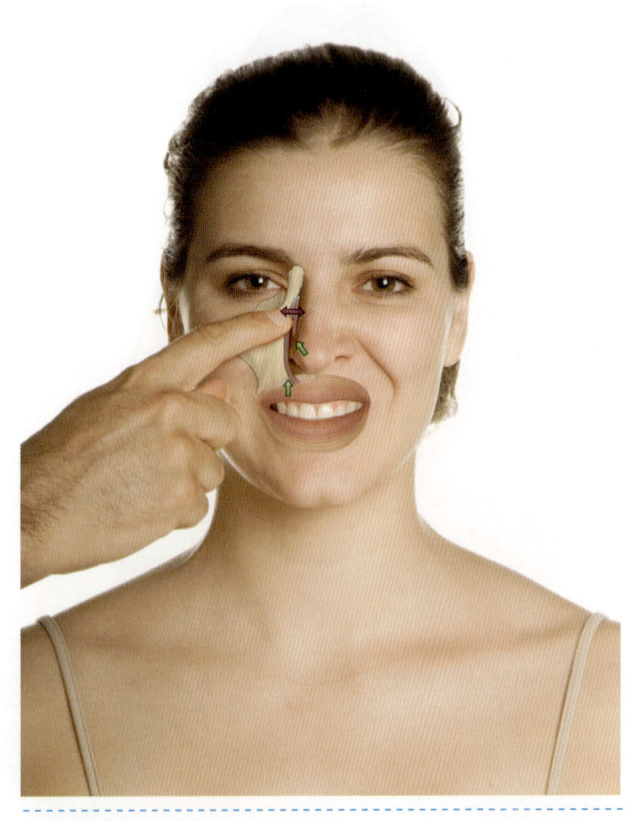

図9-41 上唇を引き上げ鼻孔を拡げての右上唇鼻翼挙筋の触診法．

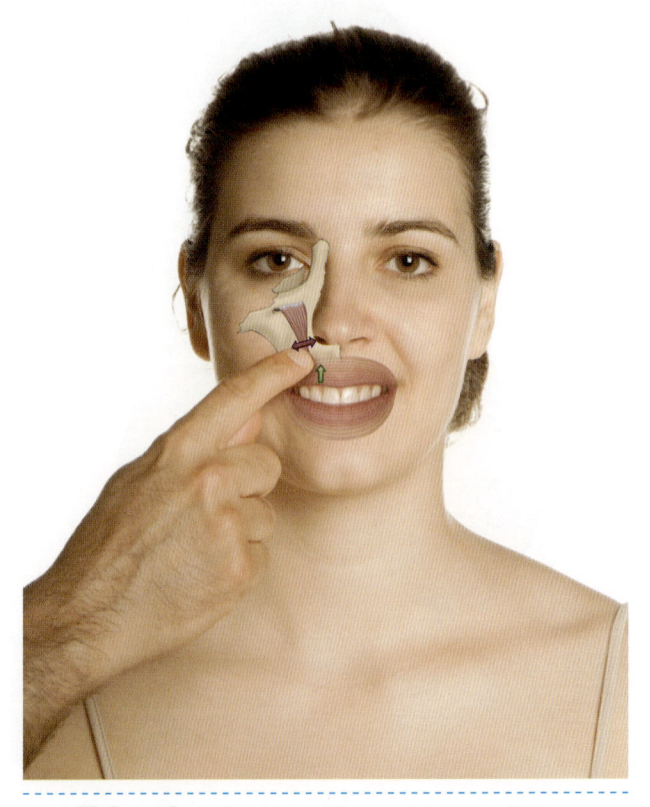

図9-42 上唇を引き上げての右上唇挙筋の触診法．

大頬骨筋

1. 口角(端)の上外側に速やかに触診する指腹をそっと置き，口角を上方かつ外側に引くようにして微笑むように指示する．大頬骨筋の収縮が触知できる(図9-44)．
2. 触知できたら，収縮と弛緩を交互に行う間に頬骨に向かって全体の筋を触診する．

口角挙筋

1. 口角(端)の上方に速やかに触診する指腹をそっと置き，犬歯を見せるように直接上方に口角を引き上げるように指示する(既に述べた「ドラキュラのような表情」をつくる)．口角挙筋の収縮が触知できる(図9-45)．
2. 触知できたら，収縮と弛緩を交互に行う間に全体の筋を触診する．

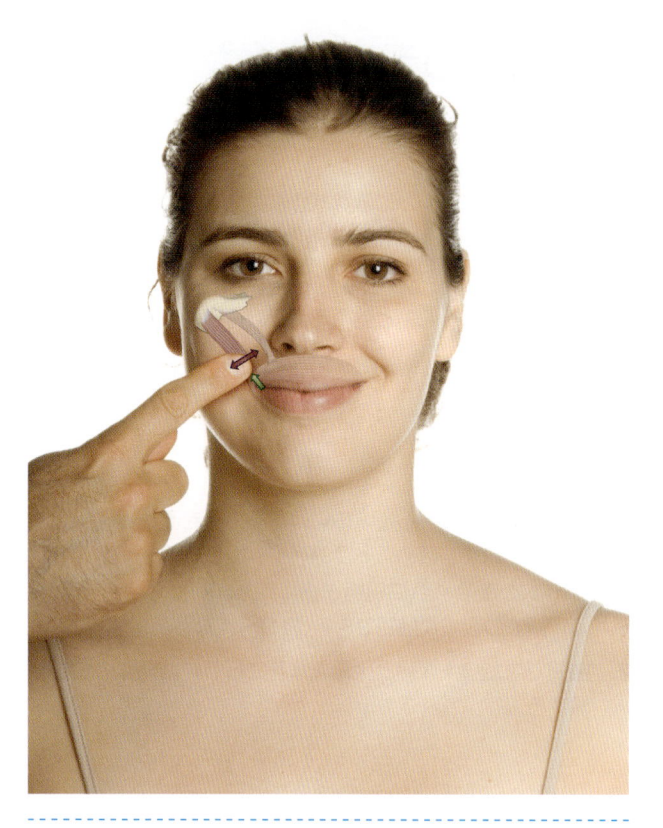

図9-44 微笑みによる右大頬骨筋の触診法．小頬骨筋は透明化して描いている．

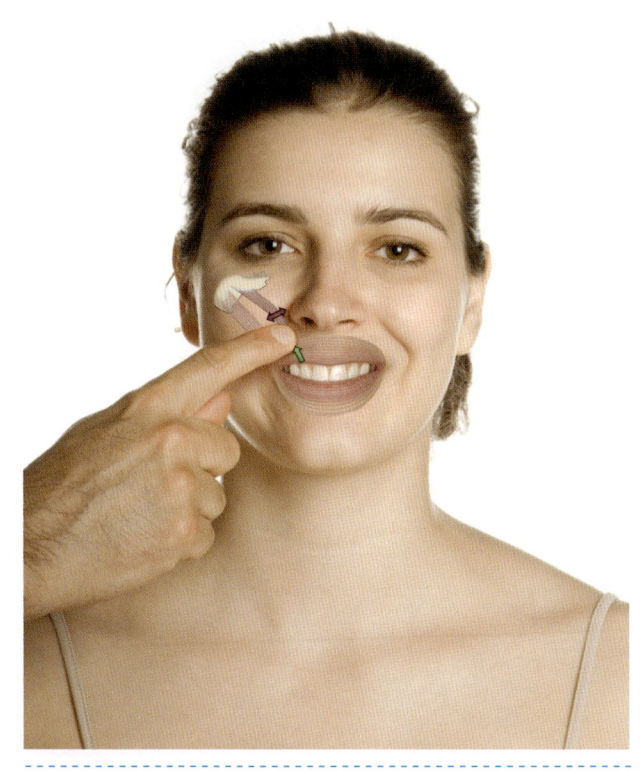

図9-43 上唇を引き上げての右小頬骨筋の触診法．大頬骨筋は透明化して描いている．

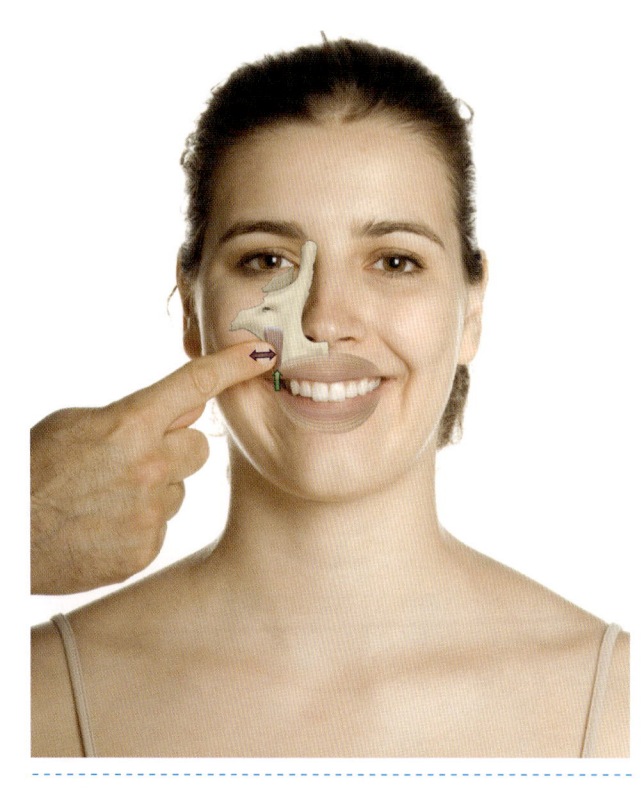

図9-45 口角を引き上げての右口角挙筋の触診法(ドラキュラのような表情をつくる)．

触診法—つづき

笑筋

1. 口角の外側に速やかに触診する指腹をそっと置き，口角を真っすぐ外側に引くように指示する．笑筋(図9-46)の収縮が触知できる．
2. 触知できたら，収縮と弛緩を交互に行う間に全体の筋を触診する．

頬筋

1. 口角の外側かつ少し上方に触診する指腹をそっと置き，深呼吸し，口をすぼめ，トランペットの演奏の際に空気を吹き出すときのように口唇を歯に押しつけることを指示する．頬筋の収縮が触知できる(図9-47)．
2. 触知できたら，収縮と弛緩を交互に行う間に全体の筋を触診する．

口角下制筋

1. 口角の少し外側かつ下方に触診する指腹をそっと置き，口角を外側に引き下げ，しかめ面をするように指示する．口角下制筋の収縮が触知できる(図9-48)．
2. 触知できたら，収縮と弛緩を交互に行う間に全体の筋を触診する．

下唇下制筋

1. 下唇の下方かつ中央線よりも少し外側に触診する指腹をそっと置き，下唇を引き下げ，少し外側に引くように指示する．下唇下制筋の収縮が触知できる(図9-49)．
2. 触知できたら，収縮と弛緩を交互に行う間に全体の筋を触診する．

オトガイ筋

1. 下唇の約1インチ下方かつ中央線よりも少し外側に触診する指腹をそっと置き，下唇を引き下げ，口を尖らせるように下唇を突き出すことを指示する．オトガイ筋の収縮が触知できる(図9-50)．

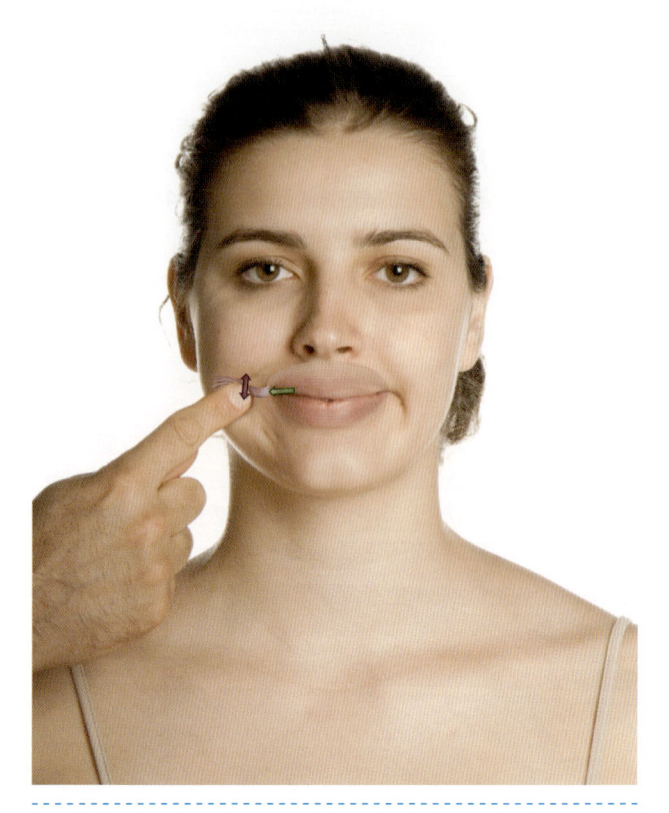

図9-46　口角を外側に引いてもらうことによる右笑筋の触診法．

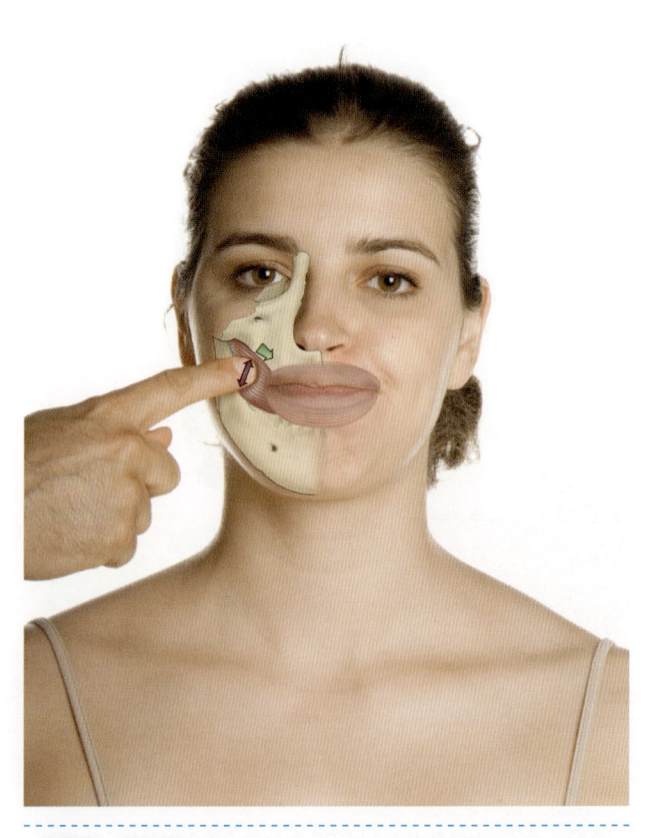

図9-47　深呼吸し口をすぼめ，トランペットの演奏の際に空気を吹き出すときのように口唇を歯に押しつけることによる右頬筋の触診法．

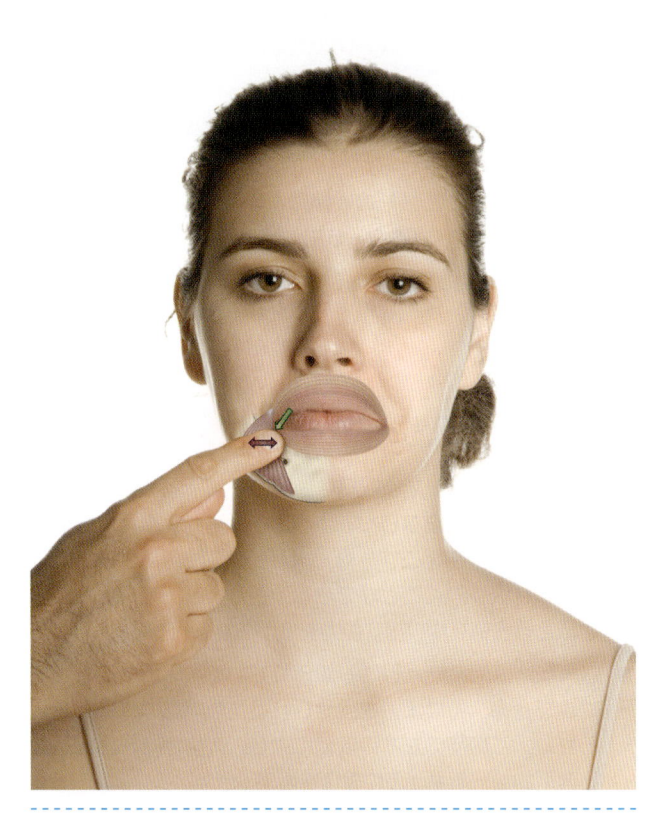

図 9-48 顔をしかめてもらうことによる右口角下制筋の触診法．口輪筋は透明化して描いている．

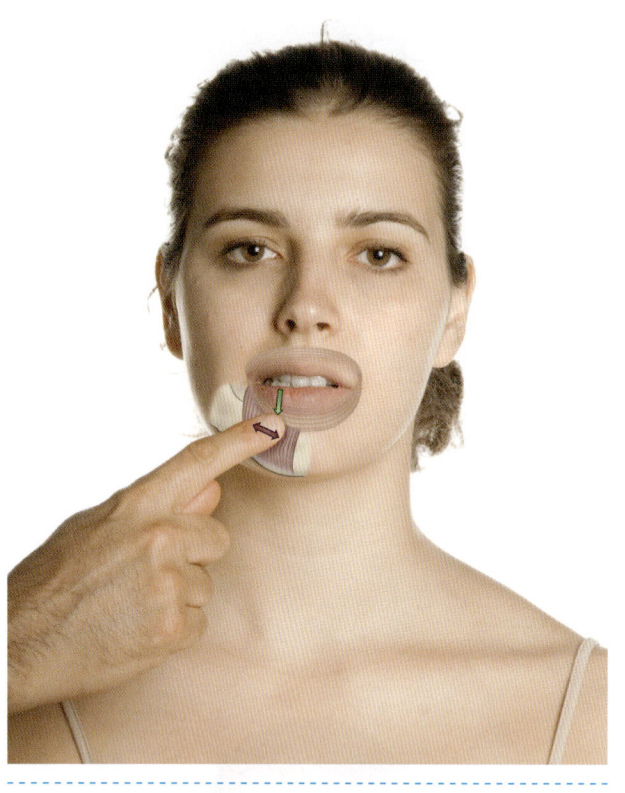

図 9-49 下唇を引き下げ，外側に引かせることによる右下唇下制筋の触診法．口輪筋は透明化して描いている．

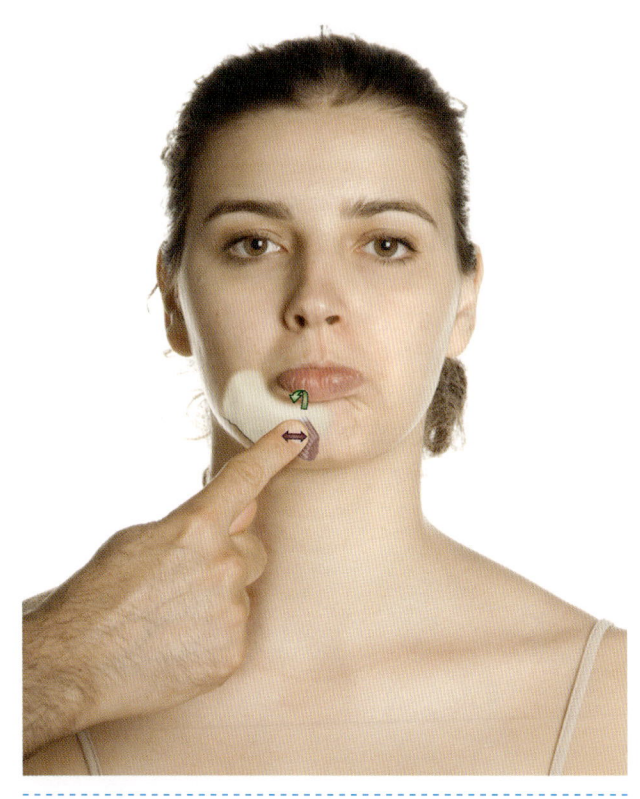

図 9-50 ふくれ面のように口を尖らせることによる右オトガイ筋の触診法．

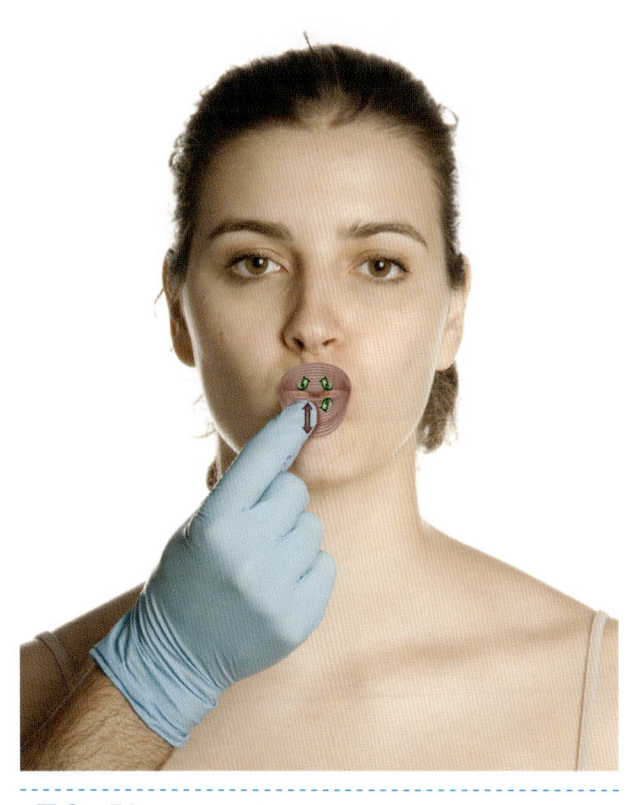

図 9-51 口唇をすぼめるように指示することによる右側の口輪筋の触診法．

触診法—つづき

2. 触知できたら，収縮と弛緩を交互に行う間に全体の筋を触診する．

口輪筋

1. 手袋か指サックを装着し，口唇に触診する指腹をそっと置き，口唇をすぼめるように指示する．口輪筋の収縮が触知できる（図9-51）．
2. 触知できたら，収縮と弛緩を交互に行う間に全体の筋を触診する．

広頸筋

1. 頸部の前外側に触診する指腹をそっと置き，下顎を軽度下方の位置に固定させながら，下唇を下方かつ外側に引くように指示する．広頸筋の収縮による頸部での皮膚の隆起が観察，触知できる（図9-52）．
2. 触知できたら，収縮と弛緩を交互に行う間に全体の筋を触診する．

治療上の配慮

- 表情筋の長年にわたる収縮は，顔の皮膚下層にある筋線維の走行に対し垂直なしわを作り出す．ボトックスは表情筋群に麻痺を引き起こすため，ボトックス注射によりこれらのしわを取り除くことができる．しかし，この麻痺は感情を伝える表情を作り出す能力を低下させる．
- 口角挙筋は犬歯筋としても知られている．口角挙筋の収縮により，歯，特に犬歯を見せられるため，この名称が与えられた．この筋の左右の収縮により，犬歯がむき出しとなる典型的なドラキュラの表情を再現できる．
- 2つの頬筋が両側から歯に対し頬を圧縮する作用は，口から空気を強く放出するのに重要である．頬筋は，音楽家が真ちゅうや木管の楽器に空気を吹き込んだり，口笛を吹いたり，風船を膨らます筋である．
- 下唇を上げたり，裏返したり，突き出すオトガイ筋の作用は，飲みこみの際にも役に立つ．
- 人の口輪筋は特によくできている．これは発話の複雑さのために必要である．
- 口輪筋の収縮は，キスや口笛を吹くためにすぼめるときのように，唇を閉じて突き出す動きを生じさせる．
- 人の広頸筋は，四肢の哺乳類動物でみられる皮節と呼ばれる広い筋膜筋の名残と考えられている．皮節は，馬が皮膚から蝿を払いのけたり，ネコが背中の毛を逆立てるのを可能にするのと同じ筋である．
- 広頸筋が収縮し，頸部に隆起やしわが生じると，映画「大アマゾンの半魚人」のメインキャラクターを連想させる．

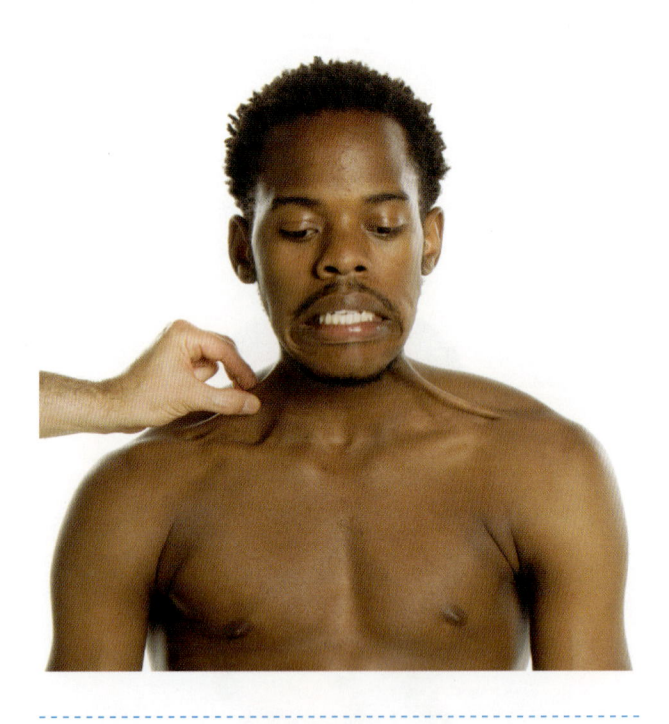

図9-52　右広頸筋の収縮と触診の様子の前面像．

復習問題

次の問題について，○をつけるか正しい答えを書きなさい．

1. 2つの主な咀嚼筋の名称は何か？
   _____
   _____

2. 鼻の2つの表情筋の名称は何か？
   _____
   _____

3. 眼の3つの表情筋の名称は何か？
   _____
   _____
   _____

4. 顎関節で下顎骨を挙上するのは次のうちどれか？
   a. 側頭筋と咬筋
   b. 内側翼突筋と外側翼突筋
   c. 側頭筋と後頭前頭筋
   d. 外側翼突筋と側頭頭頂筋

5. 頭皮を後方に引くのは次のうちどれか？
   a. 側頭頭頂筋
   b. 上耳介筋
   c. 後頭前頭筋
   d. 側頭筋

6. 口を取り囲んでいるのは次のうちどれか？
   a. 眼輪筋
   b. 小頬骨筋
   c. 口角下制筋
   d. 口輪筋

7. 鼻孔を広げるのは次のうちどれか？
   a. 鼻中隔下制筋
   b. 鼻筋
   c. 上唇挙筋
   d. 広頸筋

8. 上胸部の皮下筋膜に位置しているのは次のうちどれか？
   a. 広頸筋
   b. 後耳介筋
   c. 後頭前頭筋
   d. 咬筋

9. 口の表情筋は次のうちどれか？
   a. 鼻根筋
   b. 小頬骨筋
   c. 皺眉筋
   d. 鼻筋

10. 顎関節の関節包に付着するのは次のうちどれか？
    a. 外側翼突筋
    b. 内側翼突筋
    c. 咬筋
    d. 側頭筋

各問題の解答・解答例については，医歯薬出版（株）の本書の web ページ
http://www.ishiyaku.co.jp/corrigenda/details.aspx?bookcode=214420 をご参照ください．

症例 1

　52歳の男性患者Robertは，最近ステーキ，プレッツェル，ポップコーンなどの固い歯ごたえのある食べ物を噛む際に疼痛と疲労感があり，噛む際には顎と頬に中等度の疼痛が生じている．0〜10の疼痛スケールにおいて，疼痛強度はおよそ3または4である．噛んでいないときにはまったく痛みを感じていない．病歴の聴取では，顔面や顎の構造に関する病歴や外傷は無いことが明らかにされた．しかし彼は最近，年2回の洗浄のため歯医者を受診している．歯医者は，彼には少し歯ぎしりの兆候があり，X線検査では軽度の変形性顎関節症がみられると話していたが，軽度で，彼の年齢では珍しいことではない．Robertは，妻が一度も聞いたことがないため，夜に歯を食いしばったり，歯ぎしりをしているとは思えないと述べている．ストレスレベルについて問うと，Robertは最近仕事がストレスフルになっているが，セーリングを始めたことがストレスの発散になっていると述べていた．さらに質問すると，Robertはセーリングで帆を引く際に，ロープの固定に口を使用していることが明らかになった．

　身体的検査により，頬骨弓と下顎角の間を触診した際に圧痛とレベル4程度の疼痛，頭部の側頭窩上を触診した際にレベル3の疼痛が引き起こされた．直接的な顎関節上の触診において，およそ3の強度の疼痛が明らかにされた．

質問

1. ロバートにとって，なぜ口でロープを固定することが疼痛を引き起こしていたのでしょうか？

2. ロバートにとって，どんな治療計画が最もためになるでしょうか？

症例2

新しい患者であるDoloresが慢性的な頭痛のために訪れてきた．彼女は42歳の営業担当者であり，とてもストレスフルな仕事と，長年の頸部のコリと緊張型頭痛を抱えていた．彼女は頭痛のために，いつも頸部マッサージを受けており，これまではいつも効果がみられていた．現在の頭痛は6日前に始まった．それは，これまで経験した頭痛と同様と感じているが，今週受けた2回の頸部マッサージでは軽減されなかった．彼女は長年通っているセラピストはとても有能と信じているが，今回は彼女を助けることができなかった．心配になって，本日内科医を訪ねたが頭痛の原因はわからず，市販の薬を服用し頭痛が治まらなかったら一週後に再度受診すると言っている．彼女はあなたが，その他多くのマッサージセラピストよりも徹底的で臨床的な仕事をすると聞きつけて訪ねてきた．

病歴聴取では，今回の頭痛はまったく同じものであり，疼痛パターンもこれまで経験した頭痛に当てはまるものだった．彼女によると，マッサージセラピストはいつも頸部の後面を治療しており，セラピストが特別な注意を払っている筋は僧帽筋上部と頭半棘筋であると言っていたということである．

身体的検査のときに，僧帽筋上部と頭半棘筋が少しだけ緊張していることを触診で認識した．しかし，頸部の後面全体，外側，前方を触診して，Doloresの長年の頭痛を正当化するのに十分な筋組織は見いだせなかった．Doloresは，普段の頭痛について，セラピストが頸部の後面を指圧すると頭の中に痛みが生じるような頭痛を感じていたと話していた．しかし現在の頭痛に関しては，セラピストが彼女の頸部を治療した際，そして今あなたが頸部を触診している際にも，Doloresは頭の中での痛みを感じていない．

質問

1. あなたは，他の筋組織について触診や評価を行うべきですか？ そうだとすれば，何を行うべきですか？

2. もしあなたが，Doloresの頭痛を引き起こす可能性のある緊張した筋組織を見つけたら，どのように治療を続けていくべきですか？

質問の解答・解答例については，医歯薬出版（株）の本書のwebページ
http://www.ishiyaku.co.jp/corrigenda/details.aspx?bookcode=214420 をご参照ください．

骨盤と大腿の筋

CHAPTER 10

章の概要

機能の概要：股関節の筋　339
機能の概要：脊柱の筋　340
機能の概要：膝関節の筋　340

骨盤と大腿の筋群
殿筋群　346
　大殿筋；中殿筋；小殿筋
深層外旋筋群　350
　梨状筋；上双子筋；内閉鎖筋；下双子筋；外閉鎖筋；大腿方形筋

大腿の筋
大腿筋膜張筋　356

縫工筋　358
腸腰筋　360
　腸骨筋；大腰筋
小腰筋　364
内転筋群　366
　長内転筋；短内転筋；大内転筋；恥骨筋；薄筋
大腿四頭筋群　372
　大腿直筋；外側広筋；内側広筋；中間広筋
膝関節筋　376
ハムストリングス　378
　大腿二頭筋；半腱様筋；半膜様筋

第10章の筋は，股関節の大腿または骨盤の運動や膝関節の下腿または大腿の運動と関連している．

大腰筋もまた腰椎関節と交わっているため，脊柱を動かすことができる．殿筋群と深層外旋筋群および腸骨筋の筋腹は，骨盤に位置する．大腰筋と小腰筋の筋腹は腹部に位置する．大腿筋膜張筋および縫工筋と同様に，内転筋群，大腿四頭筋群およびハムストリングスの筋腹も大腿部に位置する．

一般に股関節の運動に関与する筋は，骨盤にそれらの起始（近位付着部）をもっており，大腿（あるいは下腿）にそれらの停止（遠位付着部）をもっている．これらの筋は，骨盤に連動して大腿を運動させるか，大腿に連動して骨盤を運動させる．膝関節を運動させる筋は，骨盤か大腿にそれらの起始（近位付着部）をもっており，下腿にそれらの停止（遠位付着部）をもっている．これらの筋は，大腿に連動して下腿を運動させるか，下腿に連動して大腿を運動させる．

機能の概要：股関節の筋

股関節の筋群の機能的な作用に関する一般的原則を以下に示す．

- 筋が股関節の前方を垂直方向に走行する場合は，骨盤前面に向かって大腿部を動かし，股関節を屈曲（標準作用）することができる．あるいは，大腿に向かって骨盤を動かすことによって，股関節で骨盤を前傾（逆作用）することができる．

- 筋が股関節の後方を垂直方向に走行する場合は，骨盤後面に向かって大腿部を動かし，股関節を伸展（標準作用）することができる．あるいは，大腿後面へ骨盤を動かすことによって，股関節で骨盤を後傾（逆作用）することができる．

- 筋が股関節の外側を垂直方向に走行する場合は，骨盤の外側面に向かって大腿部を動かし，股関節を外転（標準作用）することができる．あるいは，大腿外側面へ骨盤を動かすことによって，股関節で（逆作用）同側骨盤を下制（側方傾斜）することができる．

- 筋が股関節の内側を走行する場合は，骨盤の内側面に向かって大腿を動かし，股関節を内転（標準作用）する

ことができる．あるいは，大腿内側面へ骨盤を動かすことによって，股関節で（逆作用）同側骨盤を挙上することができる．

- 股関節において（標準作用が）大腿の内旋筋群は，股関節の前面で大腿骨の内側から外側にかけて周囲を覆っている．それらは，股関節で（逆作用）骨盤を同側回旋させることもできる．
- 股関節において（標準作用が）大腿の外旋筋群は，股関節の後面で大腿骨の内側から外側にかけて周囲を覆っている．それらは，股関節で（逆作用）骨盤を対側回旋させることもできる．
- 逆作用は股関節で一般的に足部が地面に着いている場合に生じる．それは遠位付着部が固定されているため，近位付着部が遠位付着部へ向かって動く要因となる．股関節において典型的な標準的とされる動作側としての作用が重要でないとすれば，股関節において骨盤が動くという逆作用が重要なものとしてよくみられる．

機能の概要：脊柱の筋

脊柱の関節の筋群の機能的な作用に関する一般的原則を以下に示す．

- 筋が脊柱の関節の前方を垂直方向に走行する場合，前方で上方の付着部（起始）が下方の付着部（停止）に向かって動くことによって，体幹，頸部や頭部を脊椎関節で屈曲させることができる．
- 筋が脊柱の関節の後方を垂直方向に走行する場合，後方で上方の付着部が下方の付着部に向かって動くことによって，体幹，頸部や頭部を脊椎関節で伸展させることができる．
- 筋が脊椎の関節の外側を走行する場合，身体の一側で上方の付着部が下方の付着部に向かって動くことによって体幹，頸部や頭部を脊椎関節で同側へ側屈させることができる．
- 逆作用は，上部脊柱付着部（起始）の方へ骨盤や下部脊柱付着部（停止）を動かすことにより起こる．人が臥位の場合，通常この運動が生じる．

機能の概要：膝関節の筋

膝関節の筋群の機能的な作用に関する一般的原則を以下に示す．

- 筋が膝関節の前方を垂直方向に走行する場合，大腿前面に向かって下腿部を動かし，膝関節を伸展することができる．
- 筋が膝関節の後方を垂直方向に走行する場合，大腿後面に向かって下腿部を動かし，膝関節を屈曲することができる．
- 筋が膝関節の周囲を覆う場合，膝関節を回旋させることができる（膝関節は最初に屈曲しているときのみ回旋が可能である）．内旋筋群は下腿内側に付着している．大腿二頭筋は下腿の唯一の外旋筋で下腿外側に付着する．
- 逆作用は膝関節で一般的に足部が地面に着いている場合に生じる．それは遠位付着部が固定されているため近位付着部（大腿）が遠位付着部（下腿）へ向かって動く要因となる．
- 膝関節において下腿部の伸展の逆作用は，下腿前面へ向かって大腿が動く膝関節における大腿部の伸展である．

【メモ】この動きは，我々が座位姿勢から立ち上がるたびに起こる．

- 膝関節において下腿部の屈曲の逆作用は，下腿後面へ向かって大腿が動く膝関節における大腿部の屈曲である．
- 膝関節における下腿の内旋の逆作用は，膝関節における大腿部の外旋である．膝関節における下腿の外旋の逆作用は，膝関節における大腿部の内旋である．

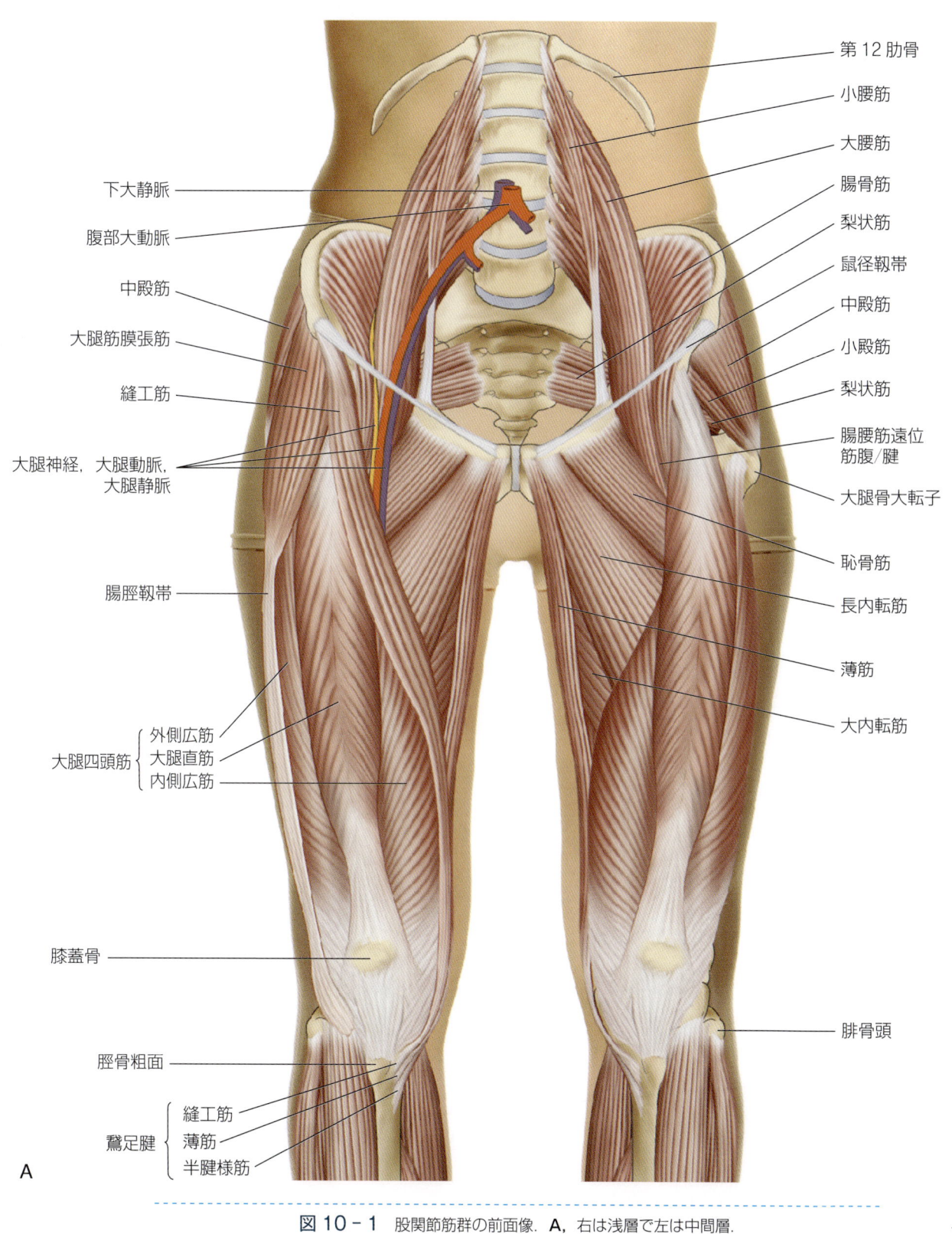

股関節の筋群の前面像
―浅層と中間層

図 10-1 股関節筋群の前面像. A, 右は浅層で左は中間層.

つづく

341

股関節の筋群の前面像
― 深層

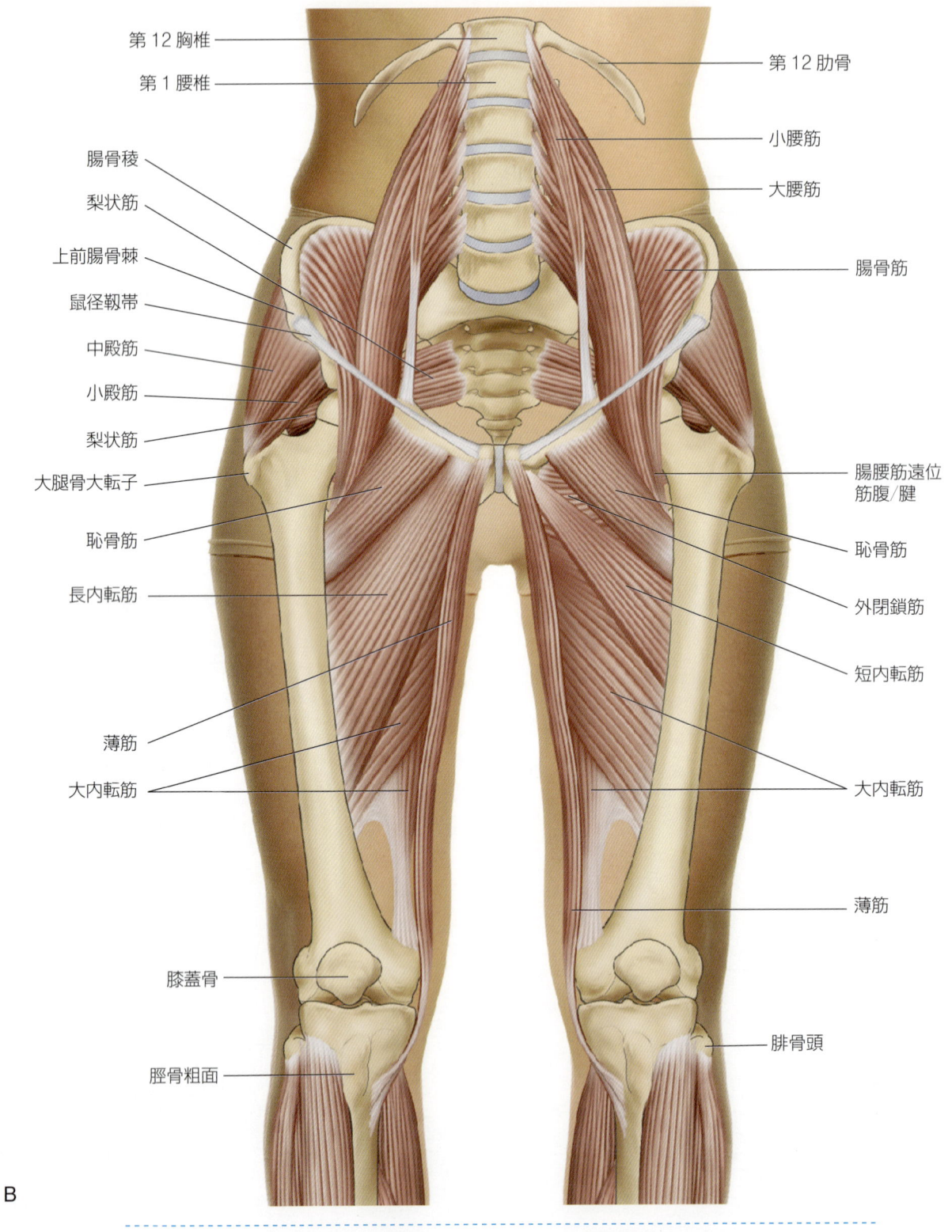

図 10-1，つづき　股関節筋群の前面像．B，右は深層で左はさらに深層．

342

股関節の筋群の後面像 ―浅層と中間層

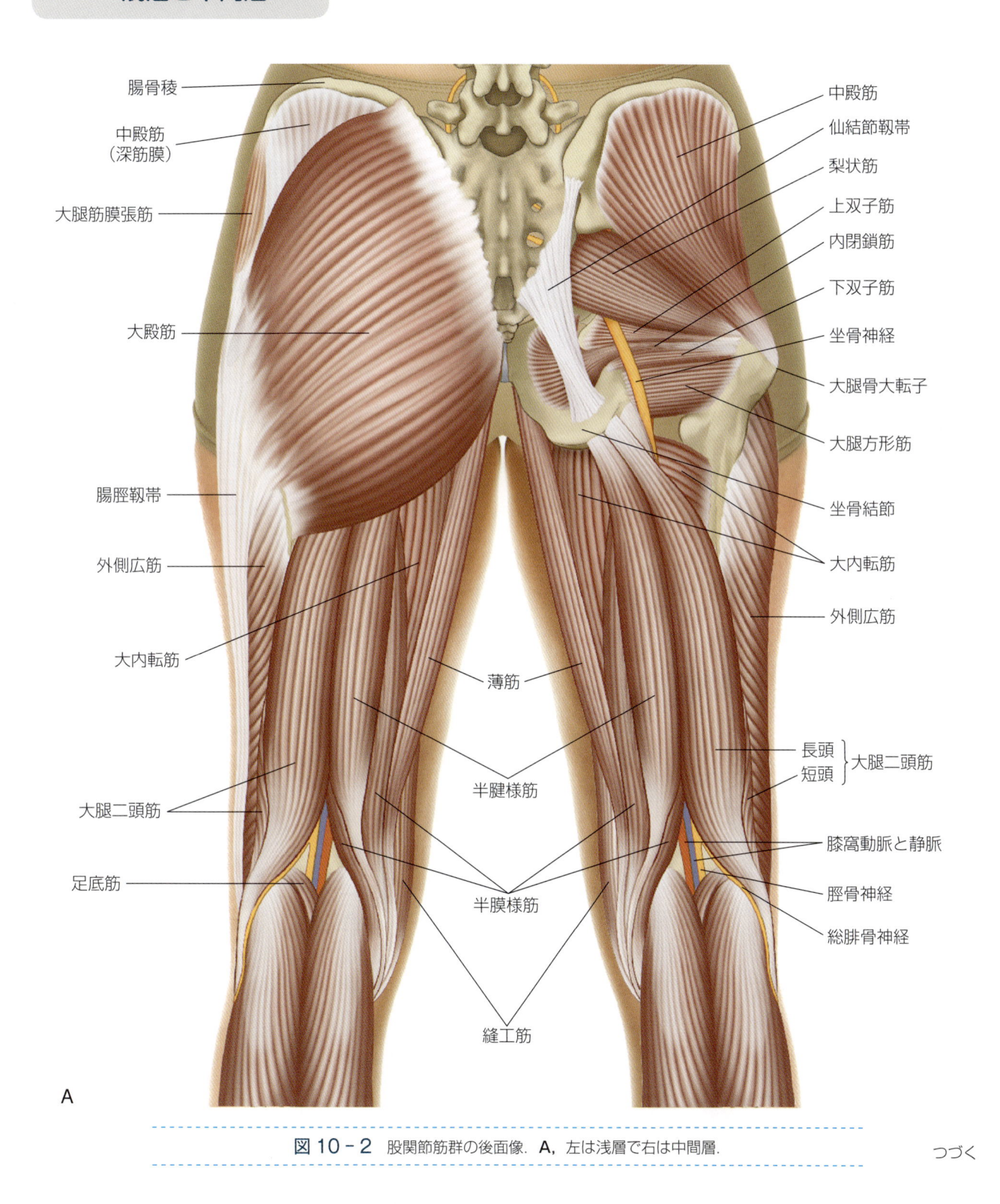

図10-2 股関節筋群の後面像. **A**, 左は浅層で右は中間層.

つづく

股関節の筋群の後面像　―深層

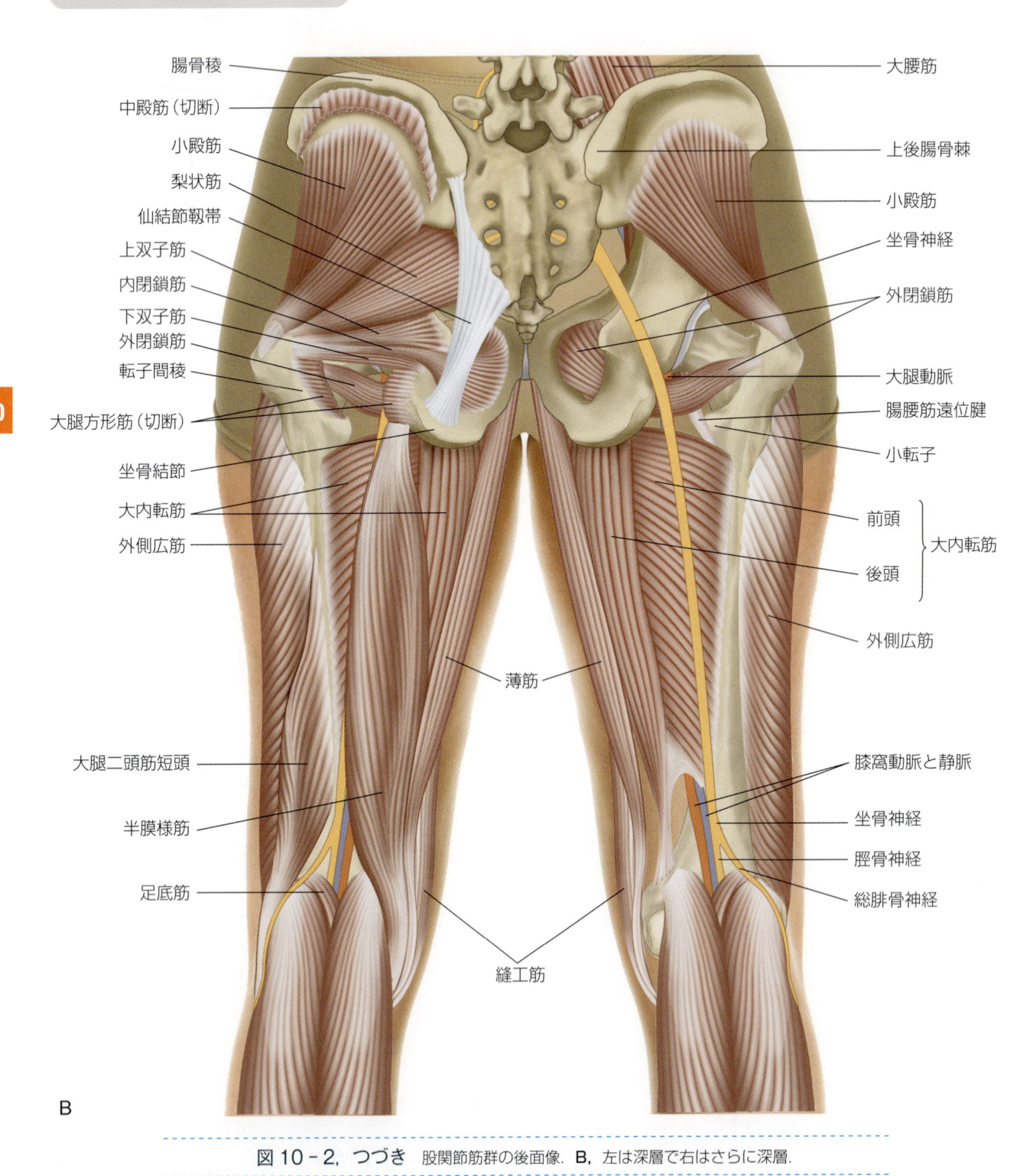

図10-2，つづき　股関節筋群の後面像．B，左は深層で右はさらに深層．

右股関節の筋群の内側および外側面像—浅層

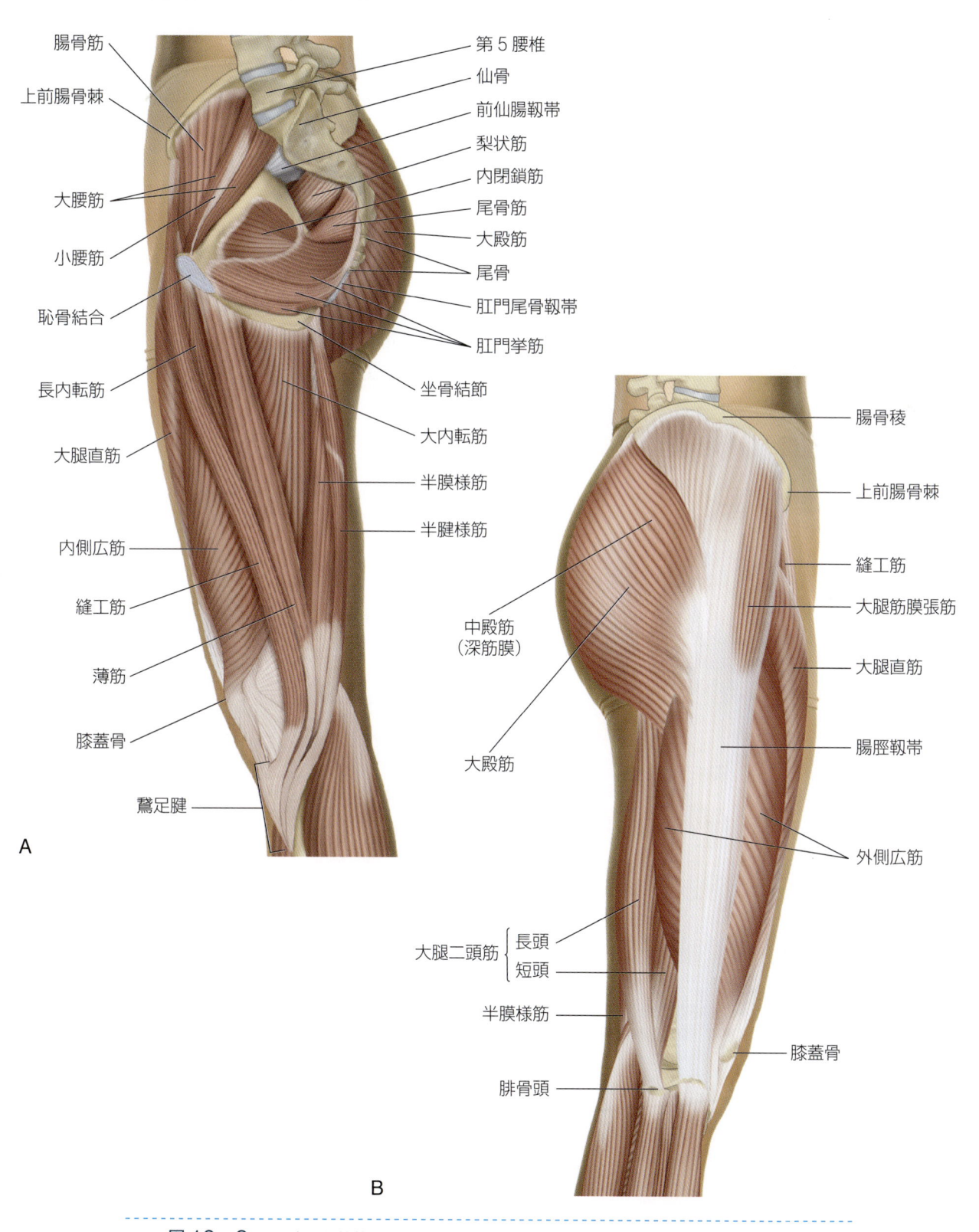

図10-3 A，右股関節筋群の内側面像—浅層．B，右股関節浅層筋群の外側面像—浅層．

骨盤と大腿の筋群：殿筋群
大殿筋 Gluteus Maximus；中殿筋 Gluteus Medius；小殿筋 Gluteus Minimus

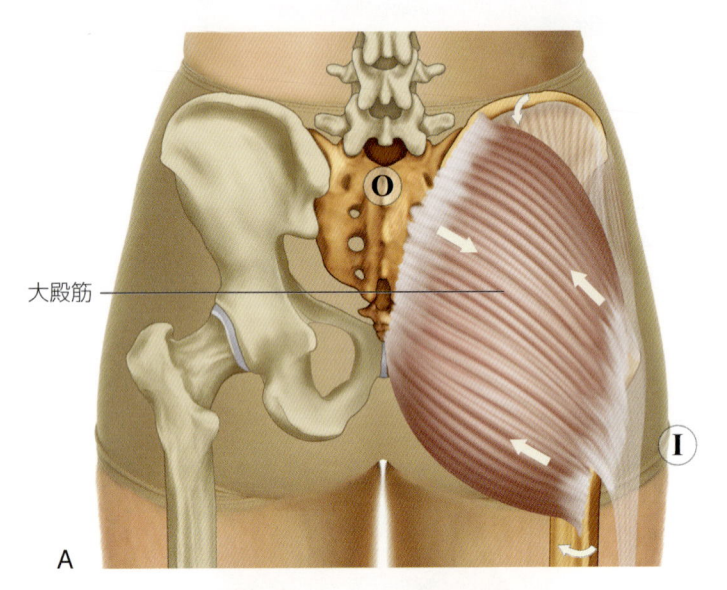

殿筋群は，大殿筋，中殿筋，小殿筋の3筋で構成されている．大殿筋は人体で最大の筋であり，殿部の輪郭を形成している．それは浅層にあり中殿筋のほとんどを覆っている．中殿筋は後方では大殿筋の深層にあり前方では大腿筋膜張筋の深層にあるが，外側では浅層にある．中殿筋は小殿筋のほとんどすべてを覆っている．小殿筋は殿筋群の最深層に位置する最小の筋である（図10-4）．

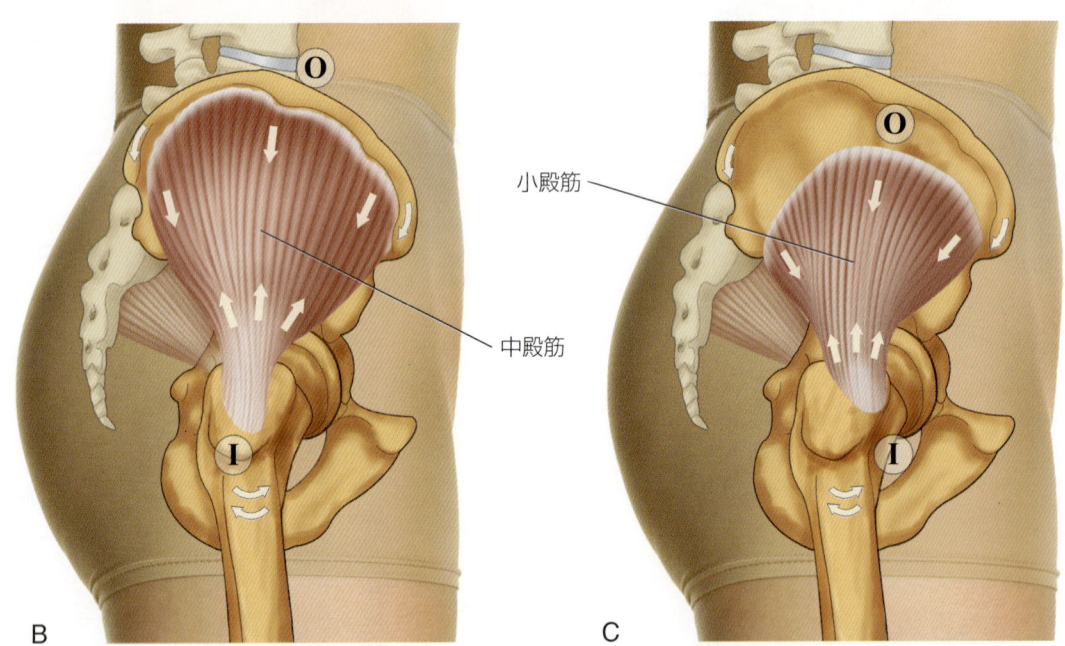

図10-4　A，右大殿筋の後面像．大腿筋膜張筋，中殿筋上部の筋膜，腸脛靱帯を透明化している．B，右中殿筋の外側面像．梨状筋を透明化している．C，右小殿筋の外側面像．梨状筋を透明化している．O，起始部；I，停止部．

筋名称の由来

殿部領域に位置し，中殿筋と小殿筋よりも大きいことから「大殿筋」と呼ばれる．

殿部領域に位置し，大殿筋よりも小さく小殿筋よりも大きいことから「中殿筋」と呼ばれる．

殿部領域に位置し，大殿筋と中殿筋よりも小さいことから「小殿筋」と呼ばれる．

＊ 英語名の成り立ち
gluteus：（ギリシャ語）殿部
maximus：（ラテン語）最大
medius：（ラテン語）中間
minimus：（ラテン語）最少

筋の付着

大殿筋

起始（近位付着部）
- 腸骨稜後面，仙骨後外側面，尾骨

停止（遠位付着部）
- 腸脛靱帯と大腿骨の殿筋粗面

中殿筋と小殿筋

起始（近位付着部）
- 腸骨外側面

停止（遠位付着部）
- 大腿骨大転子

作用

殿筋群が股関節で起こすすべての作用を列挙する．標準作用（停止/遠位付着部が，起始/近位付着部に向かって動く）は股関節で大腿部を動かし，逆作用（起始/近位付着部が，停止/遠位付着部に向かって動く）は股関節で骨盤を動かす．

大殿筋
- 大腿の伸展
- 大腿の外旋
- 大腿の外転（上部線維のみ）
- 大腿の内転（下部線維のみ）
- 骨盤の後傾
- 骨盤の対側回旋

中殿筋および小殿筋
- 大腿の外転
- 大腿の伸展（後部線維のみ）
- 大腿の屈曲（前部線維のみ）
- 大腿の外旋（後部線維のみ）
- 大腿の内旋（前部線維のみ）
- 同側の骨盤の下制
- 骨盤の後傾
- 骨盤の前傾
- 骨盤の対側回旋

固定
股関節における大腿骨と骨盤の固定

神経支配
- 下殿神経（大殿筋）
- 上殿神経（中殿筋と小殿筋）

触診法

大殿筋

1. 腹臥位をとらせる．触診する指を仙骨の外側部に置く（抵抗が必要な場合には）．抵抗を加える手を大腿部の遠位後面に置く．
2. 外旋させ，さらに，外旋した大腿を伸展するように指示する．大殿筋の収縮を感じる（図10-5）．必要があれば抵抗を加える．
3. 筋収縮を伴ったとき，筋線維を垂直にはじくようにすることで，筋の外縁を確認することができる．
4. 筋線維を垂直にはじくようにすることによって，大殿筋の外側かつ下方（遠位）を停止（遠位付着部）まで，継続的に触診する．

中殿筋と小殿筋

1. 側臥位をとらせる．触診する指を腸骨稜と大腿骨大転子の間で，腸骨稜の中央のすぐ遠位に置く．抵抗が必要な場合には，抵抗を加える手を大腿部の遠位側面に置く．
2. 腸骨稜の中央のすぐ遠位を触診する．股関節を外転するように指示する．中殿筋の中部線維の収縮を感じる（図10-6，A）．必要に応じて，股関節外転に抵抗を加える．
3. 筋線維を垂直にはじくようにすることで，大転子へ向かって遠位方向に中殿筋の中部線維を触診することができる．
4. 前部線維を触診するために，上前腸骨棘のすぐ遠位後方を触診し，股関節を軽度屈曲し内旋するように指示する．中殿筋の前部線維の収縮を感じる（図10-6，B）．前部線維と大腿筋膜張筋を浅層で識別することは困難である．
5. 後部線維を触診するために，中殿筋の後部を触診し，そして，股関節を軽度伸展し外旋するように指示する．中殿筋の後部線維の収縮を感じる（図10-6，C）．後部線維と大殿筋を浅層で識別することは困難である．
6. 中殿筋の深層にある小殿筋を触診し識別する事は困難である．小殿筋は前方が最も厚い．

　小殿筋を触診するためには，中殿筋の触診と同じ手順で行う．そして，より深層にある小殿筋を触診してみる．

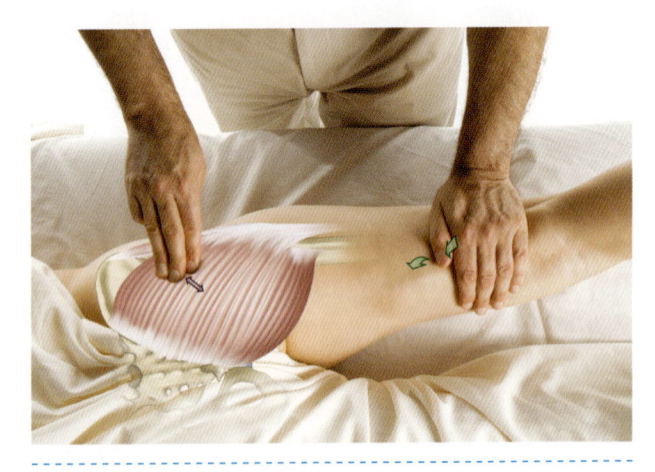

図10-5　股関節伸展および外旋に対する抵抗を加えて右大殿筋を触診する．

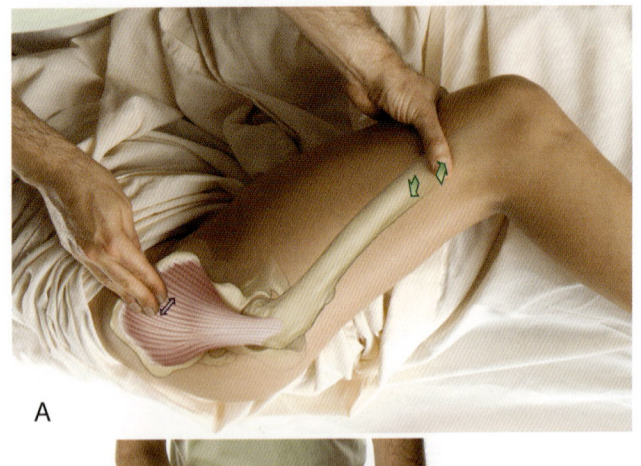

図10-6　側臥位での右中殿筋の触診．A，股関節外転に抵抗を加えて腸骨稜の中央のすぐ遠位で中殿筋の中部線維を触診する．B，股関節を外転および内旋させて，中殿筋の前部線維を触診する．C，股関節を外転および外旋させて，中殿筋の後部線維を触診する．

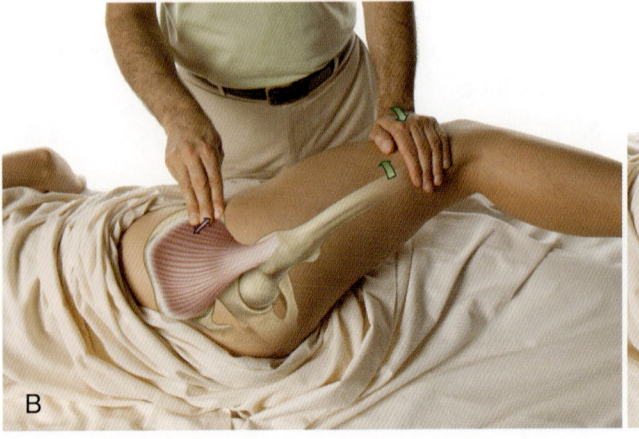

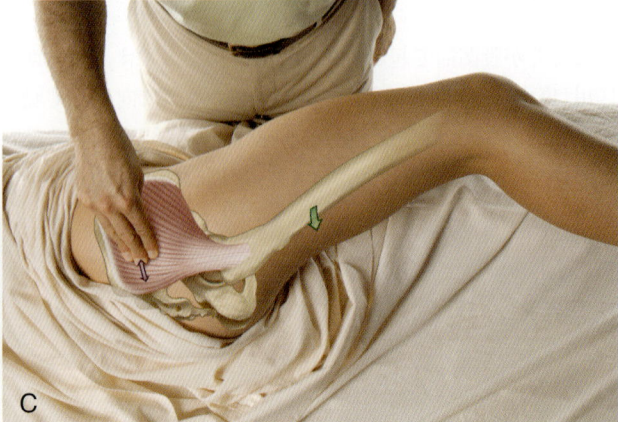

治療上の配慮

- 大殿筋を考えるときスピードスケート選手の筋が参考になる．大殿筋は股関節の伸展，外転，外旋させる際に力強く働く．スピードスケートでは，すべての動作が必要である．

- 通常，殿筋膜または殿筋腱膜と呼ばれる筋膜の厚い層は，中殿筋を覆う．

- 殿筋による股関節の外旋は，大腿と距骨下関節の距骨を含む下肢全体の内旋を防止するように作用する．この外旋は距骨下関節を安定させ，足部の過度の回内（アーチの低下）を防止する．

- 中殿筋が固い場合，骨盤を同側の大腿部に向かって下制するようになる．一側の大腿骨や脛骨が反対側に比べて真に短いものを構造的下肢短縮とするのに対して，機能的な下肢短縮をもたらせる．さらに，片側骨盤の下制により水平ではない仙骨の上に脊柱が位置することになり，頭部を水平位置に戻すために代償性の脊柱側弯が起こる．

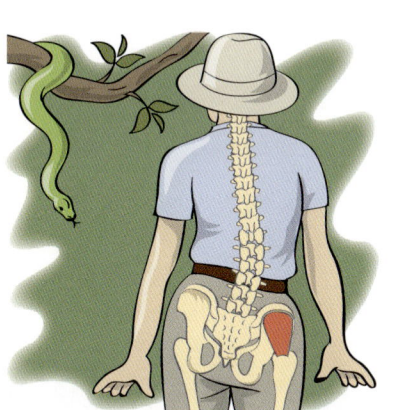

- 一側下肢を床から持ち上げたとき，支えが無くなることで骨盤は同側に落下する．しかしながら，支持脚側（反対側）の中殿筋と小殿筋が収縮し骨盤を下制する力を作り出すことによって，反対側の骨盤が落下するのを防いでいる．したがって，骨盤は水平を維持する．脚を一歩踏み出すたびに，支持側で中殿筋の収縮が起こる．歩行するときや足踏みをするときに容易に感じることができる．

- 体重が一側下肢へ移るとき，中殿筋と小殿筋は収縮して同側骨盤の下制の力をつくる．したがって，体重の全部もしくはほとんどを一側下肢にかけて立つ習慣は，その側の中殿筋と小殿筋の過使用と緊張をもたらせる原因になる傾向がある．

- 三角筋が肩甲上腕関節で作用するのと同様の作用を股関節で行うので，中殿筋を"股関節の三角筋"として考えることができる．

骨盤と大腿の筋群：深層外旋筋群

梨状筋　Piriformis；上双子筋　Superior Gemellus；
内閉鎖筋　Obturator Internus；下双子筋　Inferior Gemellus；
外閉鎖筋　Obturator Externus；大腿方形筋　Quadratus Femoris

深層外旋筋群は，大殿筋の深層で骨盤後方に位置している6つの筋で構成されている．それらは中殿筋のすぐ下に接している上方の梨状筋から，下方へ順に上双子筋，内閉鎖筋，下双子筋，外閉鎖筋，大腿方形筋である（図10-7）．外閉鎖筋は，骨盤後方の筋群の2層目にあり見ることができない深層外旋筋群の唯一の筋である．それは，完全に覆われているか，あるいは大腿方形筋でほぼ覆われている．大腿方形筋は，かなり大きな筋であり，多くの場合梨状筋よりも大きい．

このグループのすべての筋は，骨盤が固定されているときは股関節で大腿部を外旋させ，大腿部が固定されているときは股関節で骨盤を対側回旋させる．

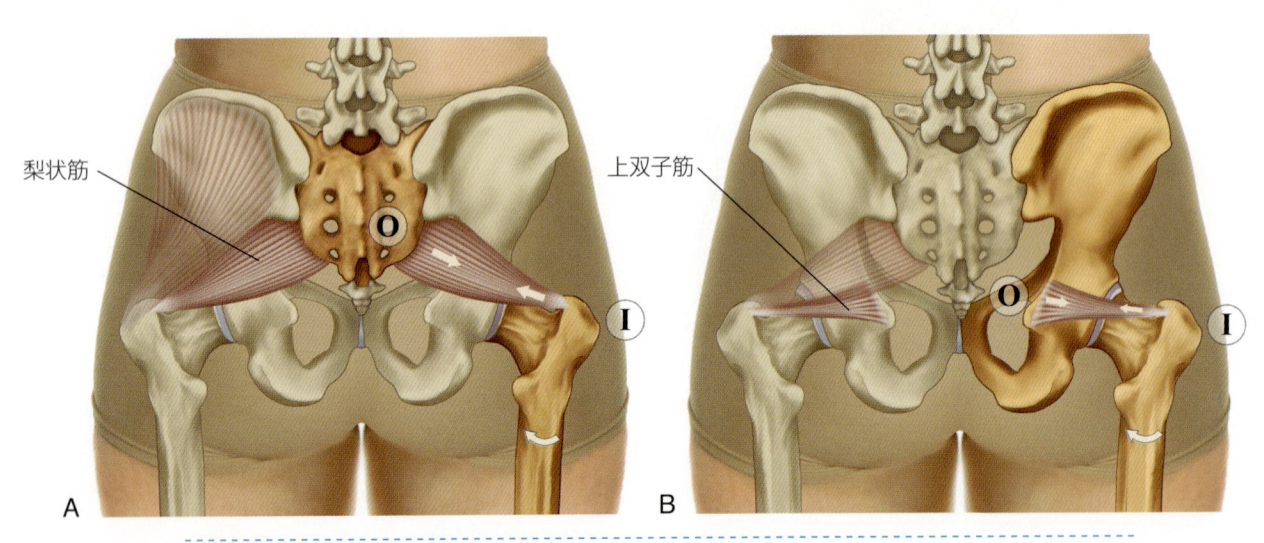

図10-7　深層外旋筋群の後面像．A，梨状筋を両側に描いている．中殿筋を左側に透明化して描いている．B，上双子筋を両側に示す．梨状筋を左側に透明化して描いている．

Chapter 10 骨盤と大腿の筋 351

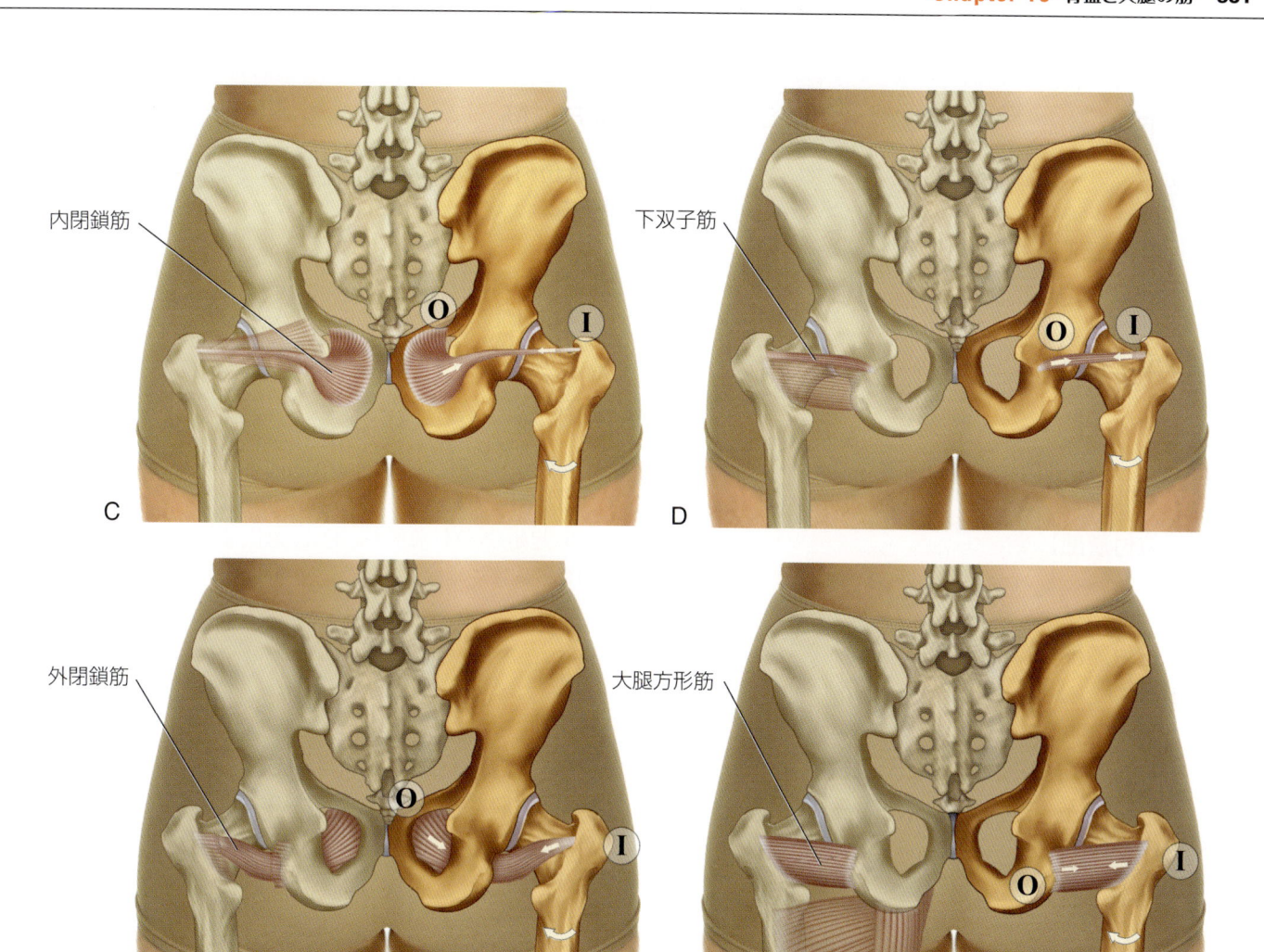

図10-7,つづき　深層外旋筋群の後面像．**C**, 内閉鎖筋を両側に示す．上双子筋ならびに下双子筋を左側に透明化して描いている．**D**, 下双子筋を両側に示す．大腿方形筋を左側に透明化して描いている．**E**, 外閉鎖筋を両側に示す．大腿方形筋を左側に切除して透明化して描いている．**F**, 大腿方形筋を両側に示す．大内転筋を左側に透明化して描いている．**O**, 起始部；**I**, 停止部．

筋名称の由来

梨のような形をしていることから「梨状筋」と呼ばれる．
対となる双子筋より上にある筋であることから「上双子筋」と呼ばれる．
対となる双子筋より下にある筋であることから「下双子筋」と呼ばれる．
閉鎖孔の内側面に付着していることから「内閉鎖筋」と呼ばれる．
閉鎖孔の外側面に付着していることから「外閉鎖筋」と呼ばれる．
形状が正方形であり，大腿骨に付着することから「大腿方形筋」と呼ばれる．

* 英語名の成り立ち

　piriformis：(ラテン語)西洋梨の形状
　gemellus：(ラテン語)双子
　obturator：(ラテン語)塞ぐ，妨げる(閉鎖孔を意味する)
　superior：(ラテン語)上
　inferior：(ラテン語)下
　internus：(ラテン語)内側
　externus：(ラテン語)外側
　quadratus：(ラテン語)四角
　femoris：(ラテン語)大腿骨

筋の付着

梨状筋

起始（近位付着部）
- 仙骨前面

停止（遠位付着部）
- 大腿骨大転子

上双子筋

起始（近位付着部）
- 坐骨棘

停止（遠位付着部）
- 大腿骨大転子

内閉鎖筋

起始（近位付着部）
- 閉鎖孔周囲の骨盤内側面

停止（遠位付着部）
- 大腿骨大転子

下双子筋

起始（近位付着部）
- 坐骨結節

停止（遠位付着部）
- 大腿骨大転子

外閉鎖筋

起始（近位付着部）
- 閉鎖孔周囲の骨盤外側面

停止（遠位付着部）
- 大腿骨転子窩

大腿方形筋

起始（近位付着部）
- 坐骨結節

停止（遠位付着部）
- 大腿骨転子間稜

作用

標準作用（停止/遠位付着部が，起始/近位付着部に向かって動く）は股関節で大腿部が動く．

逆作用（起始/近位付着部が，停止/遠位付着部に向かって動く）は股関節で骨盤が動く．

梨状筋

- 大腿の外旋
- 大腿の水平伸展
- 大腿の内旋（大腿部が最初から約60°以上外転位にあるとき）
- 骨盤の対側回旋

上双子筋，内閉鎖筋，下双子筋，外閉鎖筋，大腿方形筋

- 大腿の外旋
- 骨盤の対側回旋

固定

1. 深層外旋筋群のすべての筋群は，股関節で大腿部と骨盤の固定
2. 梨状筋はさらに，仙腸関節と腰仙関節で仙骨の固定

神経支配

梨状筋

- 腰仙骨神経叢の梨状筋への神経

上双子筋，内閉鎖筋

- 腰仙骨神経叢の内閉鎖筋への神経

下双子筋，大腿方形筋
- 腰仙骨神経叢の大腿方形筋への神経

外閉鎖筋
- 閉鎖神経

触診法

1. 膝関節を90°屈曲位にした腹臥位をとらせる．触診する指を上後腸骨棘と仙骨尖の間で仙骨外側に置く．足関節のすぐ近位の下腿遠位内側に介助または抵抗の手を置く．
2. 股関節外旋にゆっくりと抵抗を加えると，梨状筋の収縮を感じる（図10-8）．

   【メモ】患者の大腿骨外旋は，身体正中線（反対側）に向かう下腿の内側への動きを伴う．

3. 梨状筋を（抵抗に抗して）収縮させたり弛緩させたりさせ，筋線維に垂直にはじくようにしながら，大腿骨大転子の上縁に向かって梨状筋を連続的に触診する．
4. 大腿方形筋を触診するには，坐骨結節の外側縁に触診の手を置き，足関節のすぐ近位の下腿遠位内側面に介助または抵抗の手を置く．梨状筋と同じ手順に従い，大腿方形筋の収縮を感じる（図10-9）．
5. 大腿方形筋を（抵抗に抗して）収縮させたり弛緩させたりさせ，筋線維に垂直にはじくようにしながら，転子間稜に向かって大腿方形筋を連続的に触診する．
6. 他の深層外旋筋群の触診は，梨状筋を見つけて下方へ触診するか，大腿方形筋を見つけて上方へ触診するかのいずれかである．梨状筋と方形筋の触診と同じ手順で，股関節の外旋にゆっくり抵抗を与える（図10-10）．

   【メモ】これらの筋を相互に識別することは困難である．

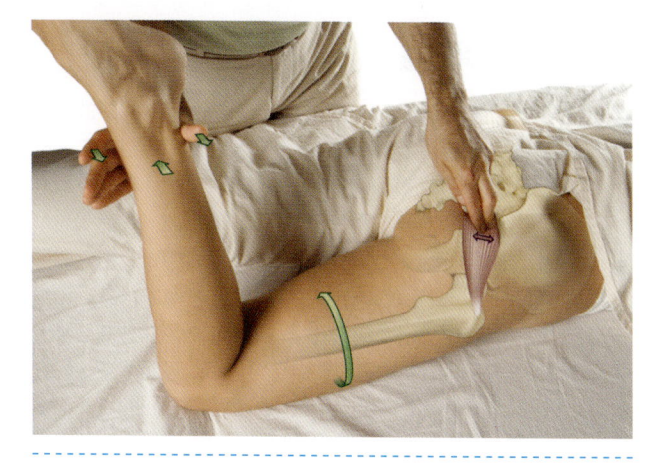

図10-8 股関節外旋に中程度の抵抗をゆっくり加え，右梨状筋を触診する．

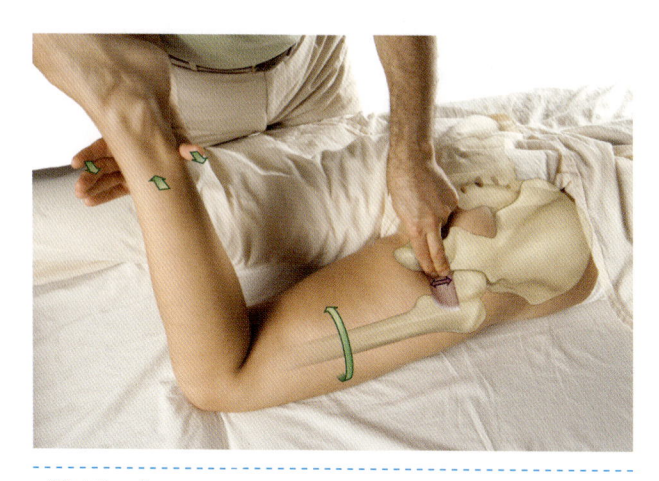

図10-9 股関節外旋に中程度の抵抗をゆっくり加え，右大腿方形筋を触診する．

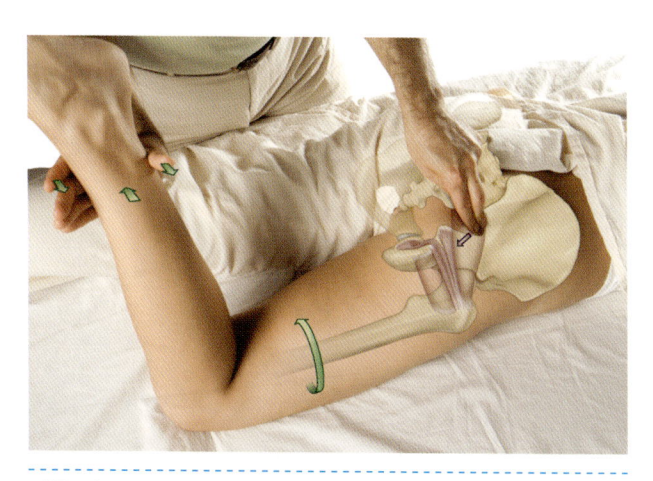

図10-10 最初に梨状筋を特定して，それから下方で他の深層外旋筋群を触診する．この触診時に股関節外旋に中程度の抵抗をゆっくり加える．

治療上の配慮

- おそらく，梨状筋をストレッチするための最も一般的な方法は，台の上に足底を接地し背臥位をとらせ（すなわち股関節屈曲と膝関節屈曲），それから身体の反対側へ向かって大腿部を水平屈曲（水平内転）させることである．

- 梨状筋は股関節の外旋筋から股関節の内旋筋（はじめに股関節屈曲位となっている場合）に変わることができる．したがって，梨状筋をストレッチする方法は，大腿の位置によって異なる．股関節が屈曲している場合は，外旋は梨状筋をストレッチするために用いられる．股関節が屈曲していない場合は，内旋が用いられる．梨状筋が大腿の内旋筋となるためには股関節が60°以上の屈曲位とならなければならない．

- 仙腸関節を捻挫したとき，梨状筋はしばしば保護のために緊張する．

- 坐骨神経は通常，梨状筋と上双子筋の間で骨盤から出る．しかしながら，約10〜20％の人では，坐骨神経の一部または全体が梨状筋を貫通し，その中を通って出る．梨状筋が硬い場合に，坐骨神経が圧迫の影響をより受けるという報告があるが，そうではないものもみられる．梨状筋と坐骨神経の間の位置関係に関係なく，梨状筋が坐骨神経を圧迫するとき，梨状筋症候群と呼ばれ，坐骨神経痛の症状をもたらすことがある．

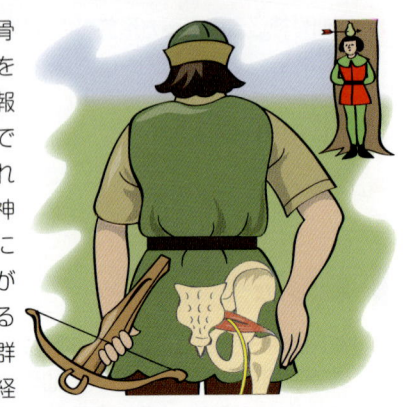

- 足部の過度に回内する場合（そして足アーチが崩れるならば），大腿の外旋力は大腿部と下肢全体（距骨下関節で距骨を含む）の内旋を妨げる．

- **坐骨神経は大腿方形筋の上を通過するため，圧迫には注意すること．**

Notes

骨盤と大腿の筋
大腿筋膜張筋　Tensor Fasciae Latae (TFL)

大腿筋膜張筋は大腿近位部前外側の浅層に位置する（図10-11）．

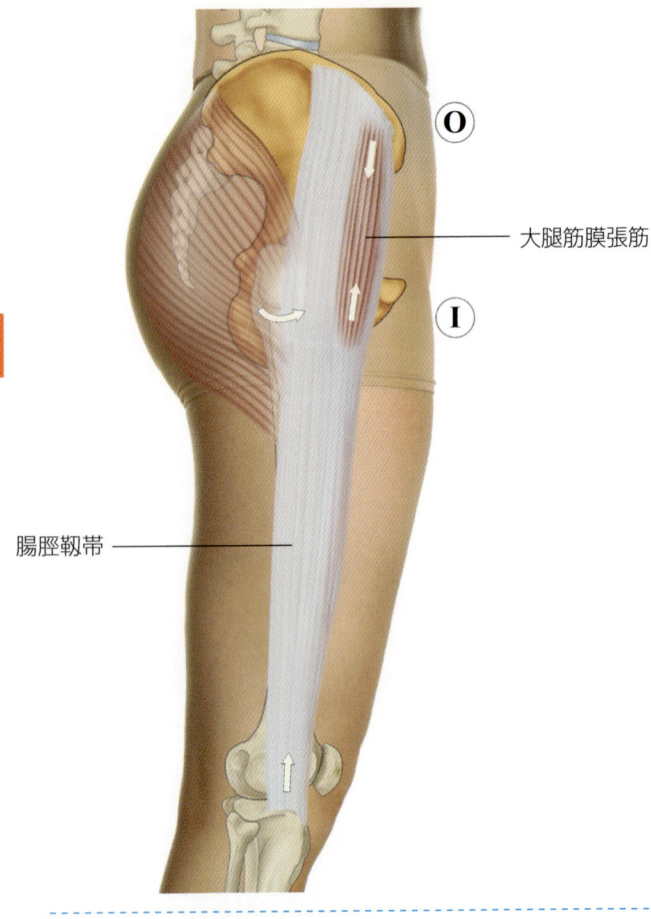

図 10-11　右大腿筋膜張筋の側面像．大殿筋を透明化している．O, 起始部；I, 停止部．

筋名称の由来

大腿筋膜を緊張させることから「大腿筋膜張筋」と呼ばれる．大腿筋膜は，大腿の筋組織を包む筋膜の広範な覆いである（腸脛靱帯は大腿筋膜が肥厚したもの）．

* 英語名の成り立ち
  tensor：（ラテン語）伸ばす
  fasciae：（ラテン語）バンド/包帯
  latae：（ラテン語）広範，側方

筋の付着

起始（近位付着部）
- 上前腸骨棘

停止（遠位付着部）
- 腸脛靱帯

作用

大腿筋膜張筋は股関節において大腿部と骨盤を動かす．
- 大腿の屈曲
- 大腿の外転
- 大腿の内旋
- 骨盤の前傾
- 骨盤の同側下制

固定
- 股関節における大腿部と骨盤の固定
- 腸脛靱帯への付着部を介して膝関節の固定

神経支配
- 上殿神経

触診法

1. 大腿部は治療台に乗せ，下腿部は台から垂らした背臥位をとらせる．

   【メモ】この姿勢が患者にとって不快な場合，触診しない下肢の足部は骨盤と腰背部を安定させるために台の上に置く．

2. 上前腸骨棘のすぐ遠位外側に触診する指を置く．遠位大腿前外側部に抵抗の手を置く．
3. 股関節の内旋と屈曲を指示する．大腿筋膜張筋の収縮を感じる．抵抗の手（図10-12）で抵抗を加える．
4. 筋線維に垂直にはじくようにしながら，大腿筋膜張筋の遠位の腸脛靱帯付着部まで触診する．

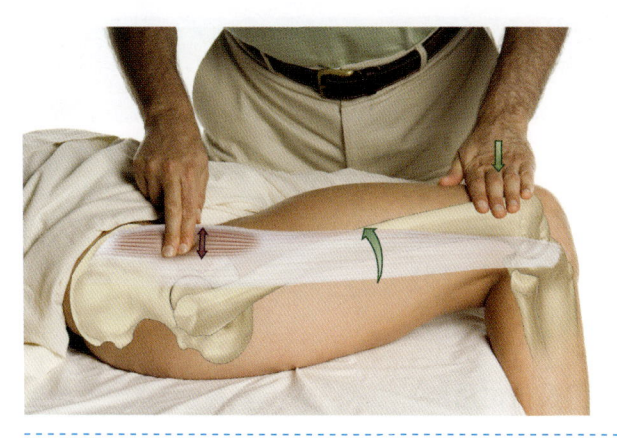

図10-12　右大腿筋膜張筋は股関節の屈曲と内旋を指示して触診する．

治療上の配慮

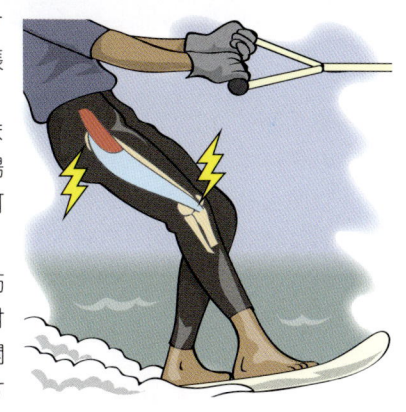

- 大腿筋膜張筋が緊張すると，腸脛靱帯の緊張を増加させる．そして，それによって大転子または大腿骨外側顆で腸脛靱帯摩擦症候群の可能性を増大させる．

- 大腿筋膜張筋と大殿筋の両方が腸脛靱帯に付着し，腸脛靱帯は膝関節の前方をまたぐとすると，これらの筋の両方が膝関節を固定し，おそらく同様に膝関節の伸展に関与するのを助ける．

骨盤と大腿の筋
縫工筋　Sartorius

縫工筋は身体で最長の筋で，骨盤から脛骨までそのすべてで表層を走行する．それは股関節前方と膝関節後方を横切った後，前方に戻り近位脛骨前面に付着する（図10-13）．

筋の付着

起始（近位付着部）
- 上前腸骨棘

停止（遠位付着部）
- 脛骨近位内側面の鵞足腱

作用

縫工筋は，股関節で大腿と骨盤，膝関節で下腿を動かす．
- 大腿の屈曲
- 大腿の外転
- 大腿の外旋
- 骨盤の前傾
- 下腿の屈曲

固定
1. 股関節における大腿部と骨盤の固定
2. 膝関節の固定

神経支配
- 大腿神経

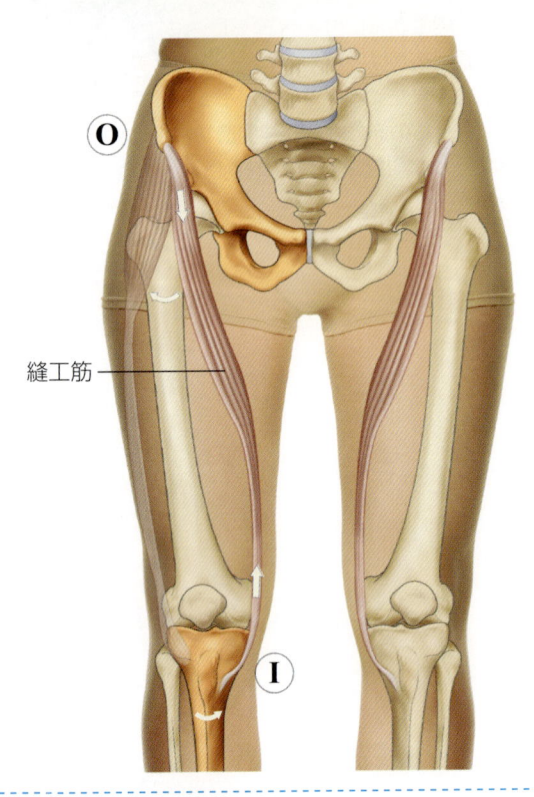

図10-13　右縫工筋の前面像．大腿筋膜張筋と腸脛靱帯を透明化している．O，起始部；I，停止部．

触診法

1. 大腿部を治療台に乗せ，下腿部は台から垂らした背臥位をとらせる．

   【メモ】この姿勢が患者にとって不快な場合，触診しない下肢の足部は骨盤と腰背部を安定させるために台の上に置く．

2. 上前腸骨棘のすぐ遠位内側に触診する指を置く．遠位大腿前内側部に抵抗の手を置く．

3. 股関節の外旋と屈曲を指示する．縫工筋の収縮を感じる（図10-14）．

4. 筋線維に垂直にはじくようにしながら，縫工筋の遠位付着部まで触診する．

筋名称の由来

仕立屋（sartor；ラテン語でtailorの意）が仕事をするために腰掛けるという，足を組んだ姿勢をつくるのに必要な4つの作用から「縫工筋」と呼ばれる．その作用とは，股関節の屈曲，外転，外旋と膝関節の屈曲である．

※ **英語名の成り立ち**
sartorius：（ラテン語）仕立屋

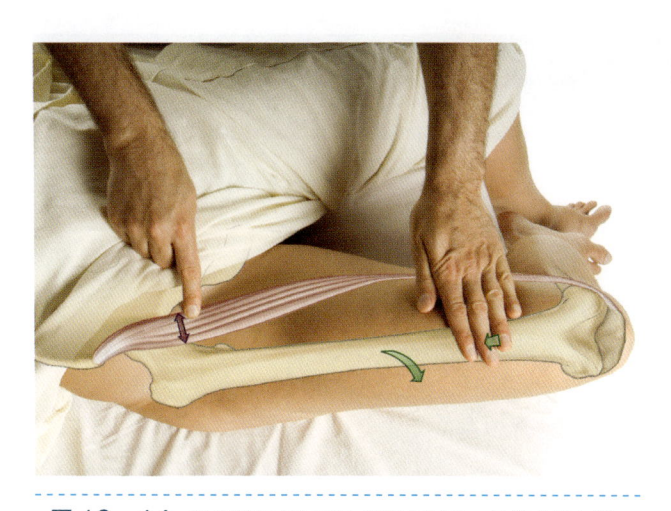

図 10 - 14　股関節において大腿骨を屈曲・外旋させた時，右の縫工筋の近位筋腹が収縮し容易に触診できる．注意：セラピストは通常は同側から触診するが，ここでは写真の見やすさのために，台の反対側に立っている．

治療上の配慮

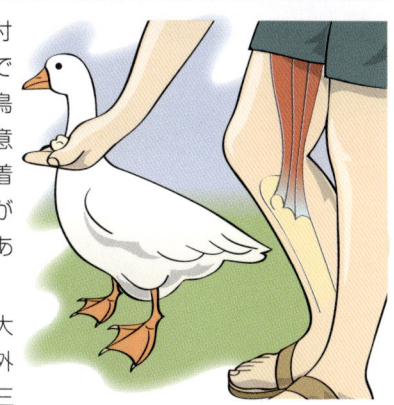

- 縫工筋は鵞足腱に付着する3筋の1つである．鵞足は，鵞鳥（ガチョウ）の足を意味する．ここに付着する他の2つの筋が薄筋と半腱様筋である．
- 縫工筋の内側縁は大腿部の大腿三角の外側縁である．大腿三角は縫工筋の内側縁と長内転筋の間に位置し，大腿神経，大腿動脈，大腿静脈が含まれる．
- 外側大腿皮神経は，時として縫工筋を貫通するので神経を絞扼することがあり，異常感覚性大腿痛と呼ばれる状態を引き起こす．

骨盤と大腿の筋：腸腰筋
腸骨筋　Iliacus；大腰筋　Psoas Major

腸腰筋は腸骨筋および大腰筋の2つの筋からなる．これらの2つの筋は異なった起始（近位付着部）をもつ．しかし，それらの遠位筋腹は合わさり，そして大腿骨の上で共通の停止（遠位付着部）をもつ．大腰筋の筋腹は後腹壁の奥深く腰椎に接している．腸骨筋は深部の骨盤骨の前方（内部）の表面に接している．しかしながら，それらの遠位筋腹は鼠径靱帯の遠位ですぐに表層にある（図10-15）．

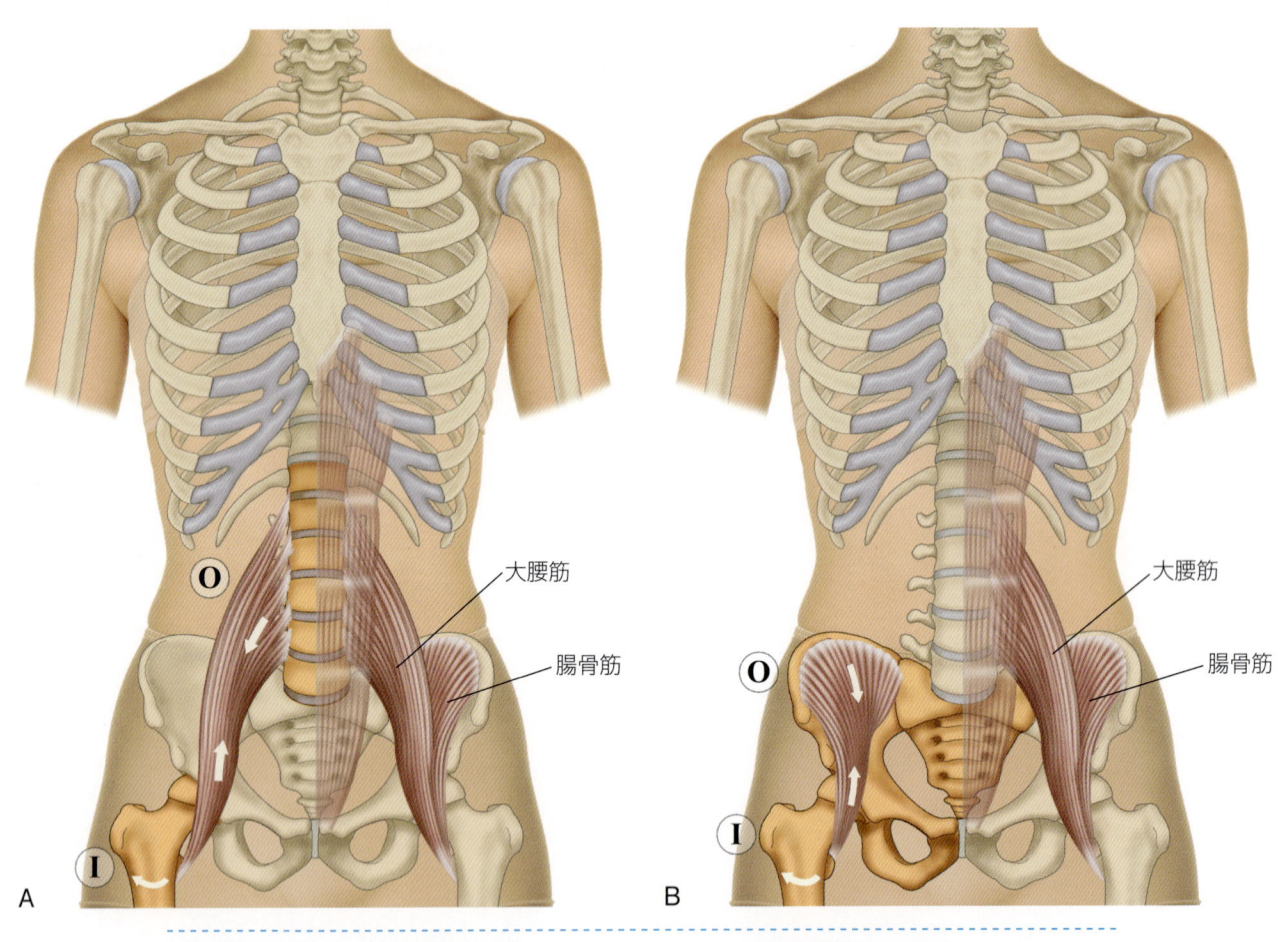

図10-15　A，両側大腰筋の前面像．左腸腰筋を描写し，腹直筋を透明化して描いている．B，両側腸腰筋の前面像．左大腰筋を描写し，腹直筋を透明化して描いている．O，起始部；I，停止部．

筋名称の由来

腸骨に付着することから「腸骨筋」と呼ばれる．
腰（腰背部）領域に位置し，小腰筋より大きいことから「大腰筋」と呼ばれる．

* **英語名の成り立ち**
  iliacus：（ラテン語）腸骨
  psoas：（ギリシャ語）腰（腰背部）
  major：（ラテン語）大きい

筋の付着

腸骨筋

起始（近位付着部）
- 腸骨内側

停止（遠位付着部）
- 大腿骨小転子

大腰筋

起始（近位付着部）
- 腰椎前外側

停止（遠位付着部）
- 大腿骨小転子

作用

腸骨筋と大腰筋の両方が，股関節で大腿と骨盤を動かす．また大腰筋は腰椎椎間関節にて体幹を動かす．

腸骨筋

- 大腿の屈曲
- 大腿の外旋
- 骨盤の前傾

大腰筋

- 大腿の屈曲
- 大腿の外旋
- 骨盤の前傾
- 体幹の屈曲

固定

1. 腸骨筋と大腰筋の両方とも，股関節で大腿部，骨盤の固定
2. 大腰筋は，腰椎の関節の固定

神経支配

- 大腿神経（腸骨筋）
- 腰神経叢（大腰筋）

触診法

1. 体幹を軽度屈曲した座位をとらせる．臍部と上前腸骨棘のほぼ中間の腹壁の前外側に触診する指を置く．その位置が腹直筋の外側縁にあることを確認する．

2. 触診している指（図10-16，A）の強さと安定性を増やすために，触診している手の指の上に，もう一方の手指を置く．

3. 深くリラックスした呼吸をさせる．息を吐き出すとき脊柱の方へ斜めに圧迫し，ゆっくりと（しかし，しっかりと）大腰筋の筋腹の方へ押し込む．大腰筋に到達する前に2～3回この手順を繰り返す必要があるかもしれない．

4. 大腰筋を触診していることを確認するために，わずかに足を床から持ち上げさせ，股関節で太腿をゆっくりと屈曲させる．そうすると大腰筋の収縮を感じる．

5. 筋線維に垂直にはじくようにしながら，筋の幅を感じる．上方は椎骨付着部へ，そして下方はできる限り腹骨盤腔内まで大腰筋を触診し続ける．

> 【メモ】大腰筋は，膝窩に筒状のものを挿入して背臥位で触診することもできる（図10-16，B）．

6. 腸骨筋を触診するために，腸骨の内側に向かい腸骨稜を囲むように指を曲げる．すると腸骨筋を感じる（図10-17）．腸骨筋を収縮させるため，足を床からわずかに持ち上げて股関節で大腿を屈曲させる．

7. 腸腰筋の遠位筋腹は，恥骨筋と縫工筋の間の大腿近位前面でも触診することができる（図10-18）．

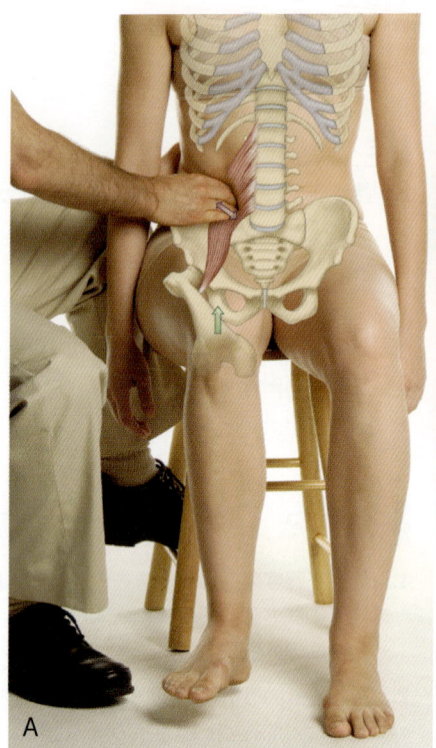

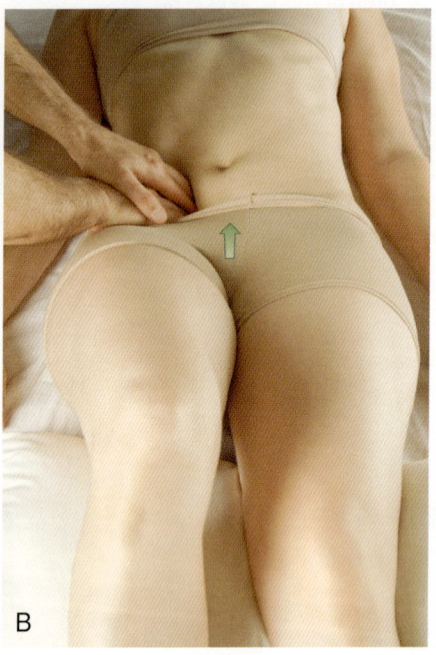

図 10-16　A, 右の大腰筋の触診は, わずかに足を床から持ち上げさせ, 股関節で太腿をゆっくりと屈曲させる. B, 大腰筋は背臥位または側臥位でも触診できる. 背臥位での触診の不都合な点は, 股関節で大腿を屈曲させると, 腹壁の筋肉が骨盤を安定させるために収縮するかもしれないことである. この動作は, 大腰筋が深部に位置することから触診を妨げる. この動作は側臥位での触診姿勢でも, ある程度起こる場合もある.

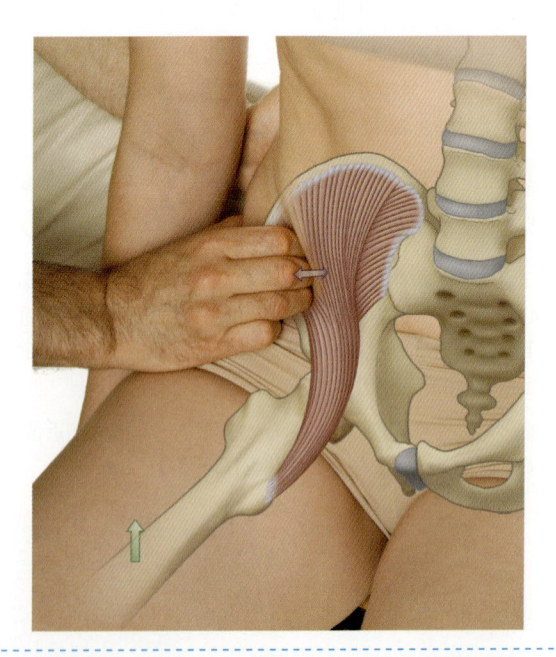

図 10-17　指の配置が筋肉に向かうように, 腸骨稜を囲み指を曲げることによって右腸骨筋は触診される.

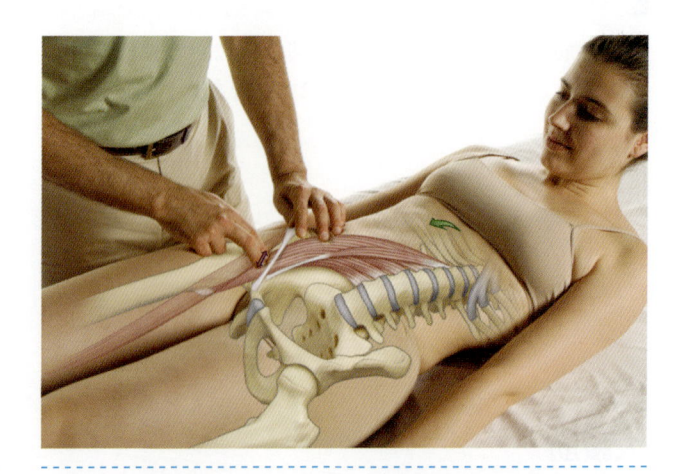

図 10-18　重力に逆らい脊椎の関節で体幹を屈曲させるとき, 大腰筋の遠位筋腹と腱を大腿近位部(鼠径靱帯のすぐ遠位部)で触診できる. 縫工筋を透明化している.

治療上の配慮

- 姿勢に関して言えば，慢性的に堅い腸腰筋は腰椎前方にカーブが増強する（腰椎前弯症，別名凹円背）原因となって骨盤を前傾させる．下肢を伸展した腹筋運動は，前腹壁の筋と比較して不釣り合いに腸腰筋を強化する傾向がある．これを回避するには，股関節と膝関節を屈曲し，体幹を約30°屈曲して身体を丸めることを推奨する． 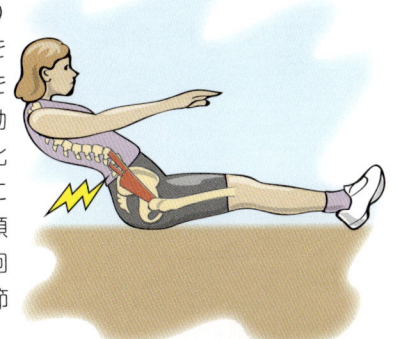
- 腰神経叢からの神経の走行は，大腰筋に入り貫通する．したがって，硬い大腰筋はこれらの神経の絞扼を起こすかもしれない．
- テンダーロイン（別名フィレミニヨン）は，牛の大腰筋である．

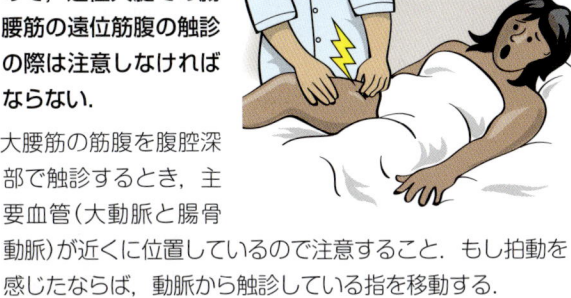

- 大腿神経，動脈と静脈がこの大腿三角で腸腰筋と恥骨筋の上にあるので，近位大腿での腸腰筋の遠位筋腹の触診の際は注意しなければならない．
- 大腰筋の筋腹を腹腔深部で触診するとき，主要血管（大動脈と腸骨動脈）が近くに位置しているので注意すること．もし拍動を感じたならば，動脈から触診している指を移動する．
- 腰椎の運動軸の前方を走行していることより，通常，大腰筋は腰椎の屈筋とされる．しかし，腰椎前弯症（凹円背）を呈する場合，大腰筋の筋線維と関節との相対的位置関係が変化し運動軸の後方を走行するようになるため，伸筋となる．

骨盤と大腿の筋
小腰筋　Psoas Minor

小腰筋は，腹腔で大腰筋の筋腹の前にある小さな筋である（図10-19）．

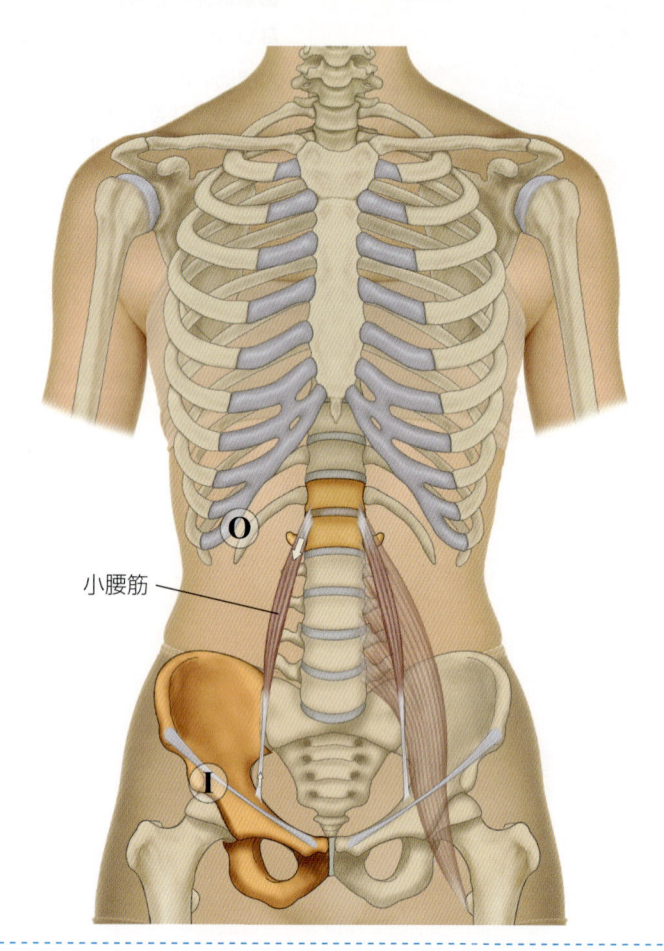

図10-19　両側小腰筋の前面像．大腰筋を透明化している．O，起始部；I，停止部．

筋名称の由来

腰部に位置し大腰筋より小さいことから「小腰筋」と呼ばれる．

*英語名の成り立ち
psoas：（ギリシャ語）腰（腰部）
minor：（ラテン語）小さい

筋の付着

起始（近位付着部）
- 第12胸椎椎体前外側および第1腰椎椎体前外側

停止（遠位付着部）
- 恥骨

作用

小腰筋は脊椎関節で体幹と腰仙関節で骨盤を動かす．
- 体幹の屈曲
- 骨盤の後傾

固定

1. 腰椎の関節の固定
2. 骨盤の固定

神経支配

- 第1腰髄神経

触診法

1. 大腰筋を見つけて，その前方にある筋の小さい束を触れる．これらの2つの筋を識別するために，股関節における大腿の屈曲では収縮しない，大腰筋の上にある筋組織の束を感じる．

治療上の配慮

- 小腰筋は人口の約40％で欠損している．
- ティーンエイジャーの小腰筋は体幹と骨盤の成長に追いついていないと報告されており，その結果，伸張され緊張し疼痛を引き起こす（小腰筋症候群）．

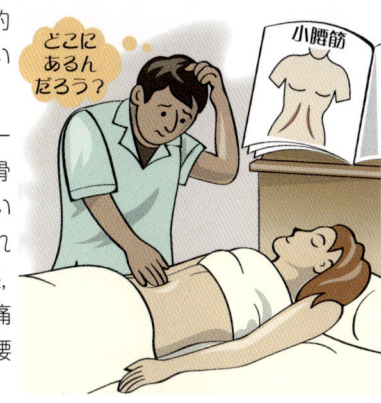

骨盤と大腿の筋：内転筋群
長内転筋 Adductor Longus；短内転筋 Adductor Brevis；大内転筋 Adductor Magnus；恥骨筋 Pectineus；薄筋 Gracilis

内転筋群は5つの筋（長内転筋，短内転筋，大内転筋，恥骨筋，薄筋）で構成されている．5つの筋はすべて股関節をまたいで走行し，股関節の内転の作用をもつため，内転筋群の名前がつけられている．薄筋は膝関節もまたいで走行している．一般的用語として，これらの筋は鼠径部筋と呼ばれている．恥骨筋と長内転筋の近位での層は大腿骨の前内側部の浅層である．短内転筋は長内転筋の深部に位置する．薄筋は大腿内側部の浅層を常に走行している．大内転筋は前頭と後頭の2つの頭を有し，前方を他の内転筋群，後方をハムストリングスで挟まれている．その一部が大腿内側部の浅層に位置する（図10-20）．

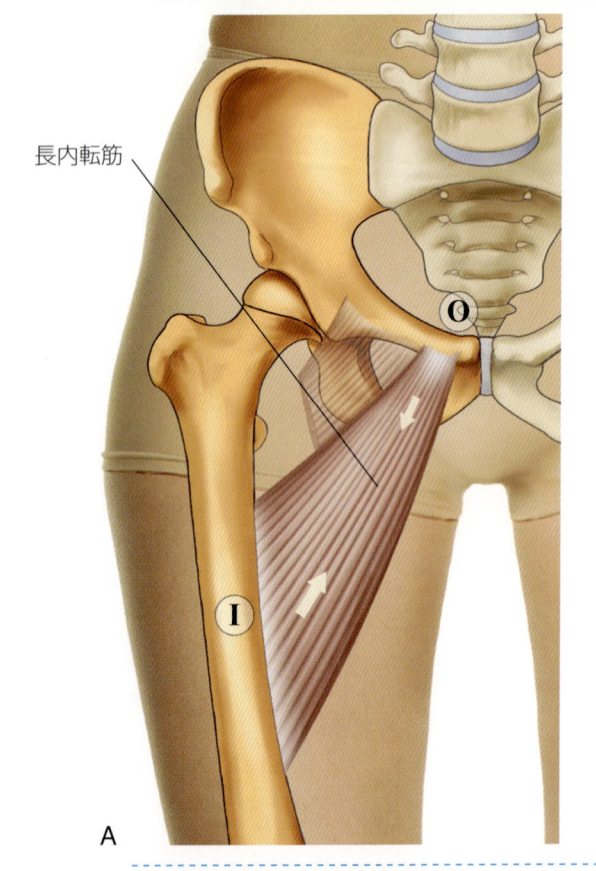

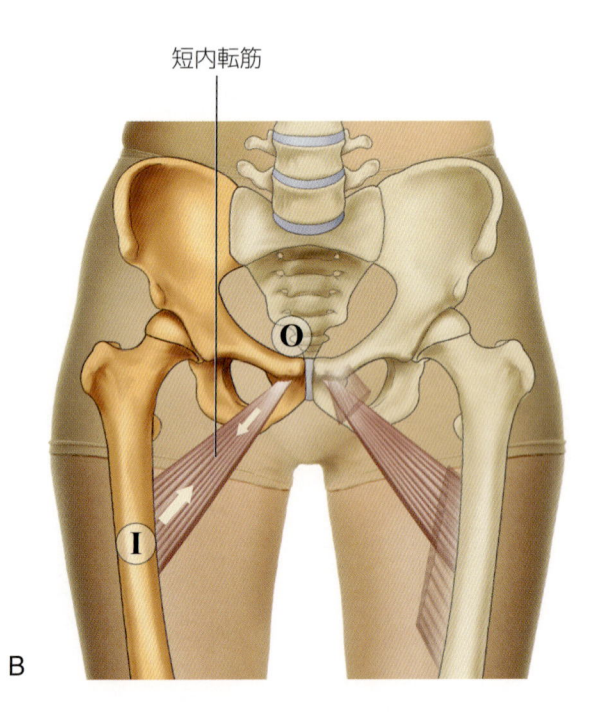

図10-20 A，右長内転筋の前面像．恥骨筋を切断し透明化して描いている．B，右短内転筋の前面像．長内転筋を切断し左に透明化して描いている．

筋名称の由来

短内転筋より長いことから「長内転筋」と呼ばれる．
内転筋であり長内転筋より短いことから「短内転筋」と呼ばれる．
内転筋であり長内転筋と短内転筋より大きいことから「大内転筋」と呼ばれる．
「恥骨筋」の語源は櫛を意味する．恥骨筋の筋線維は平面を形成し，櫛のような外観をもっている．
筋の形状がほっそりと優雅（graceful）であることから「薄筋」（gracilis）と呼ばれる．

* 英語名の成り立ち
  adductor：（ラテン語）体の一部を内転する筋
  longus：（ラテン語）長い
  brevis：（ラテン語）短い
  magnus：（ラテン語）大きな，大きい
  pectineus：（ラテン語）櫛
  gracilis：（ラテン語）細長い，優雅な

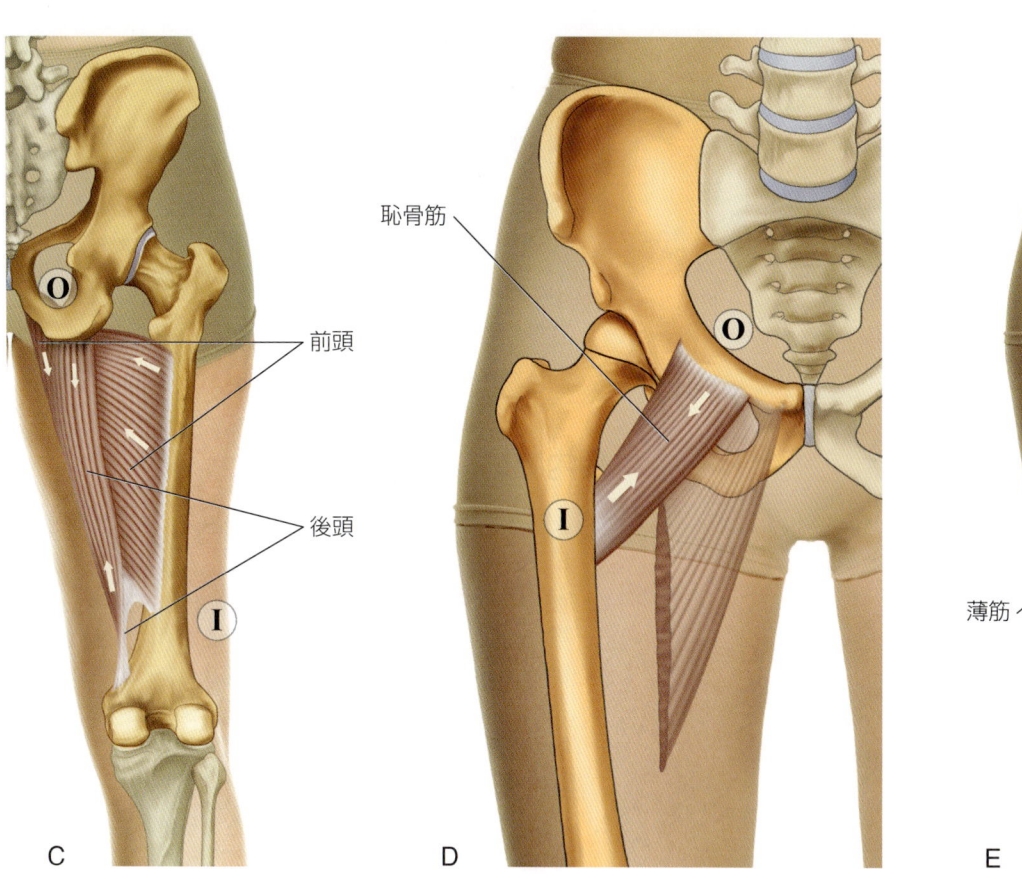

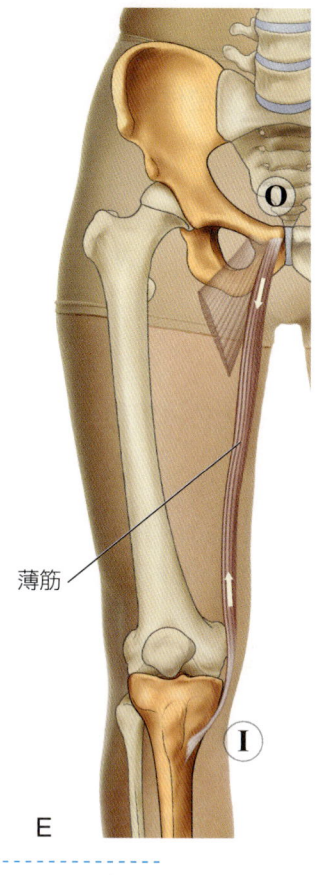

図10-20，つづき C，右大内転筋の後面像．恥骨筋を切断し透明化して描いている．D，右恥骨筋の前面像．長内転筋を切断し透明化して描いている．E，右薄筋の前面像．長内転筋を切断し透明化して描いている．O，起始部；I，停止部．

筋の付着

内転筋群の5つの筋はすべて恥骨に起始する（近位付着部）．大内転筋は坐骨にも近位付着部をもつ．

長内転筋と短内転筋

起始（近位付着部）
- 恥骨

停止（遠位付着部）
- 大腿骨粗線

大内転筋

起始（近位付着部）
- 恥骨および坐骨

停止（遠位付着部）
- 大腿骨粗線

恥骨筋

起始（近位付着部）
- 恥骨

停止（遠位付着部）
- 大腿骨骨幹近位後面

薄筋

起始（近位付着部）
- 恥骨

停止（遠位付着部）
- 脛骨近位内側面の鵞足

作用

　内転筋群の筋は股関節において大腿と骨盤を動かす．薄筋は膝関節においても下腿と大腿を動かす．

長内転筋，短内転筋，恥骨筋，薄筋
- 股関節における大腿の内転
- 股関節における大腿の屈曲
- 股関節における骨盤の前傾
- 薄筋はさらに膝関節の屈曲

大内転筋
- 股関節における大腿の内転
- 股関節における大腿の伸展
- 股関節における骨盤の後傾

固定
1. 内転筋群のすべての筋は，股関節において大腿，骨盤の固定
2. 薄筋は膝関節も固定

神経支配
- 閉鎖神経（長内転筋，短内転筋，薄筋）
- 閉鎖神経と坐骨神経（大内転筋）
- 大腿神経（恥骨筋）

触診法

1. 内転筋群のすべての筋の触診姿勢は，大腿部を治療台に乗せ，下腿部は治療台から下垂した背臥位をとらせる．

   【メモ】この姿勢が患者にとって不快な場合，触診しない下肢の足部は骨盤と腰部を安定させるために台の上に置く．

長内転筋，短内転筋

1. 大腿部を治療台に乗せ，下腿部は治療台から下垂した背臥位をとらせる．
2. 長内転筋の近位腱は大腿内側で最も突出した腱で，通常簡単に触知可能である．それを見つけるために，外側から内側へ恥骨に沿って突出した腱に遭遇するまで単純に触診するだけである．大腿近位前面で，長内転筋の突出した腱に触診の指を配置する．抵抗を膝関節のちょうど近位の大腿遠位前内側に置く．
3. 抵抗に抗して股関節で大腿を内転させる．緊張する腱を探す（図10-21）．
4. 腱に垂直にはじくようにしながらその幅を感じる．付着部の粗線に向かって可能な限り遠位まで触診し続ける．
5. 短内転筋は，触診することや長内転筋と識別することが困難である．長内転筋の深部か，あるいは長内転筋と隣接する薄筋との間かのどちらかで触診を試みる（図10-22）．

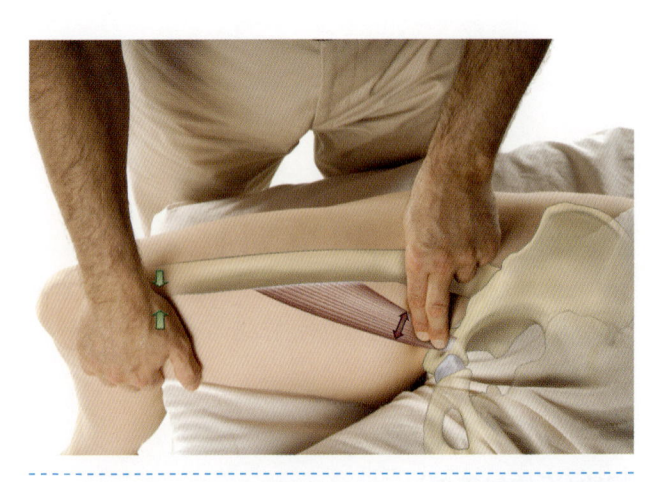

図10-21　右長内転筋の収縮と触診は，抵抗に抗して股関節で大腿を内転させる．

恥骨筋

1. 大腿部を治療台に乗せ，下腿部は治療台から下垂した背臥位をとらせる．
2. 触診の指を長内転筋の近位腱に置く．そこから前方（外側）に触診の指を下ろせば，恥骨筋がある．恥骨のすぐ近くに留めることが重要である．抵抗は膝関節のすぐ近位の大腿遠位前内側に加える．
3. 抵抗に対して大腿を内転させて，恥骨筋の収縮を感じる（図10-23）．
4. いったん特定できたら，筋線維を垂直にはじくようにしながら可能な限り遠位部まで恥骨筋の触診を続ける．

【メモ】短内転筋とともに，恥骨筋は内転筋群の中で触診と識別が最も困難な筋である．

薄筋

1. 大腿部を治療台に乗せ，下腿部は治療台から下垂した背臥位をとらせる．
2. 触診の指を長内転筋の近位腱に置く．そこから後方（内側）に少しだけ触診の指を下ろせば薄筋がある．
3. 治療台の方へ膝関節で下腿を屈曲させる．膝関節における下腿の屈曲は薄筋を収縮させるが，その両側の長内転筋と大内転筋は収縮しないので，近位大腿で薄筋を識別することを容易にする（図10-24）．
4. いったん特定できたら，筋線維を垂直にはじくようにしながら可能な限り遠位部まで薄筋の触診を続ける．

大内転筋

1. 大腿部を治療台に乗せ，下腿部は治療台から下垂した背臥位をとらせる．
2. 大内転筋は，実は大腿近位内側の薄筋とハムストリングスの間のくぼみの部位でまったく簡単に触診できる．
3. 最初に薄筋と内側ハムストリングスを見つけることで，大内転筋が特定できる．それは，治療台の方に下腿を押し付ける動作を指示することにより，膝関節で下腿を屈曲させて収縮を確認できる（図10-25，A）．下腿の屈曲により筋が硬くなるのを明確に感じられたら，その筋の間で大内転筋を探す（大内転筋はこの関節運動の間，リラックスして柔らかいままである）（図10-25，B）．

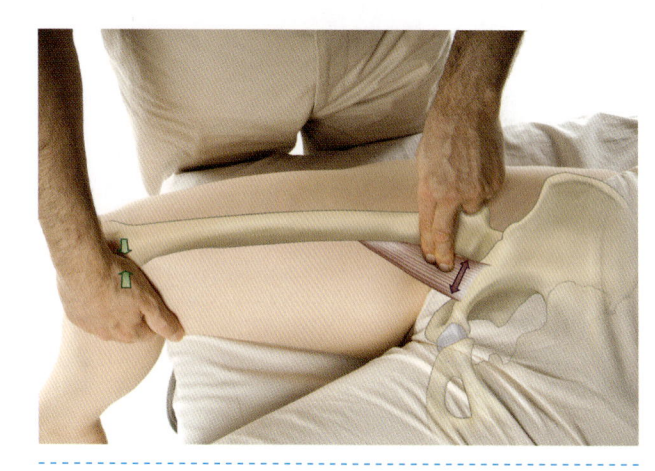

図10-23 右恥骨筋の収縮と触診は，抵抗に抗して大腿を内転させる．

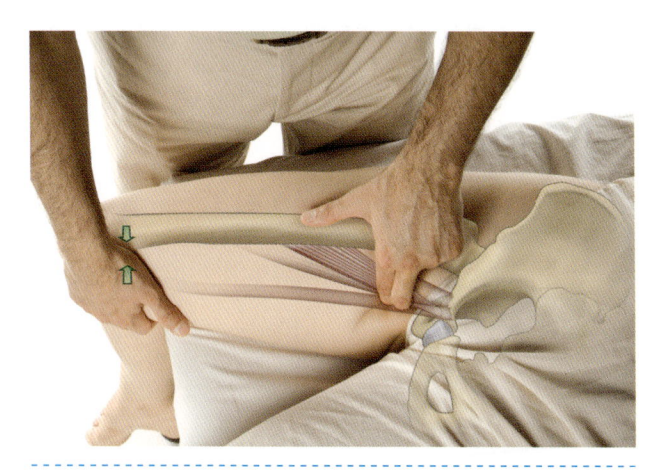

図10-22 右短内転筋近位部の触診は，長内転筋（透明化して描いている）と薄筋の間で，抵抗に抗して大腿を内転させる．

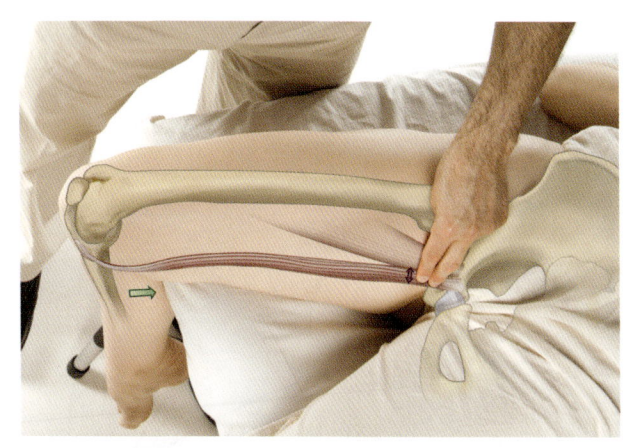

図10-24 右薄筋の収縮と触診は，治療台の抵抗に抗して下腿を屈曲させる．

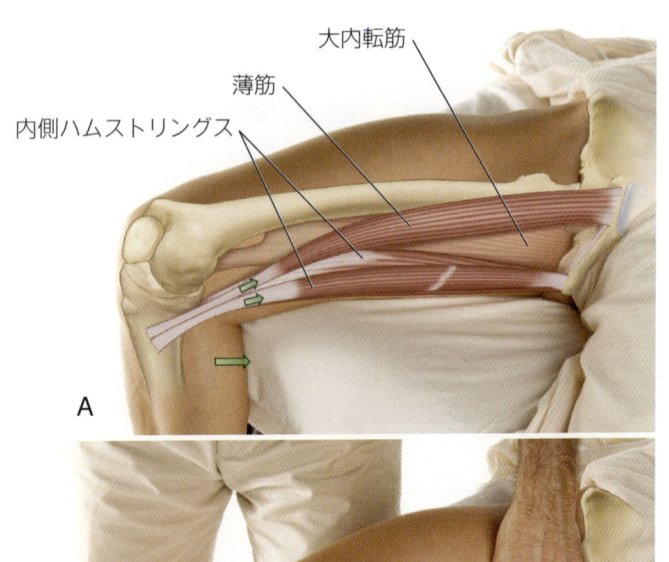

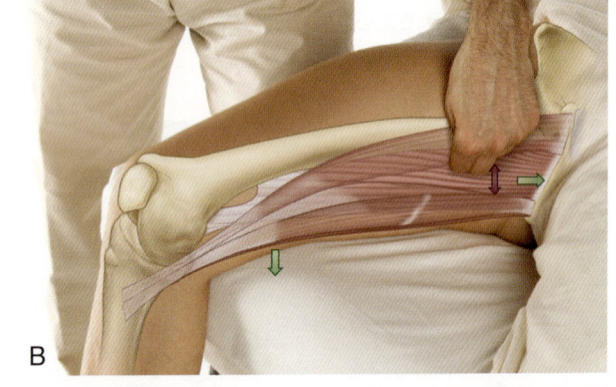

図10-25 右大内転筋は，大腿内側の薄筋と内側ハムストリングスの間で触診できる．A，下腿を治療台に押しつけるよう指示することによって膝関節で下腿を屈曲させるとき，薄筋と内側ハムストリングスは収縮する．B，大内転筋の収縮と触診は，治療台に大腿を押しつけ股関節で大腿部を伸展する動作により，これらの筋の間でできる．

4. 大内転筋を収縮させて確認するには，治療台に抗して股関節で大腿部を伸展させる（図10-25, B参照）．
5. 収縮と弛緩を交互に行わせて，筋線維を垂直にはじくようにしながら可能な限り遠位部まで大内転筋の触診を続ける．

治療上の配慮

- 薄筋は鵞足腱に付着する3つの筋の1つである．鵞足は，鵞鳥（ガチョウ）の足を意味する．ここに付着する他の2つの筋は縫工筋と半腱様筋である．

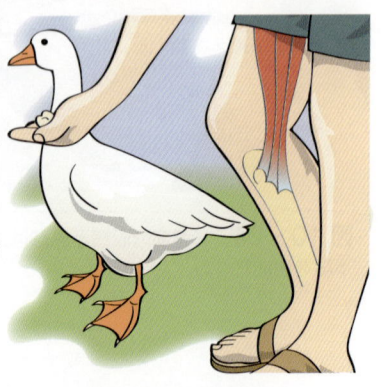

- 長内転筋の内側縁は大腿部の大腿三角の内側縁である．大腿三角は縫工筋と長内転筋の内側縁の間に位置し，大腿神経，動脈，静脈が含まれる．
- 長内転筋は鼠径部領域で最も突出した近位腱を有し，そしてそれは，恥骨筋，薄筋，大内転筋を見つけるための有用な目印として用いることができる．
- 大内転筋は前頭と後頭を有し，それらの間の筋裂を通して大腿前方から大腿動脈と大腿静脈が通る．そして，大腿遠位後面で膝窩動脈と静脈になる．
- ハムストリングスと同様に，大内転筋は坐骨結節に付着し，股関節で大腿部を伸展することができる．このような理由から，大内転筋は（より具体的には，大内転筋の後頭は），ときとして第4のハムストリングスと呼ばれる．
- 大腿神経，動脈と静脈は，近位大腿前面で腸腰筋と恥骨筋上に位置するので，この領域を触診するときには注意しなければならない．もし触診している指の下で拍動を感じたならば，動脈を妨げにならない所に穏やかに動かすか，触診している指を動脈からわずかに動かす．同様に，大腿神経を圧迫し患者が電撃痛を感じた場合は，神経から触診している指を移動する．

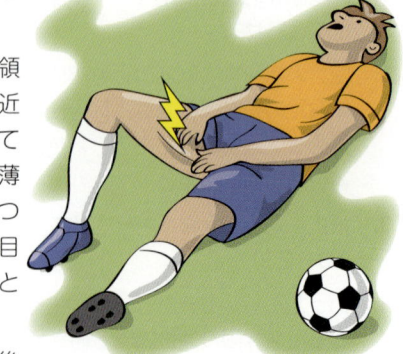

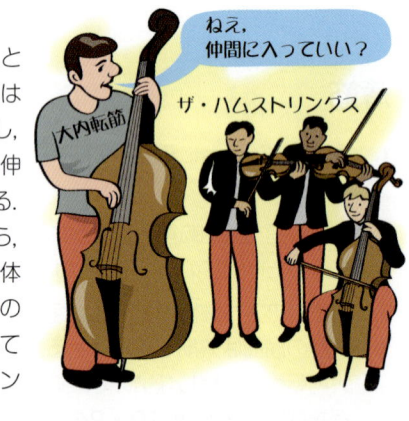

Notes

骨盤と大腿の筋：大腿四頭筋群
大腿直筋 Rectus Femoris；外側広筋 Vastus Lateralis；内側広筋 Vastus Medialis；中間広筋 Vastus Intermedius

大腿四頭筋群は大腿前面浅層にある4つの筋のグループだが，内側と外側から大腿骨を取り囲んで大腿骨後方の大腿骨粗線に到達し付着している．したがって，大腿骨のほとんどを包む．大腿四頭筋群の4つの筋とは，大腿直筋，外側広筋，内側広筋と中間広筋である（**図10-26**）．4つの筋はすべて膝関節をまたいで走行するが，大腿直筋だけは股関節もまたいで走行する．外側広筋は4つの大腿四頭筋のなかで最も大きい．

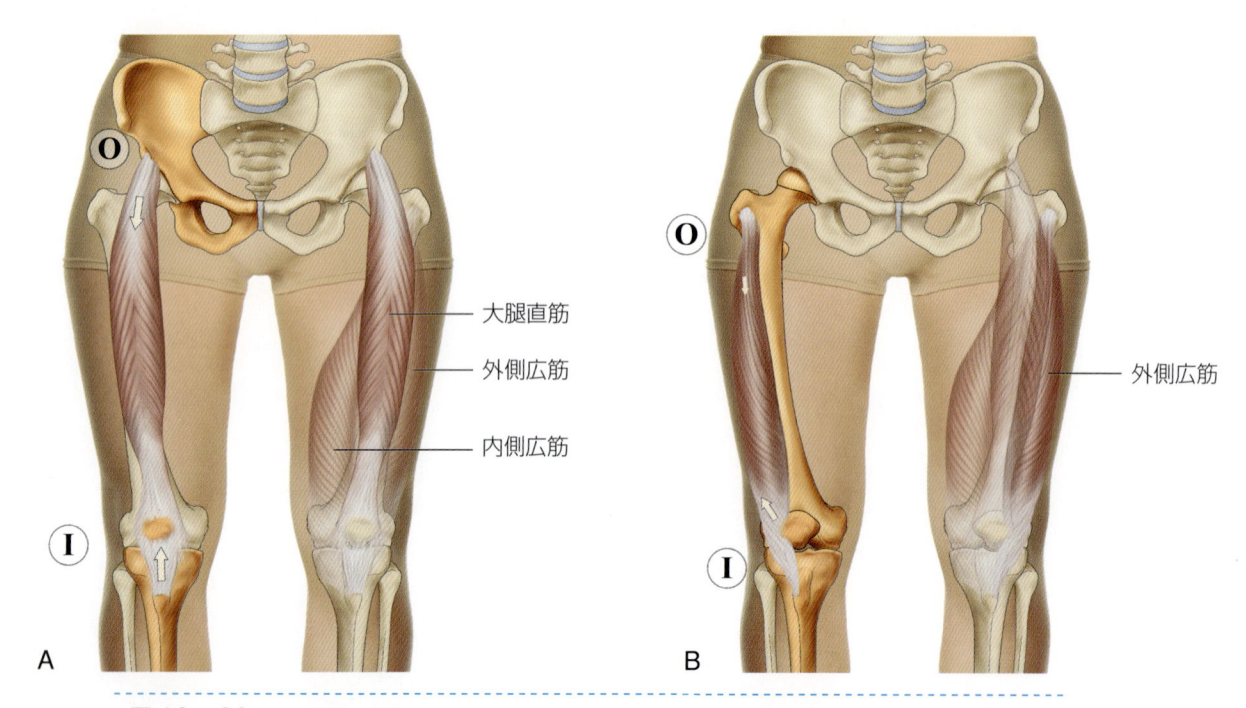

図10-26　A，両側の大腿直筋の前面像．残りの大腿四頭筋群を左側に透明化して描いている．B，両側の外側広筋の前面像．残りの大腿四頭筋群を左側に透明化して描いている．

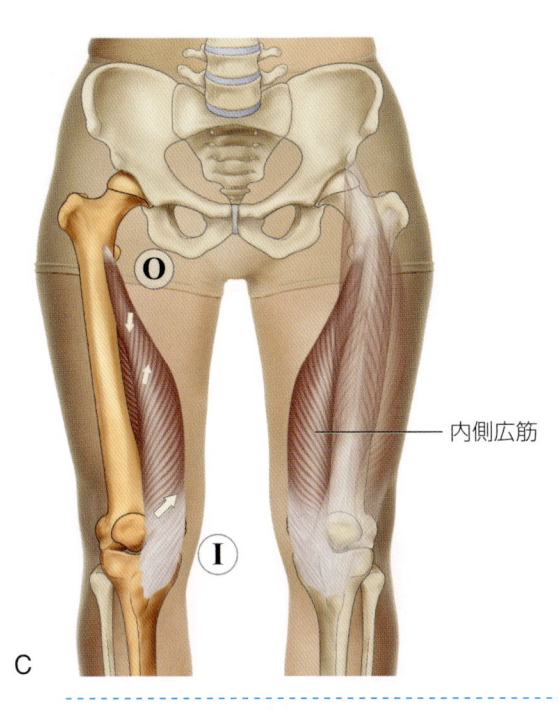

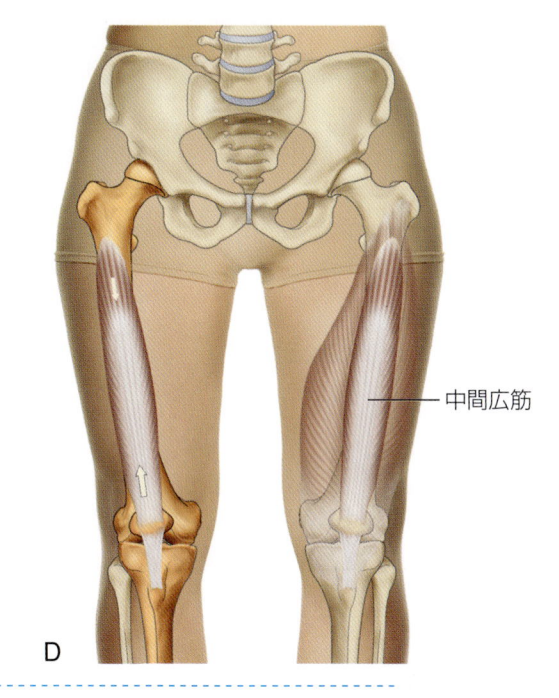

図 10-26，つづき　C，両側の内側広筋の前面像．残りの大腿四頭筋群を左側に透明化して描いている．D，両側の中間広筋の前面像．外側広筋と内側広筋を左側に透明化して描いている．O，起始部；I，停止部．

筋名称の由来

筋線維が大腿骨上を真っすぐ上下に（近位から遠位）走行することから「大腿直筋」と呼ばれる．

サイズが大きく，外側に位置することから「外側広筋」と呼ばれる．

サイズが大きく，内側に位置することから「内側広筋」と呼ばれる．

サイズが大きく，他の2つの広筋の間に位置していることから「中間広筋」と呼ばれる．

* **英語名の成り立ち**
    rectus：（ラテン語）直線
    femoris：（ラテン語）大腿骨
    vastus：（ラテン語）巨大な
    lateralis：（ラテン語）外側
    medialis：（ラテン語）内側
    inter：（ラテン語）間の
    medius：（ラテン語）中間

筋の付着

大腿四頭筋群の4つの筋はすべて，膝蓋骨と膝蓋靱帯を介して脛骨粗面上に停止する（遠位付着部）．

大腿直筋

起始（近位付着部）
- 下前腸骨棘

停止（遠位付着部）
- 膝蓋骨と膝蓋靱帯を介して脛骨粗面

外側広筋，内側広筋

起始（近位付着部）
- 大腿骨粗線

停止（遠位付着部）
- 膝蓋骨と膝蓋靱帯を介して脛骨粗面

中間広筋

起始（近位付着部）
- 大腿骨骨幹部前面と大腿骨粗線

停止（遠位付着部）
- 膝蓋骨と膝蓋靱帯を介して脛骨粗面

作用

大腿四頭筋群の4つの筋はすべて，膝関節において下腿や大腿を動かす．大腿直筋はまた，股関節において大腿や骨盤を動かす．

- 膝関節における下腿の伸展
- 膝関節における大腿の伸展

さらに大腿直筋は

- 股関節における大腿の屈曲
- 股関節における骨盤の前傾

固定

- 大腿四頭筋群の4つの筋すべて，膝関節の固定
- 大腿直筋は股関節において，骨盤と大腿の固定

神経支配

- 大腿神経

触診法

大腿四頭筋群のすべての筋で，大腿部を治療台に乗せ下腿は治療台から下垂した背臥位をとらせる．

【メモ】もしこの姿勢が患者にとって不快な場合，触診しない下肢の足部は骨盤と腰部を安定させるために台の上に置く．

1. 大腿部を治療台に乗せ下腿は治療台から下垂した背臥位をとらせる．触診の指を大腿前面の中央に置く．抵抗が必要な場合は，抵抗の手は足関節のすぐ近位の下腿遠位部に置く．
2. 膝関節で下腿を伸展させる．大腿直筋の収縮を触れる（図10-27，A）．
3. 遠位は脛骨結節，そして近位は前下腸骨棘へ向かって筋を垂直にはじくようにしながら大腿直筋を触診しつづける．

【メモ】起始（近位付着部）である下前腸骨棘で触診することは困難である．

4. 膝関節で下腿を伸展している間に，膝蓋骨のすぐ近位部の大腿前内側部で内側広筋を触診する（図10-27，B）．内側広筋の収縮に触れる．それから筋を垂直にはじくようにすることにより可能な限り内側広筋を触診する．
5. 膝関節で下腿を伸展している間に，膝蓋骨のすぐ近位部の大腿前外側部で外側広筋を触診する．外側広筋の収縮を触れる．それから，筋線維を垂直にはじくようにしながら，大腿前外側部，大腿外側の腸脛靭帯の深部，そして，腸脛

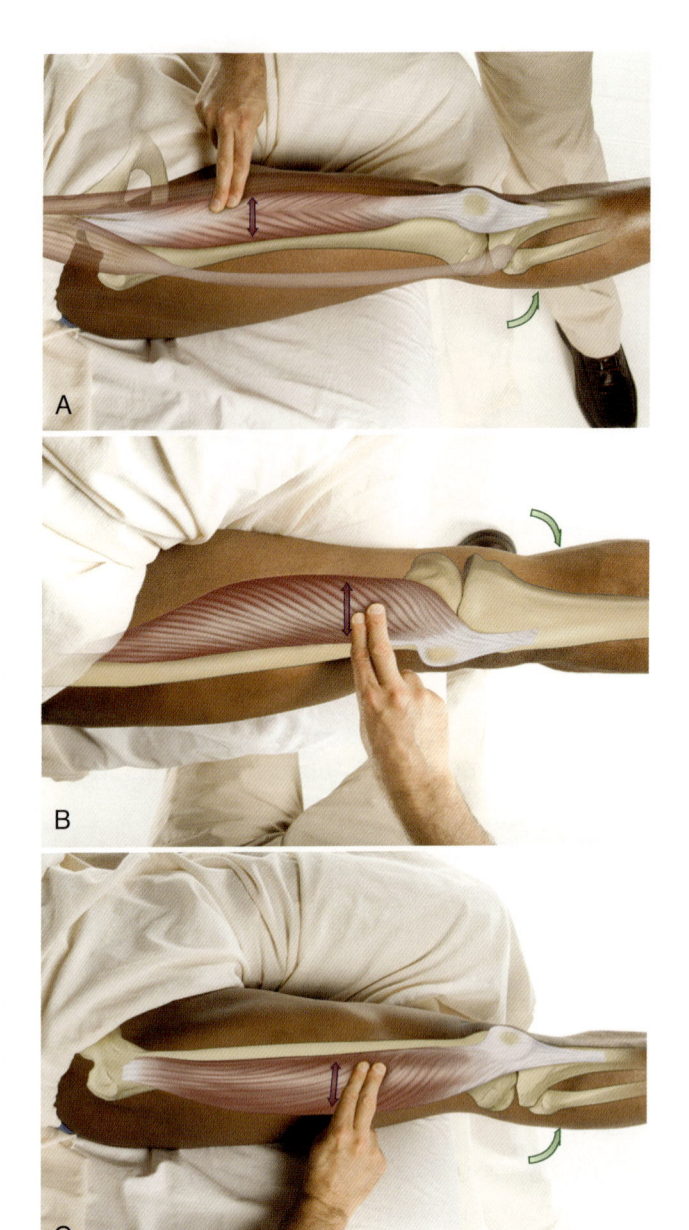

図10-27 膝関節で下腿を伸展させて大腿四頭筋を触診している前面像．A，大腿直筋の触診．B，内側広筋の触診．C，外側広筋の触診．

靭帯のすぐに後方の大腿後外側で外側広筋を触診する（図10-27，C）．

6. 中間広筋は触診して大腿直筋と識別する事が困難である．もし大腿直筋を持ち上げるか，あるいは脇へ動かすかのどちらかができるならば，内側または外側からアプローチしたときに中間広筋の遠位部は大腿直筋の深部で触診できるかもしれない．

治療上の配慮

- てこの違いのため，大腿直筋は股関節よりも膝関節でより強力である．
- 腸脛靱帯に起こる疼痛は，しばしば腸脛靱帯の深部の外側広筋の過緊張が原因である．
- 資料によっては，下部の線維と比較して上部の線維の方向が大きく違うため，内側広筋の上部の線維としての内側広筋長頭と下部の線維としての内側広筋斜頭と呼ぶ．
- 内側広筋の最も遠位部は，大きくて張りのある個々の隆起を形成するかもしれない．
- 大腿四頭筋群の強化は，膝関節安定化または身体的なリハビリテーション運動における重要な要素である．

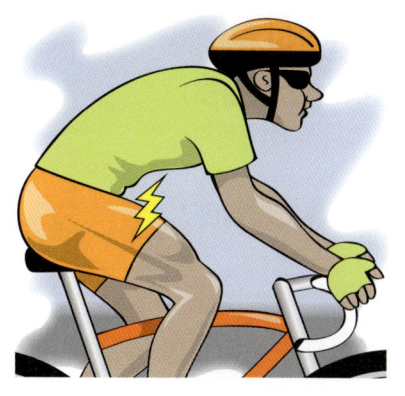

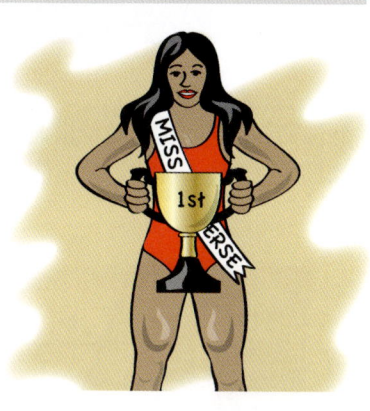

骨盤と大腿の筋
膝関節筋　Articularis Genus

膝関節筋は，大腿骨遠位前面の大腿四頭筋の筋組織深部に位置する非常に薄い筋である（図10-28）．

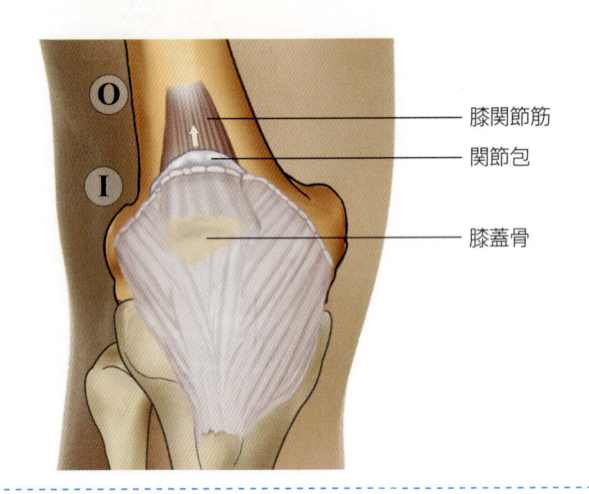

図10-28　右膝関節筋の前面像．O，起始部；I，停止部．

筋の付着

起始（近位付着部）
- 大腿骨骨幹遠位部

停止（遠位付着部）
- 膝関節包

作用

膝関節包を緊張させ近位に引っ張る．

固定
関節包の位置の固定

神経支配

- 大腿神経

触診法

- 膝関節筋は，大腿直筋と中間広筋の深層の小さな筋で，触診して隣接した筋組織と区別するのは不可能でないとしてもとても難しい．

治療上の配慮

- 膝関節筋は，大腿四頭筋群の筋組織と強調して働く．大腿四頭筋群が収縮し大腿骨に沿って近位に膝蓋骨を引っ張るとき，膝関節筋が収縮し，膝蓋骨と大腿骨の間で挟まれないように近位に膝関節包を引っ張る．

筋名称の由来

膝関節に関与していることから「膝関節筋」と呼ばれる．

* 英語名の成り立ち
  articularis：（ラテン語）関節
  genu：（ラテン語）膝に関連する

Notes

骨盤と大腿の筋：ハムストリングス
大腿二頭筋　Biceps Femoris；
半腱様筋　Semitendinosus；半膜様筋　Semimembranosus

ハムストリングスは，大腿二頭筋と半腱様筋と半膜様筋の3つの筋から構成される(**図10-29**)．大腿二頭筋は長頭と短頭の2つの頭をもつ．半腱様筋と半膜様筋は内側に位置し内側ハムストリングスと呼ばれ，2つの頭がある大腿二頭筋は外側に位置し外側ハムストリングスと呼ばれる．大殿筋の深部にある坐骨結節の起始部(近位付着部)を除いて，ハムストリングスは大腿後面の表層にある．ハムストリングス内で，内側では半腱様筋は半膜様筋より浅層にあり，外側では大腿二頭筋長頭は短頭より浅層にある．半膜様筋は3つのハムストリングスのなかで最も大きい．

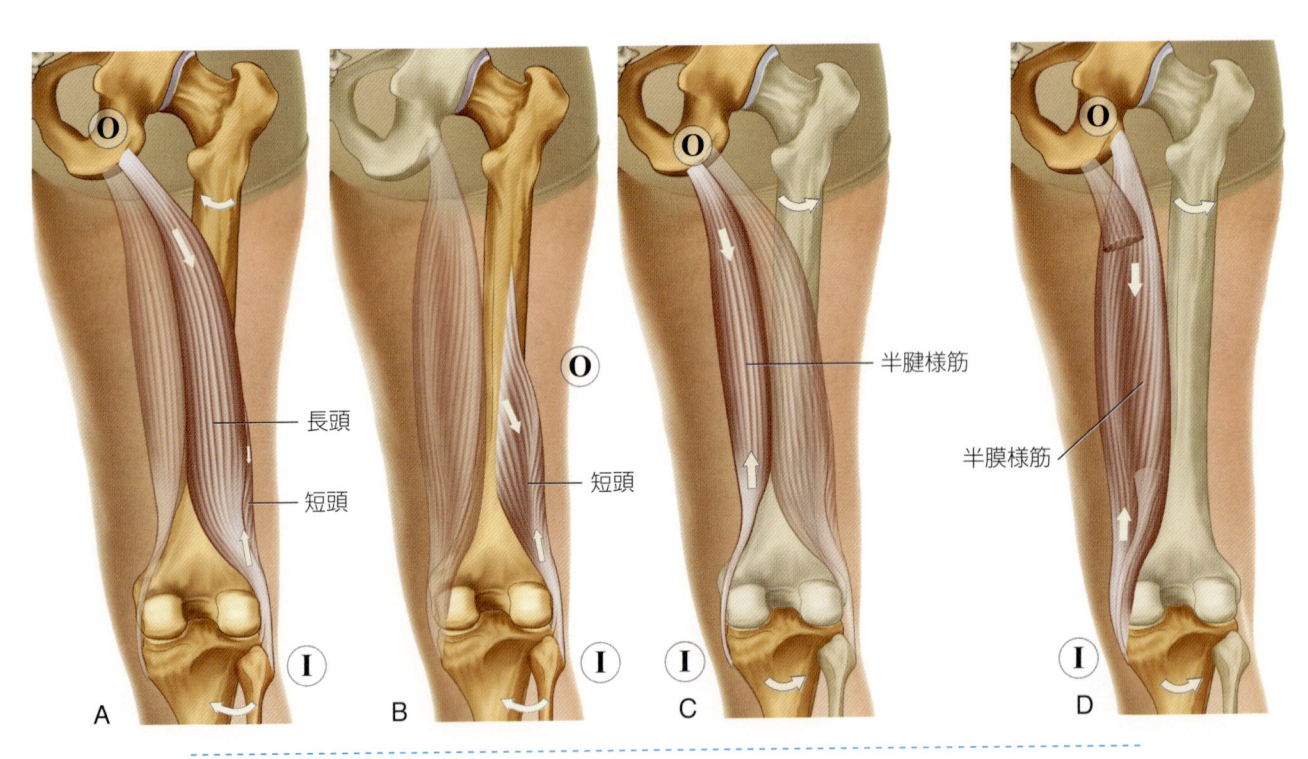

図10-29　右ハムストリングスの後面像．**A**，大腿二頭筋の長頭および短頭．半腱様筋を透明化している．**B**，大腿二頭筋短頭．半膜様筋を透明化している．**C**，右半腱様筋．大腿二頭筋を透明化している．**D**，右半膜様筋．半腱様筋の近位腱および遠位腱を切断して透明化している．**O**，起始部；**I**，停止部．

筋名称の由来

2つの頭をもち大腿骨上に位置することから「大腿二頭筋」と呼ばれる.

長く細い（遠位）腱をもつことから「半腱様筋」と呼ばれる.

扁平な膜性の（近位）付着をもつことから「半膜様筋」と呼ばれる.

※ **英語名の成り立ち**

biceps：（ラテン語）2つの頭部
femoris：（ラテン語）大腿骨
semitendinosus：（ラテン語）長い腱
semimembranosus：（ラテン語）扁平な, 膜性腱

筋の付着

すべてのハムストリングスは（大腿二頭筋の短頭を除いて），骨盤の坐骨結節に起始する（近位付着部）.

大腿二頭筋

起始（近位付着部）
- 坐骨結節（長頭）
- 大腿骨粗線（短頭）

停止（遠位付着部）
- 腓骨頭

半腱様筋

起始（近位付着部）
- 坐骨結節

停止（遠位付着部）
- 鵞足腱（脛骨近位前内側）

半膜様筋

起始（近位付着部）
- 坐骨結節

停止（遠位付着部）
- 脛骨内側顆後面

作用

すべてのハムストリングスの筋は膝関節において下腿または大腿を動かす．すべてのハムストリングスの筋は股関節において大腿または骨盤を動かす．

- 膝関節における下腿の屈曲
- 股関節における大腿の伸展
- 股関節における骨盤の後傾

固定

1. 股関節における大腿と骨盤の固定
2. 膝関節の固定

神経支配

- 坐骨神経

触診法

1. 膝関節を半ば屈曲した腹臥位をとらせる．坐骨結節のすぐ遠位に触診の指を置く．足関節のすぐ近位の下腿遠位部を囲むように抵抗の手を配置する．
2. 穏やかな中等度の抵抗に抗して膝関節で下腿を屈曲させる．ハムストリングスの収縮を感じる．
3. 筋線維を垂直にはじくようにしながら，腓骨頭に向かって大腿二頭筋をたどっていく（図10-30A）．この手順を繰り返し，坐骨結節から下腿内側部に向かって内側ハムストリングスをたどっていく（図10-30B）．

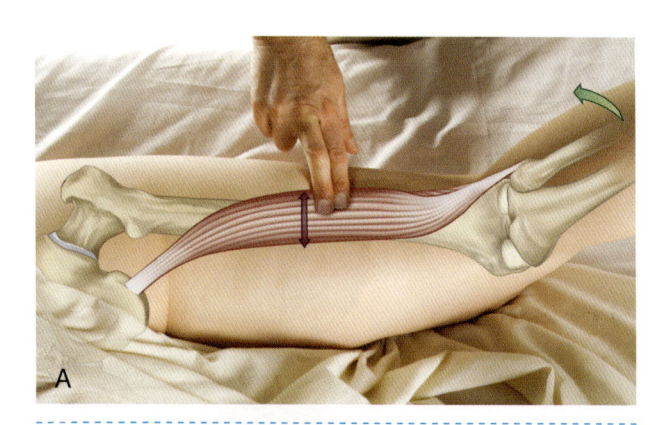

図10-30　右大腿の表層におけるハムストリングスの触診. 抵抗に抗して膝関節で下腿を屈曲させる．A, 外側での大腿二頭筋の長頭の触診．

つづく

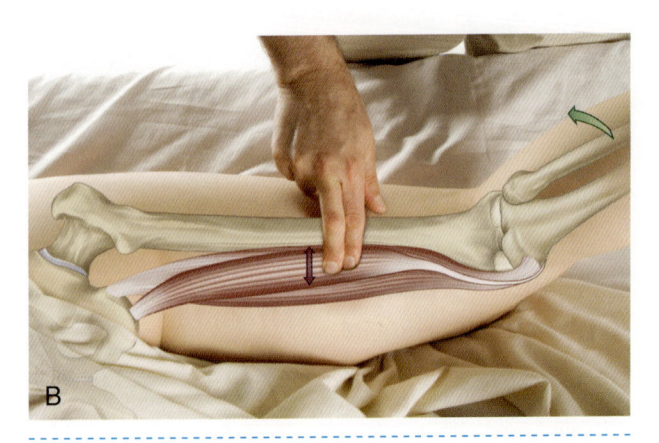

図10-30，つづき　右大腿の表層におけるハムストリングスの触診．抵抗に抗して膝関節で下腿を屈曲させる．**B**，内側での半腱様筋の触診．

- 半膜様筋はまた，膝関節の内側半月板に付着して，膝屈曲時に内側半月板の移動を円滑にする．これは，大腿骨と脛骨の間に内側半月板が挟み込まれるのを防ぐ．
- 半腱様筋は，鵞足腱に付着する3筋の1つであり，鵞足は鵞鳥（ガチョウ）の足を意味する．ここに付着する他の2つの筋は縫工筋と薄筋である．

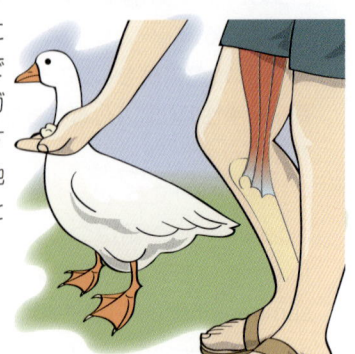

【メモ】半膜様筋は脛骨内側顆の後面浅層に停止し，半腱様筋は鵞足腱として脛骨前方に付着する．

治療上の配慮

- 半腱様筋は遠位の長い腱にちなんで名づけられた．

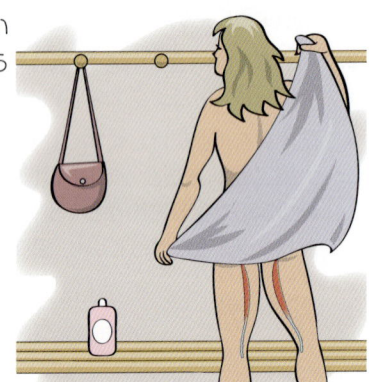

- 半膜様筋は扁平な膜性の近位腱にちなんで名づけられた．

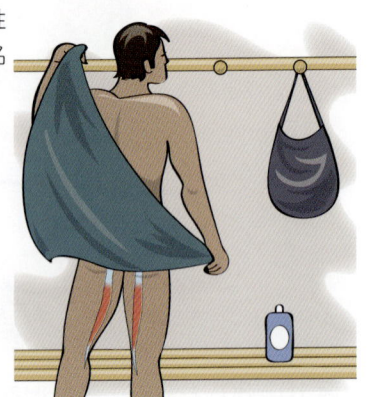

復習問題

次の問題について，○をつけるか正しい答えを書きなさい．

1. ハムストリングスの3つの筋は何か？
   _____
   _____
   _____

2. 大腿四頭筋群の4つの筋は何か？
   _____
   _____
   _____
   _____

3. 殿筋群の3つの筋は何か？
   _____
   _____
   _____

4. 仙骨に付着する股関節の深層外旋筋群のただ1つの筋は，次のうちどれか？
   a. 大腿方形筋
   b. 外閉鎖筋
   c. 梨状筋
   d. 上双子筋

5. 外側ハムストリングスは次のうちどれか？
   a. 半腱様筋
   b. 大腿直筋
   c. 大腿二頭筋
   d. 半膜様筋

6. 股関節をまたぐ大腿四頭筋のただ1つの筋は次のうちどれか？
   a. 外側広筋
   b. 内側広筋
   c. 中間広筋
   d. 大腿直筋

7. 股関節の深部外旋筋群で最も下方に位置するのは次のうちどれか？
   a. 梨状筋
   b. 内閉鎖筋
   c. 下双子筋
   d. 大腿方形筋

8. 股関節で大腿を屈曲，外転，内旋させることができるのは，次のうちどれか？
   a. 大腿直筋
   b. 縫工筋
   c. 大腿筋膜張筋
   d. 梨状筋

9. 股関節で骨盤を前傾できるのは次のうちどれか？
   a. 大腿直筋
   b. 大殿筋
   c. 梨状筋
   d. 内側広筋

10. 鵞足腱に付着するのは次のうちどれか？
    a. 縫工筋
    b. 大腿筋膜張筋
    c. 大腿直筋
    d. 大殿筋

各問題の解答・解答例については，医歯薬出版（株）の本書の web ページ
http://www.ishiyaku.co.jp/corrigenda/details.aspx?bookcode=214420 をご参照ください．

症例 1

Julia は，38歳の女性自転車競技選手で，大転子から膝関節にかけての右大腿外側部に痛みを有している．彼女は，自転車に乗っているときやその直後に疼痛が最も激しくなる．0～10までの疼痛スケールでは，6か7の割合で痛みがある．彼女は痛みを軽減するために氷と熱を利用し，必要に応じて痛みを管理するために市販の消炎鎮痛薬を用いている．

Julia のこの部位にまったく外傷はみられない．彼女はレースに出場するために7年間練習を続けている．彼女の毎週の練習計画は，常に月曜日から木曜日まで1日2回のトレーニングを行い，金曜日に休養し，土曜日に長時間のトレーニングを行い日曜日に再び休養することから構成されている．その上，彼女は月曜日と木曜日にウエイト・トレーニングを行っていた．しかし，来たるイベントに備えて，およそ1ヶ月前に日曜日の第2休息日を取りやめ，第2の長時間トレーニングと入れ替えることを決めた．彼女の大腿外側の疼痛は，2週前から生じ始め，次第に悪化してきた．

触診では，大腿外側の組織が硬く張っていた．さらに，大腿外側中央部の触診では，およそ4～7レベルの疼痛を誘発した．

質問

1. どこの軟部組織の機能不全があり得ますか？

2. Julia はなぜ今，この問題を生じたのですか？

症例2

46歳の事務職の男性．右殿部領域から膝関節の高さの大腿後面までの，坐骨神経の鋭い電撃痛を経験している．また，右腰部と殿部のこわばりの漠然とした感覚を訴えている．この症状が始まるまでに，突然の外傷などは無い．むしろ疼痛はおよそ4週間前から知らぬ間に始まり，それ以来ずっと着実に増加している．

彼は最初に内科医を訪ねたが，そこで整形外科医を紹介された．整形外科医は腰椎のMRIによる診断を行ったが，脊柱のどのような関与も否定するものであった．明確な診断ができなかったので，整形外科医は2週間の抗炎症剤を勧めたが，彼は辞退した．

0～10までの疼痛スケールでは，疼痛レベルは2～7まで変化する．疼痛とこわばりは朝目覚めたときがもっとも酷い(疼痛レベル7)．熱いシャワーを浴びてストレッチした後，午前中は疼痛やこわばりがほとんど和らぎ，かなり気分が良い(疼痛レベル2)．しかしながら1日が経つにつれて，彼の疼痛レベルは徐々にその日の終わりまでに増加し，疼痛レベルは7に戻っている．座っていることが状態を悪化させ，そして運転は最も悪い．

疼痛の部位を特定するために尋ねたとき，鋭い坐骨神経痛を発する部位として右殿部の中心を指さした．また，痛みを感じる別の場所として右の仙腸関節を示し，ここでは一層痛みがあり鈍痛であると述べた．

質問

1. どこの筋組織を評価するべきですか？　またそれはなぜですか？

2. 評価する筋組織が硬いと仮定して，あなたはこの患者を治療するのにどのような方法を用いますか？

3. 他のどのような症状の関与を疑いますか？

4. 現在行う治療に加えて，患者にどのような生活指導を行いますか？

質問の解答・解答例については，医歯薬出版(株)の本書のwebページ
http://www.ishiyaku.co.jp/corrigenda/details.aspx?bookcode=214420 をご参照ください．

CHAPTER 11

下腿および足部の筋

章の概要

機能の概要：距腿関節および距骨下関節の筋　385
機能の概要：足趾の筋　386

下腿の筋/足部の外在筋
前脛骨筋　394
長母趾伸筋　396
長趾伸筋　398
腓骨筋群　400
　長腓骨筋；短腓骨筋；第三腓骨筋
下腿三頭筋群　404
　腓腹筋；ヒラメ筋
足底筋　408
Tom, Dick, Harry（トム，ディック，ハリー）グループ　410
　後脛骨筋；長趾屈筋；長母趾屈筋

膝窩筋　414

足部の内在筋
背面　416
　短趾伸筋；短母趾伸筋
足底の第1層　418
　母趾外転筋；小趾外転筋；短趾屈筋
足底の第2層　422
　足底方形筋；虫様筋
足底の第3層　424
　短母趾屈筋；小趾屈筋；母趾内転筋
足底の第4層　428
　底側骨間筋；背側骨間筋

第11章の筋，は主に距腿関節および距骨下関節による足部の動き，または中足趾節間（MP）関節および趾節間（IP）関節による足趾の動きに関連する．

　一般に足部を動かす筋は，下腿部に起始（近位付着部）と筋腹とをもっている．下腿の筋は通常，前面，側面，浅層の後面，深層の後面の4つの区画に分割される．

　＝＝＝前面の区画には前脛骨筋，長趾伸筋，長母趾伸筋，第三腓骨筋が含まれる．
　＝＝＝側面の区画には長腓骨筋と短腓骨筋が含まれる．
　＝＝＝浅層の後面には腓腹筋，ヒラメ筋，足底筋が含まれる．
　＝＝＝深層の後面には後脛骨筋，長趾屈筋，長母趾屈筋，膝窩筋が含まれる．これらの筋のなかには他の章で述べられているものもある．

　これら区画として分割された場所は，それらの筋の作用を決定するのに役立っている．例えば，前面に区画された筋はすべて足部の背屈を行い，側面および後面に区画された筋はすべて足部の底屈を行う．距腿関節および距骨下関節にかかわる正確な筋の作用は，関節を横切る遠位の腱の位置によって決定される（例えば，前脛骨筋の筋腹は下腿の前側面に位置しているが，その腱は距骨下関節の中央を横切っており，それゆえに，前脛骨筋は足部の内がえしの作用をもつ）．

　足部の動きにかかわる筋は通常，長い外在性の筋と短い内在性の筋に分けられる．外在性の筋は下腿または大腿に起始し（近位付着部），足部のなかに停止する（遠位付着部）．内在性の筋は起始も停止も足部のなかに存在する．つまり，内在筋は完全に足部内にある．この内在筋は背側の筋と足底の筋とに分けられる．一般的に，背側の筋は足趾を伸ばし，足底の筋は足趾を曲げる．足底の筋はさらに4つの層に分けられ，浅層から深層にかけて第1～4層と呼ばれている．Digitorum（足趾）という言葉は第2～5趾を表し，hallucis（母趾）は第1趾を表している．

機能の概要：距腿関節および距骨下関節の筋

距腿関節および距骨下関節に関する筋群の機能的な作

用に関する一般的原則を以下に示す．
- 筋が距腿関節の前面を垂直方向に走行することで，下腿の表面に足部の前面（背側）が近付く動きとなり，距腿関節は背屈する．
- 筋が距腿関節の後面を垂直方向に走行することで，下腿の後面に足底が近付く動きとなり，距腿関節は底屈する．
- 筋が距骨下関節の外側を走行することで，下腿の外側に足部の外側が近付く動きとなり，距骨下関節は外がえしとなる．注：外がえしは回内の要素を含む．
- 筋が距骨下関節の内側を走行することで，下腿の内側に足部の内側が近付く動きとなり，距骨下関節は内がえしとなる．注：内がえしは回外の要素を含む．
- 足底が地面に接地している際は逆作用が生じる．これは下腿が足底に対して相対的に動かされることである．例えば，下腿前面が足背に向かって動いても距腿関節の背屈と呼ぶ．
- 先に述べた各運動の逆作用は同様の説明ができる．

機能の概要：足趾の筋

足趾の筋群の機能的な作用に関する一般的原則を以下に示す．
- 第2～5趾は3つの関節で動かされる．中足趾節間（MP）関節と近位趾節間（PIP）関節および遠位趾節間（DIP）関節である．母趾（第1趾）は2つの関節で動かされる．中足趾節間（MP）関節と趾節間（IP）関節である．
- 足趾の関節を動かすために筋は関節をまたいで走行する．したがって，筋による足趾の関節の運動は筋の付着部によって決定される．
- 足底面において筋が足趾関節をまたいで走行することで，足趾関節を屈曲させる．足背面において筋が足趾関節をまたいで走行することで，足趾関節を伸展させる．
- 逆作用は起始が停止に向かって動くことを引き起こす．足部が地面に接地しているときのように足尖が固定された場合に生じる（例えば，歩行周期におけるつま先離地時は中足骨が近位の趾骨に向かって運動する．これもMP関節の伸展という）．

右足関節および距骨下関節の筋群の前面像

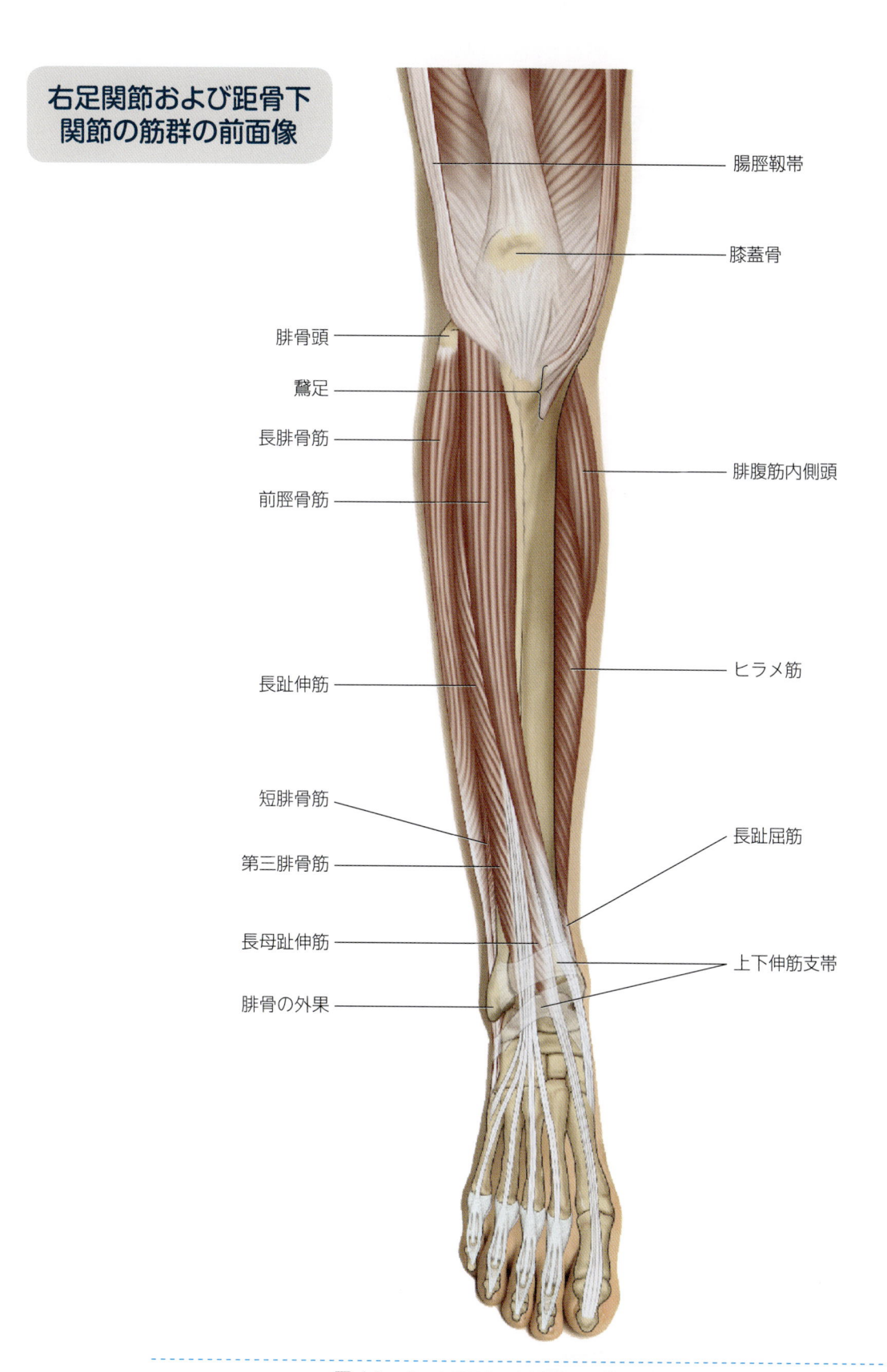

- 腸脛靱帯
- 膝蓋骨
- 腓骨頭
- 鵞足
- 長腓骨筋
- 前脛骨筋
- 腓腹筋内側頭
- 長趾伸筋
- ヒラメ筋
- 短腓骨筋
- 第三腓骨筋
- 長趾屈筋
- 長母趾伸筋
- 上下伸筋支帯
- 腓骨の外果

図11-1 右足関節および距骨下関節の筋の前面像.

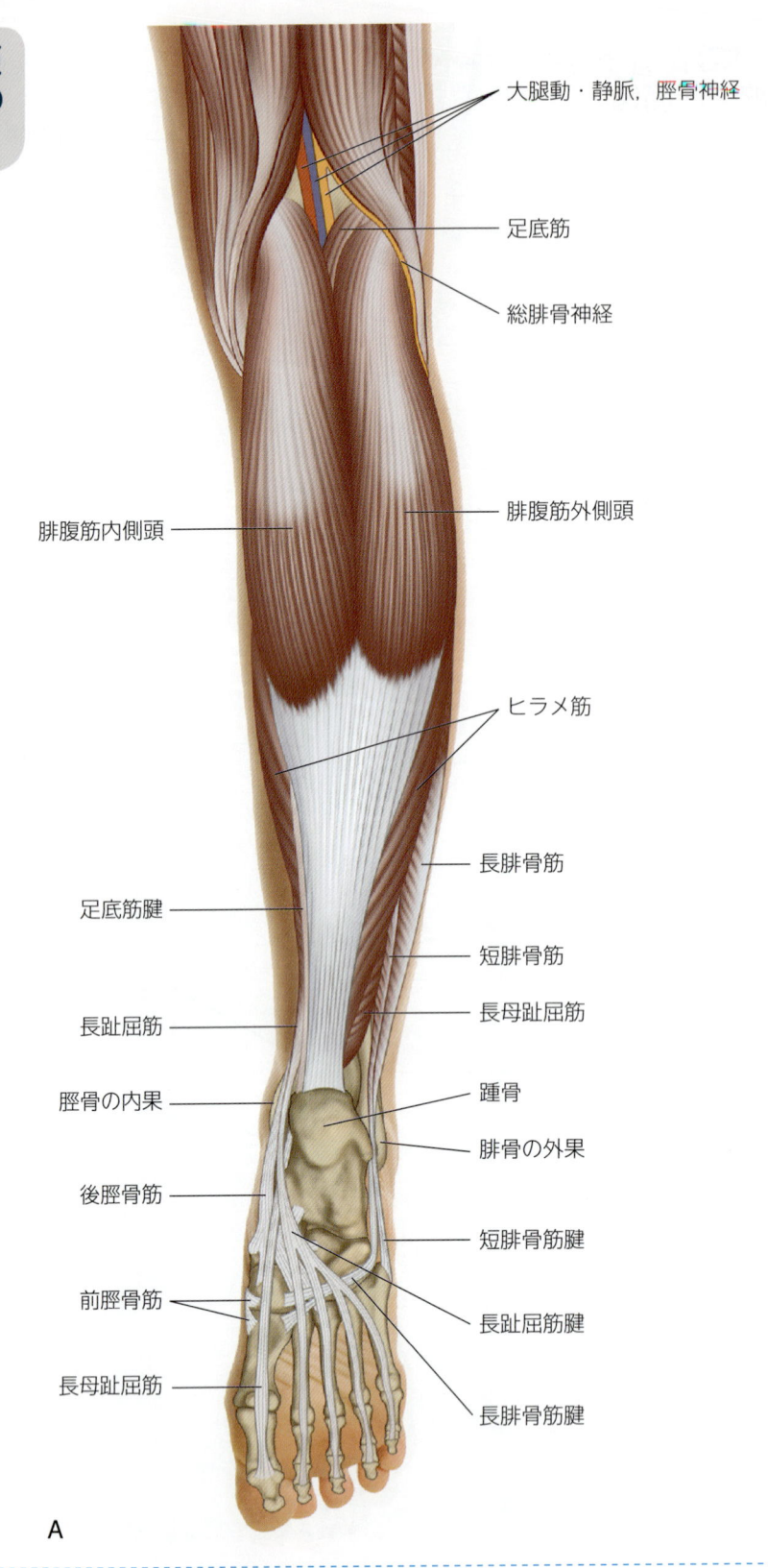

図 11-2 右足関節および距骨下関節の筋の後面像．A，浅層．

右足関節および距骨下関節の筋群の後面像—深層

- 膝窩動・静脈
- 坐骨神経
- 脛骨神経
- 総腓骨神経
- 大腿骨内側頭
- 腓骨頭
- 後脛骨筋
- 長趾屈筋
- 長母趾屈筋
- 脛骨の内果
- 腓骨の外果
- 後脛骨筋
- 長趾屈筋
- 長母趾屈筋

B

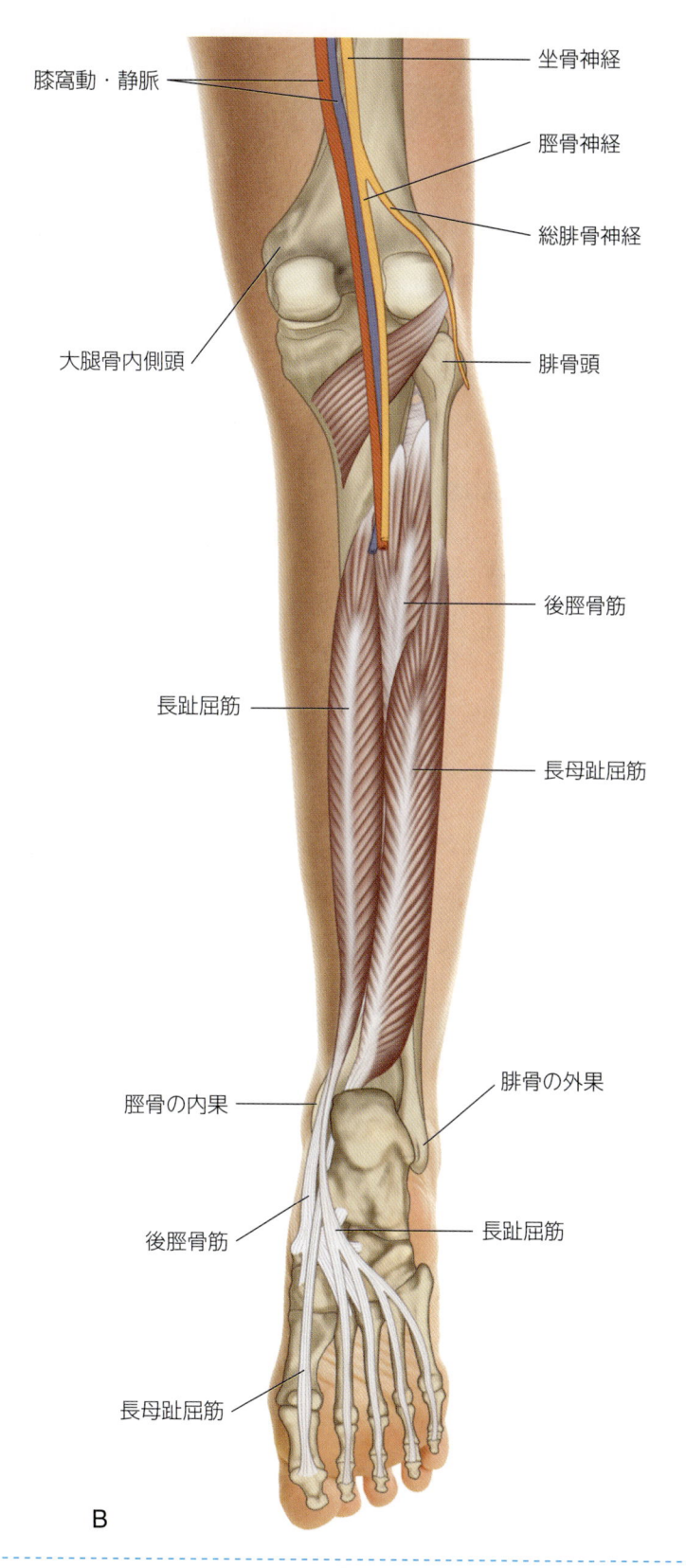

図11-2，つづき　右足関節および距骨下関節の筋の後面像．B，深層．

389

右足関節および距骨下関節の筋群の内側面，外側面像

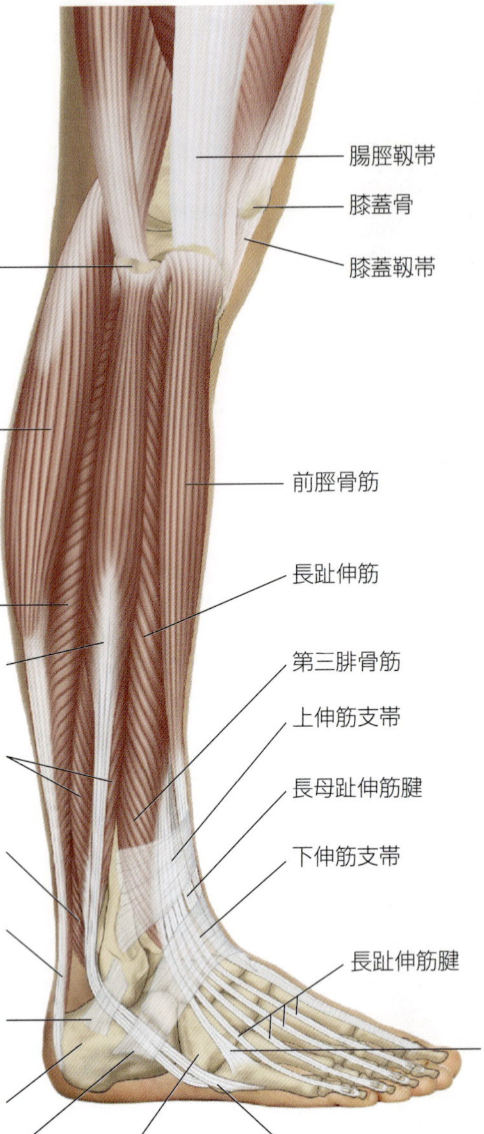

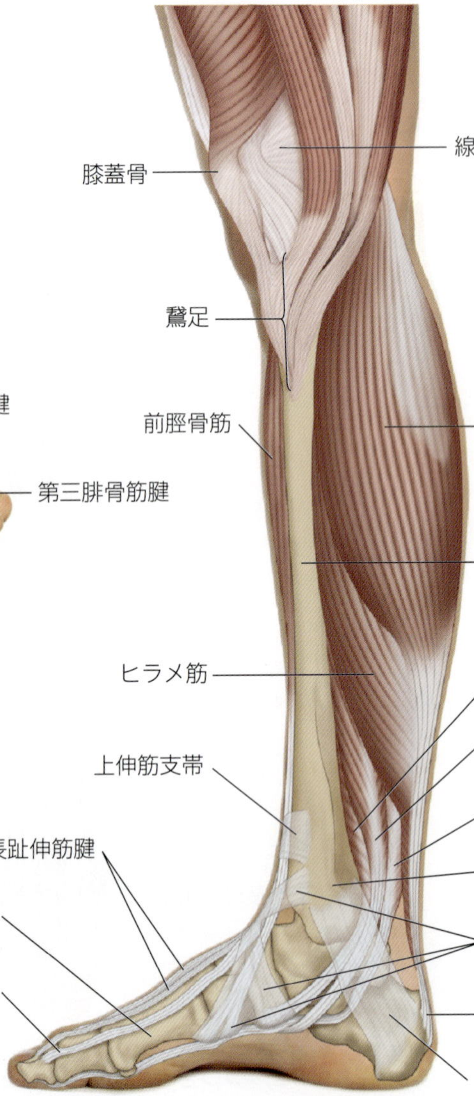

図 11－3　A，右足関節および距骨下関節の筋の外側面像．B，右足関節および距骨下関節の筋の内側面像．

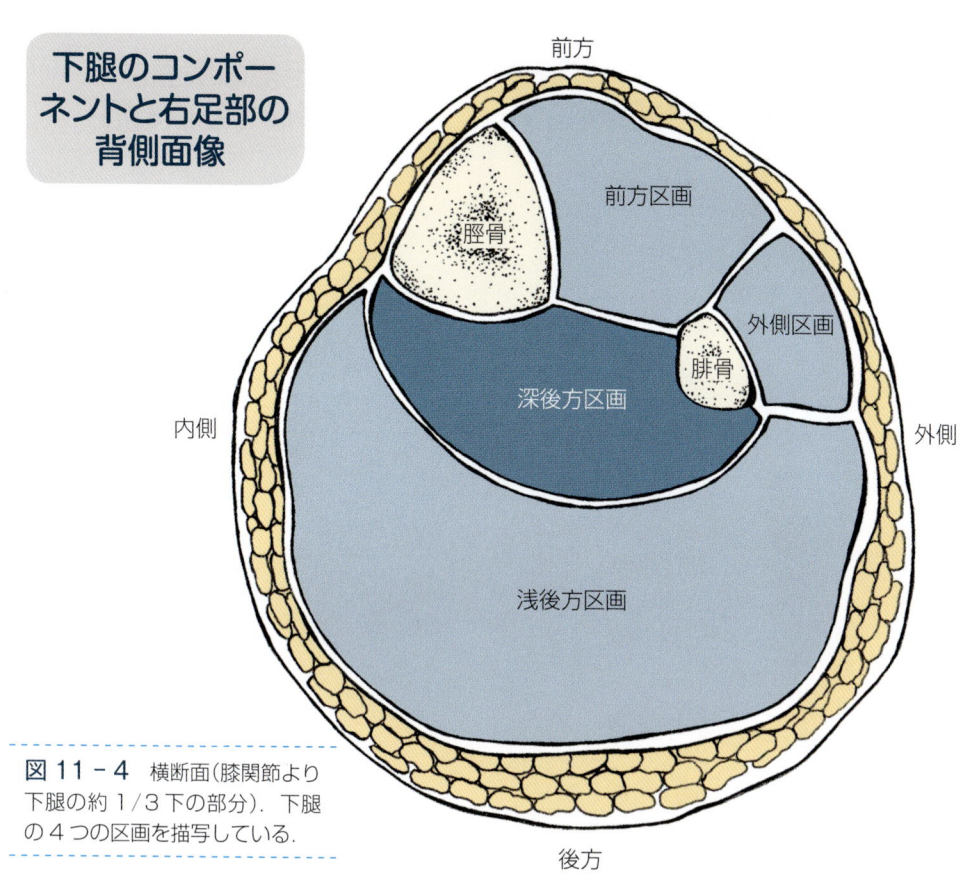

下腿のコンポーネントと右足部の背側面像

前方区画：
　前脛骨筋
　長趾伸筋
　長母趾伸筋
　第三腓骨筋

外側区画：
　長腓骨筋
　短腓骨筋

浅後方区画：
　腓腹筋
　ヒラメ筋
　足底筋

深後方区画：
　膝窩筋
　後脛骨筋
　長趾屈筋
　長母趾屈筋

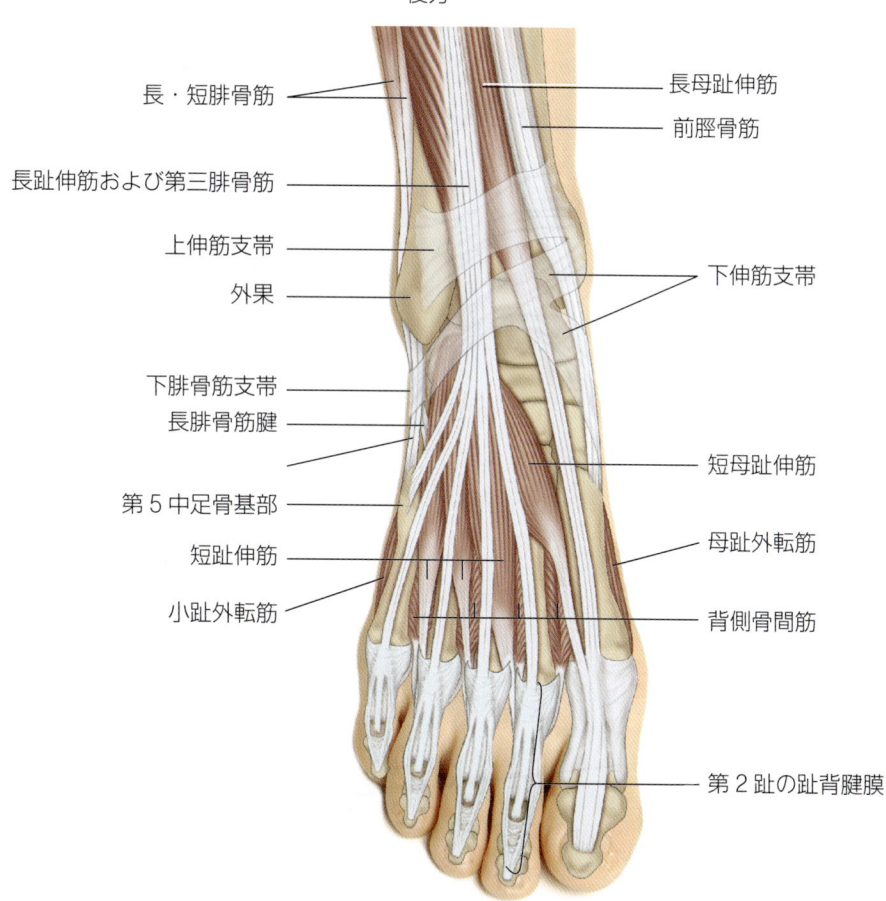

図11-4　横断面（膝関節より下腿の約1/3下の部分）．下腿の4つの区画を描写している．

図11-5　右足部の背側面像．

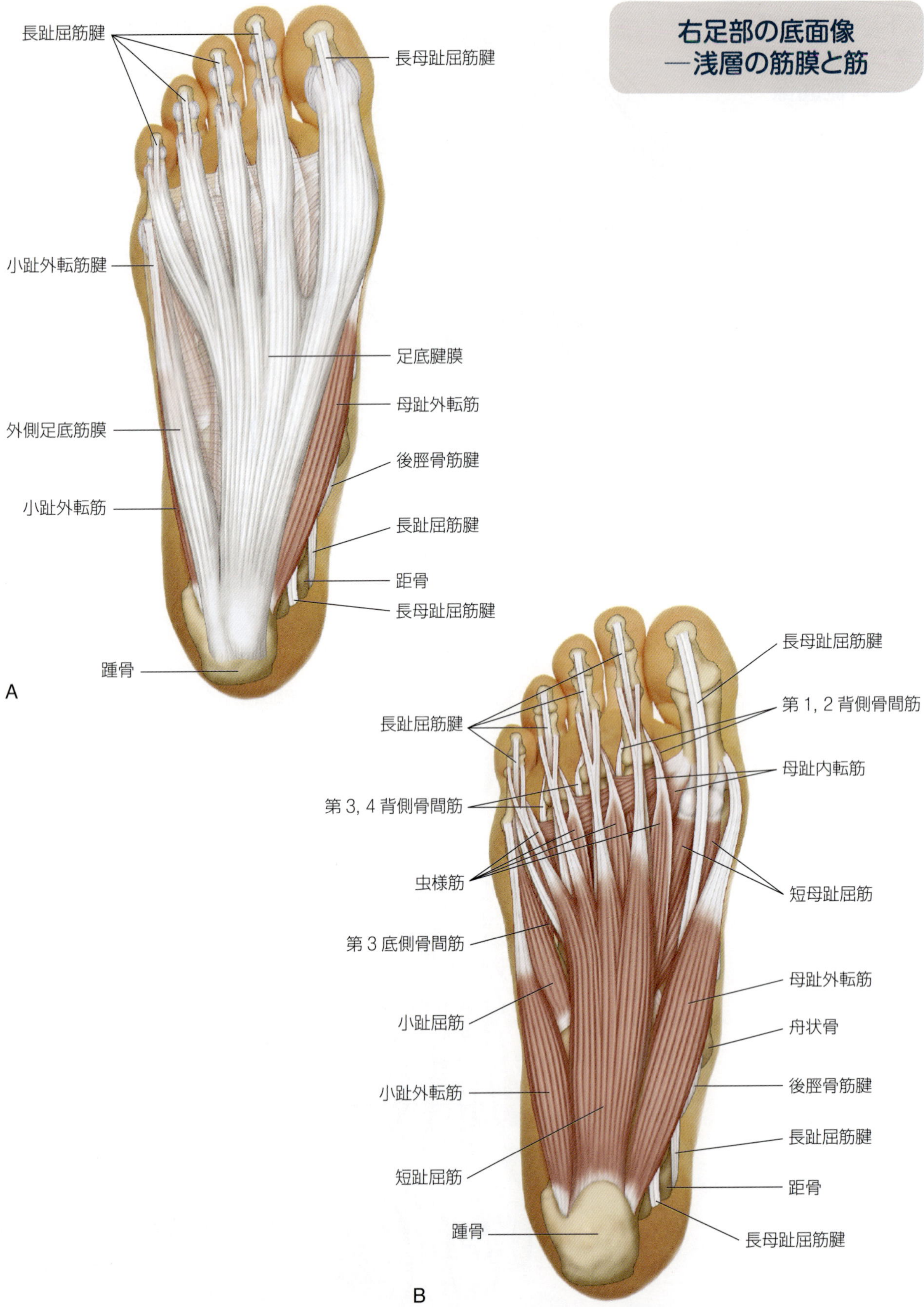

図 11-6 右足部の底面像．A，筋膜も含んだ浅層像．B，浅層の筋．

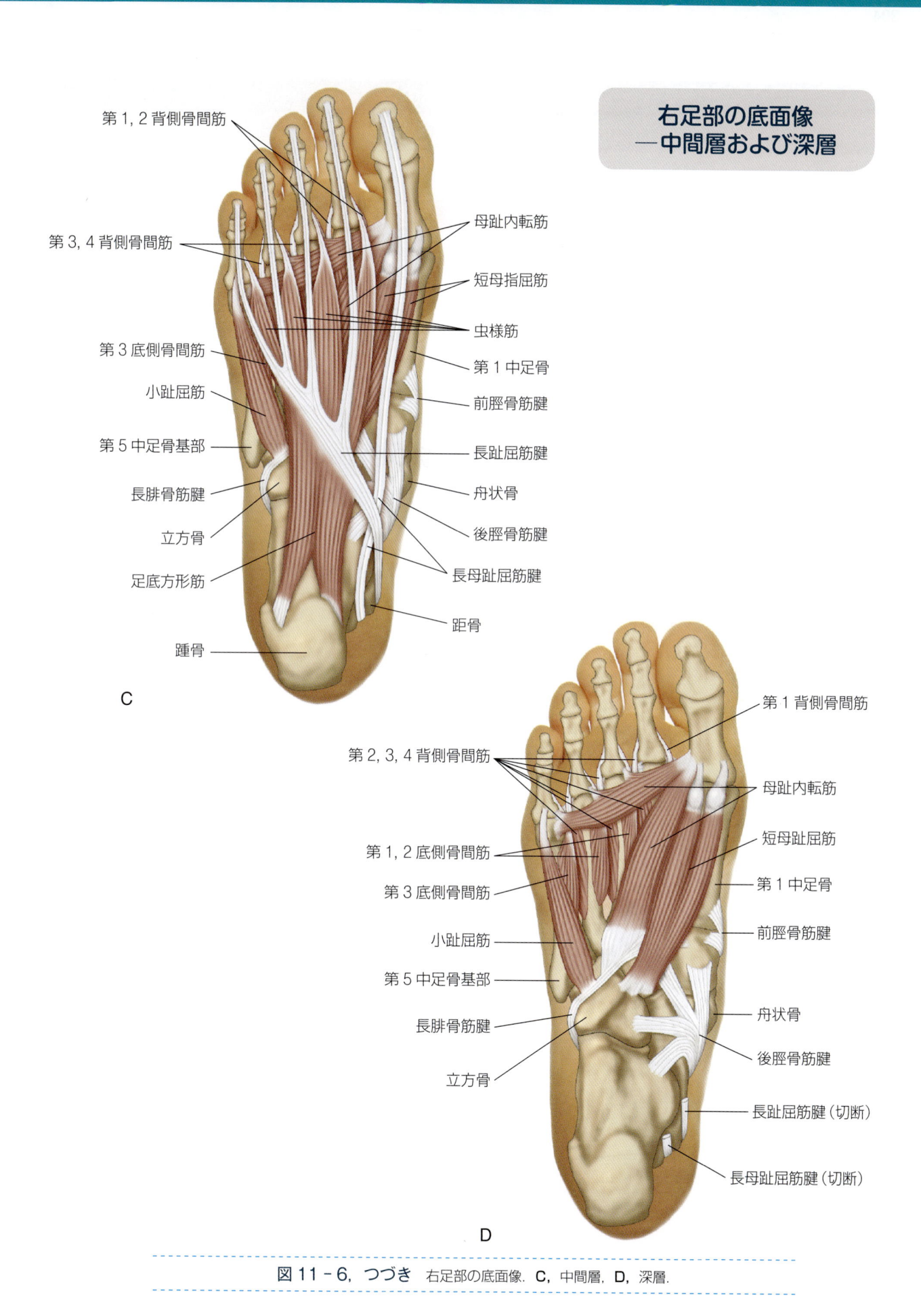

右足部の底面像 —中間層および深層

図 11-6, つづき 右足部の底面像. C, 中間層. D, 深層.

下腿および足部の筋
前脛骨筋　Tibialis Anterior

前脛骨筋は下腿の前方区画にある浅層の筋である．脛骨の骨幹のすぐ外側に位置する（図11-7）．

筋名称の由来
「前脛骨筋」の名前は，脛骨に付着し前方に位置することに由来する．

* **英語名の成り立ち**
  tibialis：（ラテン語）脛骨に関連する
  anterior：（ラテン語）前方

筋の付着
起始（近位付着部）
- 脛骨の前方

停止（遠位付着部）
- 足の内側

作用
- 距腿関節における足部の背屈
- 距骨下関節における足部の内がえし

固定
距腿関節と距骨下関節の固定

神経支配
- 深腓骨神経

触診法
1. 背臥位をとらせる．足部の遠位で内側に手をあて抵抗をかける．
2. 抵抗に抗して背屈および内がえしを行わせる．距腿関節と足部の内側で前脛骨筋の遠位の腱を探す．その腱は通常，みつけることができる（図11-8, A）．
3. 腱の走行と垂直に交差するように触診する．引き続き脛骨外側顆に向かって前脛骨筋の近位部を触診しながら，筋線維の走行と垂直に交差するように触る（図11-8, B）．
4. 前脛骨筋を位置付けた時点で患者をリラックスさせ，通常の基準となる緊張を評価するために触診を行う．

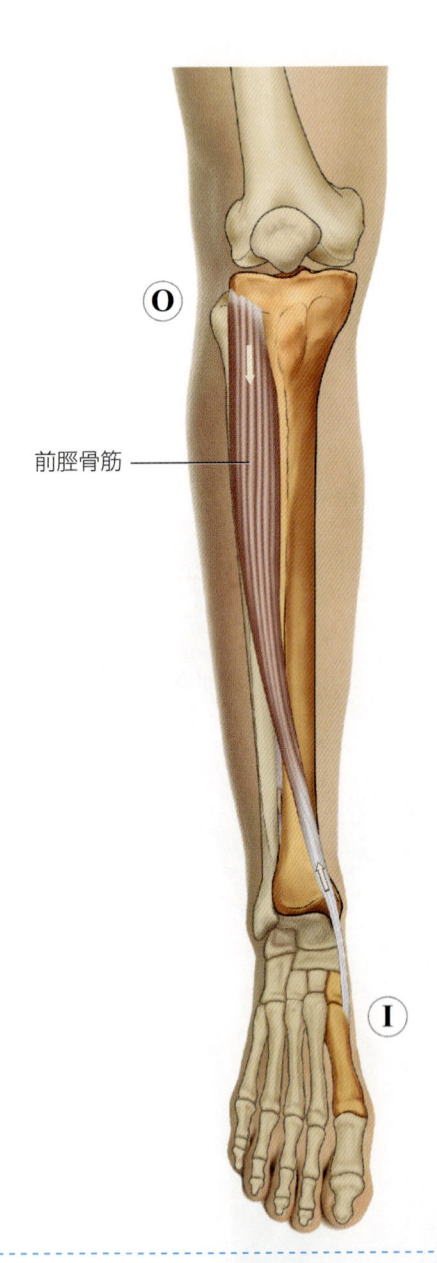

図11-7　右前脛骨筋の前面像．O, 起始部；I, 停止部．

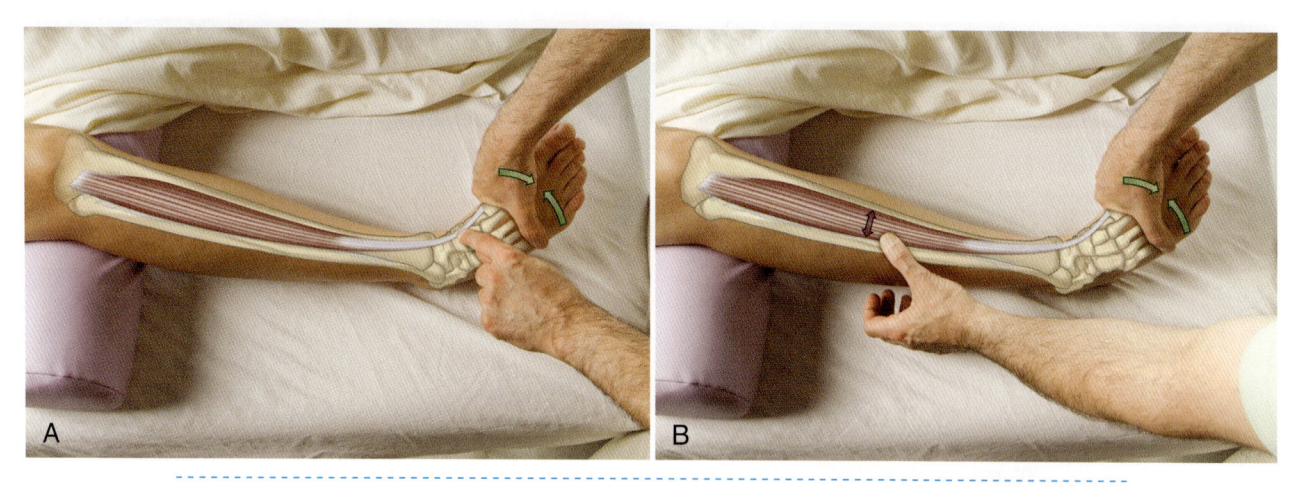

図11-8 **A**，足部の背屈と内がえしに対する抵抗．通常，前脛骨筋の遠位の腱は容易にみることができる．**B**，右前脛骨筋の筋腹の触診．

治療上の配慮

- 前脛骨筋は末梢部にとても目立つ腱を有している．
- 前脛骨筋と長腓骨筋はあぶみのような筋として知られている．この2つの筋は両方とも足の中央の同じ場所に付着しており，足部の弓形構造を支えるためのあぶみのように見えるかも知れない． 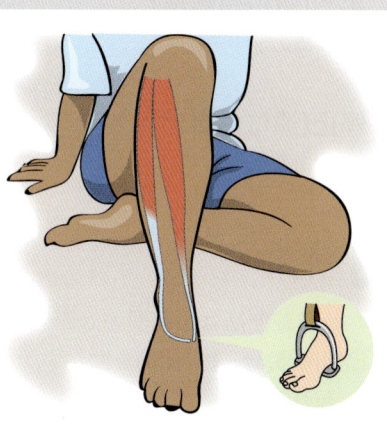
- 前脛骨筋が特に脛骨の付着部に沿ってこわばりや痛みがある場合，通常，脛骨過労性骨膜炎と呼ばれる．

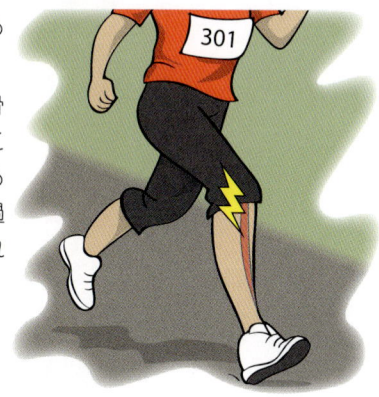

下腿および足部の筋
長母趾伸筋　Extensor Hallucis Longus

長母趾伸筋は下腿の前方区画に位置する母趾の長い伸筋である．この筋の筋腹はほとんど前脛骨筋と長趾伸筋の深層にあるが，遠位の腱は距腿関節をまたぎ足部の背面上を走行する（図11-9）．

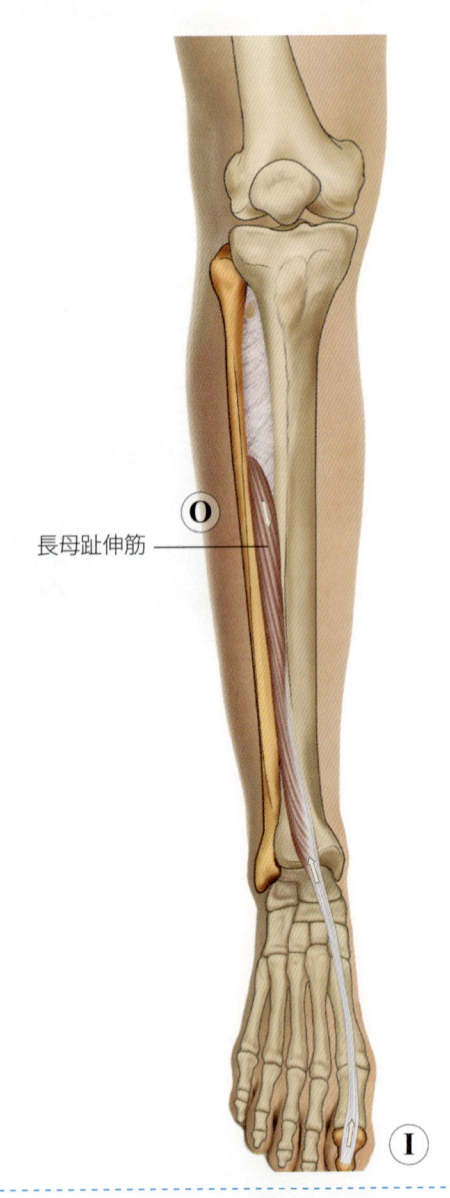

図11-9　右長母趾伸筋の前面像．O，起始部；I，停止部．

筋名称の由来

「長母趾伸筋」の名前は，母趾を伸展する筋であり，短母趾伸筋よりも長いことに由来する．

* **英語名の成り立ち**
    extensor：（ラテン語）体の一部を伸展する筋
    hallucis：（ラテン語）母趾に関連する
    longus：（ラテン語）長い

筋の付着

起始（近位付着部）
- 腓骨の前中央

停止（遠位付着部）
- 母趾背側面

作用

長母趾伸筋は距腿関節と距骨下関節および母趾の中趾節間関節，趾節間関節を動かす．
- 母趾の伸展
- 足部の背屈（距腿関節）
- 足部の外がえし（距骨下関節）

固定
距腿関節，距骨下関節および母趾の中趾節間関節，趾節間関節の固定

神経支配
- 深腓骨神経

触診法

1. 背臥位をとらせる．母趾の遠位の趾骨に対して背面から指で抵抗をかける．
2. 抵抗に抗してMP関節とIP関節によって母趾を伸展するよう指示する．長母趾伸筋の腱が現れるので，それを診る．
3. 遠位の腱の走行と垂直に交差するように触診する（図11-

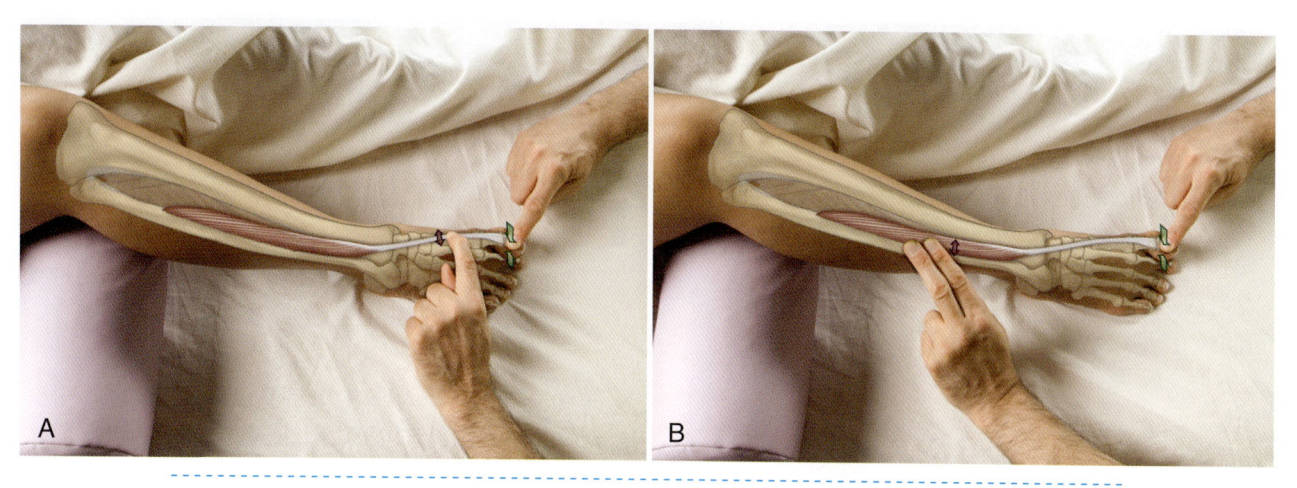

図11-10　抵抗に抗して母趾を伸展する際の右長母趾伸筋の触診．A，足背上での遠位の腱の触診．B，下腿の前外側での筋腹の触診．

10, A).

4. 引き続き，長母趾伸筋の近位部を触診する．隣接した筋線組織の奥深くまで行くとすぐにこの筋は触診できなくなる．そのかわり，筋腹上にそっと指腹を置き，母趾を伸展した際にその収縮を感じる（図11-10, B）．

治療上の配慮

- 我々は歩行周期で脚を前方に振り出す際，足趾が地面を引きずらないように足趾を伸展している．

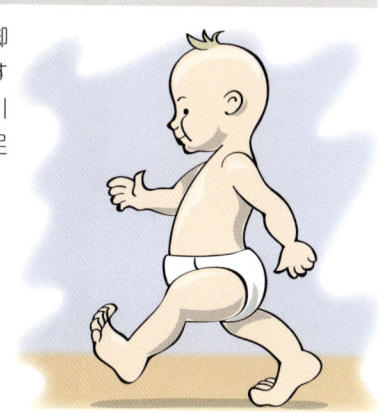

下腿および足部の筋
長趾伸筋　Extensor Digitorum Longus

長趾伸筋は下腿の前方区画に位置する第2～5趾の長い伸筋である．長趾伸筋は，表層にある小さな筋腹を除けば，そのほとんどが前脛骨筋と長腓骨筋の深層にある（図11-11）．

筋名称の由来

「長趾伸筋」の名前は，足趾を伸展する筋（第2～5趾）であり，短趾伸筋より長いことに由来する．

* **英語名の成り立ち**
extensor：（ラテン語）体の一部を伸展する筋
digitorum：（ラテン語）足趾に関連する
longus：（ラテン語）長い

筋の付着

起始（近位付着部）
- 脛骨前面近位部

停止（遠位付着部）
- 第2～5趾の背側面

作用

長趾伸筋は距腿関節と距骨下関節および第2～5趾のMP関節，IP関節（PIP関節およびDIP関節）を動かす．
- 第2～5趾のMP関節とIP関節の伸展
- 距腿関節による足部の背屈
- 距骨下関節による足部の外がえし

固定
距腿関節，距骨下関節および第2～5趾のMP関節，IP関節の固定

神経支配
- 深腓骨神経

触診法

1. 背臥位をとらせる．第2～5趾の背面に指腹で抵抗をかける．
2. 抵抗に抗してMPおよびIP関節において第2～5趾を伸展させる．長趾伸筋の腱が足背に現れるので，それをみる．
3. それらの遠位腱の走行と垂直にはじくように触診する（図

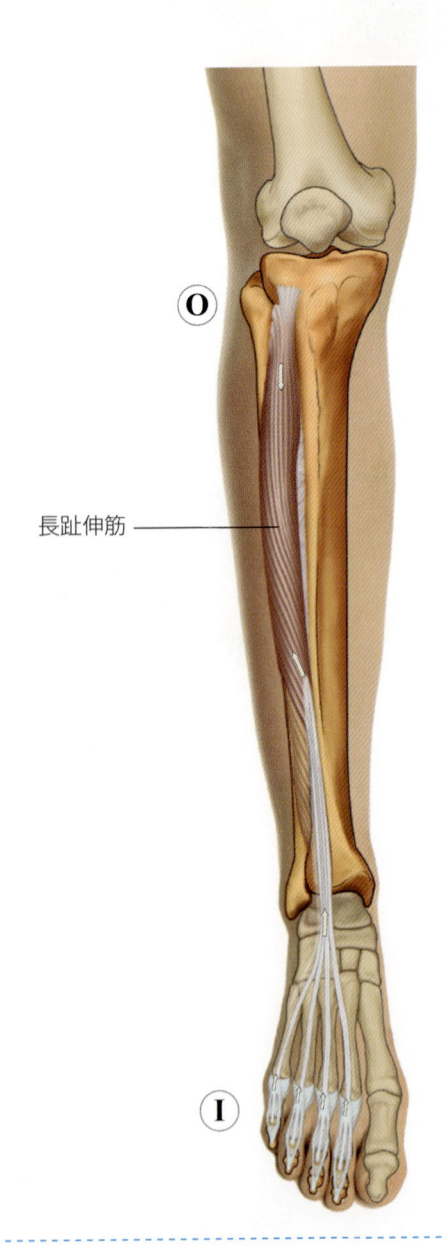

図11-11　右長趾伸筋の前面像．ただし第三腓骨筋は透明化している．O，起始部；I，停止部．

11-12, A).

4. 引き続き，長趾伸筋の近位部を触診しながら，筋線維を診る(図11-12, B).

治療上の配慮

- 長趾伸筋の停止部は趾の内側および外側へと広がり，線維性の腱膜となって背面の多くを覆う．この構造は趾背腱膜と呼ばれ(391ページ参照)，多くの内在する足部筋の付着部となる．

- 長趾伸筋の最も遠位で外側の部分(腓骨の遠位1/3)は趾に付着していない．そのため第三腓骨筋という別の名前を付けられている．

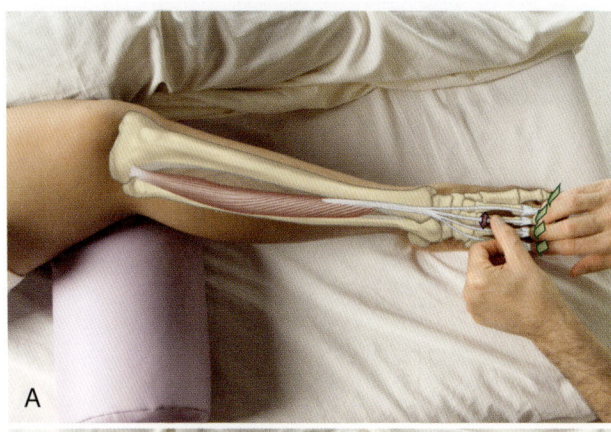

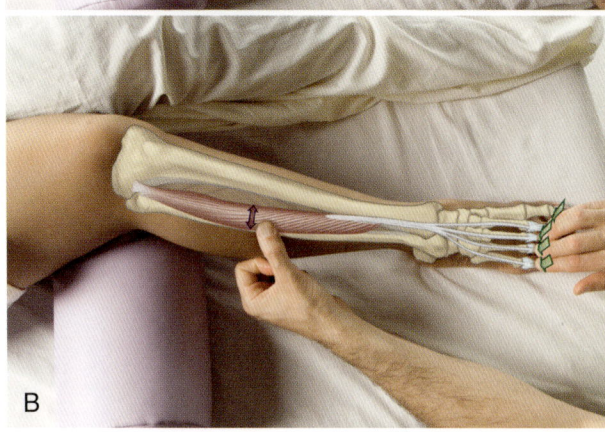

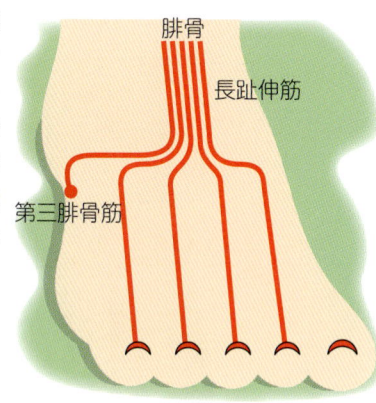

図11-12 抵抗に抗して第2～5趾を伸展する際，右長趾伸筋は触診される．**A**, 足背上での遠位の腱の触診．**B**, 下腿の前外側での筋腹の触診．

下腿および足部の筋：腓骨筋群
長腓骨筋　Fibularis Longus；短腓骨筋　Fibularis Brevis；第三腓骨筋　Fibularis Tertius

腓骨筋群は腓骨に付着し，下腿の外側に位置する．この筋群は長腓骨筋，短腓骨筋，第三腓骨筋から成り立っている（**図11-13**）．3つの腓骨筋群は距骨下関節によって足部の外がえしを起こす．長・短腓骨筋は外側区画に位置しており，長腓骨筋は短腓骨筋より浅層にある．第三腓骨筋は浅層にあり前方区画に位置している．腓骨筋群（fibularis muscles）は以前は，peroneus muscles と呼ばれていた．

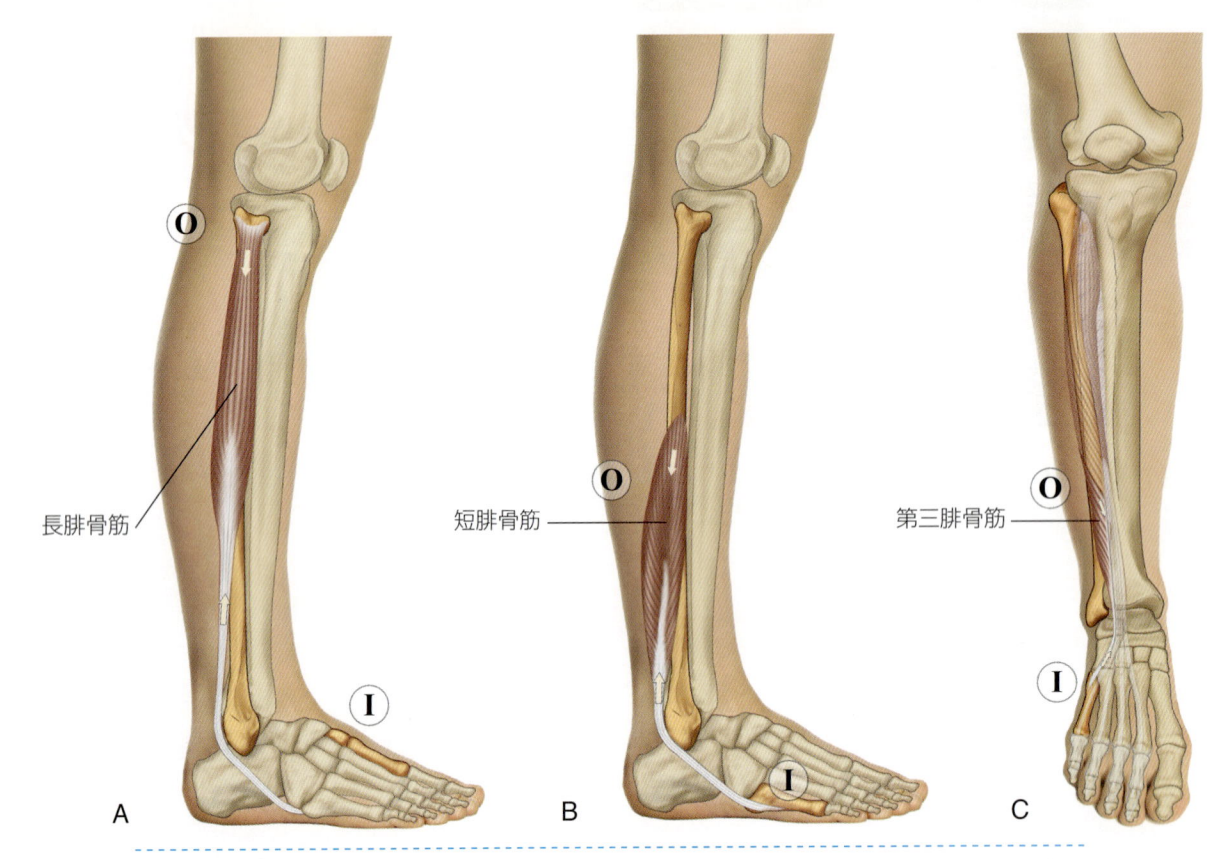

図11-13 A，右長腓骨筋の外側面像．B，右短腓骨筋の外側面像．C，右第三腓骨筋の前面像．ただし長趾伸筋は透明化している．O，起始部；I，停止部．

筋名称の由来

「長腓骨筋」の名前は，腓骨に付着し短腓骨筋よりも長いことに由来する．
「短腓骨筋」の名前は，腓骨に付着し長腓骨筋よりも短いことに由来する．
「第三腓骨筋」の名前は，腓骨に付着する第3の腓骨筋であることに由来する．

＊ 英語名の成り立ち
　fibularis：（ラテン語）腓骨に関連する
　longus：（ラテン語）長い
　brevis：（ラテン語）短い
　tertius：（ラテン語）第3の

筋の付着

長腓骨筋

起始（近位付着部）
- 近位の腓骨外側面

停止（遠位付着部）
- 内足部

短腓骨筋

起始（近位付着部）
- 遠位の腓骨外側面

停止（遠位付着部）
- 第5中足骨

第三腓骨筋

起始（近位付着部）
- 遠位の腓骨前面

停止（遠位付着部）
- 第5中足骨

作用

長・短腓骨筋
- 距骨下関節による足部の外がえし
- 距腿関節による足部の底屈

第三腓骨筋
- 距骨下関節による足部の外がえし
- 距腿関節による足部の背屈

固定
距腿関節と距骨下関節の固定

神経支配
- 浅腓骨神経（長・短腓骨筋）
- 深腓骨神経（第三腓骨筋）

触診法

長・短腓骨筋

1. 側臥位をとらせる．指腹を腓骨の外側からあてて触診する．ちょうど腓骨頭の末端部に置く．足部の外側から抵抗をかける．
2. 抵抗に抗して距骨下関節による足部の外がえしを行わせる．長腓骨筋の収縮を感じる（図11-14，A）．
3. 線維の走行と垂直にはじいて触診しながら，長腓骨筋の末端へと向かう．長腓骨筋はおよそ下腿の半ばぐらいで腱となる．この遠位腱は通常，腓骨の外果の後方ですぐに触診できる（図11-14，B）．
4. 短腓骨筋の触診は下腿の下半分の所で長腓骨筋のどちら側でも触診できる（図11-15，A）．
5. 短腓骨筋の遠位腱はしばしば見る事ができ，腓骨の外果より遠位で足の基部で触診する（図11-15，B）．

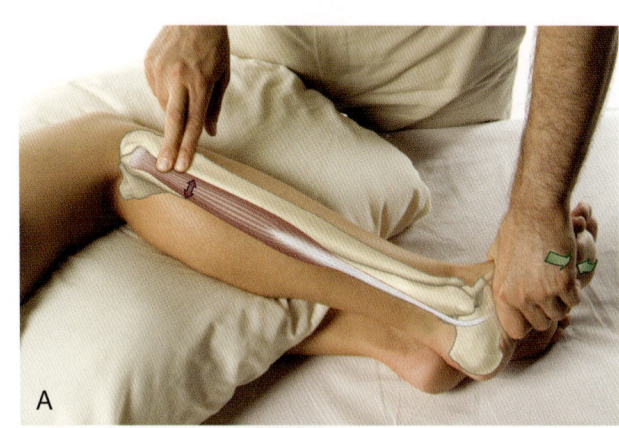

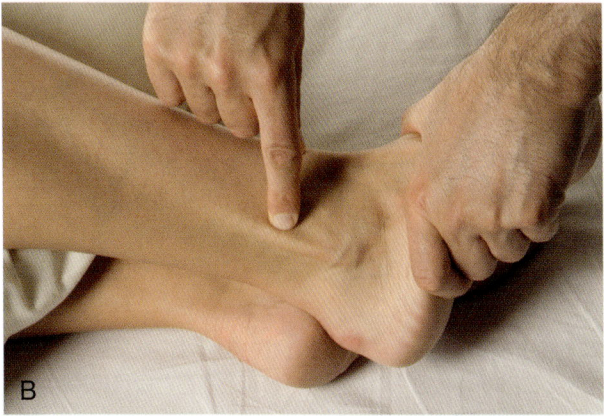

図11-14 A，抵抗に抗して足部を外がえしする際，長腓骨筋の筋腹は触診できる．B，抵抗に抗して足部の外がえしをした際，長腓骨筋の遠位の腱は腓骨の外果より近位部でしばしば触診できる．

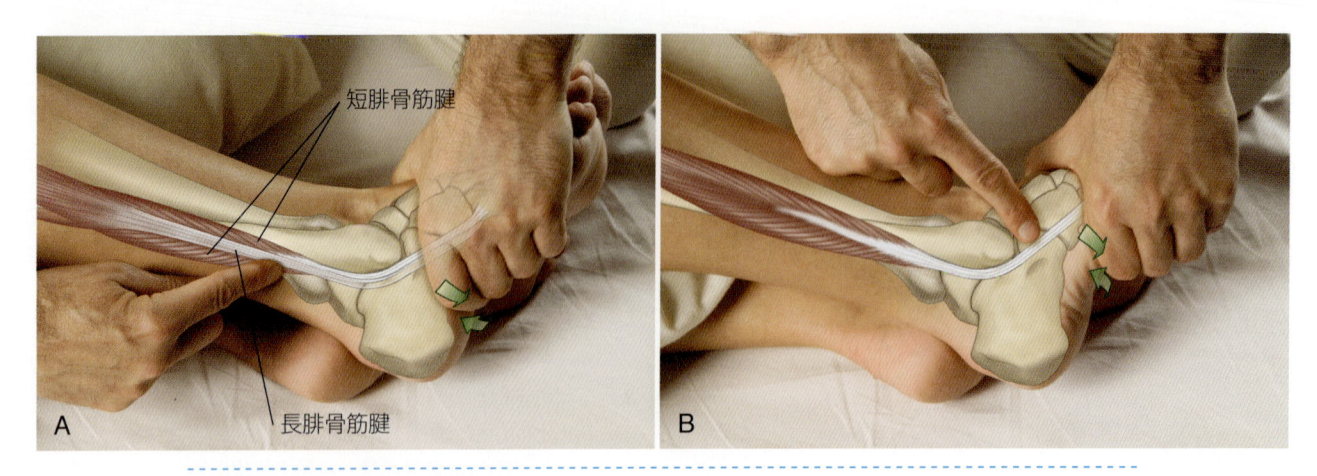

図 11-15 抵抗に抗して足部を外がえしする際，右短腓骨筋の筋腹は触診できる．A，短腓骨筋の筋腹は長腓骨筋腱のすぐ後方で触診できる．B，短腓骨筋の遠位の腱は外果より遠位部で触診できる．

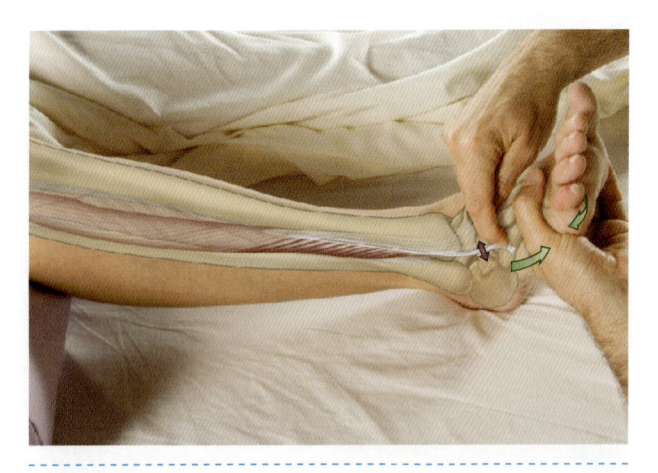

図 11-16 抵抗に抗して足部を外がえしおよび背屈した際の第三腓骨筋の遠位腱の触診．右第三腓骨筋の前外側像．ただし長趾伸筋は透明化している．

第三腓骨筋

1. 第三腓骨筋の触診は，足背上に長趾伸筋の遠位腱を見つけ，小趾側に進んでいく．腱を感じながら第 5 中足骨まで進み，そのまま外側でこの筋を触診する．この筋は見ることができないため，この筋を感じるためには筋線維の走行と垂直にはじくべきであるし，爪を使って感じる事さえ必要になるかも知れない．

2. 第三腓骨筋が容易に触診できない場合は，抵抗に抗して足部の外がえしおよび背屈を行わせ，前述と同様の所で触診する（図 11-6）．

治療上の配慮

- 長腓骨筋の遠位腱は外果の後方を横切り，立方骨の後方から足底深部に向け入り込み，最終的に前脛骨筋と同様な位置である足部内側に停止するといった独特な走行をしている．（第 1 中足骨と内側楔状骨）

- 長腓骨筋と前脛骨筋はあぶみのような筋として知られている．これら 2 つの筋は足部内側部の同部位に停止しており，足部の弓形構造を支持するためのあぶみとして作用するとみなされている．

- 距腿関節の内反捻挫を受傷した人は長腓骨筋と短腓骨筋の強化をすべきである．

- 第三腓骨筋は，実際には長趾伸筋の外側，最遠位部に位置している．その線維は趾骨に停止していないことから，長趾伸筋とは別の筋名が付けられ，単独の筋としてみなされている．

- 第三腓骨筋は時々欠落していることがある．

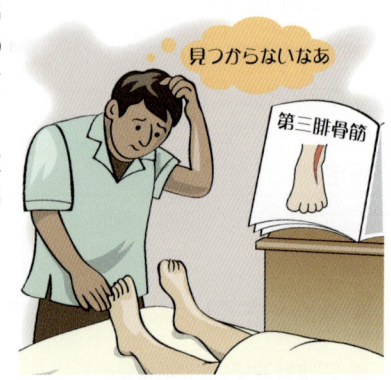

Notes

下腿および足部の筋：下腿三頭筋群
腓腹筋　Gastrocnemius；ヒラメ筋　Soleus

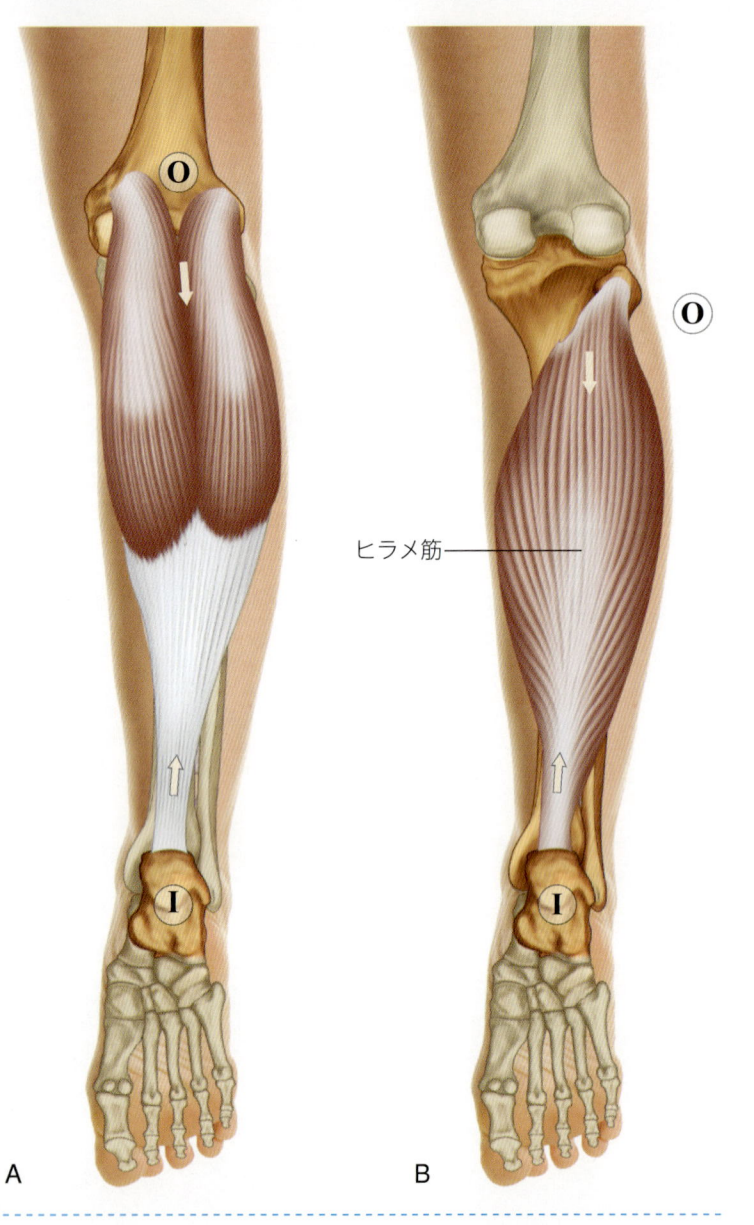

下腿の後方区画の浅層である下腿三頭筋群はヒラメ筋および腓腹筋の2つの頭（内側頭および外側頭）から成り立っている（**図11-17**）．腓腹筋とヒラメ筋は三頭筋として共通の踵骨腱（アキレス腱）となり踵骨上に付着する．後面からみると腓腹筋はヒラメ筋より浅層にある．しかし，下腿の外側中央ではヒラメ筋が浅層に位置する．

ヒラメ筋

A　　B

図11-17　**A**，右腓腹筋の後面像．**B**，右ヒラメ筋の後面像．**O**，起始部；**I**，停止部．

筋名称の由来

「腓腹筋」の名前は，下腿後面に胃（腹）の輪郭を与えることに由来する（下腿後面の輪郭は腓腹筋の2つの筋腹の結果である）．

「ヒラメ筋」の名前は，足裏（踵，sole：別名でシダヒラメ）に付くことに由来する．

* 英語名の成り立ち
  gastro：（ギリシャ語）胃
  nemius：（ギリシャ語）下腿
  soleus：（ラテン語）足の裏

筋の付着

腓腹筋

起始（近位付着部）
- 大腿骨内側上顆および外側上顆

停止（遠位付着部）
- 踵骨腱（アキレス腱）となって踵骨に付く．

ヒラメ筋

起始（近位付着部）
- 脛骨と腓骨の後面

停止（遠位付着部）
- 踵骨腱（アキレス腱）となって踵骨に付く．

作用

- 距腿関節による足部の底屈（腓腹筋とヒラメ筋）
- 膝関節の屈曲（腓腹筋のみ）

固定

腓腹筋とヒラメ筋は距腿関節と距骨下関節の固定
腓腹筋は膝関節も固定

神経支配

- 脛骨神経

触診法

腓腹筋

1. 膝関節を完全もしくはほぼ完全伸展とした腹臥位をとらせる．下腿後面近位部に指腹をあて触診する．足底面に手で抵抗をかける．
2. 抵抗に抗して足部を底屈するよう指示する．その際，腓腹筋の収縮を感じる（図11-18，A）．下腿後面近位部にて腓腹筋の内側および外側の筋腹を触診する．
3. およそ下腿の下半分の所で，腓腹筋は腱となる．この腱（アキレス腱）を踵の後表面に付着する所まで幅広く触診する（図11-18，B）．

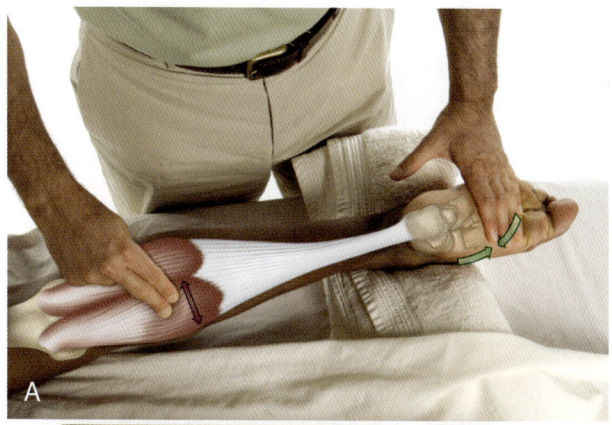

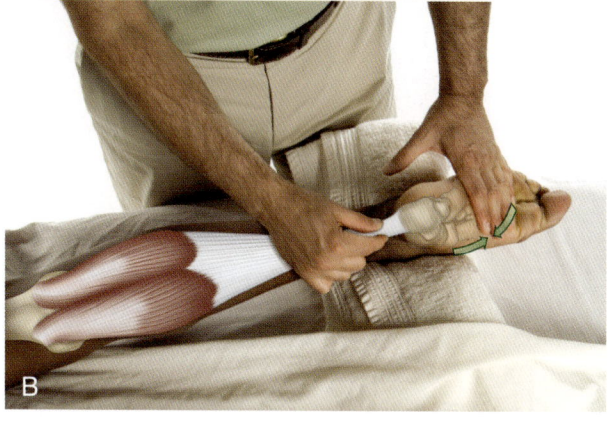

図11-18 抵抗に抗して足部を底屈する際の右腓腹筋の触診．A，内側の筋腹の触診．B，踵骨上で2本の指で踵骨腱（アキレス腱）を触診している．

ヒラメ筋

1. 膝関節を約90°屈曲した腹臥位をとらせる．下腿後面近位部に触診する指腹をあてる．足底面に手で抵抗をかける．
2. ゆるやかな抵抗に抗して足部を底屈するよう指示する．腓腹筋（を通して）の奥深くでヒラメ筋の収縮を感じる（図11-19，A）．
3. ヒラメ筋の起始およびアキレス腱として踵の後面に付着する停止を触診する．
4. ヒラメ筋は下腿の外側では浅層にあり，触診することができる（図11-19，B）．

【メモ】ヒラメ筋の一部は浅層にあり，下腿近位部の内側でもまた触診することができる．

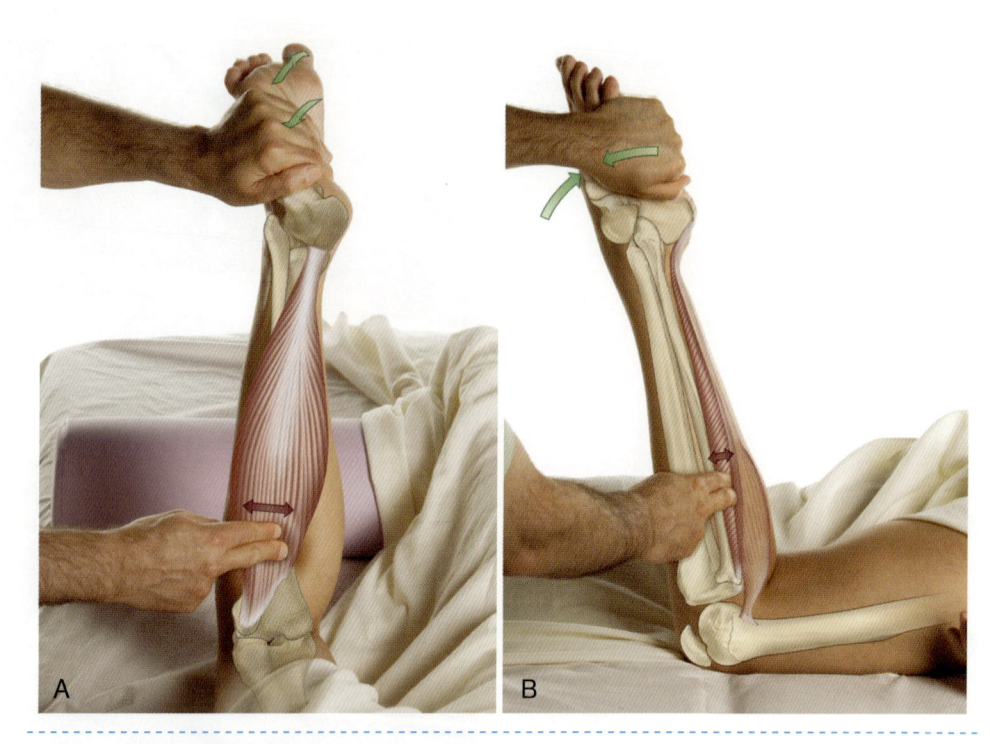

図11-19 膝関節屈曲位にて軽い抵抗に抗して足部を底屈した際の右ヒラメ筋の触診．**A**，腓腹筋を通してヒラメ筋の概観をイメージする触診．**B**，外側で浅層に位置しているヒラメ筋の触診．

治療上の配慮

- アキレス腱という名前はトロイのヘレンを救出するため戦いに出向いたギリシャ神話のアキレスに由来している．彼の母はアキレスが幼いころ，毒矢に耐えられるように，冥界のステュクス川に彼を浸した．しかしながら，彼女は彼の足首後方（言い換えれば踵）を握っていたために，彼はその一点だけが脆弱な状態であった．そのような訳でアキレスの踵という表現は人の弱点を意味する．不運にもパリスが射った毒矢は彼の踵に当たり彼は死んだ．仮にアキレス腱が断裂すると，人は歩いたり走ったりすることができなくなり，誰しも弱り衰えていく．

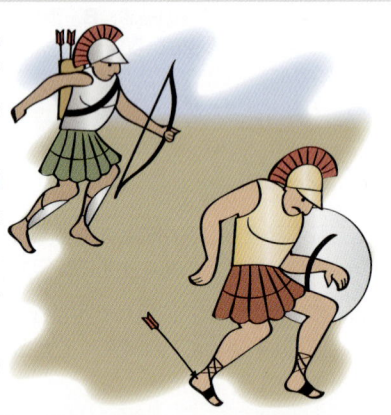

- 過度のハイヒールの使用は下腿三頭筋の慢性的な短縮をもたらす．
- 腓腹筋とヒラメ筋は距腿関節の背屈によって両方とも引き伸ばされる．膝関節を伸展位に保持して背屈すると腓腹筋が選択的に伸ばされ，膝関節を屈曲しながら背屈するとヒラメ筋が選択的に伸ばされる．
- ヒラメ筋は厚い筋であり，大部分は腓腹筋の輪郭を構成しているように見える（大きな腓腹筋の影には大きなヒラメ筋あり）．

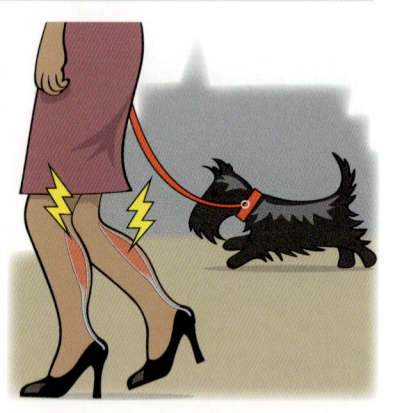

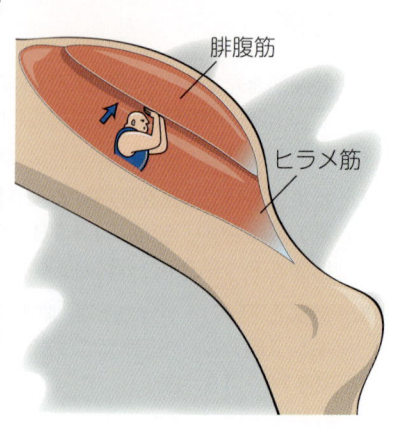

Notes

下腿および足部の筋
足底筋　Plantaris

足底筋は下腿の後方区画にある小さな筋である．この筋はとても小さな筋腹と非常に長い腱をもっている（図11-20）．足底筋の大部分はヒラメ筋の深層にある．

筋名称の由来

「足底筋」の名前は，足底面にある踵骨に付着することに由来する．

* **英語名の成り立ち**
  plantaris：（ラテン語）足底面に関連する

筋の付着

起始（近位付着部）
- 遠位の大腿骨後側部

停止（遠位付着部）
- 踵骨

作用
- 距腿関節による足部の底屈
- 膝関節の屈曲

固定
距腿関節，距骨下関節および膝関節の固定

神経支配
- 脛骨神経

触診法

1. 足底筋の触診は，距腿関節による足部底屈を行い収縮させ，筋組織の存在を感じるまで膝窩の中央から優しく触診し，徐々に側方に動かす（図11-21）．腓腹筋外側頭から足底筋を洞察する事は難しい．なぜなら，これら2つの筋は同様な作用をもっているからである．

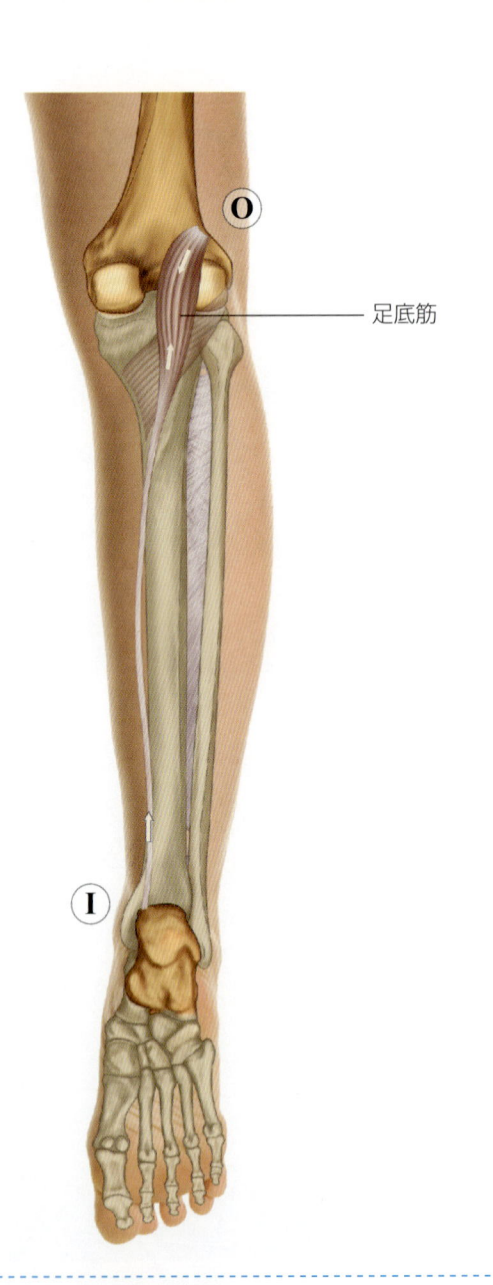

図11-20　右足底筋の後面像．ただし膝窩筋は透明化されている．O，起始部；I，停止部．

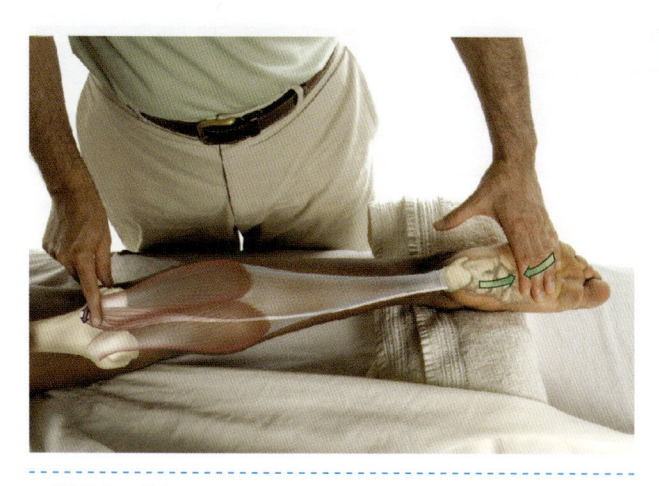

図11-21 抵抗に抗して足部を底屈する際の足底筋の触診.

治療上の配慮

- 足底筋という名前は誤解されやすい．なぜならこの筋は人の足底には付着していないからである（足底の近くではあるが，踵骨の後面に付着する）．他の霊長類では足底筋は足底に付着し踵骨を取り囲んでおり，実際に足底面に付着している筋となっている．
- 足底筋の遠位腱もまたアキレス腱と隣接して踵骨に付着している．腓腹筋の2つの頭とヒラメ筋および足底筋は大腿四頭筋のように起源が同じグループである．

下腿および足部の筋：Tom, Dick, Harry グループ
後脛骨筋　Tibialis Posterior；長趾屈筋　Flexor Digitorum Longus；長母趾屈筋　Flexor Hallucis Longus

Tom, Dick, Harry グループは下腿の後方区画の深部に位置しており，後脛骨筋，長趾屈筋，長母趾屈筋によって構成されている（図11-22）．これらの筋群はヒラメ筋の深層にあるが，下腿遠位の内側では浅層に露出している部分をもっている．これらの筋群の腱はすべて，脛骨内果より遠位で後面に走行するため，グループ化されている．その結果，これらの筋群は足部の内がえしと底屈の作用を果たす．

訳者注：
Tom, Dick and Harry とは米国でよくみられる男性の名前であり，every を前につけて慣用句として，古くから使われている表現である．
下腿の後方区画にある後脛骨筋，長指屈筋，長母指屈筋はそれぞれ略した場合に，TP，FDL，FHL となり，この TDH の並びの順を，それぞれの文字を頭文字にする Tom, Dick and Harry とした方が記憶しやすいことより，この3つの筋をまとめて Tom, Dick, Harry グループの筋と表現されている．

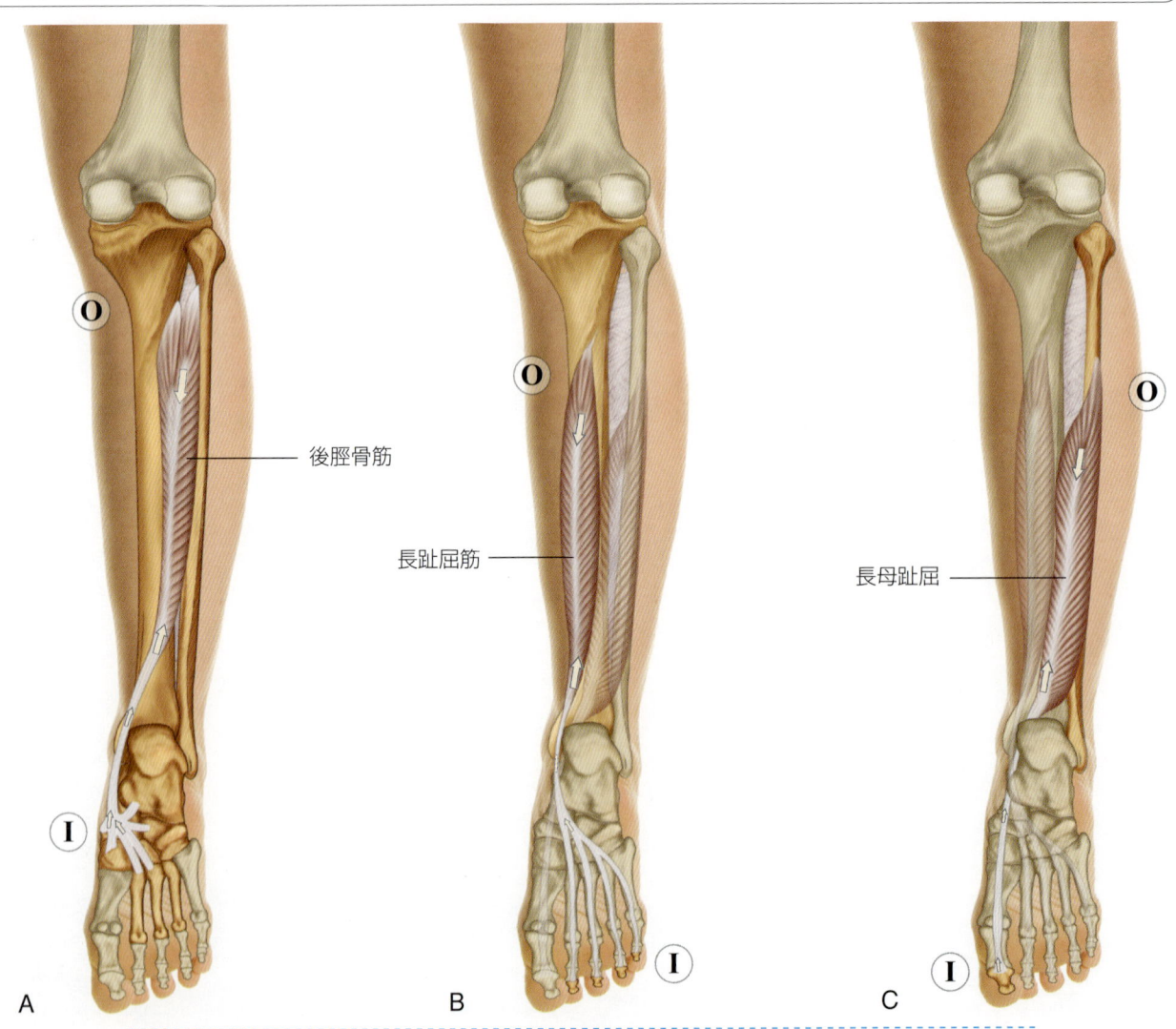

図11-22　A，右後脛骨筋の後面像．B，右長趾屈筋の後面像．ただし長母趾屈筋は透明化されている．C，右長母趾屈筋の後面像．ただし長趾屈筋は透明化されている．O，起始部；I，停止部．

筋名称の由来

「後脛骨筋」の名前は，脛骨に付着し下腿の後面に位置することに由来する．

「長趾屈筋」の名前は，足趾を屈曲する筋であり，短趾屈筋よりも長いことに由来する．

「長母趾屈筋」の名前は，母趾を屈曲する筋であり，短母趾屈筋よりも長いことに由来する．

※ 英語名の成り立ち
  tibialis：（ラテン語）脛骨に関連する
  posterior：（ラテン語）後方
  flexor：（ラテン語）体の一部を屈曲する
  digitorum：（ラテン語）足趾に関連する
  hallucis：（ラテン語）母趾
  longus：（ラテン語）長い

筋の付着

後脛骨筋

起始（近位付着部）
- 脛骨および腓骨の後面

停止（遠位付着部）
- 舟状骨粗面

長趾屈筋

起始（近位付着部）
- 脛骨後面中央

停止（遠位付着部）
- 第2～5趾の底面

長母趾屈筋

起始（近位付着部）
- 遠位の腓骨後面

停止（遠位付着部）
- 母趾（第1趾）の底面

作用

このグループの3つの筋はすべて，距腿関節によって足部を底屈し，距骨下関節によって足部を内がえしする．長趾屈筋は第2～5趾のMP関節およびIP関節（PIP関節とDIP関節）も動かす．長母趾屈筋は母趾（第1趾）のIP関節も動かす．

後脛骨筋
- 足部の底屈
- 足部の内がえし

長趾屈筋
- 第2趾～5趾のMP関節およびIP関節の屈曲
- 足部の底屈
- 足部の内がえし

長母趾屈筋
- 母趾のMP関節およびIP関節の屈曲
- 足部の底屈
- 足部の内がえし

固定
- 3つの筋すべて，距腿関節と距骨下関節の固定
- 長趾屈筋と長母趾屈筋は趾のMP関節やIP関節の固定

神経支配
- 脛骨神経

触診法

後脛骨筋

1. 足首の下に筒状のものを入れた腹臥位をとらせる．抵抗が必要ならば足部に手で抵抗をかける．
2. 距腿関節による足部の底屈と距骨下関節による内がえしを指示する．脛骨の内果より遠位後方で後脛骨筋の遠位腱を触診する．必要ならば抵抗を加えても良い（図11-23, A）．
3. いったん筋の位置を確認した後，筋の収縮と弛緩を交互に行わせ，腱の走行と垂直にはじくようにして触診する．可能な限り遠位まで触診する．

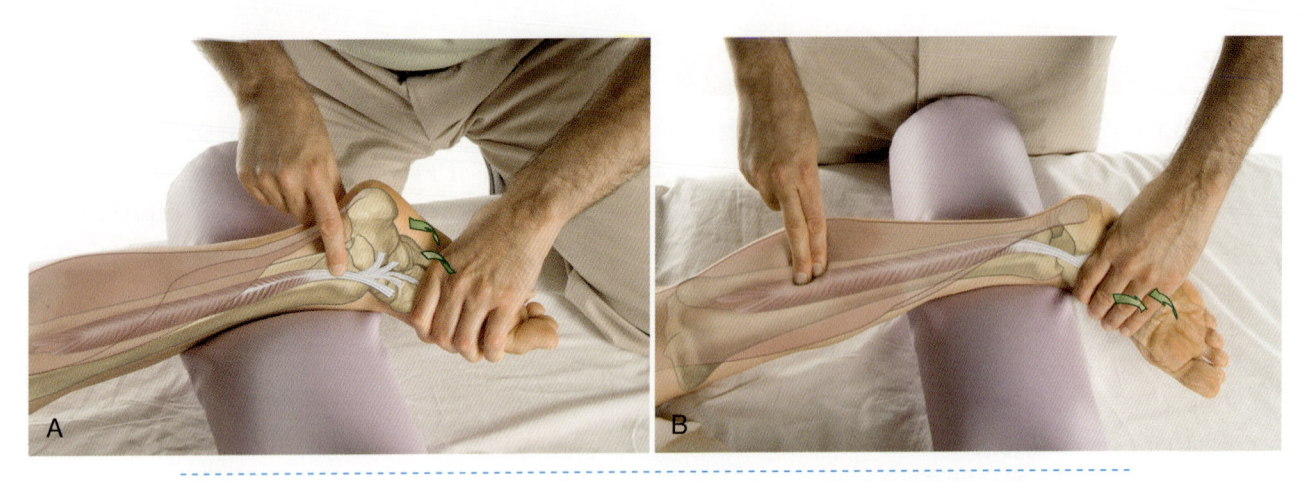

図11-23 抵抗に抗して足部を底屈および内がえしする際の後脛骨筋の触診．A，内果の近くにある遠位腱．B，腓腹筋とヒラメ筋より深部にある後脛骨筋近位部の筋腹の触診．注：A，B両方とも腓腹筋およびヒラメ筋は透明化している．

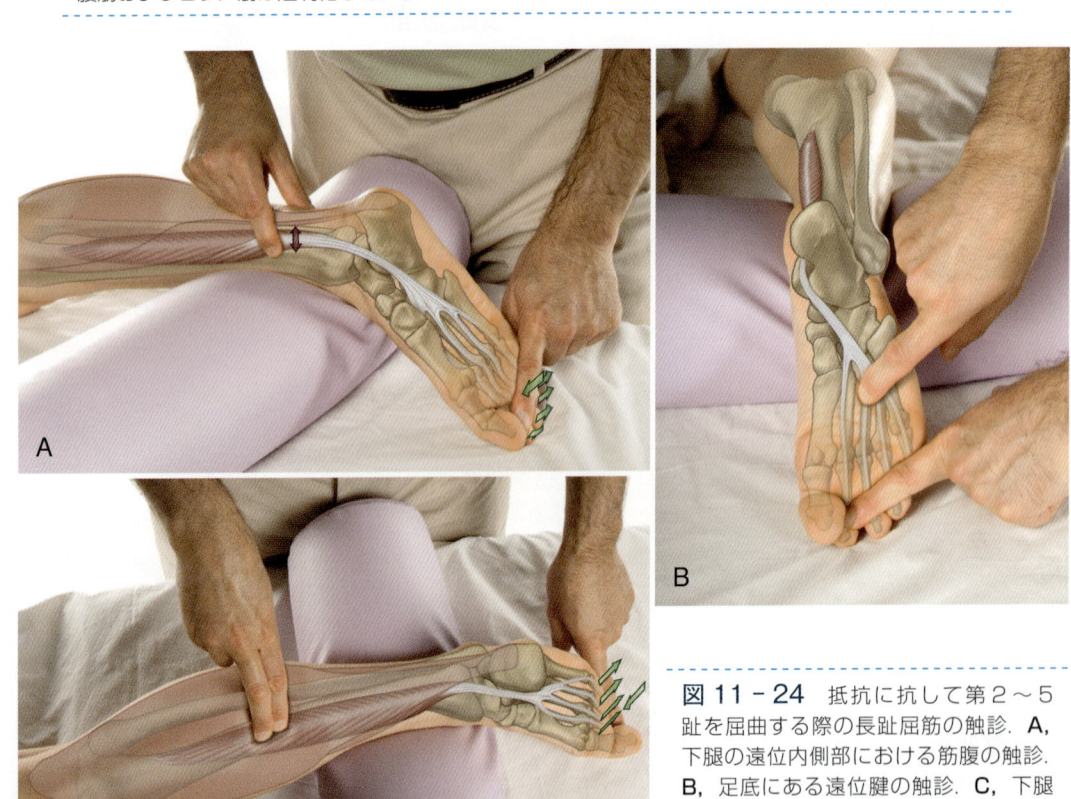

図11-24 抵抗に抗して第2〜5趾を屈曲する際の長趾屈筋の触診．A，下腿の遠位内側部における筋腹の触診．B，足底にある遠位腱の触診．C，下腿後面にある深層の長趾屈筋近位部の筋腹の触診．注：AおよびCにおいては腓腹筋とヒラメ筋は透明化している．

4. 後脛骨筋の筋腹は下腿の後方区画のかなり深部に位置する．患者に足部の内がえしを指示し，下腿後面の正中線上で筋腹の上から徐々に圧迫する．その筋の収縮を感じる（図11-23，B）．

長趾屈筋

1. 足首の下に筒状のものを入れた腹臥位をとらせる．抵抗が必要ならば第2〜5趾に抵抗をかける．

2. 長趾屈筋の筋腹の一部は下腿内側のヒラメ筋と脛骨骨幹との間で表層にある（図11-3，B 参照）．筋の収縮を感じ取るため，第2〜5趾の屈曲を指示する（図11-24，A）．必要ならば抵抗を加えても良い．

3. 長趾屈筋の遠位腱は足底内のかなり浅層にあり，筋の収縮と弛緩を交互に行わせるとたいてい触診できる（図11-24，B）．

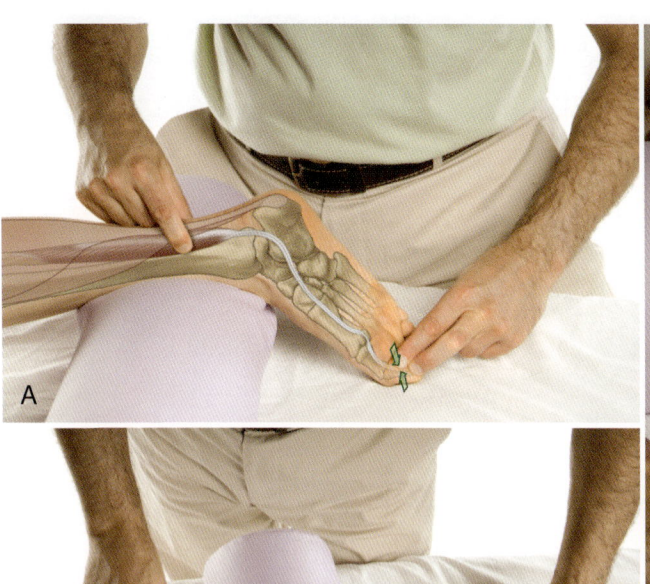

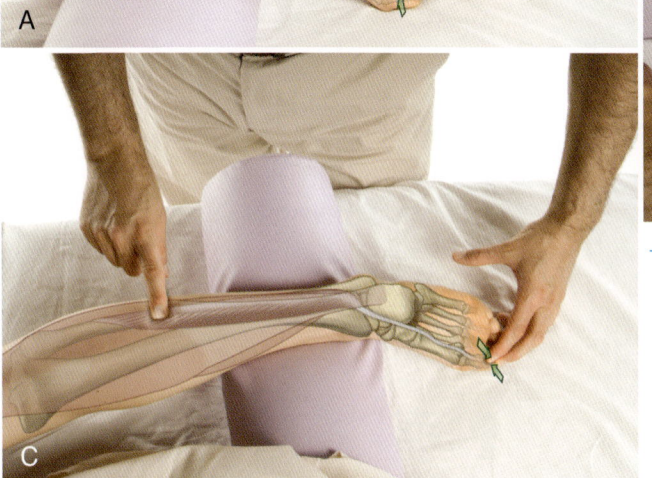

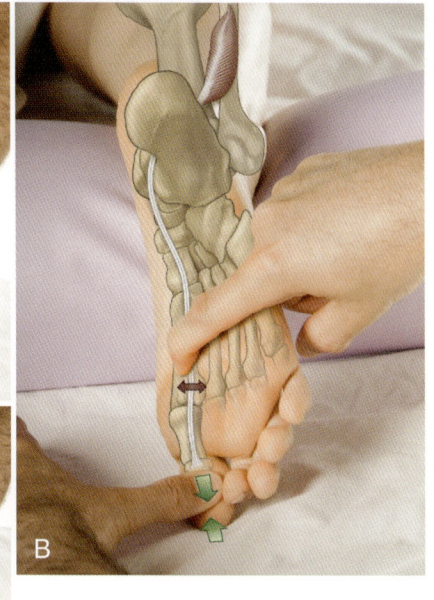

図11-25 抵抗に抗して母趾を屈曲した際の長母趾屈筋の触診．**A**，下腿の遠位内側部における筋腹の触診．**B**，足底にある遠位腱の触診．**C**，下腿後面にある深層の長母趾屈筋近位部の筋腹の触診．注：**A**および**C**においては腓腹筋およびヒラメ筋を透明化している．

4. 長趾屈筋の筋腹は下腿の後面区画の深部に位置する．筋腹を触診するためには，第2〜5趾まで屈曲させ，下腿内側後面で筋腹上を徐々に圧迫しながら，筋の収縮を感じとる（図11-24，C）．

長母趾屈筋

1. 長母趾屈筋の筋腹のごく一部は下腿内側遠位端で長趾屈筋と踵骨腱との間の浅層にある（図11-3，B参照）．母趾の屈曲を指示し，その筋の収縮を感じる（図11-25，A）．必要ならば，抵抗を加えても良い．

2. いったん長母趾屈筋の位置を確認した後，筋線維の走行と垂直にはじくように触診しながら，可能な限り遠位までたどるよう試みる．内果の部分まで達するとその遠位腱はかなり深部を走行し，触診は困難となる．

3. 長母趾屈筋の遠位腱は足底内のかなり浅層にあり，母趾の屈曲を指示し筋の収縮と弛緩を交互に行わせるとたいてい触診できる（図11-25，B）．

4. 長母趾屈筋の筋腹は下腿の後面区画の深部に位置する．母趾を屈曲させ，下腿外側後面で筋腹上を徐々に圧迫する．筋の収縮を感じとる（図11-25，C）．

治療上の配慮

- 注目すべきなのは下腿後面の内側から外側にあるTom, Dick, Harryグループ（言い換えれば，長趾屈筋，後脛骨筋，長母趾屈筋）の筋腹の位置である．

- 後脛骨筋は足部の弓形構造の支持と安定性に重要な役割を果たしている．なぜなら，後脛骨筋は足弓（内側縦足弓）の支持を補助しており，前脛骨筋の替わりに内側のあぶみ筋となるとみなされているからである．

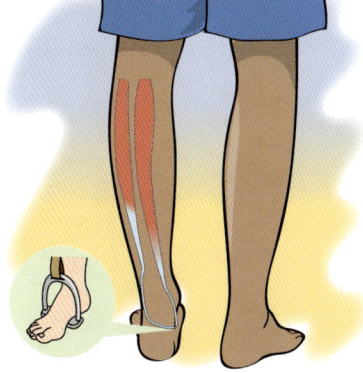

- 後脛骨筋がこわばったり痛みを伴うとき，この状態はしばしば（後方の）脛骨過労性骨膜炎（シンスプリント：shin splints）と呼ばれる．

- 長趾屈筋の腱が停止（遠位付着部）である趾まで到達するために，短趾屈筋の腱は2つに分割しており，長趾屈筋腱はそれらの分割したところを通り，末節骨まで続いている．

- 長趾屈筋の独立した4つの遠位腱は1つの共通した腱から分かれているため，第2〜5趾までの個々の制御はできない．

下腿および足部の筋
膝窩筋　Popliteus

膝窩筋は下腿の後方区画にあり，腓腹筋や近位のヒラメ筋より深層に位置する．この筋は大腿骨の外側から脛骨の内側へと膝関節をまたいで走行する（図11-26）．

筋名称の由来

「膝窩筋」の名前は，膝の後方に位置することに由来する．

＊ **英語名の成り立ち**
popliteus：（ラテン語）膝窩

筋の付着

起始（近位付着部）
- 遠位の大腿骨後外側面

停止（遠位付着部）
- 近位の脛骨後内側面

作用

膝窩筋は膝関節によって下腿または大腿を動かす．
- 膝関節による下腿の内旋
- 膝関節の屈曲
- 大腿部の外旋（膝関節）

固定
膝関節の固定

神経支配
- 脛骨神経

触診法

1. 膝関節90°屈曲した腹臥位をとらせる．脛骨近位部の内側縁の後方付近に指腹を巻き付けるように触診する．仮に抵抗を与えるならば，下腿遠位端に抵抗を伝える（ちょうど距腿関節の近位部に）．
2. 膝関節による下腿の内旋を指示する．膝窩筋の収縮を感じる．必要ならば，抵抗を加えても良い（図11-27）．
3. いったん膝窩筋の脛骨付着部を感じられたら，膝関節による下腿内旋をさせ，筋の収縮と弛緩を交互に行わせながら，起始部方向へ腓腹筋を通して膝窩筋の触診を試みる．

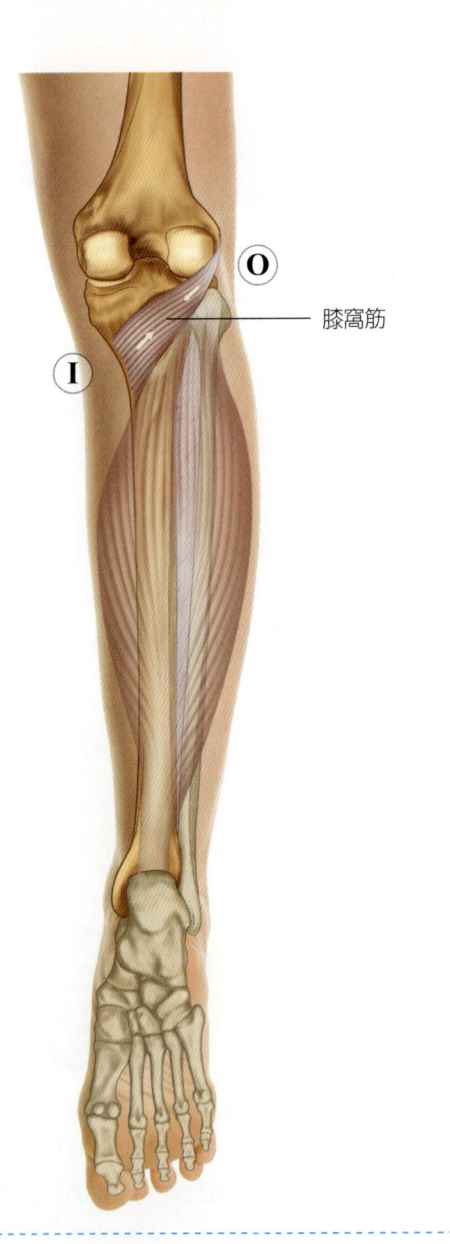

図11-26　右膝窩筋後面像．ただしヒラメ筋は透明化している．O，起始部；I，停止部．

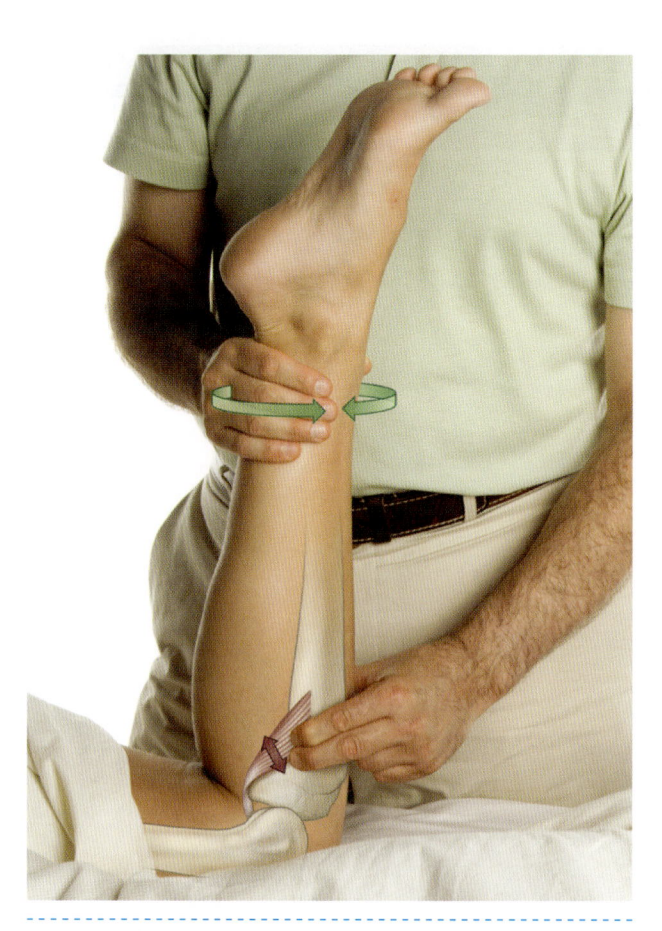

Chapter 11 下腿および足部の筋　415

治療上の配慮

- 膝窩筋は膝関節の外側半月にも付着している．この付着は膝関節が屈曲している間ずっと大腿骨と脛骨との間で外側半月の衝突を防ぐのを手助けしている．

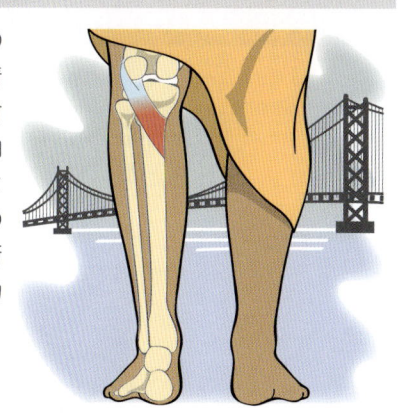

図 11-27　抵抗に抗して下腿を内旋した際，脛骨付着部にある膝窩筋を触診する．

下腿および足部の筋：足部の内在筋―背面
短趾伸筋 Extensor Digitorum Brevis；短母趾伸筋 Extensor Hallucis Brevis

短趾伸筋と短母趾伸筋は足部背面の2つの内在筋である（図11-28）．長趾伸筋と第三腓骨筋の遠位の腱を除けば，それらは浅層にある．

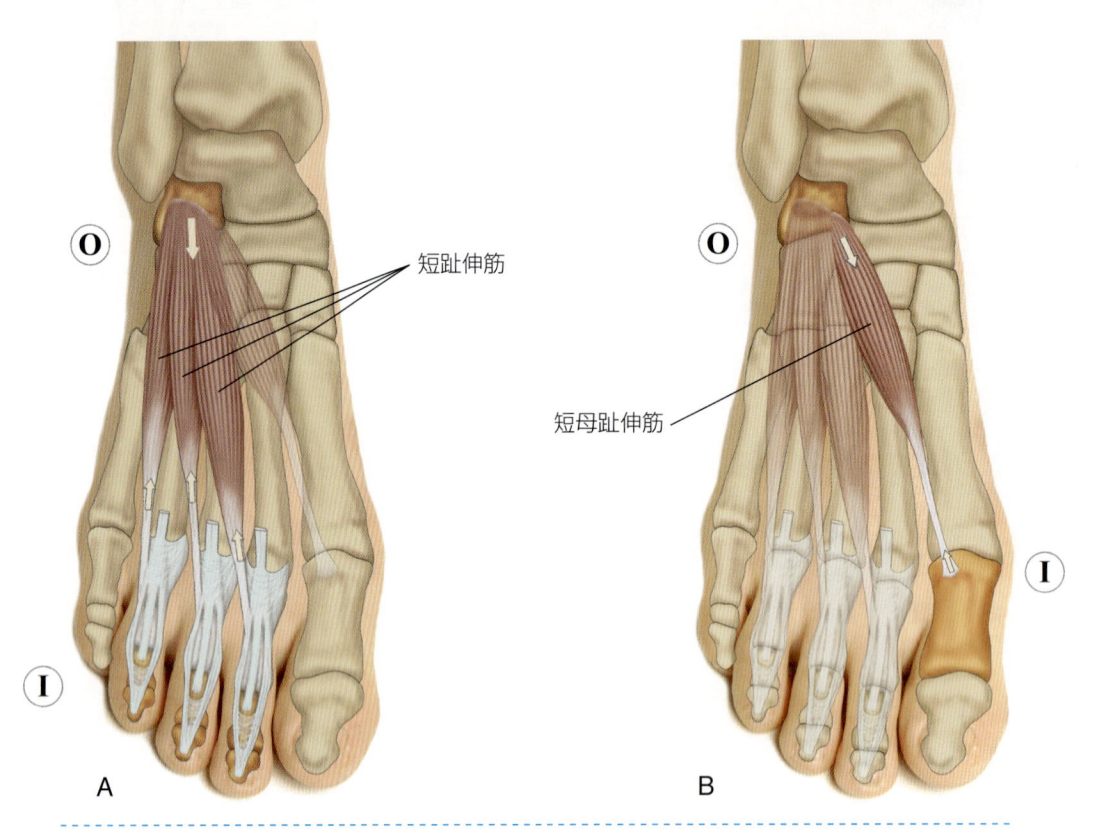

図11-28　A，右短趾伸筋の背面像．短母趾伸筋は透明化されている．B，右短母趾伸筋の背面像．短趾伸筋は透明化されている．

筋名称の由来

「短趾伸筋」の名前は，趾（足趾）を伸展する筋であり，長趾伸筋よりも短いことに由来する．
「短母趾伸筋」の名前は，母趾を伸展する筋であり，長母趾伸筋よりも短いことに由来する．

＊ 英語名の成り立ち
extensor：（ラテン語）体の一部を伸展する筋
digitorum：（ラテン語）足趾に関連する
hallucis：（ラテン語）母趾
brevis：（ラテン語）短い

筋の付着

短趾伸筋

起始（近位付着部）
- 踵骨の背面

停止（遠位付着部）
- 第2～4趾

短母趾伸筋

起始（近位付着部）
- 踵骨の背面

停止（遠位付着部）
- 母趾（第1趾）の背面

作用
短趾伸筋および短母趾伸筋は足趾のMP関節やPIP関節，DIP関節を動かす．

短趾伸筋
- 第2～4趾のMP関節，PIP関節，DIP関節の伸展

短母趾伸筋
- 母趾のMP関節の伸展

固定
足趾のMP関節，PIP関節，DIP関節の固定

神経支配
- 深腓骨神経

触診法
1. 背臥位をとらせる．はじめに足近位部の背面（腓骨の外果より1インチ遠位部）で共通の筋腹がみえるようにする．
2. 短趾伸筋：いったん可視化した後，筋腹を指腹で触診し，第2～4趾の趾骨近位部に指で抵抗を伝える．
3. 抵抗に抗して第2～4趾を伸展させる．短趾伸筋の筋腹の収縮を見て触診する（図11-29，A）．
4. 短母趾伸筋：母趾の近位指骨部上に指腹で抵抗を伝え，すぐに動かす．抵抗に抗して母趾を伸展させる．短母趾伸筋の収縮を見て触診する（図11-29，B）．
5. 抵抗に抗して，短趾伸筋と短母趾伸筋の収縮と弛緩を交互に行わせる．それぞれの腱の走行に対して垂直にはじくように，趾の停止部の方へ触診を試みる．

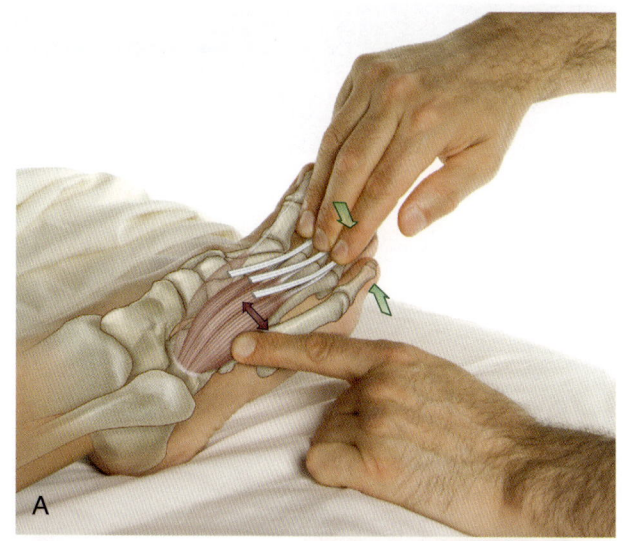

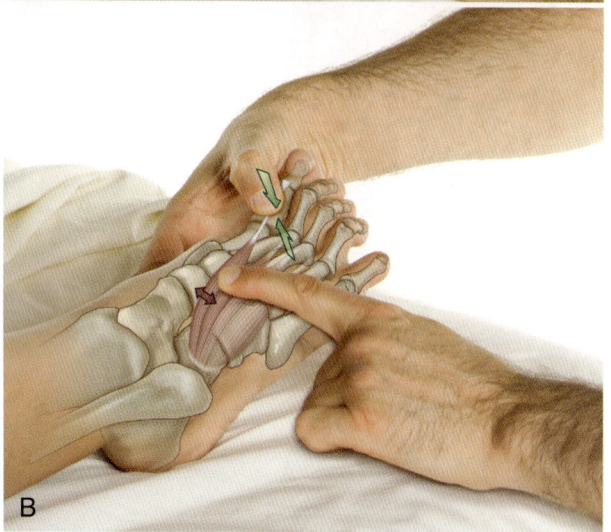

図11-29　右の短趾伸筋と短母趾伸筋の触診．A，抵抗に抗して第2～4趾を伸展した際の短趾伸筋の触診．B，抵抗に抗して母趾を伸展する際の短母趾伸筋の触診．ただし短趾伸筋は透明化している．

治療上の配慮
- 短趾伸筋と短母趾伸筋は実際には1つの筋である．しかし，それぞれ末梢の付着部を基に別々に名付けられている．短趾伸筋は第2～4趾へ付着し，短母趾伸筋は母趾（第1趾）に付着する．
- 短趾伸筋と短母趾伸筋の共有する筋腹はしばしば足背近位部の外側面で目に見える．

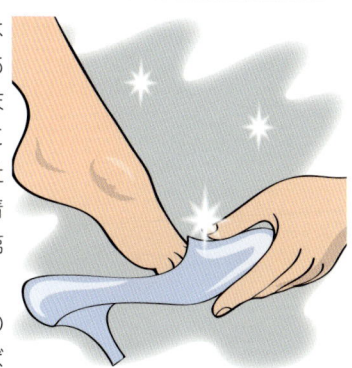

下腿および足部の筋：足部の内在筋—足底の第1層

母趾外転筋　Abductor Hallucis；小趾外転筋　Abductor Digiti Minimi Pedis；短趾屈筋　Flexor Digitorum Brevis

足底の第1層は母趾側の母趾外転筋，小趾側の小趾外転筋，その間の短趾屈筋の3つの筋から成る（図11-30）．これらの筋はすべて踵骨隆起から起始し，足底筋膜を除けば，浅層に位置する．

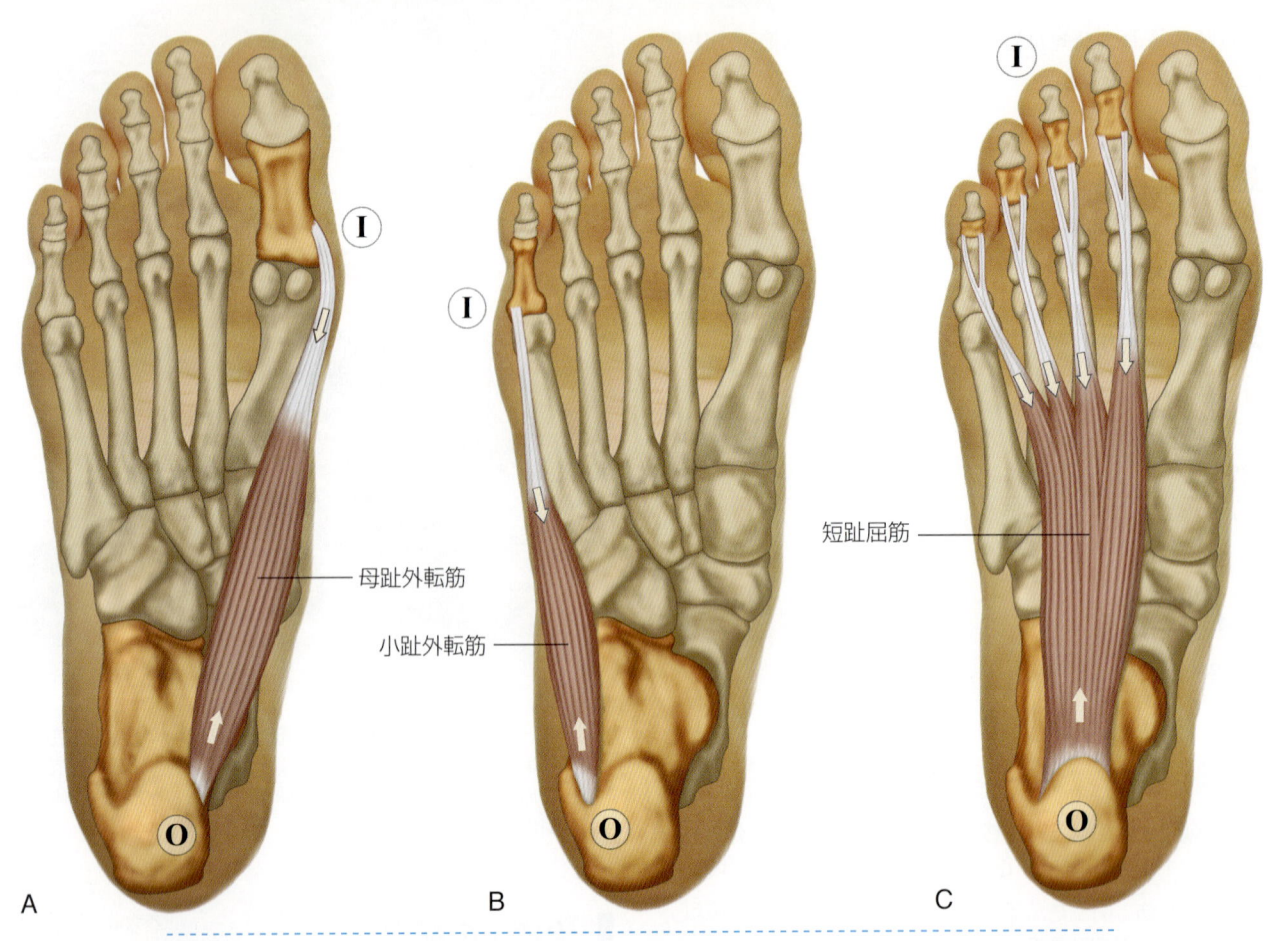

図11-30　右足内在筋の底面像．足底第1層．A, 母趾外転筋．B, 小趾外転筋．C, 短趾屈筋．O, 起始部；I, 停止部．

筋名称の由来

「母趾外転筋」の名前は、母趾を外転する筋であることに由来する．
「小趾外転筋」の名前は、小趾を外転する筋であることに由来する．
「短趾屈筋」の名前は、足趾を屈曲する筋であり、長趾屈筋よりも短いことに由来する．

* **英語名の成り立ち**
  abductor：（ラテン語）体の一部を外転する
  hallucis：（ラテン語）母趾
  digitorum, digiti：（ラテン語）足趾に関連する
  minimi：（ラテン語）小さな
  pedis：（ラテン語）足に関連する
  flexor：（ラテン語）体の一部を屈曲する
  brevis：（ラテン語）短い

筋の付着

母趾外転筋

起始（近位付着部）
- 踵骨隆起

停止（遠位付着部）
- 母趾（第1趾）

小趾外転筋

起始（近位付着部）
- 踵骨隆起

停止（遠位付着部）
- 小趾（第5趾）

短趾屈筋

起始（近位付着部）
- 踵骨隆起

停止（遠位付着部）
- 第2～5趾

作用

足底の第1層である3つの筋はすべてMP関節やPIP関節を動かす．

母趾外転筋
- 母趾MP関節の外転

小趾外転筋
- 小趾MP関節の外転

短趾屈筋
- 第2～4趾のMP関節とPIP関節の屈曲

固定
- 母趾外転筋と小趾外転筋はそれぞれ母趾と小趾のMP関節の固定
- 短趾屈筋は第2～5趾のMP関節とPIP関節の固定

神経支配

- 内側足底神経（母趾外転筋と短趾屈筋）
- 外側足底神経（小趾外転筋）

触診法

母趾外転筋

1. ほぼ足底面で足部の内側上に触診をする指腹を置く．
2. MP関節による母趾の外転を指示し、母趾外転筋の収縮を感じる．必要に応じて、母趾基節骨内側上に抵抗を加えても良い（図11-31）．
3. いったん位置を確認した後、筋線維の走行と垂直にはじきながら、母趾外転筋の起始、停止を触診する．

小趾外転筋

1. ほぼ足底面で足尖部外側上を指腹で触診する．
2. MP関節による小趾の外転を指示し、小趾外転筋の収縮を感じる．必要に応じて、小趾基節骨外側上に抵抗を加えても良い（図11-32）．
3. いったん位置を確認した後、筋線維の走行と垂直にはじき

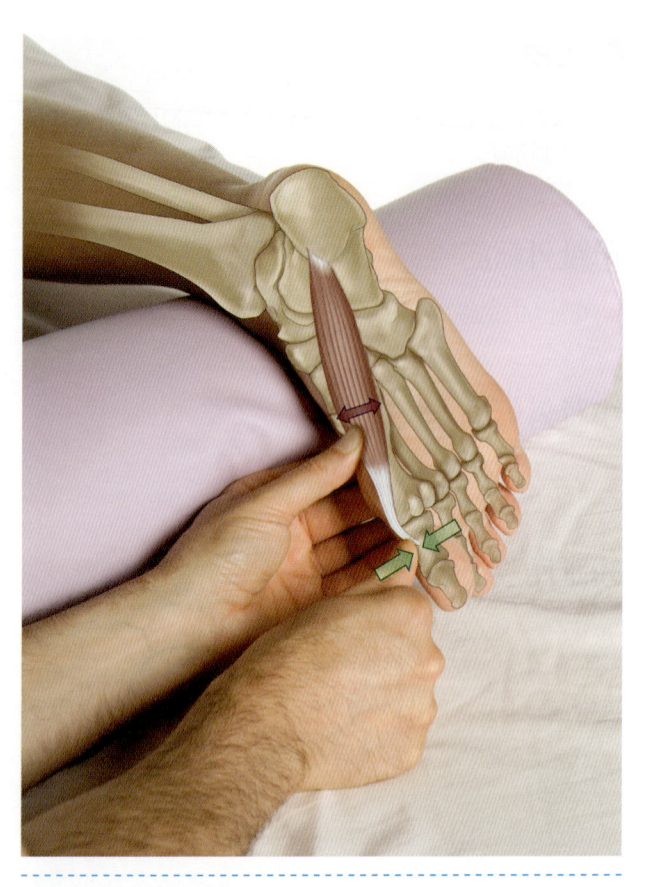

図 11-31 抵抗に抗して母趾を外転する際の右母趾外転筋の触診.

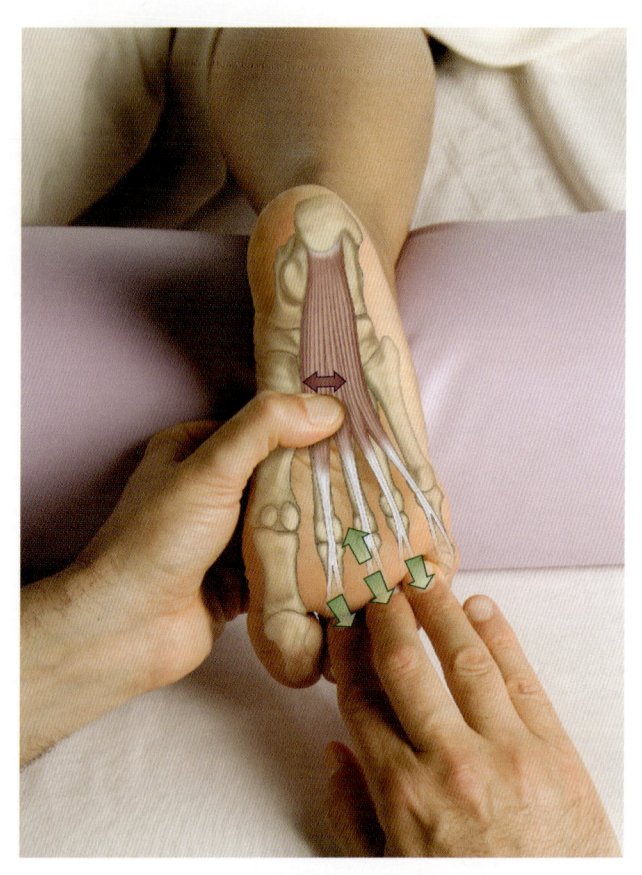

図 11-33 抵抗に抗して第2〜5趾を屈曲する際の右短趾屈筋の触診.

ながら, 小趾外転筋の起始, 停止部を触診する.

短趾屈筋

1. 足底面の内側に指腹を置き触診する.
2. MP関節による第2〜5趾の屈曲を指示し, 短趾屈筋の収縮を感じる. 必要に応じて, 第2〜5趾の基節骨および中節骨底面上に抵抗を加えても良い(**図 11-33**).
3. いったん位置を確認した後, 線維の走行と垂直にはじきながら, 踵骨より近位部にて短趾屈筋を触診する. それから可能であれば遠位の方へ触診する.

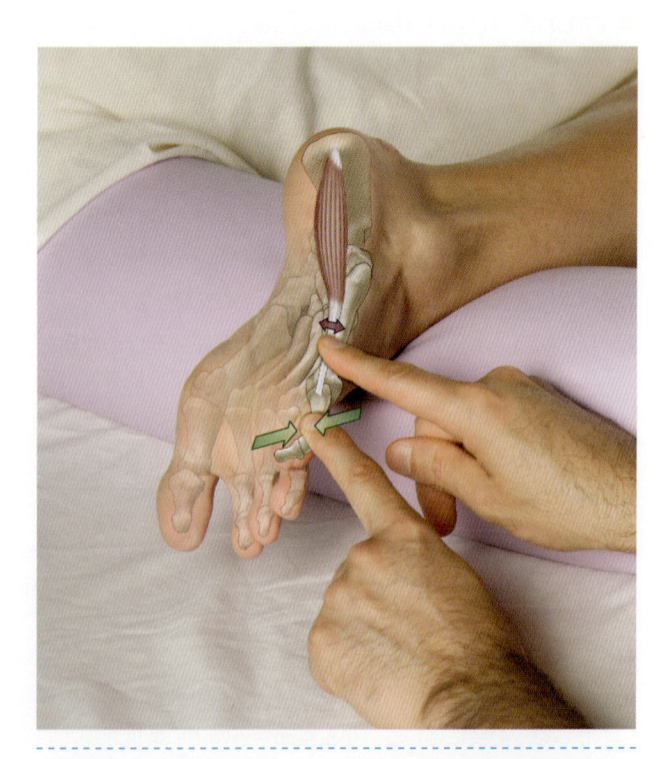

図 11-32 抵抗に抗して小趾を外転する際の右小趾外転筋の触診.

治療上の配慮

- 足底の第1層にある3つの筋はすべて、それぞれの骨への付着部に加えて足底筋膜にも付着している。そのため、これらの筋は足底面の安定化を手助けしており、この結果、足部のアーチ構造を強化している。

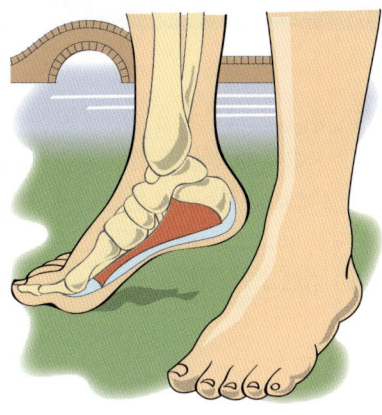

- 短趾屈筋におけるそれぞれの腱の末端部は、第2〜5趾の末節骨上に付着する長趾屈筋遠位腱を通過させるために2つに分かれている。

下腿および足部の筋：足部の内在筋—足底の第2層
足底方形筋　Quadratus Plantae；虫様筋　Lumbricals Pedis

足底の第2層には足底方形筋と1つの筋群である虫様筋群が含まれる．虫様筋群は内側から外側にかけて第1，第2，第3，第4虫様筋と呼ばれる4つの筋から成り立っている（図11-34）．足底方形筋と虫様筋は足底の正中に位置しており，長趾屈筋の腱に付着している．虫様筋は部分的に短趾屈筋より深層に位置しているが，足底方形筋は完全に短趾屈筋より深層にある．

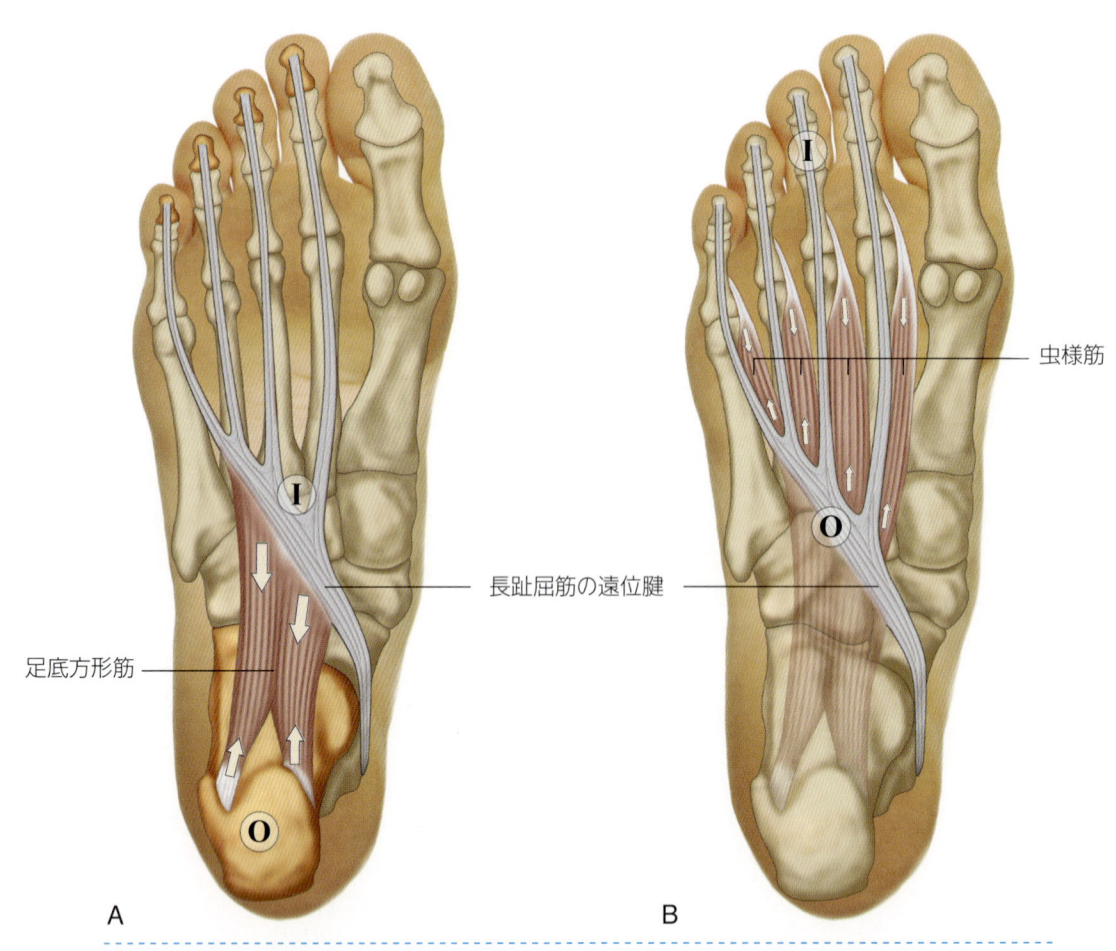

図11-34　A，右足底方形筋の底面像．B，右虫様筋の底面像．ただし足底方形筋は透明化している．O，起始部；I，停止部．

筋名称の由来

「足底方形筋」の名前は，方形の筋であり，足底面に位置することに由来する．

「虫様筋」の名前は，ミミズのような形の筋であり，足部に位置することに由来する（4つの虫様筋は第1，第2，第3，第4を付けて呼ばれる）．

* 英語名の成り立ち
  quadrates：（ラテン語）四角い
  plantae：（ラテン語）足底に関連する
  lumbricale：（ラテン語）ミミズ
  pedis：（ラテン語）足に関連する

筋の付着

足底方形筋

起始（近位付着部）
- 踵骨

停止（遠位付着部）
- 長趾屈筋腱

虫様筋

起始（近位付着部）
- 長趾屈筋腱

停止（遠位付着部）
- 指背腱膜

作用

足底方形筋と虫様筋は第2～5趾のMP関節，PIP関節やDIP関節を動かす．

足底方形筋
- 第2～5趾のMP関節，PIP関節，DIP関節の屈曲

虫様筋
- 第2～5趾のMP関節の屈曲
- 第2～5趾のPIP関節，DIP関節の伸展

固定

第2層の筋は，第2～5趾のMP関節，PIP関節，DIP関節の固定

神経支配

- 外側足底神経（足底方形筋）
- 内側および外側足底神経（虫様筋）

触診法

足底方形筋

1. 背臥位をとらせる．足尖底面正中上に指腹を置く．
2. 第2～5趾の屈曲を指示し，足底方形筋の収縮を感じる．足底方形筋は短趾屈筋のすぐ深層に位置しているので，これら両方の筋は第2～5趾を屈曲する．足底方形筋は，短趾屈筋と比較して触診する事や観察することがとても難しい．

虫様筋

1. 足底面上の中足骨の間に指腹をあて触診する．MP関節による第2～5趾の屈曲を指示する．可能であれば，IP関節を伸展位に保持し，虫様筋の収縮を感じる．

治療上の配慮

- 足底方形筋は，収縮を補助しながら筋を引き歪みを取り除くことによって，長趾屈筋を援助している．なぜなら，長趾屈筋は内側から足部に入り，収縮すると腱を引くことにより，指を内側に向かわせるからである．足底方形筋は指が屈曲するとき，真っすぐに保持するよう筋を引くことで歪みを取り除いている．

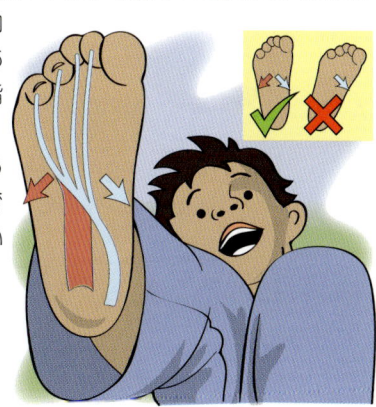

下腿および足部の筋：足部の内在筋—足底の第3層
短母趾屈筋　Flexor Hallucis Brevis；
小趾屈筋　Flexor Digiti Minimi Pedis；
母趾内転筋　Adductor Hallucis

足底の第3層は母趾側の短母趾屈筋，小指側の小趾屈筋，その間の母趾内転筋の3つの筋から成る．母趾内転筋は横頭と斜頭をもつ（図11-35）．これらの筋は第3層に含まれてはいるが，短母趾屈筋，小趾屈筋，母趾内転筋の横頭は足底筋膜のすぐ深層にある．

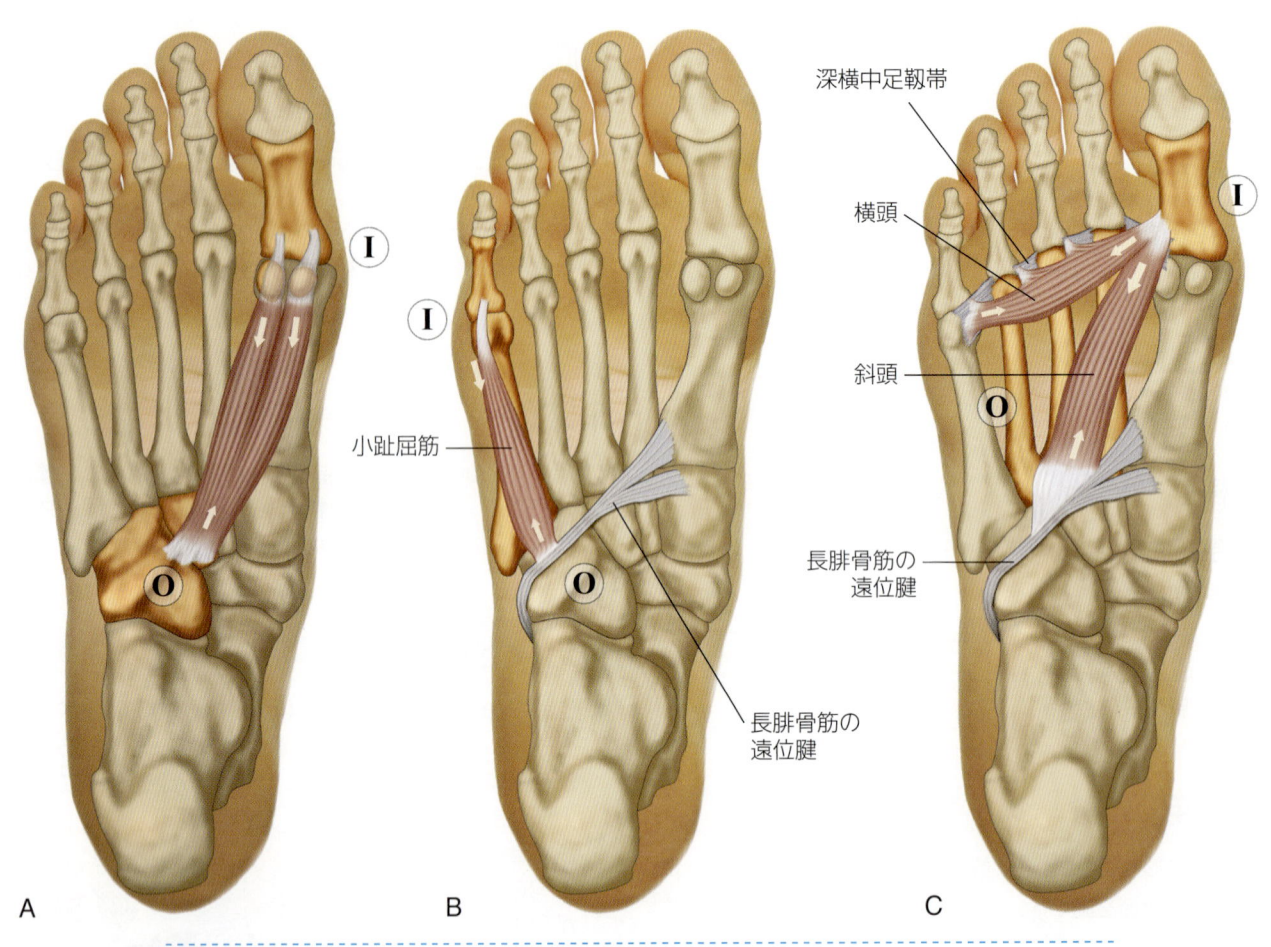

図11-35　右足内在筋の底面像，足底第2層．A，短母趾屈筋．B，小趾屈筋．C，母趾内転筋．O，起始部；I，停止部．

筋名称の由来

「短母趾屈筋」の名前は，母趾を屈曲する筋であり，長母趾屈筋よりも短いことに由来する．

「小趾屈筋」の名前は，小趾を屈曲する筋であることに由来する．

「母趾内転筋」の名前は，母趾を内転する筋であることに由来する．

✳ 英語名の成り立ち

flexor：（ラテン語）体の一部を屈曲する
adductor：（ラテン語）体の一部を内転する
fallucis：（ラテン語）母趾
digiti：（ラテン語）足趾に関連する
brevis：（ラテン語）短い
minimi：（ラテン語）小さな
pedis：（ラテン語）足に関連する

筋の付着

短母趾屈筋

起始（近位付着部）
- 立方骨および外側楔状骨

停止（遠位付着部）
- 母趾（第1趾）

小趾屈筋

起始（近位付着部）
- 第5趾中足骨

停止（遠位付着部）
- 小趾（第5趾）

母趾内転筋

起始（近位付着部）
- 中足骨

停止（遠位付着部）
- 母趾（第1趾）

作用

短母趾屈筋，小趾屈筋，母趾内転筋はMP関節で足趾を動かす．

短母趾屈筋
- 母趾MP関節の屈曲

小趾屈筋
- 小趾MP関節の屈曲

母趾内転筋
- 母趾MP関節の内転

固定

母趾と小趾のMP関節の固定

神経支配

- 内側足底神経（短母趾屈筋）
- 外側足底神経（小趾屈筋および母趾内転筋）

触診法

足底の第3層にある3つの筋すべての触診は，足首の下に筒状のものを入れた腹臥位にて行う．

短母趾屈筋

1. 足底面で第1中足骨上に指腹を置き，触診する．
2. MP関節による母趾の屈曲を指示し，短母趾屈筋の収縮を感じる．必要に応じて足底面上の母趾基節骨に抵抗を加えても良い（図11-36）．
3. いったん位置を確認した後，筋線維の走行と垂直にはじくように起始および停止を触診する．

小趾屈筋

1. 足底面で第5中足骨上に指腹を置き，触診する．
2. MP関節による小趾の屈曲を指示し，小趾屈筋の収縮を感じる．必要に応じて足底面上の小趾基節骨に抵抗を加えても良い（図11-37）．

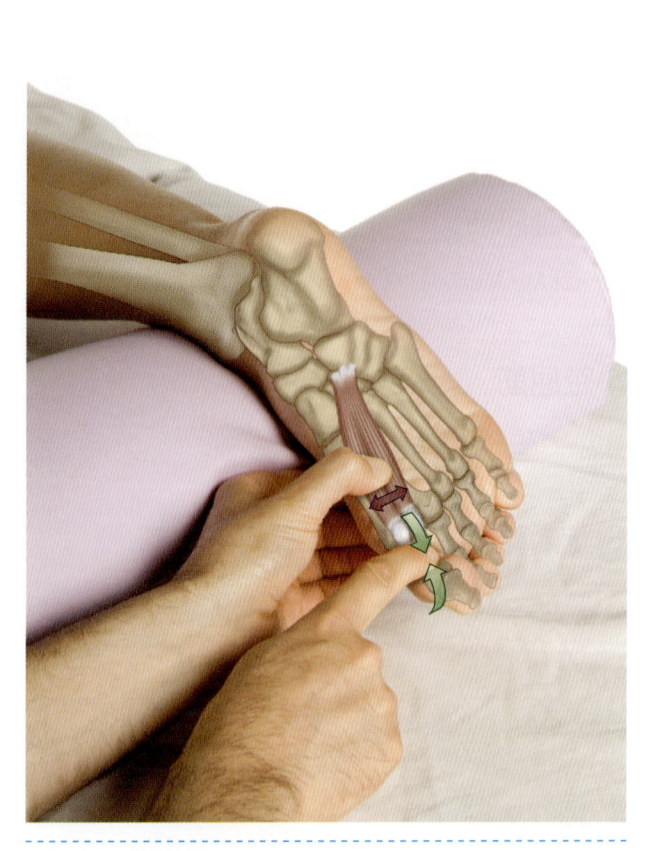

図11-36 抵抗に抗して母趾を屈曲する際の右短母趾屈筋の触診.

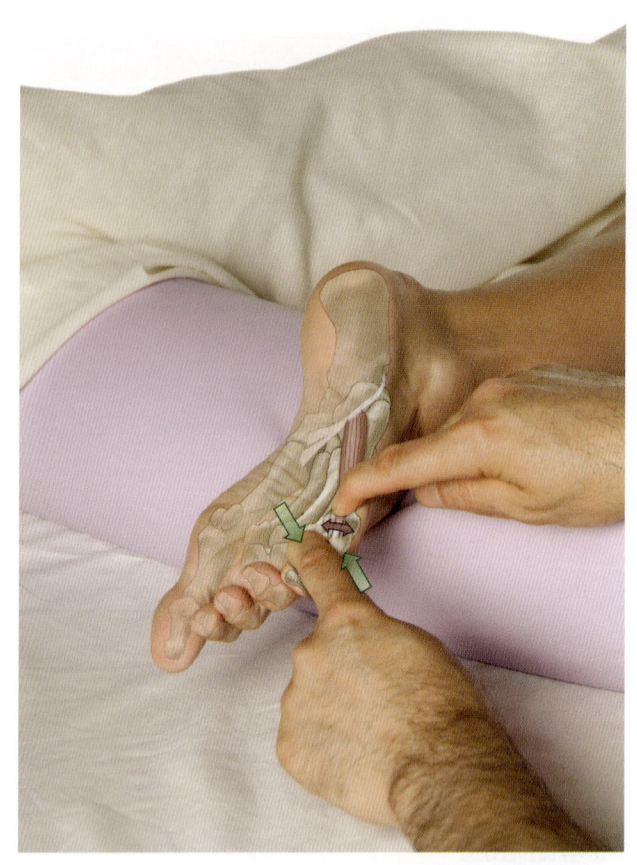

図11-37 抵抗に抗して小趾を屈曲する際の右小趾屈筋の触診.

3. いったん位置を確認した後，筋線維の走行と垂直にはじくように小趾基節骨より遠位部にて触診する．それから可能であればより近位部へと触診する．

母趾内転筋

1. 第2，第3，第4趾の中足骨頭上に指腹を置き，触診する．母趾基節骨の外側に指で抵抗をかける．
2. 抵抗に抗して母趾を内転するよう指示し，内転筋横頭の収縮を感じる．同じような方法で斜頭の触診も試みる．

【メモ】この筋は触診力および観察力が試される．

場合，小趾屈筋は小趾対立筋と呼ばれる．これらの筋は一般に類人猿で発見されており，サルは私達より器用な足をもっている．

- 母趾内転筋は足部の弓形構造を安定させる．

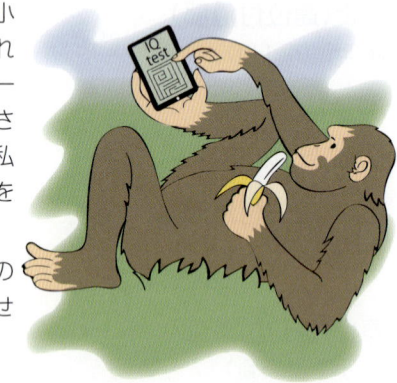

治療上の配慮

- 種子骨は短母趾屈筋の内外側腱それぞれの遠位に位置する．
- 母趾内転筋は時折，第1中足骨の遠位に付着し，母趾が他趾の方向へ向かう対立ができる．これができる場合，母趾内転筋は母趾対立筋と呼ばれる．小趾屈筋は時折，第5中足骨の遠位に付着し，小趾の対立ができる．これができる

Notes

下腿および足部の筋：足部の内在筋—足底の第4層
底側骨間筋　Plantar Interossei；背側骨間筋　Dorsal Interossei Pedis

足底の第4層は底側骨間筋と背側骨間筋の2つの筋群から成る．3つの底側骨間筋は第3〜5趾に付着し，内側から第1，第2，第3底側骨間筋と呼ばれる．4つの背側骨間筋は第2〜4趾に付着し，内側から第1，第2，第3，第4背側骨間筋と呼ばれる（**図11-38**）．底側骨間筋は足底の奥深くに存在する．背側骨間筋は足底筋とみなされているが，足部の背側で触診しやすい．

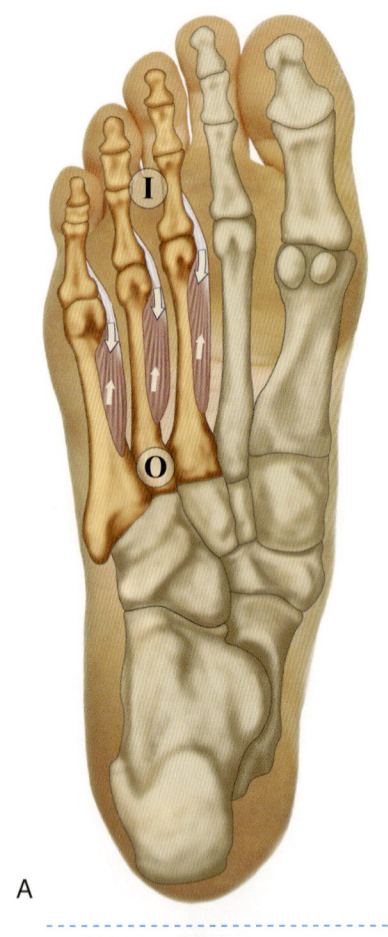

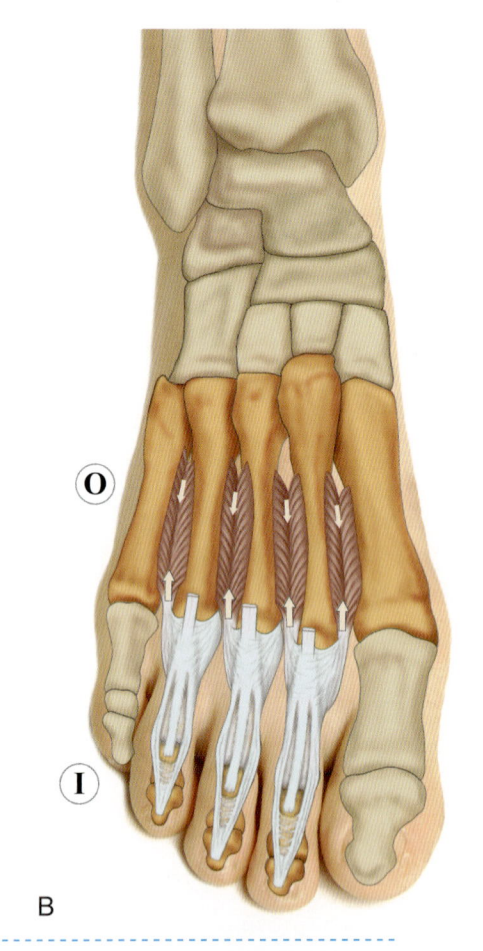

図11-38　A, 右底側骨間筋の底面像．B, 右背側骨間筋の背面像．O, 起始部；I, 停止部．

筋名称の由来

「底側骨間筋」の名前は，底面の骨（中足骨）の間に位置していることに由来する．

「背側骨間筋」の名前は，足部内に位置し，背側面で骨（中足骨）の間に位置していることに由来する．

＊ **英語名の成り立ち**
plantar：（ラテン語）足底面に関連する
dorsal：（ラテン語）背側に関連する
interossei：（ラテン語）骨間に関連する
pedis：（ラテン語）足に関連する

筋の付着

底側骨間筋

起始（近位付着部）
- 中足骨

停止（遠位付着部）
- 第3～5趾基節骨の側面

背側骨間筋

起始（近位付着部）
- 中足骨

停止（遠位付着部）
- 第2～4趾基節骨の側面（第2趾は骨をはさんで両側に）

作用

背側および底側骨間筋はMP関節で足趾を動かす．

底側骨間筋
- 第3～5趾のMP関節の内転

背側骨間筋
- 第2～4趾のMP関節の外転

固定

第2～5趾の固定

神経支配

- 外側足底神経

触診法

底側骨間筋

1. 足首の下に筒状のものを入れて腹臥位をとらせる．足底面上で中足骨（第2～5趾）の間に指腹を置き，触診する．
2. 抵抗に抗して第3～5趾を内転させ，底側骨間筋の収縮を感じる．
3. ほとんどの人がこの筋の分離した作用を持っているが，深層にあり難しさを考慮に入れると，底側骨間筋はたいてい隣接する軟部組織と比較して触診することや観察することは困難である．

背側骨間筋

1. 背臥位をとらせる．足背上の中足骨間に指腹を置き，触診する．
2. 第1背側骨間筋は第1中足骨と第2中足骨との間で触診できる（図11-39, A）．

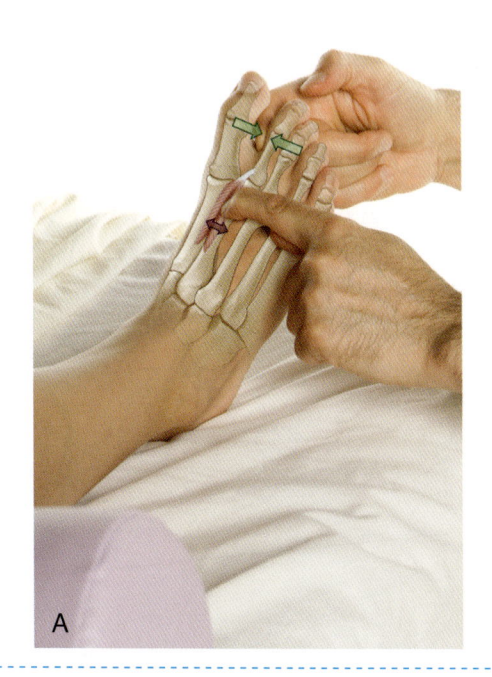

図11-39 背側骨間筋の触診．**A**，抵抗に抗して第2趾を脛骨側に外転する際の第1背側骨間筋の触診．

つづく

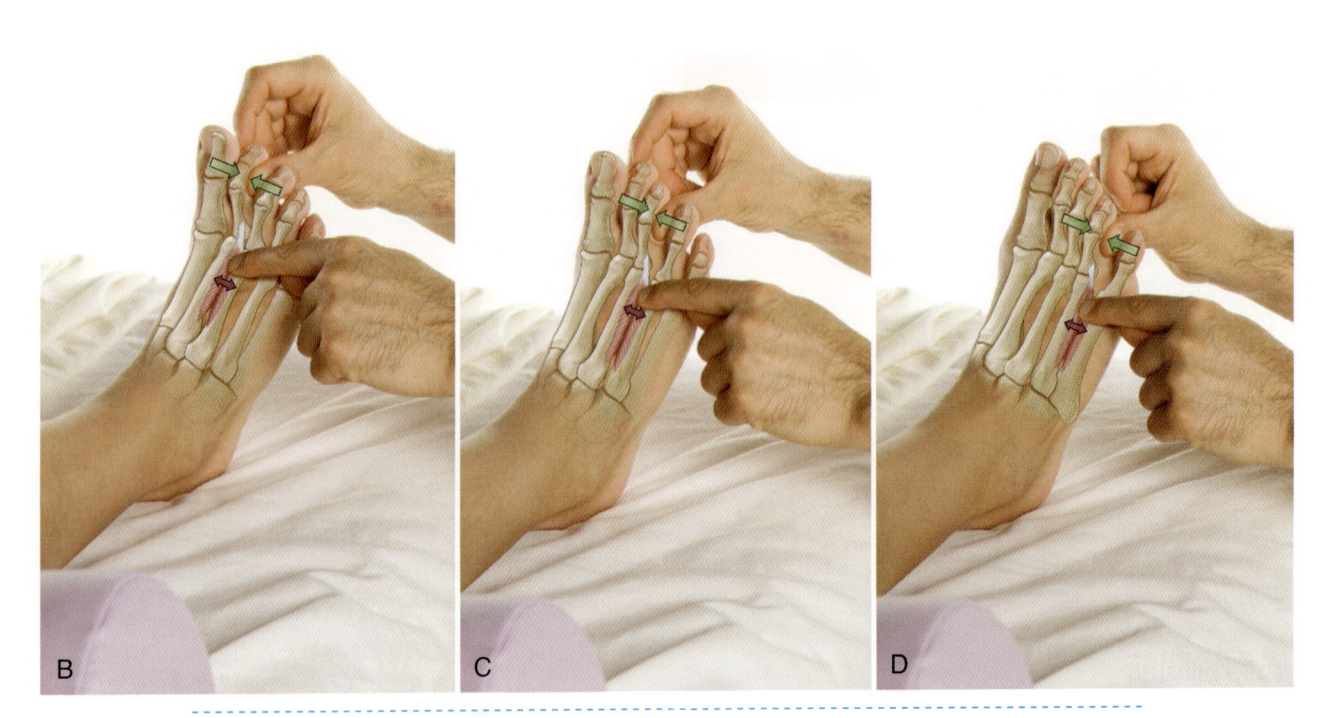

図11-39，つづき　背側骨間筋の触診．**B**，抵抗に抗して第2趾を脛骨側に外転する際の第2背側骨間筋の触診．**C**，抵抗に抗して第3趾を外転する際の第3背側骨間筋の触診．**D**，抵抗に抗して第4趾を外転する際の第4背側骨間筋の触診．

3. 第2背側骨間筋は第2中足骨と第3中足骨との間で触診できる(図11-39，B)．
4. 第3背側骨間筋は第3中足骨と第4中足骨との間で触診できる(図11-39，C)．
5. 第4背側骨間筋は第4中足骨と第5中足骨との間で触診できる(図11-39，D)．

治療上の配慮

- 我々は大抵，靴を履いているので，めったに足趾を使用しない．その結果，骨間筋の腱は弱くなり，不具合な状態となっている．

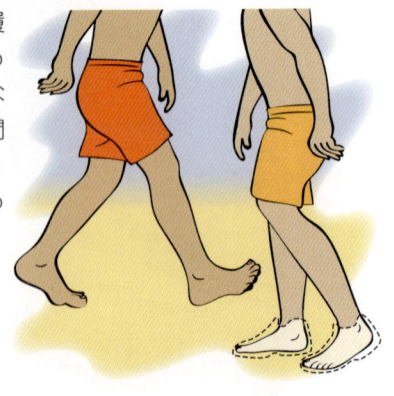

- 母趾は独自の内転筋が付着しており，第2趾は内転できない(この動きは脛骨の外転もしくは腓骨の外転として述べられている)．第3，第4，第5趾は内転ができる．それは3つの底側骨間筋が第3，第4，第5趾に付着しているからである．

- 母趾と小趾はそれぞれ独自の外転筋が付着している．第2，第3，第4趾は背側骨間筋が付着している．また一方で，第2趾は脛骨(内側)方向にも腓骨(外側)方向にも外転できる．そのために，第2趾は2つの背側骨間筋(両側に1つずつ)が付着している．背側骨間筋は第4趾に1つ，第3趾に1つ，第2趾に2つ付着しており，合計4つの筋を有している．

復習問題

次の問題について，○をつけるか正しい答えを書きなさい．

1. Tom, Dick, Harry グループの3つの筋とは何か？
   _____
   _____
   _____

2. 足底の第1層に含まれる3つの筋は何か？
   _____
   _____
   _____

3. 下腿三頭筋群の筋とは何か？
   _____
   _____

4. 足部の背屈と内がえしの作用をもつ筋は次のうちどれか？
   a. 前脛骨筋
   b. 後脛骨筋
   c. 長趾伸筋
   d. 腓腹筋

5. 足部の底屈と外がえしの作用をもつ筋は次のうちどれか？
   a. 前脛骨筋
   b. 後脛骨筋
   c. 長腓骨筋
   d. 第三腓骨筋

6. 膝関節をまたぐ筋は次のうちどれか？
   a. 足底方形筋
   b. 前脛骨筋
   c. ヒラメ筋
   d. 腓腹筋

7. 母趾を内転する筋は次のうちどれか？
   a. 膝窩筋
   b. 母趾外転筋
   c. 母趾内転筋
   d. 足底方形筋

8. しばしば，あぶみのような筋と呼ばれる筋は，次のうちどれか？
   a. 前脛骨筋と長趾伸筋
   b. 短腓骨筋と長腓骨筋
   c. 腓腹筋とヒラメ筋
   d. 長腓骨筋と前脛骨筋

9. 踵骨隆起に付着する筋は次のうちどれか？
   a. 短趾屈筋と虫様筋
   b. 足底筋と腓腹筋
   c. 母趾外転筋と小趾外転筋
   d. 長趾屈筋と第三腓骨筋

10. アキレス腱として付着する筋は次のうちどれか？
    a. 腓腹筋とヒラメ筋
    b. ヒラメ筋と長腓骨筋
    c. 長腓骨筋と前脛骨筋
    d. 前脛骨筋と腓腹筋

各問題の解答・解答例については，医歯薬出版(株)の本書のwebページ
http://www.ishiyaku.co.jp/corrigenda/details.aspx?bookcode=214420 をご参照ください．

症例 1

　34歳の女性A氏は右下腿後面（ふくらはぎ）の痛みと筋けいれんを訴えている．疼痛強度は0〜10までのスケールにて5〜6であった．この患者は長距離ランナーであり，過去10年間，週に70〜80マイルのトレーニングをしていた．走る前には準備運動をし，走った後にはストレッチを行っている．歩行は専門的に問題なしと評価されており，その領域における外傷の既往はない．

　問診では生活様式やトレーニング法に変化がないことが明らかになった．彼女は週に1回ランニングクラブでトレーニングをしている．1ヶ月前にハーフマラソンを完走した．以前のレース後と今回のマラソンとを比較して，マラソン後の痛みの程度と筋の張りに注目するような差はなかった．つづいての質問で，この患者は最近，2週間の休暇をとり，アメリカ横断ドライブをしていたということである．

質問

1. 彼女の痛みの位置を考慮すると，どの筋組織に違和感があると思われますか？

2. 彼女の活動は，この筋組織の違和感においてどのような要因となったのでしょうか？

3. 最も良い治療法は何ですか？

症例 2

　常連の患者．最近，体重減少や運動，瞑想によって生活様式が変化している．この運動にはランニングやウエイト・リフティングが含まれる．患者は右下腿前方の持続する痛みに悩んでおり，その痛みは 0 〜 10 までのスケールにて 3 〜 6 と幅のあるものである．最初は，ランニングをしているときのみ痛みを生じていたが，今では歩いただけでも痛みが生じている．主治医は X 線検査を指示し，その結果，骨折やその他の骨の病態などの異常を認めなかった．医師はランニング量を減らすことを提案し，市販の鎮痛剤の使用を勧めた．

　理学的検査では脛骨骨幹外側縁に沿って，かなりの圧痛があることが明らかになった．他動的可動域，自動的可動域，足部の徒手抵抗運動が遂行された．それらの結果は，下腿前方に以下の様な痛みを示した．(1)伸展の他動的可動域にて下腿前方にほんのわずかな痛みを生じた，(2)背屈の自動的可動域にて下腿前方に中等度の痛みを生じた，(3)背屈と内がえしに対する徒手抵抗にて下腿前方にレベル 6 の強い痛みが生じた．

　理学的検査は体重負荷時に右側の足弓が下降している事を示しており，左側の足弓は正常で健全であった．

質問

1. この患者が有している疾患は何だと疑われますか？この状態を確認するためにどこの筋組織を触診しますか？

2. ランニングはこの状態でどのような役割がありますか？

3. 体重負荷時に下降する患者の足弓にはどんな役割がありますか？

質問の解答・解答例については，医歯薬出版(株)の本書の web ページ
http://www.ishiyaku.co.jp/corrigenda/details.aspx?bookcode=214420 をご参照ください．

付録
筋の伸張図

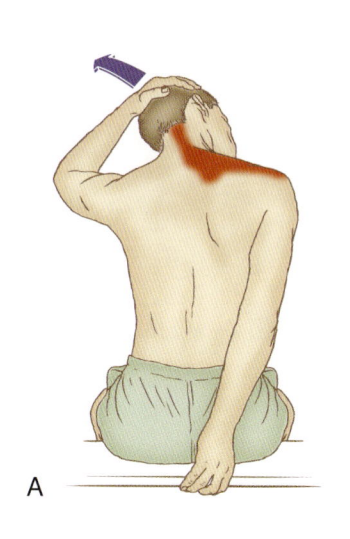

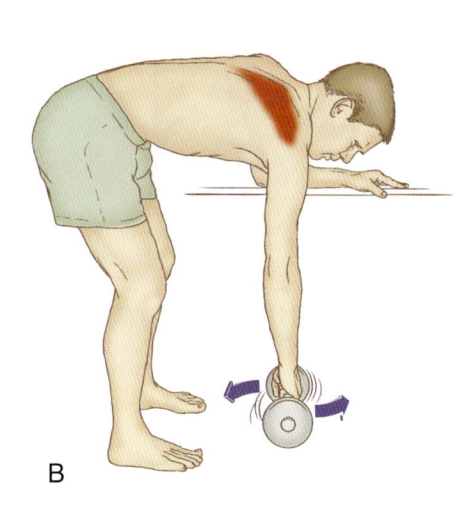

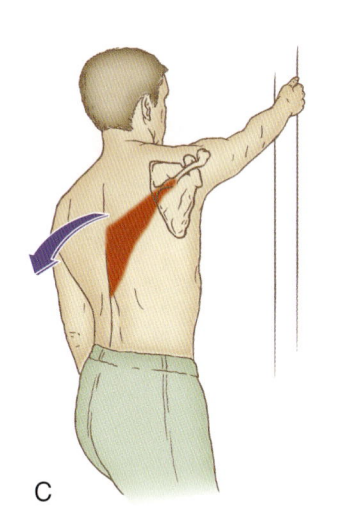

図1 僧帽筋

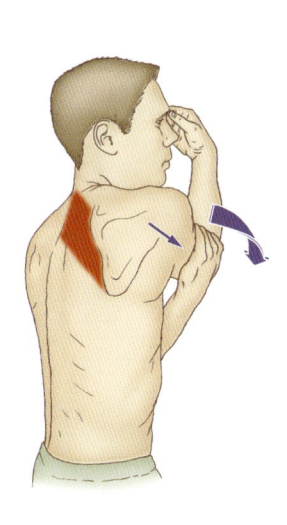

図2 菱形筋

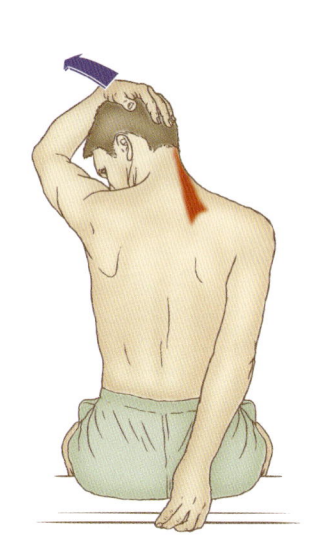

図3 肩甲挙筋

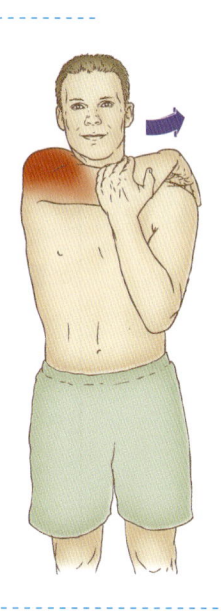

図4 三角筋後部線維

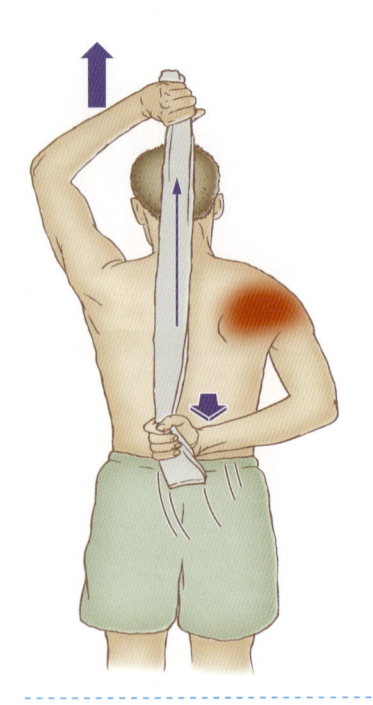

図5 棘下筋と小円筋

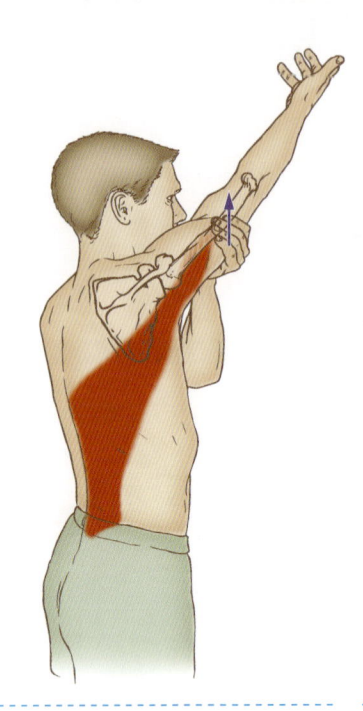

図6 大円筋と広背筋

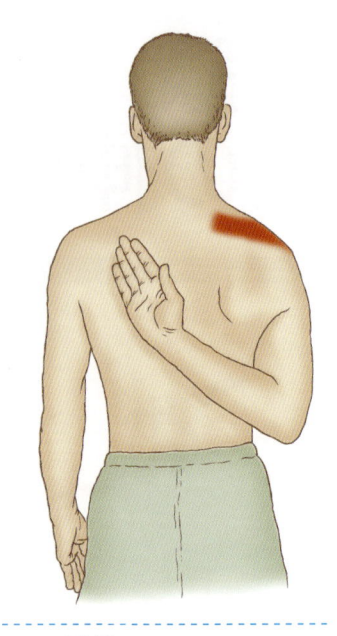

図7 棘上筋

付録

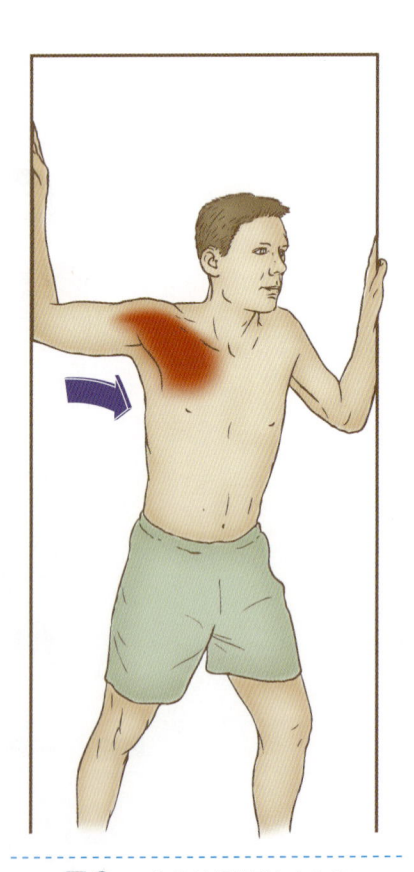

図8 三角筋前部線維と大胸筋

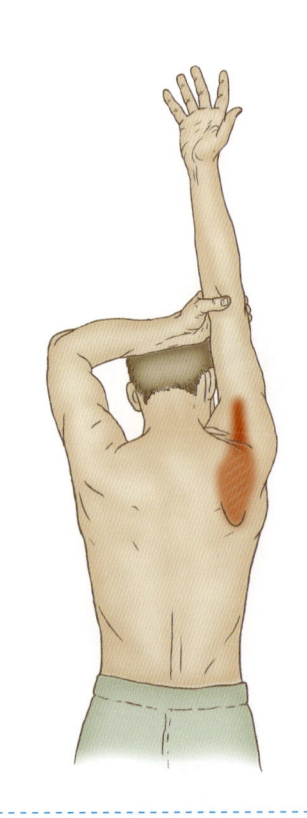

図9 肩甲下筋

436

図 10　前鋸筋

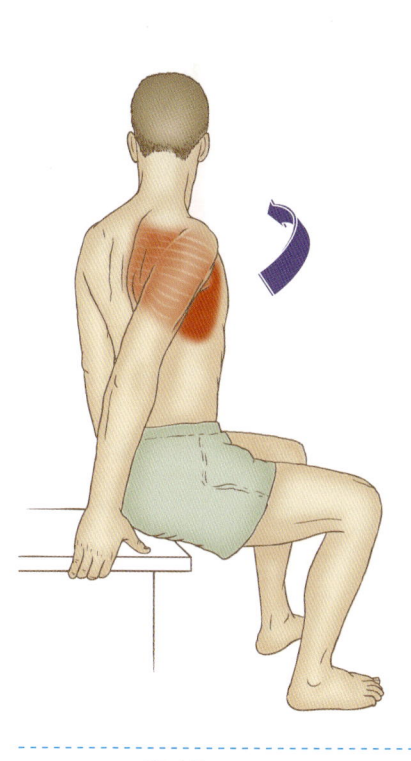

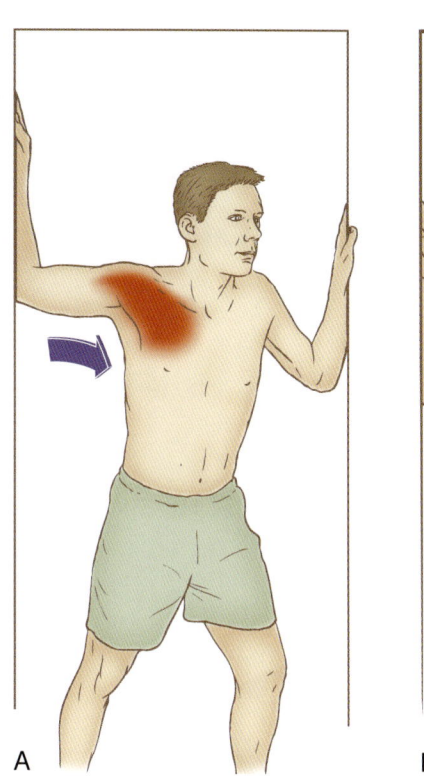

図 11　A，大胸筋（胸肋部），B，大胸筋（鎖骨部）

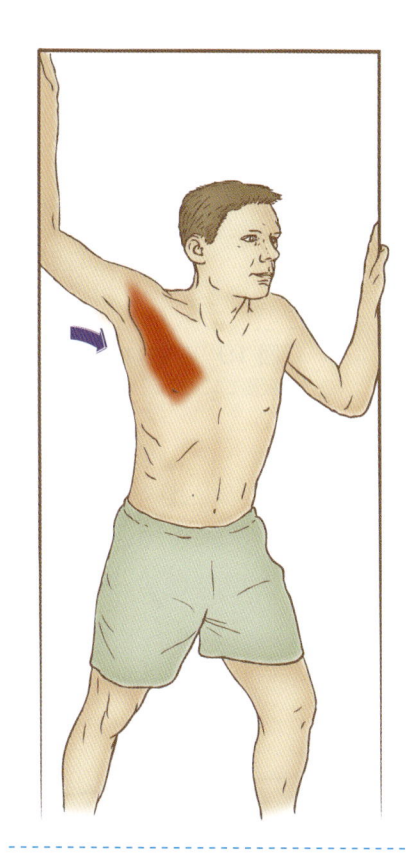

図 12　小胸筋

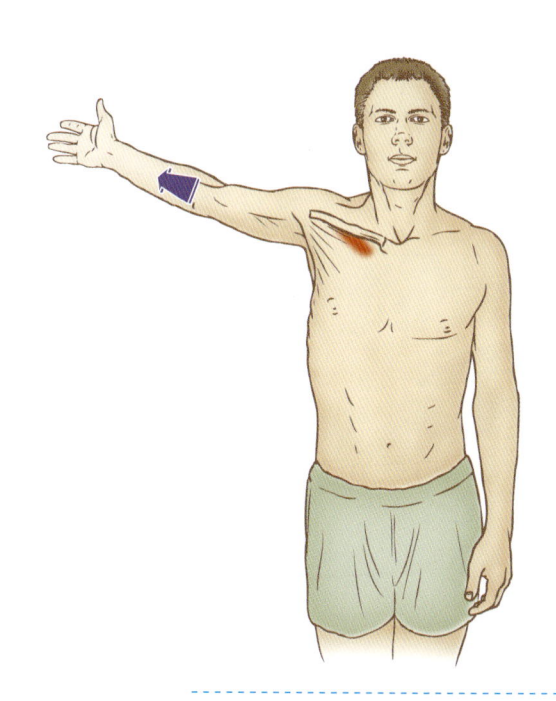

図 13　鎖骨下筋

付録

437

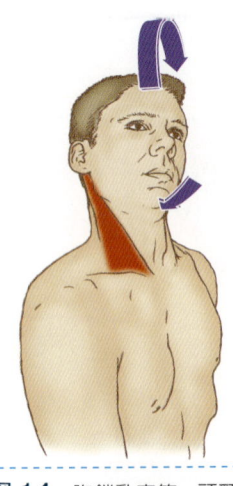

図 14 胸鎖乳突筋．頭頸部を左側屈，右回旋させ，下部頸部は伸展させた状態で，あごを引き込むようにする（頭部の屈曲）．

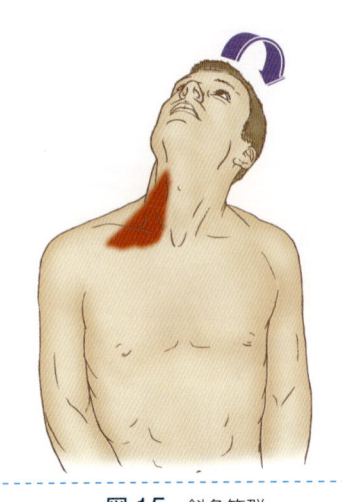

図 15 斜角筋群

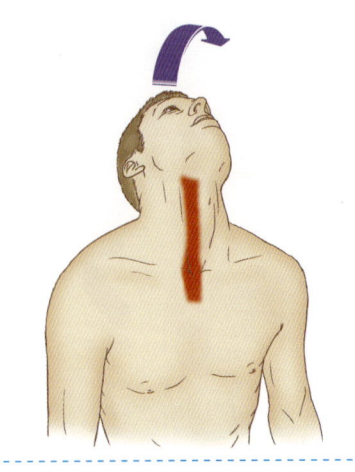

図 16 頸長筋．頭頸部を伸展し，反対側へ側屈させる．

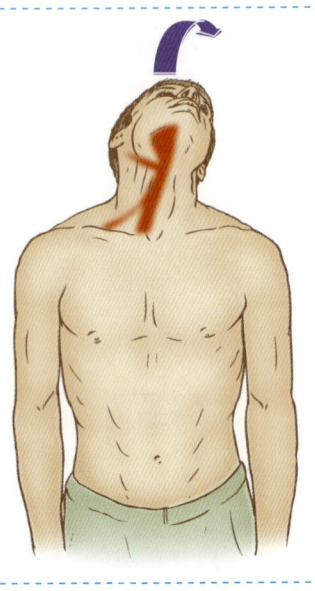

図 17 舌骨筋群．頸部を伸展し左へ側屈する．

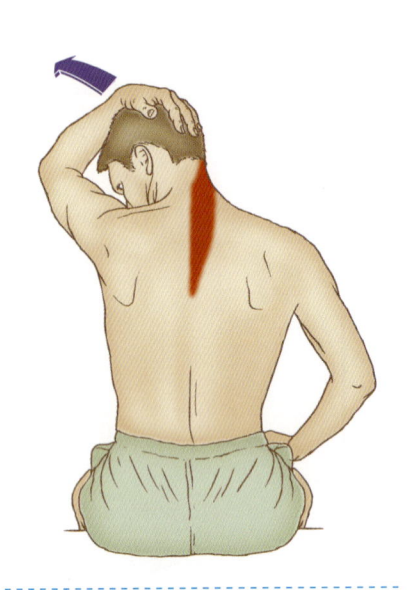

図 18 頭板状筋

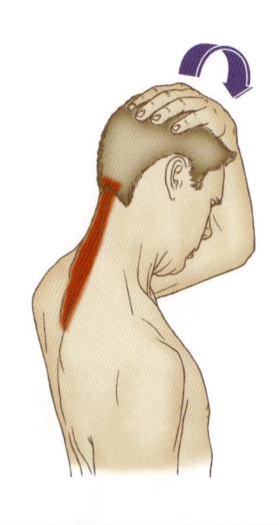

図 19 頭半棘筋．メモ：屈曲がこの伸張運動において最も重要な要素である．

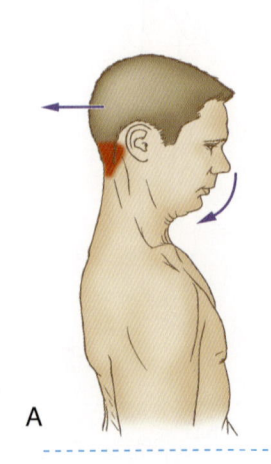

A　　　B

図 20 後頭下筋群

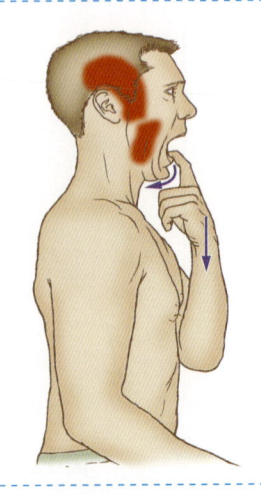

図 21 側頭筋

付録

438

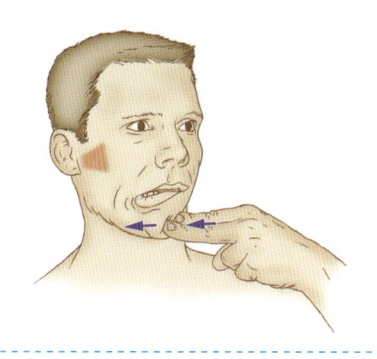

図22 外側翼突筋

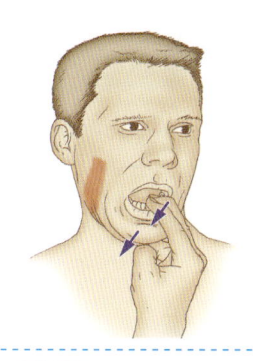

図23 内側翼突筋

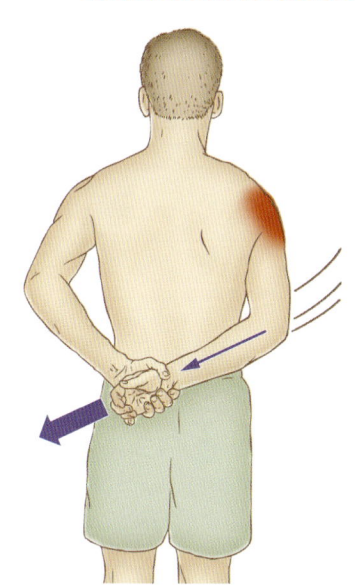

図24 三角筋

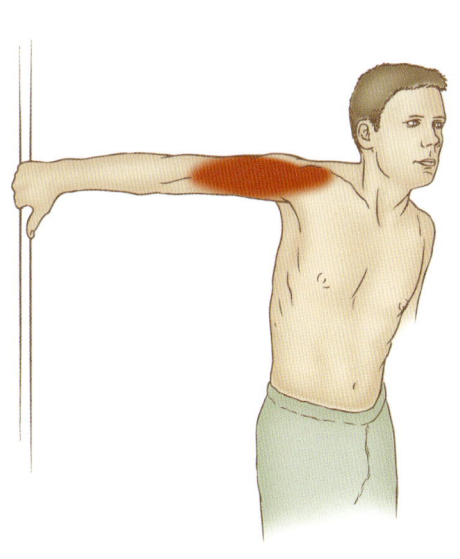

図25 上腕二頭筋

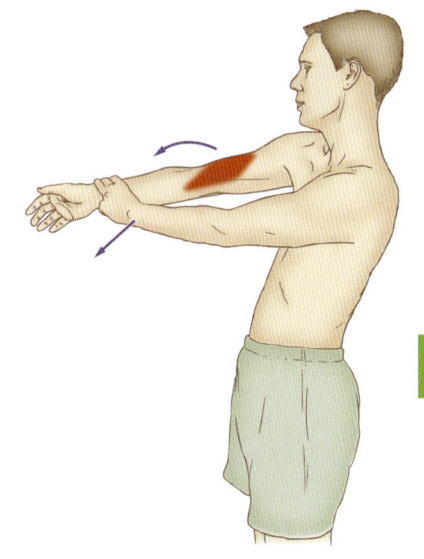

図26 上腕筋．前腕を回内外の中間位にし，肘を完全伸展する．

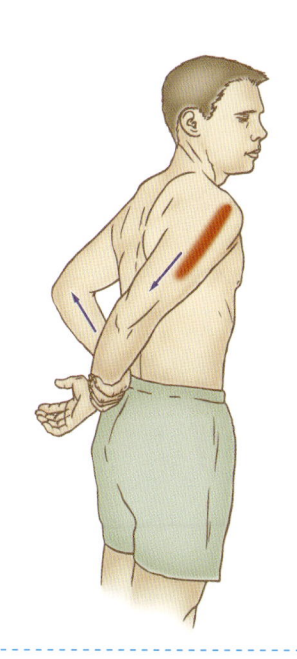

図27 烏口腕筋

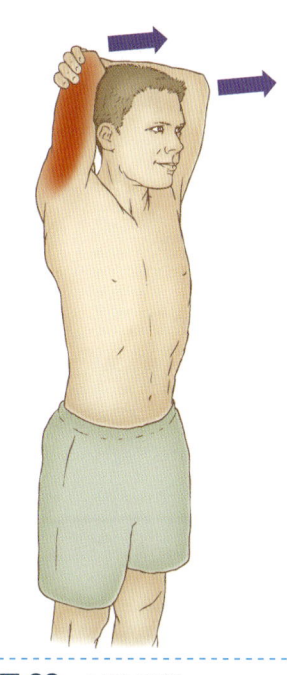

図28 上腕三頭筋

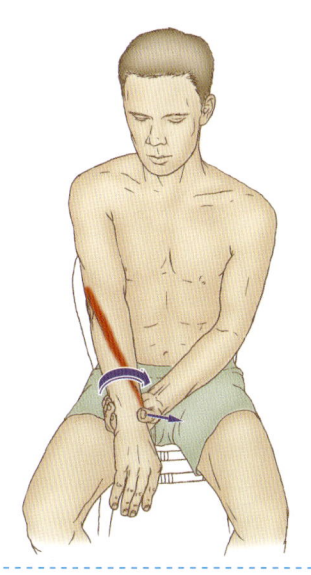

図29 腕橈骨筋．前腕は完全伸展させる．

439

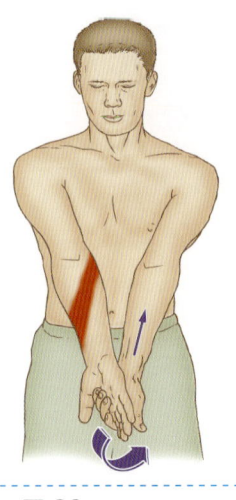

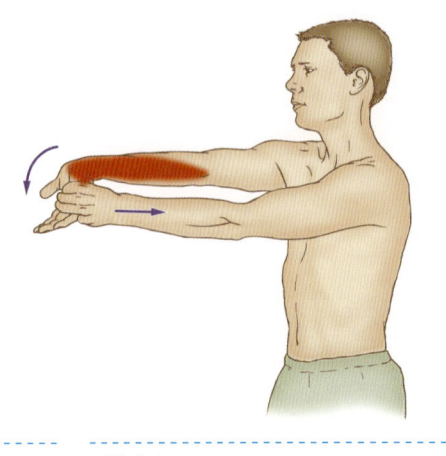

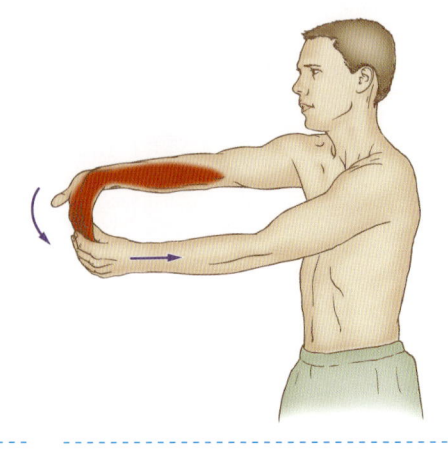

図30 円回内筋

図31 手関節屈筋群．尺側への偏位を伸展に加えると橈側手根屈筋が，橈側への偏位を伸展に加えると尺側手根伸筋が伸張される．

図32 浅指屈筋と深指屈筋

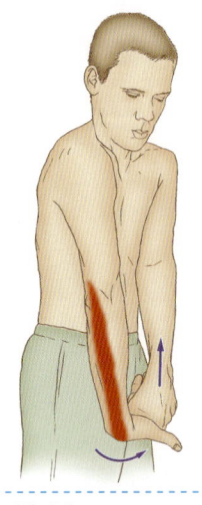

図33 橈側筋群

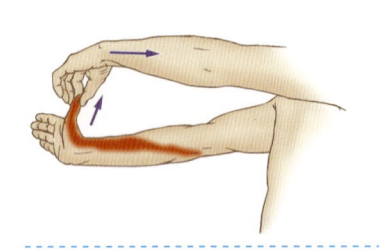

図34 長母指屈筋

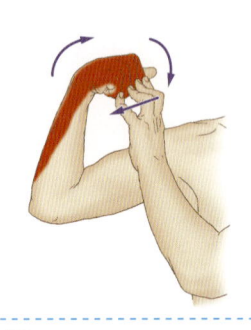

図35 総指伸筋，小指伸筋，示指伸筋

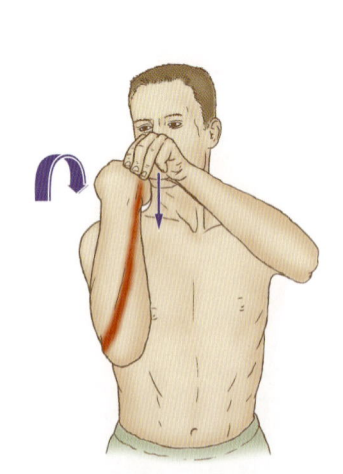

図36 尺側手根伸筋

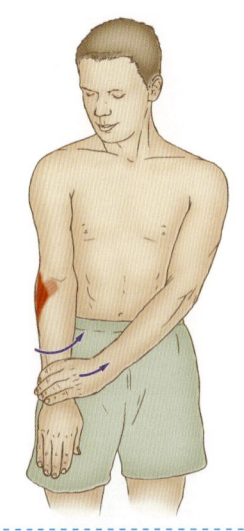

図37 回外筋．メモ：肩甲上腕関節での上腕内旋と橈尺関節での前腕の回内は混乱しやすい．前腕の回内を正しくしなければならない．

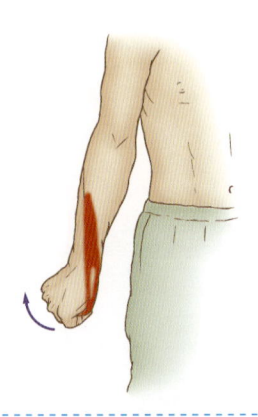

図38 深層遠位四群

図39 母指球筋

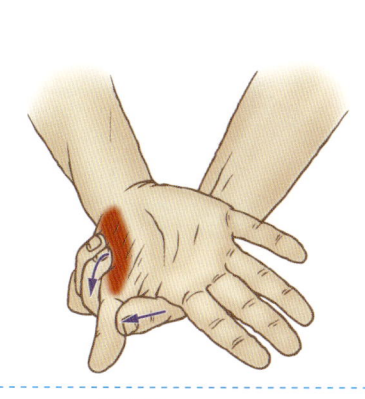

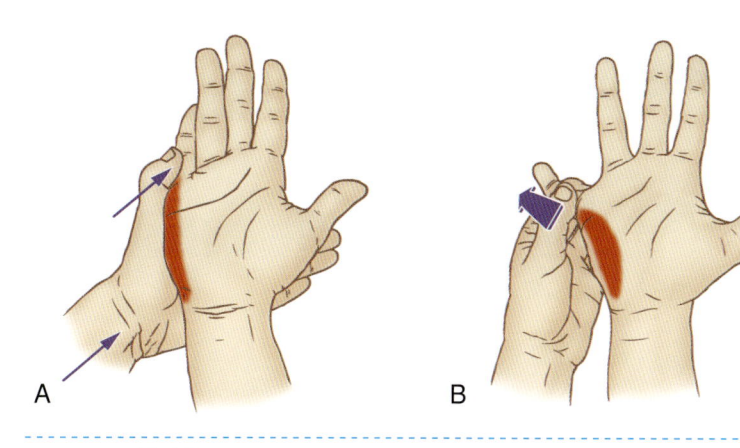

図40 小指球筋．A，小指外転筋．B，小指屈筋と小指対立筋

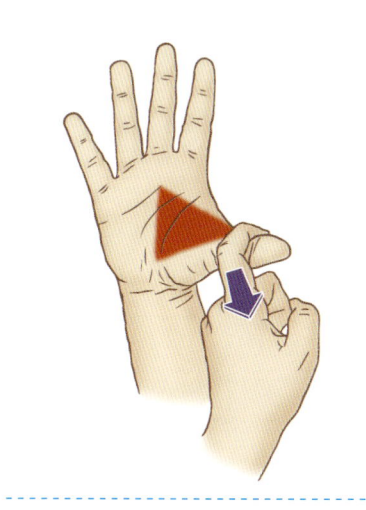

図41 母指内転筋

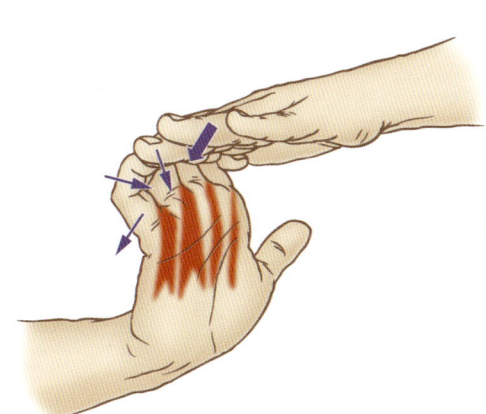

図42 虫様筋

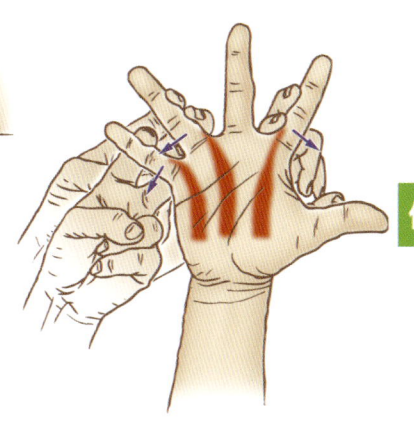

図43 掌側骨間筋

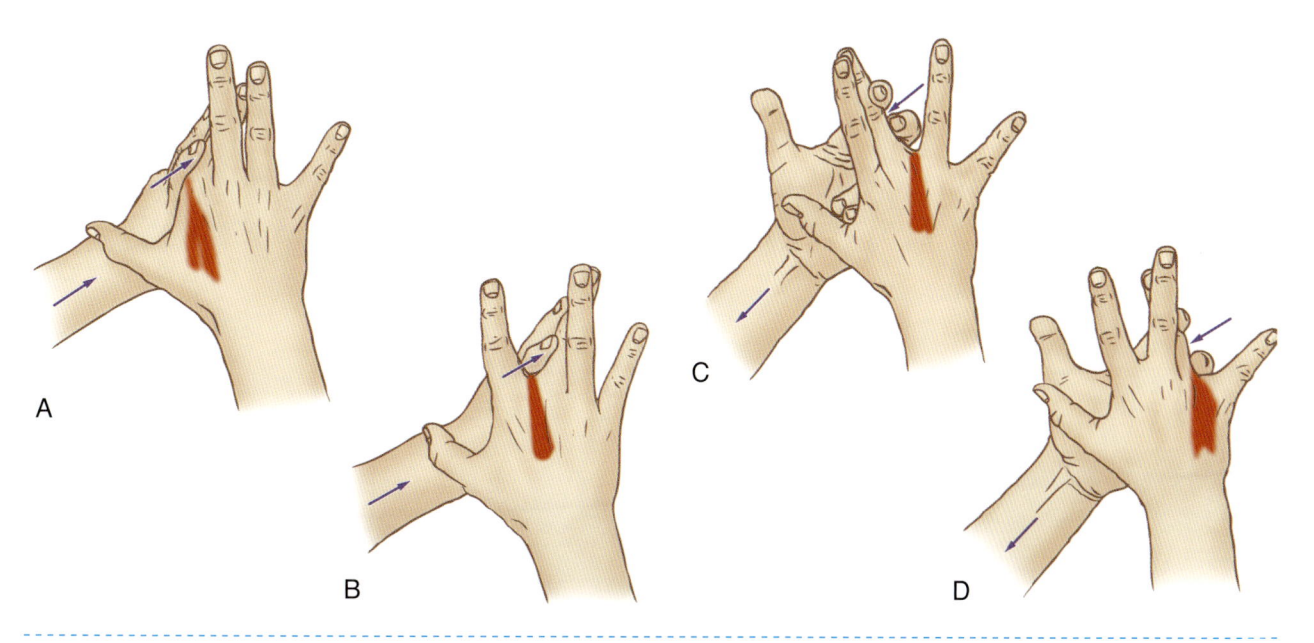

図44 背側骨間筋

付録

441

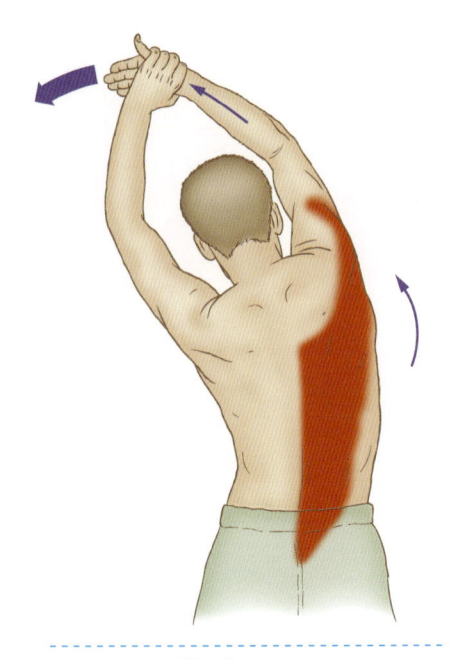

図 45 広背筋

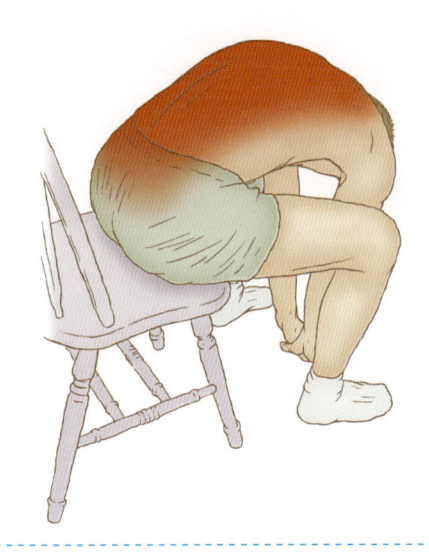

図 46 脊柱起立筋．**メモ**：座位姿勢に戻る時，前腕を大腿部に置き，自分の体を押し上げて戻していくように使うと良い．

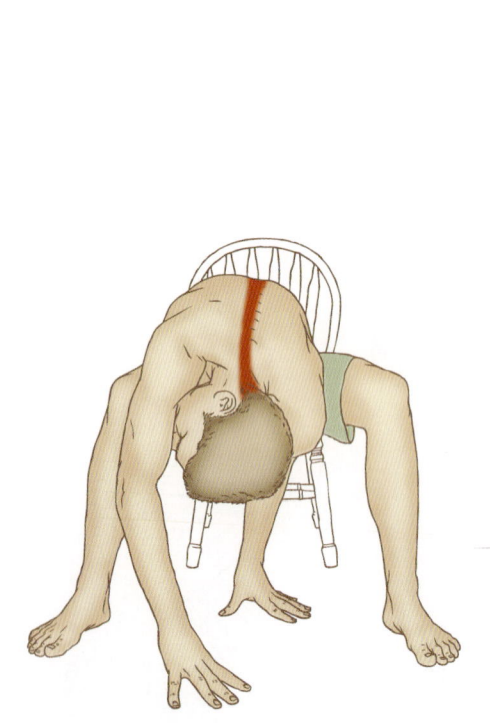

図 47 横突棘筋群

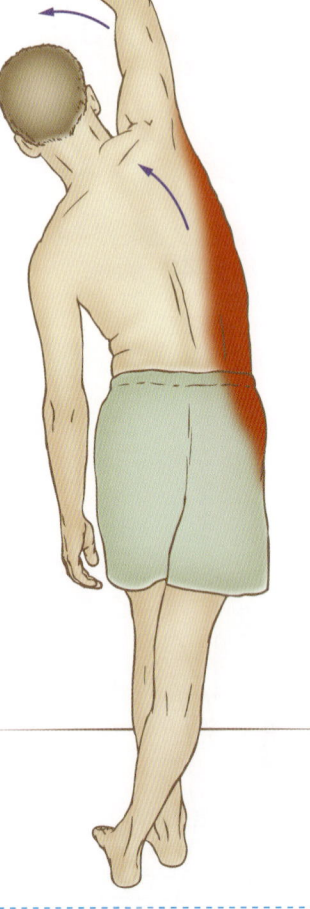

図 48 腰方形筋

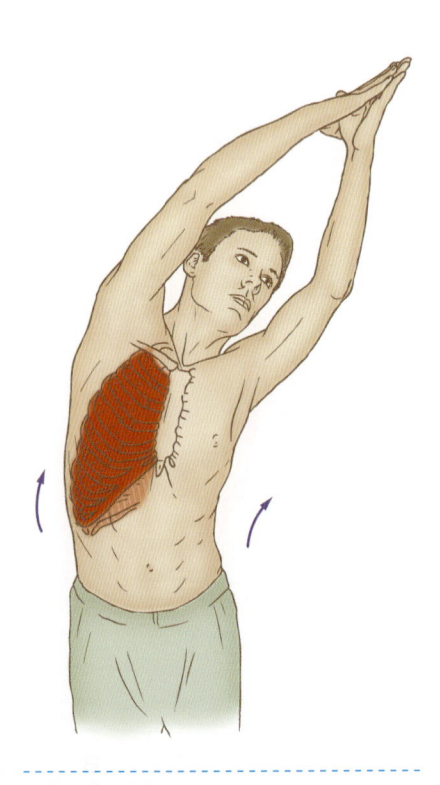

図 49 肋間筋．できるだけ個々の胸部を分けて屈曲させることが重要である．

付録

442

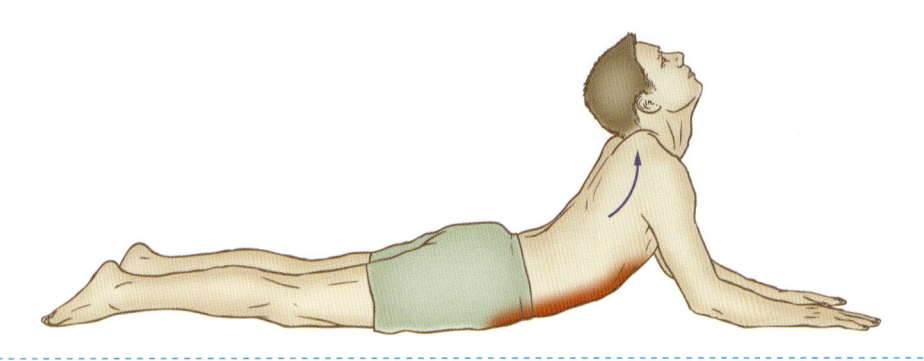

図 50 腹直筋．一側のみの筋を伸張するためには，反対側への側屈を加えるとより強調することができる．

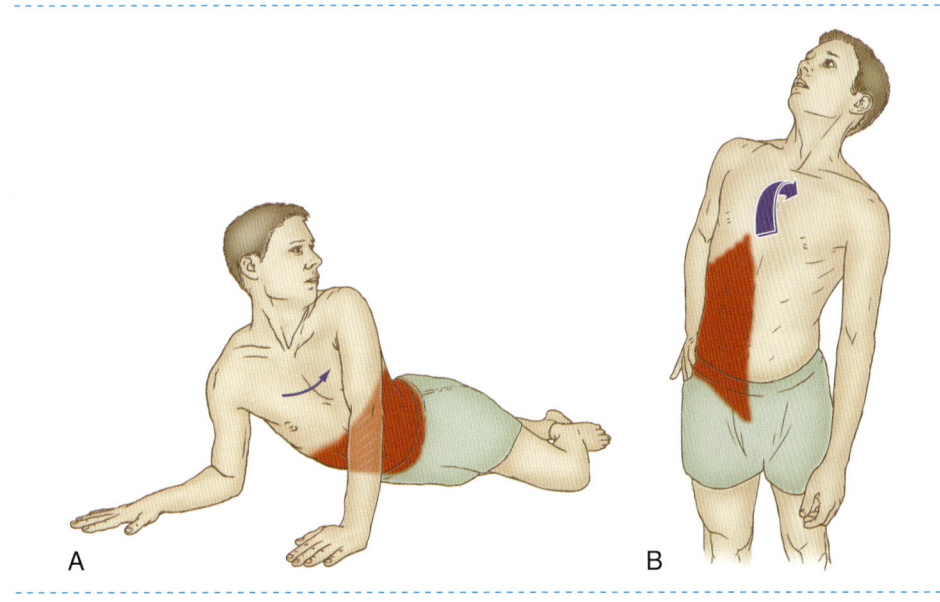

図 51 腹斜筋

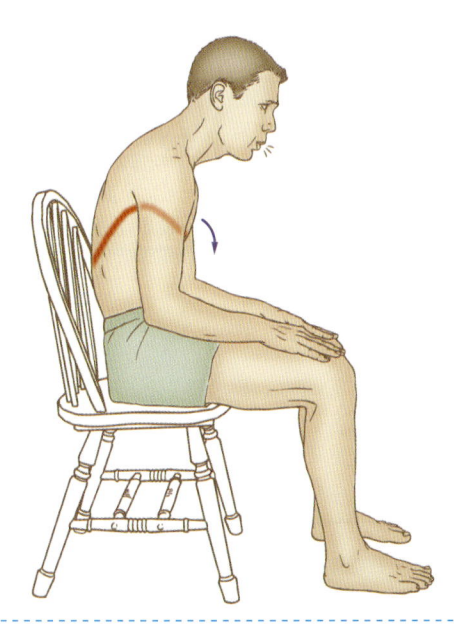

図 52 横隔膜

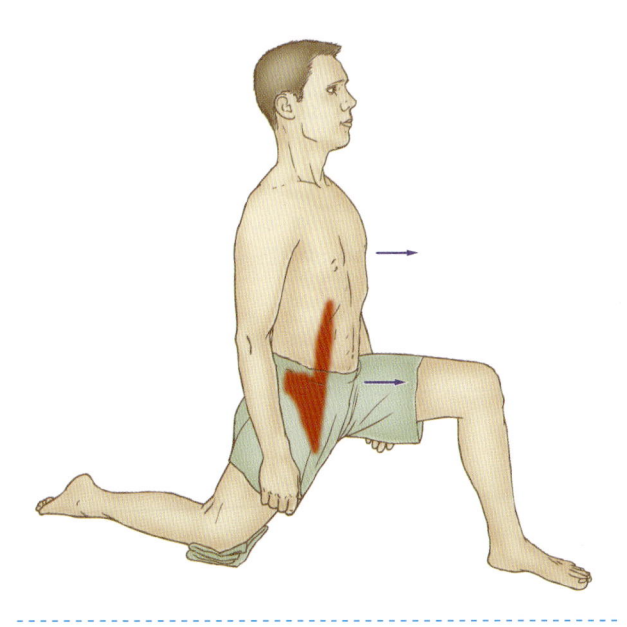

図 53 腸腰筋．メモ：体幹は垂直を保持するか，やや伸展させることが重要である．

付録

443

付録

図54 大殿筋．メモ：この伸張法で鼠径部に挟み込むような感覚を呈する場合には，股関節屈筋群（とくに縫工筋と腸腰筋）の伸張運動を行うとよい．また，伸張をする前に，股関節の関節包の捻れをとったり，ゆるめたりするために，股関節の外旋と外転を行う．

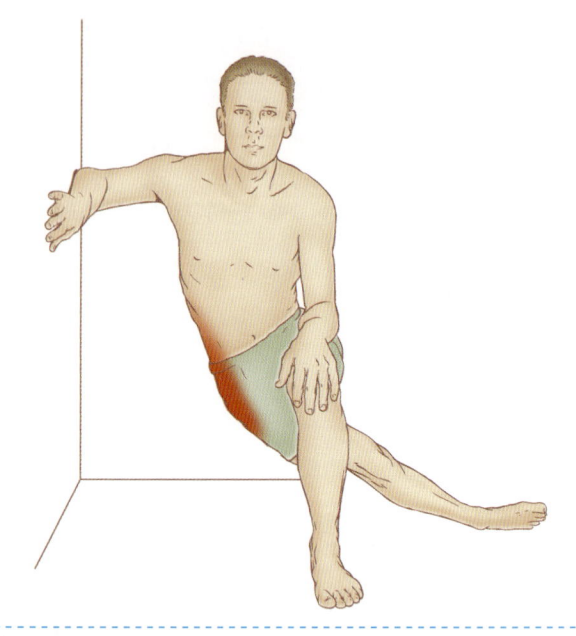

図55 中殿筋と大腿筋膜張筋．メモ：後方肢の足関節の上に体重をかけすぎないようにすることが重要である．

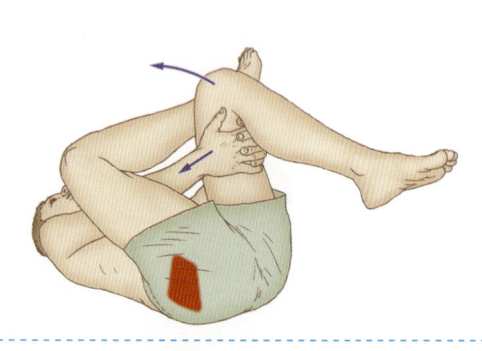

図56 梨状筋

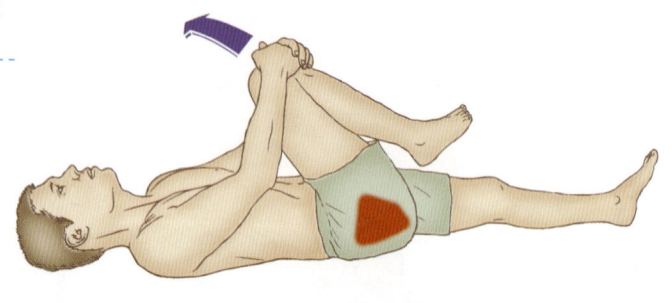

図57 大腿方形筋．メモ：この伸張法で鼠径部に挟み込むような感覚を呈する場合には，股関節屈筋群（とくに，縫工筋と腸腰筋）の伸張運動を行うとよい．また，伸張をする前に，股関節の関節包の捻れをとったり，ゆるめたりするために，股関節の外旋と外転を行う．

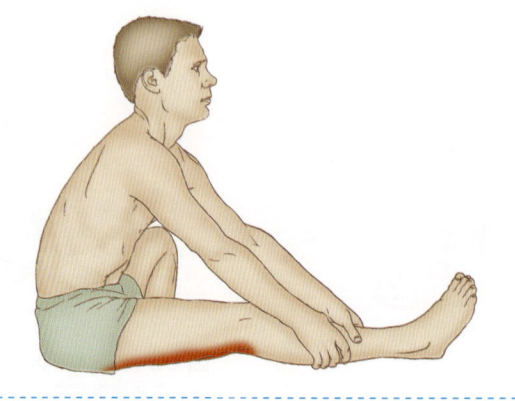

図58 ハムストリングス．メモ：このストレッチにおいて，脊柱を屈曲させる必要はない．

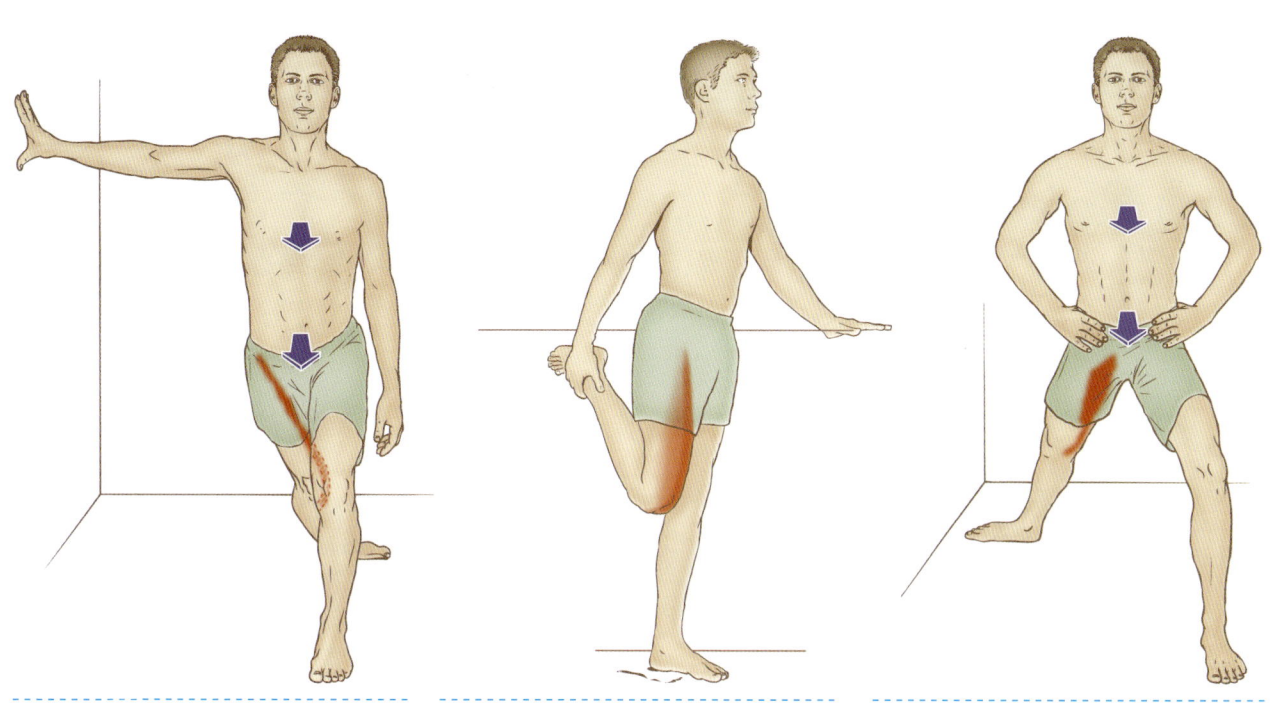

図 59　縫工筋．**メモ**：骨盤が前傾しないようにしなければならない．また，後方の下肢の足関節の上に過度な体重が乗らないようにすることが重要である．

図 60　大腿四頭筋．**メモ**：この伸張を行うときには，膝関節が回旋しないようにすることが重要である．

図 61　恥骨筋と薄筋．**メモ**：骨盤が前傾しないようにしなければならない．また，後方の下肢の足関節の上に，過度な体重が乗らないようにすることが重要である．

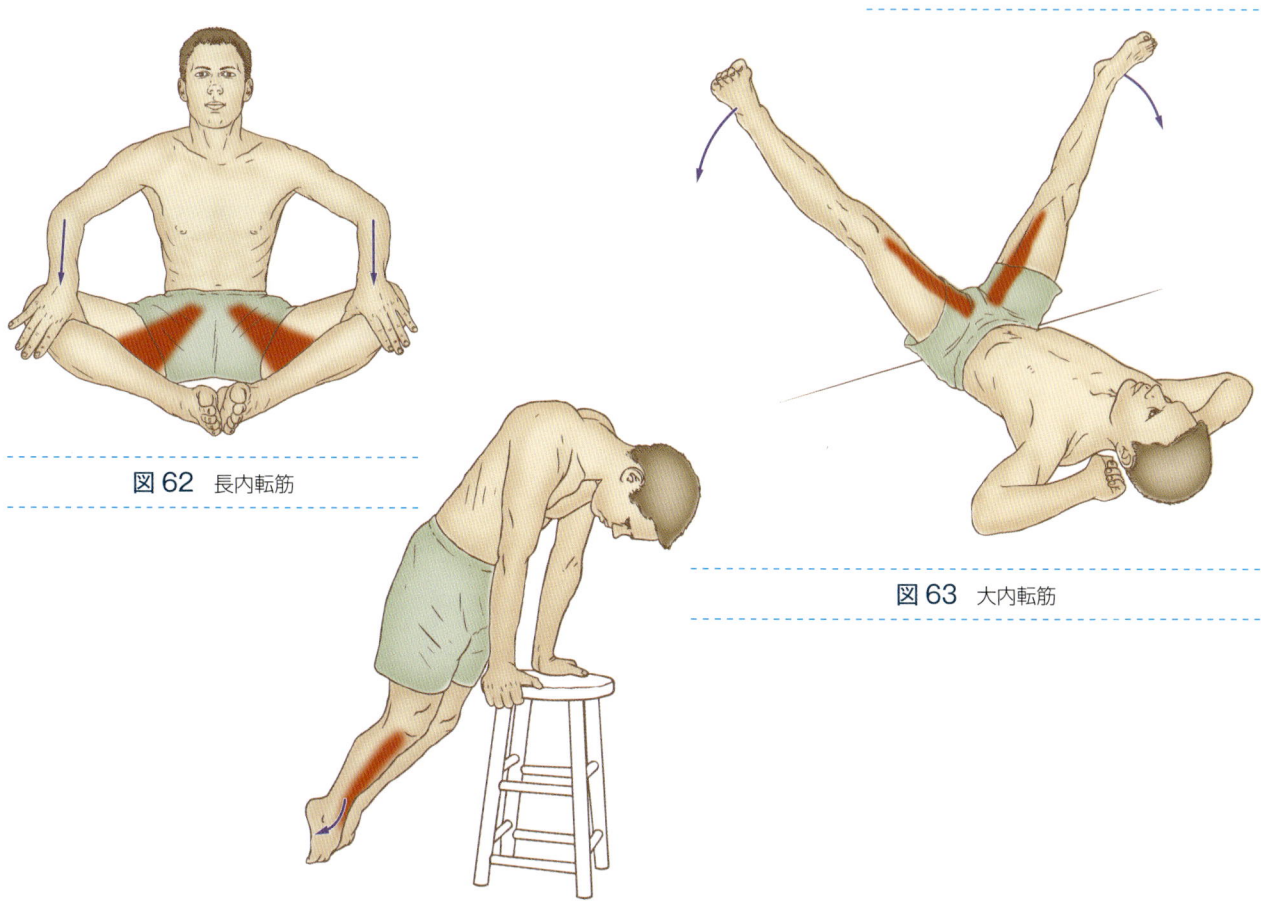

図 62　長内転筋

図 63　大内転筋

図 64　前脛骨筋

付録

445

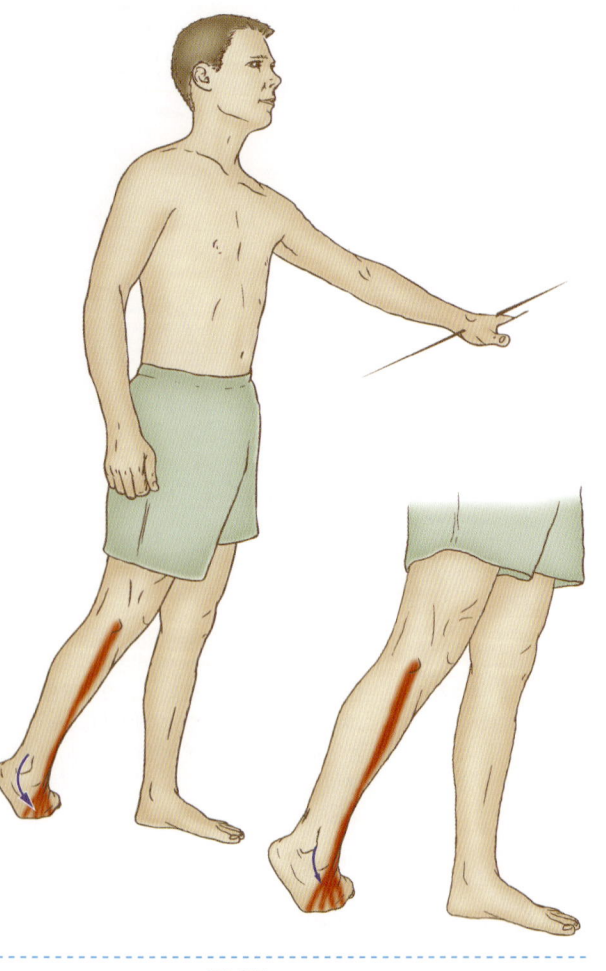

図65　長趾伸筋

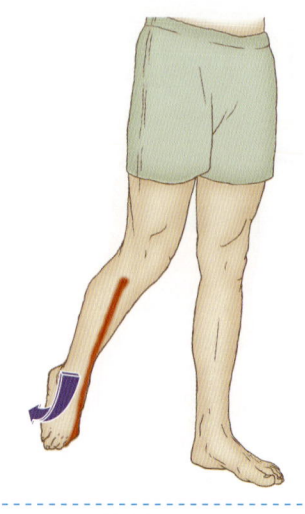

図66　長母趾伸筋

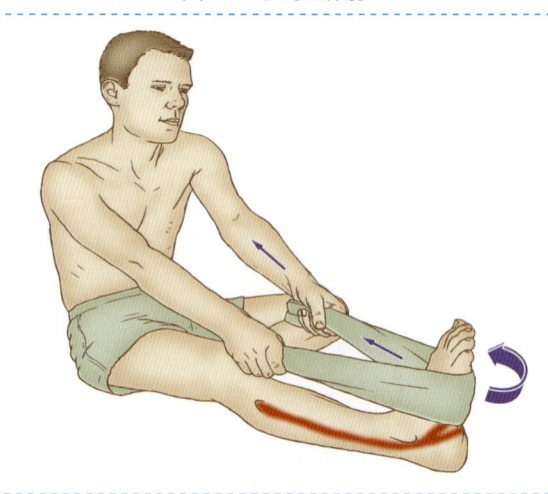

図67　長腓骨筋と短腓骨筋

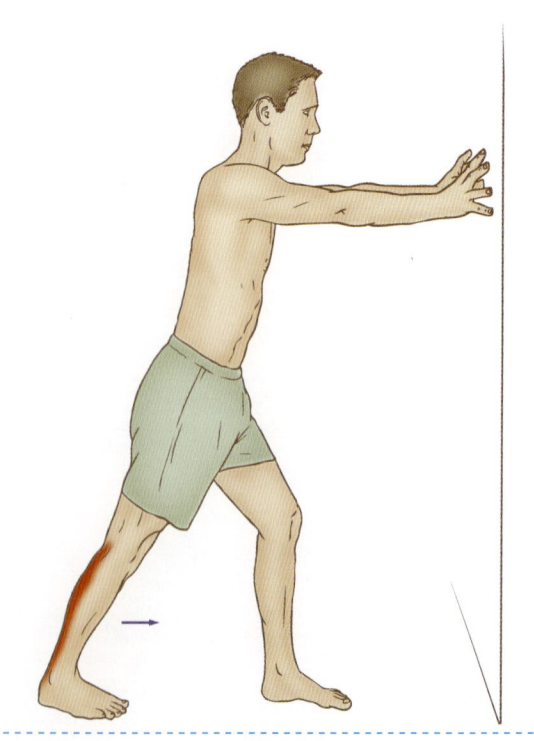

図68　腓腹筋

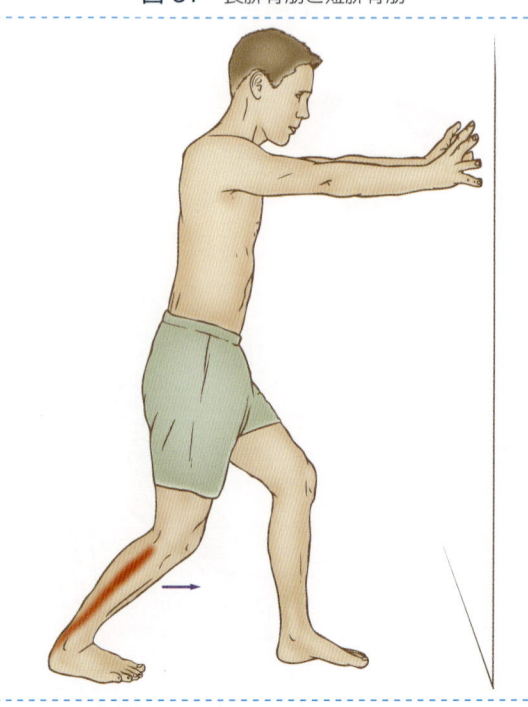

図69　ヒラメ筋

付録

446

図70 膝窩筋

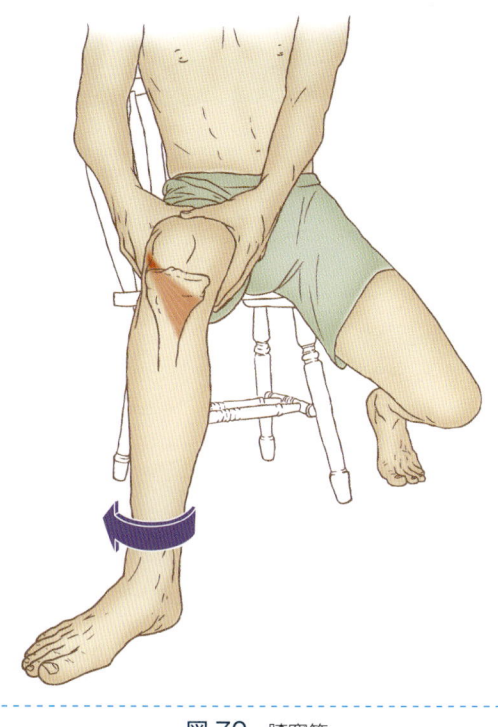

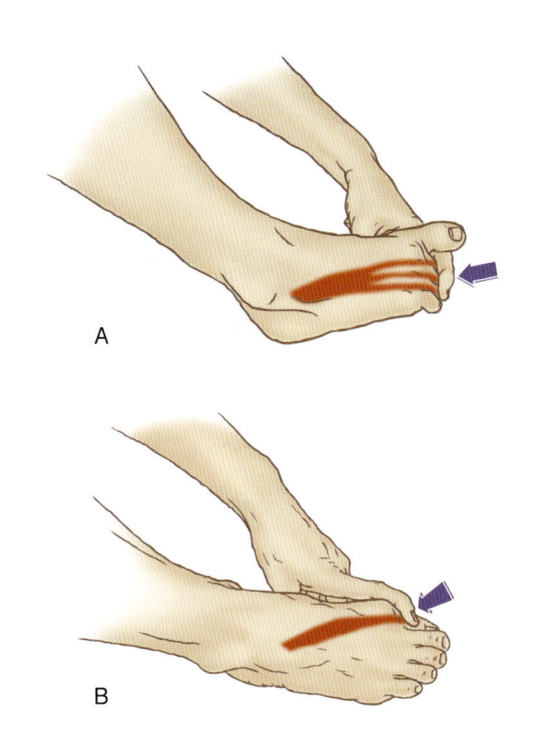

図71 A, 短趾伸筋. B, 短母趾伸筋

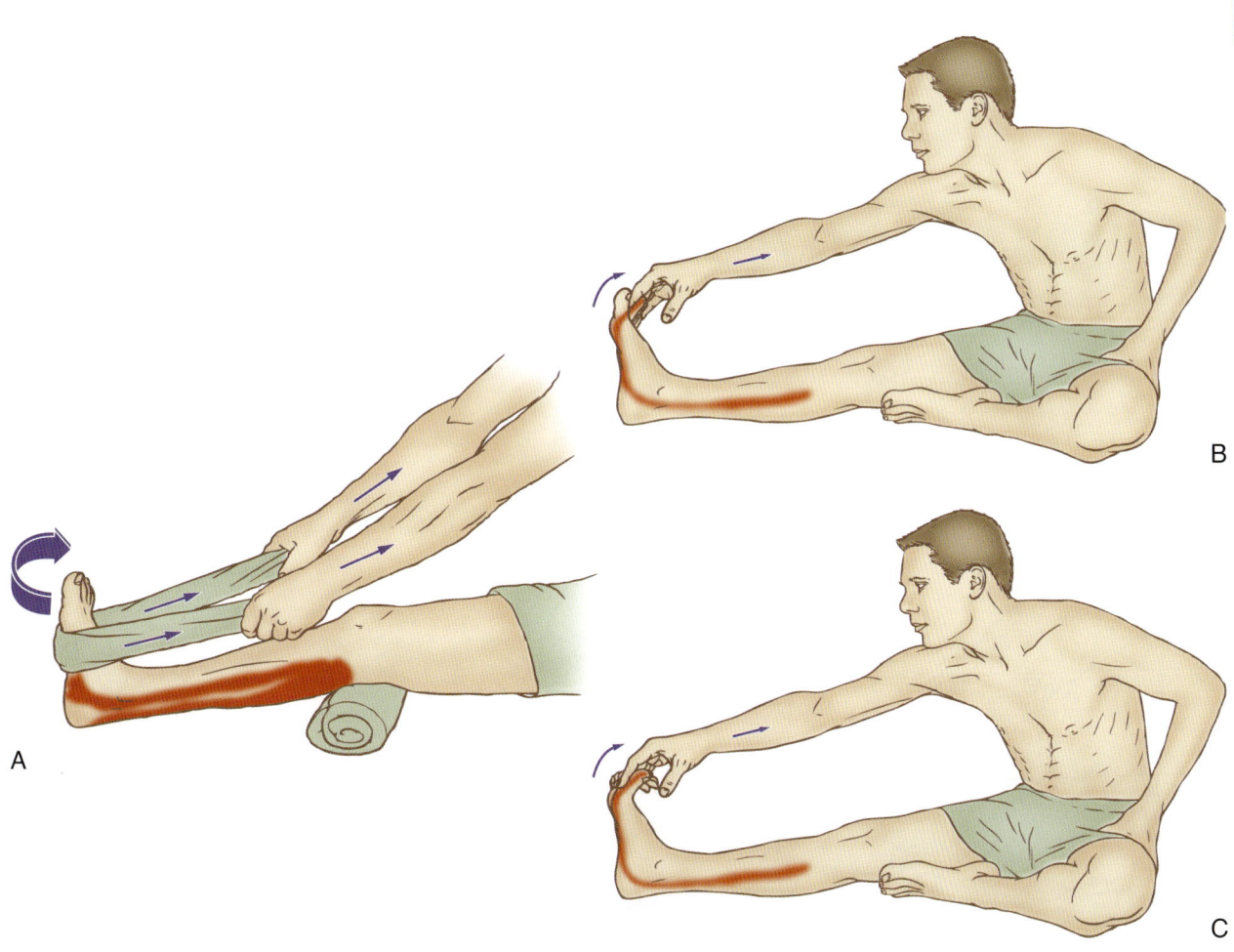

図72 A, 後脛骨筋. B, 長趾屈筋. C, 長母趾屈筋

付録

447

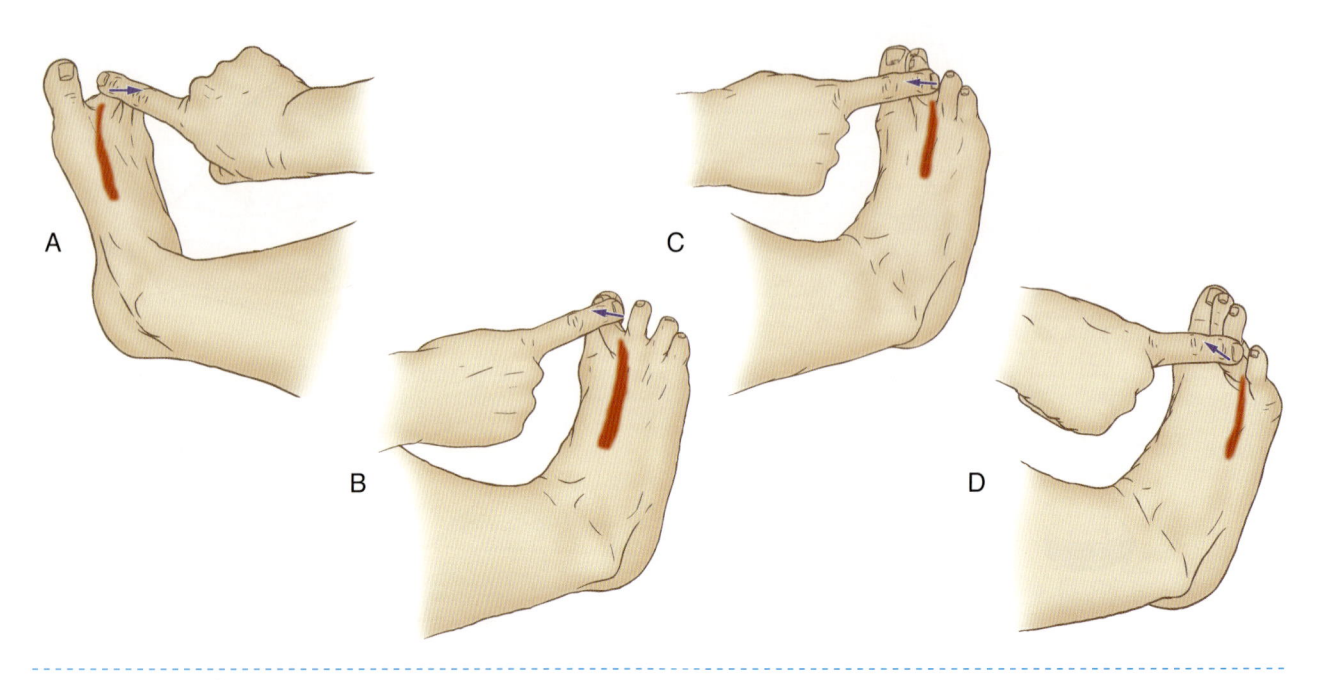

図73 背側骨間筋．**A**，第1背側骨間筋．**B**，第2背側骨間筋．**C**，第3背側骨間筋．**D**，第4背側骨間筋

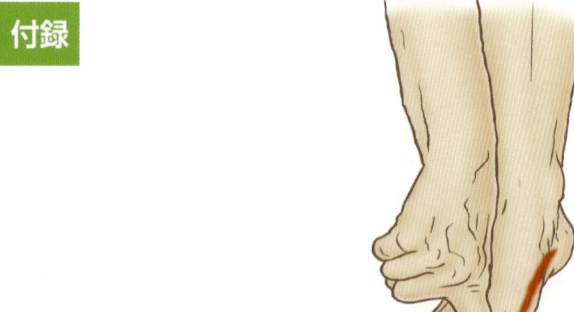

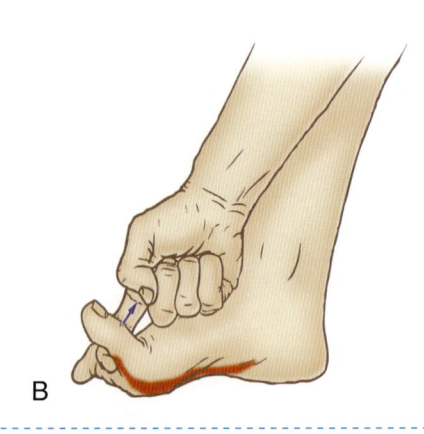

図74 **A**，母趾外転筋．**B**，短母趾屈筋

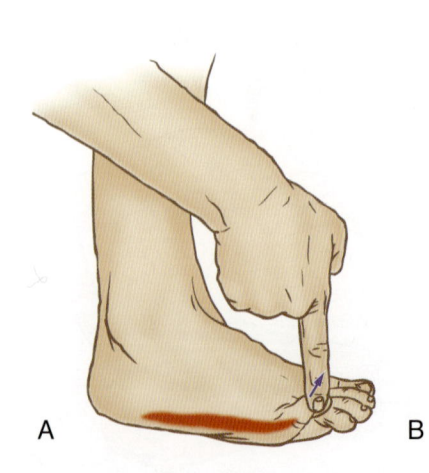

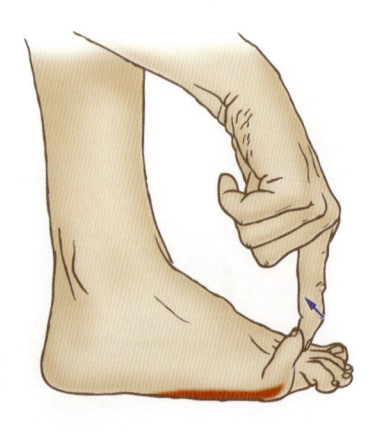

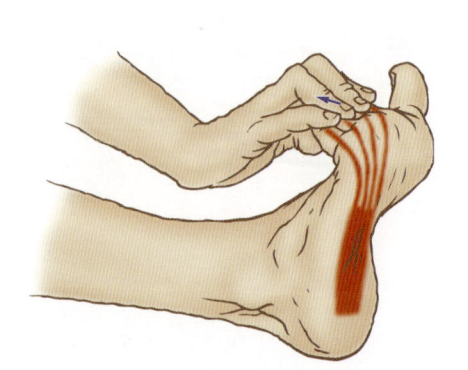

図75 **A**，小趾外転筋．**B**，小趾屈筋

図76 短趾屈筋

参考文献

Aaberg E: *Muscle mechanics,* ed 2, Champaign, IL, 2006, Human Kinetics.

Abrahams PH, Marks Jr SC, Hutchings RT: *McMinn's color atlas of human anatomy,* ed 5, Edinburgh, 2003, Mosby–Elsevier.

Anderson JE: *Grant's atlas of anatomy,* ed 7, Baltimore, 1980, Williams & Wilkins.

Atlas of anatomy, Germany, 2005, Thieme.

Bandy WD, Reese NB: *Joint range of motion and muscle length testing,* Philadelphia, 2002, Saunders–Elsevier.

Basmajian JV, De Luca CJ: *Muscles alive: their functions revealed by electromyography,* ed 5, Baltimore, 1985, Williams & Wilkins.

Biel A: *Trail guide to the body,* ed 4, Boulder, CO, 2010, Books of Discovery.

Biel A: *Student handbook: trail guide to the body,* Boulder, CO, 2005, Books of Discovery.

Bisschop P, Ombregt L: *Atlas of orthopedic examination of the peripheral joints,* Edinburgh, 1999, Saunders.

Burkel WE, Woodburne RT: *Essentials of human anatomy,* ed 9, New York, 1994, Oxford University Press.

Cailliet R: *Neck and arm pain,* ed 2, Philadelphia, 2001, F.A. Davis.

Calais-Germain B: *Anatomy of movement,* Seattle, 1993, Eastland Press.

Chaitow L: *Palpation and assessment skills,* ed 2, Edinburgh, 2003, Churchill Livingstone.

Cipriano JJ: *Photographic manual of regional orthopaedic and neurological tests,* ed 4, Philadelphia, 2003, Lippincott Williams & Wilkins.

Clay JH, Pounds DM: *Basic clinical massage therapy,* ed 2, Philadelphia, 2008, Lippincott Williams & Wilkins.

Clemente CD: *Clemente anatomy,* ed 4, Philadelphia, 1997, Lippincott Williams & Wilkins.

Cohen BJ: *Structure and function of the human body,* ed 8, Philadelphia, 2005, Lippincott Williams & Wilkins.

Cramer GD, Darby SA: *Basic and clinical anatomy of the spine, spinal cord, and ANS,* St Louis, 1995, Mosby.

Deutsch H, Hamilton N, Luttgens K: *Kinesiology: scientific basis of human motion,* ed 8, Madison, WI, 1992, WCB Brown U Benchmark.

Dixon M: *Joint play the right way: axial skeleton,* Port Moody, BC, 2006, Arthrokinetic Publishing.

Dixon M: *Joint play the right way: for the peripheral skeleton,* Port Moody, BC, 2003, Arthrokinetic Publishing.

Earls J, Myers T: *Fascial release for structural balance,* Chichester, England, 2010, Lotus Publishing.

Enoka RM: *Neuromechanics of human movement,* ed 3, Champaign, IL, 2002, Human Kinetics.

Field D, Palastanga N, Soames R: *Anatomy and human movement,* ed 4, Oxford, 2002, Butterworth Heinemann.

Findley TW, Schleip R: *Fascia research: basic science and implications for conventional and complementary health care,* Munich, Germany, 2007, Elsevier.

Frankel VH, Nordin M: *Basic biomechanics of the musculoskeletal system,* ed 3, Philadelphia, 2001, Lippincott Williams & Wilkins.

Gardiner PF, MacIntosh BR, McComas AJ: *Skeletal muscle: form and function,* ed 2, Champaign, IL, 2006, Human Kinetics.

Gosling JA, Harris PF, Whitmore I, Willan PLT: *Human anatomy: color atlas and text,* ed 4, Edinburgh, 2002, Mosby–Elsevier.

Greene DP, Roberts SL: *Kinesiology: movement in the context of activity,* ed 2, St Louis, 2005, Mosby–Elsevier.

Gray's anatomy for students, New York, 2005, Churchill Livingstone.

Gray's anatomy, ed 40, New York, 2008, Churchill Livingstone.

Greene DP, Roberts SL: *Kinesiology: movement in the context of activity,* ed 2, St Louis, 2005, Elsevier.

Gunn C: *Bones & joints: a guide for students,* ed 4, Edinburgh, 2002, Churchill Livingstone.

Hamill J, Knutzen JM: *Biomechanical basis of human movement,* ed 2, Philadelphia, 2003, Lippincott Williams & Wilkins.

Hoppenfeld S: *Physical examination of the spine and extremities,* New York, 1976, Appleton-Century-Crofts.

Jenkins DB: *Hollinshead's functional anatomy of the limbs and back,* ed 8, Philadelphia, 2002, Saunders–Elsevier.

Juhan D: *Job's body: a handbook for bodywork,* New York, 1987, Station Hill Press.

Kapandji IA: *The physiology of the joints,* vol 1, ed 5, Edinburgh, 2002, Churchill Livingstone.

Kapandji IA: *The physiology of the joints,* vol 3, ed 2, Edinburgh, 1980, Churchill Livingstone.

Kendall FP, McCreary EK, Provance PG: *Muscles: testing and function,* ed 4, Baltimore, 1993, Williams & Wilkins.

Lehmkuhl LD, Smith LK, Weiss EL: *Brunnstrom's clinical kinesiology,* ed 5, Philadelphia, 1996, F.A. Davis.

Leonard CT: *The neuroscience of human movement,* St Louis, 1998, Mosby.

Levangie PK, Norkin CC: *Joint structure and function: a comprehensive analysis,* ed 3, Philadelphia, 2001, F.A. Davis.

Liebenson C: *Rehabilitation of the spine: a practitioner's manual,* Philadelphia, 1996, Lippincott Williams & Wilkins.

Lieber RL: *Skeletal muscle, structure, function & plasticity,* ed 2, Baltimore, 2002, Lippincott Williams & Wilkins.

Lowe W: *Orthopedic assessment in massage therapy,* Sisters, OR, 2006, Daviau Scott Publishers.

Ludwig L, Rattray F: *Clinical massage therapy: understanding, assessing and treating over 70 conditions,* Toronto, 2000, Talus.

Lutjen-Drecoll E, Rohen JW, Yokochi C: *Color atlas of anatomy: a photographic study of the human body,* ed 5, Philadelphia, 2002, Lippincott Williams & Wilkins.

Magee DJ: *Orthopedic physical assessment,* ed 4, Philadelphia, 2002, Saunders–Elsevier.

Magill RA: *Motor learning and control: concepts and applications,* ed 9, New York, 2011, McGraw Hill.

Mense S, Simons DG: *Muscle pain: understanding its nature, diagnosis, and treatment,* Baltimore, 2001, Lippincott Williams & Wilkins.

Muscolino JE: *Kinesiology: the skeletal system and muscle function,* ed 2, St Louis, 2011, Mosby–Elsevier.

Muscolino JE: *The muscle and bone palpation manual,* St Louis, 2009, Mosby–Elsevier.

Muscolino JE: *The Muscular system manual: the skeletal muscles of the human body,* ed 3, St Louis, 2010, Mosby–Elsevier.

Myers TM: *Anatomy trains,* ed 2, New York, 2009, Churchill Livingstone.

Netter FH: *Atlas of human anatomy,* ed 3, Teterboro, NJ, 2003, ICON Learning Systems.

Neumann DA: *Kinesiology of the musculoskeletal system: foundations for physical rehabilitation*, ed 2, St Louis, 2010, Mosby-Elsevier.

Norkin CC, White DJ: *Measurement of join motion: a guide to goniometry*, ed 3, Philadelphia, 2003, F.A. Davis.

Oatis CA: *Kinesiology: the mechanics & pathomechanics of human movement*, Philadelphia, 2004, Lippincott Williams & Wilkins.

Olson TR: *A.D.A.M. student atlas of anatomy*, Baltimore, 1996, Williams & Wilkins.

Patton KT, Thibodeau GA: *Anatomy & physiology*, ed 7, St Louis, 2010, Mosby-Elsevier.

Simons DG, Travell JG: *Myofascial pain and dysfunction: the trigger point manual—the lower extremities*, vol 2, Baltimore, 1999, Williams & Wilkins.

Simons DG, Travell JG: *Myofascial pain and dysfunction: the trigger point manual—the upper half of the body*, vol 1, ed 2, Baltimore, 1999, Williams & Wilkins.

Stone JA, Stone RJ: *Atlas of skeletal muscles*, ed 4, Boston, 2003, McGraw-Hill.

Tixa S: *Atlas of palpatory anatomy of limbs and trunk*, Teterboro, NJ, 2003, ICON Learning Systems.

Warfel JH: *The extremities*, ed 4, Philadelphia, 1981, Lea & Febiger.

Warfel JH: *The head, neck and trunk*, ed 4, Philadelphia, 1978, Lea & Febiger.

Watkins J: *Structure and function of the musculoskeletal system*, Champaign, IL, 1999, Human Kinetics.

White TD: *Human osteology*, ed 2, San Diego, 2000, Academic Press.

索　引

数字・欧文字
8つのパックの筋　272
CMC 関節　182
de Quervain's disease　220
DIP 関節　182, 386
IP 関節　385
MP 関節　182, 385
PIP 関節　182, 386
shin splints　413
Tom,Dick,Harry グループ　410
Z 帯　93

あ
アキレス腱　406
アクチン　93
圧迫　111
鞍関節　44

い
異常感覚性大腿痛　359
陰性収縮　91

う
烏口突起　118
烏口腕筋　**168**, 439
羽状筋　94
内がえし　10
運動学　2

え
遠位　4
遠位指節間関節　182
遠位趾節間関節　386
円回内筋　**202**, 440
　──症候群　203
遠心性収縮　91
円背　149, 156

お
凹円背　363
横隔膜　**266**, 443
横断面　5
横突間筋　**254**
横突棘筋群　252, 442
オトガイ筋　**322**
オトガイ舌骨筋　**284**

か
外果　137
回外　10
回外筋　**216**, 440
外後頭隆起　126
外在筋　181
回旋　9
外旋　9
回旋筋　**252**
回旋腱板グループ　162
外側　2
外側傾斜　10
外側広筋　**372**
外側頭直筋　**292**
外側偏位　9
外側翼突筋　**306**, 439
外転　7
回内　10
回内筋グループ　202
外腹斜筋　**268**
外閉鎖筋　**350**
解剖学的かぎタバコ入れ　220
解剖学的肢位　2
外肋間筋　**260**
下顎骨　60, 124
　──関節突起　125
下顎枝　125
下顎を動かす筋　242

顎関節症　305, 308
顎舌骨筋　**284**
顎二腹筋　**284**
下後鋸筋　**256**
下肢帯　2
顆状関節　44
下唇下制筋　**322**
過伸展　10
下制　9
下双子筋　**350**
鵞足　359, 370, 380
鵞足腱　359, 370, 380
下腿　2
　──の骨　78
下腿三頭筋群　404
滑膜性関節　41
下頭斜筋　**276**
可動性関節　41
下方　2
下方回旋　10
下方傾斜　10
冠状面　5
関節　41
眼輪筋　**314**

き
起始　91
拮抗筋　91
逆作用　89
球関節　45
求心性収縮　88
胸横筋　**264**
胸郭出口症候群　156, 157, 283
胸郭の筋　242
頬筋　**322**
胸筋グループ　154
頬骨　125
胸骨甲状筋　**288**

451

索 引

胸骨舌骨筋 **288**
胸骨切痕 129
胸鎖症候群 157
胸鎖乳突筋 **280**, 438
共同運動 109
共同作用 109
棘下筋 **162**, 436
棘間筋 **254**
棘筋 **250**
棘上筋 **162**, 436
距骨下関節の筋 385
挙上 9
距腿関節の筋 385
近位 2
近位指節間関節 182
近位趾節間関節 386
筋間中隔 93
筋原線維 93
筋節 93
緊張型頭痛 313
筋の学習 94
筋の付着部 91

く

屈曲 7

け

脛骨 136
　──外側顆 135
　──粗面 136
　──内側顆 135
脛骨過労性骨膜炎 395, 413
脛骨側 4
頸長筋 **292**, 438
頸椎横突起 127
頸椎棘突起 128
頸椎の関節突起 128
茎突舌骨筋 **284**
頸板状筋 **274**
頸部の骨 60
腱 93
肩甲下筋 **162**, 436
肩甲挙筋 **150**, 435
肩甲棘 119
肩甲骨 118
　──外側縁 120
　──下角 120

　──上角 119
　──内側縁 119
肩甲上腕関節の筋 142
肩甲舌骨筋 **288**
肩甲帯 117
　──の筋 141
剣状突起 129
肩峰 118
肩峰下滑液包 165
腱膜 93

こ

口角下制筋 **322**
口角挙筋 **322**
後鋸筋群 256
咬筋 **304**
広頸筋 **322**
後脛骨筋 **410**, 447
後耳介筋 **310**
後斜角筋 **282**
甲状舌骨筋 **288**
甲状軟骨 127
後退 9
後頭下筋群 276, 438
後頭下三角 278
後頭前頭筋 **310**
広背筋 **158**, 436, 442
後方 2
口輪筋 **322**
股関節の筋 339
股関節の三角筋 349
骨格 41
骨盤 133
骨盤帯 2
　──の骨 74
骨ランドマーク 117
コルセット筋 272
ゴルフ・ティー筋 275
ゴルファー肘 201, 203, 209

さ

最長筋 **250**
鎖骨 117
鎖骨下筋 **157**, 437
坐骨結節 133
三角筋 **166**, 439
　──後部線維 435

　──前部線維 436
三角筋下滑液包 165
三軸関節 45

し

示指伸筋 **218**, 440
四肢帯 2
矢状面 5
視診 107
趾節間関節 385
膝蓋骨 135
膝窩筋 **414**, 447
膝関節筋 **376**
膝関節の筋 340
斜角筋群 **282**, 438
尺骨茎状突起 122
尺側 4
尺側手根屈筋 **198**
尺側手根伸筋 **210**, 440
車軸関節 41
収縮 87
舟状骨 123
　──粗面 138
皺眉筋 **314**
手関節 122, 123
　──の筋 182
手関節屈筋群 440
手関節掌屈筋グループ 198
手関節伸展筋群 210
手根中手関節 182
手指の筋 182
手指の屈筋グループ 206
手指の伸筋グループ 214
手部の骨 56
小円筋 **162**, 436
上眼瞼挙筋 **314**
小胸筋 **154**, 437
　──症候群 156
小頬骨筋 **322**
笑筋 **322**
上下軸 7
上後鋸筋 **256**
上後腸骨棘 132
小後頭直筋 **276**
踵骨載距突起 138
踵骨隆起 139
上耳介筋 **310**

索引

小指外転筋　**226**, 441
小趾外転筋　**418**, 448
小指球筋　226, 441
小指屈筋　**226**, 441
小趾屈筋　**424**, 448
小指伸筋　**214**, 440
上肢帯　2
　──の骨　48
小指対立筋　**226**, 441
小趾対立筋　426
小指の伸筋　214
上唇挙筋　**322**
上唇鼻翼挙筋　**322**
上前腸骨棘　134
上双子筋　**350**
掌側　4
掌側骨間筋　441, **232**
小殿筋　**346**
小転子　134
上頭斜筋　**276**
上方　2
上方回旋　10
上方傾斜　10
小腰筋　**364**
　──症候群　365
小菱形筋　**148**
上腕　2
上腕筋　**172**, 439
上腕骨外側上顆　121
　──炎　213
上腕骨結節間溝　120
上腕骨小結節　120
上腕骨大結節　120
上腕骨内側上顆　121
上腕三頭筋　**174**, 439
上腕二頭筋　**170**, 439
触診　102
　──ガイドライン　103
　──肢位　113
　──の目的　102
食道裂孔ヘルニア　267
深指屈筋　**206**, 440
シンスプリント　413
深層　4
伸展　7

す

垂直軸　7
水平外転　10
水平屈曲　10
水平伸展　10
水平内転　10
水平面　5

せ

脊柱起立筋　442
　──群　250
脊柱側弯　349
脊柱の筋　241, 340
脊椎横突起　131
脊椎棘突起　131
舌骨　126
舌骨下筋群　288
舌骨筋群　438
舌骨上筋群　**284**
線維性関節　41
前額面　5
前鋸筋　**152**, 437
仙棘筋群　250
前脛骨筋　**394**, 445
前後軸　7
仙骨　132
前耳介筋　**310**
浅指屈筋　**206**, 440
前斜角筋　**282**
　──症候群　283
浅層　4
前頭直筋　**292**
前方　2
前方突出　9
前腕　2
　──の筋　181
　──の骨　52

そ

総指伸筋　**214**, 440
相反抑制　110
僧帽筋　**146**, 435
足弓　413
足趾の筋　386
足底筋　**408**
足底方形筋　**422**

側頭筋　**304**, 438
側頭骨　125
側頭頭頂筋　**310**
足部の骨　82
咀嚼筋　299
側屈　9
外がえし　10

た

第4のハムストリングス　370
第5中足骨　138
大円筋　**158**, 436
体幹の骨　64
大胸筋　**154**, 436, 437
大頬骨筋　**322**
大後頭神経痛　147
大後頭直筋　**276**
第三腓骨筋　399, **400**
体軸　2
大腿　2
大腿筋膜張筋　**356**, 444
大腿骨外側上顆　135
大腿骨内側上顆　135
大腿四頭筋　445
　──群　372
大腿直筋　**372**
大腿二頭筋　**378**
大腿の骨　74
大腿方形筋　**350**, 444
大殿筋　**346**, 444
大転子　134
大内転筋　**366**, 445
大腰筋　**360**
対立　10
大菱形筋　**148**
大菱形骨　123
多裂筋　**252**
単軸関節　41
短趾屈筋　**418**, 448
短趾伸筋　**416**, 447
短掌筋　**230**
短橈側手根伸筋　**210**
短内転筋　**366**
短腓骨筋　**400**, 446
短母指外転筋　**222**
短母指屈筋　**222**
短母趾屈筋　**424**, 448

索引

短母指伸筋　**218**
短母趾伸筋　**416**, 447
短肋骨挙筋　262

ち

恥骨　134
恥骨筋　**366**, 445
恥骨結節　134
中央コンパートメントグループ　232
中間広筋　**372**
肘関節の筋　142, 182
肘筋　**176**
中斜角筋　**282**
中手指節関節　182
中足骨頭　139
中足趾節間関節　385
中殿筋　**346**, 444
肘頭　121
肘部管症候群　201
虫様筋　232, **422**, 441
腸脛靭帯摩擦症候群　357
腸骨筋　**360**
腸骨稜　132
長趾屈筋　**410**, 447
長趾伸筋　**398**, 446
長掌筋　**198**
長橈側手根伸筋　**210**
長内転筋　**366**, 445
蝶番関節　41
長腓骨筋　**400**, 446
長母指外転筋　**218**
長母指屈筋　**206**, 440
長母趾屈筋　**410**, 447
長母指伸筋　**218**
長母趾伸筋　**396**, 446
腸腰筋　360, 443
腸肋筋　**250**
長肋骨挙筋　262

つ

椎弓溝　128
椎体前部筋群　292

て

底屈　10
抵抗　106
停止　91

底側　4
底側骨間筋　**428**
テニス肘　177, 213, 215, 217
殿筋群　346
殿筋腱膜　349
殿筋膜　349

と

ド・ケルヴァン病　220
橈骨茎状突起　122
橈骨頭　121
橈尺関節の筋　142, 182
等尺性収縮　92
豆状骨　124
頭側　4
橈側　4
橈側手根屈筋　**198**, 440
頭長筋　**292**
頭半棘筋　438
頭板状筋　**274**, 438
頭皮の筋　299, 310
頭部の筋　299
頭部の骨　68

な

内果　137
内外側軸　7
内在筋　181, 385
内旋　9
内側　2
内側傾斜　10
内側広筋　**372**
内側縦足弓　413
内側翼突筋　**306**, 439
内転　7
内腹斜筋　**268**
内閉鎖筋　**350**
内肋間筋　**260**
なで肩　149, 156
軟骨性関節　41

に

二軸関節　44

は

背屈　10
背側　2, 4

背側結節　122
背側骨間筋　232, **428**, 441, 448
薄筋　**366**, 445
ハムストリングス　370, 378, 444
半関節　41
半棘筋　**252**
半腱様筋　**378**
板状筋群　274
半膜様筋　**378**

ひ

鼻筋　**318**
尾骨　132
腓骨筋群　400
腓骨側　4
腓骨頭　136
鼻根筋　**318**
尾側　4
鼻中隔下制筋　**318**
ヒッチハイカー筋　205
腓腹筋　**404**, 446
表在性筋膜　310
表情筋　299, 314, 318, 322
ヒラメ筋　**404**, 446

ふ

フィラメント　93
　──の滑走説　92
復位　10
腹横筋　**268**
腹斜筋　443
腹側　2
腹直筋　**268**, 443
　──鞘　272
腹壁前面の筋群　268
不動結合　41
分回し　10

へ

ベビー・ステップ　107

ほ

方形回内筋　**202**
縫工筋　**358**, 445
紡錘筋　94
傍脊柱筋群　252
ポケット筋　272

母趾外転筋　**418**, 448	むち打ち症　281, 283, 295	菱形筋　435
母指球筋　222, 441	**ゆ**	**ろ**
母指対立筋　**222**	有鈎骨　124	肋下筋　**264**
母趾対立筋　426	**よ**	肋間筋　442
母指内転筋　**232**, 441	腰椎前弯症　363	——群　260
母趾内転筋　**424**	腰方形筋　**258**, 442	肋間隙　130
母指の屈筋　206	翼状肩甲　153	肋鎖症候群　156
ボトックス　334	翼突筋群　306	肋軟骨　130
骨ランドマーク　117	**り**	肋骨　130
み	梨状筋　**350**, 444	肋骨挙筋　**262**
ミオシン　93	——症候群　354	**わ**
——頭　93	リスター結節　122	腕橈骨筋　**204**, 439
む	立方骨　139	
無軸関節　45		

【監訳者略歴】

日髙 正巳
(ひだか まさみ)

1990年	神戸大学医療技術短期大学部卒業
同 年	公立宍粟郡民病院勤務
1995年	武部整形外科リハビリテーション勤務
1996年	医療法人仁寿会石川病院勤務
1997年	神戸大学医学部保健学科助手
2002年	吉備国際大学保健科学部・大学院保健科学研究科助教授
2004年	神戸大学大学院医学系研究科博士後期課程修了
2006年	吉備国際大学保健科学部・大学院保健科学研究科教授
2007年	兵庫医療大学リハビリテーション学部教授
2011年	兵庫医療大学大学院医療科学研究科教授

Dr.マスコリーノ Know the Body 筋・骨格の理解と触診のすべて
ISBN978-4-263-21442-8

2014年4月10日 第1版第1刷発行　　　　日本語版翻訳出版権所有

　　原著者　Joseph E. Muscolino
　　監訳者　日 髙 正 巳
　　発行者　布 川　治
　　　　　　大 畑 秀 穂
　　発行所　エルゼビア・ジャパン株式会社
　　　　　　医歯薬出版株式会社
　　発売元　医歯薬出版株式会社
〒113-8612　東京都文京区本駒込1-7-10
TEL.(03) 5395-7628(編集)・7616(販売)
FAX.(03) 5395-7609(編集)・8563(販売)
http://www.ishiyaku.co.jp/
郵便振替番号 00190-5-13816

乱丁,落丁の際はお取り替えいたします.　　　印刷／製本・アイワード

© Elsevier Japan KK, Ishiyaku Publishers, Inc., 2014, Printed in Japan

---

本書の複製権・翻訳権・上映権・譲渡権・貸与権・公衆送信権（送信可能化権を含む）・口述権は，医歯薬出版(株)が保有します．

本書を無断で複製する行為（コピー，スキャン，デジタルデータ化など）は，「私的使用のための複製」などの著作権法上の限られた例外を除き禁じられています．また私的使用に該当する場合であっても，請負業者等の第三者に依頼し上記の行為を行うことは違法となります．

JCOPY ＜(社)出版者著作権管理機構 委託出版物＞

本書を複写される場合は，そのつど事前に（社）出版者著作権管理機構（電話03-3513-6969, FAX 03-3513-6979, e-mail:info@jcopy.or.jp）の許諾を得てください．